国家医保药品临床应用手册
（中成药）2017 年版

U0393647

名誉主编　金世元

主　　编　梅全喜　曾聪彦

副 主 编　钟希文　彭伟文　邱雄泉　戴卫波

编　　者（以姓氏笔画为序）

王贤儿　刘朝晖　李红念　邱雄泉　辛晓芳　张文霞

张洁帅　陆阳存　林　慧　郑依玲　胡　莹　胡玉良

钟希文　梅全喜　彭伟文　曾聪彦　戴卫波

人民卫生出版社

图书在版编目（CIP）数据

国家医保药品临床应用手册：中成药：2017年版 / 梅全喜，曾聪彦主编 . —北京：人民卫生出版社，2018

ISBN 978-7-117-27672-6

Ⅰ. ①国… Ⅱ. ①梅… ②曾… Ⅲ. ①医疗保险 - 中成药 - 中国 -2017- 手册 Ⅳ. ①R286-62

中国版本图书馆 CIP 数据核字（2018）第 254858 号

人卫智网	www.ipmph.com	医学教育、学术、考试、健康，购书智慧智能综合服务平台
人卫官网	www.pmph.com	人卫官方资讯发布平台

国家医保药品临床应用手册（中成药）2017 年版

主　　编：梅全喜　曾聪彦
出版发行：人民卫生出版社（中继线 010-59780011）
地　　址：北京市朝阳区潘家园南里 19 号
邮　　编：100021
E - mail：pmph @ pmph.com
购书热线：010-59787592　010-59787584　010-65264830
印　　刷：三河市博文印刷有限公司
经　　销：新华书店
开　　本：710 × 1000　1/16　　印张：34
字　　数：870 千字
版　　次：2019 年 4 月第 1 版　2019 年 4 月第 1 版第 1 次印刷
标准书号：ISBN 978-7-117-27672-6
定　　价：76.00 元
打击盗版举报电话：010-59787491　E-mail：WQ @ pmph.com
（凡属印装质量问题请与本社市场营销中心联系退换）

前言

　　为方便广大医务人员与患者查询和合理使用最新版《国家基本医疗保险、工伤保险和生育保险药品目录》（2017 年版）药品，我们组织编写了这本《国家医保药品临床应用手册（中成药）2017 年版》。本书收编了国家医保药品目录的中成药部分共 1238 个（含民族药 88 个）以及 2017 年 7 月 13 日新增的 5 种中成药，以现代医学病症大类为主线，以临床应用为主要内容，每味中成药正名之下设【药物组成】【方解】【剂型规格】【功能主治】【用法用量】【不良反应】【注意事项】【特别提示】等栏目。对于甲类、乙类药品也以上标形式在正名上进行了一一标注【甲类】或【乙类】。对于医保目录中成药中"备注"内容统一编写在【特别提示】栏中。对于医保目录中成药中"备注"栏标有"◇"的药品，因其组成和适应证类似而进行了归类，所标注的名称为一类药品的统称，若该类制剂【药物组成】与【功能主治】等基本一致，就归为一类编写，如"三七皂苷注射制剂"等；若该类制剂【药物组成】与【功能主治】等区别较大，则分别编写，如"虫草菌发酵制剂"中所包含的百令片（胶囊）、金水宝片（胶囊）、宁心宝胶囊、至灵胶囊就分别单独编写。

　　本书重点介绍中成药的方解、临床应用、不良反应、注意事项等内容，对指导临床安全、合理使用医保药品有较重要的参考价值，可供临床医生、药师、护士、患者及药品监督和卫生行政管理部门、药品不良反应监测和研究机构、药品生产和经营企业等相关人员参考，亦可供大中专医药院校学生阅读参考。为便于使用，书后附有药品拼音索引。

　　本书编写过程中重点参考了国医大师金世元教授主编的《中成药的合理使用》和梅全喜教授主编的《新编中成药合理应用手册》，同时也参考了国内外较多的杂志及著作，因篇幅所限，凡参考医药杂志的文献资料列入正文，重点参考的医药专著则不列入正文，而是集中列入书后主要参考书目中。借此对这些杂志及著作的原作者表示衷心感谢！国医大师金世元教授审定了本书稿件，并应邀担任本书的名誉主编，在此也对金老为本书的付出表示衷心的感谢和崇高的敬意！

由于编者水平有限,加之时间仓促,书中难免出现错误和不足之处,希望广大读者和同仁给予批评指正。

编者
2018 年 1 月

目录

第一章 内科用药

第一节 感 冒 类 药

九味双解口服液[乙类]

【药物组成】柴胡、大黄(熟)、青蒿、金银花、黄芩(酒炙)、大青叶、蒲公英、重楼、草果(去皮、姜制)。

【方　　解】方中柴胡透表解热,大黄泻火解毒,二物合用使邪热既有外散之机,又有下泄之路,表里分消,共为君药;青蒿去火,金银花解毒,黄芩清热燥湿,共助柴胡、大黄解热泻火之功,是为臣药;佐以大青叶、蒲公英、重楼清热解毒利咽,草果芳香燥湿,并以其之温制诸药之寒。方中柴胡达表、大黄清里,银、黄入肺胃,故不再用引经之使药。九味合用,共奏表里双解、快速祛除感冒症状之功效。

【剂型规格】口服液,每支装 10ml。

【功能主治】解表清热,泻火解毒。用于外感风热表邪所致的风热感冒,表里俱热,症见发热或恶风,头痛,鼻塞,咳嗽,流涕,咽痛或伴红肿,口渴或伴溲赤,便干。

【用法用量】口服,一次 20ml,一日 3 次。儿童减量服用,1~2 岁一次 3ml,一日 2 次;3~4 岁一次 5ml,一日 2 次;5~6 岁一次 5ml,一日 3 次;7~9 岁一次 10ml,一日 2 次;13~14 岁一次 20ml,一日 2 次。

【注意事项】忌烟、酒及辛辣、生冷、油腻食物。不宜在服药期间同时服用滋补性中药。风寒感冒者不适用。孕妇慎用。

【特别提示】本品为参保人员住院使用时由基本医疗保险统筹基金按规定支付,门诊使用时由职工基本医疗保险个人账户支付的药品。

九味羌活丸[甲类](颗粒[甲类]、片[乙类]、口服液[乙类])

【药物组成】羌活、防风、苍术、细辛、川芎、白芷、黄芩、地黄、甘草。

【方　　解】方中羌活散风寒,祛风湿,利关节,止痛行痹,为君药。防风长于祛风胜湿,散寒止痛;苍术可发汗祛湿,两药共助君药散寒祛湿止痛,为臣药。细辛、川芎、白芷散寒祛风通痹,以止头身疼痛;黄芩、生地清泄里热,生地并可防辛温燥烈之品伤阴之弊,共为佐药。甘草调和诸药,为使药。诸药配伍,共奏疏风解表、散寒除湿之效。

【剂型规格】水丸,每 500 粒重 30g,每袋 18g;颗粒剂,每袋装 15g;片剂,每片重 0.5g;口服液,每支装 10ml。

【功能主治】疏风解表,散寒除湿。用于外感风寒挟湿所致的感冒,症见恶寒、发热、无

1

汗、头重而痛、肢体疼痛。

【用法用量】口服。口服液，一次 20ml，一日 2~3 次。丸剂，一次 6~9g；颗粒，一次 1 袋；片剂，一次 4~5 片；均一日 2~3 次，用姜葱汤或温开水送服。

【注意事项】①服药期间，忌食辛辣、生冷、油腻食品；②本品用于风寒挟湿、内有郁热证，风热感冒、湿热证或阴虚内热慎用；③本品含有马兜铃科植物细辛，不宜长期使用，应在医生指导下服用；定期复查肾功能。

小柴胡丸（片、胶囊、颗粒）^[甲类]

【药物组成】柴胡、姜半夏、黄芩、党参、甘草、生姜、大枣。

【方　　解】方中柴胡和解少阳，透泄外邪，疏肝解郁为君药。黄芩苦寒清肝胆之热，助柴胡清少阳热邪，为臣药。党参、甘草、大枣益气和中，扶正以祛邪外达；生姜、半夏和胃降逆，共为佐药。甘草调和诸药，兼为使药。诸药相合，共奏解表散热、和解少阳之功。

【剂型规格】浓缩丸，每 8 丸相当于原生药 3g。片剂，每片重 0.4g；泡腾片，每片重 2.5g。胶囊剂，每粒装 0.4g。颗粒剂，①每袋装 10g；②每袋装 4g（无蔗糖）；③每袋装 2.5g（无蔗糖）。

【功能主治】解表散热，疏肝和胃。用于外感病，邪犯少阳证，症见寒热往来、胸胁苦满、食欲不振、心烦喜呕、口苦咽干。

【用法用量】口服。浓缩丸，成人每服 9g，一日 2~3 次；7 岁以上儿童服成人 1/2 量。普通片剂，一次 4~6 片。泡腾片，温开水冲溶后口服。一次 1~2 片。胶囊，一次 4 粒。颗粒，开水冲服，一次 1~2 袋；均一日 3 次。

【不良反应】①曾有报道肾移植病人术后一年因感冒服小柴胡颗粒后引起 CsA 中毒[中国医院药学杂志，1999，19（12）：713]；②有报道口服小柴胡颗粒引起皮肤过敏反应 1 例，其表现为圆形疹点隐显，继而痒感加剧，出现密集的约绿豆粒大小的丘疹，颜色稍深于皮肤[中国医院药学杂志，2006，26（7）：913]。另有报道出现双下肢局部皮疹伴轻度瘙痒[中国药业，2014，23（22）：100]；③还有引起药物性肝损害、药物性膀胱炎、类肾上腺皮质功能亢进综合征的报道；④日本有报道，长期服用小柴胡颗粒引起间质性肺炎，并导致多例病人死亡[中国中医药现代远程教育，2011，9（2）：1]。

【注意事项】①本品解表散热，和解少阳，风寒感冒、肝火偏盛、肝阳上亢者忌服，风寒感冒症见浑身酸痛、恶寒发热、无汗、鼻流清涕，肝火偏盛、肝阳上亢表现为眩晕耳鸣，头目胀痛，面红目赤，急躁易怒，心悸健忘，失眠多梦，腰膝酸软，口苦咽干，舌红，脉细数等）；②服药期间忌服滋补性中药，饮食宜清淡，忌食辛辣厚味；③过敏体质慎用；④上盛下虚或肝炎偏盛者，用本方后若出现头晕目眩或齿龈出血等症状时不宜服用；⑤阴虚吐血或肝阳上亢之高血压病者不宜用。

【特别提示】本品为参保人员住院使用时由基本医疗保险统筹基金按规定支付，门诊使用时由职工基本医疗保险个人账户支付的药品。

小柴胡汤丸^[乙类]

【药物组成】柴胡、党参、法半夏、黄芩、大枣、生姜、甘草。

【方　　解】方中柴胡苦平，入肝胆经，透泄与清解少阳之邪，并能疏泄气机之郁滞，使少阳之邪得以疏散，为君药。黄芩苦寒，清泄少阳之热，为臣药。柴胡之升散，得黄芩之清泄，两者相配伍而达到和解少阳的目的。胆气犯胃，胃失和降，佐以半夏、生姜和胃降逆止呕；邪从太阳传入少阳，缘于正气本虚，故又佐以党参、大枣益气健脾，一者取其扶正以祛邪；一者取其益气以御邪内传,俾正气旺盛,则邪无内向之机。炙甘草助参、枣扶正,且能调和诸药,为使药。诸药合用,以祛邪为主,兼顾正气;以和解少阳为主,兼和胃气;全方共奏解表散热、疏肝和胃之功。

【剂型规格】浓缩丸,每8丸相当于原药材3g。

【功能主治】解表散热,疏肝和胃。用于寒热往来,胸胁苦满,心烦喜吐,口苦咽干。

【用法用量】口服,一次8丸,一日3次。

【注意事项】①忌烟、酒及辛辣、生冷、油腻食物;②不宜在服药期间同时服用滋补性中成药;③孕妇慎用。

牛黄清感胶囊[乙类]

【药物组成】黄芩、金银花、连翘、人工牛黄、珍珠母。

【方　　解】方中黄芩清热解毒,可有效发挥抗菌和抗病毒作用;金银花、连翘疏风清热解毒,又可避讳化浊,祛除表邪的同时,有效祛里邪;人工牛黄有解热之功,也有明显抗菌抗病毒之功;珍珠母具有平肝潜阳、清肝明目之效。诸药合用,共奏疏风解表、清热解毒之功。

【剂型规格】胶囊剂,每粒装0.3g。

【功能主治】疏风解表,清热解毒。用于外感风热,内郁化火所致的感冒发热,咳嗽,咽痛。

【用法用量】口服,一次2~4粒,一日3次;儿童酌减或遵医嘱。

【注意事项】①孕妇禁用;②忌烟、酒及辛辣、生冷、油腻食物;③不宜在服药期间同时服用滋补性中药;④风寒感冒者不适用,其表现为恶寒重,发热轻,无汗,头痛,鼻塞,流清涕,喉痒咳嗽;⑤脾胃虚寒症见:腹痛、喜暖、泄泻者慎用。

双黄连片[甲类](胶囊[甲类]、颗粒[甲类]、合剂[甲类]、口服液[乙类])

【药物组成】金银花、黄芩、连翘。

【方　　解】方中金银花芳香疏散,善散肺经热邪,又可清解心胃之热毒,为辛凉解表、清热解毒之良药,故为君药。黄芩苦寒,长于清肺热与上焦实火,并能清热燥湿,泻火解毒;连翘既能清热解毒,又能透表达邪,长于清心火而散上焦之热,二药共为臣药。全方配合,药少而力专,共奏疏风解表、清热解毒之功。

【剂型规格】片剂,每片重0.53g。胶囊剂,每粒装0.4g。颗粒剂,每袋装5g,①相当于净饮片15g;②相当于净饮片30g(无蔗糖)。合剂,每瓶装①100ml;②200ml。口服液,每支装:①10ml(每1ml相当于饮片1.5g);②20ml(每1ml相当于饮片1.5g);③10ml(每1ml相当于饮片3.0g)。

【功能主治】疏风解表,清热解毒。用于外感风热所致的感冒,症见发热、咳嗽、咽痛。

【用法用量】口服。片剂,一次4片,一日3次;小儿酌减或遵医嘱。胶囊,一次4粒,一日3次;小儿酌减,或遵医嘱。颗粒,开水冲服,一次10g,一日3次;6个月以下,一次2~3g;6个月~一岁,一次3~4g;1~3岁,一次4~5g;3岁以上儿童酌量或遵医嘱。无蔗糖颗粒服用量减半。合剂,一次20ml,一日3次。口服液,一次20ml(规格①、规格②)或10ml(规格③),一日3次;小儿酌减或遵医嘱。

【不良反应】双黄连口服液的不良反应主要为过敏反应,主要有过敏性皮疹、过敏性休克等[实用药物与临床,2007,10(3):177]。如有患者服药第2天全身皮肤瘙痒,出现皮疹[医药导报,2000,19(2):182];有报道服双黄连口服液出现全身瘙痒和大小不等斑丘疹[山西临床医药,2001,10(10):724]及双黄连口服液可致小儿多形性红斑[药物不良反应杂志,

2005，7（6）：462]、重度过敏[中国社区医师：综合版，2008，10（23）：32]的不良反应。

　　【注意事项】①孕妇禁用；②风寒感冒者，症见鼻塞声重、喷嚏、流清涕、恶寒、不发热或发热不甚，无汗，周身酸痛，咳嗽痰白质稀不适用；脾胃虚寒者，症见纳呆腹胀、脘腹痛而喜温喜按、口淡不渴、四肢不温、大便稀溏慎服；③服药期间忌服滋补性中药，饮食宜清淡，忌食辛辣厚味。

　　【特别提示】双黄连口服液为参保人员住院使用时由基本医疗保险统筹基金按规定支付，门诊使用时由职工基本医疗保险个人账户支付的药品。

双黄连注射剂[乙类]

　　【药物组成】连翘、金银花、黄芩。

　　【方　　解】方中金银花芳香疏散，善散肺经热邪，又可清解心胃之热毒，为辛凉解表、清热解毒之良药，故为君药。黄芩苦寒，长于清肺热与上焦实火，并能清热燥湿，泻火解毒；连翘既能清热解毒，又能透表达邪，长于清心火而散上焦之热，二药共为臣药。全方配合，药少而力专，共奏疏风解表、清热解毒之功。

　　【剂型规格】注射剂，每支装 20ml。冻干粉，每支装 600mg。

　　【功能主治】清热解毒，疏风解表。用于外感风热所致的发热、咳嗽、咽痛；上呼吸道感染、轻型肺炎、扁桃体炎见上述证候者。

　　【用法用量】注射剂，静脉注射，一次 10~20ml，一日 1~2 次。静脉滴注，每次 1ml/kg 体重，加入生理盐水或 5%~10% 葡萄糖溶液中。肌内注射一次 2~4ml，一日 2 次。冻干粉，静脉滴注，每次 60mg/kg 体重，一日 1 次；或遵医嘱。临用前，先以适量灭菌注射用水充分溶解，再用氯化钠注射液或 5% 葡萄糖注射液 500ml 稀释。

　　【不良反应】①过敏反应：过敏症状多出现在用药半小时后，以皮肤过敏反应多见，如药疹（猩红热样皮疹、红色斑丘疹、玫瑰红疹、荨麻疹样皮疹、多形性红斑型药疹），偶见过敏性紫癜、剥脱性皮炎。可见过敏性休克，具体表现为皮肤瘙痒，烦躁，恶心呕吐，心悸、咳喘，心慌胸闷难忍，呼吸心脏骤停，大汗淋漓，全身发绀。偶有因过敏致呼吸心脏骤停导致长期意识障碍者。又有报道用药 10 分钟后，从头面部、耳后开始，出现粟粒状丘疹，按之色退，瘙痒，并蔓延至颈部、胸、腹部及四肢，伴有气促、胸闷、烦躁等[药物流行病学杂志，2000，9（1）：45]；②有儿童用药后烦躁不安，口唇发绀，四肢阵挛性抽搐，意识丧失的报道；③偶见用药后出现血管神经性水肿：球结膜水肿，皮肤散在出血点；④呼吸系统反应表现为：支气管哮喘、小儿可出现阵发性痉挛性咳嗽、呼吸困难、呼吸急促、双肺哮鸣音及大水疱音；⑤消化系统反应表现为：恶心、呕吐、顽固性呕吐、胃肠功能紊乱、阵发性腹痛、腹泻、黄疸；⑥心血管系统反应表现为：心律失常、血压升高[药物流行病学杂志，2007，25（4）：263]、房颤、眼部血管神经性水肿、血管扩张性头痛；⑦其他反应表现为：高热、头痛、头晕、全身酸痛、血尿、白细胞减少、急性再生障碍性贫血[中国医院药学杂志，2009，29（3）：256；中医药导报，2007，13（6）：86]；⑧局部反应：静脉炎。

　　【注意事项】①本品临床应用时应单独使用，与氨基糖苷类（庆大霉素、卡那霉素、链霉素）及大环内酯类（红霉素、白霉素）等配伍时易产生浑浊或沉淀，不宜与任何中、西药注射剂配伍使用；②临床应用时务必加强用药监护，应严格按照本品适应证范围使用；③有药物过敏史或过敏体质的患者、年老体弱、心肺严重疾患者应避免使用；④对本品或黄芩、金银花、连翘制剂及成份中所列辅料过敏或有严重不良反应病史者禁用；⑤风寒感冒者忌用；⑥脾胃虚寒者慎用；⑦有出血倾向者、脑出血急性期患者禁用；⑧临床应用双黄连滴速不宜过快，剂量不宜过大,稀释用溶媒不宜过少,儿童及年老体弱者尤应注意;⑨4周岁及以下儿童、孕妇禁用;⑩本品应在有抢救条件的医疗机构使用,使用者应接受过过敏性休克抢救培训,用药后出现过敏反应或其他严重不良反应须立即停药并及时救治。

【特别提示】本品限二级及以上医疗机构重症患者。

正柴胡饮颗粒[甲类](胶囊、合剂)[乙类]

【药物组成】柴胡、防风、生姜、赤芍、陈皮、甘草。

【方　解】方中柴胡疏散退热,为君药。防风发表散风,胜湿止痛;生姜发汗解表,温肺止咳,共为臣药。赤芍清热凉血;陈皮理气健脾,共为佐药。甘草调和诸药,为使药。全方配伍,共奏发散风寒、解热止痛之功。

【剂型规格】颗粒剂,①每袋装 10g;②每袋装 3g(无蔗糖)。胶囊剂,每粒装 0.3g。合剂,①每瓶装 100ml;②每支装 10ml。

【功能主治】发散风寒,解热止痛。用于外感风寒所致的发热恶寒、无汗、头痛、鼻塞、喷嚏、咽痒咳嗽、四肢酸痛;流感初起、轻度上呼吸道感染见上述证候者。

【用法用量】颗粒,开水冲服。一次 10g 或 3g(无蔗糖),一日 3 次,小儿酌减或遵医嘱。胶囊,口服,一次 2 粒,一日 3 次。合剂,口服,一次 10ml,一日 3 次,小儿酌减或遵医嘱。

【不良反应】极个别患者服后有胃部不适感,停药后消失。

【注意事项】①本品发表散寒,风热感冒(症见发热重、微恶风、头胀痛、有汗、咽喉红肿疼痛、咳嗽、痰黏或黄、鼻塞黄涕、口渴喜饮)不宜;②服药期间饮食宜清淡,忌食辛辣油腻之品。

玉叶解毒颗粒[乙类]

【药物组成】玉叶金花、金银花、野菊花、菊花、山芝麻、岗梅、积雪草。

【方　解】方中玉叶金花清热解毒,祛湿、生津止渴,金银花清热解毒,辛凉解表,消肿利咽,共为君药。野菊花、菊花疏风清热,解毒消肿;山芝麻、岗梅、积雪草清热解毒,消肿止痛,为臣药。诸药合用,共奏清热解毒、辛凉解表、清暑利湿、生津利咽之功。

【剂型规格】颗粒剂,①每袋装 12g;②每袋装 7g。

【功能主治】清热解毒,辛凉解表,清暑利湿,生津利咽。用于防治外感风热引起的感冒,咳嗽,咽喉炎,口干,咽喉肿痛,小便短赤,预防中暑。

【用法用量】开水冲服,一次 1 袋,一日 3 次。

【注意事项】①风寒感冒,表现为发热轻、恶寒重、无汗、口不渴,痰清稀者不宜用;②不宜在服药期间同时服用滋补性中成药。

【特别提示】本品为参保人员住院使用时由基本医疗保险统筹基金按规定支付,门诊使用时由职工基本医疗保险个人账户支付的药品。

玉枢散[乙类]

【药物组成】麝香、冰片、朱砂、雄黄、千金子霜、红大戟、五倍子、山慈菇。

【方　解】方中山慈菇泻热散结,千金子行水破血,红大戟逐水行瘀,三者功用相仿,都能解毒攻邪。但由于疫毒之邪散漫不定,必佐以酸咸性涩的五倍子敛而降之,使之归聚不散,然后三者方可展其专长。又由于疫毒暴袭,元气为之骤闭,且恐上药攻邪之力不及,故用麝香以开其窍,朱砂、雄黄辟恶镇邪,以解疫毒。方中冰片不仅可以止痛,还具有较强的透皮作用,助他药直达病所。全方诸药相配,共奏辟秽解毒之功。

【剂型规格】散剂,每瓶装 0.6g。

【功能主治】辟秽解毒。适用于内治湿温时邪,头昏胸闷,腹痛吐泻及小儿痰壅惊闭等症;外敷痈疽疔疮,肿核结毒等症。

【用法用量】口服,一次 0.6~1.2g,小儿减半。外敷,用温开水调匀,涂敷患处,日敷数次,常蘸水潮润,易使药性吸入。

【注意事项】孕妇忌服。

抗病毒丸(片、胶囊、颗粒、口服液)[乙类]

【药物组成】板蓝根、石膏、芦根、地黄、郁金、知母、石菖蒲、广藿香、连翘。

【方　　解】方中板蓝根能清热解毒、凉血利咽散结,为君药。辅以生石膏、知母、芦根清泄肺热以清热生津、除烦止渴,为臣药。连翘疏散风热以利尿,抗菌消炎功效独特;地黄、郁金滋阴清肺;石菖蒲、广藿香辟浊祛湿,化痰畅中,共为佐药。全方组合,共奏清热祛湿、凉血解毒之效。

【剂型规格】浓缩丸,每袋装 2.5g。片剂,每片重 0.32g。胶囊剂,每粒装 0.3g。颗粒剂,①每袋装 9g;②每袋装 4g(无蔗糖)。口服液,每支装 10ml。

【功能主治】清热祛湿,凉血解毒。用于风热感冒,温病发热及上呼吸道感染,流感、腮腺炎病毒感染疾患。

【用法用量】口服。浓缩丸,一次 2.5g,一日 2~3 次(早饭前和午饭、晚饭后各服 1 次)。片剂、胶囊,成人一次 4~6 片(粒),3~7 岁一次 2 片(粒),2 岁以下一次 1 片(粒),一日 3 次。颗粒,开水冲服,一次 1 袋,一日 3 次。口服液,一次 10ml,一日 2~3 次(早饭前和午饭、晚饭后各服 1 次);小儿酌减。

【不良反应】个别患者服用本品后,可能发生轻度恶心、腹泻。另有文献报道,口服抗病毒口服液引起头晕头痛 1 例 [现代中西医结合杂志, 2004, 13 (15): 2061]。

【注意事项】①临床症状较重、病程较长或合并有细菌感染的患者,应加服其他治疗药物;②孕妇、哺乳期妇女禁用;③忌烟、酒及辛辣、生冷、油腻食物。

【特别提示】本品为参保人员住院使用时由基本医疗保险统筹基金按规定支付,门诊使用时由职工基本医疗保险个人账户支付的药品。

连花清瘟片(胶囊、颗粒)[甲类]

【药物组成】连翘、金银花、炙麻黄、炒苦杏仁、石膏、板蓝根、绵马贯众、鱼腥草、广藿香、大黄、红景天、薄荷脑、甘草。

【方　　解】方中金银花、连翘清热解毒、轻宣透表,疏散风热,共为君药。麻黄善开腠发汗,宣肺平喘,开闭郁之肺气,杏仁降利肺气,与麻黄相伍,一宣一降,加强宣肺平喘之功,共为臣药。石膏清泄肺热,板蓝根清热解毒,消肿利咽,绵马贯众清热解毒、除瘟透邪,鱼腥草解毒消痈排脓,广藿香芳香化浊,大黄攻下泻火,使热从便出,红景天补气清肺,薄荷脑清热解毒、消肿止痛,共为佐药。甘草调和诸药,为使药。诸药合用,共奏清瘟解毒、宣肺泄热之功。

【剂型规格】片剂,每片重 0.35g;胶囊剂,每粒装 0.35g;颗粒剂,每袋装 6g。

【功能主治】清瘟解毒,宣肺泄热。用于治疗流行性感冒属热毒袭肺证,症见发热,恶寒,肌肉酸痛,鼻塞流涕,咳嗽,头痛,咽干咽痛,舌偏红,苔黄或黄腻。

【用法用量】口服。片剂,一次 4 片,一日 3 次。胶囊,一次 4 粒,一日 3 次。颗粒,一次

1 袋,一日 3 次。

【不良反应】文献报道服用连花清瘟片(胶囊、颗粒)致不良反应有:胃肠道反应[执业药师,2014,11(1):47]、皮疹[新医学,2010,41(7):433]、过敏性荨麻疹[社区医学杂志,2010,8(4):57]。

【注意事项】①忌烟、酒及辛辣、生冷、油腻食物;②不宜在服药期间同时服用滋补性中药;③风寒感冒者不适用;④严格按用法用量服用,本品不宜长期服用;⑤运动员慎用。

荆防颗粒(合剂)[乙类]

【药物组成】荆芥、防风、羌活、独活、柴胡、前胡、川芎、枳壳、茯苓、桔梗、甘草。

【方　　解】方中荆芥、防风味辛性温发散风寒,同为君药。羌活、独活、川芎祛风胜湿通络、活血止痛,加强君药发汗解表之功;柴胡、桔梗、前胡解表宣肺,止咳化痰,与羌活、独活、川芎同为臣药。佐以枳壳、茯苓,以理气宽胸,渗湿健脾。甘草调和诸药为使。全方配伍,共奏发汗解表、散风祛湿之功。

【剂型规格】颗粒剂,每袋装 15g;合剂,每瓶装 100ml。

【功能主治】发汗解表,散风祛湿。用于风寒感冒,头痛身痛,恶寒无汗,鼻塞清涕,咳嗽白痰。

【用法用量】颗粒,开水冲服,一次 15g,一日 3 次;合剂,口服,一次 10~20ml,一日 3 次,用时摇匀。

【注意事项】风热感冒者不适用,其表现为发热明显,汗出,口渴,咽喉肿痛,咳吐黄痰。

【特别提示】本品为参保人员住院使用时由基本医疗保险统筹基金按规定支付,门诊使用时由职工基本医疗保险个人账户支付的药品。

金叶败毒颗粒[乙类]

【药物组成】金银花、大青叶、蒲公英、鱼腥草。

【方　　解】方中金银花清热解毒,利咽消肿,为君药。大青叶清热解毒,凉血消斑,为臣药。蒲公英清热解毒、利咽散结;鱼腥草主入肺经,功善清解肺经热毒,消痈排脓,利咽止痛,为佐药。诸药合用。共奏清热解毒、凉血消肿、散结止痛之功。

【剂型规格】颗粒剂,每袋装 10g。

【功能主治】清热解毒。用于风温肺热病热在肺卫证,症见发热,咽痛或乳蛾红肿,流涕,咳嗽,咯痰,头痛,口渴等。

【用法用量】开水冲服,一次 10g,一日 3 次。

【不良反应】个别病例服药后 ALT、BUN 轻度异常,是否与服用本品有关,尚不明确。

【注意事项】对肝、肾功能异常者,服药期间应予复查。

金莲花片(胶囊、颗粒、口服液、软胶囊)[乙类]

【药物组成】金莲花。

【剂型规格】片剂,薄膜衣片,①每片重 0.31g;②每片重 0.4g。胶囊剂,每粒装 0.35g;颗粒剂,①每袋装 8g;②每袋装 3g(无蔗糖)。口服液,每瓶装 10ml。软胶囊剂,每粒装 0.7g。

【功能主治】清热解毒。用于风热邪毒袭肺,热毒内盛引起的上呼吸道感染、咽炎、扁桃体炎。

【用法用量】口服,片剂,一次 3~4 片,一日 3 次。胶囊,一次 4 粒,一日 2~3 次;小儿酌减。颗粒,开水冲服,一次 1 袋,一日 2~3 次。口服液,一次 10ml,一日 3 次;用时摇匀。软胶囊,一次 3~4 粒,一日 3 次。

【注意事项】①忌食烟酒、辛辣、油腻食物;②如疑咽部有肿物所致疼痛应去医院就诊;③脾虚大便溏者慎用。

【特别提示】本品为参保人员住院使用时由基本医疗保险统筹基金按规定支付,门诊使用时由职工基本医疗保险个人账户支付的药品。

表虚感冒颗粒[乙类]

【药物组成】桂枝、白芍、葛根、炒苦杏仁、生姜、大枣。

【方　　解】方中桂枝辛温,解肌祛风,为君药。白芍酸寒,敛肝和营,与桂枝合用,调和营卫,为臣药。葛根解肌发表,生津舒筋,助桂枝治太阳经脉之邪,缓解项强之症;苦杏仁降肺气,止咳;生姜辛温解表,大枣益阴和营,姜枣相合,调和营卫,共为佐药。诸药相合,共奏散风解肌、和营退热之效。

【剂型规格】颗粒剂,每袋装 10g。

【功能主治】散风解肌,和营退热。用于感冒风寒表虚证,症见发热恶风、有汗、头痛项强、咳嗽痰白、鼻鸣干呕、苔薄白、脉浮缓。

【用法用量】开水冲服。一次 1~2 袋,一日 2~3 次。

【注意事项】①服药后多饮热开水或热粥,覆被取暖,取微汗,不可大汗,慎防重感;②忌生冷、油腻食物;③风热感冒者忌服。

金莲清热胶囊(颗粒)[乙类]

【药物组成】金莲花、大青叶、生石膏、知母、地黄、玄参、炒苦杏仁。

【方　　解】方中金莲花、大青叶苦寒,清热解毒,凉血,用于热毒壅盛之证,为君药。生石膏、知母清泻肺胃之热,能增强君药清热之力,为臣药。地黄、玄参清热凉血生津,苦杏仁止咳化痰,共为佐药。诸药相合,共奏清热解毒、生津利咽、止咳化痰之效。

【剂型规格】胶囊剂,每粒装 0.4g。颗粒剂,每袋装①5g;②2.5g。

【功能主治】清热解毒,生津利咽,止咳化痰。用于感冒热毒壅盛证,症见高热口渴、咽干、咽痛、咳嗽、痰稠;流行性感冒、上呼吸道感染见上述证候者。

【用法用量】口服。胶囊,一次 4 粒,一日 3 次。颗粒,成人一次 5g,一日 4 次,高烧时每4 小时一次;小儿周岁以内一次 2.5g,一日 3 次,高烧时每日 4 次;1~15 岁一次 2.5~5g,一日 4次,高烧时每 4 小时 1 次;或遵医嘱。

【不良反应】据报道有 1 例急性扁桃体炎患儿服药后胃部不适,呕吐 1 次,停药后未做其他处理便自行缓解[中国社区医师,2008,24(8):43]。

【注意事项】①本方药性寒凉,适合于热毒壅盛之证,风寒外感者不宜用;②寒凉伤中,虚寒泄泻者亦不宜服用;③孕妇禁用。

【特别提示】本品为参保人员住院使用时由基本医疗保险统筹基金按规定支付,门诊使用时由职工基本医疗保险个人账户支付的药品。

复方双花片(颗粒、口服液)[乙类]

【药物组成】金银花、连翘、穿心莲、板蓝根。

【方　　解】方中金银花、连翘清热解毒,轻宣透表,疏散风热,共为君药。穿心莲苦寒降泄,既能清热解毒,又可燥湿消肿;板蓝根清热解毒,凉血利咽,共为臣药。四药合用,共奏清热解毒、利咽消肿之功。

【剂型规格】片剂,每片重 0.62g;颗粒剂,每袋装 6g;口服液,每支装 10ml。

【功能主治】清热解毒,利咽消肿。用于风热外感、风热乳蛾。症见发热,微恶风,头痛,鼻塞流涕,咽红而痛或咽喉干燥灼痛,吞咽则加剧,咽扁桃体红肿,舌边尖红苔薄黄或舌红苔黄,脉浮数或数。

【用法用量】口服,片剂,成人一次 4 片,一日 4 次;儿童 3 岁以下一次 2 片,一日 3 次;3~7 岁一次 2 片,一日 4 次;7 岁以上一次 4 片,一日 3 次,疗程 3 天。颗粒,成人一次 6g,一日 4 次;儿童 3 岁以下一次 3g,一日 3 次;3~7 岁一次 3g,一日 4 次;7 岁以上一次 6g,一日 3 次,疗程 3 天。口服液,成人一次 20ml,一日 4 次。儿童 3 岁以下一次 10ml,一日 3 次;3~7 岁一次 10ml,一日 4 次;7 岁以上一次 20ml,一日 3 次,疗程 3 天。

【注意事项】①忌烟、酒及辛辣、生冷、油腻食物;②不宜在服药期间同时服滋补性中药;③脾胃虚寒者慎用;④风寒感冒者不适用,其表现为恶寒重,发热轻,无汗,头痛,鼻塞,流清涕,喉痒咳嗽。

【特别提示】本品为参保人员住院使用时由基本医疗保险统筹基金按规定支付,门诊使用时由职工基本医疗保险个人账户支付的药品。

复方芩兰口服液[乙类]

【药物组成】金银花、黄芩、连翘、板蓝根。

【方　　解】方中金银花甘寒芳香疏散,善散肺经邪热;连翘性微寒、味苦,苦能泻火,寒能清热,轻清上浮,善清心火而散上焦之热;黄芩清热解毒,清热燥湿;板蓝根清热解毒,凉血利咽。诸药合用,共奏辛凉解表、清热解毒之功。

【剂型规格】口服液,①每支装 10ml;②每支装 20ml。

【功能主治】辛凉解表,清热解毒。用于外感风热引起的发热、咳嗽、咽痛。

【用法用量】口服。一次 10~20ml,一日 3 次;小儿酌减或遵医嘱。

【注意事项】①病重者应配合其他治疗措施;②忌烟、酒及辛辣、生冷、油腻食物;③不宜在服药期间同时服用滋补性中药;④风寒感冒者不适用,其表现为恶寒重,发热轻,无汗,头痛,鼻塞,流清涕,喉痒咳嗽。

复方板蓝根颗粒[乙类]

【药物组成】板蓝根、大青叶。

【方　　解】方中大青叶、板蓝根均能清热解毒,大青叶清热凉血作用强,板蓝根散结利咽之力优。二者合用,共奏清热解毒、凉血之效。

【剂型规格】颗粒剂,每袋装 15g(相当于原药 15g)。

【功能主治】清热解毒、凉血。用于风热感冒,咽喉肿痛。

【用法用量】口服,一次 1 袋,一日 3 次。

【注意事项】①忌烟、酒及辛辣、生冷、油腻食物;②不宜在服药期间同时服滋补性中药;③风寒感冒者不适用,其表现为恶寒重,发热轻,无汗,头痛,鼻塞,流清涕,喉痒咳嗽;④儿童、年老体弱者、孕妇应在医师指导下服用。

【特别提示】本品为参保人员住院使用时由基本医疗保险统筹基金按规定支付,门诊使用时由职工基本医疗保险个人账户支付的药品。

复方银花解毒颗粒[乙类]

【药物组成】青蒿、金银花、荆芥、薄荷、野菊花、大青叶、连翘、鸭跖草、淡豆豉、前胡。

【方　　解】方中青蒿苦寒清热，辛香透散，长于清透伏热，使热邪由阴分透出阳分，金银花清热解毒，轻宣疏散，共为君药。荆芥、薄荷、淡豆豉辛散表邪、透热外出，野菊花、连翘疏散风热、清热解毒，共为臣药。大青叶、鸭跖草清热解毒凉血，前胡疏风清热、下气化痰，共为佐药。诸药合用，共奏辛凉解表、清热解毒之功。

【剂型规格】颗粒剂，每袋装15g。

【功能主治】辛凉解表，清热解毒。用于普通感冒、流行性感冒属风热证，症见发热，微恶风，鼻塞流涕，咳嗽，咽痛，头痛，全身酸痛，苔薄白或微黄，脉浮数。

【用法用量】开水冲服，一次1袋，一日3次，重症者加服1次。

【不良反应】个别患者偶见恶心，呕吐，腹痛。

【注意事项】风寒感冒者不宜使用。

【特别提示】本品为参保人员住院使用时由基本医疗保险统筹基金按规定支付，门诊使用时由职工基本医疗保险个人账户支付的药品。

复方感冒灵片(胶囊、颗粒)[乙类]

【药物组成】金银花、五指柑、野菊花、三叉苦、南板蓝根、岗梅、马来酸氯苯那敏、对乙酰氨基酚、咖啡因。

【方　　解】方中以金银花、野菊花辛凉解表；五指柑、三叉苦、南板蓝根、岗梅解毒利咽；配以西药对乙酰氨基酚、咖啡因解热镇痛，马来酸氯苯那敏抗过敏。诸药合用，共奏辛凉解表、清热解毒之功。

【剂型规格】片剂，基片重0.32g(含对乙酰氨基酚42mg)；胶囊剂，每粒装0.5g(含对乙酰氨基酚84mg)；颗粒剂，每袋装14g(含原药材25g；含对乙酰氨基酚168mg)。

【功能主治】辛凉解表，清热解毒。用于风热感冒之发热，微恶风寒，头身痛，口干而渴，鼻塞涕浊，咽喉红肿疼痛，咳嗽，痰黄黏稠。

【用法用量】口服。片剂，一次4片。胶囊，一次2粒。颗粒，用开水冲服，一次14g。均一日3次，两天为一疗程。

【不良反应】可见困倦、嗜睡、口渴、虚弱感；偶见皮疹、荨麻疹、药热及粒细胞减少；长期大量用药会导致肝肾功能异常。另有服用复方感冒灵片致成瘾1例报道[职业与健康，2008，24(24)：2637]。

【注意事项】①严重肝肾功能不全者禁用；②忌烟、酒及辛辣、生冷、油腻食物；③不宜在服药期间同时服用滋补性中药；④风寒感冒者不适用，其表现为恶寒重，发热轻，无汗，头痛，鼻塞，流清涕，喉痒咳嗽；⑤本品含对乙酰氨基酚、马来酸氯苯那敏、咖啡因。服用本品期间不得饮酒或含有酒精的饮料；不能同时服用与本品成分相似的其他抗感冒药；肝、肾功能不全者慎用；膀胱颈梗阻、甲状腺功能亢进、青光眼、高血压和前列腺肥大者慎用；⑥孕妇及哺乳期妇女慎用；⑦服药期间不得驾驶机、车、船、从事高空作业、机械作业及操作精密仪器。

【特别提示】本品为参保人员住院使用时由基本医疗保险统筹基金按规定支付，门诊使用时由职工基本医疗保险个人账户支付的药品。

重感灵片(胶囊)[乙类]

【药物组成】毛冬青、石膏、青蒿、羌活、马鞭草、葛根、板蓝根、马来酸氯苯那敏、安乃近。

【方　　解】方中葛根解肌退热,生津止渴;青蒿清透热邪;羌活辛温发散,祛风胜湿,散寒止痛;三者配合能疏散表邪,清解郁久所化之热邪,具有清透结合之妙也。毛冬青清热解毒,活血通脉,凉血散毒;板蓝根清热解毒,凉血利咽;石膏清气分炽热,又能生津止渴;马鞭草清热解毒,活血散瘀,利水消肿,四者共奏清热解毒、生津止渴、清解内热之功。方中西药部分马来酸氯苯那敏抗过敏、安乃近解热镇痛。全方中西药合用,功能解毒清热、疏风止痛。

【剂型规格】片剂,每素片重 0.25g(含安乃近 31.25mg,马来酸氯苯那敏 0.37mg);胶囊剂,每粒装 0.5g(含安乃近 62.5mg,马来酸氯苯那敏 0.75mg)。

【功能主治】解毒清热,疏风止痛。用于表邪未解、郁里化热引起的重症感冒,症见恶寒、高热、头痛、四肢酸痛、咽痛、鼻塞、咳嗽等。

【用法用量】口服。片剂,一次 6~8 片,一日 3~4 次。胶囊,一次 3~4 粒,一日 3~4 次。

【不良反应】有嗜睡、过敏等不良反应。

【注意事项】①用药期间不宜驾驶车辆、管理机器及高空作业等;②对马来酸氯苯那敏过敏者禁用;③安乃近与阿司匹林存在交叉过敏反应,对阿司匹林过敏者禁用安乃近;④对安乃近或氨基比林有过敏史者禁用;⑤对吡唑酮类药物有过敏史者禁用。

胆木浸膏片(胶囊)[乙类]

【药物组成】胆木浸膏。

【剂型规格】薄膜衣片,每片重 0.5g;胶囊剂,每粒装 0.36g。

【功能主治】清热解毒,消肿止痛。用于急性扁桃腺炎,急性咽炎,急性结膜炎及上呼吸道感染。

【用法用量】口服。片剂,一次 2~3 片,一日 3~4 次。胶囊,一次 3 粒,一日 3 次,重症者一次 4 粒,一日 4 次。

【特别提示】本品为参保人员住院使用时由基本医疗保险统筹基金按规定支付,门诊使用时由职工基本医疗保险个人账户支付的药品。

穿心莲内酯胶囊(滴丸)[乙类]

【药物组成】穿心莲内酯。

【剂型规格】胶囊剂,每粒装 0.33g(含穿心莲内酯 75mg);滴丸,每袋含穿心莲内酯 0.15g。

【功能主治】清热解毒,抗菌消炎。用于上呼吸道感染,细菌性痢疾。

【用法用量】口服。胶囊,一次 2~3 粒,一日 2~3 次;或遵医嘱。滴丸,一次 1 袋,一日 3 次。

【不良反应】文献报道口服穿心莲内酯滴丸致过敏性休克 1 例 [实用药物与临床,2013,16(1):90]、致过敏性皮炎 1 例 [临床荟萃,2010,25(5):382]。

【注意事项】①孕妇禁用;②糖尿病患者禁服;③忌烟酒、辛辣、鱼腥食物;④不宜在服药期间同时服用温补性中药;⑤脾虚大便溏者慎用;⑥属风寒感冒咽痛者,症见恶寒发热、无汗、鼻流清涕者慎用。

【特别提示】本品为参保人员住院使用时由基本医疗保险统筹基金按规定支付,门诊使用时由职工基本医疗保险个人账户支付的药品。

柴石退热颗粒[乙类]

【药物组成】柴胡、黄芩、石膏、青蒿、板蓝根、金银花、大黄、蒲公英、知母、连翘。

【方　　解】方中金银花、连翘相须为用清热解毒,且有轻宣疏散上焦之功,与石膏、知母配伍,泻火解毒作用尤著,可治热入气分之壮热、烦渴、脉洪大者;青蒿清热透邪;柴胡、黄芩、板蓝根、蒲公英苦寒清里药同用,具有清解郁热、和解表里的作用;大黄苦寒攻下,泻火解毒,逐邪外出,有急下存阴之意,兼有活血散瘀之功。总览全方,以解毒泻热为主组方,辅以和解、凉血、祛湿、活血,共建毒解热退、内化外解之功。

【剂型规格】颗粒剂,每袋装 8g。

【功能主治】清热解毒,解表清里。用于风热感冒,症见:发热,头痛,或恶风,咽痛,口渴,便秘,尿黄。

【用法用量】开水冲服,每次 1 袋,一日 4 次。

【不良反应】个别患者发生腹泻,恶心,食欲减退。

【注意事项】①孕妇禁服;②忌烟、酒及辛辣、生冷、油腻食物;③不宜在服药期间同时服滋补性中药;④风寒感冒者不适用,其表现为恶寒重,发热轻,无汗,头痛,鼻塞,流清涕,喉痒咳嗽;⑤脾胃虚寒,症见腹痛、喜暖、泄泻者慎用。

柴胡注射液[甲类](口服液、滴丸)[乙类]

【药物组成】柴胡。

【剂型规格】注射剂,每支装 2ml,相当于生药 4g;口服液,每支装 10ml,相当于生药 10g;滴丸,每袋装①0.525g;②0.551g(薄膜衣滴丸)。

【功能主治】清热解表。用于外感发热。

【用法用量】注射剂,肌内注射,一次 2~4ml,一日 1~2 次。口服液,口服,一次 10~20ml,一日 3 次。小儿酌减。滴丸,含服,一次 1 袋,一日 3 次。

【不良反应】对 80 例柴胡注射液不良反应案例进行分析,结果发现其不良反应女性多于男性,主要分布在 11~20 岁青少年阶段,80% 患者给药 2 分钟后出现不良反应,多数患者为肌内注射,不良反应主要表现为神经系统反应,其次是过敏性休克、皮肤过敏反应、泌尿系统及呼吸系统反应 [临床医药文献杂志, 2016, 3(1): 167]。

【注意事项】①本品辛凉解表,风寒感冒(症见恶寒重、发热轻、无汗、头痛身痛、鼻塞流清涕、咳嗽吐稀白痰、口不渴或渴喜热饮等)者忌用;②孕妇及哺乳期妇女应慎用;③服药期间忌服滋补性中药,饮食宜清淡,忌食辛辣厚味;④对本品过敏者禁用,过敏体质者慎用;⑤真阴亏损(症见手脚冰凉,盗汗,清晨多梦,记忆力下降,消瘦等)者慎用。⑥儿童禁用柴胡注射液。

柴银颗粒(口服液)[乙类]

【药物组成】柴胡、金银花、黄芩、葛根、荆芥、青蒿、连翘、桔梗、苦杏仁、薄荷、鱼腥草。

【方　　解】方中柴胡、金银花、黄芩、青蒿、连翘、鱼腥草以清热解毒、和解表里为主;苦杏仁、桔梗宣肺、利咽、祛痰、排脓;而葛根、荆芥、薄荷祛风解表,清利头目、利咽、透疹。诸药联用,共祛表里,上下之邪,达清热解毒,利咽止咳之功。

【剂型规格】颗粒剂,每袋装 8g;口服液,每瓶装 20ml。

【功能主治】清热解毒,利咽止咳。用于上呼吸道感染外感风热证,症见发热恶风,头痛、咽痛,汗出,鼻塞流涕,咳嗽,舌边尖红,苔薄黄。

【用法用量】颗粒,开水冲服,一次1~2袋,一日3次。口服液,口服,一次20ml,一日3次,连服3天。

【不良反应】偶见腹泻、恶心、呕吐、失眠、头痛、头晕眼花等。

【注意事项】①脾胃虚寒者宜温服,不适宜上呼吸道感染外感风寒证;②忌烟、酒及辛辣、生冷、油腻食物;③不宜在服药期间同时服用滋补性中药。

柴黄片(胶囊、颗粒)[乙类]

【药物组成】柴胡、黄芩。

【方　解】柴胡味苦、性微寒,有和解退热之功,为君药。黄芩苦寒,长于清肺热,为臣药,配合君药共达清热解表之效。

【剂型规格】片剂,①薄膜衣片,每片重0.5g;②糖衣片(片心重0.5g)。胶囊剂,每粒装①0.42g;②0.5g。颗粒剂,每袋装4g。

【功能主治】清热解表。用于风热感冒,症见发热、周身不适、头痛、目眩、咽喉肿痛。

【用法用量】口服。片剂,一次3~5片,一日2次。胶囊,一次3~5粒(规格①)或2粒(规格②),一日2次(规格①)或3次(规格②)。颗粒,一次1袋,一日2次。

【注意事项】①孕妇慎用;②本品清热解表,风寒感冒(症见恶寒重、发热轻、无汗、头痛身痛、鼻塞流清涕、咳嗽吐稀白痰、口不渴或渴喜热饮)者慎服;柴胡、黄芩性味苦寒,脾胃虚寒(症见胃痛隐隐、喜温喜按、空腹痛甚、得食则缓等)忌服;③服药期间忌服滋补性中药,饮食宜清淡,忌食辛辣厚味。

【特别提示】本品为参保人员住院使用时由基本医疗保险统筹基金按规定支付,门诊使用时由职工基本医疗保险个人账户支付的药品。

桂枝颗粒[乙类]

【药物组成】桂枝、白芍、甘草、生姜、大枣。

【方　解】桂枝辛温,辛能散在表之风邪,温从阳而扶卫,为君药。白芍酸寒,酸能敛汗,寒走阴而益营,为臣药。桂枝君白芍,于发散中寓敛汗之意;白芍臣桂枝,于固表中有微汗之道焉。生姜辛温,既助桂枝辛散表邪,又兼和胃止呕;大枣甘平,既能补中益气,又可滋脾生津,能佐白芍以和营里,共为佐药。甘草调和药性,合桂枝辛甘化阳以实卫,合白芍酸甘化阴以和营,功兼佐使之用。全方五味配伍,能收解肌发表、调和营卫之功。

【剂型规格】颗粒剂,每袋装5g。

【功能主治】解肌发表,调和营卫。用于外感风邪,头痛发热,鼻塞干呕,汗出恶风。

【用法用量】开水冲服。一次1袋,一日3次。

【注意事项】①表实无汗者或温病内热口渴者忌用;②服药期间忌烟、酒及辛辣、生冷、油腻食物;③不宜在服药期间同时服用滋补性中药。

【特别提示】本品为参保人员住院使用时由基本医疗保险统筹基金按规定支付,门诊使用时由职工基本医疗保险个人账户支付的药品。

桂黄清热颗粒[乙类]

【药物组成】麻黄、桂枝、苦杏仁、石膏、生姜、大枣、炙甘草。

【方　解】方中麻黄苦辛性温,善开腠发汗,祛在表之风寒,宣肺平喘,开闭郁之肺气;

桂枝解肌发表,温通经脉,既助麻黄解表,使发汗之力倍增,又畅行营阴,使疼痛之症得解,两药相须为用,共为君药。苦杏仁降利肺气,与麻黄相伍,一宣一降,加强宣肺平喘之功;石膏辛甘大寒,与麻黄配伍,使宣肺而不助热,清肺而不留邪,是相制为用,共为臣药。生姜辛温解表,大枣益阴和营,姜、枣相合,调和营卫,共为佐药。甘草调和诸药,为使药。诸药合用,共奏发汗解表、清热除烦之功。

【剂型规格】颗粒剂,每袋装 5g。

【功能主治】发汗解表,清热除烦。用于外感风寒,症见发热恶寒,寒热俱重,脉浮紧,身疼痛,不汗出而烦躁;急性上呼吸道感染属风寒表实证兼有郁热者。

【用法用量】开水冲服。一次 1 袋,一日 3 次。

【不良反应】偶见腹泻、心悸或胃脘不适。

【注意事项】风热感冒者不宜使用。

【特别提示】本品为参保人员住院使用时由基本医疗保险统筹基金按规定支付,门诊使用时由职工基本医疗保险个人账户支付的药品。

桑菊感冒丸(片、颗粒)^{【乙类】}

【药物组成】桑叶、菊花、连翘、薄荷(薄荷素油)、苦杏仁、桔梗、甘草、芦根。

【方　　解】方中桑叶疏散风热,宣肺止咳,菊花甘凉轻清,清利头目,同为君药。薄荷协助君药以疏散上焦风热,苦杏仁肃降肺气,桔梗宣肺止咳,二药一宣一降,增强肺之宣降功能而止咳,三者共为臣药。连翘味辛性寒,清热透表解毒,芦根甘寒,清热生津而止渴,共为佐药。甘草调和诸药,为使药。与桔梗相伍,又可利咽喉。诸药配伍,共奏疏风清热、宣肺止咳之功。

【剂型规格】丸剂,每 100 粒重 15g;薄膜衣片,每片重 0.62g;颗粒剂,每袋装 11g。

【功能主治】疏风清热,宣肺止咳。用于风热感冒初起,头痛,咳嗽,口干,咽痛。

【用法用量】口服。丸剂,水泛丸,一次 25~30 粒,一日 2~3 次。片剂,一次 4~8 片,一日服 2~3 次。颗粒,开水冲服,一次 1~2 袋,一日 2~3 次。

【注意事项】①服药期间忌食辛辣、油腻食品;②风寒感冒者不适用,其表现为恶寒重,发热轻,无汗,头痛,鼻塞,流清涕,喉痒咳嗽;③脾胃虚寒,症见腹痛、喜暖、泄泻者慎用;④不宜在服药期间同时服用滋补性中药。

【特别提示】本品为参保人员住院使用时由基本医疗保险统筹基金按规定支付,门诊使用时由职工基本医疗保险个人账户支付的药品。

麻黄止嗽丸(胶囊)^{【乙类】}

【药物组成】麻黄、橘红、桔梗、川贝母、五味子(醋蒸)、茯苓、细辛、青礞石、甘草。

【方　　解】方中重用味辛性温的麻黄,既能发散风寒,又能宣肺平喘,为君药。细辛助麻黄解表散寒,橘红、桔梗、川贝母、青礞石止咳化痰,助麻黄平喘,共为臣药。橘红和茯苓还能健脾化湿理气,以化解感冒中后期病在脾胃症状,五味子酸甘敛肺收汗,防麻黄、细辛发散汗出过猛而耗伤正气,共为佐药。甘草除调和药性外,还能润肺止咳,益气健脾,功兼佐使之用。全方诸药配伍,能收解表散寒、宣肺化痰、止咳平喘之功。

【剂型规格】水丸,每 20 粒重 1g。胶囊剂,每粒装 0.28g。

【功能主治】解表散寒,宣肺化痰,止咳平喘。用于感冒风寒,无汗鼻塞,咳嗽痰喘。

【用法用量】口服。丸剂,一次 4.2g,一日 2 次。10 岁以下,50 岁以上身体虚弱者减半服。胶囊,一次 3 粒,一日 2 次。

【不良反应】个别患者出现轻度恶心、上腹不适,能自行缓解。

【注意事项】①运动员慎用;②儿童体质虚弱者慎用;③服药期间忌食生冷、辛辣、油腻之物;④有汗及汗多者,肺虚痨嗽,干咳无痰及心脏病患者忌服。

清热解毒片^{【甲类】}(胶囊^{【甲类】}、颗粒^{【甲类】}、口服液^{【乙类】}、注射液^{【乙类】})

【药物组成】生石膏、金银花、玄参、地黄、连翘、栀子、甜地丁、黄芩、龙胆、板蓝根、知母、麦冬。

【方　解】方中金银花、连翘清热解毒,疏散风热,为君药。龙胆大苦大寒,上清肝胆实火,下利肝经湿热;黄芩清上导下,增其泻火除湿之力;栀子通泻三焦之火,导热下行;石膏、知母清热生津;板蓝根、甜地丁清热解毒利咽,共为臣药。地黄、玄参清热凉血养阴,麦冬养阴清热,为佐药。全方以清热凉血为主,兼顾生津,有清热解毒之效。

【剂型规格】薄膜衣片,每片重①0.52g;②0.37g;③0.35g。胶囊剂,每粒装 0.3g。颗粒剂,每袋重 15g。口服液,每支装 10ml。注射剂,每支装 2ml。

【功能主治】清热解毒。用于热毒壅盛所致的发热面赤、烦躁口渴、咽喉肿痛;流感、上呼吸道感染见上述证候者。

【用法用量】口服。片剂,一次 4 片,一日 3 次,儿童酌减。胶囊,一次 2~4 粒,一日 3 次,或遵医嘱。颗粒,开水冲服,一次 15~30g,一日 3 次,或遵医嘱。口服液,一次 10~20ml,一日 3 次,儿童酌减,或遵医嘱。注射剂,肌内注射,一次 2~4ml,一日 2~4 次。

【不良反应】清热解毒注射液主要有过敏反应,临床表现为面色苍白,呼吸困难,心跳加快,四肢抽搐等症状。

【注意事项】①风寒感冒者忌用,其表现为恶寒重,发热轻,无汗,头痛,鼻塞,流清涕,喉痒咳嗽;②脾胃虚寒,症见腹痛、喜暖、泄泻者慎用;③本品含石膏,不宜与四环素、强力霉素、二甲胺四环素、盐酸小檗碱、异烟肼、芦丁、左旋多巴、强的松龙同用;④清热解毒注射液在使用前宜检查其澄明度,药品性状发生改变时,或混浊时禁止使用;⑤忌烟、酒及辛辣、生冷、油腻食物;⑥清热解毒注射液含苯甲醇,若注射局部出现硬结者慎用,有过敏体质者慎用。

【特别提示】清热解毒口服液为参保人员住院使用时由基本医疗保险统筹基金按规定支付,门诊使用时由职工基本医疗保险个人账户支付的药品。

清瘟解毒丸(片)^{【乙类】}

【药物组成】大青叶、连翘、玄参、天花粉、桔梗、牛蒡子(炒)、羌活、防风、葛根、柴胡、黄芩、白芷、川芎、赤芍、甘草、淡竹叶。

【方　解】方中大青叶清热解毒,凉血消斑,主治温病热盛烦渴;玄参清热凉血,滋阴降火,散结解毒,二者共为君药。天花粉清热泻火,生津止渴;葛根升阳解肌,除烦透疹,解热生津;黄芩清热燥湿,泻火解毒;淡竹叶甘淡渗利,性寒清降,善导心与小肠之火下行而利尿通淋;连翘清热解毒,还可透热转气,共为臣药。牛蒡子发散风热,利咽喉,宣肺透疹,消肿毒,散结;桔梗宣肺祛寒,排脓利咽;羌活散寒止痛,祛风除湿;防风祛风止痒,祛湿止痛;柴胡升阳行气,发散风热,清热;白芷利窍止痛,祛风除湿,消肿排脓;川芎行气疏肝,活血祛瘀,祛风止痛;赤芍活血祛瘀,清热凉血,共为佐药。甘草补中益气,清热解毒,缓急止痛,为佐使药。方中有清有散,温凉兼顾,既发热于表,又引热下行从小便出,全方共奏清瘟解毒之功。

【剂型规格】水蜜丸,每 120 丸重 12g;小蜜丸,每 100 丸重 20g;大蜜丸,每丸重 9g。片剂,①每片重 0.3g;②每片重 0.6g。

【功能主治】清瘟解毒。用于外感时疫,憎寒壮热,头痛无汗,口渴咽干,疹腮,大头瘟。

【用法用量】口服。水蜜丸一次 12g;小蜜丸一次 18g(90 丸);大蜜丸一次 2 丸,一日 2 次;小儿酌减。片剂,一次 6 片(规格①)或 3 片(规格②),一日 2~3 次。

【注意事项】忌食辛辣腥味食物,忌烟酒。

维 C 银翘片(胶囊、颗粒)[乙类]

【药物组成】山银花、连翘、荆芥、淡豆豉、淡竹叶、牛蒡子、芦根、桔梗、甘草、马来酸氯苯那敏、对乙酰氨基酚、薄荷素油、维生素 C。

【方　解】本方为中西药复方制剂,方中山银花、连翘清宣透表、清热解毒;薄荷、牛蒡子辛凉透邪、疏风散热,淡豆豉、荆芥辛散开表,透邪外出,桔梗、甘草宣肺祛痰、解毒利咽;芦根、淡竹叶甘寒生津,清热除烦;方中西药部分对乙酰氨基酚能解热镇痛,马来酸氯苯那敏能抗过敏,维生素 C 可以增加对感染的抵抗力,全方中西药合用,共达疏风解表、清热解毒的作用。

【剂型规格】片剂,每片含维生素 C 49.5mg、对乙酰氨基酚 105mg、马来酸氯苯那敏 1.05mg;胶囊剂,每粒装 0.5g(含马来酸氯苯那敏 1.05mg、对乙酰氨基酚 105mg、维生素 C 49.5mg);颗粒剂,每袋装 10g(含维生素 C 99mg、对乙酰氨基酚 210mg)。

【功能主治】疏风解表,清热解毒。用于外感风热所致的流行性感冒,症见发热、头痛、咳嗽、口干、咽喉疼痛。

【用法用量】口服。片剂,一次 2 片,一日 3 次。胶囊,一次 2 粒,一日 3 次。颗粒,开水冲服,一次 10g,一日 3 次。

【不良反应】可见困倦、嗜睡、口渴、虚弱感;偶见皮疹、荨麻疹、药热及粒细胞减少;长期大量用药会导致肝肾功能异常。维 C 银翘片超说明书使用易导致不良反应,严重不良反应中皮肤及附属器损害占 75%,表现为全身发疹型皮疹伴瘙痒、严重荨麻疹、重症多形红斑型药疹、大疱性表皮松解症;消化系统损害占 12.50%,表现为肝功能异常;全身性损害占 10.10%,表现为过敏性休克、过敏样反应、昏厥;泌尿系统损害占 4.17%,表现为间质性肾炎;血液系统损害占 4.16%,表现为白细胞减少、溶血性贫血 [卫生职业教育,2011,29(24):142]。

【注意事项】①风寒感冒症见恶寒重发热轻、无汗、鼻流清涕者慎用;②膀胱颈梗阻、幽门十二指肠梗阻、甲状腺机能亢进、青光眼、高血压、前列腺肥大以及肝、肾功能不全者慎用,孕妇及哺乳期妇女慎用;③马来酸氯苯那敏有头晕、嗜睡的副作用,用药期间不宜驾驶车辆、管理机器及高空作业等;④对解热镇痛药过敏者慎用;⑤严重肝肾功能不全者禁用;⑥忌烟、酒及辛辣、生冷、油腻食物;⑦不宜在服药期间同时服用滋补性中药,不能同时服用与该品成分相似的其他抗感冒药,也不得饮酒或含有酒精的饮料。

【特别提示】本品为参保人员住院使用时由基本医疗保险统筹基金按规定支付,门诊使用时由职工基本医疗保险个人账户支付的药品。

银翘解毒丸[甲类](片[甲类]、胶囊[甲类]、颗粒[甲类]、液[乙类]、合剂[乙类]、软胶囊[乙类])

【药物组成】金银花、连翘、桔梗、薄荷、淡豆豉、淡竹叶、牛蒡子(炒)、荆芥、甘草。

【方　解】方中金银花、连翘辛凉透邪、清热解毒,用量最重,为君药。薄荷、荆芥、淡豆豉辛散表邪,透热外出,其中淡豆豉、荆芥虽为辛温解表之品,但温而不燥,又与金银花、连翘同用,温性被制约,而增强其疏散清热之力,为臣药。牛蒡子、桔梗、甘草宣肺止咳、清利咽喉;

淡竹叶甘凉轻清,以清热生津止咳,均为佐药。甘草调和诸药为使药。诸药合用,共奏疏风解表、清热解毒之功。

【剂型规格】浓缩丸,每丸重3g;蜜丸,每丸重3g;水蜜丸,每100粒重10g。片剂,①素片每片重0.5g;②薄膜衣片每片重0.52g。胶囊剂,每粒装0.4g。颗粒剂,每袋装①15g;②2.5g(含乳糖)。口服液,每支装10ml。合剂,每支装10ml。软胶囊剂,每粒装0.45g。

【功能主治】疏风解表,清热解毒。用于风热感冒,症见发热头痛、咳嗽口干、咽喉疼痛。

【用法用量】蜜丸、浓缩丸,用芦根汤或温开水送服,一次1丸,一日2~3次;水蜜丸,一次60粒(6g),一日2~3次,以芦根汤或温开水送服。片剂,口服,一次4片,一日2~3次。胶囊,口服一次4粒,一日2~3次。颗粒,开水冲服,一次15g或5g(含乳糖),一日3次;重症者加服1次。口服液,一次20ml,一日2~3次。合剂,口服一次10ml,一日3次,用时摇匀。软胶囊,口服,一次2粒,一日3次。

【不良反应】有文献报道服用银翘解毒丸后偶可引起过敏反应,表现为荨麻疹样皮疹、多形性红斑性药疹、药物性皮炎等[中国中药杂志,2003,28(4):384],或有心慌、胸闷、憋气、呼吸困难、大汗淋漓、面色苍白、眼前发黑、恶心呕吐等症状[药物不良反应杂志,2002,6(6):373]。有报道口服银翘解毒片致过敏性休克1例[中医研究,2001,14(3):13]。

【注意事项】①孕妇慎用;②脾胃虚寒者慎用,表现为纳呆腹胀、脘腹痛而喜温喜按、口淡不渴、四肢不温、大便稀溏、或四肢浮肿、畏寒喜暖,舌淡胖嫩,舌苔白润;③风寒感冒者不适用,其表现为恶寒重,发热轻,无汗,头痛,鼻塞,流清涕,喉痒咳嗽;④不宜在服药期间同时服滋补性中药;⑤忌烟、酒及辛辣、生冷、油腻食物。

【特别提示】银翘解毒液(合剂、软胶囊)为参保人员住院使用时由基本医疗保险统筹基金按规定支付,门诊使用时由职工基本医疗保险个人账户支付的药品。

银蒲解毒片[乙类]

【药物组成】金银花、蒲公英、野菊花、紫花地丁、夏枯草。

【方　　解】方中金银花、蒲公英均归胃经,清热解毒,为君药;野菊花、紫花地丁均清热解毒,又明目利咽,为臣药;夏枯草清肝明目,散结消肿,为佐药。全方药性寒凉,共奏清热解毒之功。

【剂型规格】片剂,糖衣片(片心重0.35g)。

【功能主治】清热解毒。用于风热型急性咽炎,证见咽痛、充血,咽干或具灼热感,舌苔薄黄;湿热型肾盂肾炎,症见尿频短急,灼热疼痛,头身疼痛,小腹坠胀,肾区叩击痛。

【用法用量】口服。一次4~5片,一日3~4次,小儿酌减。

【注意事项】①孕妇慎用;②本品药性寒凉,虚寒者禁用。

【特别提示】本品为参保人员住院使用时由基本医疗保险统筹基金按规定支付,门诊使用时由职工基本医疗保险个人账户支付的药品。

喜炎平注射液[乙类]

【药物组成】穿心莲内酯磺化物。

【剂型规格】注射剂,①2ml:50mg;②5ml:125mg;③10ml:250mg。

【功能主治】清热解毒,止咳止痢。用于支气管炎、扁桃体炎、细菌性痢疾等。

【用法用量】①肌内注射:成人一次50~100mg,一日2~3次;小儿酌减或遵医嘱;②静脉滴注:一日250~500mg,加入5%葡萄糖注射液或0.9%氯化钠注射液中滴注;小儿酌减或遵医嘱。

【不良反应】包括一般过敏反应、过敏性休克、皮疹、肠痉挛、神经精神症状等不良反应。

【注意事项】①对本品过敏者禁用；②孕妇禁用；③本品严禁与其他药物在同一容器内混合使用。如需联合使用其他静脉用药，在换药时建议冲洗输液管，以免药物相互作用产生不良反应；④有药物过敏史者慎用。给药前应先询问患者是否为过敏体质，是否有药物过敏史，针对这类用药患者应特别加强观察，以便出现药品不良反应时及时进行处理；⑤药物性状改变时禁用；⑥严格控制输液速度，儿童以 30~40 滴 /min 为宜，成人以 30~60 滴 /min 为宜。滴速过快可能导致头晕、胸闷、局部疼痛；⑦稀释溶媒的温度要适宜，确保输液时药液为室温，一般在 20~30℃之间为宜；⑧老人、婴儿等特殊人群应慎重使用，初次使用的患者应加强监测。

【特别提示】限二级及以上医疗机构重症患者使用。

葛根汤片（颗粒、合剂）[乙类]

【药物组成】葛根、麻黄、白芍、桂枝、甘草、大枣、生姜。

【方　　解】方中葛根升津液，濡筋脉为君药；麻黄、桂枝疏散风寒，发汗解表为臣药；白芍、甘草生津养液，缓急止痛为佐药；生姜、大枣调和脾胃，鼓舞脾胃生发之气为使药。诸药合用，共奏发汗解表、升津舒经之功。

【剂型规格】片剂，每片重 0.4g。颗粒剂，每袋装 6g。合剂，每瓶装①60ml；②120ml。

【功能主治】发汗解表，升津舒经。用于风寒感冒，症见：发热恶寒，鼻塞流涕，咳嗽咽痒，咯痰稀白，无汗，头痛身疼，项背强急不舒，苔薄白或薄白润，脉浮或浮紧。

【用法用量】片剂，口服，一次 6 片，一日 3 次。颗粒，开水冲服。一次 1 袋，一日 3 次。合剂，口服，一次 20ml，一日 3 次。

【不良反应】偶见轻度恶心、腹泻、皮疹。

【注意事项】①服药期间忌烟、酒及辛辣、生冷、油腻食物；②不宜在服药期间同时服用滋补性中药；③感冒属外感风热症者不适用；④运动员慎用；⑤高血压、心脏病及失眠、心悸患者慎用。有肝病、糖尿病、肾病等慢性病严重者应在医师指导下服用；⑥服本品前已服用其他降压药者，在服用本品时，不宜突然减少或停用其他降压药物。可根据血压情况逐渐调整其他药。

疏风解毒胶囊[甲类]

【药物组成】虎杖、连翘、板蓝根、柴胡、败酱草、马鞭草、芦根、甘草。

【方　　解】方中虎杖、连翘、板蓝根、败酱草都有良好的清热解毒作用，其中连翘还有升浮宣散之力，能透肌解表，清热祛风，为治风热要药；板蓝根则还有凉血利咽作用。马鞭草不但可清热祛风，还可除湿通痹，不少著名医家用其治疗风湿性关节炎；柴胡和表解里；芦根清肺降胃，生津止渴；而甘草具有清热调和作用。全方配伍，共奏疏风清热、解毒利咽之功。

【剂型规格】胶囊剂，每粒装 0.52g。

【功能主治】疏风清热，解毒利咽。用于急性上呼吸道感染属风热证，症见发热，恶风，咽痛，头痛，鼻塞，流浊涕，咳嗽等。

【用法用量】口服。一次 4 粒，一日 3 次。

【不良反应】偶见恶心。文献有过敏反应 [药物流行病学杂志，2014，23（11）：677] 及头晕、头痛、血压升高等不良反应报道 [药物流行病学杂志，2015，24（10）：632]。

【注意事项】①过敏体质及对本品过敏者禁用；②目前尚无体温超过 39.1℃时、白细胞总数＞10×10^9/L、中性＞80% 的研究数据。结膜热、疱疹性咽峡炎、妊娠及哺乳期妇女不在本次研究范畴。

感冒清片（胶囊）[甲类]

【药物组成】南板蓝根、大青叶、金盏银盘、岗梅、山芝麻、穿心莲叶、对乙酰氨基酚、盐酸吗啉胍、马来酸氯苯那敏。

【方　解】方中南板蓝根、大青叶清热解毒；大青叶清热凉血作用较强，板蓝根散结利咽。金盏银盘、岗梅、山芝麻、穿心莲叶均为清热解毒之药；盐酸吗啉胍、马来酸氯苯那敏、对乙酰氨基酚有镇静、抗过敏和解热镇痛作用，能较快缓解感冒症状。全方配合，共奏疏风解表、清热解毒之功。

【剂型规格】片剂，每素片重 0.22g（含对乙酰氨基酚 12mg）；胶囊剂，每粒装 0.5g（含对乙酰氨基酚 24mg）。

【功能主治】疏风解表，清热解毒。用于风热感冒，发热，头痛，鼻塞流涕，喷嚏，咽喉肿痛，全身酸痛等症。

【用法用量】口服。片剂，一次 3~4 片，一日 3 次。胶囊，一次 1~2 粒，一日 3 次。

【不良反应】有文献报道服用本品发生急性粒细胞减少[四川中医，1985，6（4）：255]、过敏反应[华北国防医药，2003，15（5）：379]、血小板减少[西北国防医学杂志，2014，35（6）：559]、血尿[中国乡村医药，2015，22（16）：55]等不良反应。

【注意事项】①用药期间不宜驾驶车辆、管理机器及高空作业等；②本品清热解毒，风寒外感者慎用；③孕妇慎用；④本品含对乙酰氨基酚、盐酸吗啉胍、马来酸氯苯那敏，哺乳期妇女慎用；⑤服药期间忌食辛辣、油腻食品，不得饮酒或含酒精的饮料；⑥本品含盐酸吗啉胍、马来酸氯苯那敏、对乙酰氨基酚，使用时应注意此三种药物的用药禁忌及注意事项等；⑦本品所含对乙酰氨基酚，乙醇中毒、肝病或病毒性肝炎时使用有增加肝脏毒性作用的危险，应慎用；⑧对本品所含对乙酰氨基酚、盐酸吗啉胍、马来酸氯苯那敏等成分过敏者禁用，不能同时服用与上述成分相似的其他抗感冒药；⑨本品含马来酸氯苯那敏，新生儿和早产儿、癫痫患者、接受单胺氧化酶抑制剂治疗者禁用。

感冒清热颗粒[甲类]（片、胶囊）[乙类]

【药物组成】荆芥穗、薄荷、防风、柴胡、紫苏叶、葛根、桔梗、苦杏仁、白芷、苦地丁、芦根。

【方　解】方中荆芥穗、防风辛温，祛风解表散寒，为君药。紫苏叶、白芷表散寒，柴胡、薄荷、葛根发表解肌，清散伏热，以上五药加强君药解表退热之功，共为臣药。芦根清肺胃之热，生津止渴，苦地丁清热解毒，桔梗祛痰利咽，苦杏仁降气止咳，共为佐药。诸药合用，共奏疏风散寒、解表清热之效。

【剂型规格】颗粒剂，每袋装①12g；②6g（无蔗糖）；③3g（含乳糖）。片剂，每片重 0.55g。胶囊剂，每粒装 0.45g。

【功能主治】疏风散寒，解表清热。用于风寒感冒，头痛发热，恶寒身痛，鼻流清涕，咳嗽咽干。

【用法用量】颗粒，开水冲服。一次 1 袋，一日 2 次。片剂，口服，一次 4 片，一日 2 次。胶囊，口服。一次 3 粒，一日 2 次。

【不良反应】服用本品后有发生药疹的不良反应报道[中国中药杂志，1994，19（11）：693]。与环孢素同用，可能引起环孢素血药浓度升高[中国新药杂志，2002，11（10）：813]。

【注意事项】①风热感冒者不适用,其表现为发热重,微恶风,有汗,口渴,鼻流浊涕,咽喉红肿热痛,咳吐黄痰;②服药期间忌食辛辣、油腻。不宜在服药期间同时服用滋补性中成药。

【特别提示】感冒清热片(胶囊)为参保人员住院使用时由基本医疗保险统筹基金按规定支付,门诊使用时由职工基本医疗保险个人账户支付的药品。

感冒疏风丸(片、胶囊、颗粒)^[乙类]

【药物组成】麻黄绒(炙)、苦杏仁、桂枝、白芍(酒炙)、紫苏叶、防风、桔梗、独活、甘草、大枣(去核)、生姜(捣碎)、谷芽(炒)。

【方　　解】方中麻黄绒、桂枝、防风、紫苏叶、生姜疏散风寒,又配用白芍益阴敛营,敛固外泄之营阴;大枣、谷芽健胃,护卫正气,使本方在疏风散寒时,既扶正气,又攻邪气,双管齐下。再配苦杏仁、桔梗宣肺平喘,独活散寒祛湿解表,甘草调和药性兼缓和麻、桂等峻烈之性。共收辛温解表、宣肺和中之功。

【剂型规格】丸剂,水蜜丸,每袋装 6g;大蜜丸每丸重 9g。片剂,每片相当于原药材 1g。胶囊剂,每粒装 0.3g。颗粒剂,每袋装①10g;②3g(无蔗糖)。

【功能主治】辛温解表,宣肺和中。用于风寒感冒,发热咳嗽,头痛怕冷,鼻流清涕,骨节酸痛,四肢疲倦。

【用法用量】口服。水蜜丸一次 1 袋(6g),大蜜丸一次 1 丸,一日 2 次。片剂,一次 4 片,一日 2 次。胶囊,一次 4 粒,一日 2 次。颗粒,一次 1 袋,一日 2 次。

【注意事项】①忌烟、酒及辛辣、生冷、油腻食物;②不宜在服药期间同时服用滋补性中成药;③风热感冒者不适用,其表现为发热明显,汗出,口渴,咽喉肿痛,咳吐黄痰;④肝病、糖尿病、肾病等慢性病严重者应在医师指导下服用;⑤运动员、孕妇慎服;⑥高血压、心脏病患者慎服,或在医生指导下服用;⑦对本品过敏者禁用,过敏体质者慎用;⑧服药三天后症状无改善,或症状加重,或出现新的严重症状如胸闷、心悸等应立即停药,并去医院就诊;⑨小儿、年老体弱者应在医师指导下服用。

感咳双清胶囊^[乙类]

【药物组成】黄芩苷、穿心莲内酯。

【方　　解】方中黄芩入肺经,清上焦之火,祛肌表之热,兼灭邪毒传里之势,清肃相传治节之令,使肺卫功能得以恢复;穿心莲入心、肺二经,功专泻火解毒,凉血消炎,从而达到"不解表,而表自解"的巧妙效果。

【剂型规格】胶囊剂,每粒装 0.3g(含黄芩苷 150mg,穿心莲内酯 37.5mg)。

【功能主治】清热解毒。用于急性上呼吸道感染、急性支气管炎肺火炽盛者,症见发热、咳嗽、咽痛、头痛、鼻塞、舌尖边红、苔薄黄。

【用法用量】口服。一次 2 粒,一日 3 次。

【不良反应】偶见便秘。

【注意事项】①忌烟、酒及辛辣、生冷、油腻食物;②不宜在服药期间同时服用滋补性中药;③脾胃虚寒者慎服。

第二节 高 热 类 药

万氏牛黄清心丸(片)[乙类]

【药物组成】牛黄、朱砂、黄连、栀子、郁金、黄芩。

【方　　解】方中牛黄清心解毒,豁痰开窍,为君药。黄连、黄芩、栀子清热解毒,为臣药。朱砂镇心安神,郁金行气解郁,兼以开窍,共为佐药。诸药合用,共奏清热解毒、镇静安神之功。

【剂型规格】大蜜丸,①每丸重1.5g;②每丸重3g。薄膜衣片,每片重0.3g。

【功能主治】清热解毒,镇惊安神。用于热入心包、热盛动风证,症见高热烦躁、神昏谵语及小儿高热惊厥。

【用法用量】口服。大蜜丸,一次2丸(规格①)或一次1丸(规格②),一日2~3次。片剂,一次4~5片,一日2~3次,或遵医嘱。

【注意事项】①本方清热解毒,镇静安神,用于外感热病。热盛动风,虚风内动者忌用,表现为眩晕、震颤或手足蠕动,或昏仆等;②本品含朱砂,不宜过量或长期服用,孕妇忌服。

四逆汤(颗粒)[甲类]

【药物组成】淡附片、干姜、炙甘草。

【方　　解】本方附子大辛大热,上助心阳以通脉,中温脾阳而散寒,下补肾火而回阳,为峻补元阳,回阳救逆的第一要药,故为君药。干姜辛热,温中散寒,温阳守中,回阳通脉,与附子合用,相得益彰,能增强回阳救逆之功,为臣药。炙甘草补脾阳,益肾阳,后天与先天互助,并调和药性以防姜附燥烈伤阴,尽显佐助佐制之能,以为佐药。诸药合用,共奏温中散寒、回阳救逆之功。

【剂型规格】口服液,每支装10ml;颗粒剂,每袋装2g(相当于原生药16g)。

【功能主治】温中祛寒,回阳救逆。用于阳虚欲脱,冷汗自出,四肢厥逆,下利清谷,脉微欲绝。

【用法用量】口服。口服液,一次10~20ml,一日3次;或遵医嘱。颗粒,温开水冲服,一次2g,一日3次;或遵医嘱。

【不良反应】有文献报道服用四逆汤后致全身表皮剥脱反应1例[人民军医,2012,55(2):122]。

【注意事项】①本品含附子不宜过量、久服;②孕妇禁用;③凡热邪(症见发热、口渴喜冷饮、大便干、小便黄、烦躁、苔黄、舌质红)所致呕吐、腹痛、泄泻者均不宜使用;④饮食忌生冷、油腻;⑤本品不宜单独用于休克,应结合其他抢救措施。

瓜霜退热灵胶囊[乙类]

【药物组成】西瓜霜、北寒水石、石膏、滑石、羚羊角、水牛角浓缩粉、人工麝香、冰片、玄参、升麻、丁香、沉香、磁石、朱砂、甘草。

【方　　解】方中西瓜霜清热泻火解毒,为君药。寒水石、生石膏、滑石大寒,清热泻火,羚羊角凉肝息风止痉,水牛角清心凉血解毒,麝香、冰片香窜开窍醒神,与羚羊角、水牛角合用,则清心凉肝,开窍息风,上七药共为臣药。玄参、升麻清热解毒,其中玄参并能养阴生津,升麻清热透邪,寓有"火郁发之"之意,丁香、沉香香窜性温,行气通窍,既可辅助麝香、冰片开窍醒神,又可防寒凉太过,磁石、朱砂重镇安神,朱砂并能清心解毒,磁石又能潜镇肝阳,上六药共为佐药。甘草解毒并调和诸药,为使药。诸药相合,共奏清热解毒、开窍镇惊之功。

【剂型规格】胶囊剂,每粒装0.3g。

【功能主治】清热解毒,开窍镇惊。用于热病热入心包、肝风内动证,症见高热、惊厥、抽搐、咽喉肿痛。

【用法用量】口服。周岁以内一次0.15~0.3g,1~3岁一次0.3~0.6g,3~6岁一次0.6~0.75g,6~9岁一次0.75~0.9g,9岁以上一次0.9~1.2g,成人一次1.2~1.8g,一日3~4次。

【不良反应】有文献报道使用本品可致大便溏泻[江西中医药,2004,35(4):41]。

【注意事项】①本品含有朱砂,不宜过量,不宜久服;②孕妇禁服;③本品性味寒凉,脾虚便溏者慎用。

安宫牛黄丸[甲类]

【药物组成】牛黄、水牛角浓缩粉、麝香或人工麝香、珍珠、朱砂、雄黄、黄连、黄芩、栀子、郁金、冰片。

【方　　解】方中牛黄清心凉肝,豁痰开窍,息风止痉,水牛角清营凉血,解毒定惊,麝香芳香开窍,通络醒神,共为君药。黄连、黄芩、栀子清热泻火解毒,雄黄解毒豁痰,共为臣药。冰片、郁金通窍醒神,化浊开郁,朱砂、珍珠镇心安神,定惊止搐,共为佐药。诸药合用,共奏清热解毒、镇惊开窍之功。

【剂型规格】蜜丸,①每丸重1.5g;②每丸重3g。

【功能主治】清热解毒,镇惊开窍。用于热病,邪入心包,高热惊厥,神昏谵语;中风昏迷及脑炎、脑膜炎、中毒性脑病、脑出血、败血症见上述证候者。

【用法用量】口服。一次2丸(规格①)或一次1丸(规格②),一日1次;小儿3岁以内一次1/2丸(规格①)或一次1/4丸(规格②),4~6岁一次1丸(规格①)或一次1/2丸(规格②),一日1次;或遵医嘱。

【不良反应】有文献报道使用本品引起汞毒性肾病[吉林中医药,1981(2):封3]、过敏反应[中国中药杂志,1981,16(11):692]和体温不升[中华现代内科学杂志,2005,2(4):297]等不良反应,亦有长时间服用本品出现血液病及不当使用致体温过低等报道[中国中药杂志,2003,28(1):93]。

【注意事项】①本品为热闭神昏所设,寒闭神昏不得使用,表现为神志昏迷,不省人事,面青、身凉、苔白等;②方中含有麝香,芳香走窜,有损胎气,孕妇忌服;③痰湿阻窍证勿用,表现为痴呆、失忆、语謇、流涎不止、脚肿、舌苔白腻;中风脱证神昏勿用,表现为中风昏倒,肢寒畏冷,面色苍白,冷汗不止,脉微欲绝,半身不遂,口舌歪斜等;④本品含朱砂、雄黄,不宜过量久服,孕妇、肝肾功能不全者慎用。

【特别提示】限高热、出血性脑中风引起的神昏抢救时使用。

安脑丸(片)[乙类]

【药物组成】牛黄、猪胆汁粉、朱砂、冰片、水牛角浓缩粉、珍珠、黄芩、黄连、栀子、雄黄、郁金、石膏、赭石、珍珠母、薄荷脑。

【方　　解】牛黄清热解毒,化痰开窍,为君药。水牛角清热凉血,解毒;黄连、黄芩、石膏、栀子、猪胆汁粉清热解毒,泻火除烦;冰片、郁金开窍醒神,凉血清心,共为臣药。朱砂、珍珠、珍珠母、赭石平肝潜阳;雄黄燥湿祛痰;薄荷脑散风热,清利头目,共为佐药。诸药配伍,共奏清热解毒、化痰开窍、镇惊熄风之功。

【剂型规格】小蜜丸,每 11 丸重 3g;大蜜丸,每丸重 3g;片剂,每片重 0.5g。

【功能主治】清热解毒,醒脑安神,豁痰开窍,镇惊熄风。用于高热神昏,烦躁谵语,抽搐惊厥,中风窍闭,头痛眩晕;高血压、脑中风见上述证候者。

【用法用量】口服。小蜜丸一次 3~6g,大蜜丸,一次 1~2 丸,一日 2 次;小儿酌减或遵医嘱。片剂,一次 4 片,一日 2~3 次,或遵医嘱,小儿酌减。

【注意事项】①按医嘱服用;②孕妇禁服。

【特别提示】限高热、出血性脑中风引起的神昏抢救时使用。

局方至宝丸[乙类]

【药物组成】水牛角浓缩粉、牛黄、玳瑁、麝香、朱砂、雄黄、琥珀、安息香、冰片。

【方 解】方中麝香、冰片、安息香开窍醒神,辟秽化浊;牛黄、雄黄豁痰解毒;水牛角、玳瑁清心解毒;朱砂、琥珀镇心安神。全方不但长于开窍以治标,亦可清热化痰以治本。

【剂型规格】大蜜丸,每丸重 3g。

【功能主治】清热解毒,开窍镇惊。用于温邪入里,逆转心包引起的高烧痉厥,烦躁不安,神昏谵语,小儿急热惊风。

【用法用量】口服。一次 1 丸,小儿遵医嘱。

【注意事项】运动员慎用。

【特别提示】限高热惊厥。

珍黄安宫片[乙类]

【药物组成】牛黄、珍珠、冰片、竹沥、朱砂、大黄、郁金、青黛、石菖蒲、胆南星、天竺黄、水牛角片、珍珠层粉、黄芩提取物、小檗根提取物。

【方 解】方中牛黄清热解毒,息风定惊,为君药。朱砂、珍珠镇心安神,为臣药。水牛角凉血解毒,郁金清心解郁,大黄、黄芩及小檗根提取物泻火通肠,竹沥、天竺黄清热化痰,胆南星、青黛凉肝息风,除烦定惊,冰片、石菖蒲清热开窍,共为佐药。诸药合用,共奏清热解毒、镇静安神之功。

【剂型规格】糖衣片,每片重 0.24g。薄膜衣片,每片重 0.245g。

【功能主治】镇静安神,清热解毒。用于治疗高热,烦躁不安,失眠多梦,神昏谵语,惊风抽搐,癫狂痫症,头痛,眩晕。

【用法用量】口服,一次 4~6 片,一日 3 次。

【注意事项】①孕妇忌服;②虚寒、脾胃虚弱者慎服;③忌食辛辣食物。

热毒宁注射液[乙类]

【药物组成】青蒿、金银花、栀子。

【方 解】方中青蒿专解骨蒸劳热,尤能泻暑热之火,泻火热而不耗气血,可君可臣。金银花性寒味甘,具有清热解毒、凉血化瘀之功效,主治外感风热、瘟病初起、疮疡疔毒、红肿热痛、便脓血等。栀子善清少阴之热,除心、肺二经之火热;此药味苦气寒,泻一切有余之火。三药共奏清热疏风解毒之功。

【剂型规格】注射剂,每支装 10ml。

【**功能主治**】清热，疏风，解毒。用于上呼吸道感染（外感热证）所致的高热、微恶风寒、头身痛、咳嗽、痰黄等症。

【**用法用量**】静脉滴注。一次 20ml（2 支），以 5% 葡萄糖注射液或 0.9% 氯化钠注射液 250ml 稀释后静脉滴注，现配现用，宜在配制完毕后 3 小时内完成输液。滴速为 30~60 滴 /min，每日 1 次，疗程 3 天，或遵医嘱。

【**不良反应**】已有发绀、高热、皮疹、过敏性休克等不良反应报道。

【**注意事项**】①对本品过敏者禁用。有药物过敏史者慎用；②既往有溶血（血胆红素轻度增高或尿胆原阳性者）现象发生者慎用；③本品不宜与其他药物在同一容器内混合使用，与青霉素类、氨基糖苷类和大环内酯类等药物配伍使用时可产生混浊或沉淀。如须配合使用，可分别点滴；④溶液配制浓度不低于 1∶4（药液∶溶媒）；⑤临床试验曾有给药后实验室检查血 T-BIL、D-BIL 增高，与药物可能相关，给药后请定期检测血 T-BIL、D-BIL；⑥本品是纯中药制剂，保存不当可能影响产品质量，使用前请认真检查，如发现药液出现浑浊、沉淀、变色、漏气、瓶身细微破裂者，均不能使用。如经 5% 葡萄糖注射液或 0.9% 生理盐水注射液 250ml 稀释后，出现混浊亦不得使用；⑦本品尚未有儿童、孕妇使用的临床研究资料；⑧使用本品滴速不宜过快，滴速过快可能导致头晕、胸闷和局部皮疹。

【**特别提示**】限二级及以上医疗机构重症患者使用。

速效牛黄丸[乙类]

【**药物组成**】牛黄、水牛角浓缩粉、黄连、冰片、栀子、黄芩、朱砂、珍珠母、郁金、雄黄、石菖蒲。

【**方　　解**】方中牛黄清心凉肝，豁痰开窍，息风止痉；水牛角清营凉血，解毒定惊，共为君药。黄连、黄芩、栀子清热泻火解毒，共为臣药。朱砂清心镇惊，安神解毒；珍珠母平肝潜阳，定惊明目；郁金行气化瘀，清心解郁，利胆退黄；石菖蒲化湿开胃，开窍豁痰，醒神益智；冰片开窍醒神，清热止痛；雄黄解毒杀虫，燥湿祛痰，截疟，共为佐药。诸药合用，共奏清热解毒、开窍镇惊之功。

【**剂型规格**】大蜜丸，每丸重 3g。

【**功能主治**】清热解毒，开窍镇惊。用于痰火内盛所致烦躁不安、神志昏迷及高血压引起的头目眩晕。

【**用法用量**】口服。一次 1 丸，一日 2 次，小儿酌减。

【**注意事项**】①本品含有雄黄、朱砂，不宜过量、久服；②孕妇慎用。

清开灵片[甲类]（胶囊[甲类]、颗粒[甲类]、软胶囊[乙类]）

【**药物组成**】胆酸、猪去氧胆酸、水牛角粉、黄芩苷、珍珠母、金银花、栀子、板蓝根。

【**方　　解**】方中胆酸、猪去氧胆酸清心化痰开窍，凉肝镇惊熄风；黄芩苷清热解毒，共为君药。金银花芳香疏散，散肺经邪热；栀子、板蓝根可清热利尿、凉血解毒，为臣药。水牛角、珍珠母平肝潜阳，直折上亢之肝火，镇惊安神，为佐药。诸药相配，共奏清热解毒、化痰通络开窍、镇静安神之功。

【**剂型规格**】片剂，每片重 0.5g（含黄芩苷 20mg）。胶囊剂，①每粒装 0.25g（含黄芩苷 10mg）；②每粒装 0.40g（含黄芩苷 20mg）。颗粒剂，①每袋装 1.5g（含黄芩苷 20mg，无蔗糖）；②每袋装 3g（含黄芩苷 20mg，橙香型）；③每袋装 10g（含黄芩苷 20mg）。软胶囊剂，①每粒装 0.4g（含黄芩苷 20mg）；②每粒装 0.2g（含黄芩苷 10mg）。

【功能主治】清热解毒,镇静安神。用于外感风热时毒、火毒内盛所致的高热不退、烦躁不安、咽喉肿痛、舌质红绛、苔黄、脉数者;上呼吸道感染、病毒性感冒、急性化脓性扁桃体炎、急性咽炎、急性支气管炎、高热等病症属上述证候者。

【用法用量】口服。片剂,一次 1~2 片,一日 3 次;儿童酌减或遵医嘱。胶囊,一次 2~4 粒(规格①),一次 1~2 粒(规格②),一日 3 次;儿童酌减或遵医嘱。颗粒,一次 1~2 袋,一日 2~3 次;儿童酌减或遵医嘱。软胶囊,一次 1~2 粒(规格①)或一次 2~4 粒(规格②),一日 3 次;儿童酌减或遵医嘱。

【不良反应】偶有寒战、高热、药疹等过敏反应;服用软胶囊剂,少数出现轻度胃肠道反应[现代中西医结合杂志,2008,17(24):3775]。

【注意事项】①虚寒证勿用,表现为见面㿠少华,精神不振,畏寒肢冷,得热则舒,腹痛喜按,小便清长,大便稀薄;②久病体虚患者如出现腹泻时慎用。

【特别提示】清开灵软胶囊为参保人员住院使用时由基本医疗保险统筹基金按规定支付,门诊使用时由职工基本医疗保险个人账户支付的药品。

清开灵注射液[甲类]

【药物组成】胆酸、猪去氧胆酸、水牛角(粉)、珍珠母(粉)、黄芩苷、金银花、栀子、板蓝根。

【方　　解】方中胆酸、猪去氧胆酸清心化痰开窍,凉肝镇惊熄风,黄芩苷清热解毒,共为君药。金银花芳香疏散,散肺经邪热;栀子、板蓝根可清热利尿、凉血解毒,为臣药。水牛角、珍珠母平肝潜阳,直折上亢之肝火,镇惊安神,为佐药。诸药相配,共奏清热解毒、化痰通络开窍、镇静安神之功。

【剂型规格】注射剂,①每支 10ml;②每支 2ml。

【功能主治】清热解毒,化痰通络,醒神开窍。用于热病,神昏,中风偏瘫,神志不清;急性肝炎、上呼吸道感染、肺炎、脑血栓形成、脑出血见上述证候者。

【用法用量】肌内注射,一日 2~4ml。重症患者静脉滴注,一日 20~40ml,以 10% 葡萄糖注射液 200ml 或氯化钠注射液 100ml 稀释后使用。

【不良反应】不良反应包括一般过敏反应、过敏性休克、高热、寒战、血管神经性水肿、心动过缓、房性心动过速、心肌损害、急性左心衰、恶心、呕吐、腹泻、腹痛、急性小肠出血、喉头水肿、急性肺水肿、过敏性紫癜、脑梗死加重、眼结膜充血、眼球结膜剥脱样水肿、皮疹、荨麻疹、剥脱性皮炎、大疱性表皮松解型药疹、外渗致皮下组织坏死、注射部位局部水肿、急性肾衰竭、多脏器功能衰竭、尿失禁、注射部位剧烈放射性疼痛、血尿、低钾血症、双下肢行走障碍、谵语等不良反应。

【注意事项】①有表证恶寒发热者慎用,虚寒证者禁用,虚寒证表现为面㿠少华,精神不振,畏寒肢冷,得热则舒,腹痛喜按,小便清长,大便稀薄,舌淡苔白,脉沉迟缓弱等;②有药物过敏史者慎用,如出现过敏反应及时停药并做脱敏处理;③本品为中药注射剂,严禁混合配伍,谨慎联合用药;④虚寒证和恶寒发热等表证者禁用;⑤本品稀释以后,必须在 4 小时以内使用;⑥本品静脉滴注时滴速勿快,儿童以 20~40 滴 /min 为宜,成年人以 40~60 滴 /min 为宜;⑦本品如产生沉淀或混浊时不得使用;如经 10% 葡萄糖或氯化钠注射液稀释后,出现混浊亦不得使用;⑧本品不良反应包括过敏性休克,应在有抢救条件的医疗机构使用,使用者应接受过过敏性休克抢救培训,用药后出现过敏反应或其他严重不良反应须立即停药并及时救治;⑨使用洋地黄治疗者、严重心脏疾患者、肝肾功能异常者、老人、哺乳期妇女等特殊人群以及初次使用中药注射剂的患者应慎重使用并加强监测。⑩新生儿、婴幼儿、孕妇禁用;

⑪ 对本品或胆酸、珍珠母（粉）、猪去氧胆酸、栀子、水牛角（粉）、板蓝根、黄芩苷、金银花制剂及成分中所列辅料过敏或有严重不良反应病史者禁用；⑫ 过敏体质者或者有家族过敏史者禁用；⑬ 有低钾血症包括与低钾血相关的周期性麻痹病史者禁用。

【特别提示】限二级及以上医疗机构并有急性中风偏瘫、神志不清的患者。

紫雪散（胶囊、颗粒）[甲类]

【药物组成】石膏、北寒水石、滑石、磁石、玄参、木香、沉香、升麻、甘草、丁香、芒硝（制）、硝石（精制）、水牛角浓缩粉、羚羊角、人工麝香、朱砂。

【方　解】方中水牛角、羚羊角清心肝二经火热，麝香芳香以开心窍，三药配伍，清热开窍息风，共为君药。石膏、寒水石、滑石甘寒清热，玄参滋阴清热凉血，升麻清热解毒，透邪外达，共为臣药。朱砂、磁石重镇安神，木香、沉香、丁香行气宣通，芒硝、硝石泻热通便，共为佐药。甘草清热解毒，调和诸药，为使药。诸药合用，共奏清热开窍、止痉安神之效。

【剂型规格】散剂，①每瓶装 1.5g；②每袋装 1.5g。胶囊剂，每粒装 0.5g。颗粒剂，每瓶装 1.5g。

【功能主治】清热开窍，止痉安神。用于热入心包、热动肝风证，症见高热烦躁，神昏谵语，惊风抽搐，斑疹吐衄，尿赤便秘。

【用法用量】口服。一次 1.5~3g，一日 2 次；周岁小儿一次 0.3g，5 岁以内小儿每增 1 岁递增 0.3g，一日 1 次；5 岁以上小儿酌情服用。

【不良反应】有文献报道服用紫雪散致大便稀溏伴次数增多 [中国中西医结合杂志，2003，23（3）：218]；另有报道一名 17 天新生儿，服用过量致死 [中华儿科杂志，1994，32（2）：122]。

【注意事项】①本品含芒硝、硝石、磁石、朱砂、麝香等，不宜过量、久服；②孕妇禁用；③虚风内动者忌用，症见眩晕、震颤或手足蠕动，或昏仆等；④忌食辛辣食物；⑤运动员慎用。

【特别提示】限高热、出血性脑中风引起的神昏抢救时使用。

新雪丸（片、胶囊、颗粒）[乙类]

【药物组成】磁石、石膏、滑石、南寒水石、硝石、芒硝、栀子、竹心、广升麻、穿心莲、珍珠层粉、沉香、人工牛黄、冰片。

【方　解】方中寒水石、滑石、石膏甘寒清热；牛黄清心解毒，豁痰开窍，共为君药。栀子、竹叶卷心清心泻火；升麻、穿心莲清热解毒；珍珠层粉清热安神；磁石重镇安神，共为臣药。沉香降气宣通；芒硝、硝石泻热散结，使邪有出路，共为佐药。冰片芳香开窍，为使药。诸药合用，共奏清热解毒之效。

【剂型规格】丸剂，每袋装 1.7g。片剂，①每片重 0.27g；②每片重 0.54g。胶囊剂，每粒装 0.5g。颗粒剂，每袋（瓶）装①1.5g；②1.53g（薄膜衣颗粒）。

【功能主治】清热解毒。用于外感热病，热毒壅盛证，症见高热，烦躁；扁桃体炎、上呼吸道感染、气管炎、感冒见上述证候者。

【用法用量】口服。丸剂，一次 1 袋，一日 2 次。片剂，小片一次 4 片，大片一次 2 片，一日 3 次。胶囊，一次 3 粒，一日 2 次。颗粒，一次 1 袋（瓶），一日 2 次。

【不良反应】据报道 8 个月大的小儿服新雪丹 0.6g，约 10 分钟后出现过敏性休克症状，予抗过敏治疗症状迅速缓解 [实用儿科临床杂志，2003，18（5）：414]。另有报道 1 例 50 岁女性患者，口服新雪丸 1.7g，用药 5 小时后患者出现 I 型过敏反应，予抗过敏综合治疗，患者基本痊愈 [中国药物应用与监测，2014，11（4）：257]。

【注意事项】①本品含重坠通下之品,孕妇忌服;②本品清热解毒,镇静安神,用于外感热病,热毒壅盛证,风寒外感证忌用,其表现为恶寒重,发热轻,无汗,头痛,鼻塞,流清涕,喉痒咳嗽。

第三节　暑湿类药

十滴水[甲类]

【药物组成】樟脑、干姜、桉油、小茴香、肉桂、辣椒、大黄。

【方　　解】方中樟脑辛香辟秽,开窍祛暑,为君药。干姜温脾和中,化湿除满;桉油透邪疏风,清热解暑,二药共为臣药。小茴香理气开胃,辛香止痛;肉桂温中理气;辣椒消食解结,辟毒开胃;大黄荡涤实浊,四药共为佐药。全方配伍,共收健胃祛暑之功。

【剂型规格】酊剂,每瓶装100ml。

【功能主治】健胃,祛暑。用于因中暑所致的头晕、恶心、腹痛、胃肠不适。

【用法用量】口服。一次2~5ml,儿童酌减。

【不良反应】近年来,有文献报道一新生儿(24天)因外涂十滴水而导致血小板减少性紫癜[中华儿科杂志,1984(1):39]。服用十滴水可出现猩红热样药疹[皮肤病与性病,1995(3):82]、接触性皮炎[临床军医杂志,2001,29(4):88]、误致眼损伤[包头医学,1994,18(1):39]等不良反应。

【注意事项】①孕妇忌服;②对本品过敏者禁用;对酒精过敏者禁用;③服药期间饮食宜清淡,忌食辛辣油腻之品;④不宜在服药期间同时服用滋补性中药。

六合定中丸[乙类]

【药物组成】广藿香、香薷、陈皮、姜厚朴、枳壳(炒)、木香、檀香、炒山楂、六神曲(炒)、炒麦芽、炒稻芽、茯苓、木瓜、炒白扁豆、紫苏叶、桔梗、甘草。

【方　　解】方中广藿香,外祛风寒以解表,内化湿浊以止泻;香薷解表散寒,用于暑月之寒湿外感,共为君药。陈皮、厚朴、枳壳温中行气,化湿和胃;木香、檀香行气止痛,共为臣药。山楂、六神曲、麦芽、稻芽消食和胃;茯苓、木瓜、白扁豆健脾和中,消暑化湿;紫苏叶、桔梗散寒解表,化湿调气,共为佐药。甘草健脾和胃,调和药性,为使药。诸药合用,共奏祛暑除湿、和中消食之功。

【剂型规格】大蜜丸,每丸重9g;水丸,每袋装6g,每100粒重6g。

【功能主治】祛暑除湿,和中消食。用于夏伤暑湿,宿食停滞,寒热头痛,胸闷恶心,吐泻腹痛。

【用法用量】口服。一次3~6g,一日2~3次。

【注意事项】①孕妇忌服;②湿热泄泻(症见泄泻腹痛,泻下急迫,或泻而不爽,粪色黄褐,气味臭秽,肛门灼热)、实热积滞胃痛(症见胃痛、腹痛,得热痛增,遇冷则减)忌服;③服药期间饮食宜清淡,忌食生冷、辛辣、油腻之品;④不宜在服药期间同时服用滋补性中药。

【特别提示】本品为参保人员住院使用时由基本医疗保险统筹基金按规定支付,门诊使用时由职工基本医疗保险个人账户支付的药品。

甘露消毒丸[乙类]

【药物组成】滑石、茵陈、黄芩、石菖蒲、豆蔻、藿香、薄荷、射干、川贝母、木通、连翘。

【方　　解】方中滑石清热利湿解暑,为君药。茵陈清热利湿,黄芩清热燥湿,共为臣药。佐以石菖蒲、豆蔻、藿香、薄荷芳香化浊,行气醒脾;射干、川贝母化痰利咽,清热止咳;木通清利湿热;连翘清热解毒。诸药合用,共奏芳香化湿、清热解毒之功效。

【剂型规格】丸剂,每50粒重约3g。

【功能主治】芳香化湿,清热解毒。用于暑湿蕴结,身热肢酸,胸闷腹胀,尿赤黄疸。

【用法用量】口服,一次6~9g,一日2次。

【不良反应】文献报道甘露消毒丸可致马兜铃酸肾病[药物不良反应杂志,2003,5(6):400];另有报道长期间断服用甘露消毒丸可引起慢性小管间质性肾炎、肾小管酸中毒及泌尿系恶性肿瘤发生率高的不良反应[中华肾脏病杂志,2004,20(z1):20]。有人回顾性分析12例患者长期不规则服用常规剂量甘露消毒丸,临床上表现为肾功能快速进展的慢性肾小管间质肾病[安徽医药,2003,7(1):27]。但值得注意的是本品所致肾病与其组方中的木通(为关木通)有关,现已改用木通,不含有马兜铃酸类成分,应该不会出现肾毒性等不良反应。

【注意事项】①孕妇禁用;②本品芳香化湿,清热解毒,寒湿内阻者(症见黄疸日久不退,神疲身倦,四肢欠温,纳少易吐,大便溏薄,色灰白,小便短少,甚或腹胀气短)慎用;③服药期间忌食辛辣生冷油腻食物。

保济丸[甲类]（口服液）[乙类]

【药物组成】广藿香、苍术、白芷、化橘红、厚朴、菊花、蒺藜、钩藤、薄荷、茯苓、薏苡仁、广东神曲、稻芽、木香、葛根、天花粉。

【方　　解】方中广藿香芳香辛散,解表化湿;苍术、白芷解表散寒,燥湿宽中,三药共为君药。化橘红、厚朴燥湿除满,下气和中;菊花、蒺藜、钩藤、薄荷清宣透邪,六药共为臣药。茯苓、薏苡仁淡渗利湿;广东神曲、稻芽、木香醒脾开胃,行气和中;葛根升清止泻;天花粉清热生津,七药共为佐药。全方配伍,共收解表、祛湿、和中之功。

【剂型规格】水丸,每瓶装①1.85g;②3.7g。口服液,每支装10ml。

【功能主治】解表,祛湿,和中。用于暑湿感冒,症见发热头痛、腹痛腹泻、恶心呕吐、肠胃不适;亦可用于晕车晕船。

【用法用量】口服。丸剂,一次1.85~3.7g,一日3次。口服液,一次10~20ml,一日3次,儿童酌减。

【不良反应】有文献报道引起抽搐1例[云南医药,1990,19(3):194]。

【注意事项】①本品含天花粉,孕妇忌用;②本品解表祛湿,外感风热或风寒感冒不宜服用;③不适用于急性肠道传染病之剧烈恶心、呕吐、水泻不止;④服药期间饮食宜清淡,忌食辛辣油腻之品。

复方香薷水[乙类]

【药物组成】皱叶香薷、歪叶蓝、广藿香、紫苏叶、厚朴、豆蔻、木香、生姜、甘草。

【方　　解】本方以广藿香、紫苏叶、香薷为君药,三药辛温发散,有解表祛暑化湿作用。其中香薷解表散寒,用于暑月之寒湿外感;广藿香,外祛风寒以解表,内化湿浊以止泻;紫苏叶、歪叶蓝发散风寒,增强解表散风之力。厚朴温中行气,化湿和胃;豆蔻化湿行气,和中止呕;木香行气止痛,共为臣药。生姜散寒和胃止呕,为佐药;甘草调和诸药,为使药。诸药合用,共奏解表化湿、醒脾和胃之功。

【剂型规格】酊剂,每瓶装 10ml。

【功能主治】解表化湿,醒脾和胃。用于外感风寒,内伤暑湿,寒热头痛,脘腹痞满胀痛,恶心欲吐,肠鸣腹泻。

【用法用量】口服,一次 10~20ml,一日 3 次。小儿酌减,服时摇匀。

【注意事项】①服药期间忌生冷、油腻食物;②孕妇慎用;③高血压、心脏病、肝病、糖尿病、肾病等慢性病严重者应在医师指导下服用;④服药三天后症状无缓解,或症状加重,或出现新的严重症状,应立即停药并去医院就诊;⑤对本品过敏者禁用,过敏体质者慎用。

【特别提示】本品为参保人员住院使用时由基本医疗保险统筹基金按规定支付,门诊使用时由职工基本医疗保险个人账户支付的药品。

紫金锭(散)[乙类]

【药物组成】山慈菇、红大戟、千金子霜、五倍子、人工麝香、朱砂、雄黄。

【方　解】方中人工麝香芳香开窍,行气止痛,为君药。山慈菇清热解毒,雄黄辟秽解毒,共为臣药。红大戟、千金子霜逐痰消肿,五倍子涩肠止泻,朱砂重镇安神,四味为佐药。全方共奏辟瘟解毒、消肿止痛之功。

【剂型规格】锭剂,①每锭重 0.3g;②每锭重 3g。散剂,每瓶装 3g。

【功能主治】辟瘟解毒,消肿止痛。用于中暑,症见脘腹胀痛,恶心呕吐,痢疾泄泻,小儿痰厥;外治疔疮疖肿,痄腮,丹毒,喉风。

【用法用量】锭剂:口服。一次 0.6~1.5g,一日 2 次;外用,醋磨调敷患处。散剂:口服。一次 1.5g,一日 2 次;外用,醋调敷患处。

【不良反应】有文献报道服紫金锭偶见恶心或腹泻,外用可出现局部皮肤红肿、丘疹及破溃、并引起过敏反应[海峡药学,1995,7(4):49]。

【注意事项】①孕妇忌用;②本品含朱砂、雄黄等,肝肾功能不全者慎用,不宜过量、久服。

避瘟散[乙类]

【药物组成】檀香、零陵香、白芷、香榧草、姜黄、玫瑰花、甘松、丁香、木香、人工麝香、冰片、朱砂、薄荷脑。

【方　解】方中朱砂镇心安神解毒,为君药。香榧草清热解毒凉血;檀香、冰片、丁香、麝香、薄荷脑开窍辟秽,共为臣药。姜黄、白芷、零陵香、甘松、木香、玫瑰花理气止痛,醒脾开胃,共为佐药。全方配伍,共收祛暑避秽、开窍止痛之功。

【剂型规格】散剂,每盒装 0.6g。

【功能主治】祛暑避秽,开窍止痛。用于夏季暑邪所致的头目眩晕、头痛鼻塞、恶心、呕吐、晕车晕船。

【用法用量】口服。一次 0.6g。外用适量,吸入鼻孔。

【注意事项】①孕妇忌用;②肝肾功能不全者禁用。

藿香正气水[甲类](口服液[乙类]、丸[甲类]、片[乙类]、 软胶囊[乙类]、胶囊[乙类]、颗粒[乙类])

【**药物组成**】苍术、陈皮、厚朴(姜制)、白芷、茯苓、大腹皮、生半夏、甘草浸膏、广藿香油、紫苏叶油。

【**方　　解**】方中广藿香味辛,性微温,既可解表散风寒,又芳香化湿浊,且辟秽和中,升清降浊,以为君药。辅以紫苏、白芷二药辛温发散,助藿香外散风寒,芳化湿浊,为臣药。厚朴、大腹皮行气燥湿、除满消胀,半夏、陈皮燥湿和胃、降逆止呕,苍术、茯苓燥湿健脾、和中止泻,共为佐药。使以甘草调和脾胃,并调和药性。诸药相合,内外兼治,表里双解,风寒得解,湿滞得化,清升浊降,气机通畅,表解里和,共奏解表化湿、理气和中之效。

【**剂型规格**】酊剂、口服液,每支装 10ml;水丸,每瓶 6g;滴丸,每袋装 2.6g;浓缩丸,每 8 丸相当于原生药 3g;片剂,每片重 0.3g;软胶囊剂,每粒装 0.45g;胶囊剂,每粒装 0.3g;颗粒剂,每袋装 10g。

【**功能主治**】解表化湿,理气和中。用于外感风寒、内伤湿滞或夏伤暑湿所致的感冒,症见头痛昏重、胸膈痞闷、脘腹胀痛、呕吐泄泻;胃肠型感冒见上述证候者。

【**用法用量**】口服液、酊剂,一次 5~10ml,一日 2 次,用时摇匀。水丸,一次 6g,一日 2~3 次。浓缩丸,一次 8 丸,一日 3 次。滴丸,一次 1~2 袋,一日 2 次。片剂,一次 4~8 片,一日 2 次。软胶囊,一次 2~4 粒,一日 2 次。胶囊,一次 4 粒,一日 2 次。颗粒,一次 10g,一日 2 次。

【**不良反应**】藿香正气水引起的不良反应有过敏性哮喘、休克、酒醉貌样过敏、皮疹、肠梗阻、中毒反应 [中国现代药物应用,2010,4(1):110]、紫癜、咽部黏膜轻度充血 [中国民康医学,2006,18(4):243]、消化道出血 [中国药物警戒,2009,6(12)759]、双硫仑样反应 [白求恩军医学报,2011,9(6):430)]、产后多汗 [现代中西医结合杂志,1999,8(7):1144] 等。藿香正气丸引起顽固性嗳气、肝脏损害等不良反应 [海峡药学,2007,19(9):86]。藿香正气口服液曾引发以腹痛为首发的过敏性紫癜的不良反应 [海南医学,2008,19(11):124]。

【**注意事项**】①本品辛温解表,热邪导致的霍乱、感冒忌服,阴虚火旺者(咽干口燥,心烦易怒,舌质红绛,午后潮热,或手足心发热,或骨蒸潮热,心烦,少寐,多梦,大便干结)忌服;②孕妇忌服;③忌食生冷油腻食物,宜选清淡之品,服药期间忌服滋补性中药。

【**特别提示**】藿香正气片(胶囊、颗粒、口服液、软胶囊)为参保人员住院使用时由基本医疗保险统筹基金按规定支付,门诊使用时由职工基本医疗保险个人账户支付的药品。

第四节　咳 喘 类 药

二母宁嗽丸(片、颗粒)[甲类]

【**药物组成**】知母、川贝母、石膏、炒栀子、黄芩、炒瓜蒌子、蜜桑白皮、茯苓、陈皮、麸炒枳实、五味子(蒸)、炙甘草。

【**方　　解**】方中知母、川贝母,清热润燥,化痰止咳,共为君药。石膏、栀子、黄芩清热;炒瓜蒌子润燥化痰;桑白皮泻热,共为臣药。茯苓健脾利湿;陈皮、枳实理气化痰;五味子敛肺止咳,共为佐药。甘草润肺解毒,调和诸药为使药。诸药合用,共奏清肺润燥、化痰止咳之功。

【剂型规格】丸剂,①大蜜丸,每丸重 9g;②水蜜丸,每 100 丸重 10g。片剂,每片重 0.55g。颗粒剂,每袋装 10g。

【功能主治】清肺润燥,化痰止咳。用于燥热蕴肺所致的咳嗽、痰黄而黏不易咳出,胸闷气促,久咳不止,声哑喉痛。

【用法用量】丸剂,口服,大蜜丸一次 1 丸;水蜜丸一次 6g,一日 2 次。片剂,口服,一次 4 片,一日 2 次。颗粒,开水冲服,一次 1 袋,一日 2 次。

【注意事项】①忌烟、酒及辛辣食物;②外感风寒,痰涎壅盛者禁用,其表现为咳嗽气急,痰多稀薄色白,易咳出,伴鼻塞,流清涕,头身疼痛,恶寒发热;③对本品过敏者禁用,过敏体质者慎用。

二陈丸[乙类]

【药物组成】半夏(制)、陈皮、茯苓、甘草。

【方　　解】方中以半夏为君药,取其燥湿化痰,和胃降逆止呕,消痞散结。陈皮为臣药,理气燥湿,使气顺而痰消。佐以茯苓健脾渗湿,湿去而脾旺,痰无由生,生姜降逆止咳,既可制半夏之毒,又能助半夏、陈皮行气消痰。使以甘草调和诸药,兼润肺和中。诸药相合,共奏燥湿化痰、理气和胃之功。

【剂型规格】水丸,每袋装 9g;浓缩丸,每 8 丸相当于原生药 3g。

【功能主治】燥湿化痰,理气和胃。用于痰湿停滞导致的咳嗽痰多,胸脘胀闷,恶心呕吐。

【用法用量】口服。丸剂,水泛丸,1 次 9~15g,一日 2 次;浓缩丸,一次 12~16 丸,一日 3 次。

【注意事项】①肺阴虚所致的燥咳咯血等忌用;②本品辛香温燥易伤阴津,不宜长期服用;③服药期间忌食辛辣生冷油腻之品。

三拗片[乙类]

【药物组成】麻黄、苦杏仁、甘草、生姜。

【方　　解】方中麻黄为君,味辛、微苦,性温,归肺、膀胱经,发散表邪,宣畅肺气;苦杏仁为臣,味苦,性温,归肺、大肠经,降气止咳化痰;二药配伍,一宣一降,调畅气机,用于咳嗽痰多;生姜味辛,微温,归肺、脾经,温肺止咳;甘草味甘,性平,归心、肺、脾、胃经,补脾益气,止咳祛痰,调和药性,二药共为佐使。诸药相配,共奏疏风宣肺、止咳平喘之功。

【剂型规格】片剂(薄膜衣),每片重 0.5g。

【功能主治】宣肺解表。用于风寒袭肺证。症见咳嗽声重,咳嗽痰多,痰白清稀;急性支气管炎病情轻者见上述证候者。

【用法用量】口服,一次 2 片,一日 3 次。7 天一疗程。

【注意事项】运动员慎用。

川贝枇杷膏(片、胶囊、颗粒、糖浆)[乙类]

【药物组成】川贝母流浸膏、桔梗、枇杷叶、薄荷脑。

【方　　解】方中川贝母味苦甘,性微寒,归肺、心经,功善清热化痰,润肺止咳,为君药。枇杷叶味苦能降,性寒能清,归肺、胃经,可降肺气而止咳,为臣药。桔梗辛散苦泄,化痰利咽,宣开肺气,为舟楫之品;薄荷脑芳香,轻扬升浮,祛风利咽,二药共为佐使药。四药合用,有宣有降,共奏清热宣肺、化痰止咳之功。

【剂型规格】煎膏剂,每瓶装 110g。片剂,每片重 0.2g。胶囊剂,每粒装 0.2g。颗粒剂,每袋装 3g。糖浆剂,每瓶装①100ml;②120ml;③150ml。

【功能主治】清热宣肺,化痰止咳。用于风热犯肺、痰热内阻所致的咳嗽痰黄或咯痰不爽、咽喉肿痛、胸闷胀痛;感冒、支气管炎见上述证候者。

【用法用量】膏剂,口服,一次 22g,一日 3 次。片剂,口服,一次 3 片,一日 3 次。胶囊,口服,一次 3 粒,一日 3 次。颗粒,开水冲服,一次 3g,一日 3 次。糖浆,口服,一次 10ml,一日 3 次。

【不良反应】曾有报道川贝枇杷膏致小儿过敏 1 例 [中医药临床杂志,2005,17(2):146]。

【注意事项】①本品为风热犯肺、痰热内阻证所设,外感风寒者忌用,表现为恶寒发热、浑身酸痛、鼻流清涕、咳嗽吐稀白痰、口不渴或渴喜热饮;②服药期间饮食宜清淡,忌食辛辣油腻之品,以免助火生痰;③不宜在服药期间同时服用滋补性中药;④糖浆剂糖尿病患者慎用。

小青龙胶囊(颗粒)[甲类]

【药物组成】麻黄、桂枝、白芍、干姜、细辛、炙甘草、法半夏、五味子。

【方　　解】方中麻黄、桂枝发汗解表,除外寒而直肺气,为君药。干姜、细辛温肺化饮,兼助麻黄、桂枝解表,为臣药。五味子敛气,白芍养血,以防细辛耗伤肺气,又制其温燥伤津;半夏祛痰和胃而散结,同为佐药。甘草益气和中,调和诸药,为佐使药。诸药合用,共奏解表化饮、止咳平喘之功。

【剂型规格】胶囊剂,每粒装 0.45g。颗粒剂,①每袋装 6g(无蔗糖);②每袋装 13g。

【功能主治】解表化饮,止咳平喘。用于风寒水饮,恶寒发热,无汗,喘咳痰稀。

【用法用量】胶囊,口服,一次 3~6 粒,一日 3 次。颗粒,开水冲服,一次 1 袋,一日 3 次。

【不良反应】偶有消化系统症状或皮肤瘙痒感;应用中曾发现头痛如劈、心悸汗不止、气冲头面、衄血不止者 [现代中成药手册,北京:中国中医药出版社,2001:27]。

【注意事项】①本品用于风寒水饮证,内热咳喘及虚喘者忌服;②服药期间忌食辛辣、生冷、油腻食物;③孕妇禁用。

止咳丸(胶囊)[乙类]

【药物组成】川贝母、紫苏子、厚朴(姜炙)、葶苈子、法半夏(砂炒)、麻黄、白果、罂粟壳、硼砂、枳壳(麸炒)、陈皮、桔梗、防风、白前、前胡、紫苏叶、桑叶、黄芩(酒炙)、南沙参、薄荷、茯苓、甘草。

【方　　解】方中川贝母具有清热润肺、化痰止咳的功效;罂粟壳性味,酸涩平,止咳敛肺;麻黄辛苦温,以开宣肺气以祛外邪、发汗解表,共为方中之君药。白前、前胡降气化痰以复肺之正常宣降;枳壳利气消痰,葶苈子下气定喘、止嗽消痰;厚朴行气消积,降逆平喘;紫苏子降气消痰,平喘;桔梗开宣肺气,法半夏燥湿化痰,降逆止呕,与桔梗宣降相因;白果敛肺气,定喘嗽;硼砂内服清肺化痰;陈皮燥湿化痰;防风祛风解表;紫苏叶理气和营;茯苓健脾利水,有标本兼顾之效。诸药共为臣药,合用补中兼清、升降同施、宣降有序。佐以桑叶疏散风热;黄芩清热燥湿,泻火解毒;薄荷疏散风热,清利头目;南沙参辅助君药增强益气养阴效果。甘草调和诸药,合桔梗又有利咽止咳之功为使药。综观全方,药味虽多,但多而不杂,有法有度,层次分明,宣肺、平喘、降气、祛痰、镇咳多法并用,故对风寒入肺、肺气不宣所致咳嗽痰多、喘促胸闷、周身酸痛诸症,有较好的疗效。对素有痰饮或老年慢性支气管炎,因感受风寒而久咳不止的发作期亦有确切疗效。

【剂型规格】丸剂,每 18 丸重 3g;胶囊剂,每粒装 0.56g。

【功能主治】降气化痰,止咳定喘。用于风寒入肺,肺气不宣引起的咳嗽痰多,喘促胸闷,周身酸痛或久咳不止,以及老年支气管炎咳嗽。

【用法用量】口服。丸剂,一次6丸,一日2次。胶囊剂,一次6粒,一日2次。

【不良反应】有报道1例6岁患儿因未按本品说明规定的剂量和次数服用,结果导致药物中毒并心律失常[中国药学杂志,1998,33(2):85]。

【注意事项】①忌食辛辣、油腻食物;②支气管扩张、肺脓疡、肺心病、肺结核患者应在医师指导下服用。肺痈患者慎用;③本品含罂粟壳,不可长期服用,要在医师指导下使用;④服用一周病证无改善,应停止服用,去医院就诊;⑤服药期间,若患者出现高热,体温超过38℃,或出现喘促气急者,或咳嗽加重,痰量明显增多者应到医院就诊;⑥对本品过敏者禁用,过敏体质者慎用;⑦本品性状发生改变时禁止使用;⑧儿童必须在成人监护下使用;⑨请将本品放在儿童不能接触的地方。

【特别提示】本品为参保人员住院使用时由基本医疗保险统筹基金按规定支付,门诊使用时由职工基本医疗保险个人账户支付的药品。

止咳片[乙类]

【药物组成】百部、前胡、苦杏仁。

【方 解】方中百部药味甘苦而微温,入肺经,可润肺下气止咳,对于新旧咳嗽都能使用。前胡其功长于下气化痰,故能治痰热喘嗽、痞膈呕逆诸疾,气下则火降,痰亦降矣,所以有推陈致新之绩,为痰气要药。苦杏仁苦降,肃降肺气,以止咳平喘,用于咳嗽气喘,胸满痰多。三者同用,可增强润肺止咳化痰之力。

【剂型规格】片剂,每片重0.3g。

【功能主治】润肺定喘,祛痰止咳。用于咳嗽,痰多,气喘。

【用法用量】口服,一次6~8片,一日3次。

【注意事项】①忌食辛辣、油腻食物;②对本品过敏者禁用,过敏体质者慎用。

【特别提示】本品为参保人员住院使用时由基本医疗保险统筹基金按规定支付,门诊使用时由职工基本医疗保险个人账户支付的药品。

止咳橘红丸(胶囊、颗粒)[乙类]

【药物组成】化橘红、瓜蒌皮、陈皮、法半夏、茯苓、石膏、知母、炒紫苏子、炒苦杏仁、紫菀、款冬花、桔梗、地黄、麦冬、甘草。

【方 解】方中化橘红辛苦温,理气宽中,燥湿化痰;瓜蒌皮甘寒微苦,清热化痰,宽胸散结,二者相配,化痰而无燥热之弊,清肺而无寒凝之碍,共为君药。陈皮、法半夏、茯苓助化橘红燥湿化痰止咳;石膏、知母助瓜蒌皮以清肺脏之郁热,共为臣药。紫苏子、苦杏仁、紫菀、款冬花降气化痰、止咳平喘;桔梗宣肺祛痰利咽;地黄、麦冬清热泻火、滋阴润燥,共为佐药。甘草止咳兼调和诸药,为使药。诸药相合,共奏清肺、止咳、化痰之功。

【剂型规格】丸剂,①大蜜丸,每丸重6g;②水蜜丸,每10粒重1g。胶囊剂,每粒装0.4g。颗粒剂,每袋装3g。

【功能主治】清肺,止咳,化痰。用于痰热阻肺引起的咳嗽痰多、胸满气短、咽干喉痒。

【用法用量】口服。丸剂,大蜜丸一次2丸,一日2次;水蜜丸一次9g,一日2次。胶囊,口服,一次3粒,一日2~3次。颗粒,开水冲服,一次1袋,一日2~3次;小儿用量遵医嘱。

【不良反应】治疗过程中,偶可出现口干,停药2~3天后自行消失,未见其他副作用。

【注意事项】①忌食辛辣油腻物;②外感风寒咳嗽及干咳无痰者慎服;③服药期间忌烟酒。

【特别提示】本品为参保人员住院使用时由基本医疗保险统筹基金按规定支付,门诊使用时由职工基本医疗保险个人账户支付的药品。

止喘灵口服液[乙类]

【药物组成】麻黄、洋金花、苦杏仁(燀)、连翘。

【方　　解】方中麻黄辛苦温,功善宣降肺气,止咳平喘,为君药。苦杏仁、洋金花苦辛温,合用祛痰止咳,降逆平喘,更助君药之力,故为臣药。连翘苦凉,清热解毒以祛邪,为佐药。诸药合用,共奏宣肺平喘、祛痰止咳之功。

【剂型规格】合剂,每支装 10ml。

【功能主治】平喘,止咳,祛痰。用于哮喘、咳嗽、胸闷痰多;支气管哮喘、喘息性支气管炎见上述证候者。

【用法用量】口服。一次 10ml,一日 3 次,7 天为一疗程。

【不良反应】少数患者用药后出现口干、皮肤潮红、心率增快。

【注意事项】①青光眼患者禁用;②本品含有洋金花,主要含有东莨菪碱等成分;③孕妇慎用;④严重高血压、冠心病、前列腺肥大、尿潴留患者应在医生指导下使用;⑤运动员慎用。

止喘灵注射液[乙类]

【药物组成】麻黄、洋金花、苦杏仁、连翘。

【方　　解】同止喘灵口服液。

【剂型规格】注射剂:每支装 2ml。

【功能主治】宣肺平喘,祛痰止咳。用于痰浊阻肺、肺失宣降所致的哮喘、咳嗽、胸闷、痰多;支气管哮喘、喘息性气管炎见上述证候者。

【用法用量】肌内注射,一次 2ml,一日 2~3 次;7 岁以下儿童酌减。1~2 周为 1 个疗程,或遵医嘱。

【不良反应】主要表现为多尿等不良反应。

【注意事项】①本品可引起胃肠道不适,应避免空腹用药,用药期间出现胃肠道反应或者阿托品样视觉反应为药物副作用,停药后消失,患者不必惊慌;②本品含有麻黄,用药期间不可同时服用强心药、降压药,以免出现心律失常和心衰等毒性反应。

止嗽化痰丸(胶囊、颗粒)[乙类]

【药物组成】桔梗、苦杏仁、葶苈子、款冬花(制)、前胡、川贝母、瓜蒌子、马兜铃(制)、百部(制)、石膏、知母、玄参、麦冬、天冬、紫苏叶、桑叶、密蒙花、陈皮、半夏(姜制)、枳壳(炒)、木香、罂粟壳、五味子(制)、大黄(制)、炙甘草。

【方　　解】方中桔梗、苦杏仁、葶苈子、款冬花、前胡、川贝母、瓜蒌子、马兜铃、百部宣降肺气,化痰止咳;石膏、知母、玄参、麦冬、天冬清热养阴,润肺止咳;紫苏叶、桑叶、密蒙花疏风解表,宣肺止咳;陈皮、半夏、枳壳、木香燥湿化痰,行气降逆;罂粟壳、五味子敛肺止咳;大黄清热通腑;甘草止咳化痰,调和诸药。诸药合用,共奏清肺止嗽、化痰定喘之功。

【剂型规格】丸剂,每 6~7 丸重 1g;胶囊剂,每粒装 0.4g;颗粒剂,每袋装 3g。

【功能主治】清肺化痰，止嗽定喘。用于痰热阻肺，久嗽，咳血，痰喘气逆，喘息不眠。主要用于急慢性支气管炎及喘息型支气管炎。

【用法用量】口服。丸剂，一次 15 丸，一日 1 次，临睡前服用。胶囊，一次 2 粒，一日 1 次，临睡前服用或遵医嘱。颗粒，开水冲服，一次 3g，一日 1 次，临睡前服用。或遵医嘱。

【注意事项】①风寒咳嗽者不宜服用；②本品清肺止嗽、化痰定喘，用于痰热阻肺证，寒痰稀白者忌服；③本品中有大黄，有活血祛瘀作用，有碍胎气，孕妇慎用；④服药期间饮食宜清淡，忌食辛辣燥热之品，忌烟酒；⑤本品含有罂粟壳，不宜过量及久服；⑥本品含马兜铃，该药材含马兜铃酸，马兜铃酸可引起肾脏损害等不良反应。儿童及老年人慎用，孕妇、婴幼儿及肾功能不全者禁用；⑦运动员慎用。

牛黄蛇胆川贝液（片、胶囊、散、滴丸）[乙类]

【药物组成】人工牛黄、川贝母、蛇胆汁、薄荷脑。

【方　解】方中人工牛黄苦寒，善于清热化痰，为君药。川贝母甘凉润肺，化痰止咳，为臣药。蛇胆汁苦寒，清肺解毒，为佐药。薄荷脑芳香，祛风利咽，为使药。诸药合用，共奏清热、化痰、止咳之功。

【剂型规格】合剂，①每支装 10ml；②每瓶装 100ml；③每瓶装 150ml。片剂，每片重 0.41g。胶囊剂，每粒装①0.5g（大粒）；②0.25g（小粒）。散剂，每瓶装 0.5g。滴丸剂，每丸重 35mg。

【功能主治】清热，化痰，止咳。用于热痰、燥痰咳嗽，症见咳嗽、痰黄或干咳、咯痰不爽。

【用法用量】口服。合剂，一次 10ml，一日 3 次。片剂，一次 2~4 片，一日 2~3 次。胶囊，一次 1~2 粒（大粒）或 2~4 粒（小粒），一日 3 次。散剂，一次 1~2 瓶，一日 2~3 次；小儿酌减或遵医嘱。滴丸，口服或舌下含服。一次 10 丸，一日 3 次，小儿酌减或遵医嘱。

【不良反应】有 3 例牛黄蛇胆川贝液致药疹的不良反应报道［皮肤病与性病，1998，20（1）：65］、［中国中药杂志，1992，17（12）：753］、［福建中医药，1993（4）：12］。

【注意事项】①本品以苦寒药为主，用于痰热阻肺所致的咳嗽，故风寒咳嗽、阴虚久咳及寒痰、湿痰患者忌服；②本品含人工牛黄，药性苦寒，孕妇慎用。

【特别提示】本品为参保人员住院使用时由基本医疗保险统筹基金按规定支付，门诊使用时由职工基本医疗保险个人账户支付的药品。

丹葶肺心颗粒[乙类]

【药物组成】麻黄、石膏、鱼腥草、前胡、苦杏仁、浙贝母、葶苈子、桑白皮、枳壳、丹参、川芎、太子参、甘草。

【方　解】方中以麻黄为君药，能发汗、清热，麻黄属辛温，石膏与其配伍，轻用麻黄，可以将泄热、宣肺的功效发挥最好。臣以鱼腥草，能祛肺热、解毒，专治肺壅吐脓及痰热喘咳；杏仁有助于降肺中逆气以平喘；桑白皮、葶苈子泻肺热以平喘，行散水气，化痰涎，消水肿；前胡、浙贝母能清热化痰，开郁散结。佐以丹参、川芎活血化瘀；太子参补脾益肺，疏通气血。甘草调和诸药并有祛痰止咳的作用，为使药。诸药共同达到清热化痰、宣肺止咳平喘、消水肿的功效。

【剂型规格】颗粒剂，每袋装 10g。

【功能主治】清热化痰，止咳平喘。用于肺心病（发作期）属痰热证，症见咳嗽喘促，痰黄黏稠，或胸闷，心悸，发热，口唇发绀，便干，舌红，苔黄或黄腻等。

【用法用量】温开水冲服，一次 10g，一日 3 次，4 周为一个疗程。

【注意事项】①素体虚寒及寒痰停饮者慎用；②必要时配合使用抗生素等综合治疗措施。

石椒草咳喘颗粒[乙类]

【药物组成】陈皮、石菖蒲、虎杖、天冬、石椒草、百部、通关藤、臭灵丹、苦杏仁、鱼腥草、桑白皮。

【方　　解】本品为采用云南独有的药材通关藤等原料精制而成的纯中药制剂。石椒草具有清热解毒、活血、镇痛、消炎等功效。陈皮具有理气健脾、和中降逆、止咳化痰的作用;通关藤、桑白皮具有疏风散热、泻肺平喘、利水消肿之功效;苦杏仁具有降气化痰、止咳平喘、润肠通便的作用;臭灵丹、鱼腥草具有清热解毒、利水消肿作用;虎杖、天冬、百部、石菖蒲具有清热解毒、理气活血、润肺止咳、开窍豁痰的功效。诸药合用,共奏清热、泻肺、利水、健脾之功。

【剂型规格】颗粒剂,每装袋8g。

【功能主治】彝医:搓止拉七。中医:清热化痰、止咳平喘。用于肺热引起的咳嗽痰稠、口干咽痒,以及急慢性支气管炎引起的痰湿咳喘。

【用法用量】温开水冲服,一次8~16g,一日3~4次。

【注意事项】①孕妇、哺乳期妇女禁用;糖尿病患者禁服;②忌烟、酒及辛辣、生冷、油腻食物;③不宜在服药期间同时服用滋补性中药;④对本品过敏者禁用,过敏体质者慎用。

【特别提示】本品为参保人员住院使用时由基本医疗保险统筹基金按规定支付,门诊使用时由职工基本医疗保险个人账户支付的药品。

白百抗痨颗粒[乙类]

【药物组成】百部、浙贝母、白及、薏苡仁、三七、红大戟。

【方　　解】方中白及有收敛止血、消肿生肌之功效,最宜治疗肺胃损伤之咯血、吐血,故对肺结核咯血有较好的止血作用;百部有温润肺气、止咳杀虫之功效,对痨虫(结核菌)有杀灭作用,对肺结核咳嗽有很好的疗效,共为君药。三七有散瘀止血、消肿定痛之功效,还兼能补虚强体,具有止血而不留瘀,化瘀而不伤正的优点,对体虚咯血者更适宜,肺结核咯血者恰为阴虚之证;浙贝母有清热化痰、散结解毒之功效,具有明显的止咳作用,尤宜于阴虚肺燥、虚劳咳嗽之证,可助百部之润肺止咳,共为臣药。佐以薏苡仁、红大戟健脾胃,固元气,排瘀结,化痰湿,导邪毒,培土生金,补益生新,对肺结核的低热、盗汗、纳差等中毒症状及抗结核西药的毒副作用有很好的治疗作用。六药合用,共奏止血、止咳、清热、祛痰、杀虫、补益、生肌之功效。

【剂型规格】颗粒剂,每袋装15g。

【功能主治】敛肺止咳,养阴清热。用于肺痨引起的咳嗽,痰中带血。

【用法用量】口服,一次15g,一日2~3次,开水冲服,一个月为一疗程;或遵医嘱。

【注意事项】需与抗结核药联合应用。

百令片(胶囊)[乙类]

【药物组成】发酵冬虫夏草菌粉。

【剂型规格】片剂,每片重0.44g。胶囊剂,①每粒装0.2g;②每粒装0.5g。

【功能主治】补肺肾,益精气。用于肺肾两虚引起的咳嗽、气喘、咯血、腰背酸痛;慢性支气管炎、慢性肾功能不全的辅助治疗。

【用法用量】口服。片剂,一次3~9片,一日3次。胶囊,一次5~15粒(规格①)或2~6粒(规格②),一日3次。慢性肾功能不全者:一次10粒(规格①)或4粒(规格②),一日3

次；8周为一疗程。

【不良反应】个别患者服药后胃部有轻度不适。

【注意事项】①本品补虚扶正，外感实证咳喘忌用，表现为体质壮实，咳喘初起，或慢性咳喘急性发作的病人，以咳嗽声高，喘息粗大，或有痰鸣为特点；②感冒发热病人不宜服用。

【特别提示】①限器官移植抗排异、肾功能衰竭及肺纤维化；②本品为参保人员住院使用时由基本医疗保险统筹基金按规定支付，门诊使用时由职工基本医疗保险个人账户支付的药品。

百合固金丸（片、颗粒、口服液）[乙类]

【药物组成】百合、地黄、熟地黄、麦冬、玄参、川贝母、当归、白芍、桔梗、甘草。

【方　解】方中百合清肺润燥止咳，熟地黄滋肾益阴，共为君药。麦冬、川贝母、玄参、地黄助君药止咳化痰，滋阴润肺，共为臣药。当归、白芍养血和阴，桔梗止咳祛痰，共为佐药。甘草润肺止咳，调和诸药，为使药。诸药相合，共奏养阴润肺、化痰止咳之功效。

【剂型规格】丸剂，①水蜜丸，每袋装6g；②小蜜丸，每100丸重20g；③大蜜丸，每丸重9g；④浓缩丸，每8丸相当饮片3g。片剂，①每片重0.4；②每片重0.45g。颗粒剂，每袋装9g。合剂，①每瓶装10ml；②每瓶装20ml；③每瓶装100ml。

【功能主治】养阴润肺，化痰止咳。用于肺肾阴虚，燥咳少痰，痰中带血，咽干喉痛。

【用法用量】口服。丸剂，水蜜丸一次6g，小蜜丸一次9g，大蜜丸一次1丸，一日2次；浓缩丸，一次8丸，一日3次。片剂，一次5片（规格①）或一次3片（规格②），一日3次。颗粒，一次1袋，一日3次。口服液，一次10~20ml，一日3次。

【注意事项】①本品为阴虚燥咳所设，外感咳嗽，寒湿痰喘者忌用，外感咳嗽表现为起病较急，声盛而浊，兼见寒热、头痛、身痛、鼻塞、流涕、咽干、喉痒等外感证候；寒湿痰喘表现为咳嗽、气喘或痰喘，呼吸困难，面色青紫；②本品滋阴碍脾，脾虚便溏、食欲不振者慎服，表现为肢体倦怠，食少纳呆，神疲乏力，少气懒言，大便稀薄，不成形，形似溏泥；③忌油腻及腥冷辛辣食物，忌烟酒。

【特别提示】本品为参保人员住院使用时由基本医疗保险统筹基金按规定支付，门诊使用时由职工基本医疗保险个人账户支付的药品。

百蕊颗粒[乙类]

【药物组成】百蕊草。

【剂型规格】颗粒剂，每袋装5g。

【功能主治】清热消炎，止咳化痰。用于急、慢性咽喉炎，感冒发热，气管炎、肺炎、鼻炎。

【用法用量】开水冲服。0~3岁，一次半袋，一日3次；3岁以上，一次1袋，一日3次。

【特别提示】本品为参保人员住院使用时由基本医疗保险统筹基金按规定支付，门诊使用时由职工基本医疗保险个人账户支付的药品。

利肺片[乙类]

【药物组成】五味子、白及、枇杷叶、牡蛎、百部、甘草、百合、冬虫夏草、蛤蚧。

【方　解】方中冬虫夏草、蛤蚧二者皆为血肉有情之品，为君药。冬虫夏草有止咳嗽虚喘、咳血劳嗽、益精定喘的功效；蛤蚧有补肺滋肾、益精温阳、定喘止咳的功效，与冬虫夏草配伍有补肺滋肾、纳气平喘止咳之功；百合有养阴润肺的功效，用于阴虚燥咳、咳血劳嗽；百部有润肺下气止咳的功效,主治新久咳嗽、顿咳;枇杷叶有养阴润肺、止咳化痰之效,臣以上百合、百部、枇杷叶三药与君药相合,加强止咳平喘之功。佐以五味子、白及、牡蛎化痰止咳平喘,发挥敛肺降气、止咳平喘之功。甘草为使药,功效为补肺益气、祛痰止咳。诸药合用,标本兼治,共奏补益肺肾、养阴润肺、止咳化痰、纳气平喘、止血之功效。

【剂型规格】片剂,每片重 0.25g。

【功能主治】驱痨补肺,镇咳祛痰。用于肺痨咳嗽,咯痰咯血,气虚哮喘,慢性气管炎等。

【用法用量】口服,一次 5 片,一日 3 次。

【注意事项】①下焦虚寒,症见大小便不止、小腹痛、形寒肢冷者慎用;②如有胃肠不适,可饭后服用;③忌饮酒及食辛辣酸物。

芩暴红止咳颗粒(口服液)[乙类]

【药物组成】满山红、暴马子皮、黄芩。

【方　　解】方中满山红性味苦寒,入肺、脾经,止咳化痰,为君药。暴马子皮味微而寒,归肺经,助宣肺化痰,止咳平喘;黄芩善清肺热,可清热燥湿,泻火解毒,共为臣药。全方共行清热化痰、止咳平喘之功。

【剂型规格】颗粒剂,每袋装 4g;口服液,每支装 10ml。

【功能主治】清热化痰,止咳平喘。用于痰热壅肺所致的咳嗽、痰多;急性支气管炎及慢性支气管炎急性发作见上述证候者。

【用法用量】口服。颗粒,一次 1 袋,一日 3 次。口服液,一次 10ml,一日 3 次,或遵医嘱。

【不良反应】有文献报道口服本品出现变态性过敏反应。

【注意事项】①本品苦寒,寒痰咳喘者忌用;②本品苦寒伐气,脾胃虚寒,少食,纳呆便溏者慎用。

【特别提示】本品为参保人员住院使用时由基本医疗保险统筹基金按规定支付,门诊使用时由职工基本医疗保险个人账户支付的药品。

克咳片(胶囊)[乙类]

【药物组成】麻黄、罂粟壳、甘草、苦杏仁、莱菔子、桔梗、石膏。

【方　　解】本方以麻黄、苦杏仁为君药,麻黄宣通肺气、散寒外达;苦杏仁有苦泄降气、止咳平喘之功,两者合用起宣散风寒、肃肺止咳之效。桔梗引药上行,有宣肺祛痰止咳之功;莱菔子下气化痰,共为臣药,辅佐君药加强宣肺化痰止咳之功。罂粟壳功专敛肺止咳,佐制麻黄以防过于开泄,为佐药,罂粟壳配伍麻黄,一宣一敛,开通邪气之壅遏,收敛肺气之耗散;石膏苦寒,量大清热泻火,易伤及脾胃,量小用为佐药,则可清泄郁热,以防风寒、痰浊郁久化热。甘草既可润肺止咳,又可调和诸药,为使药。全方辛甘苦润,宣肃相宜,散敛有度,共奏疏风散寒、理气化痰、敛肺止咳之功。

【剂型规格】片剂,每片重 0.5g;胶囊剂,每粒装 0.3g。

【功能主治】止嗽,定喘,祛痰。用于咳嗽,喘急气短。

【用法用量】口服。片剂,一次 2 片,一日 2 次。胶囊,一次 3 粒,一日 2 次。

【注意事项】①高血压及冠状动脉病患者忌服;②婴幼儿、孕妇及哺乳期妇女禁用;③忌烟、酒及辛辣、生冷、油腻食物;④不宜在服药期间同时服用滋补性中药;⑤虚喘者不适用。其表现为咳声低弱,动则气喘气短,自汗怕风;⑥本品中含麻黄,运动员慎用;⑦心动过速、心脏病及失眠患者慎用。

【特别提示】本品为参保人员住院使用时由基本医疗保险统筹基金按规定支付,门诊使用时由职工基本医疗保险个人账户支付的药品。

苏子降气丸[乙类]

【药物组成】炒紫苏子、厚朴、前胡、甘草、姜半夏、陈皮、沉香、当归。

【方　　解】方中紫苏子降气化痰,止咳平喘,为君药。姜半夏、厚朴温燥苦降,降逆化痰,共为臣药。前胡、陈皮宣降肺气,祛痰;沉香温肾纳气,降气止喘;当归养血润肠,以佐制诸药燥烈之性,共为佐药。甘草和中润肺,调和诸药,为使药。诸药合用,共奏降气化痰、温肾纳气之功。

【剂型规格】水泛丸,每13粒重1g。

【功能主治】降气化痰,温肾纳气。用于上盛下虚、气逆痰壅所致的咳嗽喘息、胸膈痞塞;慢性支气管炎见上述证候者。

【用法用量】口服。一次6g,一日1~2次。

【不良反应】有文献报道,服用苏子降气汤引起脱肛[实用中医药杂志,1996(5):37]。

【注意事项】①孕妇慎服;②外感痰热咳喘,症见喘咳气涌,痰多黄稠,苔黄腻者忌服;③阴虚燥咳者忌服,其表现为干咳少痰、咽干咽痛、口干舌燥;④忌烟、酒及辛辣食物。

【特别提示】本品为参保人员住院使用时由基本医疗保险统筹基金按规定支付,门诊使用时由职工基本医疗保险个人账户支付的药品。

苏黄止咳胶囊[乙类]

【药物组成】麻黄、紫苏叶、地龙、枇杷叶、紫苏子、蝉蜕、前胡、牛蒡子、五味子。

【方　　解】方中君药为麻黄,可宣散肺中之邪,止咳平喘。臣以前胡、紫苏子降气化痰,增强麻黄宣散之功;紫苏叶散寒气;牛蒡子疏散风热、宣肺利咽;蝉蜕疏风祛邪,利咽降气;枇杷叶功效为降气化痰。佐以地龙,清热平喘,解痉利肺;五味子益气敛肺止咳。诸药合而用之,重在疏风解痉、宣肺平喘、降气化痰。

【剂型规格】胶囊剂,每粒装0.45g。

【功能主治】疏风宣肺,止咳利咽。用于风邪犯肺,肺气失宣所致的咳嗽,咽痒,痒时咳嗽,或呛咳阵作,气急,遇冷空气、异味等因素突发或加重,或夜卧晨起咳剧,多呈反复发作,干咳无痰或少痰,舌苔薄白等;感冒后咳嗽及咳嗽变异型哮喘见上述证候者。

【用法用量】口服。一次3粒,一日3次。疗程7~14天。

【不良反应】少数患者用药后出现恶心、呕吐、胃部不适、便秘及咽干。有报道1例患者服用本品后出现尿急、尿痛、尿频及尿潴留[人民军医,2015,58(10):1199]。

【注意事项】①尚无研究数据表明本品对外感发热、咽炎、慢性阻塞性肺疾病、肺癌、肺结核等有效;②尚无研究数据支持本品可用于65岁以上和18岁以下患者,以及妊娠期或哺乳期妇女;③尚无研究数据支持本品可用于儿童咳嗽变异型哮喘;④高血压、心脏病患者慎服;⑤运动员慎用。

【特别提示】本品为参保人员住院使用时由基本医疗保险统筹基金按规定支付,门诊使用时由职工基本医疗保险个人账户支付的药品。

杏贝止咳颗粒[乙类]

【药物组成】麻黄(蜜炙)、苦杏仁、桔梗、前胡、浙贝母、百部、北沙参、木蝴蝶、甘草。

【方　解】方中炙麻黄辛散而微兼苦降之性,可降上逆之气,以复肺司肃降之常,故善平喘,为君药。臣以苦杏仁止咳平喘;前胡疏散风热、降气化痰;桔梗宣肺利咽;浙贝母清热化痰。百部润肺下气止咳;北沙参养阴清肺;木蝴蝶利咽润肺,为佐药。甘草既可调和诸药,又可补肺益气,祛痰止咳,为使药。诸药合用,共奏清热利肺、止咳化痰之功。

【剂型规格】颗粒剂,每袋装 4g。

【功能主治】清宣肺气,止咳化痰。用于外感咳嗽属表寒里热证,症见微恶寒、发热、咳嗽、咯痰、痰稠质黏、口干苦、烦躁等。

【用法用量】开水冲服。一次 1 袋,一日 3 次。疗程 7 天。

【注意事项】请将本品放在儿童不能接触的地方。

杏苏止咳颗粒(口服液、糖浆)[乙类]

【药物组成】苦杏仁、陈皮、紫苏叶、前胡、桔梗、甘草。

【方　解】方中苦杏仁宣降肺气,化痰止咳,为君药。前胡、紫苏叶疏风散寒,止咳化痰,为臣药。桔梗宣肺化痰利咽;陈皮理气化痰,以复肺脏升降之机,为佐药;甘草调和诸药,为使药。诸药相合,共奏宣肺散寒、止咳祛痰之功。

【剂型规格】颗粒剂,每袋装 12g;口服液,每支 10ml;糖浆剂,每瓶装 100ml。

【功能主治】宣肺散寒,止咳祛痰。用于风寒感冒咳嗽,气逆。

【用法用量】颗粒,开水冲服,一次 1 袋,一日 3 次;小儿均酌减。口服液,温开水送服,一次 10ml,一日 3 次。糖浆,口服,一次 10~15ml,一日 3 次;小儿均酌减。

【不良反应】不良反应主要表现为口干、嗜睡、头晕、胃肠不适等。不良反应程度多为轻度,无需特殊处理,无严重不良事件记录 [淮海医药,2013,31(4):347]。

【注意事项】①对本品过敏者禁用,过敏体质慎用;②风热咳嗽,症见咳嗽气粗、咯痰黏、痰色白或黄、咽痛者;燥热咳嗽,症见干咳无痰、或痰少而黏、不易咳出、鼻燥咽干者;及阴虚干咳,症见干咳少痰、咽干咽痛、口干舌燥者,皆忌用;③忌食辛辣、油腻食物。

【特别提示】本品为参保人员住院使用时由基本医疗保险统筹基金按规定支付,门诊使用时由职工基本医疗保险个人账户支付的药品。

补肺活血胶囊[乙类]

【药物组成】黄芪、赤芍、补骨脂。

【方　解】方中黄芪味甘,性微温,入肺脾肾经,益肺健脾,大补肺肾之气,为补气要药;赤芍味苦,性微寒,入肝脾二经,能通血脉,化瘀血,行血中之滞,为活血要药;补骨脂味辛、苦,性温,入脾肾经,补肾助阳,纳气平喘,为补肾要药。三药合用,遵循了扶正固本、补肺固肾、益气活血的治疗原则。

【剂型规格】胶囊剂,每粒装 0.35g。

【功能主治】益气活血,补肺固肾。用于肺心病(缓解期)属气虚血瘀证,证见咳嗽气促,或咳喘胸闷,心悸气短,肢冷乏力,腰膝酸软,口唇发绀,舌淡苔白或舌紫暗。

【用法用量】口服。一次 4 粒,一日 3 次。

【不良反应】①偶见口干;②有报道补肺活血胶囊致药物性肝损伤 1 例 [中国药师,2016(12):2318]。

固本咳喘片(胶囊、颗粒)[乙类]

【药物组成】党参、白术(麸炒)、茯苓、盐补骨脂、麦冬、醋五味子、炙甘草。

【方　解】方中以党参、白术益气健脾固表,为君药。茯苓健脾化痰,补骨脂温脾补肾纳气,共为臣药。麦冬、五味子敛肺滋肾,养阴生津,为佐药。甘草补气和中,调和诸药,为使药。诸药相合,共奏益气固表、健脾补肾之功。

【剂型规格】片剂,每片重 0.4g;胶囊剂,每粒装 0.35g;颗粒剂,每袋装 2g。

【功能主治】益气固表,健脾补肾。用于脾虚痰盛、肾气不固所致的咳嗽、痰多、喘息气促、动则喘剧;慢性支气管炎、肺气肿、支气管哮喘见上述证候者。

【用法用量】口服。片剂,一次 3 片,一日 3 次。胶囊,一次 3 粒,一日 3 次。颗粒,一次 1 袋,一日 3 次。

【注意事项】①外感咳嗽忌用;②本品为扶正固本之剂,仅用于慢性支气管炎缓解期,急性发作期不宜服用。

固肾定喘丸[乙类]

【药物组成】盐补骨脂、熟地黄、附子(黑顺片)、牡丹皮、牛膝、砂仁、车前子、茯苓、盐益智仁、肉桂、山药、泽泻、金樱子肉。

【方　解】方中重用补骨脂温肾助阳,纳气平喘,为君药。附子、肉桂温补肾阳,固肾定喘;益智仁、金樱子温补脾肾,以上四味共助君药温肾纳气,为臣药。熟地黄、山药、茯苓、牡丹皮、泽泻五味滋补肾阴,以阴中求阳,清虚火以制温燥;车前子、牛膝利水渗湿,砂仁醒脾开胃,行气宽中,以上三药共收健脾化痰之功,为佐药。诸药合用,共奏温肾纳气、健脾化痰之功。

【剂型规格】水丸,每瓶装 35g。

【功能主治】温肾纳气,健脾化痰。用于肺脾气虚、肾不纳气所致的咳嗽、气喘、动则尤甚;慢性支气管炎、肺气肿、支气管哮喘见上述证候者。

【用法用量】温开水送服。一次 1.5~2.0g,一日 2~3 次。可在发病预兆前服用,也可预防久喘复发。一般 15 天为一疗程。

【注意事项】①本品温肾纳气,健脾化痰,若肺热壅盛及痰浊阻肺所致咳喘忌服;②孕妇禁用。阴虚证勿用,感冒时停服。

金荞麦片(胶囊)[乙类]

【药物组成】金荞麦。

【剂型规格】片剂,每片重 0.33g(薄膜衣片);胶囊剂,每粒装 0.22g。

【功能主治】清热解毒,排脓祛瘀,祛痰止咳平喘。用于急性肺脓疡、急慢性气管炎、喘息型慢性气管炎、支气管哮喘及细菌性痢疾。症见咳吐腥臭脓血痰液或咳嗽痰多,喘息痰鸣及大便泻下赤白脓血。

【用法用量】口服。片剂,一次 4~5 片,一日 3 次。胶囊,一次 4~5 粒,一日 3 次。

【特别提示】本品为参保人员住院使用时由基本医疗保险统筹基金按规定支付,门诊使用时由职工基本医疗保险个人账户支付的药品。

鱼腥草注射液^[乙类]

【药物组成】主要成分为鲜鱼腥草。

【剂型规格】注射剂,每支装①2ml;②50ml;③100ml。

【功能主治】清热解毒,消痈排脓,利湿通淋。用于痰热壅肺所致的肺脓疡,湿热下注所致的尿路感染,热毒壅盛所致的痈疖。

【用法用量】肌内注射,一次 2~4ml,一日 4~6ml。静脉滴注,一次 20~100ml,用 5%~10%葡萄糖注射液稀释后应用,或遵医嘱。

【不良反应】鱼腥草注射液引起的不良反应类型多样,常可累及呼吸系统、心血管系统、消化系统和皮肤及其附件反应,包括一般过敏反应、皮疹、过敏性休克、休克死亡、血小板减少性紫癜、喉头水肿、急性肺水肿、过敏性哮喘、血尿、肾功能异常、血压升高、小儿腹痛腹泻、急性腹痛呕吐、输液反应、急性溶血反应、心跳呼吸骤停等不良反应。

【注意事项】①本品是中药制剂,保存不当可能影响产品质量。使用前必须对光检查,如发现药液出现浑浊、沉淀、变色、漏气或瓶身细微破裂者,均不能使用;②本品不宜与其他药物在同一容器内混合使用;③老年人、心脏病患者慎用,孕妇、儿童禁用;④过敏体质及有对其他药物过敏史者慎用;⑤对本品过敏或严重不良反应病史者禁用;⑥用药期间,忌食辛辣、刺激、油腻食物;⑦使用本品时,应严密观察不良反应,必要时采取相应的控制及救治措施。

【特别提示】限二级及以上医疗机构使用。

定喘膏^[乙类]

【药物组成】血余炭、洋葱、附子、生川乌、制天南星、干姜。

【方　　解】方中干姜温肺散寒而化痰饮,为君药。附子温阳散寒;生川乌散寒祛风,为臣药。天南星燥化痰湿;血余炭收敛化瘀;洋葱宣通阳气,共为佐药。诸药合用,共奏温阳祛痰、止咳定喘之功。

【剂型规格】膏药,每张净重①10g;②20g。

【功能主治】温阳祛痰,止咳定喘。用于阳虚痰阻所致的咳嗽痰多,清稀有沫,冬季加重,气急喘促,形寒肢冷,舌淡苔水滑,脉沉。喘息型支气管炎、慢性支气管炎、阻塞性肺气肿见上述证候者。

【用法用量】外用适量,温热软化,外贴肺俞穴。

【注意事项】①本品温阳祛痰,性味温燥,阴虚喘嗽禁用。痰热咳喘者,表现为喘息气促,声高息涌,痰多色黄,身热面赤,口渴心烦等症禁用;②本品为外贴剂,皮肤过敏者及皮肤破损处禁用。孕妇慎用。

枇杷止咳胶囊(颗粒、软胶囊)^[乙类]

【药物组成】枇杷叶、百部、罂粟壳、白前、桑白皮、桔梗、薄荷脑。

【方　　解】方中君药枇杷叶微寒、归肺经,具有镇咳、祛痰、平喘功效。罂粟壳酸收、归肺经,具有较强的敛肺止咳功效,对于肺虚久咳之证具有较好的疗效;百部味甘、苦,性微温,归肺经,对于新久咳嗽、肺痨咳嗽、百日咳等均有治疗作用;白前、桑白皮均能祛痰止咳,共为臣药。佐以薄荷脑芳香透达可健胃驱邪。桔梗为舟楫之药,除可祛痰外,还可载药上行,为使药。诸药合用,以清肺为主,祛邪而不伤正,兼以健脾、养肾。

【剂型规格】胶囊剂,每粒装 0.25g;颗粒剂,每袋装 3g;软胶囊剂,每粒装 0.55g。

【功能主治】止嗽化痰。用于痰热蕴肺所致的咳嗽、咯痰;支气管炎见上述证候者。

【用法用量】胶囊,口服,一次 2 粒,一日 3 次。颗粒剂,开水冲服,一次 3g,一日 3 次。软胶囊,口服,一次 2 粒,一日 3 次。

【不良反应】有文献报道 2 例患者服用枇杷止咳颗粒导致出现过敏性哮喘症状,抗过敏治疗有效[中国药事, 2000, 14(4): 232]。

【注意事项】①儿童、孕妇及哺乳期妇女禁用;②忌烟、酒及辛辣、生冷、油腻食物;③不宜在服药期间同时服用滋补性中药;④有支气管扩张、肺脓疡、肺心病、肺结核患者出现咳嗽时应去医院就诊;⑤对本品过敏者禁用,过敏体质者慎用;⑥运动员慎用。

【特别提示】本品为参保人员住院使用时由基本医疗保险统筹基金按规定支付,门诊使用时由职工基本医疗保险个人账户支付的药品。

枇杷叶膏[乙类]

【药物组成】枇杷叶。

【剂型规格】煎膏剂,每瓶装①50g;②100g;③125g;④150g;⑤180g;⑥250g。

【功能主治】清肺润燥,止咳化痰。用于肺热燥咳,痰少咽干。

【用法用量】口服。一次 9~15g,一日 2 次。

【不良反应】有 1 例口服大剂量鲜枇杷叶致共济失调的报道[广西中医药, 2002, 25(5): 49]。

【注意事项】①忌烟、酒及辛辣、生冷、油腻食物;②风寒咳嗽者不适用;③对本品过敏者禁用,过敏体质者慎用。

【特别提示】本品为参保人员住院使用时由基本医疗保险统筹基金按规定支付,门诊使用时由职工基本医疗保险个人账户支付的药品。

治咳川贝枇杷露(滴丸)[乙类]

【药物组成】枇杷叶、桔梗、川贝母流浸膏、水半夏、薄荷脑。

【方　　解】方中枇杷叶味苦性寒,清香不燥,能清肺泄热,降气化痰止咳,以治痰热郁肺之证,为君药。平贝母清化热痰、润肺止咳;水半夏燥湿化痰,二药与苦寒泄降的枇杷叶合用,以助清肺化痰止咳之力,共为臣药。桔梗开宣肺气,化痰止咳;薄荷脑芳香疏散,祛风利咽,二药共为佐使药。诸药合用,共奏清肺化痰止咳之功。

【剂型规格】糖浆剂,每瓶装①150ml;②180ml。滴丸,每丸重 30mg。

【功能主治】清热化痰止咳。用于感冒、支气管炎属痰热阻肺证,症见咳嗽,痰黏或黄,咽喉肿痛,胸满气逆,苔薄黄或黄腻,脉滑数;上呼吸道感染、支气管炎见上述证候者。

【用法用量】糖浆,口服。一次 10~20ml,一日 3 次。滴丸,口服或含服。一次 3~6 丸,一日 3 次。

【注意事项】①本品为痰热咳嗽而设,寒痰咳嗽不宜用;②孕妇慎用。

矽肺宁片[乙类]

【药物组成】连钱草、虎杖、岩白菜素。

【方　　解】方中虎杖微苦,微寒,有清热解毒,祛风利湿,散瘀定痛,止咳化痰之功,为君药。连钱草味辛、微苦,性微寒,有利湿通淋,清热解毒,散瘀消肿的功效;岩白菜素来源于虎耳草科植物岩白菜、厚叶岩白菜等植物,其止咳作用,以之与清热解毒药连钱草相配,共为臣药。诸药合用,共奏活血散结、清热化痰、止咳平喘之功。

【剂型规格】片剂,片芯重 0.35g。

【功能主治】活血散结,清热化痰,止咳平喘。用于硅沉着病(旧称矽肺),煤硅肺病等引起的咳嗽、胸闷、短气、乏力等症;也可用于急性支气管炎、慢性支气管炎急性发作属痰热咳嗽者。

【用法用量】口服。一次 4 片,一日 3 次,饭后服用。用于硅沉着病 1 年为一个疗程,或遵医嘱;用于气管炎者 2 周为一个疗程。

【不良反应】服药期间可能出现皮疹、恶心、纳减等现象,继续服药后自行消失。

【注意事项】服药期间不宜服用冷饮、辛辣之品。

肺力咳胶囊(合剂)^{【甲类】}

【药物组成】黄芩、前胡、百部、红花龙胆、梧桐根、白花蛇舌草、红管药。

【方　　解】方中红花龙胆味苦、性寒,具有清热利湿、消炎止咳的功效,为君药。百部温润之品,理肺化痰止咳;红管药味微苦辛,性微温,具有镇咳祛痰的功效;梧桐根祛湿健脾,共为臣药,有标本兼治之功,以助君药止咳平喘。佐以黄芩清热燥湿、泻火解毒;白花蛇舌草有清热解毒、利水通淋之功;前胡疏风散热、降气化痰。诸药合用,共奏清热疏风、止咳宣肺的功效。

【剂型规格】胶囊剂,每粒装 0.3g;合剂,每瓶装 100ml。

【功能主治】止咳平喘,清热解毒,降气祛痰。用于咳喘痰多,以及慢性支气管炎见上述症状者。

【用法用量】口服。胶囊,一次 3~4 粒,一日 3 次。合剂,7 岁以内一次 10ml,7~14 岁一次 15ml,成人一次 20ml,一日 3 次。

【注意事项】①忌烟、酒及辛辣、生冷、油腻食物;②不宜在服药期间同时服用滋补性中药;③有支气管扩张、肺脓疡、肺心病、肺结核患者出现咳嗽时应去医院就诊;④严格按用法用量服用,儿童、年老体弱者应在医师指导下服用;⑤服药 3 天症状无缓解,应去医院就诊;⑥对本品过敏者禁用,过敏体质者慎用;⑦本品性状发生改变时禁止使用;⑧儿童必须在成人监护下使用;⑨请将本品放在儿童不能接触的地方;⑩如正在使用其他药品,使用本品前请咨询医师或药师。

苓桂咳喘宁胶囊^{【乙类】}

【药物组成】茯苓、桂枝、白术(麸炒)、甘草(蜜炙)、法半夏、陈皮、苦杏仁、桔梗、龙骨、牡蛎、生姜、大枣。

【方　　解】方中法半夏燥湿化痰、和胃降逆;陈皮理气行滞、燥湿化痰,二药共为君药,增强燥湿化痰之力,体现治痰先理气,气顺则痰消之意。茯苓、白术健脾渗湿,渗湿以助化痰之力,健脾以杜生痰之源;桂枝辛温发散,透达营卫,解肌发汗且散风寒;龙骨、牡蛎潜敛肺气;桔梗、苦杏仁宣降肺气,降逆止咳,以上诸药共为臣药。佐以姜枣并用,辛甘发散,调和营卫,其中生姜既能制半夏之毒,又能协助半夏化痰降逆、和胃止呕;以甘草为使药,既可健脾和中,又可调和诸药。综合全方,燥湿理气祛已生之痰,健脾渗湿杜生痰之源,标本兼顾,共奏燥湿化痰、健脾理气、宣肺化痰之功。

【剂型规格】胶囊剂,每粒装 0.34g。

【功能主治】温肺化饮,止咳平喘。主治外感风寒,痰湿阻肺,症见咳嗽痰多,喘息胸闷气短等。

【用法用量】口服。一次 5 粒,一日 3 次。

【不良反应】偶有口干及胃脘部不适,胃脘不适者宜饭后服。不宜久服多用。

【注意事项】①咽喉肿痛,五心烦热者禁用;②忌食辛辣、油腻食物;③本品适用于风寒咳嗽,其表现为咳嗽声重,气急,咳痰稀薄色白,常伴鼻塞,流清涕;④儿童、孕妇、体质虚弱者慎用;⑤对本品过敏者禁用,过敏体质者慎用。

【特别提示】本品为参保人员住院使用时由基本医疗保险统筹基金按规定支付,门诊使用时由职工基本医疗保险个人账户支付的药品。

养阴清肺丸[甲类](膏、颗粒、口服液、糖浆)[乙类]

【药物组成】地黄、麦冬、玄参、川贝母、白芍、牡丹皮、薄荷、甘草。

【方　　解】方中地黄养阴清热,为君药。玄参、麦冬既滋肺肾之阴,又凉血解毒,白芍敛阴泄热,共为臣药。牡丹皮凉血而消肿痛,川贝母润肺化痰,薄荷脑祛风利咽,共为佐药。甘草祛痰止咳,调和诸药,为使药。诸药合用,共奏养阴润燥、清肺利咽之功。

【剂型规格】丸剂,①水蜜丸,每 100 粒重 10g;②大蜜丸,每丸重 9g。煎膏剂,每瓶装 150g。颗粒剂,每袋装 15g。口服液,每支装 10ml。糖浆剂,每瓶装①120ml;②60ml;③10ml。

【功能主治】养阴润燥,清肺利咽。用于阴虚肺燥,咽喉干痛,干咳少痰或痰中带血。

【用法用量】口服。水蜜丸一次 6g,大蜜丸一次 1 丸,一日 2 次。煎膏剂,一次 10~20ml,一日 2~3 次。颗粒,一次 15g,一日 2 次。口服液,一次 1 支(10ml),一日 2~3 次。糖浆,一次 20ml,一日 2 次。

【注意事项】①孕妇慎用。脾虚便溏,咳嗽痰多,或舌苔厚腻者慎用;②服药期间忌辛辣、生冷、油腻食物;③对伤风患者,病变部位在表,故治疗应以解表为主,不宜使用养阴清肺丸。

【特别提示】养阴清肺膏(颗粒、口服液、糖浆)为参保人员住院使用时由基本医疗保险统筹基金按规定支付,门诊使用时由职工基本医疗保险个人账户支付的药品。

咳喘宁片(胶囊、颗粒、合剂、口服液)[乙类]

【药物组成】桔梗、石膏、罂粟壳、甘草、麻黄、百部、苦杏仁。

【方　　解】方中麻黄,味辛、微苦,性温,既可疏风解表,又能宣肺平喘,乃"喘家圣药"。《本草纲目》曰:"麻黄乃肺经专药,故治肺病多用之。"苦杏仁性微温,主入肺经,味苦降泄,肃降兼宣发肺气。两药相伍,一宣一降,气机得畅,为止咳平喘之要药,共为君药。石膏、罂粟壳、百部共为臣药,石膏味辛、甘、性寒,一则清泄肺热,二则解肌表之热,三则制约麻黄辛温之性;罂粟壳酸收,主入肺经,具有较强的敛肺气止咳逆作用,适用于肺虚久咳不止之证;百部润肺下气止咳,可用于新久咳嗽,肺痨咳嗽,百日咳等。桔梗、甘草共为佐使之药,桔梗上入肺经,能使诸气下降,可宣肺祛痰、利咽排脓,并可为舟楫之药而载药上行;甘草味甘,性平,可调和诸药,又可清热解毒、祛痰止咳。诸药合用,共奏宣降肺气、化痰平喘之功。

【剂型规格】片剂,每片重 0.6g;胶囊剂,每粒装 0.32g;颗粒剂,每袋装 15g(相当于总药材 8.58g);合剂,每瓶 100ml;口服液,每支装 10ml。

【功能主治】宣通肺气,止咳平喘。用于支气管炎哮喘,咳嗽,老年痰喘。

【用法用量】口服。片剂,一次 2~4 片,一日 2 次。胶囊,一次 3~4 粒,一日 2 次;或遵医嘱。颗粒,开水冲服,一次 15g,一日 3 次。合剂,一次 10~20ml,一天 3 次。口服液,一次 10ml,一日 2 次。

【注意事项】①儿童禁用;孕妇、哺乳期妇女忌用。高血压及冠状动脉病患者忌服;②忌烟、酒及辛辣、生冷、油腻食物;③不宜在服药期间同时服用滋补性中药;④脾胃虚寒泄泻者慎服;⑤心动过速者慎用;⑥运动员慎用。

咳喘顺丸[乙类]

【药物组成】紫苏子、瓜蒌仁、茯苓、鱼腥草、苦杏仁、半夏(制)、款冬花、桑白皮、前胡、紫菀、陈皮、甘草。

【方　　解】方中鱼腥草清解肺热,化痰止咳,瓜蒌仁宽胸润肺,化痰止咳,共为君药。桑白皮泻肺平喘;紫苏子降气化痰;前胡清热散风,化痰止咳;款冬花、紫菀润肺化痰止咳;苦杏仁降气止咳平喘,共为臣药。半夏、陈皮燥湿化痰;茯苓健脾利湿,以绝生痰之源,以上共为佐药。甘草化痰止咳,调和诸药,为佐使药。诸药合用,共奏宣肺化痰、止咳平喘之功。

【剂型规格】浓缩水蜜丸,每1g相当于原材料1.5g。

【功能主治】宣肺化痰,止咳平喘。用于痰浊壅肺,肺气失宣所致的咳嗽、气喘、痰多,胸闷;慢性支气管炎、支气管哮喘、肺气肿见上述证候者。

【用法用量】口服。一次5g,一日3次。7天为一个疗程。

【注意事项】①孕妇及糖尿病患者禁服;②气虚久嗽者慎用,表现为咳嗽乏力、咳嗽持久等;③服药期间忌辛辣、油腻食物。

复方川贝精片(胶囊)[乙类]

【药物组成】麻黄浸膏适量(相当于盐酸麻黄碱和盐酸伪麻黄碱的总量2.1g)、川贝母、陈皮、桔梗、五味子、甘草浸膏、法半夏、远志。

【方　　解】方中麻黄辛、苦,性温,辛散温通,表解风寒之邪,苦降肺气,宣肺止咳以平喘,为君药。陈皮、半夏、远志、桔梗宣肺理气,燥湿化痰,合为臣药。川贝母有润肺化痰之功,可助臣药之力,又可制约麻黄辛散之性;五味子敛肺止咳平喘,为佐药。甘草化痰止咳,调和诸药,为使药。上药合用,共奏宣肺化痰、止咳平喘之功。

【剂型规格】片剂,片芯重0.25g;胶囊剂,每粒装0.4g。

【功能主治】宣肺化痰,止咳平喘。用于风寒咳嗽、痰喘引起的咳嗽气喘、胸闷、痰多;急、慢性支气管炎见上述证候者。

【用法用量】口服。片剂,一次3~6片,一日3次。小儿酌减。胶囊,一次2~3粒,一日3次,小儿酌减。

【注意事项】①方中麻黄碱辛温发散,有碍胎气,孕妇慎用;②服药期间忌食辛辣食物以及牛肉、羊肉、鱼等发物;③本方含有麻黄,心脏病、原发性高血压患者应慎用,冠状动脉硬化患者忌服,神经衰弱患者慎用;④咽痛伴风寒感冒,症见恶寒发热、无汗、鼻流清涕者慎用。

【特别提示】本品为参保人员住院使用时由基本医疗保险统筹基金按规定支付,门诊使用时由职工基本医疗保险个人账户支付的药品。

复方鲜竹沥液[乙类]

【药物组成】鲜竹沥、鱼腥草、生半夏、生姜、枇杷叶、桔梗、薄荷素油。

【方　　解】方中鲜竹沥性寒滑利,清肺降火,化痰止咳,以为君药。鱼腥草清肺解毒,化痰止咳;枇杷叶清热降气,化痰止咳,共为臣药。桔梗宣肺利咽,化痰止咳;生半夏燥湿化痰;生姜既可佐助君药化痰之力,又可佐制生半夏毒性,共为佐药。薄荷油芳香,祛风利咽,为使药。诸药合用,使痰去咳止,全方共奏清热化痰止咳之功。

【剂型规格】口服液,每支装①10ml;②20ml。合剂,每瓶装①30ml;②100ml;③120ml。

【功能主治】清热化痰,止咳。用于痰热咳嗽,痰黄黏稠。

【用法用量】口服。一次 20ml,一日 2~3 次。

【注意事项】①孕妇慎用;②本品性寒质滑,对于寒嗽及脾虚便溏者不宜使用,寒嗽表现为咯痰清稀呈泡沫状,或鼻塞流清涕等;脾虚便溏表现为肢体倦怠,神疲乏力,少气懒言,大便稀薄,不成形,形似溏泥;③服药期间忌烟、酒及辛辣刺激和油腻食物。

【特别提示】本品为参保人员住院使用时由基本医疗保险统筹基金按规定支付,门诊使用时由职工基本医疗保险个人账户支付的药品。

保宁半夏颗粒[乙类]

【药物组成】半夏(制)、豆蔻(去壳)、肉桂、木香、丁香、枳实(炒)、枳壳、五味子、陈皮、青皮(去心)、生姜、薄荷、甘草、广藿香。

【方　　解】方中制半夏功能燥湿化痰,和胃止呕,消痞散结,为君药。配以生姜温胃止呕,既可制半夏之毒,又能助半夏行气消痰;藿香和中止呕;丁香温中降逆;肉桂暖脾胃止痛止泻;豆蔻行气温中,开胃消食;五味子敛肺止咳,共为臣药。佐以木香行气止痛,调中导滞;青皮消积化滞;枳壳理气宽中消胀除满;枳实功能理气导积滞除痞;陈皮行气宽中;薄荷疏肝行气。甘草益气和中,调和诸药,为佐药。诸药合用,共奏止咳、平喘、和胃降逆之功。

【剂型规格】颗粒剂,每袋装 7.5g。

【功能主治】止咳化痰,平喘降逆,和胃止呕,消痞散结。用于风寒咳嗽,喘息气急,湿痰冷饮,胸膈满闷,久咳不愈,顽痰不化及老年咳嗽等症。

【用法用量】口服,一次 7.5g(1 袋),一日 3 次,温开水或姜汤送服。

【注意事项】孕妇及儿童慎用。

急支颗粒[甲类](糖浆)[乙类]

【药物组成】鱼腥草、金荞麦、四季青、麻黄、紫菀、前胡、枳壳、甘草。

【方　　解】方中鱼腥草长于清肺解毒,为君药。金荞麦、四季青清热泻火,排脓解毒,加强君药清肺热之功,为臣药。麻黄宣肺降气,止咳平喘;前胡宣散风热,降气化痰,止咳平喘;紫菀化痰止咳;枳壳疏利气机,四药共为佐药。甘草化痰止咳,调和诸药,为佐使药。诸药合用,共奏清热化痰、宣肺止咳之功。

【剂型规格】颗粒剂,每袋装 4g。糖浆剂,①每瓶装 100ml;②每瓶装 200ml。

【功能主治】清热化痰,宣肺止咳。用于外感风热所致的咳嗽,症见发热、恶寒、胸膈满闷、咳嗽咽痛;急性支气管炎、慢性支气管炎急性发作见上述证候者。

【用法用量】口服。颗粒,一次 4g,一日 3~4 次;小儿酌减。糖浆,成人一次 20~30ml,一日 3~4 次;儿童 1 岁以内一次 5ml,1~3 岁一次 7ml,3~7 岁一次 10ml,7 岁以上一次 15ml,一日 3~4 次。

【不良反应】有文献报道患者服用急支糖浆出现药疹的过敏反应 4 例 [中国临床药学杂志, 2000, 9 (3): 189]、[中国中药杂志, 1995, 20 (10): 634]、[医药导报, 1999, 18 (5): 305]、[中华当代医学, 2005, 3 (1): 86],还有 1 例空腹服用出现头晕、恶心、心慌、出汗等症状 [中华临床新医学, 2004, 4 (4): 292],1 例引发呛咳 [吉林医学信息, 2002, 19 (7~8): 22]、消化道反应 [儿科药学杂志, 2001, 7 (3): 46]。

【注意事项】①本品清热化痰,寒证者忌服。方中麻黄辛温发散,有碍胎气,孕妇慎用;

②服药期间饮食宜清淡,忌食辛辣刺激及油腻之品;③本方含有麻黄,心脏病、高向压患者应慎用。麻黄能兴奋心肌而加快心率,增强心脏对强心苷类药物的敏感性而增加对心脏的毒性[中国执业药师,2007,(3):19]。

【特别提示】急支糖浆为参保人员住院使用时由基本医疗保险统筹基金按规定支付,门诊使用时由职工基本医疗保险个人账户支付的药品。

宣肺止嗽合剂[乙类]

【药物组成】荆芥、前胡、桔梗、蜜百部、蜜紫菀、陈皮、鱼腥草、薄荷、蜜罂粟壳、蜜甘草。

【方　　解】方中紫菀、百部为君药,紫菀味苦、辛,百部味苦、甘,其性微温而不热,润而不寒,止咳化痰。桔梗、前胡均入肺经,桔梗善开宣肺气;前胡降气化痰,两者协同,一宣一降,以复肺气宣降,增强君药止咳化痰能力,为臣药。荆芥疏风解表利咽;陈皮理气化痰,共为佐药。鱼腥草入肺清热解毒,薄荷疏散风热,清利咽喉,罂粟壳敛肺止咳,甘草缓急和中,调和诸药,合桔梗、荆芥又有利咽止咳的功效,是为佐使之用。全方药量轻微,温润和平,不寒不热,共奏宣利肺气、疏风止咳之效。

【剂型规格】合剂,①每支装20ml;②每瓶装100ml;③每瓶装120ml。

【功能主治】疏风宣肺,止咳化痰。用于咳嗽属风邪犯肺证,症见咳嗽、咽痒、鼻塞流涕、恶寒发热、咯痰。

【用法用量】口服,一次20ml,一日3次。

【不良反应】有报道2例患儿服用本品后出现轻微的恶心、呕吐症状,停止给药后症状消失,无其他不良反应发生[中国医药科学,2013,3(7):96]。

【注意事项】①忌烟、酒及辛辣、生冷、油腻食物;②不宜在服药期间同时服用滋补性中药;③对本品过敏者禁用,过敏体质者慎用。

祛痰止咳颗粒[甲类](胶囊)[乙类]

【药物组成】党参、水半夏、芫花、甘遂、紫花杜鹃、明矾。

【方　　解】方中水半夏性温,味辛,有毒。可燥湿,化痰止咳,现代多用于咳嗽痰多、支气管炎等,为君药。紫花杜鹃化痰止咳;明矾清热消痰;甘遂、芫花泻水逐饮,加强君药燥湿祛痰、止咳之功,为臣药。佐以党参补中益气,健脾益肺,扶正祛邪以止咳定喘。诸药相合,共奏健脾燥湿、祛痰止咳之功。

【剂型规格】颗粒剂,每袋装6g;胶囊剂,每粒装0.35g。

【功能主治】健脾燥湿,祛痰止咳。主要用于慢性支气管炎及支气管炎合并肺气肿、肺心病所引起的痰多,咳嗽,喘息等症。

【用法用量】口服。颗粒,温开水冲服,一次12g,一日2次,小儿酌减。胶囊,一次6粒,一日2次;小儿酌减。

【不良反应】有文献报道祛痰止咳颗粒曾致支气管哮喘急性发作[临床肺科杂志,2007,12(9):912]和迟发过敏反应[山东医学高等专科学校学报,2013,35(2):137]。

【注意事项】①本品含芫花、甘遂药力峻猛,易伤正气,应中病即止,不宜过量、久服;②孕妇慎用;③体弱年迈者不宜使用;④头痛鼻塞、流清涕、痰稀色白、恶寒之风寒咳嗽;发热、口干咽燥、咳嗽痰多、咳黄痰(或浓痰)之风热咳嗽;干咳少痰、伴五心烦热、颧红、舌红少苔之阴虚久咳,均忌服;⑤肾虚作喘,症见喘促日久、呼多吸少,动则喘甚、小便失禁、形瘦神疲、汗出肢冷、面唇青紫者慎服;⑥服药期间饮食宜清淡,忌食生冷、辛辣燥热之品,忌烟酒。

祛痰灵口服液[乙类]

【药物组成】鲜竹沥、鱼腥草。

【方 解】鲜竹沥甘寒,归心、肺、胃经,具清热化痰之功效,为君药。鱼腥草味辛,微寒,归肺经,清热解毒,为臣药。两药相伍,君臣相配,共奏清肺化痰之效。

【剂型规格】口服液,每支装 30ml。

【功能主治】清肺化痰,用于痰热壅肺所致的咳嗽、痰多、喘促;急、慢性支气管炎见上述证候者。

【用法用量】口服。成人一次 30ml,一日 3 次。儿童 2 岁以下一次 15ml,一日 2 次;2~6岁一次 30ml,一日 2 次;6 岁以上一次 30ml,一日 2~3 次;或遵医嘱。

【注意事项】①本品性味寒凉,脾虚便溏者慎用;②本品为痰热咳嗽所设,若属风寒咳嗽,湿痰阻肺者慎服;③服药期间忌食辛辣、生冷、油腻食物。

【特别提示】本品为参保人员住院使用时由基本医疗保险统筹基金按规定支付,门诊使用时由职工基本医疗保险个人账户支付的药品。

结核丸[乙类]

【药物组成】龟甲(醋制)、百部(蜜炙)、鳖甲(醋制)、紫石英(煅)、地黄、熟地黄、天冬、北沙参、牡蛎、阿胶、龙骨、麦冬、蜂蜡、熟大黄、白及、川贝母。

【方 解】方中以龟甲、鳖甲滋阴潜阳,生、熟地黄、阿胶补阴血、清虚火、止血,五药为滋阴降火之主药;龙骨、牡蛎重镇收敛,既助上药潜阳降火,又能收敛止汗;天冬、麦冬、北沙参、百部、川贝、白及均入肺经,养肺阴、清虚火、止咳止血;大黄制熟取其泻热之功,兼能止血;紫石英质重而温,既降逆收敛,又防寒凉碍胃。诸药相合,共奏滋阴降火、补肺止咳之功。

【剂型规格】浓缩丸,每 20 丸重 3.5g。

【功能主治】滋阴养血,补肺清热,促进肺空洞钙化。用于肺结核、骨结核的辅助治疗。

【用法用量】口服。一次 3.5g,一日 2 次。骨结核患者每次用生鹿角 15g 煎汤服用。

【注意事项】外感引起的发热恶寒,咳吐黄痰者忌服。

哮喘丸[乙类]

【药物组成】白果仁、枳壳(炒)、瓜蒌、麦冬、松花粉、竹茹、橘红、知母、石膏、苦杏仁(炒)、诃子肉、罂粟壳、海浮石、槟榔、川贝母、前胡、乌梅肉、麻黄(制)、五味子、紫苏叶。

【方 解】方中麻黄辛甘温,宣肺解表而平喘;苦杏仁味苦,降利肺气而平喘咳,与麻黄相配则宣降相因,共为君药。五味子既可敛肺止咳,又可益气生津;麦冬养阴润肺;海浮石清肺化痰;知母滋阴降火;川贝母清热润肺,化痰止咳;瓜蒌清热涤痰,宽胸散结;竹茹清热化痰;枳壳理气宽中,行滞消胀;槟榔下气行气;橘红燥湿,利气,消痰;前胡降气化痰;紫苏叶行气宽中,消痰利肺气;石膏辛甘大寒,清泄肺胃之热以生津。是为臣药。上述诸药相合,则宣肺平喘而不助热,清解肺热而不凉遏,既有宣肺,又能泄热。白果仁、罂粟壳、乌梅肉、诃子肉、松花粉均可敛肺定喘,共为佐使之药。全方清宣降三法具备,共奏宣肺平喘、止咳定喘之功。

【剂型规格】丸剂。大蜜丸,每丸重 9g;小蜜丸,每 8 丸重 1g。

【功能主治】定喘,镇咳。用于年久咳嗽,年久痰喘。

【用法用量】口服。大蜜丸一次 1 丸,小蜜丸一次 10g,一日 2 次。

【注意事项】孕妇忌服。

桂龙咳喘宁片^{【甲类】}(胶囊^{【甲类】}、颗粒^{【乙类】})

【药物组成】桂枝、龙骨、白芍、生姜、大枣、炙甘草、牡蛎、黄连、法半夏、瓜蒌皮、炒苦杏仁。

【方　　解】方中桂枝发汗解肌散寒,为君药。白芍敛阴和营,伍用桂枝调和营卫;苦杏仁降气止咳平喘,润肠通便;瓜蒌皮清热涤痰,宽胸散结;法半夏燥湿化痰,四药肃肺化痰,止咳平喘,并配合芍药解肌散寒,共为臣药。龙骨、牡蛎重镇降气,敛阴固涩,又可防辛散太过而耗散肺气;生姜解表散寒,化痰止咳;大枣配生姜补益脾胃,调和营卫;黄连清热解毒,佐制诸药温燥之性,以上五味均为佐药。甘草化痰止咳,调和诸药,为使药。诸药相合,共奏止咳化痰、降气平喘之效。

【剂型规格】片剂,每片重 0.41g;胶囊剂,每粒装 0.3g(相当于饮片 1g);颗粒剂,每袋装 6g。

【功能主治】止咳化痰,降气平喘。用于外感风寒、痰湿阻肺所致的咳嗽、气喘、痰涎壅盛;急、慢性支气管炎见上述证候者。

【用法用量】口服。片剂,一次 4 片,一日 3 次。胶囊,一次 5 粒,一日 3 次。颗粒,开水冲服。一次 6g,一日 3 次。

【不良反应】据文献报道有患者服用桂龙咳喘宁胶囊出现心慌、胸闷、憋气、呼吸困难等过敏反应[海峡药学,2001,13(2):31;中国医院药学杂志,2001,21(5):320]。

【注意事项】①本品解肌散寒,外感风热慎服;②孕妇慎用;③服药期间饮食宜清淡,忌烟、酒、猪肉、生冷。

海珠喘息定片^{【甲类】}

【药物组成】珍珠层粉、胡颓子叶、防风、天花粉、蝉蜕、冰片、甘草、盐酸氯喘、盐酸去氯羟嗪。

【方　　解】本方为中西合方制剂。方中盐酸氯喘为选择性 β_2 肾上腺素受体激动药,具有缓解支气管平滑肌痉挛、扩张支气管的作用;盐酸去氯羟嗪为第一代抗组胺药羟嗪的衍生物,有较强的选择性 H_1 受体阻断作用;蝉蜕与珍珠层粉、冰片能镇静止痉,有利于缓解支气管痉挛;胡颓子叶与西药盐酸氯喘合用有较强平喘作用;防风可祛风解表,胜湿止痛,并能消风顺气;天花粉能清热生津、润肺化痰、消肿排脓;甘草具有祛痰止咳的作用。诸药合用,共奏平喘、祛痰、镇静、止咳喘之功。

【剂型规格】片剂,每片相当于原生药 0.95g。

【功能主治】平喘镇咳,祛痰安神。用于支气管哮喘、慢性支气管炎、哮喘性支气管炎等。

【用法用量】口服。一次 3~4 片,一日 3 次。

【不良反应】偶见心悸、手颤、嗜睡、口干、失眠等不良反应。

【注意事项】①孕妇禁用;②本品用于痰浊阻肺、肺气不降所致的咳嗽,外感咳嗽(症见起病较急、声盛而浊、寒热、头痛、身痛、鼻塞、流涕、咽干、喉痒等)不宜;③甲亢、心律不齐或高血压合并症患者慎用;④禁食生冷、辛辣、油腻及刺激性食物。

消咳喘片^{【甲类】}(胶囊^{【甲类】}、颗粒^{【甲类】}、糖浆^{【乙类】})

【药物组成】满山红。

【剂型规格】片剂,①每片重 0.31g(薄膜衣片);②每片重 0.5g(分散片)。胶囊剂,每粒装 0.35g。颗粒剂,每袋装 2g。糖浆剂,每瓶装①50ml;②100ml。

【功能主治】止咳,祛痰,平喘。用于寒痰阻肺所致的咳嗽气喘、咯痰色白;慢性支气管炎见上述证候者。

【用法用量】片剂,口服,一次 4~5 片(薄膜衣片),一日 3 次;吞服或用水分散后口服,一次 4~5 片,一日 3 次(分散片)。胶囊,口服,一次 2 粒,一日 3 次,小儿酌减。颗粒,温开水冲服,一次 4g,一日 3 次。糖浆,一次 10ml,一日 3 次;小儿酌减。

【不良反应】偶见口干、恶心、呕吐及头晕等,一般 1~3 天后可自行消失。有文献报道口服消咳喘后出现皮肤潮红,眼睑水肿,体温上升的过敏反应 [中国医院药学杂志,2001,21(10):639];哮喘发作 [浙江中医杂志,1991(6):256];过敏性休克 1 例 [中国医院药学杂志,1994,14(5):231];室上性心动过速 5 例 [中国厂矿医学,1995(5):340];肾病综合征等不良反应 [中华肾脏病杂志,1989(2):70]。

【注意事项】①过敏体质者应慎用;②服药期间饮食宜清淡,忌食辛辣厚味食物,忌烟酒;③本品糖浆剂,糖尿病患者慎用;④糖浆剂有少许沉淀,服时振摇;⑤运动员慎用。

润肺膏[乙类]

【药物组成】莱阳梨清膏、党参、黄芪(蜜炙)、紫菀(蜜炙)、百部(蜜炙)、川贝母。

【方　解】方中以莱阳梨清膏为君药,莱阳梨归肺胃经,有生津润燥、止咳化痰、滋阴清热之效。臣以党参、黄芪益气润肺,补肺生津,使扶正不留邪,祛邪不伤正。佐以川贝母,归肺心经,能清肺化痰,又味甘质润能润肺止咳,炙百部,甘润苦降,微温不燥,功专润肺止咳,善治久咳虚嗽;紫菀,甘润苦泄,长于润肺下气,开肺郁、化痰浊而止咳。诸药合用,扶正祛邪,补肺润肺,肃肺清肺,共奏润肺益气、化痰止咳之功效。

【剂型规格】煎膏剂,①每瓶装 250g;②每瓶装 200g。

【功能主治】润肺益气,止咳化痰。用于肺虚气弱,胸闷不畅,久咳痰嗽,气喘自汗,慢性支气管炎等症。

【用法用量】口服或开水冲服,一次 15g,一日 2 次。

【注意事项】①忌食辛辣、油腻食物;②本品适用于气虚咳嗽,其表现为咳嗽短气,咳声低弱,痰吐稀薄,自汗畏风,体虚乏力;③对本品过敏者禁用,过敏体质者慎用。

【特别提示】本品为参保人员住院使用时由基本医疗保险统筹基金按规定支付,门诊使用时由职工基本医疗保险个人账户支付的药品。

通宣理肺丸[甲类](片[甲类]、胶囊[甲类]、颗粒[甲类]、口服液[乙类])

【药物组成】紫苏叶、前胡、桔梗、苦杏仁、麻黄、甘草、陈皮、半夏(制)、茯苓、枳壳(炒)、黄芩。

【方　解】方中紫苏、麻黄性温辛散,疏风散寒,发汗解表,宣肺平喘,共为君药。前胡、苦杏仁降气化痰平喘;桔梗宣肺化痰利咽,三药相伍,以复肺脏宣发肃降之机;陈皮、半夏燥湿化痰;茯苓健脾渗湿,以绝生痰之源,共为臣药。黄芩清泻肺热,以防外邪内郁而化热,并防麻黄、半夏等温燥太过;枳壳理气,使气行则痰化津复,共为佐药。甘草化痰止咳,调和诸药,为佐使药。诸药相合,共奏解表散寒、宣肺止嗽之功。

【剂型规格】丸剂,①水蜜丸,每 100 丸重 10g;②大蜜丸,每丸重 6g。片剂(糖衣或薄膜衣),薄膜衣每片重 0.3g。胶囊剂,每粒装 0.36g。颗粒剂,每袋装 9g。口服液,每支 10ml。

【功能主治】解表散寒,宣肺止嗽。用于风寒束表、肺气不宣所致的感冒咳嗽,症见发热、恶寒、咳嗽、鼻塞流涕、头痛、无汗、肢体酸痛。

【用法用量】口服。丸剂,水蜜丸一次 7g,大蜜丸一次 2 丸,一日 2~3 次。片剂,一次 4 片,一日 2~3 次。胶囊,一次 2 粒,一日 2~3 次。颗粒,开水冲服,一次 1 袋,一日 2 次。口服液,一次 20ml,一日 2~3 次。

【注意事项】①本品辛温发散风寒,风热或痰热咳嗽、阴虚干咳者忌服;②孕妇慎用;③服药期间饮食宜清淡,忌烟、酒及辛辣刺激食物。

【特别提示】通宣理肺口服液为参保人员住院使用时由基本医疗保险统筹基金按规定支付,门诊使用时由职工基本医疗保险个人账户支付的药品。

黄根片【乙类】

【药物组成】黄根。

【剂型规格】每片含干浸膏 0.2g(相当于原药材 6g)。

【功能主治】黄根片由黄根制成,具有活络散结,祛瘀生新,强壮筋骨,有抗二氧化硅细胞毒作用,用于治疗硅沉着病。

【用法用量】口服,一次 3~4 片,一日 3 次。

清气化痰丸【乙类】

【药物组成】酒黄芩、瓜蒌仁霜、制半夏、陈皮、胆南星、苦杏仁、枳实、茯苓。

【方　　解】方中胆南星为君,取其味苦性凉,清热化痰,治实痰实火之壅闭。黄芩、瓜蒌仁为臣,降肺火,化热痰,以助胆南星之力;治痰当须理气,故以枳实、陈皮下气开痞化痰。脾为生痰之源,肺为贮痰之器,故佐以茯苓健脾渗湿,苦杏仁宣利肺气,半夏燥湿化痰。诸药相合,使热清火降、气顺痰消。

【剂型规格】丸剂,每粒重 0.06g。每袋装 18g。

【功能主治】清肺化痰。用于痰热阻肺所致的咳嗽痰多、痰黄稠黏、胸腹满闷。

【用法用量】口服。一次 6~9g,一日 2 次;小儿酌减。

【注意事项】孕妇慎用。风寒咳嗽,痰湿阻肺者不适用。

【特别提示】本品为参保人员住院使用时由基本医疗保险统筹基金按规定支付,门诊使用时由职工基本医疗保险个人账户支付的药品。

清肺抑火丸(片、胶囊)【乙类】

【药物组成】黄芩、栀子、知母、浙贝母、黄柏、苦参、桔梗、前胡、天花粉、大黄。

【方　　解】方中黄芩清肺泻火,为君药。栀子、黄柏清热泻火;浙贝母清肺止咳,化痰散结,共为臣药。桔梗、前胡散风宣肺,化痰止咳;苦参清热燥湿;知母、天花粉既能清肺润燥,又能养阴生津;大黄通腑泻热,引肺火下行,共为佐药。诸药相合,共奏清肺止咳、化痰通便之功。

【剂型规格】丸剂,大蜜丸,每丸重 9g;水丸,每 50 丸重 6g。片剂,每片重 0.6g。胶囊剂,每粒装 0.5g。

【功能主治】清肺止咳,化痰通便。用于痰热阻肺所致的咳嗽、痰黄稠黏、口干咽痛、大便干燥。

【用法用量】口服。大蜜丸一次 1 丸,水丸一次 6g,一日 2~3 次。片剂,一次 4 片,一日 2 次。胶囊,一次 4 粒,一日 2 次。

【不良反应】有文献报道服用清肺抑火丸后 3 例出现恶心、上腹部不适,但仍能忍受,停药后症状消失[岭南皮肤性病科杂志,2006,13(3):233]。此外,尚有致食欲不振、便溏的报道[中国麻风皮肤病杂志,2007,23(11):1012]。

【注意事项】①孕妇慎用；②年老体弱者慎用；③本品以苦寒药为主，用于痰热阻肺所致的咳嗽，故风寒咳嗽或脾胃虚弱者忌服。

【特别提示】本品为参保人员住院使用时由基本医疗保险统筹基金按规定支付，门诊使用时由职工基本医疗保险个人账户支付的药品。

清肺消炎丸[乙类]

【药物组成】麻黄、石膏、地龙、牛蒡子、葶苈子、人工牛黄、炒苦杏仁、羚羊角。

【方　　解】方中麻黄辛温，归肺、膀胱经，宣肺平喘，为君药。石膏辛甘大寒，清泻肺火；地龙清热平喘，共为臣药。苦杏仁止咳平喘；葶苈子泻肺平喘；牛蒡子解毒利咽；牛黄、羚羊角清热豁痰，凉肝息风，共为佐药。诸药合用，共奏清热化痰、止咳平喘之功。

【剂型规格】丸剂，每60丸重8g。

【功能主治】清肺化痰，止咳平喘。用于痰热阻肺，咳嗽气喘，胸胁胀痛，吐痰黄稠；上呼吸道感染、急性支气管炎、慢性支气管炎急性发作及肺部感染见上述证候者。

【用法用量】口服。周岁以内小儿一次10丸，1~3岁一次20丸，3~6岁一次30丸，6~12岁一次40丸，12岁以上及成人一次60丸，一日3次。

【注意事项】①孕妇慎用；②本品清热化痰，风寒表证引起的咳嗽、心功能不全者慎用；③本品含麻黄，高血压、青光眼者慎用。

【特别提示】本品为参保人员住院使用时由基本医疗保险统筹基金按规定支付，门诊使用时由职工基本医疗保险个人账户支付的药品。

清咳平喘颗粒[乙类]

【药物组成】石膏、金荞麦、鱼腥草、麻黄（蜜炙）、炒苦杏仁、川贝母、矮地茶、枇杷叶、紫苏子（炒）、甘草（炙）。

【方　　解】方中以石膏为君药，辛甘大寒，清泄肺热。金荞麦、鱼腥草、麻黄、苦杏仁为臣药，清热宣肺，止咳化痰。川贝母、矮地茶、枇杷叶、紫苏子为佐药，化痰止咳下气。甘草为方中使药，甘而性温，止咳祛痰，益气和中，调和诸药。综观全方，具有清热化痰、宣肺止咳之功，适用于痰热郁肺之证。

【剂型规格】颗粒剂，每袋装10g。

【功能主治】本品清热宣肺，止咳平喘。用于急性支气管炎、慢性支气管炎急性发作属痰热郁肺证，症见：咳嗽气急，甚或喘息，咯痰色黄或不爽，发热，咽痛，便干，苔黄或黄腻等。

【用法用量】开水冲服，一次10g，一日3次。

【注意事项】运动员慎用。

清宣止咳颗粒[甲类]

【药物组成】桑叶、薄荷、苦杏仁（炒）、桔梗、白芍、紫菀、枳壳、陈皮、甘草。

【方　　解】方中桑叶味甘苦性凉，功效疏风宣肺，既可疏散上焦之风热，又善走肺络、清肺热而止咳嗽，且药性柔润不伤肺阴，为君药。薄荷味辛凉，为芳香浮越之品，清轻凉散，可疏散上焦风热，且清头目、利咽喉；杏仁味苦能降，宣肺肃肺，疏利开通，止咳祛痰；桔梗味苦辛平，善开宣肺气，清热化痰，并可载药上行，直达病所，与杏仁合用，一宣一降以复肺脏宣降之功以止咳；陈皮理气健脾，燥湿化痰，标本兼治；枳壳苦降下行，理气宽中，与桔梗相伍，一升一降，相得益彰，共为臣药。佐以白芍养血敛阴，既可防止清宣之品耗伤阴津，又可益阴不恋邪;紫菀辛散苦泄、化痰止咳。甘草调和药性,又有清热解毒、祛痰止咳的功效,为使药。诸药合用,用药轻灵,具有疏风清热、宣肺止咳之功。

【剂型规格】颗粒剂,每袋装 10g。

【功能主治】疏风清热,宣肺止咳。用于小儿外感风热咳嗽,症见:咳嗽,咯痰,发热或鼻塞,流涕,微恶风寒,咽红或痛。

【用法用量】开水冲服,1~3 岁一次 5g,4~6 岁一次 7.5g,7~14 岁一次 10g;一日 3 次。

【注意事项】①忌食辛辣、生冷、油腻食物;②婴儿应在医师指导下服用;③脾虚易腹泻者慎服;④风寒袭肺咳嗽不适用,症见发热恶寒、鼻流清涕、咳嗽痰白等;⑤对本品过敏者禁用,过敏体质者慎用。

蛇胆川贝枇杷膏[乙类]

【药物组成】蛇胆汁、川贝母、枇杷叶、桔梗、半夏、薄荷脑。

【方　　解】方中蛇胆汁性味苦寒,可清热解毒、化痰止咳;川贝母味苦甘,性微寒,归肺、心经,功善清热化痰,润肺止咳,共为君药,有清肺、止咳、祛痰之功。枇杷叶味苦能降,性寒能清,归肺、胃经,可降肺气而止咳。半夏燥湿化痰,降逆止呕,共为臣药。桔梗辛散苦泄、化痰利咽,宣开肺气,为舟楫之品;薄荷脑芳香,轻扬升浮,祛风利咽,二药共为佐使药。诸药合用,有宣有降,共奏清热宣肺、化痰止咳之功。

【剂型规格】膏剂,每瓶装①75ml;②100ml。

【功能主治】润肺止咳,祛痰定喘。用于外感风热引起的咳嗽痰多、胸闷、气喘等症。

【用法用量】口服,一次 15ml,一日 3 次。

【注意事项】①孕妇及糖尿病患者慎用;②脾胃虚寒及痰湿阳虚咳嗽禁用,脾胃虚寒表现为纳呆腹胀、脘腹痛而喜温喜按、口淡不渴、四肢不温、大便稀溏或四肢浮肿、畏寒喜暖,舌淡胖嫩,舌苔白润;痰湿表现为面色淡黄而暗,眼部有轻微浮肿的感觉,面部的皮肤油脂较多,多汗,汗液黏腻,口黏腻或觉口中发甜,容易咳痰;阳虚表现为怕冷,四肢凉,喜热饮,大便偏烂,不容易成形,小便清长,夜尿较多,舌淡胖,边有齿痕,舌苔润;③忌食烟、酒及辛辣、生冷、油腻食物;服药期间不宜同时服用滋补性中药。

【特别提示】本品为参保人员住院使用时由基本医疗保险统筹基金按规定支付,门诊使用时由职工基本医疗保险个人账户支付的药品。

蛇胆川贝液[甲类]

【药物组成】蛇胆汁、平贝母。

【方　　解】方中蛇胆汁、平贝母性味苦寒,均可清肺化痰,蛇胆汁可清热解毒,平贝母能止咳化痰,两者同用,共奏清肺、止咳、祛痰之功。

【剂型规格】糖浆剂,每支 10ml。

【功能主治】祛风止咳,除痰散结。用于肺热咳嗽,痰多,气喘,胸闷,咳痰不爽或久咳不止。

【用法用量】口服,一次 10ml,一日 2 次,小儿酌减。

【不良反应】有报道 2 例患者因咳嗽,单服蛇胆川贝液后即刻出现典型的过敏反应症状,停药及抗过敏治疗后症状马上消失 [杭州医学高等专科学校学报, 2001, 22 (4): 229]。

【注意事项】①忌食辛辣、油腻食物;②本品适用于肺热咳嗽,其表现为咳嗽,咯痰不爽,痰黏稠;③孕妇、体质虚弱者慎用;④对本品过敏者禁用,过敏体质者慎用。

蛇胆川贝散(胶囊、软胶囊)[乙类]

【药物组成】蛇胆汁、川贝母。

【方　　解】方中蛇胆汁、川贝母性味苦寒,均可清肺化痰,蛇胆汁可清热解毒,川贝母能清热散结,两者同用,用于外感风热咳嗽,痰火郁结,咯痰黄稠。全方共奏清肺、止咳、祛痰之功。

【剂型规格】散剂,每瓶装①0.3g;②0.6g。胶囊剂,每粒装 0.3g。软胶囊剂,每粒装 0.3g。

【功能主治】清肺,止咳,祛痰。用于肺热咳嗽,痰多。

【用法用量】口服。散剂,一次 0.3~0.6g,一日 2~3 次。胶囊,一次 2~4 粒,一日 2~3 次。软胶囊,一次 2~4 粒,一日 2~3 次。

【不良反应】可见服用后出现全身皮肤灼痛,皮肤潮红,红斑,斑疹,固定性药疹,全身出现密集红色丘疹。偶见急性喉头水肿,胸闷,心悸,发热,出汗,全身不适等过敏反应。

【注意事项】①本品清热止咳,风寒咳嗽、痰湿犯肺、久咳不止者不宜用;②本品性味苦寒,孕妇慎用。寒证、虚证者忌用。

【特别提示】本品为参保人员住院使用时由基本医疗保险统筹基金按规定支付,门诊使用时由职工基本医疗保险个人账户支付的药品。

蛇胆陈皮散[甲类](片[甲类]、胶囊[甲类]、液[乙类]、口服液[乙类])

【药物组成】蛇胆汁、陈皮(蒸)。

【方　　解】方中蛇胆汁苦寒,入肝、胆、心、脾、胃五经,可退热清心,清肺祛痰,为君药。陈皮性味苦温,入脾、肺二经,能理气健脾,燥湿化痰,降逆止呕,为臣药。两药合用有理气化痰,祛风和胃之效。

【剂型规格】散剂,每瓶装①0.3g;②0.6g。片剂,①素片每片重 0.22g;②素片每片重0.32g;③薄膜衣片每片重 0.4g。胶囊剂,每粒装 0.3g。合剂,每支①10ml;②100ml。

【功能主治】理气化痰,祛风和胃。用于痰浊阻肺,胃失和降,咳嗽,呕逆。

【用法用量】口服。散剂,一次 0.3~0.6g,一日 2~3 次。片剂,一次 2~4 片(素片)或 1~2 片(薄膜衣片),一日 3 次。胶囊,一次 1~2 粒,一日 2~3 次。合剂,一次 10ml,一日 3~4 次,小儿酌减。

【不良反应】服用蛇胆陈皮片后偶见过敏反应,表现为皮肤瘙痒、红肿、皮疹。服用蛇胆陈皮散治疗过程中偶见过敏反应,表现为皮肤瘙痒,红肿,皮疹;口腔、鼻腔、眼睑黏膜和龟头、肛周等处出现粟粒样小疱疹及溃疡,或伴有呼吸困难。

【注意事项】①孕妇禁用;②本品适用于燥热咳嗽,寒证、虚证者误用本品时,可加重咳嗽、胸痛、咽干,寒证表现为恶寒,发热,头痛,身痛,无汗,鼻塞,咳嗽,喘息,舌淡红,苔薄白;虚证表现为面色不华,精神疲惫,气短音低,自汗盗汗,头晕眼花,心悸失眠,饮食减少,舌质淡胖或瘦瘪;③忌食辛辣、油腻食物。

【特别提示】蛇胆陈皮液(口服液)为参保人员住院使用时由基本医疗保险统筹基金按规定支付,门诊使用时由职工基本医疗保险个人账户支付的药品。

喘可治注射液[乙类]

【药物组成】淫羊藿、巴戟天。

【方　　解】方中淫羊藿辛甘温,入脾、肾经,为君药。巴戟天性甘温,入脾、肾经,为臣药,两者均为补阳药,功效补肾阳、强筋骨、祛风湿。脾为生痰之源、补脾阳以减少痰的生成;肾为气之根,肾阳不足易导致肾气不固、肾不纳气,则喘急气短、腰膝酸软、畏寒。两药相配补肾固本、健脾化痰、止咳平喘。

【剂型规格】 注射剂:每支装 2ml。

【功能主治】 温阳补肾,平喘止咳,有抗过敏、增强体液免疫与细胞免疫的功能。主治哮证属肾虚挟痰证。症见喘促日久、反复发作、面色苍白、腰酸肢软、畏寒、汗多;发时喘促气短、动则加重、喉有痰鸣、咳嗽、痰白清稀不畅,以及支气管炎、哮喘急性发作期间见上述证候者。

【用法用量】 肌内注射。成人:一次 4ml,一日 2 次。儿童:7 岁以上,一次 2ml,一日 2 次;7 岁以下,一次 1ml,一日 2 次。

【注意事项】 ①用药前提醒患者告知自己的既往过敏史;②用药期间,若发现不良反应及时告知医务人员;③淫羊藿有雄性激素样作用,且"久服令人无子",因此,本品不可长期使用。

蛤蚧定喘丸[甲类](胶囊)[乙类]

【药物组成】 蛤蚧、瓜蒌子、紫菀、麻黄、醋鳖甲、黄芩、甘草、麦冬、黄连、百合、炒紫苏子、石膏、炒苦杏仁、煅石膏。

【方　解】 方中蛤蚧补肺益肾,止咳定喘,百合养阴清热,为君药。紫苏子、苦杏仁降气平喘,紫菀化痰止咳,瓜蒌子润肺化痰,麻黄宣肺止喘,为臣药。黄芩、黄连、生石膏、煅石膏清泻肺热,鳖甲养阴敛汗,麦冬养阴润肺,为佐药。甘草调和诸药,为使药。以上药物寒温并用,宣敛结合,补清兼施,共奏滋阴清肺、止咳平喘之功。

【剂型规格】 丸剂,①小蜜丸每 60 丸重 9g;②大蜜丸每丸重 9g。胶囊剂,每粒装 0.5g。

【功能主治】 滋阴清肺,止咳平喘。用于肺肾两虚,阴虚肺热所致的虚劳久咳、年老哮喘、气短烦热、胸满郁闷、自汗盗汗。

【用法用量】 口服。水蜜丸一次 5~6g,小蜜丸一次 9g,大蜜丸一次 1 丸,一日 2 次。胶囊,一次 3 粒,一日 2 次;或遵医嘱。

【不良反应】 有报道口服蛤蚧定喘丸致上消化道出血一例 [中国中药杂志,1992,17（ 1 ）: 55]。

【注意事项】 ①孕妇慎用;②本品用于虚劳咳喘,咳嗽新发者忌用;③本品含麻黄,高血压、心脏病、青光眼者慎用;④服药期间忌食辛辣、生冷、油腻食物;⑤运动员慎用。

强力枇杷膏(露、胶囊、颗粒)[乙类]

【药物组成】 枇杷叶、罂粟壳、百部、白前、桑白皮、桔梗、薄荷脑。

【方　解】 方中君药枇杷叶微寒、归肺经,具有镇咳、祛痰、平喘功效。《本草汇言》曰:"枇杷叶,安胃气,润心肺,养肝肾之药也。"罂粟壳酸收、归肺经,具有较强的敛肺止咳功效,对于肺虚久咳之证具有较好的疗效;百部味甘、苦,性微温,归肺经,对于新久咳嗽、肺痨咳嗽、百日咳等均有治疗作用;白前、桑白皮均能祛痰止咳;薄荷芳香透达可健胃驱邪,可用于缓解局部炎症及治疗感冒,共为臣药。桔梗作为舟楫之佐使药,载药上行,还可用于治疗胸闷不畅、咽痛、音哑、肺痈等症状。此外,方中还含有炼蜜,具有缓急止痛之功,可缓解腹痛、腹泻。诸药合用,以清肺为主,养阴敛肺,止咳祛痰,祛邪而不伤正,兼以健脾、养肾。

【剂型规格】 煎膏剂,①每瓶装 180g;②每瓶装 240g;③每瓶装 300g。糖浆剂,每瓶装①100ml;②120ml;③150ml;④200ml（ 无糖型 ）;⑤250ml;⑥330ml;⑦390ml（ 无糖型 ）。口服液,①每支装 10ml;②每支装 15ml。胶囊剂,每粒重 0.3g。颗粒剂,每袋装 1.5g。

【功能主治】养阴敛肺,镇咳祛痰。用于久咳劳嗽、支气管炎。

【用法用量】口服。煎膏,一次 20g,一日 3 次,儿童酌减。糖浆,一次 15ml,一日 3 次。胶囊,一次 2 粒,一日 3 次。颗粒,一次 1.5g,一日 3 次。

【不良反应】有报道 2 例肺炎患儿口服强力枇杷露后均出现嗜睡、呼吸抑制、软弱等严重中毒症状,入院后积极给予吸氧、纳洛酮持续静脉泵滴注,抢救成功[中国优生优育,2013,19 (6):529]。

【注意事项】①儿童、孕妇、哺乳期妇女、糖尿病患者禁用;②忌烟、酒及辛辣、生冷、油腻食物;③不宜在服药期间同时服用滋补性中药;④本品含罂粟壳,运动员慎用,不宜长期使用;⑤对本品过敏者禁用,过敏体质慎用。

【特别提示】强力枇杷露(胶囊、颗粒)为参保人员住院使用时由基本医疗保险统筹基金按规定支付,门诊使用时由职工基本医疗保险个人账户支付的药品。

黑锡丹[乙类]

【药物组成】黑锡、硫黄、川楝子、胡芦巴、木香、附子(制)、肉豆蔻、补骨脂、沉香、小茴香、阳起石、肉桂。

【方　解】方中黑锡即黑铅,味甘气寒,专入肾经,体重性阴,有坠痰解毒、镇心安神、杀虫明目之功。铅在方中的主要作用是甘寒镇水,与大热纯阳的硫黄相配伍,具有一阴一阳、扶阳镇逆、相得益彰之功。胡芦巴、补骨脂、阳起石、肉桂、附子都具有壮阳、温补命门真火的作用,尤其桂、附更能引火归原,协助铅、硫平降逆气。气逆不顺,必有气滞不舒,所以用沉香、木香行气降逆,疏调气机,以利平喘。同时阳虚不振,必有寒气内生,所以用小茴香、肉豆蔻,温脾肾,逐寒邪。用一味苦寒的川楝子,是反佐之意,一则取其监制诸药之香燥,二则取其疏通滞气。诸药合用,有壮元阳、镇逆气、暖下焦、止冷痛、升降阴阳、坠痰定喘之功。

【剂型规格】丸剂,每袋装 18g。

【功能主治】助肾扶阳,祛痰定喘。主治肾阳亏损,上盛下虚引起的痰壅气喘,胸腹冷痛。

【用法用量】口服,一次 6g,小儿一次 2~3g,温开水送服。急救可用 9g。

【不良反应】长期服用可引起急性铅中毒[贵州医药,1983,(4):38]及亚急性铅中毒[浙江中医杂志,1981,(1):48],症见阵发性腹绞痛等[职业与健康,2001,17(7):89]。

【注意事项】①本品含有铅、附子,有一定毒性,不宜过量久服;②孕妇及下焦阴亏者禁用;③要严格控制剂量;④严密观察毒副反应,如有全身不适、乏力嗜睡、头痛头晕、出汗、恶心呕吐、腹绞痛等症状出现,应立即停服。

痰热清注射液[乙类]

【药物组成】黄芩、熊胆粉、山羊角、金银花、连翘。

【方　解】方中黄芩善清肺热,兼能和解清热,为君药。臣以熊胆粉化痰解痉、山羊角平肝息风,两者均能清热解毒。佐以金银花宣肺解表。连翘清热逐风,为使药。诸药相配,共奏清热化痰、解毒之功。

【剂型规格】注射剂,每支装 10ml。

【功能主治】清热,解毒,化痰。用于风温肺热病属痰热阻肺证,症见发热、咳嗽、咳痰不爽、口渴、舌红、苔黄等。可用于急性支气管炎、急性肺炎(早期)出现的上述症状。

【用法用量】静脉滴注,一次 20ml,重症患者可用 40ml,加入 5% 葡萄糖注射液或 0.9%

氯化钠注射液 250~500ml,注意控制滴速在每分钟 60 滴内,一日 1 次,儿童 0.3~0.5ml/kg,最高剂量不超过 20ml,加入 5% 葡萄糖注射液或 0.9% 氯化钠注射液 100~200ml,静脉滴注,控制滴速每分钟 30~60 滴,一日 1 次,或遵医嘱。

【不良反应】包括皮疹、一般过敏反应、过敏性休克、心肾功能异常、严重心慌、喉头水肿、高热、头痛、头晕、视物模糊、双硫仑样反应、呕吐等不良反应。

【注意事项】①肝肾功能衰竭者禁用;②严重肺心病伴有心衰者禁用;③孕妇、24 个月以下婴幼儿禁用;④有表寒证及寒痰阻肺证者忌用;⑤本品不良反应包括极其罕见过敏性休克,用药过程中应密切观察用药反应,特别是开始 5~30 分钟;一旦出现过敏反应或其他严重不良反应,应立即停药并及时救治。

【特别提示】限二级及以上医疗机构重症患者使用。

蜜炼川贝枇杷膏【乙类】

【药物组成】川贝母、枇杷叶、桔梗、陈皮、水半夏、北沙参、五味子、款冬花、杏仁水、薄荷脑。

【方 解】方中以川贝母为君药,性味微苦,具有清热、润肺、祛痰、止咳之功效。臣以枇杷叶,清肺降气,止咳和胃;沙参养阴润肺化痰;五味子收敛肺气而止咳;款冬花化痰止咳、平喘;半夏、陈皮理气燥湿,气顺则痰降,湿去则痰消。佐以杏仁润利下行,降气止咳;桔梗升提肺气,利咽喉,兼有引药归经之功。杏仁和桔梗合用,一升一降,升降相宜,气机畅通,咳则自止,杏仁与川贝母合用助津化痰、止咳,共奏清养肺胃,具有生津润燥之功。使以轻清芳香的薄荷脑以清利头目。诸药相合,使其气顺则火降,热清则痰自消,痰消则火无所附,诸症自可解除。

【剂型规格】煎膏剂,每瓶装:①110g;②138g;③210g;④345g。

【功能主治】清热润肺,止咳平喘,理气化痰。适用于肺燥之咳嗽,痰多,胸闷,咽喉痛痒,声音沙哑。

【用法用量】口服,一次 22g(约一汤匙),一日 3 次。

【注意事项】①忌食辛辣、油腻食物;②本品适用于肺燥咳嗽,其表现为干咳,咽喉疼痛,鼻唇干燥,痰少而质黏,不易咯出;③对本品过敏者禁用,过敏体质者慎用;④儿童、孕妇、年老体弱者慎用,并应在医师指导下服用。

【特别提示】本品为参保人员住院使用时由基本医疗保险统筹基金按规定支付,门诊使用时由职工基本医疗保险个人账户支付的药品。

镇咳宁胶囊(颗粒、口服液、糖浆)【乙类】

【药物组成】甘草流浸膏、桔梗、盐酸麻黄碱、桑白皮(有用桔梗酊代桔梗、桑白皮酊代桑白皮)。

【方 解】盐酸麻黄碱可松弛支气管平滑肌、兴奋心脏、收缩血管、升高血压,用于支气管哮喘等,为君药。甘草流浸膏为黏膜保护性镇咳药,用于上呼吸道感染、急性支气管炎,具有止咳、祛痰作用;桑白皮泻肺平喘,利水消肿,为臣药。桔梗宣肺利咽,排脓祛寒,并引药上行,为佐使药。全方可达化痰止咳平喘之效。

【剂型规格】胶囊剂,每粒装 0.35g;颗粒剂,每袋装 2g;口服液,每支装 10ml;糖浆剂,每瓶装 100ml。

【功能主治】止咳,平喘,祛痰。用于风寒束肺所致的咳嗽、气喘、咯痰;支气管炎、支气管哮喘见上述证候者。

【用法用量】口服。胶囊，一次 1~2 粒，一日 3 次。颗粒，一次 2~4g，一日 3 次。口服液，一次 10ml，一日 3 次。糖浆，一次 5~10ml，一日 3 次。

【注意事项】①孕妇忌服。冠心病心绞痛和甲状腺功能亢进、前列腺肥大患者慎用；②本品性温，故风热或痰热咳嗽者忌用。

橘红丸（片、胶囊、颗粒）[甲类]

【药物组成】化橘红、陈皮、半夏（制）、茯苓、甘草、桔梗、苦杏仁、紫苏子（炒）、紫菀、款冬花、瓜蒌皮、浙贝母、地黄、麦冬、石膏。

【方　　解】方中化橘红理气宽中，燥湿化痰；浙贝母清热泄火，化痰止咳，共为君药。陈皮、半夏、茯苓、甘草合用，取二陈汤之意，健脾燥湿，理气祛痰，使湿去脾旺，痰无由生，共为臣药。苦杏仁、紫苏子降气化痰；桔梗宣肺化痰，畅壅塞之气，使气利痰自愈；紫菀、款冬花、瓜蒌皮、石膏有清肺郁热，加强清热化痰作用；地黄、麦冬防温燥痰热伤阴，共为佐药。全方共奏清肺、化痰、止咳之功。

【剂型规格】丸剂，水蜜丸每 100 丸重 10g。大蜜丸每丸重①3g；②6g。片剂，每片重 0.6g。胶囊剂，每粒装 0.5g。颗粒剂，每袋装 11g（相当于原生药 7g）。

【功能主治】清肺，化痰，止咳。用于痰热咳嗽，痰多不易咯出，色黄黏稠，胸闷口干。

【用法用量】口服。丸剂，水蜜丸一次 7.2g，小蜜丸一次 12g，大蜜丸一次 2 丸（每丸重 6g）或 4 丸（每丸重 3g），一日 2 次。片剂，一次 6 片，一日 2 次。胶囊，一次 5 粒，一日 2 次。颗粒，开水冲服。一次 11g，一日 2 次。

【注意事项】①本品清化痰热，气虚咳喘及阴虚燥咳者忌用；②本品含行气、降气之品，孕妇慎用；③忌食辛辣油腻食物。

橘红痰咳颗粒（煎膏、液）[乙类]

【药物组成】化橘红、百部（蜜炙）、苦杏仁、茯苓、水半夏（制）、五味子、白前、甘草。

【方　　解】方中化橘红理气肃肺，化痰止咳，重用为君药。苦杏仁、半夏宣降肺气而止咳化痰；百部润肺止咳，共为臣药。茯苓健脾渗湿以制痰源；白前祛痰降气止咳；五味子敛肺止咳平喘，为佐药。甘草调和诸药，为使药。诸药相合，共奏理气化痰、润肺止咳之功。

【剂型规格】颗粒剂，每袋装 10g。煎膏剂，每瓶装①100g；②180g；③200g；④250g。口服液，每支装 10ml。

【功能主治】理气祛痰，润肺止咳。用于感冒、咽喉炎引起的痰多咳嗽，气喘。

【用法用量】颗粒，开水冲服，一次 10~20g，一日 3 次。煎膏，口服，一次 10~20g，一日 3 次；小儿减半。口服液，口服，一次 10~20ml，一日 3 次。

【注意事项】①忌食辛辣、油腻食物；②本品适用于痰湿咳嗽，其表现为咳嗽反复发作，咳声重浊，痰多，色白或带灰色。

【特别提示】本品为参保人员住院使用时由基本医疗保险统筹基金按规定支付，门诊使用时由职工基本医疗保险个人账户支付的药品。

黛蛤散[乙类]

【药物组成】青黛、蛤壳。

【方　　解】方中青黛有清热解毒凉血的作用，蛤壳有清肺化痰的作用，二者合用有清热利肺化痰作用，因此能治疗肝火犯肺，咳痰带血，咽喉不适等症状。

【剂型规格】散剂,每袋装 12g。

【功能主治】清热利肺,降逆除烦。用于肝火犯肺所致的头晕耳鸣,咳嗽吐衄、痰多黄稠、咽膈不利、口渴心烦。

【用法用量】口服。一次 6g,一日 1 次,随处方入煎剂。

【注意事项】①本品清肝泻肺,性味苦寒,阳气虚弱者慎服;②孕妇慎用;③寒证禁服;④服药期间忌食辛辣、生冷、油腻食物。

第五节 脑卒中类药

人参再造丸[甲类]

【药物组成】人参、酒蕲蛇、广藿香、檀香、母丁香、玄参、细辛、醋香附、地龙、熟地黄、三七、乳香(醋制)、青皮、豆蔻、防风、制何首乌、川芎、片姜黄、黄芪、甘草、黄连、茯苓、赤芍、大黄、桑寄生、葛根、麻黄、骨碎补(炒)、全蝎、豹骨(制)、炒僵蚕、附子(制)、琥珀、醋龟甲、粉萆薢、白术(麸炒)、沉香、天麻、肉桂、白芷、没药(醋制)、当归、草豆蔻、威灵仙、乌药、羌活、橘红、六神曲(麸炒)、朱砂、血竭、人工麝香、冰片、牛黄、天竺黄、胆南星、水牛角浓缩粉。

【方　解】方中以人参、黄芪、白术、茯苓益气健脾;首乌、当归、熟地、龟甲滋阴养血;豹骨、桑寄生、骨碎补补益肝肾,强筋骨;天麻、胆南星、僵蚕、地龙、全蝎、天竺黄祛风化痰,息风通络;三七、川芎、赤芍、片姜黄、乳香、没药、血竭活血化瘀,通络止痛;蕲蛇、白芷、羌活、威灵仙、麻黄、防风、葛根、粉萆薢祛风胜湿,舒筋活络;细辛、母丁香、乌药、青皮、沉香、香附、檀香温中理气止痛;草豆蔻、豆蔻、橘红、广藿香、六神曲芳香化湿,调中和胃;制附子,肉桂温阳通络;麝香、冰片开窍醒神,活血散结;朱砂、琥珀安神定惊;牛黄、水牛角、黄连、大黄、玄参清热泻火解毒,凉肝息风定惊;甘草调和诸药。诸药相合,共奏扶正固本、祛风化痰、活血通络、开窍醒神之功。

【剂型规格】丸剂,每丸重 3g。

【功能主治】益气养血,祛风化痰,活血通络。用于气虚血瘀、风痰阻络所致的中风,症见口眼歪斜、半身不遂、手足麻木、疼痛、拘挛、言语不清。

【用法用量】口服。一次 1 丸,一日 2 次。

【不良反应】可引起腰背酸痛、尿频、尿急、尿痛、血尿症状,此为朱砂蓄积,导致汞中毒[河北中医,2004,26(10):796]。

【注意事项】①本品含有朱砂,不宜过量或长期服用,肾脏病患者慎用;②孕妇忌服,发热者慎用;③肝阳上亢、肝风内动所致中风(眩晕欲仆,步履不稳,头摇肢颤,语言謇涩,甚至突然昏仆,口眼歪斜,半身不遂,兼见头胀头痛,急躁易怒,肢麻项强。舌红,或苔腻,脉弦细有力)及风湿热痹者不宜使用本品。

十香返生丸[乙类]

【药物组成】苏合香、人工麝香、安息香、冰片、檀香、土木香、沉香、丁香、乳香(醋炙)、降香、郁金、醋香附、牛黄、煅金礞石、天麻、僵蚕(麸炒)、瓜蒌子(蜜炙)、莲子心、朱砂、琥珀、诃子肉、广藿香、甘草。

【方　解】方中以苏合香、麝香、安息香、冰片芳香开窍醒神为君药。配以檀香、土木香、沉香、丁香、乳香、降香、郁金、香附行气解郁,祛瘀化浊;牛黄、金礞石、天麻、僵蚕、瓜蒌子化痰开窍,息风定惊,为臣药。佐以莲子心、朱砂、琥珀清心降火,镇静安神;诃子肉收涩敛气;广藿香醒脾和胃,共为佐药。甘草调和药性,为使药。诸药相合,共奏开窍化痰、镇静安神之功。

【剂型规格】大蜜丸,每丸重 6g。

【功能主治】开窍化痰,镇静安神。用于中风痰迷心窍所引起的言语不清、神志昏迷、痰涎壅盛、牙关紧闭。

【用法用量】口服。一次 1 丸,一日 2 次;或遵医嘱。

【注意事项】①本品所含朱砂有一定毒性,不宜过量或长期服用,肾病患者慎服;②孕妇忌服;③中风脱证禁用,表现为中风昏倒,肢寒畏冷,面色苍白,冷汗不止,脉微欲绝,半身不遂,口舌歪斜等;④服药期间忌气恼及慎食辛辣动火食物。

三七通舒胶囊[乙类]

【药物组成】三七三醇皂苷。

【剂型规格】胶囊剂,每粒装 0.2g。

【功能主治】活血化瘀,活络通脉,改善脑梗死、脑缺血功能障碍,恢复缺血性脑代谢异常,抗血小板聚集,防止脑血栓形成,改善微循环,降低全血黏度,增强颈动脉血流量,主要用于心脑血管栓塞性病症,主治中风、半身不遂、口舌歪斜、言语謇涩、偏身麻木。

【用法用量】口服,一次 1 粒,一日 3 次。

【不良反应】个别患者服药后可出现恶心。

【注意事项】①孕妇禁用,产妇慎用;②出血性中风在出血期间忌用,对出血后的瘀血症状要慎用。

【特别提示】本品为参保人员住院使用时由基本医疗保险统筹基金按规定支付,门诊使用时由职工基本医疗保险个人账户支付的药品。

大活络丸(胶囊)[乙类]

【药物组成】蕲蛇、乌梢蛇、威灵仙、两头尖、麻黄、贯众、甘草、羌活、肉桂、广藿香、乌药、黄连、熟地黄、大黄、木香、沉香、细辛、赤芍、没药(制)、丁香、乳香(制)、僵蚕(炒)、天南星(制)、青皮、骨碎补(烫、去毛)、豆蔻、安息香、黄芩、香附(醋制)、玄参、白术(麸炒)、防风、龟甲(醋淬)、葛根、狗骨(油酥)、当归、血竭、地龙、水牛角浓缩粉、麝香、松香、人工牛黄、冰片、红参、制草乌、天麻、全蝎、何首乌。

【方　解】方中蕲蛇、乌梢蛇、全蝎、地龙、天麻、威灵仙合用,以搜风通络剔邪,以止拘挛抽搐,其中蕲蛇、乌梢蛇性善走窜,内走脏腑,外御皮毛,能透骨搜风,祛风邪,通经络,全蝎、地龙、天麻、威灵仙则通络止痛。制草乌、肉桂、细辛、麻黄、羌活、防风、松香合用,以祛风寒,其中制草乌、肉桂、细辛温经散寒止痛,麻黄温散寒邪,羌活、防风、松香祛风除湿,广藿香、豆蔻、僵蚕、天南星、牛黄、乌药、木香、沉香、丁香、青皮、香附、麝香、安息香、冰片合用,以行气活血,除湿化痰,其中广藿香、豆蔻芳香辟秽,行气化湿,僵蚕、天南星、牛黄祛风化痰止痉,乌药、木香、沉香、丁香、青皮、香附理气止痛,并助血行,麝香、安息香、冰片香窜开泄,畅通气血,两头尖、赤芍、没药、乳香、血竭合用以活血止痛;由黄连、黄芩、贯众、葛根、水牛角、大黄、玄参合用以清伏热,并兼制其他辛热药的燥烈之性;红参、白术、甘草、熟地黄、当归、何首乌、骨碎补、龟甲、狗骨合用,以扶正祛邪,其中红参、白术、甘草、熟地黄、当归益气健脾,补血和血,何首乌、骨碎补、龟甲、狗骨补肝肾,强筋骨。诸药合用,攻补兼施,寒热并用,共奏祛风散寒、除湿化痰、活血通络之功。

【剂型规格】大蜜丸,每丸重 3.5g。胶囊剂,每粒装 0.25g。

【功能主治】祛风止痛,除湿豁痰,舒筋活络。用于缺血性中风引起的偏瘫,风湿痹证(风湿性关节炎)引起的疼痛、筋脉拘急腰腿疼痛及跌打损伤引起的行走不便和胸痹心痛证。

【用法用量】丸剂,温黄酒或温开水送服。一次 1 丸,一日 1~2 次。胶囊,一次 4 粒,一日 3 次。

【不良反应】少数患者服用大活络胶囊后可出现口干、大便偏干、胃部短暂不适等不良反应。另有文献报道,5 例服用大活络胶囊后出现皮肤瘙痒(部分伴有肝功能损伤)[重庆医学, 2016, 45(21): 3021], 1 例口服大活络丸引起药疹 [海峡药学, 2006, 18(5): 235], 1 例口服大活络丸引起大疱性表皮坏死松解型药疹 [现代中西医结合杂志, 2001, 10(13): 1272]。

【注意事项】①孕妇忌服;②运动员慎用。

川蛭通络胶囊[乙类]

【药物组成】水蛭、川芎、丹参、黄芪。

【方　　解】方中水蛭、川芎、丹参活血、逐瘀、通络,与葛根一起并称为活血药中的"四大金刚",为治疗中经络(脑梗死)的常用药。另根据中医"久病必虚""久瘀必虚"理论,治疗血瘀所致中经络(脑梗死)时加一味补气药黄芪,更有利于患者的康复。

【剂型规格】胶囊剂,每粒装 0.25g。

【功能主治】活血化瘀,益气通络。用于中风病中经络(脑梗死)恢复期血瘀气虚证。症见半身不遂,口舌歪斜,语言蹇涩或不语,偏身麻木,气短乏力、口角流涎,手足肿胀,舌暗或有瘀斑,苔薄白。

【用法用量】口服。一次 2 粒,一日 3 次。疗程为 4 周。

【不良反应】少数患者用药后出现头晕、恶心、腹泻等。

【注意事项】对本品过敏者禁用。

【特别提示】本品限脑梗死恢复期使用。

天丹通络片(胶囊)[乙类]

【药物组成】川芎、豨莶草、丹参、水蛭、天麻、槐花、石菖蒲、人工牛黄、黄芪、牛膝。

【方　　解】方中川芎、丹参、水蛭理气活血,补血通络;黄芪、槐花、牛膝补益肺脾肾之不足,配以豨莶草、天麻、石菖蒲祛风化痰,牛黄化痰开窍,凉肝息风,共奏活血通络、息风化痰之功。

【剂型规格】片剂,每片重 0.415g;胶囊剂,每粒装 0.4g。

【功能主治】活血通络,息风化痰。用于中风中经络,风痰瘀血痹阻脉络证,症见半身不遂、偏身麻木、口眼歪斜、语言蹇涩;脑梗死急性期、恢复早期见上述证候者。

【用法用量】口服。片剂,一次 5 片,一日 3 次。胶囊,一次 5 粒,一日 3 次。

【注意事项】①脑出血患者急性期禁用;②忌食生冷、辛辣、油腻食物。

天智颗粒[乙类]

【药物组成】天麻、钩藤、石决明、杜仲、桑寄生、茯神、首乌藤、槐花、栀子、黄芩、川牛膝、益母草。

【方　　解】方中天麻,甘平,归肝经,潜阳息风,益智安神;钩藤,甘微寒,归肝经、心包经,平肝息风清热,共为君药。石决明平肝潜阳,助天麻、钩藤平肝潜阳降逆为臣药;杜仲、桑寄生补肝肾,强筋骨,又可平肝,且以平肝为主,合用,共助天麻平上亢之阳;槐花清热凉血,善能清泄血分之热,具有清降泄热功效;栀子、黄芩泻火除烦,合用,清内生之阳热以治阴干口苦等诸症,故为佐。茯神、首乌藤养心安神,通络祛风,二者养心安神以助益智,故亦为佐。川牛膝补肝肾,强筋骨,活血化瘀;益母草活血化瘀,二者合用引血下行,热血下行则阳入阴分,阴平阳秘,气血调和,肝气调畅,故共为使药,与首乌藤共奏活血通络之效,以治半身不遂等症。

【剂型规格】颗粒剂,每袋装 5g。

【功能主治】平肝潜阳,补益肝肾,益智安神。用于肝阳上亢的中风引起的头晕目眩、头痛失眠、烦躁易怒、口苦咽干、腰膝酸软、智能减退、思维迟缓、定向性差;轻中度血管性痴呆属上述证候者。

【用法用量】口服。一次 1 袋,一日 3 次。

【不良反应】个别患者服药期间可出现腹泻、腹痛、恶心、心慌等症状。

【注意事项】低血压患者和孕妇忌服。

中风回春丸(片、胶囊、颗粒)[乙类]

【药物组成】酒川芎、丹参、酒当归、川牛膝、桃仁、红花、炒茺蔚子、鸡血藤、土鳖虫(炒)、全蝎、蜈蚣、地龙(炒)、炒僵蚕、木瓜、金钱白花蛇、威灵仙(酒制)、忍冬藤、络石藤、伸筋草。

【方　解】方中川芎活血行气,祛风止痛;丹参活血祛瘀,通经活络;当归养血活血,调经止痛,三者共为方中之君药。辅以川牛膝活血祛瘀,补肝肾,强筋骨;桃仁、红花、茺蔚子、鸡血藤活血痛经,化瘀止痛,以助川芎、丹参、当归之效。土鳖虫破血逐瘀;全蝎、蜈蚣、地龙、僵蚕息风化痰止痉,通络止痛;木瓜、金钱白花蛇祛风舒筋,通络止痛;威灵仙通络止痛;佐以忍冬藤、络石藤、伸筋草舒筋通络。诸药合用,共奏活血化瘀、舒筋通络之功。

【剂型规格】浓缩水丸,①每瓶装 16g;②每袋装 1.8g。片剂,①薄膜衣片,每片重 0.3g;②糖衣片,片心重 0.3g。胶囊剂,每粒装①0.3g;②0.5g。颗粒剂,每袋装 2g。

【功能主治】活血化瘀,舒筋通络。用于痰瘀阻络所致的中风,症见半身不遂、肢体麻木、言语謇涩、口舌歪斜。

【用法用量】口服。浓缩丸,用温开水送服,一次 1.2~1.8g。片剂,一次 4~6 片。胶囊,小粒一次 4~6 粒,大粒一次 2~3 粒。颗粒,一次 2g。均一日 3 次,或遵医嘱。

【不良反应】文献报道有 10 例脑血管病患者,特别是脑血栓伴血压偏低患者在服用中风回春片后出现不同程度的头晕目眩症状,若减量眩晕可自行恢复[中国中药杂志,1994,19(9):569]。

【注意事项】①孕妇禁用;②脑出血急性期患者忌服。

化风丹[乙类]

【药物组成】天南星(制)、天麻、药母、紫苏叶、僵蚕、全蝎、苍术、雄黄、硼砂、巴豆霜、麝香、冰片、荆芥、檀香、朱砂。

【方　解】方中僵蚕、全蝎祛风解痉,多用于惊风痉挛而挟痰挟热者,故为君药。复合物药母、天南星等清热化痰,息风定惊;麝香开窍醒神,活血通经;天麻息风止痉,平肝潜阳,祛风通络,共为臣药。巴豆泄下热结;荆芥镇痰、祛风、凉血;檀香行气止痛,散寒调中;苍术燥湿健脾,祛风散寒;紫苏叶解表散寒,行气宽中;雄黄祛痰解毒;硼砂清肺化痰;朱砂清心镇惊,安神;冰片开窍醒神,止痛,共为佐使药。诸药合用,共奏息风解痉、豁痰开窍、祛风化痰通络的功效。

【剂型规格】丸剂,每丸重 0.12g。

【功能主治】熄风镇惊,豁痰开窍。用于风痰闭阻、中风偏瘫、癫痫,面神经麻痹,口眼歪斜。

【用法用量】口服,成人一次 8~10 丸,一日 2~3 次,18 天为一疗程;或遵医嘱。

【不良反应】文献有 1 例口服化风丹致白细胞减少的报道[新医学, 2005, 36(10): 569]。

【注意事项】①肝肾功能不全、造血系统疾病、孕妇及哺乳期妇女禁用,儿童慎用;②服用本品定期检查血、尿中汞、砷离子浓度,检查肝、肾功能;③运动员慎用。

丹灯通脑片(胶囊、滴丸)[乙类]

【药物组成】丹参、灯盏细辛、川芎、葛根。

【方　　解】方中丹参活血化瘀,清心安神,专行疏通心脑脉络闭塞,为君药。葛根活血化瘀,上通脑络,下通心络,消散瘀血,通痹散结,能辅助君药活血通脉,为臣药。灯盏细辛活血止痛,化瘀通络,为佐药。川芎行气活血,祛风止痛,能引药入经,为使药。诸药合用,共奏活血化瘀、祛风通络之功。

【剂型规格】片剂,每片重①0.35g;②0.53g。胶囊剂,每粒装 0.35g。滴丸剂,每丸重 60mg。

【功能主治】活血化瘀,祛风通络。用于瘀血阻络所致的中风,中经络证。

【用法用量】口服,片剂,一次 4 片,一日 3 次,一个月为 1 个疗程。胶囊,一次 4 粒,一日 3 次;30 天为 1 个疗程。滴丸,一次 4 粒,一日 3 次,一个月为 1 个疗程。

【不良反应】个别患者用药后偶见胃部不适。

【注意事项】①急性期的脑出血忌用;②孕妇忌用。

丹膝颗粒[乙类]

【药物组成】丹参、牛膝、天麻、牡丹皮、赤芍、川芎、地黄、淫羊藿、桑寄生、栀子、决明子、火麻仁。

【方　　解】方中天麻息风止痉、平抑肝阳、祛风通络;丹参、川芎活血祛瘀;牡丹皮、赤芍、地黄清热凉血,化瘀止痛;栀子泻火除烦,清热解毒;决明子、火麻仁泻下通便;桑寄生、淫羊藿、牛膝祛风湿、补肝肾,强筋骨,且牛膝还能引药下行入肾,为引经药。诸药相合,共奏养阴平肝、息风通络、清热除烦之功。

【剂型规格】颗粒剂,每袋装 10g。

【功能主治】养阴平肝,息风通络,清热除烦。用于中风病中经络恢复期瘀血阻络兼肾虚证,症见半身不遂,口舌歪斜,舌强语謇,偏身麻木,头晕目眩,腰膝酸软,脑梗死恢复期见上述证候者。

【用法用量】开水冲服。一次 1 袋,一日 3 次。

【不良反应】个别患者服药后出现轻度腹泻。

【注意事项】个别患者服药后出现肝功能(ALT)升高,但临床判断与药物无关或可能无关。

石龙清血颗粒[乙类]

【药物组成】石决明、莪术、赭石、仙鹤草、龙骨、泽泻、牡蛎、地黄、天麻、牛膝、钩藤、山茱萸、槐花、夏枯草。

【方　　解】方中以赭石、石决明、龙骨、牡蛎为君药,平肝潜阳。天麻、钩藤平肝,息风止痉;地黄、山茱萸、泽泻滋补肝肾,共为臣药。以仙鹤草、槐花、夏枯草配合代赭石、地黄凉血止血;以牛膝、莪术活血化瘀,通经络,共为佐药。代赭石重镇下潜,牛膝引血下行,直接抑制气血上逆之势,为使药。诸药配合,共奏滋阴潜阳、平肝息火、化瘀止血之效。

【剂型规格】颗粒剂,每袋装 10g。

【功能主治】滋阴潜阳,平肝息风,化痰止血。用于肝阳化风,脑脉瘀阻所致中风,症见半身不遂、口眼歪斜、语言不清、偏身麻木、眩晕、头痛、面红、口苦;轻、中度出血性脑血管病见上述表现者。

【用法用量】温开水冲服。一次 1 袋,一日 3 次,必要时鼻饲给药。

【注意事项】①孕妇禁用,产妇慎用;②本品应在其他常规治疗下配合使用,出血量幕上大于 40ml、幕下大于 10ml 或有脑疝倾向者,应考虑手术或其他抢救措施。

龙心素胶囊[乙类]

【药物组成】鲜地龙提取物。

【剂型规格】胶囊剂,每粒装 0.15g。

【功能主治】活血通络。用于瘀血阻络所致的缺血性中风,症见半身不遂,肢体麻木,口眼歪斜。

【用法用量】口服,一次 1 粒,一日 3 次,饭后温开水送服,每 30 天为一个疗程。

【注意事项】有出血性疾患者禁用。

龙生蛭胶囊[乙类]

【药物组成】黄芪、水蛭、川芎、当归、红花、桃仁、赤芍、木香、石菖蒲、地龙、桑寄生、刺五加浸膏。

【方　　解】方中黄芪能够扶助正气,恢复脏腑气化功能。水蛭所含水蛭素和蚓激酶样物质,具有较强的抗凝、抗血栓及抑制血小板聚集的作用。川芎、当归具有活血通脉、畅达气血之效;红花可以活血化瘀,桃仁不仅活血祛瘀,而且可润肠通便;赤芍有抗血栓形成作用、抗血小板聚集作用、降血脂和抗动脉硬化作用;木香具有行气止痛、健脾消食功效;桑寄生、刺五加祛风湿,补肝肾,强筋骨;石菖蒲理气、活血、散风、祛湿功效;地龙有通经活络功效。诸药合用,共奏补气活血、逐瘀通络的功效。

【剂型规格】胶囊剂,每粒装 0.4g。

【功能主治】补气活血,逐瘀通络。用于动脉硬化性脑梗死恢复期中医辨证为气虚血瘀型中风中经络者,症见半身不遂,偏身麻木,口角歪斜,语言不利等。

【用法用量】口服,一次 5 粒,一日 3 次。疗程 4 周。

【注意事项】①孕妇忌用;②本品有较强的活血作用,脑出血者禁服。

【特别提示】本品为参保人员住院使用时由基本医疗保险统筹基金按规定支付,门诊使用时由职工基本医疗保险个人账户支付的药品。

龙血通络胶囊[乙类]

【药物组成】龙血竭。

【剂型规格】胶囊剂,每粒 0.33g。

【功能主治】活血化瘀通络。用于中风病中经络(轻中度脑梗死)恢复期血瘀症,症见半身不遂,口舌歪斜,语言謇涩或不语,偏身麻木,脉弦或涩。

【用法用量】口服。一次 2 粒,一日 3 次。疗程 4 周。

【不良反应】个别患者用药后可出现胃胀痛、腹痛、腹泻等胃肠道不适等症状。少数患者用药后可出现肝功能（ALT、AST）、肾功能（BUN、Cr）指标的异常升高。

【注意事项】①肝肾功能异常者禁用；②孕妇及哺乳期妇女忌用；③对本品过敏者禁用，过敏体质者慎用；④有活动性消化道溃疡及有出血倾向者禁用。

再造丸^[乙类]

【药物组成】蕲蛇肉、全蝎、地龙、炒僵蚕、醋山甲、豹骨（油炙）、人工麝香、水牛角浓缩粉、人工牛黄、醋龟甲、朱砂、天麻、防风、羌活、白芷、川芎、葛根、麻黄、肉桂、细辛、附子（附片）、油松节、桑寄生、骨碎补（炒）、威灵仙（酒炒）、粉萆薢、当归、赤芍、片姜黄、血竭、三七、乳香（制）、没药（制）、人参、黄芪、炒白术、茯苓、甘草、天竺黄、制何首乌、熟地黄、玄参、黄连、大黄、化橘红、醋青皮、沉香、檀香、广藿香、母丁香、冰片、乌药、豆蔻、草豆蔻、醋香附、两头尖（醋制）、建曲、红曲。

【方　解】方中以人参、黄芪、白术、制何首乌、熟地黄、当归、玄参、龟甲、骨碎补、桑寄生补气血，滋肝肾，强筋骨；冰片、麝香、人工牛黄清热开窍；黄连、朱砂、水牛角粉清热泻火、息风定惊；威灵仙、豹骨、白芷、羌活、防风、麻黄、细辛、粉萆薢、蕲蛇、葛根、两头尖祛风湿，通筋络，散寒止痛；天竺黄合牛黄，清热化痰，除烦定惊；广藿香、豆蔻、草豆蔻、茯苓、母丁香芳香化湿，燥湿健脾；沉香、檀香、乌药、香附、青皮、化橘红疏肝理气，行气活络；附子、肉桂温肾助阳，散寒止痛；天麻、全蝎、僵蚕、地龙平肝息风，化痰散结，通络止痉；三七、血竭、川芎、大黄、赤芍、穿山甲、乳香、没药、片姜黄、油松节活血化瘀，通络止痛；建曲、红曲健胃和中，甘草调和诸药。综观全方，诸药配伍，共奏祛风化痰、活血通络之功。

【剂型规格】丸剂，每丸重9g。

【功能主治】祛风化痰，活血通络。用于风痰阻络所致的中风，症见半身不遂、口舌歪斜、手足麻木、疼痛痉挛、言语謇涩。

【用法用量】口服。一次1丸，一日2次。

【注意事项】①孕妇禁用；②感冒期间停服；③本品含有朱砂、附子等，不宜过量、久服。

芪龙胶囊^[乙类]

【药物组成】黄芪、地龙、丹参、当归、赤芍、川芎、红花、桃仁。

【方　解】方中黄芪大补元气，生血行滞，地龙息风止痉，通络除痹，重用二药为君。当归、丹参二药合用补血和营，活血化瘀，安定神志，与君药为伍，增强补气生血、化瘀行滞之效，化瘀破滞而不伤正，寓消于补，为辅药；赤芍、桃仁、红花活血通络，破瘀生新，亦为辅药，川芎辛香走窜，开通气血郁滞，引药直达病所，为佐使药。诸药合用，共奏益气活血、化瘀通络之功。

【剂型规格】胶囊剂，每粒0.2g。

【功能主治】益气活血、化瘀通络。用于缺血性中风（脑梗死）中经络恢复期气虚血瘀证，症见：半身不遂，口舌歪斜，语言不清，偏身麻木，舌有瘀斑或瘀点。

【用法用量】口服。每次2粒，一日3次。

【不良反应】个别患者服药后自觉口鼻干燥。

【注意事项】①孕妇禁用，产妇慎用；②有出血疾病未止者慎用。

【特别提示】本品为参保人员住院使用时由基本医疗保险统筹基金按规定支付，门诊使用时由职工基本医疗保险个人账户支付的药品。

华佗再造丸^[甲类]

【药物组成】当归、川芎、红花、吴茱萸、天南星、马钱子、冰片等。

【**方　　解**】方中川芎为血中气药,其性善行,内透外达,横通四肢,活血行气,化瘀止痛,故为主药。当归补血活血止痛,红花活血通经,祛瘀止痛,助川芎活血化瘀止痛。天南星燥湿化痰,祛经络中之风痰及湿邪。荜茇温中散寒,舒肝开郁,祛经络之寒邪。马钱子通络止痛。冰片芳香开窍,治疗神昏痉厥。全方诸药合用,共奏活血化瘀、化痰通络、行气止痛之功。

【**剂型规格**】浓缩水蜜丸,每瓶 8g 或 80g。

【**功能主治**】活血化瘀,化痰通络,行气止痛。用于痰瘀阻络之中风恢复期和后遗症,症见半身不遂、拘挛麻木、口眼歪斜、言语不清。

【**用法用量**】口服。一次 4~8g,一日 2~3 次;重症一次 8~16g;或遵医嘱。

【**不良反应**】少数病人可出现口干、舌燥、恶心、食欲减退、胃脘不适及皮肤瘙痒等。有引起皮肤过敏反应的报道 [山东医药, 1996 (12): 41]。另有报道可引起血尿,亦有引起伤阴的案例,表现为头痛、头昏、口干、牙龈红肿、口腔溃烂、心烦、疲乏、大便干燥、小便赤涩 [中国中药杂志, 1991 (5): 309]。

【**注意事项**】①孕妇忌服;②服药期间如有燥热感,可用白菊花蜜糖水送服,或减半服用,必要时暂停服用 1~2 天;③肝阳上亢、痰热壅盛者不宜使用,肝阳上亢表现为眩晕耳鸣,头目胀痛,面红目赤,急躁易怒,心悸健忘,失眠多梦,腰膝酸软,口苦咽干,舌红;痰热壅盛表现为声嘶,咳嗽痰多,咽痛,口干不饮,痰黄黏稠,身热,便秘等;④忌食生冷,勿食雄鸡、鲤鱼及橡皮鱼。

血栓通胶囊[乙类]

【**药物组成**】三七总皂苷。

【**剂型规格**】胶囊剂,每粒装 0.18g (含三七总皂苷 100mg)。

【**功能主治**】活血化瘀,通经活络。用于瘀血阻络引起的中风中经络急性期,症见半身不遂,口舌歪斜,语言謇涩。急性期脑梗死见上述证候者。

【**用法用量**】口服。一次 1~2 粒,一日 3 次。

【**注意事项**】①孕妇慎用;②过敏体质者慎用。

【**特别提示**】本品为参保人员住院使用时由基本医疗保险统筹基金按规定支付,门诊使用时由职工基本医疗保险个人账户支付的药品。

血塞通片(胶囊、颗粒、软胶囊)[乙类]

【**药物组成**】三七总皂苷。

【**剂型规格**】片剂,每片含三七总皂苷①25mg;②50mg。胶囊剂,每粒含三七总皂苷 50mg。颗粒剂,每袋装 1.5g (含三七总皂苷 50mg,无蔗糖)。软胶囊剂,每粒装 0.33g (含三七总皂苷 60mg)。

【**功能主治**】血塞通片(胶囊、颗粒):活血祛瘀,通脉活络,抑制血小板聚集和增加脑血流量。用于脑络瘀阻,中风偏瘫,心脉瘀阻,胸痹心痛;脑血管病后遗症,冠心病心绞痛属上述证候者。

血塞通软胶囊:活血祛瘀,通脉活络。用于瘀血闭阻脉络证的中风中经络恢复期,症见偏瘫,半身不遂,口舌歪斜,舌强言謇或不语。或用于心血瘀阻型冠心病心绞痛,症见胸闷,胸痛,心慌,舌紫暗或有瘀斑。

【**用法用量**】口服。片剂,一次 50~100mg,一日 3 次。胶囊,一次 100mg (2 粒),一日 3 次。颗粒,开水冲服,一次 1~2 袋,一日 3 次。软胶囊,一次 2 粒,一日 2 次。

【**不良反应**】个别患者服药后可出现恶心。

【注意事项】①片剂（颗粒剂、软胶囊）孕妇慎用，胶囊剂孕妇忌用；②过敏体质者慎用。

【特别提示】本品为参保人员住院使用时由基本医疗保险统筹基金按规定支付，门诊使用时由职工基本医疗保险个人账户支付的药品。

灯盏生脉胶囊[乙类]

【药物组成】灯盏细辛、人参、五味子、麦冬。

【方　　解】方中灯盏细辛性味辛，微温，具有散寒解毒，活血舒筋，止痛，消积的功效，为主药。人参、五味子、麦冬为传统中药"生脉饮"之处方用药，具有补气、调补五脏、滋阴补肾、宁心柔肝、去瘀补虚等作用，为辅药，配合主药，全方共奏益气养阴、活血健脑之效。

【剂型规格】胶囊剂，每粒装 0.18g。

【功能主治】益气养阴，活血健脑。用于气阴两虚、瘀阻脑络引起的胸痹心痛，中风后遗症，症见痴呆、健忘、手足麻木症；冠心病心绞痛，缺血性心脑血管疾病，高脂血症见上述证候者。

【用法用量】口服。一次 2 粒，一日 3 次。饭后 30 分钟服用。两个月为一疗程，疗程可持续。巩固疗效或预防复发，一次 1 粒，一日 3 次。

【注意事项】脑出血急性期禁用。

灯盏花素片[甲类]

【药物组成】灯盏花素（灯盏花黄酮）。

【剂型规格】片剂，①素片，每片含灯盏花素 20mg；②薄膜衣片，每片含灯盏花素 20mg；③薄膜衣片，每片含灯盏花素 40mg。

【功能主治】活血化瘀，通经活络。用于脑络瘀阻，中风偏瘫，心脉痹阻，胸痹心痛；中风后遗症及冠心病心绞痛见上述证候者。

【用法用量】口服。一次 2 片（规格①、②）或一次 1 片（规格③），一日 3 次；或遵医嘱。

【不良反应】皮肤瘀斑：有服用灯盏花素片后出现双下肢内侧皮肤多形性深红色瘀斑，对称分布，中度水肿的报道，停药后瘀斑消退 [医药导报，2006，25（9）：949]。个别患者还可出现皮肤瘙痒、皮疹、口干、乏力、心悸等，停药或对症处理后可消失。

【注意事项】①脑出血急性期及有出血倾向者不宜用；②心痛剧烈及持续时间长者，应做心电图及心肌酶学检查，并采取治疗措施；③孕妇慎用。

灯盏花素注射液（注射用灯盏花素）[乙类]

【药物组成】灯盏花素。

【剂型规格】注射剂，①2ml：5mg；②5ml：20mg，含总黄酮9mg。冻干粉，以野黄芩苷计①10mg；②20mg；③25mg；④50mg。

【功能主治】活血化瘀，通络止痛。用于中风及其后遗症，冠心病，心绞痛。

【用法用量】注射剂，肌内注射，一次 5mg，一日 2 次。静脉注射，一次 10~20mg，用 500ml 10% 葡萄糖注射液稀释后使用，一日 1 次。粉针剂，肌内注射，一次 5~10mg，一日 2 次。临用前，用注射用水 2ml 溶解后使用。静脉注射，一次 20~50mg，一日 1 次；用 250ml 生理盐水或 500ml 5% 或 10% 葡萄糖注射液溶解后使用。

【不良反应】①有文献报道，个别病人在静脉滴注灯盏花素注射液后出现寒战、高热、胸闷、气短、关节肿胀、上消化道出血、腹泻、过敏性休克、四肢无力、心血管反应等症状 [中国中医急症，2009，18（8）：1271]；②106 例不良反应中，105 例为静脉滴注，1 例为肌内注射。105 例在停药或经对症治疗后好转,1例经抢救无效死亡。不良反应包括过敏样反应(50例)、过敏性休克(28例)、药物热反应(23例)、肝功能异常(4例)、急性消化道出血(1例)等[中国药事警戒,2008,5(4):220]。

【注意事项】①本品临床应用时应单独使用,不宜与任何中西药注射剂配伍使用;②脑出血急性期及有出血倾向者不宜使用;③新生儿、婴幼儿、孕妇禁用;④静脉滴注药液出现混浊、沉淀时请勿继续使用;⑤本品与pH低于4.2的溶液使用时,可使药物析出,故不用酸性较高的溶剂来稀释,宜用氯化钠注射液稀释为好。

【特别提示】限二级及以上医疗机构并有明确的缺血性心脑血管疾病急性期患者使用。

灯盏细辛注射液[乙类]

【药物组成】灯盏细辛。

【剂型规格】注射剂,每支装①2ml(含总黄酮9mg);②10ml(含总黄酮45mg)。

【功能主治】活血祛瘀,通络止痛。用于瘀血阻滞,中风偏瘫,肢体麻木,口眼歪斜,语言謇涩及胸痹心痛;缺血性中风、冠心病心绞痛见上述证候者。

【用法用量】肌内注射,一次4ml,一日2~3次。穴位注射,每穴0.5~1.0ml,多穴总量6~10ml。静脉注射,一次20~40ml,一日1~2次,用0.9%氯化钠注射液250~500ml稀释后缓慢滴注。

【不良反应】①主要为过敏反应,严重者出现过敏性休克,多表现为胸闷、畏寒、头晕头痛、低热、四肢关节疼痛、皮肤瘙痒等[药物不良反应杂志,2006,8(5):392];②过敏性哮喘:患者用药后约5分钟,出现憋气、呼吸困难,给予地塞米松、氨茶碱、利血平等对症治疗[药物警戒,2008,5(6):384];③急性肾功能衰竭:本品滴注后出现畏寒、高热、大小便失禁、呕吐、血压下降等症状,继而出现休克、少尿,急查肾功能,显示肾功能衰竭,给予透析、保肝等治疗,病情逐渐好转[中国医院药学杂志,2008,28(8):682];④另有报道使用本品出现多器官功能损害[中国药业,2007,16(11):60]及肝功能异常、腹泻、呕吐、哮喘、快速心房颤动、频发房性早搏等,经对症处理后均会消失[今日药学,2009,19(2):23,28]。

【注意事项】①本品在酸性条件下,其酚酸类成分可能游离析出,故静脉滴注时不宜用葡萄糖注射液及其他酸性的药液稀释;②本品为中药注射剂,只可单独注射,不宜与其他任何注射剂配伍应用;③脑出血急性期及有出血倾向者不宜使用;④孕妇慎用。

【特别提示】限二级及以上医疗机构并有明确的缺血性心脑血管疾病急性期患者使用。

灯盏细辛胶囊(颗粒、软胶囊)[乙类]

【药物组成】灯盏细辛。

【剂型规格】胶囊剂,每粒装0.18g。颗粒剂,①每袋装5g;②每袋装3g(无蔗糖)。软胶囊剂,每粒装0.4g。

【功能主治】活血化瘀。用于瘀血络之中风中经络,症见半身偏瘫、肢体麻木、语言謇涩;血脉瘀阻所致的胸痹,症见胸痛、痛有定处、胸胁满闷;脑梗死及冠心病心绞痛见上述证候者。

【用法用量】口服。胶囊,一次2~3粒,一日3次,或遵医嘱。颗粒,一次1~2袋,一日3次。软胶囊,一次2~3粒,一日3次,或遵医嘱。

【注意事项】①对本品过敏者禁用;②孕妇及过敏体质者慎用。

【特别提示】本品为参保人员住院使用时由基本医疗保险统筹基金按规定支付,门诊使用时由职工基本医疗保险个人账户支付的药品。

灯银脑通胶囊[乙类]

【药物组成】灯盏细辛、银杏叶、三七、满山香。

【方　　解】方中灯盏细辛活血通经,银杏叶活血止痛,三七活血止血,通脉行瘀,收敛止痛,满山香行气活血,全方起到行气活血、散瘀通络的功效。

【剂型规格】胶囊剂,每粒装 0.26g。

【功能主治】行气活血,散瘀通络。用于中风中经络,瘀血阻络证。

【用法用量】口服,一次 2 粒,一日 3 次,14 天为一疗程。

【注意事项】①孕妇禁用;②连续用药不要超过 14 天。

【特别提示】本品为参保人员住院使用时由基本医疗保险统筹基金按规定支付,门诊使用时由职工基本医疗保险个人账户支付的药品。

苏合香丸[甲类]

【药物组成】苏合香、安息香、冰片、水牛角浓缩粉、麝香、檀香、沉香、丁香、香附、木香、乳香(制)、荜茇、白术、诃子肉、朱砂。

【方　　解】本方中苏合香、安息香、麝香、冰片芳香走窜,开窍醒脑,共为君药。沉香、檀香行气止痛,散寒化浊;木香、香附理气解郁,和胃止痛;乳香活血定痛;丁香、荜茇温中降逆,散寒止痛,共为臣药。白术燥湿化浊;朱砂镇静安神;水牛角凉血清心;诃子温涩敛气,可防诸药辛散太过,耗伤正气,共为佐药。全方配伍,共奏芳香开窍、行气止痛之功。

【剂型规格】水蜜丸,每丸重 2.4g;大蜜丸,每丸重 3g。

【功能主治】芳香开窍,行气止痛。用于痰迷心窍所致的痰厥昏迷、中风偏瘫、肢体不利,以及中暑、心胃气痛。

【用法用量】口服。一次 1 丸,一日 1~2 次。

【不良反应】偶见过敏性皮疹,停药后自动消失。另有文献报道,口服本品出现过敏性休克 [广东医学,2005,26(9):1213] 及新生儿中毒 [儿科药学杂志,2005,11(5):60]。

【注意事项】①本品香燥药物过多,易耗散正气,且所含朱砂有毒,故不宜过量久服;②孕妇禁用;③热病,颜面潮红、躁动不安、神志不清、舌红苔黄腻之阳闭,昏沉不醒、面色苍白、遗尿、四肢逆冷之脱证,均忌服;④中风病正气不足者慎用,或配合扶正中药服用;⑤忌气恼及辛辣、油腻食物。

复方地龙片(胶囊)[乙类]

【药物组成】地龙(鲜)、川芎、黄芪、牛膝。

【方　　解】本方以鲜地龙为主要成分,活血化瘀,且善通络,所含地龙蚓激酶具有较强的溶栓、抗凝、降纤等多重作用。川芎活血行气,黄芪益气通络,牛膝散瘀血,补肝肾。四药合用,共奏益气活血、化瘀通络之功。

【剂型规格】片剂,每片重 0.53g;胶囊剂,每粒装 0.28g。

【功能主治】化瘀通络,益气活血。用于缺血性中风中经络恢复期气虚血瘀证,症见半身不遂,口舌歪斜,言语謇涩或不语,偏身麻木,乏力,心悸气短,流涎,自汗等。

【用法用量】口服,饭后服用。片剂,一次 2 片,一日 3 次。胶囊,一次 2 粒,一日 3 次。

【不良反应】个别患者服药 2~3 天后,出现胃部不适感。

【注意事项】不宜用于痰热证、火郁证、瘀热证等有热象者。

活血通脉胶囊^{【乙类】}

【药物组成】水蛭。

【剂型规格】胶囊剂，每粒 0.25g。

【功能主治】破血逐瘀，活血散瘀，通经，通脉止痛。用于癥瘕痞块，血瘀闭经，跌打损伤及高脂血症，见有眩晕、胸闷、心痛、体胖等属于痰瘀凝聚者。

【用法用量】口服，一次 2~4 粒，一日 3 次。或遵医嘱。

【注意事项】孕妇禁用。

消栓颗粒(肠溶胶囊)^{【乙类】}

【药物组成】黄芪、当归、赤芍、地龙、红花、川芎、桃仁。

【方　解】方中黄芪，重在力专而性走，气为血之帅，气旺则血行，瘀祛络通；当归活血通络兼以养血；赤芍、川芎、桃仁、红花协同当归活血祛瘀；更以地龙疏通经络；甘草调和诸药。诸药合用，共奏补气活血通络之功。

【剂型规格】颗粒剂，每瓶(袋)装 4g；肠溶胶囊，每粒装 0.2g。

【功能主治】补气活血通络。用于中风气虚血瘀证，症见半身不遂，口眼歪斜，语言謇涩，气短乏力，面色㿠白；缺血性中风见上述证候者。

【用法用量】口服，颗粒，一次 1 袋，一日 3 次。胶囊，一次 2 粒，一日 3 次。饭前半小时服用。

【注意事项】①凡阴虚阳亢，风火上扰，痰浊蒙蔽者慎用；②孕妇忌用；③出血性倾向者慎用。

消栓再造丸^{【乙类】}

【药物组成】血竭、赤芍、没药(醋炙)、当归、牛膝、丹参、川芎、桂枝、三七、豆蔻、郁金、枳壳(麸炒)、白术(麸炒)、人参、沉香、金钱白花蛇、僵蚕(麸炒)、白附子、天麻、防己、木瓜、全蝎、铁丝威灵仙、黄芪、泽泻、茯苓、杜仲(炭)、槐米、麦冬、五味子(醋炙)、骨碎补、松香、山楂、肉桂、冰片、苏合香、安息香、朱砂。

【方　解】本方药物甚多，按其功效可分为补气养血类，活血化瘀通络类和平肝潜阳、息风化痰开窍药三类。补气养血药有人参、黄芪、当归、茯苓、白术、川芎、五味子、枳壳、豆蔻、沉香等，以充养气血扶正祛邪。活血化瘀通络药有血竭、三七、丹参、没药、山楂、牛膝、赤芍、郁金、桂枝、威灵仙等，化瘀血而通血脉。平肝潜阳、息风化痰开窍药有天麻、全蝎、安息香、苏合香、白附子、金钱白花蛇、僵蚕等，以祛风痰邪气。纵观本方，立意全面，补而不滞，补中寓通。既补气养血通络，又活血化瘀消栓，同时兼息风化痰开窍；用于气虚血滞，风痰阻络引起的中风后遗症，虚实相兼，日久不愈者。

【剂型规格】大蜜丸，每丸重 9g。水蜜丸，每瓶装 60g。

【功能主治】活血化瘀，息风通络，补气养血，消血栓，用于气虚血滞，风痰阻络引起的中风后遗症，肢体偏瘫，半身不遂，口眼歪斜，言语障碍，胸中郁闷等症。

【用法用量】口服，水蜜丸一次 5.5g，大蜜丸一次 1~2 丸，一日 2 次。

【注意事项】①本品处方中含朱砂，不宜过量久服，肝肾功能不全者慎用；②大蜜丸服用前应除去蜡皮、塑料球壳；③本品可嚼服，也可分份吞服。

消栓通络片（胶囊、颗粒）[乙类]

【药物组成】川芎、丹参、黄芪、泽泻、三七、槐花、桂枝、郁金、木香、冰片、山楂。

【方　　解】方中川芎行气活血，祛风通络，以为君药。丹参活血祛瘀，宁心安神；黄芪补气行滞，气旺血行；三七化瘀生新，行滞通络，共为臣药，以助君药活血化瘀，通经活络之功。桂枝温心阳，行气血，助君药温通经脉；郁金、木香行气解郁，化瘀通经，调畅气血；泽泻淡渗利湿，降浊化脂；槐花凉血养阴、平肝降脂；山楂消积导滞，化瘀降脂，共为佐药。冰片宣通痹塞，醒脑回神，引导诸药直达病所，为佐使药，诸药合用，共奏活血化瘀、温经通络之功。

【剂型规格】薄膜衣片，每片重 0.38g。胶囊剂，每粒装 0.37g。颗粒剂，①每袋装 6g（无蔗糖）；②每袋装 12g。

【功能主治】活血化瘀，温经通络。用于瘀血阻络所致的中风，症见神情呆滞、言语謇涩、手足发凉、肢体疼痛；缺血性中风及高脂血症见上述证候者。

【用法用量】口服。片剂，一次 6 片，一日 3 次。胶囊，一次 6 粒，一日 3 次；或遵医嘱。颗粒，一次 1 袋，一日 3 次。

【不良反应】文献报道，服用消栓通络片会引起药疹[黑龙江中医药，2003，（5）：42]。

【注意事项】①孕妇忌用；②阴虚内热（症见内热盗汗、发热、烦热、咽干等）者慎用，风火、痰热证（症见痉咳剧烈、痰稠黏难出、颜面浮肿、痰中带血、口干口渴、尿黄便结等）突出者忌用；③出血性中风发作期忌用；④服药期间忌食生冷、辛辣、动物油脂食物。

【特别提示】本品为参保人员住院使用时由基本医疗保险统筹基金按规定支付，门诊使用时由职工基本医疗保险个人账户支付的药品。

消瘀康片（胶囊）[乙类]

【药物组成】当归、苏木、木香、赤芍、泽兰、乳香、地黄、泽泻、没药、川芎、川木通、川牛膝、桃仁、续断、甘草、红花、香附。

【方　　解】方中以当归为君药，辅以桃仁、红花补血活血，祛瘀止血养血；赤芍、苏木、木香、香附、疏肝理气，行气，活血通络止痛；泽兰、乳香、地黄、泽泻、没药、川芎行血活血，利水渗湿，消肿止痛；川木通、川牛膝清热滋阴，培补肝肾，引邪下行；续断补益肝肾，强筋健骨；炙甘草调和诸药，缓急止痛，通百脉。诸药合用，共奏活血化瘀、消肿止痛之功。

【剂型规格】片剂，每片重 0.62g。胶囊剂，每粒 0.4g。

【功能主治】活血化瘀，消肿止痛。用于治疗颅内血肿吸收期。

【用法用量】口服。片剂，一次 3~4 片，一日 3 次，或遵医嘱。胶囊，一次 3~4 粒，一日 3 次，或遵医嘱。

【注意事项】孕妇忌服。

秦归活络口服液[乙类]

【药物组成】秦艽、党参、赤芍、当归、川芎、茯苓、地黄、黄连、黄芩、石膏、九节菖蒲、郁金、川牛膝、羌活、桑枝。

【方　　解】方中以秦艽、羌活、桑枝祛风湿，舒筋络；地黄、当归、赤芍、川芎、川牛膝养血活血；党参、茯苓益气；菖蒲、郁金化痰；黄连、黄芩、石膏清热泻火。诸药合用，共奏祛风清热、活血化瘀之功。

【剂型规格】合剂，每支装 20ml。

【功能主治】祛风清热，活血化瘀。用于急性期缺血性中风中经络，风热瘀血，痹阻脉络证，症见半身不遂，口舌歪斜，言语謇涩，舌质暗红或有瘀斑、苔黄。

【用法用量】口服。一次 20ml，一日 3 次。

【不良反应】个别患者服药后出现轻度腹泻，一般不停药可自行缓解。

【注意事项】①孕妇慎用；②出血性中风忌用。

脑安片（胶囊、颗粒、滴丸）^{【乙类】}

【药物组成】川芎、当归、红花、人参、冰片。

【方　　解】方中川芎活血祛瘀行气，为君药。以当归养血活血，红花活血祛瘀通经，人参大补元气，补气以助血行，三味为臣药。佐以冰片芳香开窍。诸药合用，共奏活血化瘀、益气通络之功。

【剂型规格】片剂，每片重 0.53g；胶囊剂，每粒装 0.4g；颗粒剂，每袋装 1.2g；滴丸，每粒重 50mg。

【功能主治】活血化瘀，益气通络。用于脑血栓形成急性期，恢复期属气虚血瘀证候者，症见急性起病、半身不遂、口舌歪斜、舌强语謇、偏身麻木、气短乏力、口角流涎、手足肿胀、舌暗或有瘀斑、苔薄白。

【用法用量】口服。片剂，一次 2 片，一日 2 次。胶囊，一次 2 粒，一日 2 次。颗粒，一次 1 袋，一日 2 次。滴丸，一次 20 粒，一日 2 次。4 周为一疗程，或遵医嘱。

【不良反应】①少数患者服药后可出现轻度恶心、胃胀；②有患者出现轻微的胃肠道刺激症状和面红、头胀 [中国脑血管病杂志，2007，4（7）：289]；③有患者出现搏动性头痛 [实用医学杂志，2008，24（14）：2490]。

【注意事项】①出血性中风慎用；②少数患者服药后可出现轻度恶心、胃胀；③孕妇禁用，产妇慎用。

脑血康丸（片、胶囊、颗粒、口服液、滴丸）^{【乙类】}

【药物组成】水蛭。

【剂型规格】丸剂，每袋装 1.5g。片剂，①薄膜衣片，每片重 0.16g；②糖衣片，基片重 0.15g。胶囊剂，每粒 0.15g。颗粒剂，每袋装 2g。口服液，每支装 10ml。滴丸，每丸重 35mg。颗粒剂，每袋装 2g，口服液，每支装 10ml。滴丸，每丸重 35mg。

【功能主治】活血化瘀，破血散结。用于血瘀中风，半身不遂，口眼歪斜，舌强语謇，舌暗紫，有瘀斑等，及高血压脑出血后的脑血肿、脑血栓见上述证候者。

【用法用量】口服。丸剂，一次 1 袋，一日 3 次。片剂，一次 3 片，一日 3 次。胶囊，一次 1 粒，一日 3 次。颗粒，一次 2g，一日 3 次。口服液，一次 10ml，一日 3 次，30 天为一疗程。滴丸，一次 10~20 丸，一日 3 次，或遵医嘱。

【不良反应】①有患者在服药初期有轻微皮肤瘙痒、口干、大便燥结的现象 [全国中医药心脑病中药用药临床评价研讨会，1998：261]；②有患者出现恶心呕吐、胃肠道反应、头晕头痛 [中国药师，2016，19（5）：904]。

【注意事项】①孕妇禁用；②出血性疾病忌用，脑出血发作期不宜用。

脑血疏口服液^{【乙类】}

【药物组成】黄芪、水蛭、石菖蒲、牛膝、牡丹皮、大黄、川芎。

【方　　解】方中黄芪、水蛭为君药,前者补中益气以行血,后者破血逐瘀以通络,加快血肿吸收,辅以牡丹皮、牛膝、川芎、石菖蒲、大黄清热凉血、活血化瘀,大黄则入血分,破一切瘀血,引浊热下行,以达益气、活血、化瘀之效。

【剂型规格】每支装 10ml。

【功能主治】益气、活血、化瘀。用于气虚血瘀所致中风。症见半身不遂,口眼㖞斜,舌强语謇,偏身麻木,气短乏力,舌暗苔薄白或白腻,脉沉细或细数,出血性中风急性期及恢复早期见上述证候者。

【用法用量】口服,一次 10ml,一日 3 次,30 天为一个疗程。

【注意事项】①有高热、感染、高颅压、高血压者应加用相应对症处理措施;②出血量大于40ml 或有脑疝表现者,应考虑手术或其他抢救措施;③产妇慎用;④有再出血倾向的患者慎用;⑤孕妇禁用。

【特别提示】限出血性中风急性期及恢复早期。

脑脉利颗粒[乙类]

【药物组成】黄芪、益母草、当归、三七、姜黄、川芎、红花、丹参、赤芍、白芍、川牛膝。

【方　　解】由益气活血的代表方“补阳还五汤”化裁而来,用“益母草、三七、姜黄、丹参、白芍、川牛膝”替代了原先组方中的有小毒的“地龙和桃仁”。方中黄芪,补益元气,意在气旺则血行,瘀去络通,为君药。当归活血通络而不伤血,用为臣药。川牛膝、三七、姜黄、丹参、赤芍、川芎、桃仁、红花、益母草协同当归以活血祛瘀力专善走,周行全身,以行药力;白芍养血和血。诸药合用,共奏活血化瘀、益气通脉之功。

【剂型规格】颗粒剂,每袋装 10g。

【功能主治】活血化瘀,益气通脉。用于气虚血瘀型性中风病(脑梗死)中经络急性期,症见半身不遂、偏身麻木、口舌歪斜,语言謇涩等。

【用法用量】口服,一次 1 袋,一日 3 次,20 天为一个疗程。

【不良反应】①各别患者服药后可出轻度腹胀、恶心呕吐、胃部不适;②临床试验中,个别患者用药后出现白细胞降低可能与用药有关;③少数患者用药后出现血小板减少或升高、ALT 升高,BUN、CR 升高,少数患者用药后原有的白细胞、血小板、ALT、BUN、CR 的异常情况加重,但不能确定是否与药物有关。

【注意事项】①产妇、过敏体质者及血小板减少症患者慎用;②孕妇禁用,有脑出血倾向者禁用。

脑脉泰胶囊[乙类]

【药物组成】红参、三七、当归、丹参、鸡血藤、红花、银杏叶、山楂、菊花、石决明、制何首乌、石菖蒲、葛根。

【方　　解】方中三七与红参合用共为君药,具有益气补血、安神益智、活血化瘀、去瘀生新之功效。臣药为银杏叶,具有活血化瘀、祛痰降浊之功效;丹参活血养血,散瘀通经络,清心安神;当归补血活血,为治血虚血滞的要药;红花活血祛瘀,通脉活络;山楂化滞消积,活血散瘀,化痰行气;五药合用,共助君药活血化瘀,通脉活络,养血安神。佐以鸡血藤行血补血,舒筋活络;菊花清肝泻火,平肝息风;石决明清肝益阴,平肝息风;何首乌补肝肾,固精益肾,滋阴潜阳;石菖蒲行气走窜,化湿开胃,豁痰开窍,醒脑益智;五药合用,行血补血,滋阴潜阳,平肝息风,豁痰开窍。葛根甘辛凉,升发清阳,与菊花、石决明咸寒潜降之品合用,共为佐使之药。方中红参虽性温燥，但妙用红参适量与丹参、菊花、石决明、葛根等清心凉血、潜阳息风药入伍，兼制红参之温燥，又益气行滞而无伤阴之弊，凉肝息风而无寒凝之虑，扶正不忘祛邪，适得其平。诸药合用，气虚血虚可补，瘀血可散，风痰可除，共奏益气活血、息风豁痰、化瘀通脉、标本同治之功效。

【剂型规格】胶囊剂，每粒装 0.5g。

【功能主治】益气活血，息风豁痰。用于中风气虚血瘀，风痰瘀血闭阻脉络证，症见半身不遂、口舌歪斜、言语謇涩、头晕目眩、半身麻木、气短乏力；缺血性中风恢复期及急性期轻症见上述证候者。

【用法用量】口服，一次 2 粒，一日 3 次。

【注意事项】①忌厚腻肥甘之品；②夹有感冒发热、目赤、咽痛等火热证者慎用；③孕妇慎用。

脑栓通胶囊[乙类]

【药物组成】蒲黄、赤芍、郁金、天麻、漏芦。

【方　　解】方中蒲黄活血化瘀，通经止血；赤芍、郁金可凉血散瘀，破坚除痹，行气解郁；天麻可息风止痉，祛风化痰，平抑肝阳；漏芦以舒筋通脉，清热通经。全方共达活血通络，祛风化痰之功，使脉络之瘀血、痰湿得除，脉络得通，促进新血生成。

【剂型规格】胶囊剂，每粒装 0.4g。

【功能主治】活血通络，祛风化痰。用于风痰瘀血痹阻脉络引起的缺血性中风中经络急性期和恢复期。症见半身不遂、口舌歪斜、语言不利或失语、偏身麻木、气短乏力或眩晕耳鸣，舌质暗淡或暗红，苔薄白或白腻，脉沉细或弦细、弦滑。脑梗死见上述证候者。

【用法用量】口服。一次 3 粒，一日 3 次，4 周为一疗程。

【不良反应】少数患者服药后可出现胃脘部嘈杂不适感，便秘等。

【注意事项】孕妇禁用；产后慎用。

脑得生丸（片、胶囊、颗粒）[乙类]

【药物组成】三七、川芎、红花、葛根、山楂（去核）。

【方　　解】方中三七微苦，性温，和营行滞，活血化瘀，以为君药。葛根甘辛，性凉，升举清阳，解肌通络；红花辛温，活血通经，散瘀止痛，共为臣药，以增强君药活血化瘀，通脉开痹之功。佐以川芎辛温，活血行气，祛风止痛，山楂酸甘，微温，活血化瘀，消积降脂，共为佐药。全方共奏活血化瘀，通经活络之功效。

【剂型规格】大蜜丸，每丸重 9g。片剂，①薄膜衣片，每片重 0.35g；②薄膜衣片，每片重 0.38g；③糖衣片（片心重 0.3g）。胶囊剂，①每粒装 0.45g；②每粒装 0.3g。颗粒剂，每袋装 3g。

【功能主治】活血化瘀，通经活络。用于瘀血阻络所致的眩晕、中风，症见肢体不用、言语不利及头晕目眩；脑动脉硬化、缺血性中风及脑出血后遗症见上述证候者。

【用法用量】口服。大蜜丸，一次 1 丸，一日 3 次。片剂，一次 6 片，一日 3 次。胶囊，一次 4 粒（规格①）或一次 6 粒（规格②），一日 3 次。颗粒，一次 1 袋，一日 3 次。

培元通脑胶囊[乙类]

【药物组成】制何首乌、熟地黄、天冬、醋龟甲、鹿茸、酒苁蓉、肉桂、赤芍、全蝎、烫水蛭、地龙、炒山楂、茯苓、炙甘草。

【方　　解】方中制何首乌、肉苁蓉、熟地黄、龟甲、天冬滋肾阴；肉桂、鹿茸、肉苁蓉阴阳双补、益肾填精、培元补亏；全蝎、水蛭、地龙、龟甲、鹿茸等动物药搜风剔络，兼以滋阴养血；赤芍、水蛭活血化瘀；茯苓、山楂、甘草顾护脾胃、调和诸药。全方标本兼顾、攻补兼施，具有益肾填精、息风通络功效。

【剂型规格】胶囊剂，每粒装0.6g。

【功能主治】益肾填精，熄风通络。用于肾元亏虚，瘀血阻络证，症见半身不遂、口眼歪斜、言语謇涩、半身麻木、眩晕耳鸣、腰膝酸软、脉沉细；缺血性中风中经络恢复期见上述证候者。

【用法用量】口服，一次3粒，一日3次。

【不良反应】①个别患者服药后出现恶心，一般不影响继续服药；②偶见嗜睡、乏力，继续服药能自行缓解。

【注意事项】①孕妇禁用，产妇慎用；②忌辛辣、油腻，禁烟酒。

银杏二萜内酯葡胺注射液^{【乙类】}

【药物组成】银杏叶。

【剂型规格】注射剂，每支装5ml（含银杏二萜内酯25mg）。

【功能主治】活血通络。用于中风病中经络（轻中度脑梗死）恢复期痰瘀阻络证，症见半身不遂，口舌歪斜，言语謇涩，肢体麻木等。

【用法用量】缓慢静脉滴注。一次1支（25mg），临用前，将药物缓缓加入到0.9%氯化钠注射液250ml中稀释，缓慢静脉滴注，一日1次，用药期间请严格控制滴速，首次使用时滴速应控制为每分钟10~15滴，观察30分钟无不适者，可适当增加滴注速度，但应逐渐提高滴注速度到不高于每分钟30滴。疗程为14天。

【不良反应】①部分患者用药后出现头晕、眼花、头痛、背痛、颈胀、小便量多、夜尿增多、疲倦思睡，睡眠增多、协调功能异常等；②少数患者用药后出现寒战、发热、心慌、后枕部不适、口唇爪甲轻度发绀、下肢抖动、腹泻等，出现上述症状立即停药，并进行相应的处理；③个别患者用药后出现面部红色点状皮疹等过敏反应；④少数患者用药后出现ALT、AST升高。⑤部分患者用药期间可出现血压波动，以血压降低为主。

【注意事项】①对本品或银杏类制剂有过敏或严重不良反应病史者禁用；②过敏体质者禁用；③本品含有葡甲胺，对葡甲胺及葡甲胺类制剂过敏者禁用；④孕妇及哺乳期妇女禁用；⑤合并有出血性疾病或有出血倾向者、有下肢静脉血栓形成者禁用；⑥由于本品药液的pH为碱性，临床应用过程中必须使用聚氯乙烯（PVC）材质输液器，以防药液与输液器发生反应，并密切注意用药过程中药液与输液器相互作用的观察；⑦用药前应认真检查药品以及配制后的滴注液，发现药液出现浑浊、沉淀、变色、结晶、瓶身细微破裂者，均不得使用；⑧药品稀释应该严格按照说明书的要求配制，不得随意改变稀释液的种类、稀释浓度和稀释溶液用量，不得使用葡萄糖类溶液稀释；配药后应坚持即配即用，不宜长时间放置；⑨中药注射液应单独使用，禁止与其他注射剂混合滴注；本品尚无与其他药物联合使用的安全性和有效性信息，谨慎联合用药；⑩合并有严重心、肝、肾疾病者慎用；⑪体质虚弱的老年人或及合并感染者慎用；⑫按照药品说明书推荐剂量、给药速度、疗程使用，不宜超剂量、过快滴注和超过疗程规定的连续用药。由于临床试验结果显示，部分不良反应的发生可能与药物滴注速度过快有关，因此，需要严格控制滴注速度，滴注速度不宜超过每分钟30滴；⑬用药过程中，应密切观察用药反应，特别是开始用药的前30分钟，发现异常，立即停药，采用积极救治措施；用药结束后应该在医疗机构至少观察 30 分钟;⑭用药后出现轻度头晕、头昏、头痛者,可降低滴注速度,症状有可能减轻或缓解;⑮用药期间,应注意血压的检测,应定期检查肝功能;⑯本品未完成全部的生殖毒性试验,未观察对子代的影响,有生育要求者慎用;⑰本品尚未在孕妇及哺乳期妇女、儿童以及 70 岁以上的老年人中进行过临床试验,因此,在孕妇及哺乳期妇女、儿童以及 70 岁以上的老年人中有效性和安全性用药无法确定,以上的人群慎用;⑱药品应在有抢救条件的医疗机构使用。

【特别提示】限二级及以上医疗机构脑梗死恢复期患者,单次住院最多支付 14 天。

银杏内酯注射液[乙类]

【药物组成】银杏叶。

【剂型规格】注射剂,每支装 2ml(含萜类内酯 10mg)。

【功能主治】活血化瘀,通经活络。用于中风病中经络(轻、中度脑梗死)恢复期瘀血阻络证,症见半身不遂,口舌歪斜,言语謇涩,肢体麻木等。

【用法用量】静脉滴注。一次 5 支(10ml),临用前将药物缓缓加入到 0.9% 氯化钠注射液 250ml 或 5% 葡萄糖注射液 250ml 中稀释,缓慢静脉滴注,一日 1 次,用药期间需严格控制滴速,滴注速度不高于每分钟 40~60 滴。疗程为 14 天。

【不良反应】①少数患者用药后可出现轻度眩晕、头痛、眼发涩发干、恶心、呕吐,胃脘胀满等;②个别患者用药后可出现中度面潮红,面唇发麻等。

【注意事项】①对本品或银杏类制剂有过敏或严重不良反应病史者禁用;②本品含有乙醇、甘油,对乙醇、甘油过敏者禁用;③孕妇及哺乳期妇女禁用;④过敏体质者慎用;⑤用药前应认真检查药品以及配制后的滴注液,发现药液出现浑浊、沉淀、变色、结晶、瓶身细微破裂者,均不得使用;⑥药品稀释应该严格按照要求配制,不得随意改变稀释浓度和稀释溶液用量,配药后应坚持即配即用,不宜长时间放置;⑦中药注射剂应单独使用,禁止与其他注射剂混合滴注;本品尚无与其他药物联合使用的安全性和有效性信息,谨慎联合用药;⑧按照药品说明书推荐剂量、给药速度、疗程使用,不宜超剂量、过快滴注和超过疗程规定的连续用药。滴注速度不宜超过每分钟 60 滴;⑨用药过程中,应密切观察用药反应,特别是开始用药的前 30 分钟,发现异常,立即停药,采用积极救治措施;用药结束后应该在医疗机构至少观察 30 分钟;⑩合并有严重心、肝、肾疾病者及有出血倾向者慎用;⑪用药后出现轻度头晕、头昏、头痛者,可降低滴注速度,症状有可能减轻或缓解;⑫本品尚未在孕妇及哺乳期妇女、儿童以及 70 岁以上的老年人中进行过临床试验,因此,在孕妇及哺乳期妇女、儿童以及 70 岁以上的老年人中有效性和安全性用药无法确定,以上的人群慎用;⑬药品应在有抢救条件的医疗机构使用。

【特别提示】限二级及以上医疗机构脑梗死恢复期患者,单次住院最多支付 14 天。

银杏叶滴丸(胶囊、颗粒、口服液、片、丸)[乙类]

【药物组成】银杏叶提取物。

【剂型规格】滴丸,①每丸重 60mg;②薄膜衣丸,每丸重 63mg。胶囊剂,①每粒含总黄酮醇苷 9.6mg,萜类内酯 2.4mg;②每粒含总黄酮醇苷 19.2mg,萜类内酯 4.8mg;③每粒装 0.25g(含总黄酮醇苷 40mg,萜类内酯 10mg)。颗粒剂,每袋装 2g(含总黄酮醇苷 19.2mg,萜类内酯 4.8mg)。口服液,每支装 10ml(含总黄酮醇苷 19.2mg,萜类内酯 4.8mg)。片剂,①每片含总黄酮醇苷 9.6mg,萜类内酯 2.4mg;②每片含总黄酮醇苷 19.2mg,萜类内酯 4.8mg。丸剂,每瓶装 0.2g(含总黄酮醇苷 19.2mg,萜类内酯 4.8mg)。

【功能主治】活血化瘀通络。用于瘀血阻络引起的胸痹心痛、中风、半身不遂、舌强语謇；冠心病稳定型心绞痛、脑梗死见上述证候者。

【用法用量】口服。滴丸，一次5丸，一日3次；或遵医嘱。胶囊，一次2粒（规格①）或一次1粒（规格②），一日3次；或遵医嘱。颗粒，一次1袋，一日3次；或遵医嘱。口服液，一次10ml，一日3次，或遵医嘱。片剂，一次2片（规格①）或一次1片（规格②），一日3次；或遵医嘱。丸剂，一次1瓶，一日3次，或遵医嘱。

【不良反应】①胃肠道反应：服药后出现上腹部不适、恶心感，停药后症状消失[海峡药学，2009，21（5）：164]；服用后有食欲减退、恶心、腹胀、便稀、口感、头晕、头痛、耳鸣、血压升高等症状报道[浙江中医学院学报，2004，28（6）：17]；②过敏反应：偶见服药后出现过敏性皮疹[河北精神卫生，1999，12（4）：243]、急性荨麻疹（胸腹部出现散在风团伴瘙痒）[临床皮肤科杂志，1997（5）：342]、剥脱性皮炎[咸宁学院学报（医学版），2008，22（1）：59]和过敏性紫癜（服药后上下肢出现散在瘀点、瘀斑）；③出血：国外有报道使用法华林后加用银杏叶制剂导致严重颅内出血；有患者出现严重蛛网膜下腔出血，服药半年后出现背痛、恶心、嗜睡、出血时间延长；有患者出现自发性眼前房出血，视力模糊，虹膜出血；④咯血：文献报道1例患者口服银杏叶片出现咯血，表现为咳嗽，痰较多色白，时淡黄而黏，夹有血性分泌物，色鲜量时多时少[中国中医急症，2010，19（7）：1248]；⑤兴奋中枢神经：表现为失眠、大汗。

【注意事项】①孕妇慎用；②对本品过敏者、有出血倾向者禁用；③本品有抑制血小板功能作用，故不宜长时间、大剂量应用，以防引起严重出血；长期口服应定期复查血液流变学有关指标；与抗凝药合用应注意调整剂量，加强用药监测；④心力衰竭者慎用。

【特别提示】本品为参保人员住院使用时由基本医疗保险统筹基金按规定支付，门诊使用时由职工基本医疗保险个人账户支付的药品。

银杏叶提取物滴剂（片）^[乙类]

【药物组成】银杏黄酮苷萜类内酯。

【剂型规格】滴剂，30ml：1.2g；片剂，每片含40mg。

【功能主治】主要用于脑部、周围血流循环障碍。急慢性脑功能不全及其后遗症：脑卒中、注意力不集中、记忆力衰退、痴呆。耳部血流及神经障碍：耳鸣、眩晕、听力减退、耳迷路综合征。眼部血流及神经障碍：糖尿病引起的视网膜病变及神经障碍、老年黄斑变性、视力模糊、慢性青光眼。周围循环障碍：各种动脉闭塞症、间歇性跛行症、手脚麻痹冰冷、四肢酸痛。

【用法用量】口服。滴剂，一日2~3次，一次1~2ml（20滴/ml），可滴入少许温水中服用。片剂，一日2~3次，一次1~2片，或遵医嘱。

【不良反应】本品耐受性良好，罕有胃肠道不适、头痛、过敏反应等现象发生，一般不需要特殊处理即可自行缓解。

【注意事项】①对本品中任一成分过敏者禁用；②不影响糖代谢，因此适用于糖尿病病人；③对妊娠期的使用报告不多，基于安全性考虑，妊娠期不建议使用此药。尚无哺乳期妇女用药的安全性资料。

【特别提示】本品为参保人员住院使用时由基本医疗保险统筹基金按规定支付，门诊使用时由职工基本医疗保险个人账户支付的药品。

银杏叶提取物注射液^[乙类]

【药物组成】银杏叶提取物。

【剂型规格】注射剂,5ml:17.5mg(含银杏黄酮苷 4.2mg)。

【功能主治】主要用于脑部、周围血流循环障碍。急慢性脑功能不全及其后遗症:脑卒中、注意力不集中、记忆力衰退、痴呆。耳部血流及神经障碍:耳鸣、眩晕、听力减退、耳迷路综合征。眼部血流及神经障碍:糖尿病引起的视网膜病变及神经障碍、老年黄斑变性、视力模糊、慢性青光眼。周围循环障碍:各种周围动脉闭塞症、间歇性跛行症、手脚麻痹冰冷、四肢酸痛。

【用法用量】注射治疗:每天或每隔一天深部肌内注射或缓慢静脉推注(病人平卧)5ml 本品。

输液治疗:根据病情,通常一日 1~2 次,一次 2~4 支。若必要时可调整剂量至一次 5 支,一日 2 次。给药时可将本品溶于生理盐水、葡萄糖输液或低分子右旋糖酐或羟乙基淀粉中,混合比例为 1:10。若输液为 500ml,则静滴速度应控制在大约 2~3 小时。后续治疗可以口服银杏提取物片剂或滴剂。或遵医嘱。

【不良反应】本品耐受性良好,可见胃肠道不适、头痛、血压降低、过敏反应等现象,一般不需要特殊处理即可自行缓解。长期静注时,应改变注射部位以减少静脉炎的发生。另外,有文献报道,表示银杏叶提取物注射液有:①致过敏反应:潮红、皮疹、瘙痒、水肿、喉头水肿、呼吸困难、憋气、心悸、血压下降、过敏性休克等;②全身性损害:寒战、高热、发热、疼痛、多汗等;③呼吸系统损害:呼吸急促等;④心脑血管系统损害:心悸、胸闷、血压升高等;⑤消化系统损害:恶心、呕吐、腹痛、腹泻、腹胀、胃肠道不适等;⑥精神及神经系统损害:头晕、头痛等。⑦其他:静脉炎等 [药物流行病学杂志, 2017, 26(5):339]。

【注意事项】①对本品中任一成分过敏者禁用;②银杏叶提取物注射液不影响糖分代谢,因此适用于糖尿病病人;③高乳酸血症、甲醇中毒者、果糖山梨醇耐受性不佳者及 1, 6- 二磷酸果糖酶缺乏者,给药剂量每次不可超过 25ml;④本品不能与其他药物混合使用;⑤过期不能使用;⑥对妊娠期的使用报告不多,基于安全性考虑,妊娠期不建议使用此药。

【特别提示】限二级及以上医疗机构并有明确的缺血性心脑血管疾病急性期患者。

强力天麻杜仲丸(胶囊)[乙类]

【药物组成】天麻、杜仲(盐制)、独活、藁本、制草乌、附子(制)、当归、地黄、川牛膝、羌活、槲寄生、玄参。

【方　解】方中天麻、杜仲祛风止痛,补肝肾,强筋骨为君药。草乌、附子温阳散寒止痛。羌活、独活、藁本祛风湿止痛。玄参、地黄、当归滋阴养血。川牛膝、槲寄生补肝肾,健腰膝。诸药合用,共奏祛风散寒、舒筋止痛之功。

【剂型规格】丸剂,每丸重 0.25g。胶囊剂,每粒装①0.2g;②0.4g。

【功能主治】散风活血,舒筋止痛。用于中风引起的筋脉挛痛,肢体麻木,行走不便,腰腿酸痛,头痛头昏等。

【用法用量】口服。丸剂,一次 12 丸,一日 2~3 次。胶囊,一次 0.8~1.2g,一日 2 次。

【不良反应】文献有 1 例口服强力天麻杜仲胶囊发生急性肾衰竭的报道 [江苏大学学报(医学版), 2014, 24(4):353]。

【注意事项】孕妇慎用。

【特别提示】本品为参保人员住院使用时由基本医疗保险统筹基金按规定支付,门诊使用时由职工基本医疗保险个人账户支付的药品。

散风活络丸[乙类]

【药物组成】乌梢蛇(酒炙)、蜈蚣、地龙、胆南星(酒炙)、人工牛黄、冰片、防风、威灵仙、骨碎补、海风藤、细辛、麻黄、桂枝、白附子(矾炙)、草乌(甘草银花炙)、附子(炙)、红花、当归、川芎、乳香(醋炙)、桃仁、赤芍、熟地黄、熟大黄、黄芩、木香、党参、白术(麸炒)、草豆蔻、石菖蒲、香附(醋炙)、牛膝、茯苓、赭石。

【方　　解】方中草乌、附子、麻黄、细辛、桂枝散风祛寒,温阳化湿,为君药;臣以胆南星、白附子祛络中之风痰,乌梢蛇、蜈蚣、地龙搜风通络解痉,防风、威灵仙、骨碎补、海风藤协助君药祛风通络;牛黄、冰片、大黄、黄芩、石菖蒲、赭石清热解毒,镇惊开窍,党参、白术、茯苓、木香、草豆蔻、香附健脾益气,调理气机,当归、川芎、乳香、桃仁、赤芍、红花、熟地黄、牛膝养血活血,化瘀通络,共为佐使药。全方诸药相合,共奏温经通络、搜风除湿、养血益气、祛痰逐瘀之功。

【剂型规格】浓缩丸,每100丸重15g。大蜜丸,每丸重6g。

【功能主治】舒筋活络,祛风除湿(化痰)。用于风寒湿痹(风痰阻络)引起的中风瘫痪,口眼歪斜,半身不遂,腰腿疼痛,手足麻木,筋脉拘挛,行步艰难。

【用法用量】浓缩丸,用温黄酒或温开水送服,一次15丸,一日1~2次。大蜜丸,口服,一次1丸,一日2次;或遵医嘱。

【注意事项】①本品含有蜈蚣、附子、草乌,不宜过量久服;②孕妇忌服;③高血压、心脏病患者慎服;④运动员慎用。

疏血通注射液[乙类]

【药物组成】水蛭、地龙。

【方　　解】方中地龙具有清热息风、清肺定喘、利尿通淋、通行经络之效;水蛭有破血通经,逐瘀消癥之效。两药相配,共奏活血化瘀、通经活络之功。

【剂型规格】注射剂,每支装2ml。

【功能主治】活血化瘀,通经活络。用于瘀血阻络所致的缺血性脑卒中病中经络急性期,症见半身不遂,口舌歪斜,语言謇涩。急性期脑梗死见上述证候者。

【用法用量】静脉滴注,每日6ml或遵医嘱,加于5%葡萄糖注射液(或0.9%氯化钠注射液)250~500ml中,缓缓滴入。

【注意事项】①有过敏史及过敏性疾病史者禁用;②孕妇禁用;③无瘀血证者禁用;④有出血倾向者禁用;⑤本品应单独使用,禁止与其他药品混合配伍使用;⑥用药期间,告知患者忌烟、酒及辛辣、生冷、油腻食品;⑦不宜在服药期间同时服用滋补性中成药。

【特别提示】限二级及以上医疗机构并有明确的缺血性脑血管疾病急性期患者。

葛酮通络胶囊[乙类]

【药物组成】葛根总黄酮。

【剂型规格】胶囊剂,每粒装0.25g。

【功能主治】活血化瘀。用于缺血性中风中经络恢复期瘀血痹阻脉络证,症见半身不遂,口舌歪斜,偏身麻木,语言不利,头晕目眩,颈项强痛等。动脉粥样硬化性血栓性脑梗死和腔隙性脑梗死见上证候者。

【用法用量】口服。一次2粒,一日2次。

【不良反应】个别患者用药后出现肝功能(ALT)异常。

【注意事项】肝功能不全者宜慎用本品。

【特别提示】本品为参保人员住院使用时由基本医疗保险统筹基金按规定支付,门诊使用时由职工基本医疗保险个人账户支付的药品。

豨红通络口服液【乙类】

【药物组成】酒豨莶草、红花、川牛膝。

【方　　解】方中豨莶草祛风通络,平肝降压;红花活血通经,散瘀止痛;川牛膝活血祛瘀,补肝肾,强筋骨。诸药合用,共奏祛风活血、通络止痛之功。

【剂型规格】口服液,每支装 10ml。

【功能主治】祛风活血,通络止痛。用于瘀血阻络所致的中风病,症见偏瘫,肢体麻木,语言不利。

【用法用量】口服。一次 10ml,一日 3 次;或遵医嘱。

【注意事项】孕妇禁用。

豨莶通栓丸(胶囊)【乙类】

【药物组成】豨莶草(蜜酒炙)、胆南星、清半夏、酒当归、天麻、秦艽、川芎、三七、桃仁、水蛭、红花、冰片、人工麝香。

【方　　解】方中以桃仁、红花、川芎、当归、三七、水蛭活血化瘀通络为主;辅以胆南星、半夏祛风化痰;天麻、秦艽、豨莶草祛风舒筋活络;麝香、冰片芳香醒脑开窍。诸药相合,共奏活血祛瘀、祛风化痰、舒经络络、醒脑开窍之功。

【剂型规格】丸剂,每丸重 9g;胶囊剂,每粒装 0.37g。

【功能主治】活血化瘀,祛风化痰,舒筋活络,醒脑开窍。用于缺血性中风风痰痹阻脉络引起的中经络,症见半身不遂、偏身麻木、口舌歪斜、语言謇涩。

【用法用量】口服。丸剂,一次 1 丸,一日 3 次。胶囊,一次 3 粒,一日 3 次,4 周为一疗程。

【不良反应】服用本品后,极个别病例可能出现嗜睡,面部发热,头痛等症状,继续用药可逐渐消失。

【注意事项】孕妇及出血性中风(脑出血)急性期禁用。运动员慎用。

醒脑再造丸(胶囊)【乙类】

【药物组成】黄芪、淫羊藿、石菖蒲、红参、当归、地龙、三七、红花、粉防己、赤芍、炒桃仁、石决明、天麻、仙鹤草、炒槐花、炒白术、葛根、胆南星、玄参、黄连、连翘、泽泻、川芎、枸杞子、全蝎(去钩)、制何首乌、决明子、沉香、制白附子、细辛、木香、炒僵蚕、猪牙皂、冰片、珍珠(豆腐制)、大黄。

【方　　解】方中石菖蒲、猪牙皂、白附子、胆南星、冰片豁痰开窍醒神,为君药;桃仁、红花、三七、赤芍、川芎、仙鹤草、当归养血活血化瘀;地龙、天麻、细辛、防己、僵蚕、石决明、珍珠、全蝎祛痰息风平肝,祛风通络,钻透剔邪,开瘀散结,共为臣药;槐花、大黄、玄参、黄连、连翘、葛根、沉香、木香清热凉血行气;黄芪、红参、白术、何首乌、枸杞、决明子、淫羊藿补气固本,又防攻伐太过而呵护正气,为佐使药;总观全方,开窍祛痰为主,扶正为辅,标本兼顾。

【剂型规格】胶囊剂,每粒装 0.35g;大蜜丸,每丸重 9g。

【功能主治】化痰醒脑,祛风活络。用于风痰闭阻清窍所致的神志不清、言语謇涩、口角流涎、筋骨瘘痛、手足拘挛、半身不遂;脑血栓恢复期及后遗症见上述证候者。

【用法用量】口服。胶囊，一次4粒，一日2次。大蜜丸，一次1丸，一日2~3次，

【注意事项】①神志不清危重证候要配合相应急救措施，不宜单独使用本品；②孕妇忌服；③本品不可过量、久服。

【特别提示】本品为参保人员住院使用时由基本医疗保险统筹基金按规定支付，门诊使用时由职工基本医疗保险个人账户支付的药品。

醒脑静注射液[乙类]

【药物组成】麝香、栀子、郁金、冰片。

【方　解】本方为治疗热闭的常用方。方中以麝香活血通脉，开窍醒神，为君药；臣以栀子泻心包火而清热毒，再以郁金、冰片草木之香，解郁开闭，芳香去秽，通窍开闭，为佐使药。以上诸药合用，共奏清热解毒、豁痰开窍之效。

【剂型规格】注射剂，每支装2ml；5ml；10ml。

【功能主治】开窍醒脑，凉血行气，清热解毒。用于气血逆乱，脑脉瘀阻所致的中风昏迷；外伤头痛，神志昏迷；酒毒攻心，头痛呕恶，昏迷抽搐。脑栓塞，脑出血急性期，颅脑外伤，急性酒精中毒见上述证候者。

【用法用量】肌内注射，一次2~4ml，一日1~2次。静脉滴注：一次10~20ml，用5%~10%葡萄糖注射液或0.9%氯化钠注射液250~500ml稀释后滴注，或遵医嘱。

【不良反应】本品使用过程中偶见皮疹、恶心、面红、瘙痒等不良反应。

【注意事项】①对本品过敏者慎用；②出现过敏症状时，应立即停用，必要时给予对症处理；③运动员慎用；④孕妇禁服。

【特别提示】限二级及以上医疗机构并有中风昏迷、脑外伤昏迷或酒精中毒昏迷抢救的患者。

第六节　高脂血症类药

化滞柔肝颗粒[乙类]

【药物组成】茵陈、决明子（清炒）、大黄（酒炖）、泽泻、猪苓、山楂、苍术（麸炒）、白术（麸炒）、陈皮、瓜蒌、女贞子（酒蒸）、墨旱莲、枸杞子、小蓟、柴胡（醋炙）、甘草。

【方　解】方中茵陈和决明子合用具有清热利湿、保肝利胆之效；泽泻、猪苓清湿热，利小便；大黄具有泻热通肠，凉血解毒，逐瘀通经之功效；山楂活血化瘀、健脾开胃、行滞消积；苍术、白术、陈皮清热利湿、化浊解毒；女贞子、枸杞子、墨旱莲清热柔肝，滋阴泻火；柴胡疏肝解郁、透表泄热；甘草调和诸药；众药合用，清热利湿而不伤阴，活血化瘀而不伤血。

【剂型规格】颗粒剂，每袋装8g。

【功能主治】清热利湿，化浊解毒，祛瘀柔肝。用于非酒精单纯性脂肪肝湿热中阻证，症见肝区不适或隐痛，乏力、食欲减退，舌苔黄腻。

【用法用量】开水冲服。一次1袋，一日3次，每服6天需停服一日或遵医嘱。

【不良反应】偶见腹泻或胃部不适。

【注意事项】①本品尚无妊娠及哺乳期妇女的有效性和安全性研究数据；②本品尚无非酒精性脂肪性肝炎和肝硬化的有效性和安全性研究数据；③糖尿病患者慎用；④用药期间应定期复查肝肾功能；⑤治疗期间需结合饮食调整和行为纠正。

丹田降脂丸[乙类]

【药物组成】丹参、三七、人参、何首乌、川芎、当归、泽泻、黄精、肉桂、淫羊藿、五加皮。

【方　解】方中人参大补元气，健脾益气，推进血行，丹参活血化瘀，通脉止痛，清心安神，二药合用益气活血，为君药。三七、川芎、当归补血活血，化瘀降脂，共为臣药。黄精补脾益肾，填精益血，何首乌滋补肝肾，补益精血，淫羊藿温肾助阳，通利血脉，少佐肉桂温肾运脾，鼓舞气血生长，五加皮、泽泻利水渗湿，化浊降脂，共为佐药。诸药合用，共筑益气活血、健脾补肾之功。

【剂型规格】水蜜丸，每瓶装 10g。

【功能主治】活血化瘀，健脾补肾，能降低血清脂质，改善微循环。用于高脂血症。

【用法用量】口服，一次 1~2g，一日 2 次。

【不良反应】有患者出现咽干、便溏等症状，症状可自行消失 [新中医，2012，44（1）：25]。

【注意事项】发热外感时慎用。

丹香清脂颗粒[乙类]

【药物组成】丹参、川芎、桃仁、降香、三棱、莪术、枳壳、酒大黄。

【方　解】方中丹参、桃仁活血祛瘀，川芎、降香活血行气，共为君药。三棱、莪术破血行气，以助君药活血行气，为臣药。枳壳破气，消积；酒大黄泻热解毒，逐瘀通经，善清上焦血分热毒，共为佐使药。以上诸药合用，共达活血化瘀、行气通络之功。

【剂型规格】颗粒剂，每袋装 10g。

【功能主治】活血化瘀，行气通络。用于高脂血症属气滞血瘀证者。

【用法用量】开水冲服。一次 1 袋，一日 3 次。

【不良反应】个别患者服药后出现恶心，可自行缓解。

【注意事项】①孕妇及有出血倾向者禁用；②体质虚弱者慎用。

【特别提示】本品为参保人员住院使用时由基本医疗保险统筹基金按规定支付，门诊使用时由职工基本医疗保险个人账户支付的药品。

血脂平胶囊[乙类]

【药物组成】刺梨、徐长卿、绞股蓝、山楂。

【方　解】方中刺梨活血化瘀，利水降脂为君药；徐长卿利水消肿，活血解毒；绞股蓝益气健脾，活血调脂为臣药；佐以山楂滋阴补肾，健胃消食。诸药合用，共奏解毒化瘀、利水降脂之效。

【剂型规格】胶囊剂，每粒装 0.3g。

【功能主治】苗医：及抢给仰当糯：洗抢苟，柯陇蒙，纳英，蒙柯蒙苍兴。中医：活血祛痰。用于痰瘀互阻引起的高脂血症，症见胸闷、气短、乏力、心悸、头晕等。

【用法用量】口服，一次 2~4 粒，一日 3 次。

【注意事项】少吃甘肥性食物。

【特别提示】本品为参保人员住院使用时由基本医疗保险统筹基金按规定支付，门诊使用时由职工基本医疗保险个人账户支付的药品。

血脂康胶囊[甲类](片)[乙类]

【药物组成】红曲。

【剂型规格】胶囊剂,每粒装 0.3g;片剂,每片重 0.4g。

【功能主治】化浊降脂,活血化瘀,健脾消食。用于痰阻血瘀所致的高脂血症,症见气短、乏力、头晕、头痛、胸闷、腹胀、食少纳呆;也可用于高脂血症及动脉粥样硬化所致的其他心脑血管疾病的辅助治疗。

【用法用量】口服。胶囊,一次 2 粒,一日 2 次,早晚饭后服用;轻、中度患者一日 2 粒,晚饭后服用,或遵医嘱。片剂,一次 2 片,一日 2 次,早晚饭后服用;轻、中度患者一日 2 片,晚饭后服用,或遵医嘱。

【不良反应】①本品常见不良反应为胃肠道不适,如胃痛、腹胀、胃部灼热等;②偶可引起血清氨基转移酶和肌酸磷酸激酶可逆性升高;③罕见乏力、口干、头晕、头痛、肌痛、皮疹、胆囊疼痛、浮肿、结膜充血和泌尿道刺激症状;④临床偶有一过性腹胀、胃部不适、恶心等消化道症状;⑤有报道血脂康胶囊致横纹肌溶解症 1 例 [中国药物警戒,2010,7(4):255]。

【注意事项】①对本品过敏者禁用,活动性肝炎或无法解释的血清氨基转移酶升高者禁用;②不推荐孕妇及乳母使用;③治疗期间,饮食宜清淡,忌油腻食物;④用药期间应定期检查血脂、血清氨基转移酶和肌酸磷酸激酶;有肝病史者服用本品尤其要注意肝功能的监测;⑤用药期间,如发生血清氨基转移酶增高达正常高限 3 倍,或血清肌酸磷酸激酶显著增高时,应停用本品。

【特别提示】血脂康片为参保人员住院使用时由基本医疗保险统筹基金按规定支付,门诊使用时由职工基本医疗保险个人账户支付的药品。

血滞通胶囊[乙类]

【药物组成】薤白。

【剂型规格】胶囊剂,每粒装 0.45g。

【功能主治】通阳散结,行气导滞。用于高脂血症血瘀痰阻所致的胸闷、乏力、腹胀等。

【用法用量】口服,一次 2 粒,一日 3 次;4 周为一疗程或遵医嘱。

【特别提示】本品为参保人员住院使用时由基本医疗保险统筹基金按规定支付,门诊使用时由职工基本医疗保险个人账户支付的药品。

壳脂胶囊[乙类]

【药物组成】甲壳、制何首乌、茵陈、丹参、牛膝。

【方　　解】方中以龟甲滋阴潜阳、软坚散结、活血化瘀为君;制首乌滋补肝肾,丹参活血化瘀为臣;茵陈清利肝胆湿热;怀牛膝补益肝肾兼引热下行为佐使药。全方合用,共奏补益肝肾、活血通络、清利湿热之功。

【剂型规格】胶囊剂,每粒装 0.25g。

【功能主治】清化湿浊,活血散结,补益肝肾。用于治疗非酒精性脂肪肝湿浊内蕴,气滞血瘀或兼有肝肾不足郁热证,症见胁区闷胀不适或闷痛、耳鸣、胸闷气短、肢麻体重、腰膝酸软、口苦口黏、尿黄、舌质暗红、苔薄黄腻、脉或弦数或弦滑等。

【用法用量】口服,一次 5 粒,一日 3 次。

【不良反应】临床试验过程中,试验组有 1 例大便次数增多,一日 2~3 次,轻度,经判断可能与药物有关。

【注意事项】①本品对于经检查证实由肾病、免疫性疾病、糖尿病引起的高脂血症脂肪肝患者,目前仍无临床试验资料;②建议服药过程中配合饮食控制(包括脂肪、酒精摄入等)。

降脂灵片(颗粒)[乙类]

【药物组成】制何首乌、枸杞子、黄精、山楂、决明子。

【方　　解】方中制何首乌能养肝补血,益肾固精,乌须发,强筋骨;枸杞子能补肝肾明目;黄精能滋肾润肺,补脾益气,为君药。决明子清肝降脂,益肾明目;山楂健脾消食化积,防过补碍胃,又可活血化瘀,降脂去浊,为臣药。诸药合用,共奏补肝益肾、养血明目之功。

【剂型规格】片剂,①薄膜衣片,每片重0.31g;②糖衣片,每片心重0.30g。颗粒剂,每袋装3g。

【功能主治】补肝益肾,养血明目。用于肝肾不足型高脂血症,症见头晕、目眩、须发早白。

【用法用量】口服。片剂,一次5片,一日3次。颗粒,一次1袋,一日3次。

【不良反应】有患者服药后出现腹胀,食欲不佳[数理统计与管理,2007,26(4):742]。

【注意事项】气虚便溏者慎用。

【特别提示】本品为参保人员住院使用时由基本医疗保险统筹基金按规定支付,门诊使用时由职工基本医疗保险个人账户支付的药品。

降脂通脉胶囊[乙类]

【药物组成】决明子、姜黄、泽泻、三七、铁线草。

【方　　解】方中决明子具有润肠通便、降脂明目的效果;姜黄行气破瘀,通经止痛;泽泻利水渗湿、清泻肾火;三七活血化瘀;铁线草利尿、清利湿热。诸药配伍,协同发挥化痰祛湿、活血通脉的功效。

【剂型规格】胶囊剂,每粒装0.5g。

【功能主治】彝医:乌诺衣诺亚都格。中医:化痰祛湿,活血通脉。用于痰瘀阻滞所致的高脂血症。

【用法用量】口服,一次2~4粒,一日3次。

【注意事项】孕妇忌用。

【特别提示】本品为参保人员住院使用时由基本医疗保险统筹基金按规定支付,门诊使用时由职工基本医疗保险个人账户支付的药品。

保利尔胶囊[乙类]

【药物组成】广枣、丹参、肉豆蔻、栀子、川楝子、茜草、红花、麦冬、三七、土木香、木香、檀香、人工牛黄、木通、牛心、降香、大黄、黄芪、荜茇、人工麝香、诃子。

【方　　解】方中广枣行气活血,养心,安神;丹参、红花、三七等能活血化瘀,活血通经,去瘀止痛;川楝子、木香、檀香、降香等行气升清;荜茇、肉豆蔻、诃子温中涩肠,行气消食;土木香健脾和胃,调气解郁;黄芪、麦冬补气养阴;茜草凉血化瘀止血;牛黄清心,豁痰,开窍,凉肝,息风,解毒;麝香开窍醒神,活血通经。大黄、栀子、木通清心泻火,通利二便,以降浊。诸药合用,起到行气活血、化瘀解滞、升清降浊的作用。

【剂型规格】胶囊剂,每粒装0.3g。

【功能主治】行气活血，化瘀解滞，升清降浊。用于高脂血症气滞血瘀、痰浊内阻证，症见胸闷，气短，心胸刺痛，眩晕，头痛等。

【用法用量】口服，一次 5 粒，一日 3 次。

【不良反应】上市前的临床研究中个别患者服药后出现 GPT、BUN、Cr 的增高，与本品的关系尚不确定。另文献有服用本品后出现胃肠道反应 1 例报道 [中国民族医药杂志，2012（6）：23]。

【注意事项】①忌生冷、油腻、辛辣等食物；②运动员慎用。

绞股蓝总甙片(胶囊)[乙类]、绞股蓝总苷胶囊(颗粒)[乙类]

【药物组成】绞股蓝总苷。

【剂型规格】总甙片，每片含绞股蓝总苷①20mg；②60mg。总甙胶囊，每粒含绞股蓝总苷60mg。总苷胶囊，每粒含绞股蓝总苷①20mg；②30mg；③60mg。颗粒剂，每袋装 3g。

【功能主治】养心健脾，益气和血，除痰化瘀，降血脂。用于高脂血症，见有心悸气短、胸闷肢麻、眩晕头痛、健忘耳鸣、自汗乏力或脘腹胀满等心脾气虚、痰阻血瘀者。

【用法用量】口服。总甙片，一次 2~3 片(20mg)、1 片(60mg)，一日 3 次；总甙胶囊，一次 1 粒，一日 3 次；总苷胶囊，一次 2~3 粒(20mg)、2 粒(30mg)或 1 粒(60mg)，一日 3 次；或遵医嘱。颗粒，开水冲服，一次 1 袋，一日 3 次。

【注意事项】①伴有其他严重的慢性病，或在治疗期间又患有其他疾病，应去医院就诊，在医师指导下服药；②服药后症状无改善，应去医院就诊；③按照用法用量服用，长期服用，应向医师咨询；④对本品过敏者禁用，过敏体质者慎用。

【特别提示】本品为参保人员住院使用时由基本医疗保险统筹基金按规定支付，门诊使用时由职工基本医疗保险个人账户支付的药品。

泰脂安胶囊[乙类]

【药物组成】女贞叶乙醇提取物。

【剂型规格】胶囊剂，每粒装 0.3g(含熊果酸 35mg)。

【功能主治】滋养肝肾。用于肝肾阴虚、阴虚阳亢证所致的原发性高脂血症。症见头晕痛胀，口干，烦躁易怒，肢麻，腰酸，舌红少苔，脉细。

【用法用量】口服，一次 3 粒，一日 3 次。

【不良反应】①服药后少数患者出现胃部胀满、嘈杂不适、食欲减退，饭后服用有助于减轻胃部不适症状；②个别病人服药后可能出现肾功能轻度异常改变；③少数病人服药后，出现头晕、乏力加重。

【注意事项】①肾功能异常者慎用；②孕妇及哺乳期妇女慎用。

【特别提示】本品为参保人员住院使用时由基本医疗保险统筹基金按规定支付，门诊使用时由职工基本医疗保险个人账户支付的药品。

荷丹片(胶囊)[乙类]

【药物组成】荷叶、丹参、山楂、番泻叶、盐补骨脂。

【方　解】方中荷叶升阳利湿，化痰降浊，为君药。丹参、山楂活血化瘀，消积降脂，合为臣药。番泻叶泻下导滞，使痰浊油脂由大便而解；补骨脂补肾暖脾，固护脾胃，以资化源，两药合为佐药。诸药相合，共奏化痰降浊、活血化瘀之功。

【剂型规格】薄膜衣片,每片重 0.73g。糖衣片,每素片重 0.32g。胶囊剂,每粒装 0.33g。

【功能主治】化痰降浊,活血化瘀。用于高脂血症属痰浊挟瘀证候者。

【用法用量】饭前服用。糖衣片一次 5 片,薄膜衣片一次 2 片,胶囊一次 4 粒,一日 3 次。8 周为一疗程,或遵医嘱。

【不良反应】①有患者服用荷丹片出现恶心、呕吐、轻微腹泻,个别患者出现了严重腹泻并伴尿常规异常 [药物不良反应杂志,2006,8(6):461];②有患者出现严重的肝损害 [中成药,2013,35(7):1585]。

【注意事项】①脾胃虚寒(症见胃痛隐隐、冷痛不适、空腹痛甚、得食则缓、劳累或食冷或受凉后疼痛发作或加重、泛吐清水、食少、神疲乏力、手足不温等),便溏者忌用;②孕妇禁服,月经期及有出血倾向者忌用;③服药期间饮食宜清淡、低糖、低盐、低脂;食勿过饱;忌食辛辣、油腻之品,忌烟酒、浓茶。

【特别提示】本品为参保人员住院使用时由基本医疗保险统筹基金按规定支付,门诊使用时由职工基本医疗保险个人账户支付的药品。

脂必妥片(胶囊)^[乙类]

【药物组成】红曲。

【剂型规格】片剂,每片重 0.35g;胶囊剂,每粒装 0.35g。

【功能主治】健脾消食,除湿祛痰,活血化瘀。用于脾瘀阻滞,症见气短,乏力,头晕,头痛,胸闷,腹胀,食少纳呆等;高脂血症;也可用于高脂血症及动脉粥样硬化引起的其他心脑血管疾病的辅助治疗。

【用法用量】口服,片剂,一次 3 片,一日 2 次,早晚饭后服用或遵医嘱。胶囊剂,一次 3 粒,一日 2 次,早晚饭后服用或遵医嘱。

【注意事项】孕妇及哺乳期妇女慎用。

【特别提示】本品为参保人员住院使用时由基本医疗保险统筹基金按规定支付,门诊使用时由职工基本医疗保险个人账户支付的药品。

脂必泰胶囊^[乙类]

【药物组成】山楂、泽泻、白术、红曲。

【方　　解】方中红曲健脾消食,活血化瘀为君药。山楂消食化积、行气散瘀;白术益气利水;泽泻利水渗湿。四药同用,共奏消痰化瘀、健脾和胃之功。

【剂型规格】胶囊剂,每粒装 0.24g。

【功能主治】消痰化瘀,健脾和胃。主治痰瘀互结,血气不利所致的高脂血症。症见头晕、胸闷、腹胀、食欲减退、神疲乏力等。

【用法用量】口服,一次 1 粒,一日 2 次。

【注意事项】①孕妇及哺乳期妇女禁用;②服药期间及停药后应尽量避免高脂饮食,如肥肉、禽肉皮、内脏、蛋黄等。

【特别提示】本品为参保人员住院使用时由基本医疗保险统筹基金按规定支付,门诊使用时由职工基本医疗保险个人账户支付的药品。

脂康颗粒^[乙类]

【药物组成】决明子、枸杞子、桑椹、红花、山楂。

【方　　解】方中决明子味甘苦微寒,具有清肝肾作用;枸杞子、桑椹滋补肝肾;红花、山楂活血化瘀。诸药配伍,共奏滋阴清肝、活血通络功效。

【剂型规格】颗粒剂,每袋装 8g。

【功能主治】滋阴清肝,活血通络。用于肝肾阴虚挟瘀之高脂血症。症见头晕或胀或痛,耳鸣眼花,腰膝酸软,手足心热,胸闷,口干,大便干结。

【用法用量】开水冲服。一次 1 袋,一日 2 次。

【注意事项】①妇女妊娠期、月经过多忌用;②禁烟酒、禁高脂饮食。

【特别提示】本品为参保人员住院使用时由基本医疗保险统筹基金按规定支付,门诊使用时由职工基本医疗保险个人账户支付的药品。

蒲参胶囊【乙类】

【药物组成】何首乌、蒲黄、丹参、川芎、赤芍、山楂、泽泻、党参。

【方　　解】方中何首乌养阴填精、滋肾益肝、调降脂质;蒲黄活血通络、化瘀利滞;丹参、山楂、赤芍、川芎消食导滞、活血化瘀;党参、泽泻利水祛湿、健脾益气。全方合用共奏祛湿降浊,滋肾健脾,活血化瘀之功效。

【剂型规格】胶囊剂,每粒装 0.25g。

【功能主治】活血祛瘀,滋阴化浊。用于高脂血症的血瘀证。症见头晕目眩、头部刺痛、胸部刺痛、胸闷憋气、心悸怔忡、肢体麻木;舌质紫暗或有瘀点,脉象细涩。

【用法用量】口服,一次 4 粒,一日 3 次。

【不良反应】①少数病人服药后胃脘部不适,恶心,腹胀,腹泻,纳呆,口干等;②在临床试验过程中,有 1 例患者 BUN 治疗前为 7.01mmol/L,治疗后增加为 9.28mmol/L,判定可能与服用药物无关。

第七节　胸 痹 类 药

三七皂苷注射制剂【甲类】

【药物组成】三七总皂苷。

【剂型规格】血栓通注射液,①2ml:70mg(三七总皂苷);②5ml:175mg(三七总皂苷)。血栓通冻干粉,每支装①100mg;②150mg;③250mg。血塞通注射液,①100mg:2ml;②200mg:2ml;③250mg:5ml;④250mg:10ml。血塞通冻干粉,每支装①200mg;②400mg。

【功能主治】活血祛瘀,通脉活络。用于瘀血阻络,中风偏瘫及脑血管疾病后遗症,胸痹心痛及视网膜中央静脉阻塞症。

【用法用量】血栓通注射液,静脉注射:一次 2~5ml,以氯化钠注射液 20~40ml 稀释后使用,一日 1~2 次。静脉滴注:一次 2~5ml,用 10% 葡萄糖注射液 250~500ml 稀释后使用,一日 1~2 次。肌内注射,一次 2~5ml,一日 1~2 次。理疗:一次 2ml,加注射用水 3ml,从负极导入。血栓通冻干粉,临用前用注射用水或氯化钠注射液适量使溶解。静脉注射:一次 150mg,用氯化钠注射液 30~40ml 稀释。一日 1~2 次,或遵医嘱。静脉滴注:一次 250~500mg,用 10% 葡萄糖注射液 250~500ml 稀释。一日 1 次,或遵医嘱。肌内注射:一次 150mg,用注射用水稀释至 40mg/ml。一日 1~2 次,或遵医嘱。理疗:一次 100mg,加入注射用水 3ml,从负极导入。血塞通注射液,肌内注射,一次 100mg,一日 1~2 次;静脉注射,一次 200~400mg,以 5% 葡萄糖注射液 250~500ml 稀释后缓缓滴注,一日 1 次。血塞通冻干粉,临用前加专用溶剂使其溶解;静脉滴注:一日 1 次,一次 200~400mg,以 5%~10% 葡萄糖注射液 250~500ml 稀释后缓慢滴注;静脉注射:一日 1 次,一次 200mg,以 25%~50% 葡萄糖注射液 40~60ml 稀释后缓慢注射;糖尿病患者可用 0.9% 生理盐水代替葡萄糖注射液稀释后使用;15 天为一疗程,停药 1~3 天后可进行第二疗程。

【不良反应】近年来,使用三七皂苷注射剂引起的不良反应主要涉及变态反应、心血管、神经、消化、泌尿等系统,呈现出皮肤过敏反应、过敏性休克、胸闷、心悸、头晕、头痛、恶心、呕吐、药物性肝损害、血尿等症状,与海王降纤酶及三七类中药针剂合用还可致皮下出血。具体的不良反应如下:①过敏性休克:用药后自觉胸闷,面色苍白,四肢湿冷,血压 60/45mmHg,立即给予抗过敏性休克抢救措施后生命体征平稳,脱离危险 [中国中医急症,2010, 19(3):526];②过敏反应致急性肺水肿:出现神志恍惚,烦躁不安,面色苍白,口唇发绀,口吐粉红色泡沫样痰,两肺广泛湿性啰音,大小便失禁 [西南国防医药,2009, 19(12):1167];③全身严重皮疹:用药后患者诉头晕,腹部瘙痒,上腹部可见广泛散在红色丘疹,突出皮肤,压之无褪色,边界清楚。可予以地塞米松、维生素 C 等治疗 [临床误诊误治,2003, 16(4):312];④急性泛发性发疹性脓疱病:全身皮肤可见米粒至绿豆大的红色丘疹,融合成片,表面密集针头大的脓疱,互不融合 [临床皮肤科杂志,2005, 34(10):231];⑤腹痛:出现恶心、腹痛难忍、心慌、全身不适。给予吸氧,解痉,止痛,抗过敏等治疗 [药物不良反应杂志,2005(1):31];⑥血尿:出现肉眼血尿,红细胞满视野,立即停药,予云南白药口服,血尿消失,尿常规正常 [中国误诊学杂志,2008, 8(12):3013];⑦急性药物性肝炎:出现巩膜、脸及胸部皮肤中度黄染,尿色加深如茶水 [吉林中医药,2007, 27(4):51];⑧神经系统损害:表现为四肢麻痹 [北方药学,2013, 10(5):16];⑨头晕、头痛、发热、全身不适、嗜睡等 [陕西中医,2014(7):921]。

【注意事项】①有出血倾向者、孕妇慎用;②连续给药不得超过 15 天;③头面部发红、潮红,轻微头胀痛是本品用药时常见反应;偶有轻微皮疹出现,尚可继续用药;若发现严重不良反应,应立即停药,并进行相应处理;④禁用于脑出血急性期;⑤禁用于既往对人参、三七过敏的患者;⑥禁用于对酒精高度过敏的患者,用药期勿从事驾驶及高空作业等危险作业;⑦本品不宜与其他任何中、西药注射液混合使用;⑧对老年人、女性病人和既往有过敏史病人应慎用;⑨本品注射液遇冷可能析出结晶,可置 50~80℃ 热水中溶解,放冷至室温即可使用。⑩孕妇、月经期妇女慎用,儿童禁用;⑪ 本品应在有抢救条件的医疗机构使用,使用者应接受过过敏性休克抢救培训,用药后出现过敏反应或其他严重不良反应须立即停药并及时救治。

【特别提示】限二级及以上医疗机构使用。

大株红景天胶囊[乙类]

【药物组成】大株红景天。

【剂型规格】胶囊剂,每粒装 0.38g。

【功能主治】活血化瘀,通脉止痛。用于冠心病、心绞痛属于心血瘀阻证,症见胸痛、胸闷、心慌、气短等。

【用法用量】口服,一次 4 粒,一日 3 次。

【注意事项】①个别患者服药后出现口干、胃部不适;②孕妇禁用。

【特别提示】限有冠心病、心绞痛的明确诊断证据。

丹七片(胶囊、软胶囊)[乙类]

【药物组成】丹参、三七。

【方   解】本方由两味药组成,用于瘀血阻滞之胸痹、眩晕、痛经、恶露不下等病证。方中丹参味苦性微寒,善于活血祛瘀,凉血消肿,清心除烦,为方中之主药。三七味甘微苦、性温,功擅活血祛瘀,消肿定痛,为本方之辅药。两药合用,共奏活血化瘀、通脉止痛之功。

【剂型规格】片剂,①素片,每片重 0.3g;②薄膜衣片,每片重 0.32g;③糖衣片,片心重 0.3g。胶囊剂,①每粒装 0.5g;②每粒装 0.33g。软胶囊,每粒装 0.6g。

【功能主治】活血化瘀,通脉止痛。用于瘀血阻闭所致的胸痹心痛,眩晕头痛,经期腹痛。

【用法用量】口服,片剂,一次 3~5 片,一日 3 次。胶囊,一次 2~3 粒(规格①)或一次 3~5 粒(规格②),一日 3 次。软胶囊,一次 4~6 粒,一日 3 次。

【注意事项】①对本品过敏者禁用;②有出血倾向者禁用;③忌烟、酒及辛辣、生冷、油腻食物;④过敏体质慎用;⑤孕妇、儿童慎用。

丹红注射液[乙类]

【药物组成】丹参、红花。

【方   解】方中丹参为心、脾、肝、肾血分之药,具有活血散瘀、消肿止血、消炎止痛、扩张冠状动脉、改善心肌缺血状况、降低血压、安神静心、降血糖和抗菌等功效,为君药。红花活血通络,祛瘀止痛,为臣药。两药相配,共奏活血化瘀,通脉舒络之功。

【剂型规格】注射剂:每支(瓶)装①2ml,②10ml,③20ml,④100ml,⑤250ml。

【功能主治】活血化瘀,通脉舒络。用于瘀血闭阻所致的胸痹及中风,症见:胸痛、胸闷、心悸、口眼歪斜、言语謇涩、肢体麻木、活动不利等症;冠心病、心绞痛、心肌梗死、瘀血型肺心病、缺血性脑病、脑血栓。

【用法用量】肌内注射,一次 2~4ml,一日 1~2 次;静脉注射,一次 4ml,加入 50% 葡萄糖注射液 20ml 稀释后缓慢注射,一日 1~2 次;静脉滴注,一次 10~60ml,加入 5% 葡萄糖注射液 100~500ml 稀释后缓慢滴注,一日 1~2 次;伴有糖尿病等特殊情况时,改用 0.9% 氯化钠注射液稀释后使用;或遵医嘱。

【不良反应】包括一般过敏反应、过敏性休克、皮疹、头痛、支气管痉挛、喉头水肿、寒战、发热、瘙痒、恶心、呕吐、心悸、胸闷、腹泻以及肾衰竭、血小板异常等不良反应。

【注意事项】①孕妇忌用;②本品为纯中药制剂,保存不当可能影响产品质量;发现药液出现混浊、沉淀、变色、漏气等现象时不能使用;③本品不宜与其他药物混合在同一容器内使用。

【特别提示】限二级及以上医疗机构并有明确的缺血性心脑血管疾病急性发作证据的重症患者。

丹参片(胶囊、颗粒、口服液、合剂、滴丸)[乙类]

【药物组成】丹参。

【剂型规格】片剂,每片重①0.3g;②0.4g。胶囊剂,每粒装 0.28g。颗粒剂,每袋装 10g。合剂,每瓶装①10ml;②100ml。口服液,每支装 10ml。滴丸,每粒重 35mg。

【功能主治】活血化瘀。用于瘀血闭阻所致的胸痹,症见胸部疼痛、痛处固定、舌质紫暗;冠心病心绞痛见上述证候者。

【用法用量】口服。片剂,一次 3~4 片,一日 3 次。胶囊,一次 3~4 粒,一日 3 次,或遵医嘱。颗粒,温开水冲服,一次 10g,一日 3 次。合剂,口服,一次 10ml,一日 2 次。口服液,一次 10ml,一日 3 次。滴丸,口服或舌下含服,一次 10 丸,一日 3 次,4 周为一个疗程;或遵医嘱。

【不良反应】文献报道,服用丹参片引起固定性药疹 1 例 [泸州医学院学报, 1986（1）: 37]。

【注意事项】①本品活血化瘀,孕妇慎用,月经期及有出血倾向者禁用;②过敏体质慎服;③服药期间饮食宜清淡。

【特别提示】本品为参保人员住院使用时由基本医疗保险统筹基金按规定支付,门诊使用时由职工基本医疗保险个人账户支付的药品。

丹参注射液[甲类]

【药物组成】丹参。

【剂型规格】注射剂,每支装①2ml;②10ml。

【功能主治】活血化瘀,通脉养心。用于冠心病胸闷,心绞痛。

【用法用量】肌内注射,一次 2~4ml,一日 l~2 次;静脉注射,一次 4ml（用 50％葡萄糖注射液 20ml 稀释后使用）,一日 1~2 次;静脉滴注,一次 10~20ml（用 5％葡萄糖注射液 100~500ml 稀释后使用）,一日 1 次。或遵医嘱。

【不良反应】目前临床上反映出的不良反应主要包括心血管、消化系统、皮肤系统以及神经系统等方面。心血管系统的不良反应常见为心律失常、胸闷和胸痛;消化系统不良反应包括腹泻、腹痛、呕吐、恶心,较为少见的为便秘,转氨酶升高;在皮肤方面,常见的为皮疹和瘙痒,斑丘疹和湿疹较为少见;神经系统的损伤主要表现在头昏和头痛,体位性低血压也是本品在神经系统方面的一种常见反应 [中国当代医药, 2011, 18（7）: 67]。文献报道丹参注射液临床可发生过敏反应 [针灸临床杂志, 1993, 9（5）: 35]、低钾软病 [中国危重病急救医学, 1994, 6（2）: 120]、致热原样反应 [中国中药杂志, 2002, 27（3）: 234]、过敏性紫癜 [实用中医药杂志, 2002, 18（1）: 49]、过敏性休克 [贵阳中医学院学报, 1994, 16（2）: 22]。

【注意事项】①本品为中药注射剂,不宜与任何中西药注射剂混合使用;②本品含有丹参,不宜与藜芦同用;③本品活血化瘀,孕妇慎用,月经期及有出血倾向者禁用;④服药期间宜清淡饮食;⑤过敏体质慎用,对本类药物过敏或有严重不良反应病史者禁用;⑥在治疗期间,心绞痛持续发作,宜加用硝酸酯类药。若出现剧烈心绞痛,或见气促、汗出、面色苍白者,心肌梗死,应及时急诊救治;⑦新生儿、婴幼儿、孕妇禁用;⑧本品应在有抢救条件的医疗机构使用,使用者应接受过过敏性休克抢救培训,用药后出现过敏反应或其他严重不良反应须立即停药并及时救治。

【特别提示】限二级及以上医疗机构并有明确的缺血性心脑血管疾病急性发作证据的患者。

丹参益心胶囊[乙类]

【药物组成】三七、灯盏细辛、回心草、紫丹参、制何首乌、延胡索。

【方　解】方中三七、灯盏细辛活血通络止痛,回心草活血养心,紫丹参、延胡索行气散瘀止痛,制何首乌补精血。方中各药配伍,共奏活血化瘀、通络止痛的功效。

【剂型规格】胶囊剂,每粒装 0.4g。

【功能主治】彝医:乌诺衣诺,者者叶。中医:活血化瘀,通络止痛。用于瘀血阻滞所致冠心病、心绞痛。

【用法用量】口服,一次 3~4 粒,一日 3 次。

【注意事项】孕妇禁用。

丹参舒心胶囊[乙类]

【药物组成】丹参提取物。

【剂型规格】胶囊剂,每粒装 0.3g。

【功能主治】活血化瘀,镇静安神。用于冠心病引起的心绞痛,胸闷及心悸等。

【用法用量】口服。一次 1~2 粒,一日 3 次。

丹蒌片[乙类]

【药物组成】瓜蒌皮、丹参、薤白、川芎、赤芍、郁金、黄芪、葛根、泽泻、骨碎补。

【方　　解】方中瓜蒌皮、丹参宽胸活血,化痰散结为君药;薤白、川芎、赤芍、郁金入心通络活血化瘀,助君药为臣。加黄芪补气以治其本,气助血行而化瘀。葛根升清既助黄芪之力,又引温肾之品上交于心,亦为臣药。君臣结合,集宣痹、化痰、理气、通滞、养血、化瘀、柔脉于一体,共奏通脉功效。骨碎补补肾活血,泽泻入肾与膀胱,泻湿降浊,与葛根一升一降,邪有去处,三药皆为佐药。以上诸药合用,攻补兼施,泻实补虚,标本兼治,共奏宽胸通阳、化痰散结、活血化瘀、痹宜痛止之功,达标本兼治的目的。

【剂型规格】片剂,①糖衣片,片心重 0.3g;②薄膜衣片,每片重 0.3g。

【功能主治】宽胸通阳,化痰散结,活血化瘀。用于痰瘀互结所致的胸痹心痛,症见胸闷胸痛,憋气,舌质紫暗,苔白腻;冠心病心绞痛见上述证候者。

【用法用量】饭后服用。一次 5 片,一日 3 次。

【不良反应】①部分患者服药后出现大便偏稀;②少数患者服药期间可出现口干。

【注意事项】①孕妇禁用;②产妇及便溏泄泻者慎用。

双丹片(胶囊、颗粒)[乙类]

【药物组成】丹参、牡丹皮。

【方　　解】方中丹参性苦微寒,善于活血祛瘀,凉血消肿,清心除烦,为方中君药。牡丹皮味苦辛、性微寒,功善清热凉血,活血散瘀,为方中臣药。两药合用,共奏活血化瘀、通脉止痛之功。

【剂型规格】片剂,每片重 0.35g;胶囊剂,每粒装 0.5g;颗粒剂,每袋装 5g。

【功能主治】活血化瘀,通络止痛。用于心血瘀阻所致胸痹心痛。

【用法用量】口服。片剂,一次 6 片,一日 2 次。胶囊,一次 4 粒,一日 2 次。颗粒,温开水冲服,一次 1 袋,一日 2 次。

【注意事项】①孕妇慎用;②如与其他药物同时使用可能会发生药物相互作用,详情请咨询药师或医师。

心元胶囊[乙类]

【药物组成】本品系由制何首乌、丹参、地黄等药味加工制成的胶囊剂。

【方　　解】方中首乌补血,丹参活血,地黄等滋阴。故该方剂是既能补血凉血又能活血滋阴的制剂。

【剂型规格】胶囊剂,每粒装 0.3g。

【功能主治】滋肾养心,活血化瘀。用于胸痹心肾阴虚、心血瘀阻证,症见胸闷不适、胸部刺痛或绞痛、或胸痛彻背、固定不移、入夜更甚、心悸盗汗、心烦不寐、腰酸膝软、耳鸣头晕;冠心病稳定型劳累性心绞痛、高脂血症见上述证候者。

【用法用量】口服,一次 3~4 粒,一日 3 次。

【不良反应】有文献报道使用本品可导致上腹不适 [中国中医急症, 2005, 14 (2): 102]。

【注意事项】服本药时不宜和感冒药同时服用。

心可宁胶囊[乙类]

【药物组成】丹参、三七、冰片、水牛角浓缩粉、蟾酥、红花、人工牛黄、人参须。

【方　　解】方中丹参活血祛瘀,通络止痛,养血安神,为君药。三七、红花活血化瘀,通络定痛,为臣药。水牛角浓缩粉凉血安神,牛黄味苦性凉,清心化痰开窍,冰片辛苦微寒,蟾酥甘辛温,寒温并用,均能开窍醒神,人参须益气行滞,推进血行,均为佐药。诸药合用,共奏益气活血、通脉止痛之功。

【剂型规格】胶囊剂,每粒装 0.4g。

【功能主治】活血散瘀,开窍止痛。用于冠心病,心绞痛,胸闷,心悸,眩晕。

【用法用量】口服。一次 2 粒,一日 3 次。

【不良反应】有文献报道心可宁胶囊致头面部、颈部、四肢瘙痒,伴胸闷等变态反应 [医药导报, 2004, 23 (10): 785]。

【注意事项】孕妇慎服。

心可舒丸(片、胶囊、颗粒)[乙类]

【药物组成】丹参、葛根、三七、山楂、木香。

【方　　解】丹参活血化瘀为君药。葛根、三七活血生津为臣,助其活血化瘀之功。山楂活血导滞,降脂为佐;木香行气止痛为使,使气行血行。诸药合用,共奏活血化瘀、行气止痛之功。

【剂型规格】丸剂,每 10 丸重 1.9g。片剂,每片重①0.31g;②0.62g。胶囊剂,每粒装 0.3g。颗粒剂,每袋装 5g。

【功能主治】活血化瘀,行气止痛。用于气滞血瘀引起的胸闷、心悸、头晕、头痛、颈项疼痛;冠心病心绞痛、高血脂、高血压、心律失常见上述证候者。

【用法用量】口服。丸剂,一次 8 丸,一日 3 次,或遵医嘱。片剂,一次 4 片(规格①)或 2 片(规格②),一日 3 次,或遵医嘱。胶囊,一次 4 粒,一日 3 次,或遵医嘱。颗粒,开水冲服,一次 1 袋,一日 3 次,或遵医嘱。

【不良反应】①有患者出现颈部以上面部大面积红肿、瘙痒,停药以后症状消失 [中国医院药学杂志, 2003, 23 (2): 128];②有患者出现尿潴留 [中国医院药学杂志, 1995, 15 (12): 570];③有患者出现恶心、呕吐及轻微头晕 [中国医药科学, 2014, 4 (17): 59]。

心安胶囊[乙类]

【药物组成】山楂叶。

【剂型规格】胶囊剂,每粒装 0.3g(含总黄酮 80mg)。

【功能主治】扩张冠状心血管,改善心肌供血量,降低血脂。用于治疗冠心病,心绞痛,胸闷心悸,高血压等。

【用法用量】口服,一次 3 粒,一日 2~3 次。

【不良反应】极个别病人服药后有胃部不适感。

【注意事项】①过敏体质者及孕妇慎用；②药品性状发生改变时禁止使用；③请将此药品放在儿童不能接触的地方。

心血宁片(胶囊)^{【乙类】}

【药物组成】葛根提取物、山楂提取物。

【剂型规格】片剂，①糖衣片，片心重 0.2g；②薄膜衣片，每片重 0.21g。胶囊剂，每粒装 0.4g。

【方　解】方中葛根，具清热解毒，解痉镇痛，升阳解肌，透疹止泻，治头痛项强。山楂"醒脾气，消肉食，破瘀血，化瘀血而不伤新血，开郁气而不伤正气"。两药合用具有活血化瘀，通络止痛的功效。

【功能主治】活血化瘀，通络止痛。用于瘀血阻络引起的胸痹，心痛，眩晕；冠心病心绞痛，高血压，高脂血症等见上述证候者。

【用法用量】口服，片剂，一次 4 片，一日 3 次，或遵医嘱。胶囊，一次 2 粒，一日 3 次，或遵医嘱。

心达康片(胶囊)^{【乙类】}

【药物组成】醋柳黄酮。

【剂型规格】片剂，①5mg；②10mg。胶囊剂，每粒 5mg(以异鼠李素计)。

【功能主治】片剂：补益心气，化瘀通脉，消痰运脾。用于心气虚弱，心脉瘀阻，痰湿困脾所致心慌、心悸、心痛，气短胸闷，血脉不畅，咳累等症。

胶囊：化瘀通脉。用于心血瘀阻型冠心病，症见心悸、心痛、气短胸闷等。

【用法用量】口服，片剂，一次 10mg，一日 3 次，三个月为一疗程。胶囊，一次 10mg，一日 3 次，一个月为一疗程。

【不良反应】①偶见腹泻；②个别病人服药后出现轻微恶心，上腹不适等消化道症状。

【注意事项】①孕妇及过敏体质者慎用；②对本品过敏者禁用。

心灵丸^{【乙类】}

【药物组成】麝香、牛黄、熊胆、蟾酥、珍珠、冰片、三七、人参、水牛角干浸膏。

【方　解】方中三七活血化瘀、消肿止痛、兼有滋补强壮之力；熊胆清热平肝明目；麝香开窍、回苏、散结止痛、活血通络；冰片开窍、散热、消炎止痛；蟾酥解毒消肿、止痛；水牛角、牛黄清心开窍，豁痰定惊，镇痉，清热解毒；珍珠镇心安神，平肝定惊，收敛生肌，解毒，心虚有热则神气浮游，珍珠除心肝二经之热，能镇心安神；人参补气急救，益气复脉，养心安神，补肺定喘。诸药合用，具有活血化瘀、益气强心、定心安神之功。

【剂型规格】丸剂，每 10 丸重 200mg。

【功能主治】活血化瘀，益气通脉，宁心安神。用于胸痹心痛，心悸气短，头痛眩晕等症，以及心绞痛、心律失常及伴有高血压病者。

【用法用量】舌下含服或咀嚼后咽服，一次 2 丸，一日 1~3 次。也可在临睡前或发病时服用。

【注意事项】①孕妇禁用；②心脏传导阻滞者应遵医嘱服用。

【特别提示】本品为参保人员住院使用时由基本医疗保险统筹基金按规定支付，门诊使用时由职工基本医疗保险个人账户支付的药品。

心宝丸^[乙类]

【药物组成】洋金花、人参、附子、肉桂、麝香、鹿茸、三七、蟾酥、冰片。

【方　解】方中以附子、鹿茸温补心肾之阳，散寒止痛，回阳救逆，为君药。人参大补元气、益气复脉，肉桂温补元阳，为臣药。洋金花强心止痛，三七活血化瘀，麝香辛香走窜、开通心窍，蟾酥止痛开窍，共为佐药。冰片辛香入心经，为使药。诸药合用，共奏温补心肾、活血通脉之功。

【剂型规格】丸剂，每丸重 60mg。

【功能主治】温补心肾，益气助阳，活血通脉。用于治疗心肾阳虚，心脉瘀阻引起的慢性心功能不全；窦房结功能不全引起的心动过缓、病窦综合征以及缺血性心脏病引起的心绞痛及心电图缺血性改变。

【用法用量】口服，慢性心功能不全按心功能 1、2、3 级一次分别用 120mg、240mg、360mg，一日 3 次，一疗程为 2 个月；在心功能正常后改为日维持量 60~120mg。病窦综合征病情严重者一次 300~600mg，一日 3 次，疗程为 3~6 个月。其他心律失常（期外收缩）及房颤，心肌缺血或心绞痛一次 120~240mg，一日 3 次，一疗程为 1~2 个月。

口服，一日 3 次，轻度患者一次 2 粒，中度患者一次 3 粒，重度患者一次 4 粒。

【不良反应】①有患者服用心宝丸联合参松养心胶囊致头部剧痛 1 例 [中国药物与临床，2009，9（12）：1253]；②有患者口服心宝丸半小时后出现过敏反应 [黑龙江医药科学，2006，29（5）：98]。

【注意事项】①孕妇忌服；②阴虚内热（症见低热不退，盗汗颧红，口干欲饮，小便短黄，大便干结，舌红少津），肝阳上亢（症见眩晕耳鸣，头目胀痛，面红目赤，急躁易怒，心悸健忘，失眠多梦，腰膝酸软，口苦咽干），痰火内盛（症见吐痰黄稠，或喉间痰鸣，胸闷）忌服；③青光眼患者忌服。

心悦胶囊^[乙类]

【药物组成】西洋参茎叶总皂苷。

【剂型规格】胶囊剂，每粒装 0.3g（相当于西洋参茎叶总皂苷 50mg）。

【功能主治】益气养心，和血。用于冠心病心绞痛属于气阴两虚证者。

【用法用量】口服，一次 2 粒，一日 3 次。

【不良反应】个别患者服药后可出现胃部胀闷不适感，可改为饭后服用。

心脑宁胶囊^[乙类]

【药物组成】银杏叶、小叶黄杨、丹参、大果木姜子、薤白。

【方　解】方中以银杏叶为君药，银杏叶功能活血化瘀，止痛。丹参、大果木姜子为臣药，其中丹参功善活血化瘀，凉血安神；大果木姜子功能温中散寒，理气止痛。二药合用，既可活血，又可理气，气行则血行，助君药活血化瘀之功。小叶黄杨、薤白为佐药，小叶黄杨功效为行气活血，通络止痛；薤白功效可理气，宽胸，通阳，散结。此二药功效主要在理气，兼有活血作用，增强其他药物的活血理气化瘀作用。以上诸药合用，以活血为主，理气为辅，理气有助于活血，活血有助于行气，使气行血行，瘀血得去，经络得通，诸症自去，以治疗气滞血瘀，血脉闭阻所致的胸痹心痛、脑卒中、眩晕等病症。

【剂型规格】胶囊剂，每粒装 0.45g。

【功能主治】活血行气,通络止痛。用于气滞血瘀的胸痹,头痛,眩晕,症见胸闷刺痛,心悸不宁,头晕目眩;冠心病、脑动脉硬化见上述证候者。

【用法用量】口服。一次 2~3 粒,一日 3 次。

【注意事项】孕妇忌服。

心脑康片(胶囊)[乙类]

【药物组成】丹参、制何首乌、赤芍、枸杞子、葛根、川芎、红花、泽泻、牛膝、地龙、郁金、远志(蜜炙)、九节菖蒲、炒酸枣仁、鹿心粉、甘草。

【方　解】方中丹参、赤芍、川芎、红花活血化瘀,宣痹止痛,共为君药。九节菖蒲、郁金、远志、地龙开窍通络,葛根、泽泻升清降浊、宁脑利窍,共为臣药。制何首乌、枸杞子、鹿心粉、牛膝调补肝肾,酸枣仁宁心安神,共为佐药。甘草和中缓急,调和诸药,为使药。诸药合用,共奏活血化瘀、通窍止痛的作用。

【剂型规格】片剂,每片重 0.25g;胶囊剂,每粒装 0.25g。

【功能主治】活血化瘀,通窍止痛。用于瘀血阻络所致的胸痹、眩晕,症见胸闷、心前区刺痛、眩晕、头痛;冠心病心绞痛、脑动脉硬化见上述证候者。

【用法用量】口服。片剂,一次 4 片,一日 3 次。胶囊,一次 4 粒,一日 3 次。

【注意事项】①孕妇禁用;②本品为活血化瘀之品,久服伤及脾胃,一般宜饭后服用。

心脑舒通片(胶囊)[乙类]

【药物组成】蒺藜粗皂苷。

【剂型规格】片剂,基片重 0.22g;胶囊剂,每粒装 0.15g。

【功能主治】片剂:理气活血。用于气滞血瘀的胸痹及中风恢复期,症见胸痹刺痛,活动不利,语言不清;冠心病、脑栓塞见上述症状者。

胶囊:活血化瘀,舒利血脉。用于胸痹心痛,中风恢复期的半身不遂、语言障碍和动脉硬化等心脑血管缺血性疾患,以及各种血液高黏症。

【用法用量】口服。片剂,一次 2~3 片,一日 3 次,饭后服用;连续服药 21 天,间隔 4 天,总疗程为 2~3 个月。胶囊,一次 2~3 粒,一日 3 次,饭后服用。

【不良反应】偶有口干、头晕、腹泻,上腹部不适及面部潮红等。

【注意事项】①活动性出血患者及孕妇禁用;②有出血倾向患者慎用;③颅内出血后尚未完全止血者忌用;④有出血史或血液低黏症患者慎用。

心通颗粒(口服液)[乙类]

【药物组成】黄芪、党参、葛根、麦冬、丹参、当归、何首乌、淫羊藿、海藻、昆布、牡蛎、皂角刺、枳实。

【方　解】方中黄芪性温味甘,补气升阳,养阴生津,化滞通脉;党参性平味甘,功能补中益气,生津养血;合用益气养阴,活血行滞,共为君药。臣以葛根升举清阳,化瘀通络;麦冬养阴润燥、清心除烦;佐以丹参活血祛瘀,养血安神,当归、何首乌养血滋阴,淫羊藿补肾助阳,海藻、昆布、牡蛎、皂角刺、枳实软坚散结,化痰通络。诸药配合,共奏益气养阴、化痰通络之功。

【剂型规格】颗粒剂,每袋 5.3g;口服液,每支装 10ml。

【功能主治】益气活血,化痰通络。用于气阴两虚、痰瘀痹阻所致的胸痹,症见心痛、胸闷、气短、呕恶、纳呆,冠心病心绞痛见上述证候者。

【用法用量】口服。颗粒,开水冲服,一次 1~2 袋,一天 2~3 次。口服液,一次 10~20ml,一日 2~3 次。

【不良反应】偶见轻微胃肠道反应。①有患者出现过敏性皮疹[中国中药杂志,1994,19(11):693];②有患者出现头晕、恶心、口干[新中医,2015,47(1):36]。

【注意事项】①孕妇禁用;②寒凝血瘀胸痹心痛(症见畏寒冷痛,得温痛减,肢冷色青,妇女月经后期、痛经、经色紫暗夹块,舌紫暗,苔白等),不宜单用本品;③过敏体质者慎服;④服药期间忌食油腻、高脂高糖食品,如服后有泛酸者,可用于饭后服用。

正心泰片(胶囊、颗粒)^[乙类]

【药物组成】黄芪、丹参、川芎、槲寄生、山楂、葛根。

【方　　解】方中黄芪补气行滞,为君药。丹参、川芎活血化瘀为臣药。槲寄生补肝肾;葛根、山楂行瘀化浊,共为佐药。诸药合用,共奏益气活血、化瘀通络之功。

【剂型规格】片剂,①薄膜衣片,每片重 0.36g;②糖衣片,片心重 0.36g。胶囊剂,每粒装 0.46g。颗粒剂,每袋装 5g。

【功能主治】补气活血,化瘀通络。用于气虚血瘀所致的胸痹,症见胸痛、胸闷、心悸、气短、乏力;冠心病心绞痛见上述证候者。

【用法用量】口服。片剂,一次 4 片,一日 3 次。胶囊,一次 4 粒,一日 3 次。颗粒,开水冲服,一次 1 袋,一日 3 次。

【注意事项】①孕妇慎用;②胃虚寒者(症见胃脘疼痛,得温痛减,呕吐清涎)慎用。

乐脉丸(片、胶囊、颗粒)^[乙类]

【药物组成】丹参、川芎、赤芍、红花、香附、木香、山楂。

【方　　解】方中重用丹参活血化瘀,清心安神,通脉止痛,为君药。辅以川芎活血行气,祛风止痛;赤芍清热凉血,化瘀止痛;红花活血通经,化瘀止痛,共助君药行气活血,祛风止痛之效,共为臣药。香附疏肝解郁,调畅气机;木香健脾和中,调气止痛;山楂消积化脂,活血化瘀,佐助君药增强行气活血,化脂通脉之能。诸药合用,共奏行气活血、化瘀通脉之功。

【剂型规格】丸剂,①每袋装 1.5g(浓缩水丸);②每袋装 1.2g(包衣浓缩水丸)。片剂,每片重①0.45g;②0.6g。胶囊剂,每粒装①0.56g;②0.5g;③0.45g;④0.42g。颗粒剂,每袋装 3g。

【功能主治】行气活血,化瘀通脉。用于气滞血瘀所致的头痛、眩晕、胸痛、心悸;冠心病心绞痛、多发性脑梗死见上述证候者。

【用法用量】口服。丸剂,一次 1~2 袋,一日 3 次;或遵医嘱。片剂,一次 3~6 片,一日 3 次。胶囊,一次 3~6 粒(规格①、②、③),一次 4~6 粒(规格④),一日 3 次。颗粒,开水冲服,一次 1~2 袋,一日 3 次。

【不良反应】有患者出现迟缓过敏性休克[中国临床药学杂志,2000,9(4):254]。

【注意事项】①对本品过敏者禁用;②心绞痛急性发作时,不能仅单独使用本品。

宁心宝胶囊^[乙类]

【药物组成】冬虫夏草菌体培养物(虫草头孢菌粉)。

【剂型规格】胶囊剂,每粒含纯菌丝粉 0.25g。

【功能主治】益肝肾,补精髓,止血化痰。用于虚劳咳嗽,吐血,阳痿,腰膝酸痛,遗精,肺结核咳血,老年人虚弱性慢性咳喘,病后盗汗,自汗或贫血等。

【用法用量】口服,一日 3 次,一次 2 粒,饭前温开水送服,疗程 2 周。

【不良反应】有患者服用宁心宝联合胺碘酮后出现恶心、呕吐、食欲减退、房室传导阻滞、窦性心动过缓等不良反应 [海南医学,2014,25 (15):2266]。

【注意事项】①不宜用于危及生命的严重心律失常;②孕妇及过敏体质者慎用。

【特别提示】①限器官移植抗排异、肾功能衰竭及肺纤维化;②本品为参保人员住院使用时由基本医疗保险统筹基金按规定支付,门诊使用时由职工基本医疗保险个人账户支付的药品。

瓜蒌皮注射液[乙类]

【药物组成】瓜蒌皮提取液。

【剂型规格】注射剂,每支装 2ml。

【功能主治】行气除满,开胸除痹。用于痰浊阻络之冠心病,稳定型心绞痛。

【用法用量】肌内注射,一次 4ml,一日 1~2 次;静脉注射,一次 8ml,用 25% 葡萄糖注射液 20ml 稀释,一日 1 次;静脉滴注,一次 12ml,用 5% 葡萄糖注射液 250~500ml 稀释,一日 1 次。

【不良反应】有文献报道瓜蒌皮注射液致过敏性休克;结膜出血;胃部不适 [中国医院药学杂志 2017,37 (3):316]。

【注意事项】①可引起胃肠道不适,应避免空腹用药;②用药和过敏反应治疗期间,告知患者饮食宜清淡,禁烟限酒,忌食生冷、油腻助湿之品,多吃水果及富含纤维食物,保持大便通畅;③本品应单独使用,不宜与抗生素类药物合用,如与盐酸左氧氟沙星氯化钠注射液、甲磺酸培氟沙星葡萄糖注射液、甲磺酸加替沙星葡萄糖注射液等药物配伍,易产生淡黄色絮状沉淀;也不可与惠博(主要成分为氟罗沙星)、甘草酸二铵注射液、盐酸罂粟碱等配伍,同时不可与含有乌头类制剂联用。

【特别提示】限二级及以上医疗机构并有冠心病、心绞痛明确诊断的患者。

生脉注射液[甲类]

【药物组成】红参、麦冬、五味子。

【方　　解】方中以人参为君药,味甘性平,归脾、肺二经,能补脾益肺,健运中气,鼓舞清阳,生津止渴。臣以麦冬甘寒质润,入肺、胃、心经,养阴生津,清心除烦,与人参合用,可使气旺津生,脉气得复。以五味子敛肺宁心,止汗生津,用为佐药。三药配合,一补、一清、一敛,共奏益气复脉,养阴生津之功。

【剂型规格】注射剂,每支装①2ml;②10ml;③20ml。

【功能主治】益气养阴,复脉固脱。用于气阴两亏,脉虚欲脱的心悸、气短、四肢厥冷、汗出、脉欲绝及心肌梗死、心源性休克、感染性休克等具有上述证候者。

【用法用量】肌内注射,一次 2~4ml,一日 1 ~ 2 次。静脉滴注,一次 20~60ml,用 5% 葡萄糖注射液 250~500ml 稀释后使用,或遵医嘱。

【不良反应】主要表现为变态反应,严重者可出现过敏性休克,其他除有荨麻疹、药疹等皮肤损害外,尚有引起严重腹胀、腰背剧痛、窦性停搏、急性肝损害、低血压、药物热、重度眼睑水肿等不良损害报道 [中国药物警戒,2010,7 (1):55]。另有文献报道生脉饮可致消化、皮肤等系统不良反应,尤以皮肤过敏为主 [中国现代药物应用,2009,3 (2):33]。

【注意事项】①本品含人参,不宜与藜芦、五灵脂同时使用;②生脉注射液不宜与其他任何中、西药注射液配伍使用;③热邪尚盛者(症见发热息粗、红肿、灼痛、便秘等),咳而尚有表证未解者(症见怕冷、发热、头痛、身痛、鼻塞、咳嗽、无汗)禁用;④新生儿、婴幼儿禁用;⑤服用本品同时,忌食辛辣、油腻之物。

【特别提示】限二级及以上医疗机构并有急救抢救临床证据的患者。

地奥心血康胶囊[甲类](片、颗粒、软胶囊)[乙类]

【药物组成】薯蓣科植物黄山药或穿龙薯蓣的根茎提取物。

【剂型规格】胶囊剂,每粒含地奥心血康 100mg;片剂,每片含地奥心血康 100mg(相当于甾体总皂苷元 35mg);颗粒剂,每袋装 2g(含地奥心血康 100mg);软胶囊剂,每粒装 0.35g(含甾体总皂苷 100mg)。

【功能主治】活血化瘀,行气止痛,扩张冠脉血管,改善心肌缺血。用于预防和治疗冠心病,心绞痛以及瘀血内阻之胸痹、眩晕、气短、心悸、胸闷或痛。

【用法用量】口服。胶囊,一次 1~2 粒,一日 3 次。片剂,一次 1~2 片,一日 3 次。颗粒,开水冲服,一次 2~4g,一日 3 次,或遵医嘱。软胶囊,一次 1~2 粒,一日 3 次,饭后服用,或遵医嘱。

【不良反应】偶有恶心、胃肠不适、头晕等症状,可自行缓解,不须停药。另有文献报道临床偶见不良反应有药疹 [药学实践杂志, 1997, 15(6): 37]、咳嗽 [包头医学, 2003, 27(1): 29]、肝损害 [中国药事, 1999, 13(2): 132]、月经失调 [中成药, 1995, 17(11): 50]、四肢麻木 [药学实践杂志, 2005, 23(2): 123]、腹泻 [包头医学, 2000, 24(1): 44]、血尿 [首都医药, 1998, 5(6): 27]、便秘 [中级医刊, 1994, 29(1): 61]、口渴、失眠 [新药与临床, 1995, 14(6): 356]、心律失常 [中成药, 2011, 33(6): 1037] 等。

【注意事项】极少数病例空腹服用有胃肠道不适。

延丹胶囊[乙类]

【药物组成】丹参、瓜蒌、乳香(醋制)、五灵脂、延胡索(醋制)、枳壳、柴胡、白芍。

【方　解】方中以活血化瘀良药丹参为主药(君药),辅以延胡索活血祛瘀,行气止痛。丹参辅以延胡索,一寒一温,一气一血,相互促进,各展其长,共奏活血祛瘀,行气止痛。延胡索配柴胡,延胡索具有活血止痛之功,柴胡具有疏肝理气功能,二胡为伍,气血同调,增强了疏肝理气活血止痛的作用。瓜蒌清热涤痰,枳壳下气消胀除痞,与柴胡合而升降调气。乳香、五灵脂活血止痛,白芍养血柔肝、缓急止痛。以上诸药合用,共奏活血祛瘀、理气止痛之功。

【剂型规格】胶囊剂,每粒装 0.3g。

【功能主治】活血祛瘀,理气止痛。用于冠心病劳累性心绞痛气滞血瘀证,症见胸痛、胸闷、心慌、憋气等。

【用法用量】口服,一次 4 粒,一日 3 次。

【不良反应】个别患者服药后出现头晕、轻度恶心。

【注意事项】①根据病情可以加用硝酸甘油等药物;②孕妇禁用。

【特别提示】本品为参保人员住院使用时由基本医疗保险统筹基金按规定支付,门诊使用时由职工基本医疗保险个人账户支付的药品。

红花注射液[乙类]

【药物组成】红花。

【剂型规格】注射剂,每支装①5ml;②20ml。

【功能主治】活血化瘀。用于治疗闭塞性脑血管疾病,冠心病,脉管炎。

【用法用量】本品应在医生指导下使用。口服。一次2支(20ml),一日2次。或遵医嘱。治疗闭塞性脑血管疾病:静脉滴注,一次15ml,用10%葡萄糖注射液250~500ml稀释后应用,一日1次。15~20次为一疗程。治疗冠心病:静脉滴注,一次5~20ml,用5%~10%葡萄糖注射液250~500ml稀释后应用,一日1次。10~14次为一疗程,疗程间隔为7~10日。治疗脉管炎:肌内注射,一次2.5~5ml,一日1~2次。

【不良反应】①全身性损害:过敏样反应、过敏性休克、寒战、发热、面色苍白等;②呼吸系统损害:呼吸困难、咳嗽、喘憋、喉头水肿等;③心血管系统损害:心悸、心律失常、发绀等;④中枢及外周神经系统损害:头晕、头痛、抽搐等;⑤胃肠系统损害:恶心、呕吐;⑥皮肤及其附件损害:皮疹、瘙痒。

【注意事项】①本品不良反应包括过敏性休克,应在有抢救条件的医疗机构使用,用药后出现过敏反应或其他严重不良反应应立即停药并及时救治;②严格按照药品说明书规定的功能主治使用,禁止超功能主治用药;③严格掌握用法用量及疗程。按照药品说明书推荐剂量、疗程使用药品。不超剂量和长期连续用药;④用药前应仔细询问患者用药史和过敏史,对过敏体质者慎用;⑤用药前应认真检查药品以及配制后的滴注液,发现药液出现浑浊、沉淀、变色、结晶等药物性状改变以及瓶身细微破裂者,均不得使用;⑥药品稀释应严格按照说明书的要求配制,不得随意改变稀释液的种类、稀释浓度和稀释溶液用量。配药后应坚持即配即用,不宜长时间放置;⑦严禁混合配伍,谨慎联合用药。中药注射剂应单独使用,禁忌与其他药品混合配伍使用。谨慎联合用药,如确需要联合使用其他药品时,应谨慎考虑与中药注射剂的间隔时间以及药物相互作用等问题;⑧对老人、肝肾功能异常患者等特殊人群和初次使用中药注射剂的患者应慎重使用,加强监测。对长期使用的在每疗程间要有一定的时间间隔;⑨监测数据提示,有与本品有关的肝肾功能异常个案病例报告,建议在临床使用过程中加强肝肾功能监测;⑩孕妇、哺乳期妇女及儿童禁用;⑪加强用药监护。用药过程中应缓慢滴注,同时密切观察用药反应,特别是开始30分钟。如发现异常,应立即停药,采取积极措施救治患者。

【特别提示】限二级及以上医疗机构并有急救抢救临床证据的患者。

血栓心脉宁片(胶囊)[甲类]

【药物组成】川芎、槐花、丹参、水蛭、毛冬青、人工牛黄、人工麝香、人参茎叶总皂苷、冰片、蟾酥。

【方　解】本方以益气活血、开窍止痛之品为主要药物。方中人参大补元气、促进血行,丹参活血化瘀,通络止痛,二药益气活血,为君药。麝香辛散温通、芳香走窜、开窍醒神、活血化瘀、宣痹止痛;牛黄、冰片、蟾酥豁痰开窍,通络止痛,息风止痉,为臣药。川芎、水蛭、毛冬青活血化瘀、行气通络、利脉止痛;槐米清泄肝热,明目定眩,为佐药;诸药合用,共奏益气活血、开窍止痛之功。

【剂型规格】胶囊剂,每粒装0.5g;片剂,每片重0.4g。

【功能主治】益气活血,开窍止痛。用于气虚血瘀所致的中风、胸痹,症见头晕目眩、半身不遂、胸闷心痛、心悸气短;缺血性中风恢复期、冠心病心绞痛见上述证候者。

【用法用量】口服。胶囊,一次4粒,一日3次。片剂,一次2片,一日3次。

【不良反应】有报道出现过敏反应及过敏性休克[中国中药杂志,1996,21(12):755]。亦有致急性腹泻[实用心脑肺血管病杂志,1997,5(4):63],及引发皮疹[药学服务与研究, 2016,16(3):242]。

【注意事项】①孕妇禁用;②运动员慎用。

杏灵分散片[乙类]

【药物组成】银杏酮酯。

【剂型规格】分散片,每片重0.3g(含银杏酮酯40mg)。

【功能主治】活血化瘀。用于血瘀型胸痹及血瘀型轻度脑动脉硬化引起的眩晕;冠心病、心绞痛。

【用法用量】口服。一次1片,一日3次。

【不良反应】偶有胃部不适、恶心。

【注意事项】①对本品过敏者禁用;②心力衰竭者、孕妇慎用。

【特别提示】本品为参保人员住院使用时由基本医疗保险统筹基金按规定支付,门诊使用时由职工基本医疗保险个人账户支付的药品。

芪冬颐心颗粒(口服液)[乙类]

【药物组成】黄芪、麦冬、人参、茯苓、地黄、龟甲(烫)、煅紫石英、桂枝、淫羊藿、金银花、丹参、郁金、枳壳(炒)。

【方　　解】方中黄芪甘温,健脾补中,生津养血,益气行滞;麦冬甘寒入心,滋养心阴,清心安神,共为君药。人参、茯苓补气健脾,以助气血化生之源,并可安定神志;地黄、龟甲同归心肾二经,滋阴养血补心;丹参、郁金凉血清心,活血化瘀,除烦安神,以上诸药共为臣药。桂枝温助心阳,温通心脉;紫石英温肾助阳,镇心安神,祛怯定悸;淫羊藿补肾壮阳,温通经脉;金银花清热解毒,凉血清营,佐制温药之燥;枳壳行气开胸,宽中除胀,令滋补之品补而不滞,皆为使药。全方共奏益气养心,安神止悸之效。

【剂型规格】口服液,每支装10ml;颗粒剂,每袋装5g。

【功能主治】益气养心,安神止悸。用于气阴两虚所致的心悸、胸闷、胸痛、气短乏力、失眠多梦、自汗、盗汗、心烦;病毒性心肌炎、冠心病心绞痛见上述证候者。

【用法用量】口服。口服液,一次20ml,一日3次。颗粒,一次1袋,一日3次。均饭后服用或遵医嘱。28天为一疗程。

【不良反应】服药后偶见胃部不适。

【注意事项】①孕妇忌服,月经期及有出血倾向者禁用;②痰热内盛,症见痰多黄稠者不宜使用;③饮食宜清淡、低盐、低脂,食勿过饱,忌食生冷、辛辣、油腻之品,忌烟酒、浓茶;④宜饭后服用。

芪苈强心胶囊[乙类]

【药物组成】黄芪、人参、黑顺片、丹参、葶苈子、泽泻、玉竹、桂枝、红花、香加皮、陈皮。

【方　　解】方中黄芪益气利水,附子温阳化气以治心气虚乏,共为君药。丹参活血化瘀,葶苈子泻肺利水,人参补气通络,助君药益气活血利水,共为臣药。红花活血化瘀,泽泻利水消肿,香加皮强心利尿,玉竹养心阴以防利水伤正,陈皮畅气机以防壅补滞气,共为佐药。桂枝辛温通络,温阳化气,兼引诸药入络用为使药。诸药合用,共奏益气养阳、活血通络、利水消肿之功。

【剂型规格】胶囊剂,每粒装 0.3g。

【功能主治】益气温阳,活血通络,利水消肿。用于冠心病、高血压病所致轻、中度充血性心力衰竭证属阳气虚乏,络瘀水停证,症见心慌气短,动则加剧,夜间不能平卧,下肢浮肿,倦怠乏力,小便短少,口唇青紫,畏寒肢冷,咳吐稀白痰。

【用法用量】口服。一次 4 粒,一日 3 次。

【不良反应】剑突下不适:有文献报道,用芪苈强心胶囊治疗慢性心力衰竭时,有患者出现剑突下不适。

【注意事项】临床应用时,如果正在服用其他治疗心衰的药物,不宜突然停用。

芪参益气滴丸[乙类]

【药物组成】黄芪、丹参、三七、降香油。

【方　　解】方中重用黄芪,取其大补元气,使气旺以促血行,祛瘀而不伤正,气旺以促津行,行津利尿,则水肿自消,黄芪帅诸药之力,为君药;丹参活血祛瘀,通经止痛,三七活血祛瘀,通络止痛,与丹参共为臣药;降香气香辛散,温通行滞;诸药合用益气活血,利水消肿,通络止痛,得以气血运行正常,诸症自愈。

【剂型规格】滴丸,每袋装 0.5g。

【功能主治】益气通脉,活血止痛。用于气虚血瘀所致胸痹,症见胸闷胸痛、气短乏力、心悸、自汗、面色少华、舌体胖有齿痕、舌质暗或有瘀斑、脉沉弦,冠心病心绞痛见上述证候者。

【用法用量】餐后半小时服用,一次 1 袋,一日 3 次。4 周为一疗程或遵医嘱。

【注意事项】孕妇慎用。

芪参胶囊[乙类]

【药物组成】黄芪、丹参、人参、茯苓、三七、水蛭、红花、川芎、山楂、蒲黄、制何首乌、葛根、黄芩、玄参、甘草。

【方　　解】方中重用黄芪,大补脾胃之气,使气旺以促血行,祛瘀而不伤正;丹参、三七、水蛭、红花、川芎、蒲黄、山楂活血化瘀,人参、茯苓、制何首乌助君药益气活血,黄芩、玄参、葛根清热凉血,以制人参、红花、川芎等余热;甘草益心气,缓急止痛,调和诸药,为方中使药。诸药共奏益气活血、化瘀止痛之功,使心气旺盛,心脉通畅。

【剂型规格】胶囊,每粒装 0.3g。

【功能主治】益气活血,化瘀止痛。用于冠心病稳定型劳累性心绞痛 I、II 级,中医辨证属气虚血瘀证者,症见胸痛,胸闷,心悸气短,神疲乏力,面色紫暗,舌淡紫,脉弦而涩。

【用法用量】饭后温开水送服。一次 3 粒,一日 3 次。42 天为一疗程。

【注意事项】①孕期、月经期妇女慎用;②有出血倾向者慎用。

利脑心片(胶囊)[乙类]

【药物组成】丹参、川芎、葛根、地龙、赤芍、红花、郁金、制何首乌、泽泻、枸杞子、炒酸枣仁、远志、九节菖蒲、牛膝、甘草。

【方　　解】方中丹参味苦性微寒,善于活血祛瘀,通经止痛;川芎辛散温通,活血祛瘀,行气止痛;葛根所含总黄酮能降低血压和脑血管阻力,增加脑和冠状动脉血流量,降低血管阻力,减少心肌耗氧量,对抗垂体后叶素引起的冠状动脉血管痉挛,改善心肌代谢,改善脑及冠状动脉循环等,三者共为方中之主药。辅以地龙息风止痉,通经活络;红花、赤芍、牛膝活血祛瘀，通经止痛；郁金活血祛瘀，行气止痛。佐以远志、九节菖蒲益智祛痰，开窍宁神；酸枣仁养心宁神；何首乌、枸杞子补肝肾，益精血；泽泻降血脂、降血压。甘草益心气，缓急止痛，调和诸药，为方中之佐使药。诸药合用，共奏活血祛瘀，行气化痰，通络止痛之功。

【剂型规格】片剂，每片重 0.4g 或 0.42g；胶囊剂，每粒装 0.25g。

【功能主治】活血祛瘀，行气化痰，通络止痛。用于气滞血瘀，痰浊阻络所致的胸痹刺痛、绞痛，固定不移，入夜更甚，心悸不宁，头晕头痛；冠心病、心肌梗死，脑动脉硬化、脑血栓见上述证候者。

【用法用量】口服，饭后服用。片剂，一次 3 片，一日 3 次。胶囊，一次 4 粒，一日 3 次。

补心气口服液[乙类]

【药物组成】黄芪、人参、石菖蒲、薤白。

【方　　解】人参味甘，性微温，具有大补元气、复脉固脱、补脾益肺、生津止渴、安神益智的功效，为君药。黄芪味甘，性微温，有补气升阳，固表止汗，消肿利尿功能，为臣药。石菖蒲性辛、温，入心、肝、胃经，宣窍豁痰，能化湿浊，有宣窍祛湿的作用，并有醒脾健运之功，使脾胃健旺，湿浊自化；薤白味辛、苦，性温，功能通阳散结，两药共为佐药。四药配伍，共奏补益心气、理气止痛之功。

【剂型规格】口服液，每支装 10ml。

【功效主治】补益心气，理气止痛。用于气短、心悸、乏力、头晕等心气虚损型胸痹心痛。

【用法用量】口服，一次 10ml，一日 3 次。

苦碟子注射液[乙类]

【药物组成】抱茎苦荬菜（主要为腺苷和黄酮类物质）。

【剂型规格】注射剂，每支装①10ml；②20ml；③40ml。

【功能主治】活血止痛，清热祛瘀。用于瘀血闭阻的胸痹，症见：胸闷、心痛，口苦，舌暗红或有瘀斑等。适用于冠心病、心绞痛见上述病状者。亦可用于脑梗死者。

【用法用量】静脉滴注。一次 10~40ml，一日 1 次。用 5% 葡萄糖或 0.9% 氯化钠注射液稀释至 250~500ml 后应用，14 天为一疗程；或遵医嘱。

【不良反应】①偶见皮疹、瘙痒、发热、寒战、头晕、头痛、恶心、腹痛、心悸、气促、乏力、乳房胀痛、血压下降等；②罕见严重过敏反应，表现为呼吸困难，抽搐，过敏性休克等；③极罕见曾使用过本品的患者再次使用时或在连续使用过程中出现迟发性严重过敏反应。

【注意事项】①对本品过敏者或过敏体质者禁用；②严重肝肾损害、心衰及其他严重器质性病患者禁用；③有出血倾向者禁用；④本品应在临床监护下使用，用药期间密切观察患者病情；⑤出现过敏反应应立即停药并及时治疗；⑥每 10ml 药液应用不少于 100ml 的葡萄糖或氯化钠注射液稀释后使用，滴速以每分钟 40~60 滴为宜；⑦高龄患者日使用量应不超过 20ml，滴速以每分钟不超过 40 滴为宜；⑧低血压患者慎用；⑨肝肾功能不全患者慎用；⑩本品为中药注射剂，保存不当可能影响产品质量。如发现药液出现浑浊、沉淀、絮状物、变色、漏气等现象或瓶身细微破裂，均不能使用。如经葡萄糖或氯化钠注射液稀释后出现浑浊，亦不得使用；⑪ 本品不得与其他药物混合在同一容器内注射使用。谨慎联合用药，如确需联合使用其他药品时，应谨慎考虑与本品的时间间隔以及药物相互作用等。

【特别提示】本品限二级及以上医疗机构并有明确冠心病、心绞痛诊断患者使用。

参芍片（胶囊）[乙类]

【**药物组成**】白芍、人参茎叶总皂苷。

【**方　　解**】方中以人参为君药,大补元气;以白芍为臣药,行瘀止痛、养血和阴;两药合用,共奏活血化瘀、益气止痛之功效。

【**剂型规格**】片剂,①薄膜衣片,每片重0.3g;②糖衣片,片心重0.3g。胶囊剂,每粒装0.25g。

【**功能主治**】活血化瘀,益气止痛。用于气虚血瘀所致的胸闷,胸痛,心悸,气短;冠心病心绞痛见上述证候者。

【**用法用量**】口服。片剂,一次4片,一日2次。胶囊,一次4粒,一日2次。

【**注意事项**】①本品宜饭后服用;②妇女经期及孕妇慎用;③感冒发热病人不宜服用。

参麦注射液[甲类]

【**药物组成**】红参、麦冬。

【**方　　解**】红参甘温益气,固脱复脉,为方中君药;麦冬甘寒滋阴,生津利脉,为方中臣药;两药为伍,相得益彰,共奏益气固脱、养阴生津、生脉之功用。

【**剂型规格**】注射剂,①2ml;②5ml;③10ml;④15ml;⑤20ml;⑥50ml;⑦100ml。

【**功能主治**】益气固脱,养阴生津,生脉。用于治疗气阴两虚型之休克、冠心病、病毒性心肌炎、慢性肺心病、粒细胞减少症。能提高肿瘤病人的免疫机能,与化疗药物合用时,有一定的增效作用,并能减少化疗药物所引起的毒副反应。

【**用法用量**】肌内注射,一次2~4ml,一日1次。静脉滴注,一次20~100ml（用5%葡萄糖注射液250~500ml稀释后应用）或遵医嘱,规格⑥、⑦也可直接滴注。

【**不良反应**】使用参麦注射液可以造成各脏器系统的损害,受损害较多的依次是皮肤及附件,主要表现形式为过敏反应;其次是心血管系统、神经系统和呼吸系统。不良反应的类型有变态反应:过敏反应、急性过敏、皮肤过敏性反应、过敏性休克、过敏喉头水肿;呼吸系统反应:呼吸困难;全身不良反应:畏寒高热、怕冷、头痛头晕、疼痛性休克、全身不适、药物热;消化系统不良反应:消化道出血、肝功能损害;心血管系统不良反应:心动过速、心悸、心慌、血管损害、心绞痛、急性左心衰亡等;神经系统不良反应:腰部痛、严重胸背痛、胸腹疼痛、癫痫大发作[中国医院药学杂志,2013,33(7):587]。具体的不良反应如下:①过敏反应,表现为皮肤瘙痒、发绀、皮疹、药物热、过敏性休克、荨麻疹;②心血管系统的反应,表现为心悸、胸闷、心动过速、心绞痛、心衰;③神经系统的反应,表现为头痛、烦躁不安、神志不清、精神紧张、癫痫发作等;④呼吸系统的反应,表现为呼吸急促,呼吸道梗塞;⑤消化系统的反应,表现为腹部疼痛、恶心、黄疸、上消化道出血、肝功能损害。⑥泌尿系统的反应,表现为血尿、肾痛;⑦眼部充血、胸痛、背痛等[中医药导报,2012,18(1):70]。

【**注意事项**】①本品不宜与藜芦、五灵脂及其制剂配伍使用;②本品不能与甘油果糖注射液、青霉素类高敏类药物联合使用;③阴盛阳衰者不宜用;④对本品或含有红参、麦冬制剂及成份中所列辅料过敏或有严重不良反应病史者禁用;⑤对药物有家族过敏史或过敏史者、过敏体质者禁用;⑥新生儿、婴幼儿、孕妇及哺乳期妇女禁用;⑦本品不良反应包括过敏性休克,应在有抢救条件的医疗机构使用,使用者应接受过过敏性休克抢救培训,用药后出现过敏反应或其他严重不良反应须立即停药并及时救治。

【**特别提示**】限二级及以上医疗机构并有急救抢救临床证据或肿瘤放化疗证据的患者。

参松养心胶囊[甲类]

【药物组成】人参、麦冬、山茱萸、桑寄生、酸枣仁、土鳖虫、甘松、黄连、龙骨、南五味子、独活、丹参、赤芍。

【方　解】方中人参、麦冬、五味子益气养阴,山茱萸、酸枣仁养心阴、益肝血,桑寄生"补胸中大气"(《医学衷中参西录》),三药共补络中气血,以治其本;选丹参、赤芍、土鳖虫、甘松、独活活血通络,畅通脉络,配伍龙骨重镇安神,黄连清心安神,以治其标,该方标本兼治,通补并用,共奏益气养阴,活血通络,清心安神的功效。

【剂型规格】胶囊剂,每粒装 0.4g。

【功能主治】益气养阴,活血通络,清心安神。用于治疗冠心病室性早搏属气阴两虚,心络瘀阻证,症见心悸不安,气短乏力,动则加剧,胸部闷痛,失眠多梦,盗汗,神倦懒言。

【用法用量】口服,一次 2~4 粒,一日 3 次。

【不良反应】有出现胃胀 [中国药房,2008,19(5):364];有出现便秘例、无痰型咳嗽 [基层医学论坛,2013(17):72]。

【注意事项】①应注意配合原发性疾病的治疗,个别患者服药期间可出现胃胀;②危重病人应结合其他治疗;③孕妇慎用。

【特别提示】限有明确的冠心病室性早搏的诊断证据。

参桂胶囊[乙类]

【药物组成】红参、川芎、桂枝。

【方　解】方中红参可大补元气,补脾益肺;桂枝温通经脉,助阳化气;川芎可行气活血。诸药合用,共奏益气通阳、活血化瘀之效。

【剂型规格】胶囊剂,每粒装 0.3g。

【功能主治】益气通阳,活血化瘀。用于心阳不振,气虚血瘀所致的胸痛,症见胸部刺痛,固定不移,入夜更甚,遇冷加重,或畏寒喜暖,面色少华;冠心病心绞痛见上述证候者。

【用法用量】口服。一次 4 粒,一日 3 次。

【不良反应】少数患者服药后可出现口干,口渴症状,一般不需要特殊处理,症状可自行消失。

【注意事项】阴虚内热者禁用。

注射用丹参多酚酸盐[乙类]

【药物组成】丹参多酚酸盐。

【剂型规格】粉针剂,每瓶装①50mg(含丹参乙酸镁 40mg);②100mg;③200mg。

【功能主治】活血、化瘀、通脉。用于冠心病稳定型心绞痛,分级为Ⅰ、Ⅱ级,心绞痛症状表现为轻、中度,中医辨证为心血瘀阻证者,症见胸痛、胸闷、心悸。

【用法用量】静脉滴注。一次 200mg,用 5% 葡萄糖注射液或 0.9% 氯化钠注射液 250~500ml 溶解后使用。一日 1 次。疗程 2 周。

【不良反应】①少数患者发生头晕、头昏、头胀痛;②偶有患者在输液中因静滴速度快致轻度头痛;③偶尔有血谷丙转氨酶升高,在停药后消失。

【注意事项】①有出血倾向者慎用;②孕妇、哺乳期妇女慎用。

【特别提示】限二级及以上医疗机构并有明确冠心病、心绞痛诊断患者。

养心氏片[乙类]

【药物组成】黄芪、丹参、党参、人参、当归、山楂、葛根、醋延胡索、灵芝、地黄、淫羊藿、黄连、炙甘草。

【方　解】方中黄芪甘温益气；丹参活血化瘀，共为君药；党参、人参补益元气；当归、山楂、葛根、延胡索活血化瘀，行气止痛，共为臣药；灵芝补气益精，安神定志；地黄滋阴；淫羊藿温补肾阳，黄连清心除烦，以制淫羊藿燥热之性，共为佐药。甘草缓急止痛，调和诸药，为使药。诸药合用，共奏扶正固本、益气活血、行瘀止痛之功。

【剂型规格】片剂，①薄膜衣片，每片重 0.3g；②薄膜衣片，每片重 0.6g；③糖衣片（片心重 0.3g）。

【功能主治】益气活血，化瘀止痛。用于气虚血瘀所致的胸痹，症见心悸气短、胸闷、心前区刺痛；冠心病心绞痛见于上述证候者。

【用法用量】口服。一次 4~6 片（规格①、③）；一次 2~3 片（规格②），一日 3 次。

【不良反应】有文献报道服用养心氏片致面红、头痛、头晕 4 例[浙江中西医结合杂志，2002，12（1）：39]，肝损害 1 例[黑龙江医学，1998（2）：103]，食欲不振 1 例[中西医结合心脑血管病杂志，2011，9（8）：998]。

【注意事项】孕妇慎用。

养心生脉颗粒[乙类]

【药物组成】人参、麦冬、丹参、五味子、龙眼肉、枸杞子、赤芍、牛膝、郁金、木香、佛手、茯苓、泽泻、甘草。

【方　解】方中人参甘温，补气生津而为主药；麦冬养阴清热，枸杞子补阳益阴，丹参、赤芍活血祛瘀，共为辅药；五味子敛阴生津，龙眼肉、茯苓养心安神，泽泻降脂化浊，川牛膝活血通经，郁金、木香、佛手解郁理气共为佐药；甘草益心气并调和诸药而为使，诸药合用，共奏益气养阴、活血理气之功，使心气温润，阴阳互济，瘀血既活，心脉通畅，血液得行，气滞得调而疾病得以康复。

【剂型规格】颗粒剂，每袋装 14g。

【功能主治】益气养阴、活血祛瘀。用于气虚阴亏血瘀所致的胸痹心痛，症见胸闷、胸痛、心悸、气短、乏力、口干咽燥，冠心病、心绞痛见上述证候者。

【用法用量】口服。一次 1 袋，一日 3 次。温开水冲服。

【不良反应】个别患者服药后出现口干咽燥、食欲不振、上腹不适。

【注意事项】孕妇慎用。

冠心丹参片（胶囊、颗粒、滴丸）[乙类]

【药物组成】丹参、三七、降香油。

【方　解】方中丹参苦而微寒，活血通脉，祛瘀止痛，清心除烦，用为君药。三七甘缓温通，功擅散瘀和血，化瘀止血，消肿定痛，为臣药。降香油辛温芳香，既能入气分降气辟秽化浊，又能入血分散瘀止血定痛，用于胸痹刺痛甚为相宜，故为佐药。全方配合，共奏活血化瘀、理气止痛之功。

【剂型规格】片剂，每素片重 0.25g；胶囊剂，每粒装 0.3g；颗粒剂，每袋装 1.5g；滴丸，每粒重 0.04g。

【功能主治】活血化瘀，理气止痛。用于气滞血瘀所致的胸闷、胸痹、心悸、气短；冠心病见上述证候者。

【用法用量】口服。片剂，一次 3 片，一日 3 次。胶囊，一次 3 粒，一日 3 次。颗粒，一次 1.5g，一日 3 次。滴丸，舌下含服，一次 10 粒，一日 3 次。

【不良反应】少数病例服药后有口干、胃轻度不适，但继续服药或稍停药后即减轻或消失。

冠心宁片[乙类]

【药物组成】丹参、川芎。

【方 解】方中丹参为心、脾、肝、肾血分之药，具有活血散瘀、消肿止血、消炎止痛、扩张冠状动脉、改善心肌缺血状况、降低血压、安神静心、降血糖和抗菌等功效，为君药。川芎行气开郁，活血止痛，能上行头目，下行血海，走而不守，性善疏通，为血中气药，不仅能化瘀通络、止痛，且因其具辛香走窜之性，故能疏通气之郁滞，而调整血行之不畅。两药相配，共奏活血化瘀、通脉养心之功。

【剂型规格】片剂，每片重 0.38g。

【功能主治】活血化瘀，通脉养心。用于冠心病稳定型劳累性心绞痛 Ⅰ、Ⅱ 级中医辨证属心血瘀阻证，症见胸痛、唇舌紫暗。

【用法用量】口服。一次 4 片，一日 3 次。

【不良反应】可见患者用药后出现胃部疼痛。

【注意事项】①孕妇及有出血倾向者禁用；②阴虚阳亢或肝阳化风者禁用；③目前尚无哺乳期妇女及肝肾功能异常者用药临床试验资料；④临床试验期间个别患者出现尿路感染，与试验药物可能无关；⑤在治疗期间，心绞痛持续发作，宜加用硝酸酯类药。若出现剧烈心绞痛、心肌梗死，或见气促、汗出、面色苍白者，应及时急诊救治。

冠心宁注射液[乙类]

【药物组成】丹参、川芎。

【方 解】方中丹参为心、脾、肝、肾血分之药，具有活血散瘀、消肿止血、消炎止痛、扩张冠状动脉、改善心肌缺血状况、降低血压、安神静心、降血糖和抗菌等功效，为君药。川芎行气开郁，活血止痛，能上行头目，下行血海，走而不守，性善疏通，为血中气药，不仅能化瘀通络、止痛，且因其具辛香走窜之性，故能疏通气之郁滞，而调整血行之不畅。两药相配，共奏活血化瘀、通脉养心之功。

【剂型规格】注射剂，每支①2ml；②10ml。

【功能主治】活血化瘀，通脉养心。用于冠心病心绞痛。

【用法用量】肌内注射，一次 2ml，一日 1~2 次。静脉滴注，一次 10~20ml，用 5% 葡萄糖注射液 500ml 稀释后使用，一日 1 次。

【不良反应】偶见荨麻疹、风团，血管神经性水肿，过敏性哮喘等不良反应。文献报道患者静脉使用冠心宁注射液发生群体性不良事件，患者均不同程度地出现寒战、发热，体温最高达 38.9℃。其中 8 名患者伴有头昏、头痛、心悸症状，3 名患者心电图异常 [中南药学，2008，6（3）：382]。

【注意事项】①对本品有过敏反应或严重不良反应病史者禁用。过敏体质者禁用；②新生儿、婴幼儿禁用；③孕妇禁用；④用药期间，饮食宜清淡，禁烟限酒，忌食生冷、油腻、辛辣的食品。

【特别提示】限二级及以上医疗机构。

冠心苏合丸^{【甲类】}（胶囊^{【甲类】}、软胶囊^{【甲类】}、滴丸^{【乙类】}）

【药物组成】苏合香、冰片、乳香（制）、檀香、土木香。

【方　　解】苏合香辛温走窜，冰片辛凉走窜，芳香开窍、辟秽化浊，开郁止痛，共为君药。乳香、檀香辛温行散，温经活血，行气宽胸，通痹止痛，共为臣药。土木香健脾和胃，以资化源，调气解郁，散寒止痛，为佐药。诸药合用，共奏理气宽胸、温经、宣痹止痛之功。

【剂型规格】大蜜丸，每丸重 9g；胶囊剂，每粒装 0.35g；软胶囊剂，每粒装 0.5g；滴丸，每丸重 40mg。

【功能主治】理气，宽胸，止痛。用于寒凝气滞、心脉不通所致的胸痹，症见胸闷、心前区疼痛；冠心病心绞痛见上述证候者。

【用法用量】大蜜丸，嚼碎服，一次 1 丸，一日 1~3 次。胶囊，含服或吞服，一次 2 粒，一日 1~3 次，临睡前或发病时服；软胶囊，口服或急重症时嚼碎服，均一次 2 粒，一日 3 次。滴丸，含服或口服，一次 10~15 丸，一日 3 次，或遵医嘱。

【不良反应】本品的不良反应有皮疹，慢性肾功能衰竭，慢性间质性肾炎，月经过多，胃部有烧灼感，荨麻疹样皮炎等，应引起注意。有报道服本品致慢性肾功能不全 5 例 [中国药物应用与监测，2005，2（5）：55]。有报道服本品致肾功能呈进行性损害 [中国药物应用与监测，2011，8（5）：297] 和慢性间质性肾炎 [2010 年中国药学大会暨第十届中国药师周论文集，2010]。个别患者出现上腹部不适、胃痛、咽痛、胸闷、面部皮炎等轻微副作用，均在开始服药时出现，继续用药则消失。

【注意事项】①本药多为芳香开窍药，不宜长期服用，久服耗伤正气；②孕妇禁用；③本品含乳香，胃弱者慎服；④苏合香、冰片对胃黏膜及食管有一定刺激作用，凡伴有胃炎、胃溃疡、食管炎者冠心病患者不宜服用；⑤本药属温开，阴虚火旺胸痹，症见心痛、头晕、心烦失眠、口干盗汗、舌红少津者；血瘀胸痹，症见心痛如刺、痛有定处、舌暗红有瘀斑者；痰瘀互阻胸痹，症见心痛胸闷、咳痰黏稠者，均禁用；⑥肢节疼痛、麻木、屈伸不利之痹症；神志淡漠、甚则昏迷、气息微弱、大汗淋漓、口开手撒之脱证，均忌服；⑦服药期间饮食应清淡、低盐、低脂；食勿过饱；忌食生冷、辛辣、油腻之品，忌烟酒、浓茶。

冠心舒通胶囊^{【乙类】}

【药物组成】广枣、丹参、丁香、冰片、天竺黄。

【方　　解】方中广枣为君药，有行气活血，养心安神之功效。丹参为臣药，有祛瘀止痛，活血通经，清心除烦之功效。丁香、冰片为佐药，丁香有温中降逆，温肾助阳之功效；冰片有开窍醒神，清热止痛之功效。天竺黄为使药，有清热化痰，清热止痛之功效。全方合用，可达活血化瘀、化痰通络、行气止痛等功效。

【剂型规格】胶囊剂，每粒装 0.3g。

【功能主治】活血化瘀，通经活络，行气止痛。用于胸痹心血瘀阻证，症见胸痛、胸闷、心慌、气短；冠心病、心绞痛见上述证候者。

【用法用量】口服。一次 3 粒，一日 3 次；4 周为一疗程。

【不良反应】个别患者用药后出现恶心、胃部不适、胃中嘈杂不安等胃肠道不良反应。

【注意事项】①孕妇禁用；②哺乳期妇女慎用；③重度心绞痛不宜单独使用本品，可与硝酸甘油等药物合并使用。

冠心静片(胶囊)^[乙类]

【**药物组成**】丹参、赤芍、川芎、红花、玉竹、三七、人参、苏合香、冰片。

【**方　解**】方中人参、丹参、益气通脉活血为主药；川芎、赤芍、红花、三七活血止痛，冰片、苏合香辛香行滞开窍，玉竹有改善心肌缺血作用，共为辅药。诸药合用，益气通脉、活血止痛。

【**剂型规格**】片剂，每片相当于原药材 0.84g；胶囊剂，每粒装 0.3g。

【**功能主治**】活血化瘀，益气通脉，宣痹止痛。用于气虚血瘀，胸痹心痛，气短，心悸，冠心病，心绞痛，陈旧性心肌梗死属上述证候者。

【**用法用量**】口服。片剂，一次 4 片，一日 3 次。胶囊，一次 1 粒，一日 3 次。

【**注意事项**】出血性疾病患者慎用。

【**特别提示**】本品为参保人员住院使用时由基本医疗保险统筹基金按规定支付，门诊使用时由职工基本医疗保险个人账户支付的药品。

冠脉宁片(胶囊)^[乙类]

【**药物组成**】丹参、没药(炒)、鸡血藤、血竭、延胡索(醋制)、当归、郁金、制何首乌、桃仁(炒)、黄精(蒸)、红花、葛根、乳香(炒)、冰片。

【**方　解**】方中以丹参为君药，活血调血，祛瘀止痛，内可化脏腑之瘀滞，外可通经而宣导气机。臣以鸡血藤补血活血，疏通经络；延胡索、郁金活血化瘀，行气止痛；桃仁、红花并用活血祛瘀、通脉止痛；血竭祛瘀定痛、止血生肌，同乳香、没药共用，取以调和气血，而无留滞壅痛之患。佐用当归、何首乌、黄精补血养阴，宁心安神，扶虚益损，寓行于补，使正气留守无伤，体现标本兼顾之用。使以冰片清热止痛。诸药合用，共奏活血化瘀、行气止痛之功。

【**剂型规格**】片剂，每片重①0.35g；②0.5g。胶囊剂，每粒装 0.33g。

【**功能主治**】活血化瘀，行气止痛。用于以胸部刺痛、固定不移、入夜更甚、心悸不宁、舌质紫暗、脉沉弦为主症的冠心病、心绞痛，冠状动脉供血不足。

【**用法用量**】口服。片剂，一次 5 片(规格①)或 3 片(规格②)，一日 3 次或遵医嘱。胶囊，一次 5 粒，一日 3 次；或遵医嘱。20 天为一疗程。

【**注意事项**】孕妇忌服。

复方川芎片(胶囊)^[乙类]

【**药物组成**】川芎、当归。

【**方　解**】方中川芎具破瘀血、养新血、宣痹散结之功效，善于治疗因瘀致虚之症，为君药；当归补血、化瘀、止痛，为臣药。全方虽简，性味各具，君臣分明，共奏活血化瘀、养血通脉、行气止痛之功。

【**剂型规格**】片剂，每片重 0.412g；胶囊剂，每粒装 0.37g。

【**功能主治**】活血化瘀，通脉止痛。用于冠心病稳定型心绞痛属心血瘀阻证者。

【**用法用量**】口服。片剂，一次 4 片，一日 3 次；饭后服用或遵医嘱。胶囊，一次 4 粒，一日 3 次；饭后服用或遵医嘱。

【**注意事项**】孕妇或哺乳期妇女慎用。

复方丹参片[甲类]（丸[乙类]、颗粒[甲类]、胶囊[甲类]、滴丸[甲类]、喷雾剂[乙类]）

【药物组成】丹参、三七、冰片。

【方　　解】丹参活血化瘀，清心安神，通脉止痛，为君药。三七活血化瘀，通经止痛，为臣药。冰片辛香走窜，能通窍止痛，醒神化浊，引药入经，为佐使药。共奏活血化瘀，理气止痛之功。

【剂型规格】片剂，①薄膜衣小片，每片重 0.32g（相当于饮片 0.6g）；②薄膜衣大片，每片重 0.8g（相当于饮片 1.8g）；③糖衣片（相当于饮片 0.6g）。丸剂（水丸），①每 1g 相当于生药量 1.80g；②每 1g 相当于生药量 2.57g。颗粒剂，每袋装 1g。胶囊剂，每粒装 0.3g。滴丸，①每丸重 25mg；②薄膜衣滴丸，每丸重 27mg。喷雾剂，①每瓶装 8ml；②每瓶装 10ml。

【功能主治】活血化瘀，理气止痛。用于气滞血瘀所致的胸痹，症见胸闷、心前区刺痛；冠心病心绞痛见上述证候者。

【用法用量】口服。片剂，一次 3 片（规格①、③）或 1 片（规格②），一日 3 次。水丸，一次 1g（规格①）或一次 0.7g（规格②），一日 3 次。颗粒，一次 1 袋，一日 3 次。胶囊，一次 3 粒，一日 3 次。滴丸，吞服或舌下含服。一次 10 丸，一日 3 次。28 天为一个疗程；或遵医嘱。喷雾剂，口腔喷射，吸入，一次喷 1~2 下，一日 3 次；或遵医嘱。

【不良反应】据文献报道复方丹参（颗粒）引起过敏反应（药疹等）、电解质紊乱（腹胀、乏力缺碘、低血钾症）、消化系统不良反应（胃脘不适、腹泻等）、血液系统不良反应（四肢、皮下出血斑点）、循环系统不良反应（大汗、胸闷、气短等）、泌尿系统不良反应（酱油色尿伴腰痛、发热）[山东中医杂志，2005，24（6）：372]，牙齿过敏 [青海医药杂志，2002，32（8）：38]，腹泻 [中华临床医学研究杂志，2006，12（23）：3256]，诱发十二指肠球部溃疡出血 [医药常识，2009，5（上）：21]。有文献报道服复方丹参滴丸致过敏反应 1 例 [中原医刊，2003，30（16）：32]，患者出现左上肢蚁走感，并伴身荨麻疹症状；血尿 1 例 [中国医院药学杂志，2003，23（6）：351]；昏厥 2 例，患者出现眼前发黑，随即跌倒在地现象 [现代中西医结合杂志，2005，14（15）：2075] 以及血压升高 [海南医学，2000，11（1）：70]。在临床治疗中还出现了 1 例因长久服用丹参滴丸偶尔停服而导致的类似"心绞痛""定时"发作的病例 [中国临床医药研究杂志，2007（172）：67]。另有应用复方丹参滴丸致女性出血不良反应 [中国民族民间医药杂志，2013，22（16）：92]。

【注意事项】孕妇慎用。

【特别提示】复方丹参喷雾剂为参保人员住院使用时由基本医疗保险统筹基金按规定支付，门诊使用时由职工基本医疗保险个人账户支付的药品。

复方血栓通胶囊[甲类]（片、软胶囊、颗粒）[乙类]

【药物组成】三七、黄芪、丹参、玄参。

【方　　解】方中三七化瘀止血，丹参活血化瘀，能通血中之滞，又能助三七加强活血化瘀之功为臣药，黄芪为补气要药，气旺有助血行，玄参咸寒补阴，合丹参清热凉血，兼有养肝明目作用。诸药合用，使瘀血得化，气阴得补，内热得清，则诸证自愈。

【剂型规格】胶囊剂，每粒装 0.5g。片剂，每片重①0.35g；②0.4g。软胶囊剂，每粒装 0.74g。颗粒剂，每袋装①5g；②3g（无蔗糖）。

【功能主治】活血化瘀，益气养阴。用于血瘀兼气阴两虚证的视网膜静脉阻塞，症见视力下降或视觉异常、眼底瘀血征象、神疲乏力、咽干、口干；以及用于血瘀兼气阴两虚的稳定型劳累性心绞痛，症见胸闷、胸痛、心悸、心慌、气短、乏力、心烦、口干。

【用法用量】口服。胶囊，一次 3 粒，一日 3 次。片剂，一次 2 片（规格①），或一次 3 片（规格②），一日 3 次。软胶囊，一次 1 粒，一日 3 次。颗粒，开水冲服，一次 1 袋，一日 3 次。

【不良反应】个别用药前 gPT 异常的患者服药过程中出现 gPT 增高，是否与服用药物有关，尚无结论。

【注意事项】①过敏体质慎服；②孕妇忌服。

【特别提示】限有明确的视网膜静脉阻塞的诊断证据。

活心丸^[乙类]

【药物组成】麝香、蟾酥、人参浸膏、灵芝浸膏、牛黄、冰片、附子、红花、熊胆、珍珠。

【方　　解】方中麝香、蟾酥辛散温通，芳香走窜，具有活血散瘀，通络止痛，开窍醒神之功，共为本方之主药。人参、灵芝，益气强心，推动血行；红花活血祛瘀通经；牛黄、冰片芳香开窍，行气祛瘀；珍珠、熊胆安神定志，共为方中之辅药。佐以辛热燥烈之附子，以监制牛黄、冰片、熊胆、珍珠的寒凉之性，防其凝滞，且附子补火助阳，回阳救逆，散寒止痛，与人参配伍能增强其益气强心的作用。诸药合用，共奏活血祛瘀、益气强心之功。

【剂型规格】水丸，每素丸重 20mg。

【功能主治】益气活血，温经通脉。主治胸痹、心痛，用于冠心病、心绞痛。

【用法用量】口服，一次 1~2 粒，一日 1~3 次，或遵医嘱。

【不良反应】有文献报道，服用本品致颜面水肿 1 例 [现代中西医结合杂志，2000，9（1）：70] 及上腹剧烈痛 1 例 [河北中医学院学报，1994，9（2）：封 3]。

【注意事项】①本品中蟾酥有强心作用，正在服用洋地黄类药物的患者慎用，或遵医嘱服用；②本品可引起子宫平滑肌收缩，孕妇及月经期妇女慎用；③本品长期服用有碍脾胃运化功能，一般宜餐后服用；④运动员慎用。

活血通脉片^[乙类]

【药物组成】鸡血藤、桃仁、丹参、赤芍、红花、降香、郁金、三七、川芎、陈皮、木香、石菖蒲、枸杞子、酒黄精、人参、麦冬、冰片。

【方　　解】方中以鸡血藤、桃仁、丹参等行血补血、舒筋通络、祛瘀生新、散瘀止痛为君药。辅以红花、三七、川芎活血化瘀止痛，赤芍凉血散瘀止痛，降香行气活血止痛，郁金行气化瘀，陈皮、木香等理气、调中止痛。佐以人参益气温阳、开窍醒神，枸杞子、黄精、麦冬滋阴补肾养肝润肺，石菖蒲、冰片开窍通窍。诸药合用使瘀祛络通，气旺而助血行，从而纠正实验性心肌缺血、心肌梗死（"血瘀证"）状态下的异常变化，改善"不通则痛"的病症。

【剂型规格】片剂，①每片重 0.3g；②每片重 0.56g；③糖衣片，片心重 0.375g。胶囊剂，每粒 0.25g。

【功能主治】行气活血，通脉止痛。用于冠心病心绞痛气滞血瘀证。

【用法用量】口服。一次 5 片（大片）或一次 8 片（小片）；或遵医嘱。胶囊，一次 2~4 粒，一日 3 次。

【注意事项】孕妇慎服。

脉平片[乙类]

【药物组成】银杏叶提取物、何首乌、当归、芦丁、维生素 C。

【方　　解】方中银杏叶、当归力专活血化瘀；何首乌补气，寓补于通；合入西药芦丁既能增加毛细血管的抵抗力、降低其通透性和脆性，又能防止血细胞凝集，并有降脂和解痉的作用；加入维生素 C 可增强芦丁的作用。

【剂型规格】片剂，每片重 0.28g。

【功能主治】活血化瘀。用于瘀血闭阻的胸痹、心痛病，症见胸闷，胸痛，心悸，舌暗或有瘀斑等，以及冠心病、心绞痛、高脂血症见上述症状者。

【用法用量】口服，一次 4 片，一日 3 次。

【不良反应】偶见食欲减退、便稀、腹胀等。

【注意事项】孕妇忌服。

【特别提示】本品为参保人员住院使用时由基本医疗保险统筹基金按规定支付，门诊使用时由职工基本医疗保险个人账户支付的药品。

脉络通(片)[乙类]

【药物组成】郁金、人参、黄连、三七、安息香、檀香、琥珀、降香、甘松、木香、石菖蒲、丹参、麦冬、钩藤、黄芩、夏枯草、槐米、甘草、珍珠、冰片、朱砂、牛黄。

【方　　解】方中以郁金、三七、丹参、琥珀活血祛瘀，安息香、檀香、降香、甘松、木香行气止痛，人参、麦冬益气养阴，黄芩、夏枯草、槐米、黄连、牛黄清热泻火解毒，珍珠、朱砂安神定惊，冰片、石菖蒲芳香开窍止痛，甘草调和诸药等。心藏神，脑为元神之府，心与脑相通，全方注重脑心同治，标本兼顾，具有通脉活络、行气化瘀之功效。

【剂型规格】片剂，每片重 0.4g。

【功能主治】通脉活络，行气化瘀。用于冠状动脉性心脏病引起的心绞痛，防治高血压及脑血管意外。

【用法用量】口服，一次 4 片，一日 2~3 次。

【注意事项】孕妇忌服。

【特别提示】①本品为参保人员住院使用时由基本医疗保险统筹基金按规定支付，门诊使用时由职工基本医疗保险个人账户支付的药品；②限周围血管血栓性病变。

脉络通胶囊(颗粒)[乙类]

【药物组成】党参、当归、地龙、丹参、红花、木贼草、葛根、槐米、山楂、川芎。

【方　　解】该成药主治病证为气虚血瘀所致。方中党参、川芎益气活血为主药；丹参、红花、当归、山楂化瘀止痛，地龙通络，葛根扩张血管，槐米、木贼草降压，并可防治动脉硬化，共为辅药。诸药合用，益气活血，化瘀止痛，兼可疏通经络。

【剂型规格】胶囊剂，每粒装 0.42g；颗粒剂，每袋装 6g。

【功能主治】益气活血，化瘀止痛。用于胸痹引起的心胸疼痛、胸闷气短、头痛眩晕及冠心病心绞痛具有上述诸症，中风引起的肢体麻木、半身不遂等症。

【用法用量】胶囊，口服。一次 2 粒，一日 3 次。颗粒，开水冲服，搅匀后服用，一次 6g，一日 3 次。

【注意事项】孕妇及痰火内盛者忌服。

【特别提示】①本品为参保人员住院使用时由基本医疗保险统筹基金按规定支付，门诊使用时由职工基本医疗保险个人账户支付的药品;②限周围血管血栓性病变。

宽胸气雾剂[乙类]

【药物组成】细辛油、檀香油、高良姜油、荜茇油、冰片。

【方 解】方中细辛油芳香走窜,辛散温通,散寒止痛,为君药。高良姜油、荜茇油助细辛油以温中散寒止痛,檀香油理气止痛,冰片通窍以止痛,均为臣药。诸药合用,共奏辛温通阳,理气止痛之功。

【剂型规格】气雾剂,①每瓶含内容物 5.8g,其中药液 2.7ml(含挥发油 0.6ml)。每瓶 60 揿,每揿重 69mg;②每瓶装 20ml,内含挥发油 2ml。

【功能主治】辛温通阳,理气止痛。用于阴寒阻滞、气机郁痹所致的胸痹,症见胸闷、心痛、形寒肢冷,冠心病心绞痛见上述证候者。

【用法用量】将瓶倒置,喷口对准舌下喷,一日 2~3 次。

【不良反应】①偶见皮疹、瘙痒、发热、寒战、头晕、头痛、恶心、腹痛、心悸、气促、乏力、乳房胀痛、血压下降等;②罕见严重过敏反应,表现为呼吸困难,抽搐,过敏性休克等;③极罕见曾使用过本品的患者再次使用时或在连续使用过程中出现迟发性严重过敏反应。

【注意事项】①乙醇过敏者禁用;②本品含细辛油,有一定毒副作用,切勿使用过量;③孕妇及儿童慎用;④在治疗期间,心绞痛持续发作,应及时就诊;⑤切勿受热,避免撞击;⑥本品不得直接启开铝盖;⑦必须倒置喷射;⑧用前请充分振摇。

盾叶冠心宁片[乙类]

【药物组成】盾叶薯蓣。

【剂型规格】片剂,每片重 0.16g。

【功能主治】活血化瘀、行气止痛、养血安神。用于治疗胸痹、心痛属气滞血瘀证,高脂血症,以及冠心病、心绞痛见上述证候者。对胸闷、心悸、头晕、失眠等症有改善作用。

【用法用量】口服,一次 2 片,一日 3 次。3 个月为一疗程或遵医嘱。

【注意事项】急性发作时,可加服硝酸甘油片。

香丹注射液[甲类]

【药物组成】丹参、降香。

【方 解】方中丹参为心、脾、肝、肾血分之药,具有活血散瘀、消肿止血、消炎止痛、调经止痛,为君药。降香行气活血,止痛,止血,为臣药。两药相配,共奏活血止痛之功。

【剂型规格】注射剂,每支装①2ml;②10ml。

【功能主治】扩张血管,增加冠状动脉血流量。用于心绞痛,亦可用于心肌梗死等。

【用法用量】肌内注射,一次 2ml,一日 1~2 次。静脉滴注,一次 10~20ml,用 5% ~10%葡萄糖注射液 250~500ml 稀释后使用,或遵医嘱。

【不良反应】包括死亡、过敏性休克、过敏性哮喘、急性心力衰竭、溶血尿毒综合征、喉头水肿、全身抽搐、胃溃疡出血、心率减慢、肌肉震颤、上腹绞痛、血小板减少性紫癜、大疱性表皮松解型药疹、一般过敏反应、血压升高、声音嘶哑、加重蛋白尿等不良反应。

【注意事项】①本品不良反应包括过敏性休克,应在有抢救条件的医疗机构使用,用药后出现过敏反应或其他严重不良反应应立即停药并及时救治;②严格按照药品说明书规定的功能主治使用,禁止超功能主治用药;③严格掌握用法用量及疗程。按照药品说明书推荐剂量、疗程使用药品,不超剂量和长期连续用药;④用药前应仔细询问患者用药史和过敏史,对过敏体质者慎用;⑤用药前应认真检查药品以及配制后的滴注液,发现药液出现浑浊、沉淀、变色、结晶等药物性状改变以及瓶身细微破裂者,均不得使用;⑥药品稀释应严格按照说明书的要求配制,不得随意改变稀释液的种类、稀释浓度和稀释溶液用量;配药后应坚持即配即用,不宜长时间放置;⑦严禁混合配伍,谨慎联合用药;中药注射液应单独使用,禁忌与其他药品混合配伍使用。谨慎联合用药,如确需要联合使用其他药品时,应谨慎考虑与中药注射剂的间隔时间以及药物相互作用等问题;⑧盐酸左氧氟沙星注射液与香丹注射液存在配伍禁忌;⑨与喹诺酮类药物配伍后产生淡黄色沉淀,因此严禁直接配伍,并且禁止采用两者前后顺序静脉滴注的合用方法;⑩与盐酸川芎嗪配伍混合后立即出现乳棕色凝块,临床的确需同时合用时,应分别加入,并在两组液体之间加输足量的其他液体;⑪ 特别注意避免与 pH 较低的注射液混合合用,如环丙沙星注射液、胃复安注射液、心得安注射液、维生素 B_1、维生素 B_6 等,否则易产生沉淀;⑫ 不宜与抗癌药如阿糖胞苷、环磷酰胺、氟尿嘧啶等合用,因其能促进恶性肿瘤的转移;不宜与止血药合用,如维生素 K、凝血酶等;不宜与抗酸药同用,如氧化镁合剂、复方氧化镁合剂、胃舒平、胃得乐片等;不宜与麻黄碱、山梗菜碱等合用;不宜与阿托品合用;不宜与盐酸利多卡因、肌苷注射液配伍合用;⑬ 在治疗期间,心绞痛持续发作,宜加用硝酸酯类药。若出现剧烈心绞痛,心肌梗死,应及时急诊救治;⑭ 对老人、儿童、肝肾功能异常患者等特殊人群和初次使用中药注射剂的患者应慎重使用,加强监测,对长期使用的在每疗程间要有一定的时间间隔;⑮ 加强用药监护,用药过程中应缓慢滴注,同时密切观察用药反应,特别是开始 30 分钟,如发现异常,应立即停药,采取积极措施救治患者;孕妇及哺乳期妇女禁用。

【特别提示】限二级及以上医疗机构。

益心丸[乙类]

【药物组成】红参、牛角尖粉、蟾酥、冰片、红花、人工牛黄、附子(黑顺片)、人工麝香、三七、安息香、珍珠。

【方　解】方中红参、附子益气温阳,共为君药;红花、三七、冰片活血化瘀,麝香、蟾酥、安息香芳香走窜,辛散温通,开窍宣痹,共为臣药;牛角尖粉、牛黄、珍珠清心开窍,与红参、附子为伍,既可开窍利脉,又能防附子、红参之刚燥之性,共为佐药;诸药合用,共奏益气温阳,活血止痛之效。

【剂型规格】丸剂,每 10 丸重 0.22g。

【功能主治】益气温阳,活血止痛。用于心气不足、心阳不振、瘀血闭阻所致的胸痹,症见胸闷心痛、心悸气短、畏寒肢冷、乏力自汗;冠心病心绞痛见上述证候者。

【用法用量】舌下含服或吞服。一次 1~2 丸,一日 1~2 次。

【注意事项】孕妇禁用,经期妇女慎用。

益心胶囊(颗粒)[乙类]

【药物组成】人参、麦冬、五味子、当归、知母、石菖蒲。

【方　解】方中麦冬清热养阴、养胃生津,五味子养心阴,益肾血而安神,人参是补气药,能大补元气,用于各种虚脱症,治心气不足,神志不宁尤为显著,当归补血养血,知母滋阴润燥,石菖蒲理气开窍,全方共奏益气、养阴、通脉之功。

【剂型规格】胶囊剂,每粒装 0.35g;颗粒剂,每袋装 10g。

【功能主治】益气,养阴,通脉。用于心气虚或气阴两虚的胸痹,症见胸闷、胸痛、心悸乏力,冠心病、心绞痛见上述证候者。

【用法用量】胶囊,口服,一次 4 粒。颗粒,开水冲服,一次 10g。均一日 3 次,或遵医嘱。

益心舒丸(片、胶囊、颗粒)【乙类】

【药物组成】人参、麦冬、五味子、黄芪、丹参、川芎、山楂。

【方　解】方中以人参为君药,大补元气,养阴生津,安神定悸,益气复脉。臣以黄芪补气助阳,生津益血,推动血行;丹参活血化瘀,通利血脉,养血安神。佐以麦冬养阴生津,宁心安神;五味子益气养阴,收敛安神;川芎行气活血,化瘀通络;山楂活血散瘀,化浊降脂。诸药配合,共奏益气复脉、活血化瘀、养阴生津之功。

【剂型规格】丸剂,每袋装 2g。片剂,每片重 0.6g。胶囊剂,每粒装 0.4g。颗粒剂,①每袋装 4g;②每袋装 4g(无蔗糖)。

【功能主治】益气复脉,活血化瘀,养阴生津。用于气阴两虚、瘀血阻脉所致的胸痹,症见胸痛胸闷、心悸气短、脉结代,冠心病心绞痛见上述证候者。

【用法用量】口服。水丸,一次 1 袋,一日 3 次。胶囊,一次 3 粒,一日 3 次。片剂,一次 2 片,一日 3 次。颗粒,开水冲服,一次 1 袋,一日 3 次。

脑心通丸(片、胶囊)【乙类】

【药物组成】黄芪、赤芍、丹参、当归、川芎、桃仁、红花、醋乳香、醋没药、鸡血藤、牛膝、桂枝、桑枝、地龙、全蝎、水蛭。

【方　解】方中重用黄芪,发挥益气活血之效,通过补气使元气充盛,达到气行则血行之功,水蛭、全蝎、地龙药性善走,具有通络、活血之功效。桃仁、当归、川芎、丹参、红花、赤芍、乳香、没药、鸡血藤活血化瘀、疏通瘀阻,桂枝、桑枝、牛膝温经通脉,具有逐瘀血、通经络之功效。诸药合用具有益气活血、化瘀通络、醒脑开窍、宣痹止痛之功效。

【剂型规格】水丸,每袋装 0.8g;胶囊剂,每粒装 0.4g;片剂,每片重 0.45g。

【功能主治】益气活血、化瘀通络。用于气虚血滞、脉络瘀阻所致中风中经络,半身不遂、肢体麻木、口眼歪斜、舌强语謇及胸痹心痛、胸闷、心悸、气短;脑梗死、冠心病心绞痛属上述证候者。

【用法用量】口服。胶囊,一次 2~4 粒,一日 3 次。片剂,一次 2~4 片,一日 3 次。

【不良反应】有报道脑心通胶囊出现 6 例以胃中嘈杂为主和 1 例以面部潮红为主的不良反应,患者餐后 45 分钟内服用或停药后症状自行消失 [中外医学研究,2011,9(28):68]。

【注意事项】①孕妇禁用;②胃病患者饭后服用。

【特别提示】限中重度脑梗死、冠心病心绞痛患者。

脑心清片(胶囊)【乙类】

【药物组成】柿叶提取物。

【剂型规格】片剂,①每片重 0.41g(含柿叶提取物 50mg);②每片重 0.41g(含柿叶提取物 100mg)。胶囊剂,每粒装 0.25g。

【功能主治】活血化瘀,通络。用于脉络瘀阻,眩晕头痛,肢体麻木,胸痹心痛,胸中憋闷,心悸气短;冠心病、脑动脉硬化症见上述证候者。

【用法用量】口服。片剂,一次 2~4 片(规格①)或一次 1~2 片(规格②),一日 3 次。胶囊,一次 2~4 粒,一日 3 次。

诺迪康片(胶囊、颗粒、口服液)[乙类]

【药物组成】圣地红景天。

【剂型规格】片剂,每片重0.28g;胶囊剂,每粒装0.28g;颗粒剂,每袋装5g;口服液,每支装10ml。

【功能主治】益气活血,通脉止痛。用于气虚血瘀所致胸痹,症见胸闷、刺痛或隐痛、心悸气短、神疲乏力、少气懒言、头晕目眩,冠心病心绞痛见上述证候者。

【用法用量】口服。片剂,一次1~2片,一日3次。胶囊,一次1~2粒,一日3次。颗粒,开水冲服,一次1袋,一日3次。口服液,一次10ml,一日3次。

【注意事项】孕妇慎用。

【特别提示】本品为参保人员住院使用时由基本医疗保险统筹基金按规定支付,门诊使用时由职工基本医疗保险个人账户支付的药品。

通心络片(胶囊)[甲类]

【药物组成】人参、水蛭、全蝎、赤芍、蝉蜕、土鳖虫、蜈蚣、檀香、降香、乳香(制)、酸枣仁(炒)、冰片。

【方　解】方中人参大补元气,益气以助血行,为君药。水蛭、土鳖虫、赤芍、乳香、降香活血破血、祛瘀通痹,共为臣药。全蝎、蜈蚣通络止痛,檀香行气理气、宽胸止痛;冰片通窍止痛;蝉蜕息风止痛;酸枣仁养心安神,共为佐药。诸药合用,共奏益气活血、行气止痛之功。

【剂型规格】片剂,每片重0.45g;胶囊剂,每粒装0.26g。

【功能主治】益气活血,通络止痛。用于冠心病心绞痛属心气虚乏、血瘀络阻证。症见胸部憋闷,刺痛、绞痛,固定不移,心悸自汗,气短乏力,舌质紫暗或有瘀斑,脉细涩或结代。亦用于气虚血瘀络阻型中风病,症见半身不遂或偏身麻木,口舌歪斜,言语不利。

【用法用量】口服。片剂,一次2~4片,一日3次。胶囊,一次2~4粒,一日3次。

【不良反应】个别患者用药后可出现胃部不适或胃痛,皮疹[人民军医,2006,49(3):170]。

【注意事项】①出血性疾患、孕妇及妇女经期及阴虚火旺型中风禁用;②服药后胃部不适者宜改为饭后服。

通脉养心丸[乙类]

【药物组成】地黄、鸡血藤、麦冬、甘草、制何首乌、阿胶、五味子、党参、醋龟甲、大枣、桂枝。

【方　解】地黄清热凉血,养阴,生津。鸡血藤补血,活血,通络。共为主药。麦冬养阴生津,润肺清心。制何首乌补肝肾,益精血,乌须发,强筋骨。阿胶补血滋阴,润燥,止血。五味子收敛固涩,益气生津,补肾宁心。党参补中益气,健脾益肺。醋龟甲滋阴潜阳,益肾强骨,养血补心。共为辅药。桂枝发汗解肌,温通经脉,助阳化气,平冲降气。甘草补脾益气,清热解毒,祛痰止咳,缓急止痛,调和诸药。大枣补中益气,养血安神。为佐使药。诸药合用,共奏益气养阴、通脉止痛之效。

【剂型规格】浓缩包衣水丸,每10丸重1g。

【功能主治】益气养阴,通脉止痛。用于冠心病心绞痛及心律不齐之气阴两虚证,症见胸痛、胸闷、心悸、气短、脉结代。

【用法用量】口服。一次40丸,一日1~2次。

【注意事项】孕妇慎用。

速效心痛滴丸[乙类]

【药物组成】牡丹皮、川芎、冰片。

【方　　解】方中牡丹皮性微寒,清泻瘀热凉血,又能散血行瘀;川芎活血化瘀,开郁止痛;冰片辛香微寒,清散郁火,通窍止痛。诸药相合,共奏清热凉血、活血止痛之功。

【剂型规格】滴丸,每丸重 40mg。

【功能主治】清热凉血,活血止痛。用于偏热型轻、中度胸痹心痛,痛兼烦热,舌苔色黄。

【用法用量】舌下含化服,一次 3~9 丸,一日 3 次。急性发作时 12~18 丸。

【注意事项】孕妇慎用。

速效救心丸[甲类]

【药物组成】川芎、冰片。

【方　　解】方中川芎辛散温通,既能活血,又能行气,且能祛风止痛,为方中之主药。辅以冰片通窍止痛。二者合用,共奏行气活血、祛瘀止痛之功。

【剂型规格】滴丸,每粒重 40mg。

【功能主治】行气活血,祛瘀止痛,增加冠脉血流量,缓解心绞痛。用于气滞血瘀型冠心病,心绞痛。

【用法用量】含服,一次 4~6 丸,一日 3 次;急性发作时,一次 10~15 丸。

【不良反应】有引起全身性皮疹的过敏报道多例及致口腔溃疡 1 例 [中成药,1992(8):48]、一过性失明 1 例 [皖南医学院学报,1996,15(1):85]。有文献报道,有患者出现轻度头晕、恶心症状 [宁夏医学院学报,2008,30(6):783]。

【注意事项】①孕妇禁用;②寒凝血瘀、阴虚血瘀胸痹心痛不宜单用;③有过敏史者慎用;④伴有中重度心力衰竭的心肌缺血者慎用;⑤在治疗期间,心绞痛持续发作,宜加用硝酸酯类药。

救心丸[乙类]

【药物组成】牛黄、麝香、三七、珍珠、人参茎叶总皂苷、牛胆膏粉、蟾蜍、冰片。

【方　　解】方中牛黄开窍豁痰,为治心之药;麝香开窍活血散结;三七活血化瘀止痛;珍珠镇心安神、坠痰;牛胆清肝明目,解毒消肿;蟾蜍解毒散结;冰片芳香开窍;人参大补元气,复脉固脱,以防虚脱。诸药合用,共奏益气活血、化痰通络之功,使心脉得通,瘀血痰浊得去,心痛可愈。

【剂型规格】丸剂,每 10 粒重 250mg。

【功能主治】益气活血,化痰通络。用于痰浊瘀血痹阻心脉而致的胸痹心痛,胸闷、短气、心悸、怔忡等。

【用法用量】舌下含服或口服,一次 1~2 粒,一日 2 次。

【不良反应】在临床研究中发现,个别病人服药后出现口干、头晕、腹泻、轻度不适、心慌等。

【注意事项】①孕妇忌服,月经期慎用;②患消化道溃疡、慢性结肠炎者忌用;③运动员慎用;④请勿与洋地黄类强心药同时使用。

理气活血滴丸[乙类]

【药物组成】大果木姜子、艾片、川芎、薤白。

【方　　解】方中大果木姜子温中散寒,理气止痛;艾片开窍醒神,清热止痛;川芎活血行气,为血中之气药;薤白辛开行滞,苦泄痰浊,能散阴寒之凝结而温通胸阳。全方共奏温阳宽胸、理气活血之功。

【剂型规格】滴丸,每丸重 25mg。

【功能主治】温阳宽胸,理气活血。用于冠心病稳定型劳累性心绞痛Ⅰ、Ⅱ级心阳不足,心血瘀阻证,症见胸闷、胸痛、心悸、气短、形寒等。

【用法用量】口服。一次 10 丸,一日 3 次。疗程 4 周。

【不良反应】偶见头痛头晕,皮疹,上腹部不适。

【注意事项】①本品临床试验安全性数据仅支持 4 周疗程;②目前尚无妊娠或哺乳期妇女用药的临床试验资料;③过敏体质或对多种药物过敏患者慎用;④服药后若出现头痛头晕、皮疹及上腹部不适等不良反应,应减量或停药;⑤服药期间定期检测肝功能;⑥服药过程中出现急性心绞痛发作,需合并使用硝酸甘油制剂;⑦气阴两虚或阴虚有热者慎用。

银丹心泰滴丸[乙类]

【药物组成】银杏叶、滇丹参、绞股蓝、天然冰片。

【方　　解】方中银杏叶活血通脉,丹参化瘀通络,绞股蓝化痰降浊,冰片镇痛开窍。诸药合用。共奏活血化瘀,通脉止痛之功效。

【剂型规格】滴丸,每 10 丸重 0.35g。

【功能主治】活血化瘀,通脉止痛。用于瘀血闭阻引起的胸痹,症见胸闷、胸痛、心悸,冠心病、心绞痛属上述证候者。

【用法用量】口服或舌下含服,一次 10 丸,一日 3 次,疗程 4 周;或遵医嘱。

【注意事项】①孕妇慎用;②如与其他药物同时使用可能会发生药物相互作用,详情请咨询药师或医师。

银丹心脑通软胶囊[乙类]

【药物组成】银杏叶、丹参、灯盏细辛、三七、山楂、绞股蓝、大蒜、艾片。

【方　　解】方中绞股蓝、银杏叶、三七、大蒜、山楂具有调血脂及保护血管内皮功能作用;山楂能消食化滞;灯盏细辛及丹参可以调血脂、改善脑微循环同时抑制血小板凝集,艾片辛凉开窍,诸药合用活血化瘀、行气止痛、消食化滞。

【剂型规格】软胶囊剂,每粒装 0.4g。

【功能主治】活血化瘀,行气止痛,消食化滞。用于气滞血瘀引起的胸痹,症见胸痛,胸闷,气短,心悸等;冠心病心绞痛、高脂血症、脑动脉硬化、中风、中风后遗症见上述证候者。

【用法用量】口服,一次 2~4 粒,一日 3 次。

【不良反应】剂量一次 1.2g,一日 3 次,有出现胃部不适,头痛,减量至一次 0.8g,一日 3 次后,症状消失 [北京中医药,2014,33(4):243];另有出现腹泻的文献报道 [中草药,2016,47(5):2707]。

银杏达莫注射液[乙类]

【药物组成】本品为银杏叶提取物与双嘧达莫混合制成的灭菌水溶液,每 1ml 含银杏总黄酮应为 0.90~1.10mg,双嘧达莫($C_{24}H_{40}N_8O_4$)应为 0.36~0.44mg。

【剂型规格】注射剂,每支装①5ml;②10ml。

【功能主治】适用于预防和治疗冠心病、血栓栓塞性疾病。

【用法用量】静脉滴注。成人一次 10~25ml，加入 0.9% 氯化钠注射液或 5%~10% 葡萄糖注射液 500ml 中，一日 2 次。

【不良反应】①偶有恶心、呕吐、头晕、皮肤过敏反应发生；②罕见心绞痛加重，一旦停药，症状立即消失。

【注意事项】①孕妇慎用；②有出血倾向者慎用；③与肝素、双香豆素等抗凝药同用时，易引起出血倾向。

【特别提示】限二级及以上医疗机构并有明确的缺血性心脑血管疾病急性期患者。

银杏酮酯滴丸(胶囊、颗粒、片、分散片)[乙类]

【药物组成】银杏酮酯。

【剂型规格】滴丸，每丸含银杏酮酯①5mg；②10mg。胶囊剂，每粒装 0.2g。颗粒剂，每袋装 1g(含银杏酮酯 40mg)。片剂，每片 0.25g。分散片，每片重 0.15g。

【功能主治】活血化瘀通络。用于血瘀型胸痹及血瘀型轻度脑动脉硬化引起的眩晕；冠心病、心绞痛。

【用法用量】口服。滴丸，一次 8 丸(规格①)或一次 4 丸(规格②)，一日 3 次。胶囊，一次 1 粒，一日 3 次。颗粒，一次 1 袋，一日 3 次。片剂，一次 1 片，一日 3 次。分散片，一次 1 片，一日 3 次。

【不良反应】个别患者服药后可出现胃部不适，恶心。

【注意事项】孕妇及心力衰竭者、过敏体质者慎用。

【特别提示】本品为参保人员住院使用时由基本医疗保险统筹基金按规定支付，门诊使用时由职工基本医疗保险个人账户支付的药品。

银杏蜜环口服溶液[乙类]

【药物组成】银杏叶提取物、蜜环粉。

【剂型规格】口服液，每支装 10ml。

【功能主治】主要用于冠心病、心绞痛、缺血性脑血管疾病，可改善心、脑缺血性症状。

【用法用量】口服。一次 10ml，一日 3 次，或遵医嘱。

【不良反应】有文献报道，银杏蜜环口服溶液致皮肤瘙痒 1 例 [山西中医，2013，29(10)：62]。

【特别提示】本品为参保人员住院使用时由基本医疗保险统筹基金按规定支付，门诊使用时由职工基本医疗保险个人账户支付的药品。

银盏心脉滴丸[乙类]

【药物组成】灯盏细辛、银杏叶、丹参、天然冰片。

【方　　解】方中灯盏细辛活血通经，银杏叶活血止痛，共为君药。辅以丹参活血养血、散瘀通经络，以助君药化瘀通脉。再加入冰片可以清热止痛、防腐生肌、开窍醒神。以上四味合用，共奏活血化瘀、通脉止痛之功效。

【剂型规格】滴丸，每丸重 25mg。

【功能主治】苗医：转呼西蒙，蒙柯：蒙修、纳英，洗抢给，娘埋对运罗。中医：活血化瘀，通脉止痛。用于瘀血闭阻引起的冠心病心绞痛，症见胸闷、胸痛、心悸、气短等。

【用法用量】口服或舌下含服,一次 10 粒,一日 3 次;或遵医嘱。

【注意事项】①脑出血急性期、月经期及有出血倾向者禁用;②孕妇、过敏体质慎用;③饮食宜清淡、低盐、低脂,食勿过饱,忌食生冷、辛辣、油腻之品,忌烟酒、浓茶;④在治疗期间,心绞痛持续发作,宜加用硝酸酯类药。若出现剧烈心绞痛,心肌梗死,或见气促、汗出、面色苍白者,应及时急诊救治。

黄杨宁片[乙类]

【药物组成】环维黄杨星 D。

【剂型规格】片剂,每片含环维黄杨星 D ①0.5mg;②1mg。

【功能主治】行气活血,通络止痛。用于气滞血瘀所致的胸痹心痛、脉结代,冠心病、心律失常见上述证候者。

【用法用量】口服。一次 1~2mg,一日 2~3 次。

【不良反应】治疗心律失常时 3 例患者出现消化道反应 [中国中医药科技,2007,14(4):288];治疗冠心病频发室性早搏时 1 例患者出现轻度头昏,4 例患者出现食欲减退、左上腹不适、恶心 [中国药业,2003,12(3):71]。亦有出现四肢麻木感。

【注意事项】肝肾功能不全者慎用。

滋心阴胶囊(颗粒、口服液)[乙类]

【药物组成】麦冬、赤芍、北沙参、三七。

【方　解】方中麦冬味甘性凉,长于滋养心阴,清心润肺,益胃生津,为君药。北沙参养胃生津,润肺止咳,与麦冬相须为用,共为臣药。赤芍清热凉血、活血化瘀,助君药散血分瘀热;三七活血散瘀止痛,二者共为佐药。诸药合用,共奏滋养心阴、活血止痛之效。

【剂型规格】胶囊剂,每粒装 0.35g;颗粒剂,每袋装 6g;口服液,每支装 10ml。

【功能主治】滋养心阴,活血止痛。用于阴虚血瘀所致的胸痹,症见胸闷胸痛、心悸怔忡、五心烦热、夜眠不安、舌红少苔;冠心病心绞痛见上述证候者。

【用法用量】口服。胶囊,一次 2 粒,一日 3 次。颗粒,一次 1 袋,一日 3 次。口服液,一次 10ml,一日 3 次。

【注意事项】本品含有活血药物,孕妇慎用。

舒心口服液[乙类]

【药物组成】党参、黄芪、红花、当归、川芎、三棱、蒲黄。

【方　解】方中党参性味甘平,能补脾肺之气,气旺血行;黄芪甘温,益气升阳,补气行血,通脉养心,二药功用直中病机,故为君药。红花活血祛瘀,温通血脉;当归补血活血,温养心脉,二药既能养血通脉,又可散瘀止痛,共为臣药。川芎、三棱既可活血化瘀,又善行气止痛;蒲黄长于行血通经,消瘀止痛,均为佐药。全方配合,共奏补益心气、活血化瘀之功。

【剂型规格】口服液,每支装 20ml。

【功能主治】补益心气,活血化瘀。用于心气不足、瘀血内阻所致的胸痹,症见胸闷憋气、心前区刺痛、气短乏力,冠心病心绞痛见上述证候者。

【用法用量】口服。一次 20ml,一日 2 次。

【不良反应】①有文献报道服用舒心口服液致口干 [广东医学,1995,16(2):117]、便秘、皮疹 [新医药,1995,26(5):243];②另有用舒心口服液治疗心律失常过程中出现 1 例心动过缓,停药后消失,2 例出现轻度头晕,3 例出现轻度恶心的报道 [中国医药指南,2008, 6(19): 93]。

【注意事项】①孕妇及月经期慎用;②本品补气活血,用治气虚血瘀之胸痹,凡阴虚血瘀,痰瘀互阻,胸痹心痛者均不宜单独使用;③饮食宜清淡、低盐、低脂。食勿过饱。忌食生冷、辛辣、肥甘油腻之品,忌烟酒、浓茶;④保持心情舒畅,忌过度思虑,避免恼怒、抑郁等不良情绪;⑤在治疗期间,心绞痛持续发作,宜加用硝酸甘油类药。若出现剧烈心绞痛,心肌梗死,或见有气促、汗出、面色苍白者,应及时急诊救治。

舒血宁(银杏叶)注射液[乙类]

【药物组成】银杏叶。

【剂型规格】注射剂,①每支装 2ml,折合银杏叶提取物为 7.0mg(含总黄酮醇苷 1.68mg,含银杏内酯 0.28mg);②每支装 5ml,折合银杏叶提取物为 17.5mg(含总黄酮醇苷 4.2mg,含银杏内酯 0.7mg)。

【功能主治】扩张血管,改善微循环。用于缺血性心脑血管疾病,冠心病,心绞痛,脑栓塞,脑血管痉挛等。

【用法用量】肌内注射,一次 10ml,一日 1~2 次。静脉滴注,一日 20ml,用 5% 葡萄糖注射液 250ml 或 500ml 稀释后使用,或遵医嘱。

【不良反应】不良反主要表现为:①呼吸系统损伤:呼吸困难、哮喘、咳嗽、音哑;②皮肤及其附件损伤:皮肤瘙痒或发红、皮疹;③心血管及循环系统损伤:心慌、心悸、胸闷、水肿;④消化系统损伤:恶心、呕吐、腹泻腹痛;⑤全身性损伤:寒战、发热、发抖;⑥中枢神经系统损伤:头晕、头痛、烦躁不安。

【注意事项】①对银杏叶制剂过敏体质者禁用;②本品不宜与其他药物在同一容器内混合使用;③对乙醇过敏者、孕妇及心力衰竭者慎用;④新生儿、婴幼儿禁用。

【特别提示】限二级及以上医疗机构并有明确的缺血性心脑血管疾病急性期患者。

葛兰心宁软胶囊[乙类]

【药物组成】葛根总黄酮、山楂提取物、绞股蓝总皂苷。

【方　　解】方中以葛根为君药,主升提,使阳气得以上升,起活血化瘀、引药上行的作用;绞股蓝化痰降浊、山楂降脂化积,二者均为臣药,主降,使痰浊得以下降,暗合《黄帝内经》中"君一臣二之规",也中"一任主药,二任辅药之矩",三药合用,共奏活血化瘀通络、化痰行气止痛之功效。

【剂型规格】软胶囊剂,每粒装 0.58g。

【功能主治】活血化瘀,通络止痛。用于瘀血闭阻所致的冠心病、心绞痛。

【用法用量】口服,一次 2 粒,一日 3 次;或遵医嘱。

【注意事项】①对葛兰心宁软胶囊中有关成分过敏者禁用;②在服用葛兰心宁软胶囊期间,应低脂饮食,适当运动,戒烟、酒,尤其是用于高脂血症患者。

愈心痛胶囊[乙类]

【药物组成】延胡索、红参、三七。

【方　　解】方中红参大补元气以固本,使气旺以促血行,祛瘀而不伤正;三七活血化瘀,祛瘀生新;延胡索通脉止痛。三药合用,标本兼顾,攻补兼施,相得益彰,共奏益气活血、通脉止痛之功。

【剂型规格】胶囊剂,每粒装 0.33g。

【功能主治】益气活血,通脉止痛。用于劳累型冠心病心绞痛属气虚血瘀证,症见胸部刺痛或绞痛、痛有定处,胸闷气短,倦怠乏力。

【用法用量】口服,一次 4 粒,一日 3 次。4 周为一疗程。

稳心片(胶囊、颗粒)[乙类]

【药物组成】党参、黄精、三七、琥珀、甘松。

【方   解】方中以黄精性味甘平滋肾润肺,补脾益气,气阴双补,用为君药。党参益气养血、生津,用为臣药。三七化瘀止血,活血定痛;琥珀镇惊安神,活血散瘀;甘松理气止痛,醒脾健胃,以防补益之品滞腻碍胃,以上三药共为佐药。诸药配合,共奏益气养阴、活血化瘀之功。

【剂型规格】颗粒剂,①每袋装 9g;②每袋装 5g(无蔗糖)。胶囊剂,每粒装 0.45g。片剂,每片重 0.5g。

【功能主治】益气养阴,活血化瘀。用于气阴两虚,心脉瘀阻所致的心悸不宁、气短乏力、胸闷胸痛;室性早搏、房性早搏而见上述证候者。

【用法用量】颗粒,开水冲服,一次 1 袋。胶囊,口服,一次 4 粒。片剂,口服,一次 4 片。均一日 3 次,或遵医嘱。

【不良反应】偶见轻度头晕、恶心,一般不影响用药。有服稳心颗粒致剧烈咳嗽、胃灼烧 1 例的报道 [西北药学杂志,2003,18(6):268]。

【注意事项】①孕妇及月经期慎用;②缓慢性心律失常禁用;③痰热内盛,症见痰多黄稠者禁用;④服药期间忌食生冷食物,忌烟酒、浓茶;⑤服用颗粒剂时应将药液充分搅匀,勿将杯底药粉丢弃。

【特别提示】限有室性早搏、房性早搏的诊断证据。

薯蓣皂苷片[乙类]

【药物组成】穿山龙水溶性总皂苷。

【剂型规格】片剂,每片①40mg;②80mg。

【功能主治】用于冠心病、心绞痛的辅助治疗。亦可用于并发高血压、高甘油三酯、高胆固醇等症的患者。

【用法用量】口服。一次 0.12~0.16g,一日 3 次。

【不良反应】偶有胃肠道不适。另有引发肝功能损害 [中国药物与临床,2011,11(2):190] 和疑似心绞痛症状的加重 [药物流行病学杂志,2007,16(2):124]。

【注意事项】对本品过敏者禁用。

麝香保心丸[甲类]

【药物组成】人工麝香、人参提取物、人工牛黄、肉桂、苏合香、蟾酥、冰片。

【方   解】方中人工麝香活血化瘀,开窍止痛,为君药。人参补气健脾;肉桂温阳通脉,蟾酥开窍止痛,苏合香芳香温通,共为臣药;人工牛黄开窍醒神,冰片开窍止痛,共为佐药。诸药合用,共奏芳香温通、开窍止痛、益气强心之功。

【剂型规格】水丸,每丸重 22.5mg。

【功能主治】芳香温通,益气强心。用于气滞血瘀所致的胸痹,症见心前区疼痛、固定不移,心肌缺血所致的心绞痛、心肌梗死见上述证候者。

【用法用量】口服。一次 1~2 丸,一日 3 次;或症状发作时服用。

【不良反应】有出现口腔局部不良反应(口干、唇舌麻木感、头胀)和胃部不适[中国全科医学, 2009, 12(11): 50]、皮下瘀斑[临床药物治疗杂志, 2004, 2(4): 62]、荨麻疹等。

【注意事项】①孕妇及对本品过敏者禁用;②过敏体质者慎用;③运动员慎用。

麝香通心滴丸[乙类]

【药物组成】人工麝香、人参茎叶总皂苷、蟾酥、丹参、人工牛黄、熊胆粉、冰片。

【方　解】方中人工麝香、蟾酥芳香通脉、缓急止痛共为君药。人参茎叶总皂苷、丹参补益心气、活血化瘀共为臣药。人工牛黄、熊胆粉清脉凉开,化痰逐瘀,共为佐药。冰片开窍醒神,直达病所为使药。诸药合用,共奏益气通脉、活血化瘀止痛之功效。

【剂型规格】滴丸,每丸重 35mg。

【功能主治】益气通脉,活血化瘀止痛。用于冠心病稳定型劳累性心绞痛气虚血瘀证,症见胸痛胸闷、心悸气短、神倦乏力。

【用法用量】口服。一次 2 丸,一日 3 次。

【不良反应】极个别患者用药后出现身热、颜面潮红,停止服药后很快缓解;极个别患者可出现舌麻辣感,服用较高剂量可导致 ALT 升高。

【注意事项】①孕妇禁用;②肝肾功能不全者慎用;③本品含有毒性药材蟾酥,请按说明书规定剂量服用;④临床试验期间,有 1 例出现中度青光眼、眼压增高;1 例轻度身热、颜面潮红;1 例轻度胃脘部胀痛不适。这 3 例受试者均已缓解,认为与试验药物可能无关;⑤运动员慎用。

第八节 眩 晕 类 药

二至丸[乙类]

【药物组成】酒女贞子、墨旱莲。

【方　解】方中女贞子味甘、性平,入肝、肾经,具有养肝益肾、填精健脑之功,其补肾养肝而不腻,填精益血而不滞。臣以墨旱莲,味甘酸、性寒,入肝、肾经,既能滋补肝肾之阴、养脑益精,又可凉血止血。二药配合,益下荣上,相得益彰,共奏补益肝肾、滋阴止血之功。

【剂型规格】水蜜丸,每瓶装 50g。

【功能主治】补益肝肾,滋阴止血。用于肝肾阴虚,眩晕耳鸣,咽干鼻燥,腰膝酸痛,月经量多。

【用法用量】口服。一次 9g,一日 2 次。

【注意事项】①忌不易消化食物;②感冒发热病人不宜服用;③有高血压、心脏病、肝病、糖尿病、肾病等慢性病严重者应在医师指导下服用;④儿童、孕妇、哺乳期妇女应在医师指导下服用。

山绿茶降压片(胶囊)[乙类]

【药物组成】山绿茶。

【剂型规格】片剂：①薄膜衣片，每片重 0.2g；②糖衣片，片心重 0.2g。胶囊剂，每粒装 0.4g。

【功能主治】清热泻火，平肝潜阳。用于眩晕耳鸣，头痛头胀，心烦易怒，少寐多梦；高血压、高血脂见有上述证候者。

【用法用量】口服。片剂，一次 2~4 片，一日 3 次。胶囊，一次 1~2 粒，一日 3 次。

天麻钩藤颗粒[乙类]

【药物组成】天麻、钩藤、石决明、栀子、黄芩、牛膝、盐杜仲、益母草、桑寄生、首乌藤、茯苓。

【方　　解】方中天麻、钩藤平肝降逆为主药；石决明平肝息风、潜阳，栀子、黄芩清热泻火；杜仲、牛膝、桑寄生滋肾平肝，引血下行，益母草活血利水，共为辅药；佐以首乌藤宁心安神，茯苓健脾安神。诸药合用，共奏清热活血、益肾平肝、息风潜阳之功。

【剂型规格】颗粒剂，①每袋装 5g（无蔗糖）；②每袋装 10g。

【功能主治】平肝息风，清热安神。用于肝阳上亢所引起的头痛、眩晕、耳鸣、眼花、震颤、失眠；高血压见上述证候者。

【用法用量】开水冲服，一次 1 袋，一日 3 次，或遵医嘱。

【注意事项】①本品对舌绛无苔的阴虚动风证不宜用；②本品处方中含天麻，与中枢兴奋药如尼可刹米戊四氮、山梗菜碱等不宜联用。

牛黄降压丸（片、胶囊）[甲类]

【药物组成】人工牛黄、羚羊角、珍珠、冰片、水牛角浓缩粉、黄芩提取物、黄芪、党参、白芍、郁金、川芎、决明子、薄荷、甘松。

【方　　解】方中人工牛黄清热解毒，清心除烦，豁痰定惊；羚羊角性寒味咸，具有清热解毒，平肝息风，定眩止痛之功，共为君药。珍珠母甘、咸、寒，能够潜阳安神，清热平息肝风；冰片清心开窍，疏散郁火，清利咽喉，聪耳明目，以助清上焦热邪，透发火郁；水牛角、黄芩凉血清心开窍，潜降苦泄肝经火邪，共为臣药。佐以黄芪、党参健脾益气，白芍平抑肝阳，敛阴养血；郁金活血，舒肝解郁，行气中之血；川芎行气活血，理血中之气；决明子清肝定眩；薄荷舒肝解郁；甘松舒肝理气，共为佐药。诸药合用，共奏清心化痰、平肝安神之功。

【剂型规格】水蜜丸，每 20 丸重 1.3g；大蜜丸，每丸重 1.6g。片剂，每片重 0.27g。胶囊剂，每粒装 0.4g。

【功能主治】清心化痰，平肝安神。用于心肝火旺、痰热壅盛所致的头晕目眩、头痛失眠、烦躁不安，高血压病见上述证候者。

【用法用量】口服。水蜜丸一次 20~40 丸，大蜜丸一次 1~2 丸，一日 1 次。片剂，一次 2 片，一日 2 次。胶囊，一次 2~4 粒，一日 1 次。

【不良反应】偶有腹泻、便溏、肝损害。

【注意事项】①本品过于苦寒，芳香，孕妇慎服；②气血不足所致的头晕目眩、失眠患者忌用，腹泻者忌服；③服药期间忌寒凉、油腻食品；④腹泻者忌服。

心脉通片（胶囊）[乙类]

【药物组成】当归、决明子、钩藤、牛膝、丹参、葛根、槐花、毛冬青、夏枯草、三七。

【方　　解】方中当归辛甘而温，养血活血，祛瘀通脉，为方中之君药。丹参、毛冬青、牛膝、三七能活血祛瘀，通经止痛，共为臣药。决明子、钩藤、夏枯草、槐花能清肝热，平肝潜阳，清利头目，葛根性能生散，升阳解肌，舒缓头项，共为佐药。诸药合用，共奏活血化瘀、平肝通脉之功。

【剂型规格】片剂,每片重 0.6g;胶囊剂,每粒装 0.25g。

【功能主治】活血化瘀,通脉养心,降压降脂。用于高血压、高脂血症等。

【用法用量】口服。片剂,一次 4 片,一日 3 次。胶囊,一次 4 粒,一日 3 次。

【不良反应】偶有病人服药后感觉口干、腹胀、胃纳差,此乃处方偏寒所致,饭后服用可避免。

【注意事项】孕妇忌服,月经过多者慎用。

心脑欣丸(片、胶囊)[乙类]

【药物组成】红景天、枸杞子、沙棘鲜浆。

【方　解】方中红景天甘、苦而平,具有补益元气,养血活血之功为君药,沙棘鲜浆性温味酸,消食化滞,活血散瘀为臣药;枸杞子甘、平,补肝肾,益精为佐药。诸药合用,共奏益气活血、化瘀通络之功。

【剂型规格】浓缩水丸,①每袋装 1.0g(约 1250 丸);②每袋装 1.0g(约 30~40 丸);③每丸重 0.2g。薄膜衣片,每片重 0.5g。胶囊剂,每粒装 0.5g。

【功能主治】益气活血。用于气虚血瘀所致的头晕,头痛,心悸,气喘,乏力;缺氧引起的红细胞增多症见上述证候者。

【用法用量】口服。丸剂,一次 1 袋(规格①、②),一次 5 丸(规格③),一日 2 次;饭后服。片剂,一次 2 片,一日 2 次;饭后服。胶囊,一次 2 粒,一日 2 次;饭后服。

【注意事项】孕妇禁用。

【特别提示】本品为参保人员住院使用时由基本医疗保险统筹基金按规定支付,门诊使用时由职工基本医疗保险个人账户支付的药品。

平眩胶囊[乙类]

【药物组成】万丈深、椢木、黄精、天麻、三七、猪殃殃、仙鹤草。

【方　解】方中椢木清泻肝热,益胃健脾;万丈深又称还阳参,补肾阳,益气血,健脾胃,治疗血虚气弱,肝肾不足;三七化瘀止血;仙鹤草收敛止血消炎;天麻息风止痉,平肝潜阳;黄精滋阴润肺;猪殃殃清热解毒利水消肿。方中诸药入肝肺肾脾胃经,综合调整全身脏器功能,共奏平肝潜阳、滋补肝肾、活血化瘀、行血止血、消炎利水之功。

【剂型规格】胶囊剂,每粒装 0.5g。

【功能主治】彝医:呵咪呵夏,乃都荷,乃啰。中医:滋补肝肾,平肝潜阳。用于肝肾不足,肝阳上扰所致眩晕,头昏,心悸耳鸣,失眠多梦,腰膝酸软。

【用法用量】口服。一次 2~4 粒,一日 3 次;或遵医嘱。

【注意事项】①孕妇禁用;②服药后 2 小时内忌食鱼、酸冷食物。

半夏天麻丸[乙类]

【药物组成】法半夏、天麻、人参、炙黄芪、炒白术、苍术(米泔灸)、陈皮、茯苓、泽泻、六神曲(麸炒)、炒麦芽、黄柏。

【方　解】方中法半夏辛温性燥,归脾胃经,善于燥湿化痰;天麻甘平、质润入肝,功长平肝潜阳,均系治风痰眩晕、痰厥头痛之良药,共为君药。人参、黄芪、白术甘温补中,健脾益气,苍术、陈皮苦温香燥,燥湿健脾;茯苓、泽泻甘淡,健脾渗湿,诸药合用共治生痰之本,以除痰源,共为臣药。六神曲、麦芽消食和胃,以资化源;黄柏苦寒坚阴,以防温燥太过,伤阴耗液,属佐制之用,共为佐药。诸药相合,共奏健脾祛湿、化痰息风之功。

【剂型规格】丸剂,每 100 粒重 6g。

【功能主治】健脾祛湿,化痰息风。用于脾虚湿盛、痰浊内阻所致的眩晕、头痛、如蒙如裹、胸脘满闷。

【用法用量】口服。一次 6g,一日 2~3 次。

【注意事项】①肝肾阴虚,肝阳上亢所致的头痛、眩晕忌用,平素大便干燥者慎服;②应忌食生冷油腻,忌食海鲜类食物。

全天麻片(胶囊)^[乙类]

【药物组成】天麻。

【剂型规格】片剂,每片重①0.52g;②0.6g;胶囊剂,每粒装 0.5g。

【功能主治】平肝,息风,止痉。用于肝风上扰所致的眩晕、头痛、肢体麻木、癫痫抽搐。

【用法用量】口服。片剂,一次 2~6 片,一日 3 次。胶囊,一次 2~6 粒,一日 3 次。

【不良反应】有报道致泌乳 1 例 [药物不良反应杂志, 2002 (3): 201]。

【注意事项】由气血亏虚引起的眩晕,应结合辨证用药,不宜单纯使用本品。

【特别提示】本品为参保人员住院使用时由基本医疗保险统筹基金按规定支付,门诊使用时由职工基本医疗保险个人账户支付的药品。

安宫降压丸^[乙类]

【药物组成】郁金、黄连、栀子、黄芩、天麻、珍珠母、黄芪、白芍、党参、麦冬、五味子(醋制)、川芎、人工牛黄、水牛角浓缩粉、冰片。

【方　解】方中牛黄能清热解毒、化痰开窍、熄风镇惊,为君药。水牛角浓缩粉清热凉血解毒,天麻平肝息风止痉,二药同用能助牛黄清热息风定惊之效,用以为臣。黄连、黄芩、栀子清热泻火,郁金凉血清心、行气解郁,冰片开窍醒神,珍珠母平肝潜阳,黄芪、党参、麦冬、白芍、五味子益气养阴,川芎活血行气、祛风止痛,共为佐使。诸药合用,共奏清热镇惊、平肝潜阳之功。

【剂型规格】大蜜丸,每丸重 3g。

【功能主治】清热镇惊,平肝潜阳。用于肝阳上亢、肝火上炎所致的眩晕,症见头晕、目眩、心烦、目赤、口苦、耳鸣耳聋;高血压见上述证候者。

【用法用量】口服。一次 1~2 丸,一日 2 次。

【注意事项】①本品性寒,痰湿中阻,清阳不升之眩晕、头痛者忌服,表现为头痛、头晕目眩,面色㿠白,胸痞欲呕,纳差,心烦,苔厚腻等;②孕妇慎用;无高血压症状时停服或遵医嘱;③服药期间忌食辛辣香燥,肥甘油腻,动火生痰之品;④阳虚、气虚者忌用,表现为四肢不温,喜热饮,腰酸腿软,阳痿早泄,小腹冷痛,少气懒言,全身疲倦乏力,声音低沉,动则气短,头晕心悸,面色萎黄,食欲不振等。

杞菊地黄丸^[甲类](片^[甲类]、胶囊^[甲类]、口服液^[乙类])

【药物组成】枸杞子、菊花、熟地黄、酒萸肉、牡丹皮、山药、茯苓、泽泻。

【方　解】方中熟地黄味甘、性微温,入心、肝、肾经,养血滋阴,补精益髓,为补益肝肾精血之要药,重用为君药。臣以山茱萸补肾暖肝;山药味甘,归脾、肺、肾经,性平不燥,作用缓和,补脾益肾涩精,为平补气阴之要药。佐以枸杞子滋阴补肾,养肝明目;菊花疏风清热,平肝明目;茯苓渗脾湿;泽泻泄肾浊;牡丹皮清肝火。诸药配合,共奏滋肾养肝之功。本方由六味地黄丸加味而成,在滋补肾阴的基础上,加枸杞子、菊花,兼有养阴平肝、滋水明目作用。

【剂型规格】水蜜丸,每瓶装 60g;小蜜丸,每 10 丸重 2g;大蜜丸,每丸重 9g。浓缩丸,每 8 丸相当于原药材 3g。糖衣片,片心重 0.3g。胶囊剂,每粒装 0.3g。口服液,每支装 10ml。

【功能主治】滋肾养肝。用于肝肾阴亏,眩晕耳鸣,羞明畏光,迎风流泪,视物昏花。

【用法用量】口服。水蜜丸一次 6g,小蜜丸一次 9g,大蜜丸一次 1 丸,一日 2 次。浓缩丸一次 8 丸,一日 3 次。片剂一次 3~4 片,一日 3 次。胶囊一次 5~6 粒,一日 3 次。口服液一次 1 支,一日 2 次。

【不良反应】①有报道过量服用致副乳增生 1 例 [湖北中医杂志,2006,28（9）:37];②有报道出现过敏反应 2 例 [中国药业,2006,15（6）:44]、[中国中医药现代远程教育,2007,5（12）:50]。

【注意事项】①实火亢盛所致的头晕、耳鸣慎用;②脾胃虚寒、大便稀溏者慎用;③感冒发热病人不宜服用;④忌酸冷食物。

【特别提示】杞菊地黄口服液为参保人员住院使用时由基本医疗保险统筹基金按规定支付,门诊使用时由职工基本医疗保险个人账户支付的药品。

松龄血脉康胶囊[甲类]

【药物组成】鲜松叶、葛根、珍珠层粉。

【方　　解】方中珍珠层粉咸寒,归肝、心经,可平肝潜阳,清肝明目,为君药。鲜松叶、葛根发表解肌,解热生津,现代研究表明其可扩张脑、冠状动脉血管,对高血压脑病所致的头痛、眩晕有一定疗效,为臣药。全方可达平肝潜阳,定心安神之功。

【剂型规格】胶囊剂,每粒装 0.5g。

【功能主治】平肝潜阳,镇心安神。用于肝阳上亢所致的头痛、眩晕、急躁易怒、心悸、失眠;高血压病及原发性高脂血症见上述证候者。

【用法用量】口服。一次 3 粒,一日 3 次,或遵医嘱。

【不良反应】①个例服药后可出现轻度腹泻,胃脘胀满等。饭后服用有助于减轻或改善这些症状 [实用糖尿病杂志,2006,3（4）:22];②治疗组有 1 例患者出现上腹不适 [新中医,2010,42（10）:21]。

珍菊降压片[乙类]

【药物组成】野菊花膏粉、珍珠层粉、盐酸可乐定、氢氯噻嗪、芦丁。

【方　　解】方中野菊花苦寒清泄,味辛发散,入肝经,既能清热解毒,消痈散结,又散肝经风热,平肝降压;珍珠层粉甘寒咸,质重镇怯,入心肝经,既可平肝潜阳,镇惊安神,又能清肝热而明目祛翳,且擅清热解毒、收敛生肌。盐酸可乐定具有中枢降压作用,氢氯噻嗪为利尿降压药,共为辅药。芦丁可降低毛细血管通透性,增加其张力为佐使药。诸药合用,共奏平肝、潜阳、清热、降压之功。

【剂型规格】片剂,每片重 0.25g（含盐酸可乐定 0.03mg、氢氯噻嗪 5mg、芦丁 20mg）。

【功能主治】降压。用于高血压症。

【用法用量】口服。一次 1 片,一日 3 次。或遵医嘱。

【不良反应】文献有报道本品可致光毒性药疹[中华皮肤科杂志,2006,39(9):517]、急性痛风性关节炎[实用临床医学,2008,9(9):43]、电解质紊乱[医药导报,2007,29(6):686]。

【注意事项】①对本品过敏者或其他磺胺类药物过敏者禁用;②孕妇、过敏体质者、运动员慎用;③本品含盐酸可乐定、氢氯噻嗪、芦丁,其中盐酸可乐定为α受体阻滞药,脑血管病、冠状动脉供血不足、精神抑郁史、近期心肌梗死、雷诺病、慢性肾功能障碍、窦房结或房室功能低下、血栓闭塞性脉管炎患者慎用;氢氯噻嗪为利尿降压药,对长期服用或可能发生低血钾者需补充钾盐或保钾利尿药,补充钾盐时注意不引起高血钾。

复方罗布麻片[乙类]

【药物组成】①片Ⅰ:罗布麻叶、野菊花、防己、三硅酸镁、硫酸双肼屈嗪、氢氯噻嗪、盐酸异丙嗪、维生素 B_1、维生素 B_6、泛酸钙。②片Ⅱ:罗布麻煎剂干粉、野菊花煎剂干粉、防己煎剂干粉、三硅酸镁、硫酸胍生、硫酸双肼屈嗪、氢氯噻嗪、盐酸异丙嗪、维生素 B_1、维生素 B_6、泛酸钙。

【剂型规格】片剂,每瓶装 100 片。

【功能主治】用于高血压病。

【用法用量】口服。片Ⅰ,一次 2 片,一日 3 次;维持量,一日 2 片。片Ⅱ,一次 2 片,一日 3 次;维持量,一日 2 片。

【注意事项】①对本品过敏者禁用;②本品不作为孕妇及哺乳期妇女高血压患者的首选药物;③儿童减量或遵医嘱;④对伴有糖尿病、痛风的高血压患者应慎用;⑤本品大剂量服用时有中枢镇静作用,驾驶车辆及高空作业者慎用;⑥运动员慎用;⑦本品过量使用可引起镇静、嗜睡、乏力等,也可引起血尿酸增加。

复方罗布麻颗粒[乙类]

【药物组成】罗布麻叶、菊花、山楂。

【方　　解】方中罗布麻味甘、苦,性微寒,归肝、心经,既能安神,又能清泻肝火,为治疗肝阳上亢,肝火上攻所致眩晕之主药,故为本方君药。菊花味甘、苦,性微寒,归肺、肝、肾经,清肝火、平肝阳,辅助君药为臣药。山楂味甘、酸,性微温,功善活血化瘀,降脂通脉,为佐药。全方诸药配合,功能平肝泄热、镇静安神。

【剂型规格】颗粒剂,每袋装 15g。

【功能主治】清热,平肝,安神。用于高血压,神经衰弱引起的头晕,心悸,失眠等症。

【用法用量】口服。一次 1~2 袋,一日 2 次。

【注意事项】①本品清肝胆实火,脾胃虚寒者忌用;②服药期间饮食宜用清淡易消化之品,忌食辛辣油腻之品,以免助热生湿;③体弱虚寒便溏者慎用。

脉君安片[乙类]

【药物组成】钩藤、氢氯噻嗪、葛根。

【方　　解】方中钩藤清热平肝息风,葛根解肌止痛,所含黄酮类成分有扩张冠脉血管作用,氢氯噻嗪利尿降压。诸药合用,共奏平肝息风、解肌止痛之功。

【剂型规格】片剂,每片 0.5g。

【功能主治】平肝息风,解肌止痛。用于高血压症,头痛眩晕,颈项强痛,失眠心悸,冠心病。

【用法用量】口服,一次 4~5 片,一日 3~4 次。

【特别提示】本品为参保人员住院使用时由基本医疗保险统筹基金按规定支付,门诊使用时由职工基本医疗保险个人账户支付的药品。

脑立清丸(片、胶囊)[乙类]

【药物组成】磁石、赭石、珍珠母、清半夏、酒曲、酒曲(炒)、牛膝、薄荷脑、冰片、猪胆汁(或猪胆粉)。

【方　　解】方中君药选用磁石、珍珠母、赭石以重镇潜阳,降逆安神。其中磁石功在潜阳纳气、镇惊安神;珍珠母能够潜阳安神,清热平息肝风;赭石独擅平肝潜阳,三味君药统领全方潜阳息风。猪胆汁咸寒而入肝胆,功可凉肝息风、清热醒脑,脑窍顿清;冰片、薄荷脑轻清芳香清利头目、开窍醒神,与猪胆汁既凉肝息风,而助主药平息肝风,又开窍醒脑,共为臣药。半夏化痰降逆,酒曲调和脾胃,并可治疗肝阳上亢之兼证,故为佐药。妙在牛膝活血化瘀引火引血下行,使上亢之阳归于肾,故为使药。诸药配合,共奏平肝潜阳、醒脑安神之功。

【剂型规格】水丸,每10丸重1.1g。片剂,每片重0.5g。胶囊剂,每粒装0.33g。

【功能主治】平肝潜阳,醒脑安神。用于肝阳上亢,头晕目眩,耳鸣口苦,心烦难寐;高血压病见上述证候者。

【用法用量】口服。水丸,一次10丸,一日2次。片剂,一次4片,一日2次。胶囊,一次3粒,一日2次。

【不良反应】有文献报道,服用脑立清丸可致慢性皮肤过敏[中国中药杂志,1998,23(9):567]。服用脑立清胶囊可致胃部不适[中国药师,2005,8(10):878]。

【注意事项】①服药期间忌食寒凉、油腻之品;②肾精亏虚所致的头晕、耳鸣忌用。体弱虚寒(症见头晕眼花,语声低微,心悸气短,四肢无力,面色苍白,畏寒肢冷等)者忌服;③本品芳香走窜,孕妇忌服。

【特别提示】本品为参保人员住院使用时由基本医疗保险统筹基金按规定支付,门诊使用时由职工基本医疗保险个人账户支付的药品。

消眩止晕片[乙类]

【药物组成】火炭母、鸡矢藤、姜半夏、白术、天麻、丹参、当归、白芍、茯苓、木瓜、枳实、砂仁、石菖蒲、白芷。

【方　　解】方中天麻平肝息风,通络止痛,平息肝风而定眩晕,通络脉而止疼痛;火炭母清热解毒,利湿消滞;鸡矢藤清热解毒,化痰止咳;半夏燥湿化痰,降逆止呕;石菖蒲开窍豁痰;枳实破气化痰;白术、茯苓健脾燥湿;白芷祛风燥湿;木瓜、砂仁和胃化湿行气;丹参、当归活血化瘀;白芍养血和血。诸药合用,能息风、祛湿、化痰、散瘀,有豁痰、化瘀、平肝之功。

【剂型规格】片剂,片心重0.35g(相当于饮片1g)。

【功能主治】豁痰,化瘀,平肝。用于因肝阳挟痰瘀上扰所致眩晕症;脑动脉硬化见上述证候者。

【用法用量】口服。一次5片,一日3次,4周为一个疗程。

【特别提示】本品为参保人员住院使用时由基本医疗保险统筹基金按规定支付,门诊使用时由职工基本医疗保险个人账户支付的药品。

眩晕宁片(颗粒)[乙类]

【药物组成】泽泻、白术、茯苓、半夏(制)、女贞子、墨旱莲、菊花、牛膝、陈皮、甘草。

【方　　解】方中泽泻功能淡渗利湿,化痰定眩,菊花甘苦微寒,平肝息风而除眩定晕,二药相合,针对病机,故为君药。陈皮燥湿化痰,理气和中,白术补气健脾,燥湿利水,茯苓健脾,渗湿涤饮,半夏燥湿化痰散痞,二药相合,制痰源,竭湿流,湿无所聚而痰自消,以为臣药。女贞子、墨旱莲、牛膝均能补益肝肾,平肝潜阳,共为佐药。甘草调和药性,为使药。诸药相合,共奏利湿化痰、补益肝肾之功。

【剂型规格】薄膜衣片,每片重 0.38g(相当于原药材 6g);颗粒剂,每袋装 8g(相当于原药材 15g)。

【功能主治】健脾利湿,益肝补肾。用于痰湿中阻、肝肾不足引起的头昏头晕。

【用法用量】片剂,口服,一次 2~3 片,一日 3~4 次。颗粒,开水冲服,一次 8g,一日 3~4 次。

【不良反应】文献报道有患者服用眩晕宁片后出现胃痛、恶心、呕吐等症状及服药后出现胃部灼烧、眼睑下垂各 1 例,停药后症状消失 [中国中医药信息杂志, 2007, 14(12): 106]。

【注意事项】本品应餐后服。

【特别提示】本品为参保人员住院使用时由基本医疗保险统筹基金按规定支付,门诊使用时由职工基本医疗保险个人账户支付的药品。

逐瘀通脉胶囊[乙类]

【药物组成】虻虫、水蛭、桃仁、大黄。

【方　　解】方中虻虫为君药,味辛苦,辛开苦泄,性刚猛而善于逐瘀破积通经络。水蛭为臣药,味咸,咸能走血脉而软坚散结,破血逐瘀。虻虫和水蛭一陆一飞,一飞一潜,一上一下,在上之瘀飞者抵之,在下之瘀潜者挡之。君臣配伍善治全身之瘀,药性虽峻烈,但不伤正气。桃仁味辛苦,辛能行,苦可泄,性散而不收,善于行表里之瘀血;大黄能下气行瘀血,使瘀去新生。大黄、桃仁相配伍刚柔相济,共奏化瘀泄浊之功。全方诸药合用,共奏破血逐瘀、通经活络之功。

【剂型规格】胶囊剂,每粒装 0.2g。

【功能主治】破血逐瘀,通经活络。主治血瘀型眩晕证,症见眩晕、头痛耳鸣、舌质暗红、脉沉涩。

【用法用量】口服,一次 2 粒,一日 3 次,4 周为一个疗程。

【不良反应】少数病例有轻微恶心及上腹不适,一般可自行缓解。

【注意事项】①孕妇及有出血倾向者忌用;②素体虚弱及体虚便溏者慎用,本品宜在医生指导下使用。

清肝降压胶囊[乙类]

【药物组成】制何首乌、夏枯草、槐花(炒)、桑寄生、丹参、葛根、泽泻(盐炒)、小蓟、远志(去心)、川牛膝。

【方　　解】方中制何首乌、桑寄生补益肝肾,滋阴潜阳,补其下则固其本,故为君药。夏枯草清肝散结,明目止眩;槐花、小蓟清肝泄热凉血;丹参活血祛瘀,清心安神;葛根升举清阳,解肌止痉,诸药清热平肝,而为臣药。泽泻利水渗湿,化浊降脂;远志交通心肾,安神益智,司佐药之职。川牛膝滋补肝肾,助君药之力,引热下行,兼使药之用。全方共奏清热平肝、补益肝肾功效。

【剂型规格】胶囊剂,每粒装 0.5g。

【功能主治】清热平肝,补益肝肾。用于高血压病,肝火亢盛、肝肾阴虚证,症见眩晕、头痛、面红目赤、急躁易怒、口干口苦、腰膝酸软、心悸不寐、耳鸣健忘、便秘溲黄。

【**用法用量**】口服。一次 3 粒,一日 3 次,或遵医嘱。

【**注意事项**】孕妇慎用。

清脑降压片(胶囊、颗粒)[乙类]

【**药物组成**】黄芩、夏枯草、槐米、煅磁石、牛膝、当归、地黄、丹参、水蛭、钩藤、决明子、地龙、珍珠母。

【**方　解**】方中以黄芩、夏枯草、决明子、槐米清肝凉血,平肝明目,泻火通便,共为君药。钩藤、磁石、珍珠母平肝潜阳,息风止痉,共为臣药。佐以牛膝、地黄、当归滋补肝肾,引血下行;丹参活血化瘀,清心除烦;地龙、水蛭活血破瘀,息风止痉,通络止痛。诸药合用,共奏平肝潜阳、清眩止晕之功。

【**剂型规格**】片剂,①薄膜衣片,每片重 0.33g;②糖衣片(片心重 0.30g)。胶囊剂,每粒装 0.55g。颗粒剂,每袋装 2g。

【**功能主治**】平肝潜阳。用于肝阳上亢所致的眩晕,症见头晕、头痛、项强、血压偏高。

【**用法用量**】口服。片剂,一次 4~6 片,一日 3 次。胶囊,一次 3~5 粒,一日 3 次。颗粒,开水冲服,一次 2~3g,一日 3 次。

【**不良反应**】个别病例出现鼻塞、腹泻、嗜睡,均在持续 1 周内减轻或消失[中西医结合心脑血管病杂志,2009,7(10):1247]。

【**注意事项**】①本方含有破血药,孕妇禁用;②忌食辛辣食物及甘肥、烟酒等;③有出血倾向者和气血不足头晕、头痛者慎用。

强力定眩片(胶囊)[乙类]

【**药物组成**】天麻、杜仲、野菊花、杜仲叶、川芎。

【**方　解**】方中天麻息风止痉,祛风除湿,通痹止痛;川芎活血行气,祛风止痛,天麻与川芎配伍为治头晕头痛的首选用药。杜仲及杜仲叶补肝肾、强筋骨,有降血压、降血脂作用。野菊花清热解毒,疏风凉肝。诸药合用,共奏平肝息风,降压降脂定眩之功。

【**剂型规格**】片剂,每片重①0.35g;②0.4g;胶囊剂,每粒装 0.4g。

【**功能主治**】降压、降脂、定眩。用于高血压、动脉硬化、高脂血症以及上述诸病引起的头痛、头晕、目眩、耳鸣、失眠等症。

【**用法用量**】口服。片剂,一次 4~6 片,一日 3 次。胶囊,一次 4~6 粒,一日 3 次。

【**特别提示**】本品为参保人员住院使用时由基本医疗保险统筹基金按规定支付,门诊使用时由职工基本医疗保险个人账户支付的药品。

滇白珠糖浆[乙类]

【**药物组成**】透骨香。

【**剂型规格**】糖浆剂,每瓶装 100ml。

【**功能主治**】祛湿化痰,活血化瘀。用于眩晕痰瘀交阻证,症见头晕、胸闷、腹胀、舌暗苔腻、脉弦滑等。

【**用法用量**】口服,一次 20ml,一日 3 次。

【**不良反应**】①个别患者服药后口干、面色潮红;②部分患者服药后可能出现肝功能、肾功能异常。

【**注意事项**】①孕妇、哺乳期妇女禁用;②肝功能、肾功能异常者慎用;③服用本药的同时应根据引起眩晕的病因进行治疗,如眩晕明显者应加用其他的对症治疗措施;④糖尿病患者不适宜服用。

第九节 头痛类药

大川芎片(口服液)^[乙类]

【药物组成】川芎、天麻。

【方　　解】方中川芎辛散温通,既能活血,又能行气,且能祛风止痛,为方中之主药。辅以天麻平肝息风,祛风湿,通络止痛。二者合用,共奏活血化瘀、平肝息风之功。

【剂型规格】片剂,每片重0.60g(相当于原药材4.375g);口服液,每支装10ml。

【功能主治】活血化瘀,平肝息风。用于瘀血阻络,肝阳化风所致的头痛、头胀、眩晕、颈项紧张不舒、上下肢或偏身麻木、舌部瘀斑。

【用法用量】口服。片剂,一次4片,一日3次,连服半个月为一个疗程,或遵医嘱。口服液,一次10ml,一日3次,15天为一个疗程,或遵医嘱。

【注意事项】①外感头痛、孕妇、出血性脑血管病急性期患者禁用;②重症患者请遵医嘱服用。

川芎茶调丸^[甲类](散^[甲类]、片^[甲类]、颗粒^[甲类]、口服液^[乙类])

【药物组成】川芎、白芷、羌活、细辛、防风、荆芥、薄荷、甘草。

【方　　解】方中川芎辛温走散,归肝胆,有行气活血,祛风止痛功效,为诸经头痛之要药,尤擅治少阳、厥阴经头痛,为本方君药。羌活辛苦温,归膀胱、肾经,散风邪,除寒湿,治太阳经头项强痛;白芷辛温,归肺肾经,辛香上行,祛风止痛、芳香通窍,主治阳明经头痛,二者共为臣药。荆芥味辛微温,祛风止痛,防风辛甘微温,归膀胱肝肾经,能祛风解表,胜湿止痛,薄荷辛散上行,疏散上部风邪;细辛辛温,归肺肾心经,辛窜力雄,通窍止痛,四药与川芎、羌活、白芷配伍,可治各个部位之头痛。更以清茶调服,既可苦寒清疏于上,又可防以上各药之温燥、升散,顺气降火于下,共为佐药。甘草调和诸药,为本方之使药。全方配合,共收疏风止痛之效。

【剂型规格】丸剂,①浓缩丸,每8丸相当于原药材3g;②水丸,每20粒重1g。散剂,每袋装18g。片剂,每片重0.48g。颗粒剂,①每袋装7.8g;②每袋装4g(无蔗糖)。口服液,每瓶装10ml。

【功能主治】疏风止痛。用于外感风邪所致的头痛,或有恶寒、发热、鼻塞。

【用法用量】饭后清茶冲服。浓缩丸,一次8g,一日3次。水丸,一次3~6g,一日2次。散剂,一次3~6g,一日2次。片剂,一次4~6片,一日3次。颗粒,一次1袋,一日2次,儿童酌减。口服液,一次10ml,一日3次。

【不良反应】①内服偶可引起麻疹、猩红热样药疹;②长期内服偶有嘴唇变厚和肿胀等。

【注意事项】①久病气虚、血虚,或因肝肾不足,肝阳上亢之头痛慎用,肝肾不足,肝阳上亢表现为眩晕耳鸣,头目胀痛,面红目赤,急躁易怒,心悸健忘,失眠多梦,腰膝酸软,口苦咽干,舌红等;②方中含有辛香走窜之品,有碍胎气,孕妇慎服;③本药药性发散,易伤正气,服用当中病即止,不可多服、久服;④服药期间饮食宜用清淡易消化之品,忌食辛辣、油腻之物,以免助热生湿。

【特别提示】川芎茶调口服液为参保人员住院使用时由基本医疗保险统筹基金按规定支付,门诊使用时由职工基本医疗保险个人账户支付的药品。

天菊脑安胶囊【乙类】

【药物组成】川芎、天麻、菊花、蔓荆子、藁本、白芍、丹参、墨旱莲、女贞子、牛膝。

【方　　解】方中天麻性味甘平,息风止痉,祛风除湿,通痹止痛,为治风之要药,故为君药。川芎、丹参、白芍活血养血,行气止痛;菊花、蔓荆子散风清热,平肝明目,共助君药平肝息风,活血化瘀,为臣药。藁本祛风,散寒,除湿,止痛;墨旱莲、女贞子、牛膝滋补肝肾,凉血止血,为佐使药。以上各药合用,共奏平肝息风、活血化瘀之功。

【剂型规格】胶囊剂,每粒装 0.4g。

【功能主治】平肝息风,活血化瘀。用于肝风夹瘀证的偏头痛,症见头部胀痛、刺痛、跳痛、痛有定处、反复发作,或伴有头晕目眩,或烦躁易怒,或恶心呕吐、舌暗红或有瘀斑、脉弦。

【用法用量】口服。一次 5 粒,一日 3 次。

【不良反应】302 例临床观察中发现有 1 例患者服药过程中出现轻度皮疹,不影响继续治疗。

【注意事项】妊娠及哺乳期妇女禁用。

【特别提示】本品为参保人员住院使用时由基本医疗保险统筹基金按规定支付,门诊使用时由职工基本医疗保险个人账户支付的药品。

天麻醒脑胶囊【乙类】

【药物组成】天麻、地龙、石菖蒲、远志、熟地黄、肉苁蓉。

【方　　解】方中天麻祛风定眩;熟地黄滋养肝肾阴血,肉苁蓉补肾益精,二者使髓海得养;石菖蒲、远志化痰开窍安神;佐地龙活血祛瘀通络。全方共奏滋补肝肾,平肝息风,通络定眩之效。

【剂型规格】胶囊剂,每粒装 0.4g。

【功能主治】滋补肝肾,平肝息风,通络止痛。用于肝肾不足,肝风上扰所致头痛、头晕、记忆力减退、失眠、反应迟钝、耳鸣、腰酸等症。

【用法用量】口服,一次 2 粒,一日 3 次。

【注意事项】①儿童、孕妇、哺乳期妇女禁用;②忌烟、酒及辛辣食物。

【特别提示】本品为参保人员住院使用时由基本医疗保险统筹基金按规定支付,门诊使用时由职工基本医疗保险个人账户支付的药品。

天舒片(胶囊)【乙类】

【药物组成】川芎、天麻。

【方　　解】方中川芎辛温,归肝、胆、心包经,为"血中气药",能活血行气、祛风止痛。天麻甘平质润性微寒,归肝经,为"治风之神药",能息风止痉、平抑肝阳、祛风通络;而且甘润能制约川芎之过于辛散。两药合用,共奏活血化瘀、平肝息风、通络止痛之功。

【剂型规格】片剂,每片重 0.34g;胶囊剂,每粒装 0.34g。

【功能主治】活血平肝,通络止痛。用于瘀血阻络或肝阳上亢所致的头痛日久、痛有定处,或头晕胁痛、失眠烦躁、舌质暗或有瘀斑;血管神经性头痛,紧张性头痛,高血压头痛见上述证候者。

【用法用量】饭后口服。片剂,一次 4 片;胶囊,一次 4 粒。均一日 3 次;或遵医嘱。

【不良反应】偶见胃部不适、头胀和妇女月经量过多。

【注意事项】①孕妇及月经量过多的妇女禁用;②对本品过敏者禁用,过敏体质者慎用。

【特别提示】本品为参保人员住院使用时由基本医疗保险统筹基金按规定支付,门诊使用时由职工基本医疗保险个人账户支付的药品。

丹珍头痛胶囊[乙类]

【药物组成】蒺藜、钩藤、珍珠母、高原丹参、夏枯草、川芎、当归、白芍、熟地黄、鸡血藤、菊花、细辛。

【方　解】方中钩藤、白蒺藜、珍珠母能平肝息风,疏肝解郁,祛风明目,镇静安神;丹参、川芎活血祛瘀,镇静止痛,行气止痛;细辛通窍止痛,散寒化痰;熟地黄、白芍、鸡血藤、当归能养血敛阴,滋肾养肝,平肝止痛,舒筋活络,活血止痛;夏枯草、菊花清热泻火。诸药合用,共奏平肝息风、散瘀通络、镇静止痛之功。

【剂型规格】胶囊剂,每粒装 0.5g。

【功能主治】平肝息风,散瘀通络,解痉止痛。用于肝阳上亢,瘀血阻络所致的头痛,背痛颈酸,烦躁易怒。

【用法用量】口服,一次 3~4 粒,一日 3 次;或遵医嘱。

【注意事项】①肾脏病患者、孕妇、新生儿禁用;②本品含有马兜铃科植物细辛,在医生指导下使用,定期复查肾功能。

正天丸(胶囊)[甲类]

【药物组成】钩藤、白芍、川芎、当归、地黄、白芷、防风、羌活、桃仁、红花、细辛、独活、麻黄、黑顺片、鸡血藤。

【方　解】方中以白芷、防风、羌活、细辛、麻黄、独活疏风散寒止痛;川芎、桃仁、红花活血化瘀止痛;当归、地黄、白芍、鸡血藤养血滋阴,活血通络;钩藤平肝潜阳;黑顺片温阳散寒。诸药合用,共奏疏风活血、养血平肝、通络止痛之功。

【剂型规格】水丸,①每瓶装 60g;②每袋装 6g。胶囊剂,每粒装 0.45g。

【功能主治】疏风活血,养血平肝,通络止痛。用于外感风邪、瘀血阻络、血虚失养、肝阳上亢引起的偏头痛、紧张性头痛、神经性头痛、颈椎病型头痛、经前头痛。

【用法用量】饭后服用,水丸,一次 6g,一日 2~3 次。15 天为一个疗程。胶囊,一次 2 粒,一日 3 次。

【不良反应】个别患者服药后丙氨酸氨基转移酶(ALT)可轻度升高、胃黏膜出血。偶有口苦、腹痛及腹泻。文献报道使用本品不良反应主要表现有:1 例因恶心、呕吐较重,9 例轻微恶心;1 例出现便秘,2 例有轻度胃部不适,持续 3~5 天后自行缓解;用药初期偶有口干、心悸、食欲不振[天津中医药,2009,26(4):349]。另有文献报道正天丸还可导致过敏反应、过敏性皮炎、固定性药疹、泌乳等多种不良反应[中国误诊学杂志,2005,5(7):1369]。

【注意事项】①用药期间还应注意血压监测;②孕妇、哺乳期妇女、婴幼儿禁用;③运动员慎用;④肝肾功能不全者、高血压、心脏病患者慎服,有心脏病史,用药期间还应注意监测心律情况;⑤忌烟、酒及辛辣、油腻食物;⑥不宜在服药期间同时服用滋补性中药。

头风痛丸（胶囊）[乙类]

【药物组成】白芷、川芎、绿茶。

【方　　解】方中以白芷辛温，祛风散寒止痛，善治阳明经头痛；川芎温散，活血通络，祛风止痛；配以绿茶苦凉降下之性，制约前药升散温燥之性，使升中有降。诸药相合，共奏祛风通络止痛之功。

【剂型规格】丸剂，每100丸重6g；胶囊剂，每粒装0.5g。

【功能主治】祛风止痛。用于偏头痛、眉棱骨痛、额窦炎。

【用法用量】口服。丸剂，一次6~9g，一日2次。胶囊，一次2~3粒，一日2次。

【不良反应】服药过程中有个别患者出现轻度腹胀，食欲不振，轻微皮疹、瘙痒。

【注意事项】①孕妇禁用；②月经量多者慎用。

【特别提示】本品为参保人员住院使用时由基本医疗保险统筹基金按规定支付，门诊使用时由职工基本医疗保险个人账户支付的药品。

头痛宁胶囊[乙类]

【药物组成】土茯苓、天麻、制何首乌、当归、防风、全蝎。

【方　　解】方中天麻息风止痉、平抑肝阳，祛风通络；全蝎善于透骨风、通络止痛，以驱顽痹；土茯苓除湿解毒，通利关节；防风解表祛风，胜湿止痛；制何首乌补肝肾，益精血；当归养血活血止痛；诸药合用共奏息风涤痰，逐瘀止痛之功。

【剂型规格】胶囊剂，每粒装0.4g。

【功能主治】息风涤痰，逐瘀止痛。用于偏头痛，紧张性头痛属痰瘀阻络证。症见痛势甚剧，或攻冲作痛，或痛如锥刺，或连及目齿，伴目眩畏光，胸闷脘胀，恶心呕吐，急躁易怒，反复发作。

【用法用量】口服，一次3粒，一日3次。

芎菊上清丸（片、颗粒）[乙类]

【药物组成】川芎、菊花、黄芩、栀子、炒蔓荆子、黄连、薄荷、连翘、荆芥穗、羌活、藁本、桔梗、防风、甘草、白芷。

【方　　解】方中菊花、川芎合用，清热解表，行气活血，祛风止痛，共为君药。连翘、薄荷、炒蔓荆子疏散风热，清利头目，祛风止痛；黄芩、栀子、黄连清热泄火，解毒止痛，辅助君药清热解表，祛风止痛，共为臣药。佐以羌活、藁本、防风、白芷、荆芥穗，祛风解表，通络止痛，其为佐药。桔梗载药上行，甘草调和药性，共为使药。全方共奏清热解表，散风止痛之功。

【剂型规格】水丸，每100粒重6g。大蜜丸，每丸重9g。糖衣片：①片心重0.25g；②片心重0.3g。颗粒剂，每袋装10g。

【功能主治】清热解表，散风止痛。用于外感风邪引起的恶风身热、偏正头痛、鼻流清涕、牙疼喉痛。

【用法用量】口服。水丸，一次6g，一日2次；大蜜丸，一次1丸，一日2次；片剂，一次4片，一日2次。颗粒，开水冲服，一次10g，一日3次。

【不良反应】偶有恶心、胃肠不适等反应。

【注意事项】①服药期间忌食生冷、油腻、辛辣食品；②本品为外感风热头痛所设，寒证忌用；肝火上攻、风阳上扰头痛慎用，表现为头痛如裂、眩晕耳鸣，心烦失眠、面红目赤、胸胁胀痛,口苦咽干;③体虚者慎用;④不宜在服药期间同时服用滋补性中药。

【特别提示】本品为参保人员住院使用时由基本医疗保险统筹基金按规定支付,门诊使用时由职工基本医疗保险个人账户支付的药品。

血府逐瘀丸[甲类](片[甲类]、胶囊[甲类]、颗粒[乙类]、口服液[乙类])

【药物组成】柴胡、当归、地黄、赤芍、红花、(炒)桃仁、麸炒枳壳、甘草、川芎、牛膝、桔梗。

【方　解】方中桃仁、红花活血化瘀,为君药;川芎、当归能够增强主药的功效;牛膝祛瘀通脉,引血下行;佐以枳壳、赤芍、桔梗、柴胡开胸、疏肝、解郁;生地清热凉血;甘草解毒,调和诸药。诸药相合,使血活气行、瘀化热消,肝郁疏达,诸证自愈。

【剂型规格】大蜜丸,每丸重9g;片剂,每片重0.4g;胶囊剂,每粒装0.4g;颗粒剂,每袋装5g;口服液,每支装10ml。

【功能主治】活血祛瘀,行气止痛。用于气滞血瘀所致的胸痹、头痛日久、痛如针刺而有定处、内热烦闷、心悸失眠、急躁易怒。

【用法用量】口服。大蜜丸,空腹时用红糖水送服,一次1~2丸,一日2次。片剂,一次6片,一日2次。胶囊,一次6粒,一日2次;1个月为一个疗程。颗粒,一次1袋,一日3次。口服液,空腹服,一次20ml,一日3次。

【不良反应】有报道卵磷脂络合碘合用本品致髂静脉血栓形成。

【注意事项】①孕妇禁服;②忌食辛冷。

养血清脑丸(颗粒)[乙类]

【药物组成】当归、川芎、白芍、熟地黄、钩藤、鸡血藤、夏枯草、决明子、珍珠母、延胡索、细辛。

【方　解】方中主以当归补血养血,熟地黄滋阴补血,以治其本,共为君药;配白芍平肝柔肝、养血敛阴,为臣药;以钩藤、珍珠母平肝潜阳,使上越之浮阳,得以镇纳,以平病势;以决明子、夏枯草主清肝经郁火,且能明目;以川芎、细辛上行主疗头目,且川芎、鸡血藤、延胡索有活血通络、疏肝解郁之功。全方合用,配伍精当,有主有从,各展其长。诸药相伍,共奏养血平肝、活血通络之效。

【剂型规格】丸剂,每袋装2.5g。颗粒剂,每袋装4g。

【功能主治】养血平肝,活血通络。用于血虚肝旺所致的头痛眩晕、心烦易怒、失眠多梦。

【用法用量】口服。丸剂,一次1袋,一日3次。颗粒,一次1袋,一日3次。

【不良反应】有文献报道1例患者服用养血清脑颗粒后出现药物性皮炎[医药导报,2006,25 (1): 80]。

【注意事项】本品有平缓的降压作用,低血压者慎用;孕妇忌服。

【特别提示】本品为参保人员住院使用时由基本医疗保险统筹基金按规定支付,门诊使用时由职工基本医疗保险个人账户支付的药品。

通天口服液[乙类]

【药物组成】川芎、赤芍、天麻、羌活、白芷、细辛、菊花、薄荷、防风、茶叶、甘草。

【方　解】方中川芎既能行气活血,又能祛风止痛,上行头目,血中之气药,为方中之君药。天麻平肝息风,通络止痛,通络脉而止疼痛,平息肝风而定眩晕;羌活解表散寒,祛风胜湿,止痛;白芷解表祛风,止痛;三药相合,既能平息肝阳所化之风,又能祛散外风,行气止痛,共为臣药。赤芍活血和血,通经止痛;菊花、薄荷辛凉疏风,清肝疏郁,清利头目;防风、细辛祛风散寒,通窍止痛,共为佐药。茶叶清利头目,载诸药上行,苦泻风热,甘草调和诸药,合为使药。合而用之,共奏活血化瘀、祛风止痛之功。

【**剂型规格**】口服液,每支装 10ml。

【**功能主治**】活血化瘀,祛风止痛。用于瘀血阻滞、风邪上扰所致的偏头痛,症见头部胀痛或刺痛、痛有定处、反复发作、头晕目眩,或恶心呕吐、恶风。

【**用法用量**】口服。第一日:即刻、服药 1 小时后、2 小时后、4 小时后各服 10ml,以后每 6 小时服 10ml;第二日、第三日:一次 10ml,一日 3 次。3 天为一疗程,或遵医嘱。

【**不良反应**】有患者出现胃脘不适、口干症状 [浙江中西医结合杂志,2004,14(12):754]。

【**注意事项**】①本品发散力较强,有碍胎气,孕妇禁服;②出血性脑血管病、肝火上炎的头痛患者禁用;③服药期间忌食辛辣、油腻食物。

【**特别提示**】本品为参保人员住院使用时由基本医疗保险统筹基金按规定支付,门诊使用时由职工基本医疗保险个人账户支付的药品。

都梁滴丸(软胶囊)[乙类]

【**药物组成**】白芷、川芎。

【**方　　解**】方中以白芷辛温发散,芳香走窜,归肺胃经,入阳明经气分,祛风散寒,升达清气,通窍止痛,燥湿开郁,为君药;臣以川芎活血行气,散风止痛,使风除寒散,气血和调,为祛风散寒、活血止痛之要剂。二药合用,气血并调,辛散风邪,苦泄风热,温通血脉,共奏祛风散寒、活血通络之功。

【**剂型规格**】滴丸,①每丸重 30mg;②薄膜衣滴丸,每丸重 31mg。软胶囊剂,每粒装 0.54g。

【**功能主治**】祛风散寒,活血通络。用于风寒瘀血阻滞脉络所致的头痛,症见头胀痛或刺痛,痛有定处,反复发作,遇风寒诱发或加重。

【**用法用量**】口服。滴丸,口服或舌下含服,一次 6 丸,一日 4 次。软胶囊,一次 3 粒,一日 3 次。

【**不良反应**】①个别患者用药后出现上腹不适,恶心、头晕;②滴丸含化时偶有口内麻木感,停用后可消失。

【**注意事项**】①妊娠及哺乳期妇女禁服;②禁食辛辣食物;③个别患者服药后出现轻微恶心,不需特殊处理。

愈风宁心丸(片、胶囊、颗粒、滴丸)[乙类]

【**药物组成**】葛根。

【**剂型规格**】丸剂,每 10 丸重 1.5g。薄膜衣片,每片重 0.25g。胶囊剂,每粒装 0.4g。颗粒剂,每袋装①4g;②5g。滴丸,每丸重①33mg;②43mg。

【**功能主治**】解痉止痛,增强脑及冠脉血流量。用于高血压头晕、头痛、颈项疼痛,冠心病,心绞痛,神经性头痛,早期突发性耳聋。

【**用法用量**】口服。丸剂,一次 1.5g(10 丸),一日 3 次,或遵医嘱。片剂,一次 5 片,一日 3 次。胶囊,一次 4 粒,一日 3 次。颗粒,一次 1 袋,一日 3 次。滴丸,一次 15 丸(规格①)或一次 12 丸(规格②),均一日 3 次。

【**不良反应**】少数病人用药后有头胀感,个别溃疡患者服药第一周内有轻度腹胀及上腹部不适感。

【注意事项】①孕妇慎用,月经期及有出血倾向者忌用;②本品性凉,胃寒者慎用。

镇脑宁胶囊[乙类]

【药物组成】水牛角浓缩粉、天麻、川芎、丹参、藁本、细辛、葛根、白芷、猪脑粉。

【方　　解】方中以水牛角浓缩粉清心凉血安神,凉肝息风定惊;天麻平肝潜阳,息风止痉,共为君药。川芎活血祛瘀,祛风止痛;丹参清心安神,活血化瘀,与川芎同用相得益彰,活血通脉,清心安神,同为臣药。细辛祛风通络,通窍止痛;白芷散风除湿,通窍止痛;葛根升阳解肌,活血通络;藁本辛香上达,祛风除湿,通络止痛,共为佐药。猪脑粉补脑填髓,息风止痉,平眩定晕,引药入经,为使药。诸药相合,共奏祛风通络之功。

【剂型规格】胶囊剂,每粒装 0.3g。

【功能主治】息风通络。用于风邪上扰所致的头痛头昏、恶心呕吐、视物不清、肢体麻木、耳鸣;血管性神经头痛、高血压、动脉硬化见上述证候者。

【用法用量】口服。一次 4~5 粒,一日 3 次。

【不良反应】文献报道有患者口服镇脑宁胶囊后出现全身不适,恶心、烦躁、胸闷、心慌,面部、颈背部、两大腿内侧出现大片隆起风团样皮疹,瘙痒难忍 [中国中药杂志, 1997, 22（11）: 699]。又有患者出现牙龈红肿和疼痛 [齐齐哈尔医学院学报, 1995, 16（1）: 47],及面部、四肢甚至全身水肿 [药学实践杂志, 1995, 13（4）: 289]。有严重患者出现中毒性表皮坏死松解症。颜面部大片红斑,眼睑肿胀,结膜充血,糜烂,颜面、双手及双下肢肿胀;全身有许多暗红色斑片,呈水肿性,其上有散在鸡蛋至手掌大小的松弛性水疱,易破,尼氏征阳性、背部、臀部有大片糜烂、渗出,似Ⅱ度烫伤样外观、外阴水肿、糜烂 [皮肤病与性病, 2002, 24（3）: 39]。也有出现药疹的报道 [中国中药杂志, 1997, 22（11）: 699]。

【注意事项】①外感、肝火上炎、痰湿中阻所致头痛者忌用;②本品含细辛,不宜过服、久服。

【特别提示】本品为参保人员住院使用时由基本医疗保险统筹基金按规定支付,门诊使用时由职工基本医疗保险个人账户支付的药品。

第十节　痹　证　类　药

七味通痹口服液[乙类]

【药物组成】蚂蚁、青风藤、鸡血藤、鹿衔草、石楠藤、千年健、威灵仙。

【方　　解】方中蚂蚁补肾益精,通经活络,解毒消肿;青风藤、鸡血藤、鹿衔草、石楠藤、千年健、威灵仙合用具有祛风除湿,通络止痛作用;千年健祛风湿,强筋骨。诸药合用,共奏补肾壮骨、祛风蠲痹之效。

【剂型规格】口服液,每支装 10ml。

【功能主治】补肾壮骨,祛风蠲痹。主治类风湿性关节炎证属肝肾不足,风湿阻络证。症见关节疼痛、肿胀、屈伸不利、腰膝酸软、硬结、晨僵、步履艰难、遇寒痛增、舌质淡或暗、苔薄白等。

【用法用量】口服。宜饭后服。一次 1 支,一日 3 次。

【不良反应】临床反应中少数病例出现胃脘部不适、恶心、呕吐。

【注意事项】孕妇忌用。

【特别提示】本品为参保人员住院使用时由基本医疗保险统筹基金按规定支付,门诊使用时由职工基本医疗保险个人账户支付的药品。

万通筋骨片[乙类]

【药物组成】制川乌、制草乌、制马钱子、淫羊藿、牛膝、羌活、贯众、关黄柏、乌梢蛇、鹿茸、续断、乌梅、细辛、麻黄、桂枝、红花、刺五加、金银花、地龙、桑寄生、甘草、烫骨碎补、地枫皮、没药（制）、红参。

【方　　解】方中制川乌、制草乌皆辛热燥烈之品，可散经络之风湿，逐内里之寒邪，功擅温经散寒止痛，故为君药。马钱子、牛膝、红花、续断、骨碎补、没药等活血化瘀，散结消肿。淫羊藿、鹿茸、刺五加、桑寄生等祛风湿，补肝肾，强筋骨；乌梢蛇、地龙、地枫皮、羌活、细辛祛风胜湿，通络止痛。红参、麻黄、桂枝助温通散寒。配乌梅收敛生津，金银花、黄柏清热解毒，以制制川芎、制草乌、淫羊藿、鹿茸等燥热之性。甘草调和诸药。诸药相合，共奏祛风散寒、通络止痛。

【剂型规格】片剂，每片重 0.28g。

【功能主治】祛风散寒，通络止痛。用于痹症，腰腿痛，肌肉关节痛，屈伸不利，以及肩周炎、颈椎病、风湿性关节炎、类风湿性关节炎见以上证候者。

【用法用量】口服。一次 2 片，一日 2~3 次；或遵医嘱。

【不良反应】有文献报道，患者服用后出现血尿 [中国中西医结合杂志, 2011, 31（3）: 358] 及皮疹、血压升高 [求医问药, 2012, 10（5）: 100]。

【注意事项】①本品不宜超量服用。定期复查肾功能；②高血压、心脏病患者慎用，或在医生指导下服用；③运动员慎用；④孕妇禁服。

【特别提示】本品为参保人员住院使用时由基本医疗保险统筹基金按规定支付，门诊使用时由职工基本医疗保险个人账户支付的药品。

小活络丸（片）[乙类]

【药物组成】胆南星、制川乌、制草乌、地龙、乳香（制）、没药（制）。

【方　　解】方中制川乌、制草乌温经散寒，祛风除湿，通痹止痛，为君药。胆南星燥湿化痰，祛经络中之风痰及湿邪，并能止痛，为本方臣药。乳香、没药行气活血，以化络中之瘀血，并能止痛，为佐药。地龙通经活络，引导诸药直达病所，为使药。诸药合用，共奏祛风散寒、化痰除湿、活血止痛之功效。

【剂型规格】丸剂，①小蜜丸，每 100 丸重 20g；②大蜜丸，每丸重 3g。片剂，每片重 ①0.4g；②0.3g。

【功能主治】祛风散寒，化痰除湿，活血止痛。用于风寒湿邪闭阻、痰瘀阻络所致的痹病，症见肢体关节疼痛，或冷痛，或刺痛，或疼痛夜甚，关节屈伸不利，麻木拘挛。

【用法用量】黄酒或温开水送服。小蜜丸一次 3g（15 丸）；大蜜丸一次 1 丸，一日 2 次。片剂，一次 4 片，一日 2 次。

【不良反应】文献报道小活络丸的不良反应有乌头碱损害心肌引起的心律失常、药疹、急性胃黏膜出血 [中西医结合杂志, 1990, 10（6）: 347]。有报道 1 例患者出现心悸、心慌的中毒症状，停药后恢复正常 [中国地方病学杂志, 2004, 23（6）: 591]。

【注意事项】①本品为风湿痰瘀阻络所致痹病、中风偏瘫所设，若属湿热瘀阻或阴虚有热者慎用，湿热瘀阻表现为身热口渴，头身肢体沉重刺痛，胁下痞块，小便不利，便溏不爽，舌质紫红，苔黄而腻；阴虚有热表现为咽干口燥，蒸热升火，心烦易怒，舌质红绛，脉细数；②本品含有毒及活血药，不可过量、久服，孕妇忌用；③本品含乳香、没药，宜饭后服用，脾胃虚弱者慎用。

天和追风膏[乙类]

【药物组成】生草乌、生川乌、麻黄、细辛、羌活、乌药、白芷、高良姜、独活、威灵仙、肉桂、红花、桃仁、苏木、赤芍、乳香、没药、当归、蜈蚣、蛇蜕、海风藤、牛膝、续断、香加皮、红大戟、麝香酮、龙血竭、肉桂油、冰片、薄荷脑、辣椒浸膏、丁香罗勒油、樟脑、水杨酸甲酯。

【方　　解】本方以生草乌、生川乌散寒除湿,温经止痛为主药。以威灵仙、羌活、独活、白芷、海风藤、蜈蚣、肉桂、乌药、高良姜、香加皮助主药祛风湿,通经络,散寒止痛。以麻黄、细辛、白芷、蛇蜕疏散在表之邪。苏木、当归、赤芍、桃仁、红花、乳香、没药、血竭活血化瘀,通络止痛。以牛膝、续断补肝肾,强腰膝。以红大戟消肿散结。加丁香罗勒油、辣椒流浸膏、樟脑、冰片、麝香酮、薄荷脑、水杨酸甲酯辛散温通、透达经络,且易于透皮吸收,达追风祛邪止痛之功。

【剂型规格】橡胶膏剂,每片 7cm×10cm。

【功能主治】温经散寒,祛风除湿,活血止痛。用于风寒湿闭阻、瘀血阻络所致的痹病,症见关节疼痛,局部畏风寒,腰背痛,屈伸不利,四肢麻木。

【用法用量】外用。贴患处。

【不良反应】偶见皮肤红痒。有文献报道 1 例患者贴敷本品后出现皮肤过敏反应 [西北药学杂志, 1999, 14(1): 24]。

【注意事项】①本品为外用药;②本品含有毒药材生草乌、生川乌,不宜长期或大面积使用;③孕妇禁用;④皮肤过敏者慎用,皮肤破损处不宜贴用;⑤对橡胶膏过敏者,皮肤溃烂有渗液者及外伤合并感染化脓者不宜贴用;⑥运动员慎用;⑦忌生冷、油腻食物;⑧每次贴用的时间不宜超过 12 小时。

天麻丸(片、胶囊)[乙类]

【药物组成】天麻、羌活、独活、粉萆薢、盐杜仲、牛膝、附子(黑顺片)、地黄、玄参、当归。

【方　　解】方中天麻息风止痉,祛风除湿,通痹止痛,为治风之要药,故为君药。羌活、独活、粉萆薢散寒,祛风,止痛;杜仲、牛膝补肝肾,强腰膝,壮筋骨,以助祛风湿、强筋骨作用,共为臣药。附子温经散寒,除湿止痛;地黄、玄参滋补肾阴;当归补血活血,行滞止痛,皆为佐药。诸药合用,标本兼顾,既能祛风除湿、通络止痛,又有补益肝肾、强壮筋骨之功。

【剂型规格】丸剂,①小蜜丸,每 100 丸重 20g;②大蜜丸,每丸重 9g;③水蜜丸,每袋装 18g。片剂,每片重 0.3g。胶囊剂,每粒装 0.25g。

【功能主治】祛风除湿,通络止痛,补益肝肾。用于风湿瘀阻、肝肾不足所致的痹病,症见肢体拘挛、手足麻木、腰腿疼痛。

【用法用量】口服。水蜜丸一次 6g,小蜜丸一次 9g,大蜜丸一次 1 丸,片剂一次 6 片,胶囊一次 6 粒,均一日 2~3 次。

【不良反应】文献报道天麻丸有致过敏性荨麻疹 [甘肃中医, 2003, 16(4): 29]、过敏性紫癜 [中国医院药学杂志, 1993, 13(7): 332]、药疹 [中国临床药理学杂志, 1999, 15(3): 182],另有患者同时服用天麻丸和舒乐安定,出现过敏性紫癜的不良反应 [湖北中医杂志, 1994, 16(2): 44]。

【注意事项】①本品含有毒药材附子,不可多服久服;②孕妇忌用;③本品祛风除湿,补益肝肾,凡湿热痹病(表现为关节重痛红肿,心中烦热,口渴口苦,小便赤热)慎用;④服药期间,忌食生冷油腻。

【特别提示】本品为参保人员住院使用时由基本医疗保险统筹基金按规定支付,门诊使用时由职工基本医疗保险个人账户支付的药品。

天麻壮骨丸[乙类]

【药物组成】天麻、豹骨、鹿茸、独活、桑枝、老鹳草、杜仲(盐炙)、常春藤、秦艽、当归、川芎、细辛等20味。

【方 解】天麻息风止痉,平肝抑阳,祛风通络;豹骨、鹿茸、杜仲补肝肾,强筋骨;独活、桑枝、老鹳草、常春藤、秦艽等祛风除湿,舒筋活络;当归、川芎活血通络止痛;细辛祛风散寒,通窍止痛。全方共奏祛风除湿,活血通络,补肝肾,强腰膝之效。

【剂型规格】丸剂,每10丸重1.7g。

【功能主治】祛风除湿,活血通络,补肝肾,强腰膝。用于风湿阻络,偏正头痛,头晕,风湿痹痛,腰膝酸软,四肢麻木。

【用法用量】口服。一次4丸,一日3次。

【注意事项】①孕妇忌用;②本品含有马兜铃科植物细辛,应在医生指导下服用;定期复查肾功能。

【特别提示】本品为参保人员住院使用时由基本医疗保险统筹基金按规定支付,门诊使用时由职工基本医疗保险个人账户支付的药品。

木瓜丸(片)[乙类]

【药物组成】牛膝、制川乌、制草乌、白芷、海风藤、威灵仙、木瓜、狗脊(制)、当归、川芎、鸡血藤、人参。

【方 解】方中牛膝补肝肾,强筋骨,祛风湿,通经脉,为君药。制川乌、制草乌、白芷祛风散寒,温经止痛;海风藤、威灵仙祛风湿通经络,止痹痛,共为臣药。木瓜、狗脊祛风湿,强筋骨,止痹痛;当归、川芎、鸡血藤养血活血,荣筋止痛,人参补脾益气,扶正祛邪,共为佐药。诸药相合,共奏祛风散寒,除湿通络之功。

【剂型规格】浓缩丸,每10粒重1.8g;片剂,每片重0.6g。

【功能主治】祛风散寒,除湿通络。用于风寒湿闭阻所致的痹病,症见关节疼痛、肿胀、屈伸不利、局部畏恶风寒、肢体麻木、腰膝酸软。

【用法用量】口服。丸剂,一次30丸,一日2次。片剂,一次4片,一日2次。

【不良反应】文献报道木瓜丸可致过敏反应[中成药研究,1987(6):43]、心律失常[江苏医药,1995,21(10):657]、紫癜性胃炎[内镜,1998,12(4):254]等不良反应。

【注意事项】①本品所含川乌、草乌有毒,应在医生指导下使用,不可过量服用;②孕妇禁用;③本品性味辛温,主治风湿寒痹,对风湿热痹者(表现为游走性关节疼痛,活动不便,局部灼热红肿,痛不可触,得冷则舒,可有皮下结节或红斑,常伴有发热、恶风、汗出、口渴、烦躁不安等)忌服;④忌生冷食物。

【特别提示】本品为参保人员住院使用时由基本医疗保险统筹基金按规定支付,门诊使用时由职工基本医疗保险个人账户支付的药品。

风湿马钱片[乙类]

【药物组成】马钱子粉、炒僵蚕、全蝎、乳香(炒)、没药(炒)、牛膝、苍术、麻黄、甘草。

【方 解】方中重用苦温之马钱子为君药,该药善散结消肿,通络止痛。僵蚕、全蝎、乳香、没药、牛膝五药活血通络,共为臣药,其中僵蚕、全蝎祛风镇痛,配合君药以止痛;乳香活血,没药破血,牛膝逐瘀,助君药通经,使气血通畅,通则不痛。苍术、麻黄辛温,散风寒,祛邪外出,收祛风燥湿之功,共为佐药。甘草缓和药性,为使药。诸药相合,共奏祛风除湿、活血祛瘀、通络止痛之效。

【剂型规格】薄膜衣片,每片重 0.17g。

【功能主治】祛风除湿,活血祛瘀,通络止痛。用于风湿闭阻、瘀血阻络所致的痹病,症见关节疼痛、刺痛或疼痛较甚;风湿性关节炎、类风湿关节炎、坐骨神经痛见上述证候者。

【用法用量】口服。常用量:一次 3~4 片;极量:一次 5 片,一日 1 次。睡前温开水送服。连服 7 日为一疗程,两疗程日需停药 2~3 日。

【不良反应】文献报道风湿马钱片可致手指发麻 1 例 [江苏药学与临床研究, 2006, 14（5）:341],引起严重粒细胞缺乏伴发热 1 例 [中国医院药学杂志, 2010, 30（9）:808]。偶见头晕、恶心、身软等不良反应。

【注意事项】①本品含马钱子有大毒. 过量使用可引起肢体颤抖、惊厥、呼吸困难、甚至昏迷,因此不可过服、久服,如出现中毒症状时,应立即停药并采取相应急救措施;②孕妇忌用;年老体弱者慎服或遵医嘱;③本品为风湿闭阻,瘀血阻络痹病所设,若属风湿热痹者(表现为游走性关节疼痛,可涉及一个或多个关节,活动不便,局部灼热红肿,痛不可触,得冷则舒,可有皮下结节或红斑)慎用。④本品含乳香、没药,脾胃虚弱者慎用;⑤服本品后若出现头晕、恶心、身软,可减量或暂停服,并多饮温开水或用甘草、绿豆煎水服,即可缓解。

风湿祛痛胶囊[乙类]

【药物组成】川黄柏、苍术、威灵仙、鸡血藤、蜂房、乌梢蛇、金钱白花蛇、蕲蛇、红花、土鳖虫、乳香、没药、全蝎、蜈蚣、地龙。

【方　解】黄柏、苍术、威灵仙、鸡血藤祛风胜湿,通络止痛;蜂房、乌梢蛇、金钱白花蛇、蕲蛇、土鳖虫、全蝎、蜈蚣、地龙透骨搜风,通络止痛;乳香、红花活血,没药破血。诸药相合,共奏燥湿祛风、活血化瘀、通络止痛之功。

【剂型规格】胶囊剂,每粒装 0.3g。

【功能主治】燥湿祛风,活血化瘀,通络止痛。用于痹病寒热错杂证,症见肌肉关节疼痛、肿胀,关节活动受限,晨僵,局部发热;风湿性关节炎、类风湿关节炎见上述证候者。

【用法用量】口服。一次 5 粒,一日 3 次,餐后 30 分钟口服。风湿性关节炎 4 周为一个疗程,类风湿性关节炎 8 周为 1 个疗程。

【注意事项】①孕妇忌用;②过敏性体质者慎用。

风湿骨痛片(胶囊、颗粒)[甲类]

【药物组成】制川乌、制草乌、麻黄、红花、木瓜、乌梅、甘草。

【方　解】方中制川乌、制草乌皆辛热燥烈之品,可散经络之风湿,逐内里之寒邪,功擅温经散寒止痛,故为君药。麻黄、红花温经散寒,宣散气血,其中麻黄辛温发散,助川乌、草乌温散寒湿,红花温通活血,助君药散瘀消肿而止痛,并为方中臣药。木瓜、乌梅、甘草三药相合,酸甘化阴,舒筋活络,缓急止痛,并缓和川乌、草乌辛燥刚烈之性,为佐药。甘草又能调和诸药,兼为使药。诸药相合,共奏辛热温经、通阳散寒、舒筋缓急、通络止痛之功。

【剂型规格】片剂,每片重 0.36g;胶囊剂,每粒装 0.3g;颗粒剂,每袋装 2g。

【功能主治】温经散寒,通络止痛。用于寒湿闭阻经络所致的痹病,症见腰脊疼痛、四肢关节冷痛,风湿性关节炎见以上证候者。

【用法用量】口服。片剂,一日 2 次,一次 2~4 片。胶囊,一次 2~4 粒。颗粒,一次 1~2 袋,一日2次。

【注意事项】①本品含毒性药，不可多服；②由于本品辛热，阴虚火旺，湿热痹病（表现为游走性关节疼痛，可涉及一个或多个关节，活动不便，局部灼热红肿，痛不可触，得冷则舒，可有皮下结节或红斑）应忌服；③孕妇及哺乳期妇女禁服。严重心脏病、高血压、肝、肾疾病患者忌服。

风湿液[甲类]

【药物组成】羌活、独活、防风、秦艽、当归、白芍、白术、鹿角胶、鳖甲胶、牛膝、川芎、木瓜、寄生、红花、甘草、红曲米。

【方　　解】方中以寄生、牛膝补肝肾强筋骨；鹿角胶、鳖甲胶为血肉有情之品，一补肾之阳气，一补肝之阴气，二药并用，则阴阳肝肾并补；当归、白芍、川芎、红花养血柔肝，活血通络；白术、甘草、红曲健脾益气，"肝旺能化湿"；又以羌活、独活、防风、秦艽，祛风散寒除湿；木瓜与牛膝合用又能舒筋活络。诸药相合，共奏补益肝肾、滋阴养血、祛风除湿之功。

【剂型规格】合剂，每瓶装①10ml；②100ml；③250ml；④500ml。

【功能主治】补养肝肾，养血通络，祛风除湿。用于肝肾血亏、风寒湿痹引起的骨节疼痛，四肢麻木，以及风湿性、类风湿性疾病见上述证候者。

【用法用量】口服。一次10~15ml，一日2~3次。

【注意事项】①儿童、孕妇、月经期妇女禁用；②忌寒凉及油腻食物；③本品宜饭后服用；④不宜在服药期间同时服用其他泻火及滋补性中药；⑤热痹者不适用，主要表现为关节肿痛如灼、痛处发热，疼痛窜痛无定处，口干唇燥；⑥对酒精及本品过敏者禁用，过敏体质者慎用。

代温灸膏[乙类]

【药物组成】辣椒、肉桂、生姜、肉桂油。

【方　　解】方中辣椒为辛、热之品，有温中散寒，健胃消食之功；肉桂补火助阳，引火归原，散寒止痛，活血通经，共为主药。生姜发汗解表，温中；肉桂油为肉桂中的挥发油，有驱风健胃的作用。以上各药合用，共奏温通经脉、散寒镇痛之功。

【剂型规格】橡胶膏剂，5cm×7cm。

【功能主治】温通经脉，散寒镇痛。用于风寒阻络所致的痹病，症见腰背、四肢关节冷痛；寒伤脾胃所致的脘腹冷痛、虚寒泄泻；慢性风湿性关节炎、慢性胃肠炎见上述证候者。

【用法用量】外用，根据病证，按穴位贴一张。

【注意事项】①本品为外用药，皮肤破溃处禁用；②用药期间忌生冷食物，避风寒；③贴敷部位如有明显灼烧感或瘙痒、局部红肿等情况，应停止用药并去医院就诊。

四妙丸[乙类]

【药物组成】盐黄柏、苍术、薏苡仁、牛膝。

【方　　解】方中以黄柏为君药，取其寒以胜热，苦以燥湿，且善除下焦之湿热。苍术苦温，健脾燥湿除痹；薏苡仁健脾利湿除痹，共为臣药。牛膝活血通经络，补肝肾，强筋骨，且引药直达下焦，为佐药。诸药合用，共奏清热利湿之功。

【剂型规格】丸剂，每15粒重1g。

【功能主治】清热利湿。用于湿热下注所致的痹病，症见足膝红肿、筋骨疼痛。

【用法用量】口服。一次 6g,一日 2 次。

【注意事项】①孕妇慎用;②风寒湿痹(症见颈项疼痛,活动不利,椎体压痛,痛连上臂,手指麻木,筋脉拘急,遇寒则剧,得暖则舒),虚寒痿证(症见肢体痿软无力,逐渐加重,食少,便溏,腹胀,面浮面色不华,气短,神疲乏力)慎用;③服药期间饮食宜用清淡易消化之品,忌饮酒,忌食鱼腥、辛辣油腻之品。

正清风痛宁片(缓释片、胶囊)【乙类】

【药物组成】盐酸青藤碱。

【方　　解】盐酸青藤碱为青风藤中主要有效成分,青风藤苦、辛、平,祛风湿、通经络、利水、止痛。《本草纲目》谓其"主治风疾,风湿流注,历节鹤膝";《本草汇言》记载"青风藤散风寒湿痹之药也,能舒筋活血,久服常大建奇功",故本品有祛风除湿,活血通络,消肿止痛之功。

【剂型规格】片剂,每片含盐酸青藤碱 20mg;缓释片,每片含盐酸青藤碱 60mg;胶囊剂,每粒装 0.15g。

【功能主治】祛风除湿,活血通络,消肿止痛。用于风寒湿痹病,症见肌肉酸痛,关节肿胀、疼痛、屈伸不利、僵硬、肢体麻木;类风湿性关节炎、类风湿性关节炎见上述证候者。

【用法用量】口服。片剂,一次 1~4 片,一日 3 次,2 个月为一疗程。缓释片,用于风湿与类风湿性关节炎属风寒湿痹证者:一次 1 片,一日 2 次,2 个月为一疗程。用于慢性肾炎(普通型为主)患者:一次 2 片,一日 2 次,3 个月为一疗程。胶囊,一次 3 粒,一日 3 次,饭前服或遵医嘱。

【不良反应】文献报道正清风痛宁片有致耳鼻喉过敏反应[江西中医药,2003,34(7):12]、过敏性休克[云南中医学院学报,1996,17(2):49]、月经紊乱[中国中药杂志,2002,27(4):394]、粒细胞缺乏症[重庆医学,1998,27(4):289]、血小板减少[中国中药杂志,2001,26(1):73]及特发性血小板减少紫癜[中国中药杂志,1996,21(12):754]的不良反应。

【注意事项】①本品有活血祛瘀作用,故孕妇忌用;②支气管哮喘、肝肾功能不全者禁用;③本品性偏温,适于风寒湿痹,湿热痹证,症见关节疼痛,局部灼热红肿,得冷稍舒,痛不可触,可病及一个或多个关节,多兼有发热、恶风、口渴、烦闷不安,苔黄腻慎用;④定期复查血象(建议每两周检查一次),并注意观察血糖和胆固醇。如出现皮疹或发生白细胞减少等副作用时,应立即停药。

正清风痛宁注射液【乙类】

【药物组成】盐酸青藤碱,辅料为依地酸二钠、亚硫酸氢钠、注射用水。

【方　　解】盐酸青藤碱为青风藤中主要有效成分,青风藤苦、辛、平,祛风湿、通经络、利水、止痛。《本草纲目》谓其"主治风疾,风湿流注,历节鹤膝";《本草汇言》记载"青风藤散风寒湿痹之药也,能舒筋活血,久服常大建奇功",故本品有祛风除湿,活血通络,消肿止痛之功。

【剂型规格】注射剂,每支装:①1ml(25mg);②2ml(50mg)。

【功能主治】祛风除湿,活血通络,消肿止痛。用于风寒湿痹证,症见肌肉酸痛、关节肿胀、疼痛、屈伸不利、麻木僵硬及风湿与类风湿关节炎具有上述证候者。

【用法用量】肌内注射,一次 1~2ml,一日 2 次,或遵医嘱。

【不良反应】包括一般过敏反应、过敏样反应、皮疹、瘙痒、过敏性休克、皮肤潮红、灼热、手足或口唇发麻、胸闷、胸痛、头晕、头痛、嗜睡、多汗、胃肠不适、恶心、呕吐、腹痛、食欲减退、白细胞减少、血小板减少、心悸、末梢水肿等。文献报道此药致不良反应 1 例[医药导报,

2006, 25（7）: 674]。另有报道正清风痛宁诱发再生障碍性贫血 1 例 [山东医药工业, 2000, 19（3）: 58]。

【注意事项】①正清风痛宁注射液为青风藤提取物盐酸青藤碱制得的注射液, 主治风湿寒痹证, 若证属风湿热痹者慎用; ②本品还有活血祛瘀之功, 故孕妇忌用; ③因该药有强烈的释放组胺作用, 容易致敏, 故支气管哮喘患者禁用; ④少数患者出现皮肤瘙痒, 停药后可自行消失, 严重者给予抗组胺药对症处理; ⑤有药物过敏史患者慎用。如需使用, 应密切观察用药开始 10 分钟内患者的临床反应, 并备齐抢救药物, 一旦出现过敏性休克或过敏反应, 应及时对症处理。

加味天麻胶囊[乙类]

【药物组成】天麻、玄参、羌活、独活、木瓜、地黄、杜仲（盐炒）、鹿骨（制）、牛膝、千年健、萆薢、穿山龙、当归、地枫皮、附子（制）。

【方　　解】方中以天麻平肝息风, 镇静止痛为主药; 羌活、独活、木瓜、千年健、穿山龙、地枫皮祛风胜湿止痛; 地黄、鹿骨、杜仲补肝肾, 强筋骨; 当归、牛膝活血通络, 止痛; 萆薢祛风湿, 分清浊; 附子温通散寒、燥湿。诸药相合, 共奏强筋骨、祛风湿、舒筋通络、活血止痛之功。

【剂型规格】胶囊剂, 每粒重 0.25g。

【功能主治】强筋骨, 祛风湿, 舒筋通络, 活血止痛。用于风中经络引起的风湿痹痛, 肢体拘挛, 手足麻木, 腰腿酸痛等症。

【用法用量】口服。一次 6 粒, 一日 2 次。

【注意事项】孕妇慎服。

壮骨麝香止痛膏[乙类]

【药物组成】人工麝香、生草乌、生川乌、乳香、没药、生马钱子、丁香、肉桂、荆芥、防风、老鹳草、香加皮、积雪草、骨碎补、白芷、山柰、干姜、水杨酸甲酯、薄荷脑、冰片、樟脑、芸香浸膏、颠茄流浸膏。辅料为: 橡胶、松香、氧化锌、立德粉、羊毛脂、凡士林、液体石蜡、二甲基亚砜、抗氧剂 1010。

【方　　解】方中生川乌、生草乌、马钱子祛风除湿通络, 温经止痛; 人工麝香、乳香、没药活血消肿止痛; 荆芥、防风、老鹳草、白芷祛风解表止痛; 丁香、肉桂、山柰、干姜温中散寒, 行气止痛; 香加皮、积雪草、骨碎补祛风湿, 强筋骨; 薄荷脑、冰片、樟脑、芸香浸膏、颠茄流浸膏止痛。诸药合用, 共奏祛风湿、活血止痛之功。

【剂型规格】橡胶膏剂, 每张 7cm×10cm。

【功能主治】祛风湿, 活血止痛。用于风湿关节、肌肉痛、扭伤。

【用法用量】外用, 贴于患处。

【不良反应】少数患者出现皮疹、皮肤瘙痒、用药局部水肿、皮肤溃烂。

【注意事项】①本品为外用药; ②忌生冷、油腻食物; ③皮肤破溃或感染处禁用; ④孕妇慎用; ⑤对本品过敏者禁用, 过敏体质者慎用。

【特别提示】本品为参保人员住院使用时由基本医疗保险统筹基金按规定支付, 门诊使用时由职工基本医疗保险个人账户支付的药品。

关节止痛膏[乙类]

【药物组成】辣椒流浸膏、颠茄流浸膏、薄荷素油、水杨酸甲酯、樟脑、盐酸苯海拉明。

【方　　解】本方为中西合方制剂。方中辣椒流浸膏祛风行血,散寒除湿,可以治疗腰腿疼痛及外科炎症。樟脑辛热,通窍止痛,具有辛香走窜开窍之功效,外达肌表,内透筋骨。薄荷素油祛风止痛。颠茄流浸膏解痉止痛。水杨酸甲酯具有解除肌肉疼痛、关节疼痛及神经痛作用。碘、碘化钾杀菌消毒。盐酸苯海拉明麻醉止痛,抗过敏。诸药合用,共收活血散瘀、温经镇痛之功。

【剂型规格】橡胶膏剂,7cm×10cm。

【功能主治】活血散瘀,温经镇痛。用于寒湿瘀阻经络所致风湿关节痛及关节扭伤。

【用法用量】外用,贴患处。一次1~2片,持续12小时,一日1次。

【不良反应】有文献报道,外用本品出现过敏性皮炎[中国药事,2005,19(9):556]。

【注意事项】①风湿热痹,关节红肿热痛者慎用;②本品含有樟脑,孕妇禁用;③本品含刺激性药物,忌贴于创伤处,有皮肤病者慎用。

【特别提示】本品为参保人员住院使用时由基本医疗保险统筹基金按规定支付,门诊使用时由职工基本医疗保险个人账户支付的药品。

关节克痹丸[乙类]

【药物组成】川乌(制)、虎杖、草乌(制)、黄芩、独活、秦艽、片姜黄、苍术(炒)、麻黄、薏苡仁、牛膝、海桐皮、桑枝、桂枝、生姜。

【方　　解】方中制川乌、制草乌皆辛热燥烈之品,可散经络之风湿,逐内里之寒邪,功擅温经散寒止痛,故为君药。独活、秦艽、苍术、牛膝、海桐皮、桑枝祛风湿止痹痛。薏苡仁、牛膝、虎杖等利水通淋,消肿止痛。麻黄、桂枝、片姜黄、生姜温经通络散寒。全方共奏祛风散寒、活络止痛之功。

【剂型规格】丸剂,每6粒重1g。

【功能主治】祛风散寒,活络止痛。用于关节炎、四肢酸痛、伸展不利。

【用法用量】口服,一次8粒,一日2次。

【注意事项】①孕妇忌服;②运动员慎用。

当归拈痛丸(颗粒)[乙类]

【药物组成】当归、粉葛、党参、苍术(炒)、升麻、苦参、泽泻、炒白术、知母、防风、羌活、黄芩、猪苓、茵陈、甘草。

【方　　解】方中羌活辛温而气雄,祛风力强,以散风除湿,通利关节而止痛,茵陈苦泄下降,善于清利湿热,两药相合,疏风清热利湿,共用为君药。猪苓、泽泻淡渗利水,且性寒又可泄热,黄芩、苦参清热燥湿,防风、升麻、葛根祛风散邪,配合羌活则祛风胜湿之力更强,诸药合用,外散风邪,内除湿热,共用为臣药。白术、苍术健脾燥湿,标本兼顾,方中辛香走窜、苦燥、渗利诸药皆易耗伤气血,故加党参、当归益气养血,扶正祛邪;当归质润,可制诸药之燥,且有活血止痛之功;知母苦寒而不燥,清热而不伤阴,以上共用为佐药。甘草为使药,既可调和诸药,又可加强党参、白术等益气健脾之功。诸药合用,共奏清热利湿、祛风止痛之功。

【剂型规格】水丸,每18丸重1g;颗粒剂,每袋装6g。

【功能主治】清热利湿,祛风止痛。用于湿热闭阻所致的痹病,症见关节红肿热痛或足胫红肿热痛,亦可用于疮疡。

【用法用量】口服。丸剂,一次9g,一日2次。颗粒,一次6~10g,一日3次。

【注意事项】①本方清热利湿、祛风止痛,故寒湿闭阻证者慎用,表现为肢体或患处沉重冷痛、麻木,或肿胀,畏冷肢凉,苔白滑等;②方中含有淡渗利湿之品,有碍胎气,孕妇慎用;③服药期间忌食辛辣、油腻之物。

尪痹片(胶囊、颗粒)【甲类】

【药物组成】地黄、熟地黄、续断、附片(黑顺片)、独活、骨碎补、桂枝、淫羊藿、防风、威灵仙、皂角刺、羊骨、白芍、狗脊(制)、知母、伸筋草、红花。

【方　　解】方中地黄、熟地黄、续断、骨碎补、狗脊、羊骨、制附子、淫羊藿合用,以补肝肾、强筋骨;其中地黄、熟地黄补肝肾,益精髓,逐血痹;续断、骨碎补、制狗脊、羊骨益肝肾,强筋骨;制附子、淫羊藿温肾阳,逐寒湿。独活、桂枝、防风、威灵仙合用,祛风散湿,通经活络。红花、皂刺、伸筋草、知母、白芍合用,以活血通络,养血荣筋;其中红花、皂刺、伸筋草活血通行见长,以舒筋利节;知母、白芍则滋阴润燥,以养血荣筋,并监制诸药温燥之性。诸药相合,共奏补益肝肾,强筋健骨,祛风除湿,通经活络之功。

【剂型规格】片剂,①糖衣片,片芯重 0.25g;②薄膜衣片,每片重 0.51g。胶囊剂,每粒装 0.55g。颗粒剂,①每袋装 3g;②每袋装 6g。

【功能主治】补肝肾,强筋骨,祛风湿,通经络。用于肝肾不足、风湿阻络所致的尪痹,症见肌肉、关节疼痛,局部肿大,僵硬畸形,屈伸不利,腰膝酸软,畏寒乏力;类风湿性关节炎见上述证候者。

【用法用量】口服。糖衣片,一次 7~8 片,薄膜衣片,一次 4 片。胶囊,一次 5 粒。颗粒,一次 6g。均一日 3 次。

【注意事项】①方中有活血药及有毒药材附子,不宜过量、久服;②孕妇禁用;③本品补肝肾,祛风湿,若痹病属湿热实证者慎用,其症见关节疼痛,局部灼热红肿,得冷稍舒,痛不可触,多兼有发热、恶风、烦闷不安、苔黄腻。

附桂骨痛片(胶囊、颗粒)【乙类】

【药物组成】附子(制)、制川乌、肉桂、党参、当归、炒白芍、淫羊藿、醋乳香。

【方　　解】附子辛、咸,大热,乌头苦、辛,大热为君药,温阳散寒,祛风逐湿、止痛,肉桂、淫羊藿温阳补肾,当归、白芍活血养血,党参益气扶正,乳香行气止痛。共奏温阳散寒,益气活络,消肿止痛之功。

【剂型规格】片剂,片心重 0.33g;胶囊剂,每粒装 0.33g;颗粒剂,每袋装 5g。

【功能主治】温阳散寒,益气活络,消肿止痛。用于阳虚寒湿所致的颈椎及膝关节增生性关节炎。症见骨关节疼痛、屈伸不利、麻木肿胀、遇热则减、畏寒肤冷。

【用法用量】口服。片剂,一次 6 片,一日 3 次。胶囊,一次 6 粒(或 4~6 粒),一日 3 次。颗粒,一次 1 袋,一日 3 次。均为饭后服,3 个月为一疗程,如需继续治疗,必须停药一个月后遵医嘱服用。

【不良反应】服药后少数可见胃脘不舒,停药后即可自行消除。

【注意事项】①孕妇禁用;②关节红肿热痛者慎用;③高血压、严重消化道疾病患者慎用;④服药期间注意血压变化;⑤应在医生指导下使用,不可过量、久用。

昆仙胶囊【乙类】

【药物组成】昆明山海棠、淫羊藿、枸杞子、菟丝子。

【方　　解】方中昆明山海棠,苦辛,微温,有大毒,具有祛风除湿,活血止血,舒筋接骨等功效,为君药。臣药淫羊藿味辛、甘,性温,有温肾壮阳、强筋骨、祛风湿之功,助君药补肾强筋、祛风除湿。佐以菟丝子、枸杞子滋补肝肾。全方共奏补肾通络,祛风除湿之功。

【剂型规格】胶囊剂,每粒装 0.3g。

【功能主治】补肾通络,祛风除湿。主治类风湿关节炎属风湿痹阻兼肾虚证。症见关节肿胀疼痛,屈伸不利,晨僵,关节压痛,关节喜暖畏寒,腰膝酸软,舌质淡,苔白,脉沉细。

【用法用量】口服。一次 2 粒,一日 3 次,饭后服用。一般 12 周为一疗程。

【不良反应】①临床研究发现,少数患者服药后出现恶心,胃部不适、纳差、胀痛、胃痛、便秘、皮疹、色素沉着、口干。此时应给予相应的处理或遵医嘱处理;②服用本品偶见个别患者出现肝功能轻度异常、白细胞减少。患者应减量服药或停药,并遵医嘱处理;③本品可能引起少数女性患者出现月经紊乱(月经延迟、闭经),男子精子减少。

【注意事项】①服药期间禁饮烈酒;②心功能不全慎用;③为观察本品可能出现的不良反应,服药过程中,定期随诊、检查、复查血、尿常规,心电图和肝肾功能;④临床试验疗程为12 周,目前没有超过临床试验疗程的安全性和有效性资料。

狗皮膏【甲类】

【药物组成】生川乌、生草乌、羌活、独活、青风藤、香加皮、防风、铁丝威灵仙、苍术、蛇床子、麻黄、高良姜、小茴香、官桂、当归、赤芍、木瓜、苏木、大黄、油松节、续断、川芎、白芷、乳香、没药、冰片、樟脑、丁香、肉桂。

【方　　解】方中生川乌、生草乌、肉桂、官桂大辛大热合用,温经散寒止痛,其中生川乌、生草乌辛散温通,祛风除湿,散寒镇痛作用尤捷,川乌、草乌生用,毒性虽大,效用更显,为君药;肉桂、官桂益阳消阴,温经通脉而止痛,羌活、独活、青风藤、香加皮、防风、铁丝威灵仙、苍术、蛇床子、麻黄、高良姜、小茴香、白芷、丁香、木瓜、油松节合用,以祛风除湿,散寒止痛;其中羌活、独活、防风、苍术祛风湿,止疼痛;青风藤、铁丝威灵仙祛风湿,通经络,止疼痛;香加皮、蛇床子功善祛风除湿,又能温肾以强筋骨;麻黄、白芷、高良姜、小茴香、丁香散寒止痛;木瓜长于舒筋活络;油松节擅利骨节,止疼痛为臣药;当归、赤芍、苏木、大黄、续断、川芎、乳香、没药、冰片、樟脑合用,以活血散瘀,通络止痛,其中当归、赤芍、川芎养血和血,散瘀止痛;苏木、大黄活血通经,祛瘀止痛;续断既能补肝肾,壮筋骨,又能通利血脉,流畅气血,消除瘀血肿痛;乳香、没药活血散瘀,行气散滞,消肿止痛;冰片、樟脑芳香走窜行散,消肿止痛为佐药。诸药合用,共奏祛风散寒除湿,舒筋活血止痛之功。

【剂型规格】膏药,每张净重①12g;②15g;③24g;④30g。

【功能主治】祛风散寒,活血止痛。用于风寒湿邪、气血瘀滞所致的痹病,症见四肢麻木、腰腿疼痛、筋脉拘挛,或跌打损伤、闪腰岔气、局部肿痛;或寒湿瘀滞所致的脘腹冷痛、行经腹痛、寒湿带下、积聚痞块。

【用法用量】外用。用生姜擦净患处皮肤,将膏药加温软化,贴于患处或穴位。

【注意事项】①本品含有毒及活血之品,孕妇禁用;②本品含有毒药材,患处皮肤破损禁用;③本品温热,若局部红肿热痛,属风湿热痹者慎用;④皮肤过敏者慎用;⑤运动员慎用;⑥本品为外用药,禁止内服。

精制狗皮膏【甲类】

【药物组成】生川乌、防己、山柰、透骨草、延胡索、干姜、辣椒、蟾酥、樟脑、冰片、薄荷脑、水杨酸甲酯。

【方　　解】方中透骨草舒筋活血,祛风止痛;生川乌行气止痛,散寒;防己去水肿、风肿,去膀胱热,去寒热邪气,山柰温中化湿,行气止痛,延胡索行气止痛,活血散瘀,干姜、辣椒温里散寒,蟾酥解毒消肿止痛,薄荷脑、冰片、樟脑芳香走窜,渗透皮肤,消肿止痛,水杨酸甲酯具有消炎镇痛之功。诸药合而外用,共奏舒筋活血、散寒止痛之功。

【剂型规格】橡胶膏剂,每张①6.5cm×9.5cm;②7cm×10cm;③4.5cm×6cm;④6.5cm×10cm;⑤8cm×13cm;⑥10cm×14cm。

【功能主治】舒筋、活血、散寒、止痛。用于筋骨痛,急性挫伤,扭伤,风湿痛,关节痛,胁痛,肌肉酸痛等症。

【用法用量】贴患处。

【不良反应】偶见皮肤红痒。

【注意事项】①凡对橡胶膏过敏、皮肤破裂、糜烂者不宜贴用;②本品为外用药,禁止内服;③开放性伤口禁用,有皮肤病者慎用;④运动员慎用。

新型狗皮膏[狗皮膏(改进型)]^[甲类]

【药物组成】生川乌、羌活、高良姜、官桂、当归、防己、麻黄、红花、洋金花、白屈菜、花椒、蟾酥、白花菜子、透骨草、没药、乳香、薄荷脑、冰片、樟脑、水杨酸甲酯、八角茴香油、盐酸苯海拉明。

【方　　解】方中生川乌、洋金花、蟾酥、高良姜、官桂、白屈菜、花椒、八角茴香油合用,以温经散寒止痛,其中生川乌药性刚燥辛热,温经散寒,善于止痛,与洋金花、蟾酥配伍,有麻醉止痛之功,高良姜、官桂、白屈菜花椒、八角茴香油皆有温经散寒镇痛之用。羌活、防己、麻黄、透骨草合用,以祛风散寒,活络止痛,其中羌活祛风湿、止疼痛,防己祛风止痛,麻黄辛温发散,温经散寒,宣通气血,透骨草辛散风湿,并能活血止痛。当归、红花、乳香、没药、白菜花子合用,以舒筋活血,通络止痛,其中当归、红花活血和血,祛瘀止痛,乳香、没药活血散瘀,通络止痛,白菜花子散风祛湿,活血止痛。此外,薄荷脑、冰片、樟脑芳香走窜,渗透皮肤,消肿止痛。方中水杨酸甲酯具有消炎镇痛之功,苯海拉明能拮抗组胺引起的毛细血管扩张。诸药合而外用,共奏祛风散寒、舒筋活血、通络止痛之功。

【剂型规格】橡胶膏剂,每张①6.5cm×5cm;②6.5cm×10cm;③8cm×4.5cm。

【功能主治】祛风散寒,舒筋活血,止痛。用于急性扭挫伤,风湿痛,神经痛,关节和肌肉酸痛等症。

【用法用量】贴患处。

【注意事项】①对橡胶膏过敏者慎用;②孕妇禁用;③皮肤破溃或感染处禁用;④本品含盐酸苯海拉明,哺乳期妇女慎用;⑤本品为外用药,禁止内服;⑥忌食生冷、油腻食物。⑦运动员慎用。

罗浮山风湿膏药^[乙类]

【药物组成】金钱白花蛇、七叶莲、过岗龙、宽筋藤、洋金花、骨碎补、威灵仙、山苍子、蓖麻根、白鲜皮、续断、粉草薢、半枫荷、漆树根、羊角拗、麻黄、三七、两面针、防风、防己、槲寄生、土加皮、五加皮、丁公藤、茜草、六棱菊、生草乌、木瓜、毛麝香、生川乌、小罗伞、益母草、鸡骨草、徐长卿、红花、当归、油松节、独活、荆芥、羌活、牛膝。

【方　　解】金钱白花蛇、七叶莲、过岗龙、宽筋藤、防己、土加皮、五加皮、鸡骨草、威灵仙、木瓜、生川乌、羌活等具有祛湿功效,可祛风除湿,舒筋活络;续断、三七、茜草、益母草、徐长卿、红花、当归等具有活血消肿作用。诸药配伍,共奏驱风除湿、消肿止痛之功。

【剂型规格】膏药,每张净重 10g。

【功能主治】驱风除湿,消肿止痛。用于风湿性关节炎,类风湿性关节炎,坐骨神经痛,外伤肿痛。

【用法用量】外用,加温软化,贴于患处。

虎力散、虎力散片(胶囊)[乙类]

【药物组成】制草乌、白云参、三七、断节参。

【方　解】方中以制草乌祛风除湿;三七活血化瘀;断节参、白云参益气扶正,协助他药加强祛风除湿、舒筋活络的治疗效果。诸药相合,共奏祛风除湿、舒筋活络、行血化瘀、消肿定痛之功。

【剂型规格】散剂,每瓶装 0.9g;片剂,每片重 0.50g;胶囊剂,每粒装 0.3g。

【功能主治】驱风除湿,舒筋活络,行瘀,消肿定痛。用于风湿麻木,筋骨疼痛,跌打损伤,创伤流血。

【用法用量】散剂,口服,一次 0.3g,一日 1~2 次,开水或温酒送服。外用,撒于伤口处。片剂,口服,一次 1 片,一日 1~2 次,开水或温酒送服。胶囊,口服,一次 1 粒,一日 1~2 次,开水或温酒送服。外用,将内容物撒于伤口处。

【不良反应】有文献报道 5 例患者服用虎力散胶囊后出现手脚发麻、全身发紧、胃痛、头昏头痛等症状[贵州医药,2006,30(7):648]。

【注意事项】①本品宜饭后服用;②本品性味辛温,属风湿热痹者忌用;③孕妇及哺乳期妇女禁用;④本品应在医师指导下使用,不可过量。

金乌骨通胶囊[乙类]

【药物组成】金毛狗脊、淫羊藿、威灵仙、乌梢蛇、土牛膝、木瓜、葛根、姜黄、补骨脂、土党参。

【方　解】方中金毛狗脊功能祛风湿、补肝肾、强腰膝;乌梢蛇祛风除湿、通络止痉;淫羊藿补肾壮阳、强筋骨、去风湿;威灵仙通络、止痛;补骨脂补肾壮阳、固精纳气,上 5 味药为主药。姜黄活血止痛、土党参健脾肾、土牛膝逐瘀除痹、木瓜舒筋活络、葛根发散表邪为辅药,全方合用,功能温肾补阳、祛风除湿、活血通络。

【剂型规格】胶囊剂,每粒装 0.35g。

【功能主治】苗医:维象样丢象,浃安档蒙:僵是风,稿计凋嘎边豪。中医:滋补肝肾,祛风除湿,活血通络。用于肝肾不足,风寒湿痹、骨质疏松,骨质增生引起的腰腿酸痛、肢体麻木等症。

【用法用量】口服,一次 3 粒,一日 3 次;或遵医嘱。

【注意事项】①忌寒凉及油腻食物;②本品宜饭后服用;③不宜在服药期间同时服用其他泻火及滋补性中药;④热痹者不适用,主要表现为关节肿痛如灼、痛处发热,疼痛窜痛无定处、口干唇燥;⑤孕妇忌服;⑥对本品过敏者禁用,过敏体质者慎用。

金骨莲片(胶囊)[乙类]

【药物组成】透骨香、汉桃叶、大血藤、八角枫、金铁锁。

【方　解】透骨香、汉桃叶祛风除湿、舒筋活络,散寒止痛;大血藤败毒消痈,活血通络,祛风杀虫的作用;八角枫清热解毒,活血散瘀;金铁锁除风湿,定痛,止血,祛瘀;均可用于风湿痹痛,跌打损伤。诸药相合,共奏祛风除湿、消肿止痛之功。

【剂型规格】片剂,每片重 0.24g;胶囊剂,每粒装 0.25g。

【功能主治】苗医:抬奥,抬蒙:僵见风。中医:祛风除湿,消肿止痛。用于风湿痹阻所致的关节肿痛、屈伸不利等。

【用法用量】口服。片剂,一次 2 片,一日 3 次;或遵医嘱。胶囊,一口服,一次 2 粒,一日 3 次;或遵医嘱。

【不良反应】个别患者服药后会有食道梗阻,不适之感,或胃肠不适感。

【注意事项】①儿童、孕妇、哺乳期妇女、心脏病患者、过度衰弱有并发症者禁服;②服药期间,忌食滑腻辛辣之品;③本品宜饭后服用;④不宜在服药期间同时服用其他泻火及滋补性中药;⑤热痹者不适用,主要表现为关节肿痛如灼、痛处发热,疼痛窜痛无定处,口干唇燥;⑥对本品过敏者禁用,过敏体质者慎用。

骨通贴膏[乙类]

【药物组成】丁公藤、麻黄、当归、干姜、白芷、海风藤、乳香、三七、姜黄、辣椒、樟脑、肉桂油、金不换、薄荷脑。辅料为橡胶、氧化锌、松香、羊毛脂、黄凡士林、月桂氮草酮等。

【方　解】方中金不换又名独脚乌柏、地乌龟、地不容等,为防己科植物汝兰的块根,味苦,性寒,功能清热解毒,散瘀消肿,可用治痈疽肿痛,跌打损伤;丁公藤为旋花科植物丁公藤的根、茎,味辛,性温,有毒,功能解表发汗,祛风湿,除痹痛,消肿止痛,治风湿痹痛,半身不遂,跌打肿痛,本方取其祛风散寒,消肿止痛之效,合金不换突出本方祛风散寒,消肿止痛的特点。麻黄辛温发散,乳香活血化瘀,消肿止痛。二者合用,活血化瘀,温经消肿,散瘀止痛。辣椒为茄科植物辣椒的果实,味辛,性热,功能温中,散寒,健胃,可用治风湿疼痛、外伤瘀肿、疥癣、冻疮等。全方各药配合,功能祛风散寒、消肿止痛,用于寒湿、瘀血阻络所致病症。

【剂型规格】橡胶膏剂,7cm×10cm。

【功能主治】祛风散寒,活血通络,消肿止痛。用于寒湿阻络兼血瘀证之局部关节疼痛、肿胀、麻木重着、屈伸不利或活动受限。

【用法用量】外用,贴于患处。贴用前,将患处皮肤洗净;贴用时,使膏布的弹力方向与关节活动方向一致。

【不良反应】有时出现皮疹、瘙痒;罕见水疱。

【注意事项】①皮肤过敏者慎用;②患处皮肤溃破者及孕妇慎用;③使用过程中出血皮肤发红、瘙痒等症状,可适当减少贴用时间;④每次贴用的时间不宜超过 12 小时;⑤本品不宜长期或大面积使用,用药后皮肤过敏如出现瘙痒、皮疹等现象时,应停止使用,症状严重者应去医院就诊;⑥对本品过敏者禁用,过敏体质者慎用。

【特别提示】本品为参保人员住院使用时由基本医疗保险统筹基金按规定支付,门诊使用时由职工基本医疗保险个人账户支付的药品。

骨龙胶囊[乙类]

【药物组成】狗腿骨、穿山龙。

【方　解】方中狗腿骨散寒止痛为君药,穿山龙祛风散寒、除湿止痛、舒筋活血为臣药。二药相伍,共奏祛风散寒、舒筋活血、通络止痛之功。

【剂型规格】胶囊剂,每粒装 0.5g。

【功能主治】散寒镇痛,活血祛风,强筋壮骨。用于风湿性关节炎及类风湿性关节炎风寒痹阻,肝肾不足者,症见关节冷痛、屈伸不利、腰膝酸软、下肢无力。

【用法用量】口服,一次 4~6 粒,一日 3 次。

复方风湿宁片(胶囊、颗粒)[甲类]

【药物组成】七叶莲、威灵仙、两面针、过岗龙、宽筋藤、鸡骨香。

【方　解】方中两面针性味辛苦、温,功用祛风通络,消肿止痛,治风湿痹痛。七叶莲性味微苦、温,功用活血止痛,治跌打损伤。宽筋藤性味苦微、寒,功用舒筋活络,祛风止痛。过岗龙性味微苦、凉,功用祛风湿,活血行瘀。威灵仙性味辛、温,功用祛风除湿,通络止痛。鸡骨香性味辛苦、温,功用理气止痛,祛风除湿,舒筋活络。诸药相配,共奏祛风除湿、活血散瘀、舒筋止痛等功效。

【剂型规格】片剂,基片重 0.2g;胶囊剂,每粒装 0.3g;颗粒剂,每袋装 4g。

【功能主治】祛风除湿,活血散瘀,舒筋止痛。用于风湿痹痛。

【用法用量】口服。片剂,一次 5 片。胶囊,一次 5 粒。颗粒,温开水冲服,一次 1 袋。均为一日 3~4 次。

【注意事项】①儿童、孕妇禁用;②忌寒凉及油腻食物;③本品宜饭后服用;④不宜在服药期间同时服用其他泻火及滋补性中药;⑤热痹者不适用,主要表现为关节肿痛如灼,痛处发热,疼痛窜痛无定处,口干唇燥;⑥对本品过敏者禁用,过敏体质者慎用。

复方雪莲胶囊[乙类]

【药物组成】天山雪莲、延胡索(醋制)、羌活、川乌(制)、独活、草乌(制)、木瓜、香加皮。

【方　解】方中以雪莲、香加皮祛风湿、壮筋骨、通络活血;川乌、草乌辛热走窜,开通腠理,祛寒湿风邪之力尤强;独活、羌活、木瓜祛风除湿,舒筋活络;延胡索理气止痛。诸药相合,共奏温经散寒、祛风逐湿、化瘀活络之功。

【剂型规格】胶囊剂,每粒装 0.3g。

【功能主治】温经散寒,祛风逐湿,化瘀消肿,舒筋活络。用于风寒湿邪,闭阻经络所致类风湿性关节炎,风湿性关节炎,强直性脊柱炎和各类退行性骨关节炎。

【用法用量】口服。一次 2 粒,一日 2 次。

【不良反应】有文献报道,复方雪莲胶囊可导致急性重症肝损害 [药物不良反应杂志,2005 (3): 211-212]。

【注意事项】孕妇忌服。

复方南星止痛膏[乙类]

【药物组成】生南星、生川乌、丁香、肉桂、白芷、细辛、川芎、徐长卿、乳香(制)、没药(制)、樟脑、冰片,辅料为松香、石蜡、凡士林、液体石蜡、水杨酸甲酯。

【方　解】方中生天南星辛散苦燥,燥湿祛风止痒,生川乌辛苦性温,祛风除湿,散寒止痛,二者共为君药。丁香、肉桂、细辛辛香性温,可散寒止痛,共为臣药。白芷辛温解表,祛风散寒,川芎活血行气,祛风止痛,乳香、没药活血止痛,又能行气散滞,此三药活血化瘀,共起治风先治血,血行风自灭之功效,徐长卿祛风止痛,活血通络,善治风湿痹痛,樟脑、冰片芳香走窜,善于配合温里药治疗寒痹,可通络止痛。以上诸药共为佐药,辅助臣药、君药共起散寒除湿、活血止痛之功。

【剂型规格】贴膏剂,10cm × 13cm。

【功能主治】散寒除湿,活血止痛。用于寒湿瘀阻所致的关节疼痛,肿胀,活动不利,遇寒加重。

【用法用量】外用,贴患处,一日1次。

【不良反应】有文献报道贴后致过敏反应1例[海峡药业,2001,13(2):83],过敏性紫癜1例[中国临床药学杂志,2009,18(3):174],个别患者贴药处局部红痒,小水疱[中国民间疗法,2004,12(4):44]。

【注意事项】①孕妇禁用;②皮肤破损、皮肤病者禁用,热痹症见关节或肌肉红肿热痛者忌用。

【特别提示】本品为参保人员住院使用时由基本医疗保险统筹基金按规定支付,门诊使用时由职工基本医疗保险个人账户支付的药品。

复方夏天无片[乙类]

【药物组成】夏天无、夏天无碱、五加皮、制草乌、人工麝香、乳香(制)、防风、马钱子、全蝎、蕲蛇、羌活、独活、豨莶草、安痛藤、威灵仙、丹参、鸡矢藤、鸡血藤、山楂叶、牛膝等33味经加工制成的片。

【方　　解】方中以夏天无、豨莶草、威灵仙、五加皮、羌活、独活、防风、草乌、马钱子祛风湿、散寒邪、通经络、止痹痛;安痛藤、鸡矢藤舒经活络止痛;全蝎、僵蚕、蕲蛇性走窜,善于透骨风、通络止痛,以驱顽痹;鸡血藤、乳香、没药、木香、川芎、丹参、当归、山楂叶、人工麝香、冰片理气活血,舒经活络,血行风自灭;牛膝补肝肾,强筋骨,又能引药下行入肾,为引经药。诸药相合,共奏祛风除湿、舒筋活络、行血止痛之功。

【剂型规格】片剂,①薄膜衣片,每片重0.32g;②糖衣片(片芯重0.3g)。

【功能主治】祛风逐湿,舒筋活络,行血止痛。用于风湿瘀血阻滞,经络不通引起的关节肿痛、肢体麻木、屈伸不利、步履艰难,风湿性关节炎、坐骨神经痛、脑血栓形成后遗症及小儿麻痹后遗症见上述证候者。

【用法用量】口服。一次2片,一日3次,小儿酌减或遵医嘱。

【注意事项】①孕妇禁用;②不宜久服。

独活寄生丸(颗粒、合剂)[乙类]

【药物组成】独活、桑寄生、秦艽、防风、细辛、酒当归、白芍、川芎、熟地黄、盐杜仲、川牛膝、党参、茯苓、甘草、桂枝。

【方　　解】方中独活性味辛苦而微温,入肾经,祛下焦与筋骨间风寒湿邪,通痹止痛;桑寄生性味苦平,归肝、肾经,益肝肾、强筋骨,两药相合,祛风除湿,补益肝肾,共为君药。防风、秦艽祛风胜湿;桂枝、细辛辛散温通,祛除风寒,其中桂枝温通经脉,细辛搜剔筋骨风湿,且能止痛,对风寒湿三气而成痹病,有宣痹止痛之功;风寒湿邪所以能痹着腰膝,乃肝肾气血不足,外邪方能乘虚而入,故用牛膝、杜仲补益肝肾,强壮筋骨,兼祛风湿,以上均为臣药。当归、芍药、地黄、川芎养血舒筋,活血通络;党参、茯苓补气健脾,扶助正气,使祛风不伤正,扶正不恋邪,共为佐药。甘草能调和诸药,为使药。全方以祛风寒湿邪为主,配以补肝肾、养气血之品,扶正祛邪,共奏养血舒筋、祛风除湿、补益肝肾之效。

【剂型规格】合剂,每瓶装①10ml;②100ml。丸剂,①水蜜丸,每袋装6g;②大蜜丸,每丸重9g。颗粒剂,每袋装5g。

【功能主治】养血舒筋,祛风除湿,补益肝肾。用于风寒湿闭阻、肝肾两亏、气血不足所致的痹病,症见腰膝冷痛、屈伸不利。

【用法用量】口服。合剂,一次 15~20ml,一日 3 次;用时摇匀。丸剂,水蜜丸一次 6g,大蜜丸一次 1 丸,一日 2 次。颗粒,温开水冲服,一次 1 袋,一日 3 次。

【不良反应】据文献报道独活寄生合剂发生毒性反应 1 例[西北药学杂志,2004,19(2):76],患者出现脸部潮热、头晕、恶心呕吐、咽喉部水肿、心跳加快、呼吸抑制,伴四肢麻木,两腿发软。

【注意事项】①孕妇慎用;②热痹实证,症见关节或肌肉红肿热痛、屈伸不利、可见红斑、痛不可触、遇热则重、得冷稍舒患者忌用;③忌生冷、油腻食物;④对本品过敏者禁用,过敏体质者慎用。

【特别提示】本品为参保人员住院使用时由基本医疗保险统筹基金按规定支付,门诊使用时由职工基本医疗保险个人账户支付的药品。

活络丸[乙类]

【药物组成】蕲蛇(酒炙)、麻黄、羌活、竹节香附、天麻、乌梢蛇(酒炙)、细辛、豹骨(油炙)、僵蚕(麸炒)、铁丝威灵仙(酒炙)、防风、全蝎、肉桂(去粗皮)、附子(炙)、丁香、地龙、没药(醋炙)、乳香(醋炙)、赤芍、血竭、何首乌(黑豆酒炙)、玄参、甘草、熟地黄、白术(麸炒)、茯苓、人参、龟甲(沙烫醋淬)、骨碎补、当归、广藿香、熟大黄、白芷、川芎、草豆蔻、黄芩、沉香、黄连、青皮(醋炙)、香附(醋炙)、天竺黄、木香、乌药、松香、葛根、豆蔻、人工麝香、水牛角浓缩粉、冰片、人工牛黄、朱砂、安息香。

【方　解】方中蕲蛇、乌梢蛇、全蝎、地龙、铁丝威灵仙合用,搜风剔邪、舒筋活络,以止拘挛抽搐;蕲蛇、乌梢蛇性善走窜,透骨搜风,而通经络;地龙、全蝎、天麻、铁丝威灵仙则通络止痛,息风止痉。附子、肉桂、竹节香附、细辛、麻黄、羌活、防风、白芷、松香合用,以祛风散寒;其中附子、肉桂、竹节香附、细辛温经散寒止痛,麻黄温散寒邪,羌活、防风、白芷、松香祛风除湿。广藿香、草豆蔻、豆蔻、乌药、木香、沉香、丁香、青皮、香附合用,理气除湿、通络止痛,并助血行;赤芍、没药、乳香、血竭、麝香、安息香、冰片芳香开泄,畅通气血,以活血止痛;再以天麻、天竺黄、僵蚕祛风痰、舒筋络;由黄连、黄芩、葛根、熟大黄、玄参、水牛角浓缩粉、朱砂、人工牛黄合用以清热凉血,息风化痰,并兼制他药辛热燥烈之性;另以人参、白术、茯苓、甘草、熟地黄、当归、川芎、何首乌、骨碎补、龟甲、狗脊合用,以扶正祛邪;其中人参、白术、茯苓、甘草、熟地黄、当归、川芎健脾益气、养血和血;骨碎补、豹骨、何首乌、龟甲补肝肾,强筋骨。诸药合用,共奏祛风除湿、舒筋活络之功。

【剂型规格】大蜜丸,每丸重 3g。

【功能主治】祛风、舒筋、活络、除湿。用于风寒湿痹引起的肢体疼痛,手足麻木,筋脉拘挛,中风瘫痪,口眼歪斜,半身不遂,言语不清。

【用法用量】温黄酒或温开水送服。一次 1 丸,一日 2 次。

【注意事项】①本品处方中含朱砂,不宜过量久服,肝肾功能不全者慎用;②服用前应除去蜡皮、塑料球壳,本品可嚼服,也可分份吞服;③孕妇忌服。

祖师麻膏药[乙类]

【药物组成】祖师麻。

【剂型规格】每张净重:①10g(大号);②7g(中号);③2.5g(小号)。

【功能主治】祛风除湿,活血止痛。用于风寒湿痹、瘀血痹阻经脉,症见肢体关节肿痛、畏寒肢冷、局部肿胀有硬结或瘀斑。

【用法用量】温热软化后贴于患处。

【注意事项】①忌贴于创伤处；②孕妇慎用。

【特别提示】本品为参保人员住院使用时由基本医疗保险统筹基金按规定支付,门诊使用时由职工基本医疗保险个人账户支付的药品。

祖师麻片^{【乙类】}

【药物组成】祖师麻。

【剂型规格】薄膜衣片,每片重 0.3g;糖衣片,片心重 0.29g。

【功能主治】祛风除湿,活血止痛。用于风寒湿痹症,关节炎,类风湿关节炎。也可用于坐骨神经痛、肩周炎寒湿阻络证。症见关节痛,遇寒痛增,得热痛减,以及腰腿肩部疼痛重着者等。

【用法用量】口服。一次 3 片,一日 3 次。坐骨神经痛、肩周炎疗程 4 周。

【不良反应】有文献报道服用祖师麻大部分患者有胃痛的消化道不适感 [中华现代中西医杂志,2009,7（1）:35]。

【不良反应】文献报道 1 例患者口服本品出现过敏反应 [成都军区医院学报,2000,2（2）:37]。

【注意事项】①本品为活血化瘀之品,有碍胎气,孕妇慎用;②本品偏于辛温,风湿热痹,症见关节疼痛、局部灼热红肿、得冷稍舒、痛不可触、烦闷不安、苔黄腻者慎用;③有胃病者可饭后服用,并配合健胃药使用。

【特别提示】本品为参保人员住院使用时由基本医疗保险统筹基金按规定支付,门诊使用时由职工基本医疗保险个人账户支付的药品。

祖师麻注射液^{【乙类】}

【药物组成】祖师麻。

【剂型规格】注射剂,每支装 2ml。

【功能主治】祛风除湿,活血止痛。用于肢体关节肿胀、冷痛或刺痛,活动屈伸不利,阴雨天加重,舌有瘀斑,脉沉弦者;风湿性关节炎、类风湿关节炎属上述证候者。

【用法用量】肌内注射。一次 1~2ml,一日 1~2 次。

【不良反应】文献报道 2 例患者肌内注射本品出现过敏性休克 [山西医药杂志,2008,37（1）:22]。

【注意事项】①本品含苯甲醇,禁止用于儿童肌内注射;②本品不宜与其他药物在同一容器中混合使用;③本品系纯中药制剂,保存不当可能影响质量,所以使用前应对光检查,发现药液混浊,沉淀,变色,漏气时不能使用;④对本品过敏者禁用。

祛风止痛丸（片、胶囊）^{【乙类】}

【药物组成】老鹳草、槲寄生、续断、威灵仙、独活、制草乌、红花。

【方　　解】方中老鹳草祛风湿,通经络,健筋骨,为君药。槲寄生、续断除风祛湿,补益肝肾,为臣药。威灵仙、独活、制草乌祛风散寒,除湿通络;红花活血行瘀,令血行邪去,共为佐药。诸药相合,共奏祛风寒、补肝肾、壮筋骨之功效。

【剂型规格】丸剂,每袋装 2.2g（每 10 丸重 1.1g）。胶囊剂,每粒装 0.3g。

【功能主治】祛风寒,补肝肾,壮筋骨。用于风寒湿邪闭阻、肝肾亏虚所致的痹病,症见关节肿胀、腰膝疼痛、四肢麻木。

【用法用量】口服。丸剂,一次 2.2g,一日 2 次。片剂,一次 6 片,一日 2 次。胶囊,一次 6 粒,一日 2 次。

【注意事项】孕妇忌服。

【特别提示】本品为参保人员住院使用时由基本医疗保险统筹基金按规定支付,门诊使用时由职工基本医疗保险个人账户支付的药品。

追风透骨丸(片、胶囊)^[甲类]

【药物组成】制川乌、白芷、制草乌、香附(制)、甘草、白术(炒)、没药(制)、麻黄、川芎、乳香(制)、秦艽、地龙、当归、茯苓、赤小豆、羌活、天麻、赤芍、细辛、防风、天南星(制)、桂枝、甘松。

【方 解】方中药物制川乌、制草乌、麻黄、桂枝、细辛、白芷、秦艽、防风、羌活、天麻合用,以温经散寒,祛风通络;其中制川乌、制草乌性热温通,逐风寒湿邪为擅长;麻黄、桂枝、细辛、白芷辛香温通可散寒通滞;秦艽、防风、羌活祛风散寒,胜湿止痛;天麻祛风除湿而蠲痹。当归、川芎、赤芍、香附、地龙、制乳香、制没药,合用以活血化瘀,通经活络。根据"治风先治血,血行风自灭"的理论,以当归养血活血,川芎、赤芍、香附、地龙养血行气而舒筋通络止痹痛,制乳香、制没药加强活血化瘀之功,行血滞,走筋膜,止疼痛。茯苓、白术、制天南星、甘松健脾燥湿,化痰通络。赤小豆解毒消肿止痛;甘草缓急止痛,缓和药性。全方23味药同用,标本兼治,具有祛风除湿,通经活络,散寒止痛之功效。

【剂型规格】丸剂,每 10 丸重 1g;片剂,每片重 0.28g;胶囊剂,每粒装 0.26g。

【功能主治】祛风除湿,通经活络,散寒止痛。用于风寒湿痹,肢节疼痛,肢体麻木。

【用法用量】口服。丸剂,一次 6g,一日 2 次。片剂,一次 4 片,一日 2 次。胶囊,一次 4 粒,一日 2 次。

【不良反应】文献报道,有患者服用后引起药疹 [中级医刊,1997,32(1):63] 及胃肠道反应 [药物不良反应杂志,2002,4(6):414]、诱发高血压 [黑龙江医学,1992(11):9]。

【注意事项】①本品含有毒及活血破瘀之品,孕妇忌用;②本品散寒燥湿。故湿热痹阻、脾胃湿热者忌用,表现为关节重痛红肿,心中烦热,口渴口苦,脘腹痞满,体倦身重,小便赤热,大便溏泄等;③本品含乳香、没药,脾胃虚寒,症见腹痛、喜暖、泄泻者禁用;④本品含川乌、草乌有毒,应在医生指导下使用,不可过量服用,不宜久服。

益肾蠲痹丸^[乙类]

【药物组成】骨碎补、熟地黄、当归、徐长卿、土鳖虫、僵蚕(麸炒)、蜈蚣、全蝎、蜂房(清炒)、广地龙(酒制)、乌梢蛇(酒制)、延胡索、鹿衔草、淫羊藿、寻骨风、老鹳草、鸡血藤、葎草、地黄、虎杖。

【方 解】方中骨碎补、熟地黄、淫羊藿、鹿衔草温肾壮督。当归、延胡索、鸡血藤补血活血止痛。徐长卿、老鹳草、寻骨风、虎杖、葎草祛风湿、通经络,其中虎杖、葎草并能清热解毒,抑制细菌生长。地龙、土鳖虫、僵蚕、乌梢蛇、蜈蚣等虫类集聚,共达搜风剔邪、蠲痹通络之效。

【剂型规格】水泛丸,每袋装 8g。

【功能主治】温补肾阳,益肾壮督,搜风剔邪,蠲痹通络。用于顽痹(类风湿性关节炎),症状为关节疼痛,红肿,屈伸不利,晨僵,瘦削或僵硬畸形。

【用法用量】口服,一次 8g,疼痛剧烈可加至 12g,一日 3 次,饭后温开水送下。

【不良反应】偶有皮肤瘙痒、肝功能损伤,停药后消失 [中国全科医学,2009,12 (18):1697]。

【注意事项】①孕妇禁用;②妇女月经期经行量多停用;③温热偏盛者慎用。

通络开痹片 [乙类]

【药物组成】马钱子粉、川牛膝、当归、红花、木瓜、荆芥、防风、全蝎。

【方　　解】方中马钱子粉通络止痛,散结消肿;防风解表祛风,胜湿止痛;川牛膝、当归、红花通血脉、利关节、止痹痛、补肝肾、理筋骨;木瓜舒筋活络化湿;荆芥发表祛风;全蝎攻毒散结,祛风镇痉。全方共奏祛风通络、活血散结、消肿止痛之功。

【剂型规格】片剂,每片重 0.31g。

【功能主治】祛风通络,活血散结。用于寒热错杂瘀血阻络所致的关节疼痛、肿胀,类风湿性关节炎见上述证候者。

【用法用量】饭后服,一次 3 片,一日 1 次;60 天为一疗程。

【不良反应】个别患者发生头晕,舌、唇麻,口干,胃部不适,便秘,肌肉抽动,皮疹,全身发紧。有文献报道 1 例患者自行加量后出现口唇发麻、四肢肌肉抽动不能控制的中毒症状 [江西中医药,2002,26 (3):34]。有 1 例连续服药 60 天后出现干细胞损害的报道 [中国社区医师,2003,18 (2):42]。另有服用本品后出现听力下降、失眠等不良反应报道 [中国药物与临床,2011,11 (2):239]。

【注意事项】①本品含毒性药,需在医生指导下使用;②不可超量服用,连续使用不得超过 60 天;发生不良反应立即停药;③孕妇禁用;④运动员慎用。

通痹片 (胶囊) [乙类]

【药物组成】制马钱子、金钱白花蛇、蜈蚣、全蝎、地龙、僵蚕、乌梢蛇、麻黄、桂枝、附子 (黑顺片)、制川乌、桃仁、红花、没药 (制)、炮山甲、醋延胡索、牡丹皮、北刘寄奴、大黄、王不留行、鸡血藤、川牛膝、续断、羌活、独活、苍术 (炒)、防风、天麻、薏苡仁、路路通、木瓜、伸筋草、人参、黄芪、当归、麸炒白术、香附 (酒制)、木香、枳壳、砂仁、朱砂。

【方　　解】方中制马钱子、白花蛇、蜈蚣、全蝎、地龙、僵蚕、乌梢蛇、麻黄、桂枝、附子、制川乌合用,以祛风胜湿,通络止痛;其中制马钱子通络散结,消肿止痛;金钱白花蛇、蜈蚣、全蝎、地龙、僵蚕、乌梢蛇透骨搜风,通络止痛;麻黄、桂枝、附子、制川乌气雄味烈,达于经脉骨节之间,祛风胜湿,通痹散寒止痛。桃仁、红花、没药、穿山甲、延胡索、牡丹皮、阴行草、大黄、王不留行、鸡血藤、川牛膝、续断合用,以活血通络;其中桃仁、红花括血散瘀;没药、延胡索活血行气,消肿止痛;穿山甲、王不留行性专行散,善于走窜经络,通行血脉;牡丹皮、阴行草、大黄活血通经,散瘀止痛;鸡血藤行血补血,舒筋活络壮筋骨;川牛膝、续断通血脉,利关节,补肝肾,强筋骨。羌活、独活、苍术、防风、天麻、苡米、路路通、木瓜、伸筋草合用,以祛风胜湿,舒筋通络;其中羌活、独活、苍术、防风皆辛散之品,祛风胜湿,散除经络肢体之风湿;天麻通络止痛,疗风去湿,善治肢体麻木不遂;薏苡仁除湿剔痹,缓和拘挛,善治手足痹痛拘挛;路路通、木瓜、伸筋草能祛风除湿,舒筋活络,通利关节。人参、黄芪、当归、白术、香附、广木香、枳壳、砂仁合用,以调补气血,扶正祛邪;其中人参、黄芪、白术、砂仁益气健脾,化湿和胃;当归补血和血;香附、广木香、枳壳行气通滞,以助气血畅通;又用朱砂镇心定惊;诸药合用,共奏祛风胜湿、活血通络、消肿止痛、调补气血之功。

【**剂型规格**】糖衣片,每片心重 0.3g;胶囊剂,每粒装 0.31g。

【**功能主治**】祛风胜湿,活血通络,散寒止痛,调补气血。用于寒湿闭阻、瘀血阻络、气血两虚所致的痹病,症见关节冷痛、屈伸不利,风湿性关节炎、类风湿性关节炎见上述证候者。

【**用法用量**】口服。片剂一次 2 片,胶囊一次 1 粒,均一日 2~3 次。饭后口服或遵医嘱。

【**不良反应**】有文献报道,患者服用通痹片引起心悸伴唇舌麻木 1 例 [开封医专学报, 1995, 14（1）: 6]。

【**注意事项**】①本品含马钱子、川乌、朱砂等有毒,不可过服、久服,如出现中毒症状时,应立即停药并采取相应急救措施;②孕妇、儿童忌用;③本品用治寒湿痹阻,凡热痹实证,症见关节红肿热痛、屈伸不利者不宜服用;④服药期间,忌食生冷油腻食品;⑤本品含有麻黄,马钱子等,高血压、心脏病,肝肾功能不全,癫痫、破伤风,甲亢患者忌用。

盘龙七片 [乙类]

【**药物组成**】盘龙七、壮筋丹、五加皮、杜仲、当归、珠子参、青蛙七、过山龙、秦艽、木香、祖师麻、络石藤、川乌、白毛七、老鼠七、铁棒锤、草乌、支柱蓼、没药、竹根七、缬草、伸筋草、羊角七、丹参、八里麻、重楼、乳香、红花、牛膝。

【**方　　解**】当归、丹参等既能活血,又可养血,更有祛瘀之功,还可改善局部血液濡养;重楼、牛膝等具有活血祛瘀、消肿之效,使瘀血去,新血生;白毛七、老鼠七、祖师麻等理气活血,消肿止痛,增强祛风湿、散瘀之力。诸药配合,切中病机,相得益彰,共奏活血化瘀、消肿止痛、疏经活络、强筋壮骨之效。

【**剂型规格**】片剂,每片重 0.3g。

【**功能主治**】活血化瘀,祛风除湿,消肿止痛。用于风湿性关节炎,腰肌劳损,骨折及软组织损伤。

【**用法用量**】口服。一次 3~4 片,一日 3 次。

【**不良反应**】可有轻微胃肠道不适。

【**注意事项**】①孕妇及哺乳期妇女禁服;②严重心脏病,高血压,肝、肾疾病忌服。

寒湿痹片（胶囊、颗粒）[乙类]

【**药物组成**】附子（制）、制川乌、黄芪、桂枝、麻黄、白术（炒）、当归、白芍、威灵仙、木瓜、细辛、甘草（制）。

【**方　　解**】重用附子、川乌以温经通阳、散寒祛湿;细辛、木瓜以祛风除湿、舒筋活络;当归、桂枝、麻黄、威灵仙、白芍以温经和营止痛,通经络,引药直达病所;黄芪、白术益气健脾渗湿;甘草调和诸药。诸药相配合,能祛寒除湿,温通经络。

【**剂型规格**】片剂,每素片重 0.25g。胶囊剂,每粒装 0.43g。颗粒剂,每袋装①3g（无糖型）;②5g（减糖型）。

【**功能主治**】祛寒除湿,温经通络。用于肢体关节疼痛,疲困或肿胀,局部畏寒,风湿性关节炎。

【**用法用量**】口服。片剂,一次 4 片,一日 3 次。胶囊,一次 1~2 片,一日 3 次。颗粒,一次 3g（无糖型）或 5g（减糖型）,一日 3 次。

【**注意事项**】孕妇忌服,身热高烧者禁用。

散风活络丸^[乙类]

见第一章第五节脑卒中类药"散风活络丸^[乙类]"项下内容。

湿热痹片(胶囊、颗粒)^[乙类]

【药物组成】苍术、忍冬藤、地龙、连翘、黄柏、薏苡仁、防风、威灵仙、防己、川牛膝、粉萆薢、桑枝。

【方　解】苍术、薏苡仁健脾祛湿,忍冬藤、连翘、黄柏、防己、粉萆薢清热利湿,地龙、威灵仙、川牛膝、桑枝、防风活血通络祛风除湿。诸药相合,共奏祛风除湿、清热消肿、通络定痛之功。

【剂型规格】片剂,每素片重0.25g;胶囊剂,每粒装0.37g;颗粒剂,每袋装5g(减糖型)。

【功能主治】祛风除湿,清热消肿,通络定痛。用于湿热痹阻证,其症状为肌肉或关节红肿热痛,有沉重感,步履艰难,发热,口渴不欲饮,小便短赤。

【用法用量】口服。片剂,一次6片,一日3次。胶囊,一次4粒,一日3次,或遵医嘱。颗粒,开水冲服,一次1袋,一日3次。

【注意事项】①孕妇及过敏体质者慎服;②忌食辛辣、海鲜之品。

滑膜炎片(颗粒)^[乙类]

【药物组成】夏枯草、女贞子、枸骨叶、黄芪、防己、薏苡仁、土茯苓、丝瓜络、泽兰、丹参、当归、川牛膝、豨莶草。

【方　解】方中夏枯草、女贞子、枸骨叶主要具有清热作用;防己、豨莶草祛风湿,清热解毒;薏苡仁、土茯苓、丝瓜络、泽兰等利水渗湿,消肿止痛;丹参、当归、川牛膝、黄芪活血通经。诸药相合,共奏清热祛湿、活血通络之功。

【剂型规格】片剂,①薄膜衣片,每片重0.5g;②薄膜衣片,每片重0.6g。颗粒剂,每袋装12g。

【功能主治】清热祛湿,活血通络。用于湿热闭阻、瘀血阻络所致的痹病,症见关节肿胀疼痛、痛有定处、屈伸不利;急、慢性滑膜炎及膝关节术后见上述证候者。

【用法用量】口服。片剂,一次3片,一日3次。颗粒,一次1袋,一日3次。

【注意事项】①糖尿病患者忌服;②孕妇慎用。

疏风定痛丸^[乙类]

【药物组成】马钱子粉、麻黄、乳香(醋制)、没药(醋制)、千年健、自然铜(煅)、地枫皮、桂枝、牛膝、木瓜、甘草、杜仲(盐炙)、防风、羌活、独活。

【方　解】方中马钱子味苦性寒,搜风祛湿,开通经络,透达关节,善止痹痛;麻黄祛风散寒,通痹止痛,二药共为君药。乳香、没药活血散瘀,通络止痛;桂枝温经散寒;羌活、独活祛风湿,通经络,止痹痛,五药共为臣药。防风、千年健、木瓜、地枫皮温经散寒,祛风化湿,舒筋通络;牛膝、盐杜仲补益肝肾,强筋壮骨;自然铜散血消肿,疗伤止痛,以上共为佐药。甘草调和诸药,为使药。诸药相合,共奏祛风散寒、活血止痛之功。

【剂型规格】丸剂,①水蜜丸,每100丸重20g;②小蜜丸,每100丸重20g;③大蜜丸,每丸重6g。

【功能主治】祛风散寒,活血止痛。用于风寒湿闭阻、瘀血阻络所致的痹病,症见关节疼痛、冷痛、刺痛或疼痛致甚，屈伸不利、局部恶寒、腰腿疼痛、四肢麻木及跌打损伤所致的局部肿痛。

【用法用量】口服。水蜜丸一次 4g（20 丸），小蜜丸一次 6g，大蜜丸一次 1 丸，一日 2 次。

【不良反应】本方所含马钱子有大毒，过量可引起中毒，表现为神经性兴奋、战栗、恐惧之后突然发作剧烈的肌肉强直性痉挛，严重者可致片断髓麻痹而死亡，可能与其所含士的宁生物碱有关，故须严防过量。疏风定痛丸引起儿童痉挛 1 例，主要症状为全身战栗，逐渐加重，下肢强直不能行走，给予对症治疗后痊愈[北京医学，1983（3）：134]。还有文献报道此药有肝脏损害[浙江中西医结合杂志，2006，16（5）：265]；与瘅痛宁胶囊并用致使马钱子中毒 1 例[中国临床医药实用杂志，2004（25）：21]。另有报道倍服疏风定痛丸引起肢体颤动呼吸困难 1 例，继续服药，剂量减半，未再出现上述症状[医学理论与实践，1995，8（5）：222]。

【注意事项】①本品含马钱有大毒，不可多服、久服，如出现中毒症状时，应立即停药并采取相应急救措施；②孕妇忌服；③高血压、心脏病、肝肾功能不全、癫痫、破伤风、甲亢患者忌用；④本品含乳香、没药，宜饭后服，脾胃虚弱者慎用；体弱者慎服；⑤风湿热痹者忌用，症见关节肿胀酸痛，肌肉疼痛不适或伴有低热皮肤紫斑，手指青紫麻木。

疏风活络丸（片）[乙类]

【药物组成】制马钱子、秦艽、麻黄、木瓜、虎杖、甘草、菝葜、防风、桂枝、桑寄生。

【方　解】方中以麻黄、桂枝、防风发散风寒；秦艽、菝葜祛风除湿；虎杖、木瓜舒筋活络；桑寄生既有祛湿舒筋活络之效，以增虎杖、木瓜之力，又具有补肝肾、强筋骨之功；制马钱子通经络，消肿止痛；甘草调和诸药。诸药相合，共奏祛风散寒、祛湿活络之功。

【剂型规格】丸剂，每丸重 7.8g；片剂，每片 0.3g（相当于原生药 0.76g）。

【功能主治】祛风散寒，除湿通络。用于风寒湿闭阻所致的痹病，症见关节疼痛、局部畏恶风寒、四肢麻木、腰背疼痛。

【用法用量】口服。丸剂，一次半丸，一日 2 次，或于睡前服 1 丸。片剂，一次 2~3 片，一日 2 次。

【注意事项】①高血压患者及孕妇慎用；②不得超量服用。

【特别提示】本品为参保人员住院使用时由基本医疗保险统筹基金按规定支付，门诊使用时由职工基本医疗保险个人账户支付的药品。

痛风定片（胶囊）[乙类]

【药物组成】秦艽、黄柏、川牛膝、延胡索、赤芍、泽泻、车前子、土茯苓。

【方　解】方中秦艽祛风湿，止痹痛，清湿热，为君药。黄柏清热燥湿，泻火解毒；川牛膝活血通经，祛风除湿，为臣药。延胡索活血，行气，止痛；赤芍清热凉血，散瘀止痛；泽泻利水渗湿，泄热；车前子渗湿消肿；土茯苓解毒除湿，通利关节，共为佐药。诸药配伍，共奏清热祛湿、活血通络定痛之功效。

【剂型规格】片剂，每片重 0.4g；胶囊剂，每粒装 0.4g。

【功能主治】清热祛湿，活血通络定痛。用于湿热瘀阻所致的痹病，症见关节红肿热痛，伴有发热、汗出不解、口渴心烦、小便黄、舌红苔黄腻、脉滑数；痛风见上述证候者。

【用法用量】口服。片剂，一次 4 片，一日 3 次。胶囊，一次 4 粒，一日 3 次。

【不良反应】有文献报道服用本品可致胃肠反应，表现为胃痛，纳差、胃部不适等症状[中国现代应用药学杂志，1999，16（6）：66]。

【注意事项】①本品含有活血通络、渗利之品,孕妇慎用;②服药后不宜立即饮茶;③服药期间宜食清淡食品,忌食肉类、鱼虾、豆类、油腻、辛辣之品以防助湿生热,宜忌酒。

痛风舒片 [乙类]

【药物组成】大黄、车前子、泽泻、川牛膝、防己。

【方　　解】大黄攻积导滞,泻火凉血,活血祛瘀;防己、车前子、泽泻利水渗湿,通淋泻热,消肿止痛,川牛膝活血祛瘀,引药下行,全方共奏活血通经、利水渗湿、消肿止痛之功。

【剂型规格】片剂,每片重 0.35g。

【功能主治】清热,利湿,解毒。用于湿热瘀阻所致的痛风病。

【用法用量】口服。一次 2~4 片,一日 3 次,饭后服用。

【注意事项】①忌啤酒和白酒;②少吃海鲜、动物内脏等食品。

黑骨藤追风活络胶囊 [乙类]

【药物组成】青风藤、黑骨藤、追风伞。

【方　　解】青风藤祛风湿,通经络,利小便。黑骨藤通经络,驱风湿,活血,消炎。追风伞祛风,活血。三药合用,共奏祛风除湿、通络止痛之效。

【剂型规格】胶囊剂,每粒装 0.3g。

【功能主治】苗医:抬奥,抬蒙:僵见风,稿计凋嘎边蒙。中医:祛风除湿,通络止痛。用于风寒湿痹,肩臂腰腿疼痛。

【用法用量】口服。一次 3 粒,一日 3 次,2 周为一疗程。

【注意事项】①孕妇、消化道溃疡患者忌服;②心脏病患者、肝肾功能不全者慎用。

痹祺胶囊 [乙类]

【药物组成】马钱子粉、地龙、党参、茯苓、白术、川芎、丹参、三七、牛膝、甘草。

【方　　解】以党参、丹参为君药,党参益气养血、补气健脾,丹参活血化瘀,两药合用益气补血,气血双补。茯苓、白术渗湿健脾,三七化瘀止血、活血定痛,川芎行气活血、祛风止痛,牛膝活血通经、补肝肾、强筋骨。地龙、马钱子通络止痛,散结消肿。甘草调和诸药药性。诸药相合,共奏益气养血、祛风除湿、活血止痛之功。

【剂型规格】胶囊剂,每粒装 0.3g。

【功能主治】益气养血,祛风除湿,活血止痛。用于气血不足,风湿瘀阻,肌肉关节酸痛,关节肿大、僵硬变形或肌肉萎缩,气短乏力;风湿、类风湿性关节炎,腰肌劳损,软组织损伤属上述证候者。

【用法用量】口服。一次 4 粒,一日 2~3 次。

【不良反应】有报道,同时服用虎力散片、痹祺胶囊致恶心、呕吐、呼吸困难、心烦、双腿发麻 1 例 [中国医药指南,2013,11（4）:304]。

【注意事项】孕妇禁服。

瘀血痹片 (胶囊、颗粒) [乙类]

【药物组成】乳香 (制)、没药 (制)、红花、威灵仙、川牛膝、香附 (制)、姜黄、当归、丹参、川芎、炙黄芪。

【方　　解】方中乳香功擅活血伸筋利痹,没药专于散瘀通络止痛,二药合用,相得益彰,合则活血行气,活血通络、定痛,共为君药。威灵仙辛散而通利,能通经活络,利关节而止痹痛;丹参苦泄而微寒,能通行血脉,功擅活血祛瘀;川芎、当归辛散而温,既能补血活血,又善止痛,以上四味为臣药。红花、川牛膝、姜黄皆入血分,功能活血通经,祛瘀止痛。香附味辛能散,芳香走窜,为理气之良药,气行则血行,加强止痛之功;黄芪甘温益气,以推动血行,使活血药无克伐正气之虞,共为佐药。诸药合用,共奏活血化瘀、通络止痛之效。

【剂型规格】片剂,每片重 0.5g;胶囊剂,每粒装 0.4g;颗粒剂,每袋装 10g。

【功能主治】活血化瘀,通络止痛。用于瘀血阻络所致的痹病,症见肌肉关节剧痛,痛处拒按,固定不移,可有硬节或瘀斑。

【用法用量】口服。片剂,一次 5 片,一日 3 次;或遵医嘱。胶囊,一次 6 粒,一日 3 次;或遵医嘱。颗粒,开水冲服,一次 1 袋,一日 3 次。

【不良反应】有文献报道,患者服用常规剂量的瘀血痹颗粒(胶囊)后,出现月经量多、胃肠道症状。

【注意事项】①方中含有活血之品,孕妇忌用;月经过多者慎用;②本品含有乳香、没药,宜饭后服用;③脾胃虚弱者慎用,症见大便稀溏、食后易泄、食欲不振、面色萎黄、神疲倦怠、形体瘦弱等;④本品活血化瘀作用强,若出血性溃疡或非确有瘀血者慎用。

雷公藤片[甲类]

【药物组成】雷公藤提取物。

【剂型规格】片剂,每片含雷公藤甲素 12μg。

【功能主治】具有抗炎及免疫抑制作用。用于治疗类风湿性关节炎。

【用法用量】口服。一次 1~2 片,一日 2~3 次。

【不良反应】①消化系统:口干、恶心、呕吐、乏力、食欲不振、腹胀、腹泻、黄疸、转氨酶升高;严重者可出现急性中毒性肝损伤、胃出血;②血液系统:白细胞,血小板下降;严重者可出现粒细胞缺乏和全血细胞减少;③泌尿系统:少尿或多尿、水肿、肾功能异常等肾脏损害;严重者可出现急性肾功能衰竭;④心血管系统:心悸、胸闷、心律失常、血压升高或下降、心电图异常;⑤生殖、内分泌系统:女子月经紊乱、月经量少或闭经;男子精子数量减少、活力下降;⑥神经系统:头昏、头晕、嗜睡、失眠、神经炎、复视;⑦其他:皮疹、瘙痒、脱发、面部色素沉着。

【注意事项】①儿童、育龄期有孕育要求者、孕妇和哺乳期妇女禁用;②心、肝、肾功能不全者禁用;严重贫血、白细胞和血小板降低者禁用;③胃、十二指肠溃疡活动期患者禁用;④严重心律失常者禁用;⑤用药期间应注意定期随诊并检查血、尿常规及心电图和肝肾功能,必要时停药并给予相应处理;⑥连续用药一般不宜超过 3 个月。如继续用药,应由医生根据患者病情及治疗需要决定。

雷公藤多苷[贰]片[甲类]

【药物组成】雷公藤提取物。

【剂型规格】片剂,每片重 10mg。

【功能主治】祛风解毒、除湿消肿、舒筋通络。有抗炎及抑制细胞免疫和体液免疫等作用。用于风湿热瘀,毒邪阻滞所致的类风湿性关节炎,肾病综合征,白塞氏三联症,麻风反应,自身免疫性肝炎等。

【用法用量】口服。按体重每 1kg 每日 1~1.5mg,分三次饭后服用(例如:按 60kg 体重的成人计算,一次 2~3 片,一日 3 次,饭后服用),或遵医嘱。

【不良反应】①消化系统：口干、恶心、呕吐、乏力、食欲不振、腹胀、腹泻、黄疸、转氨酶升高；严重者可出现急性中毒性肝损伤、胃出血；②血液系统：白细胞、血小板下降；严重者可出现粒细胞缺乏和全血细胞减少；③泌尿系统：少尿或多尿、水肿、肾功能异常等肾脏损害；严重者可出现急性肾功能衰竭；④心血管系统：心悸、胸闷、心律失常、血压升高或下降、心电图异常；⑤生殖、内分泌系统：女子月经紊乱、月经量少或闭经；男子精子数量减少、活力下降；⑥神经系统：头昏、头晕、嗜睡、失眠、神经炎、复视；⑦其他：皮疹、瘙痒、脱发、面部色素沉着。

【注意事项】①儿童、育龄期有孕育要求者、孕妇和哺乳期妇女禁用；②心、肝、肾功能不全者禁用；严重贫血、白细胞和血小板降低者禁用；③胃、十二指肠溃疡活动期患者禁用；④严重心律失常者禁用；⑤用药期间应注意定期随诊并检查血、尿常规及心电图和肝肾功能，必要时停药并给予相应处理；⑥连续用药一般不宜超过3个月。如继续用药，应由医生根据患者病情及治疗需要决定。

麝香追风止痛膏[乙类]

【药物组成】麝香追风止痛流浸膏、樟脑、冰片、芸香浸膏、薄荷脑、颠茄流浸膏、水杨酸甲酯。

【方　解】方中麝香追风止痛流浸膏祛风除湿，散寒止痛；芸香浸膏、颠茄流浸膏、樟脑、薄荷脑、冰片止痛。诸药合用，共奏祛风除湿、散寒止痛之功。

【剂型规格】橡胶膏剂，每片7cm×10cm。

【功能主治】祛风除湿，散寒止痛。用于寒湿痹阻所致关节、肌肉疼痛、扭伤疼痛。

【用法用量】外用，一次1贴，一日1次。

【注意事项】①儿童、孕妇忌用；②本品为外用药；③皮肤破溃处禁用；④对本品过敏者禁用，过敏体质者慎用。

【特别提示】本品为参保人员住院使用时由基本医疗保险统筹基金按规定支付，门诊使用时由职工基本医疗保险个人账户支付的药品。

麝香追风膏[乙类]

【药物组成】人工麝香、独活、香加皮、海风藤、苏木、海桐皮、延胡索、生川乌、生草乌、威灵仙、血竭、木香、乳香、没药、乌药、红花、当归、熟地黄、地黄、麻黄、牛膝、薄荷脑、冰片、樟脑、桉油、肉桂油、丁香罗勒油、水杨酸甲酯。辅料为：橡胶、松香、氧化锌、凡士林、羊毛脂。

【方　解】方中以独活、麻黄、威灵仙等祛风散寒，除湿止痛；生川乌、生草乌等祛风散寒，通痹止痛；麝香、红花、当归、延胡索、血竭、乳香、没药等活血祛瘀，除肿止痛；苏木、木香、乌药等行气止痛；牛膝补肝肾强筋骨；薄荷脑、冰片、樟脑、桉油、肉桂油等辛香走窜，消肿止痛。诸药相合，共奏祛风散寒、活血止痛之功。

【剂型规格】橡胶膏，7cm×10cm。

【功能主治】祛风散寒，活血止痛。用于风湿痛、关节痛、筋骨痛、神经痛、腰背酸痛、四肢麻木、扭伤、挫伤。

【用法用量】外用，贴于患处。

【不良反应】偶见过敏反应。

【注意事项】①孕妇禁用；②本品为外用药，禁止内服；③忌食生冷、油腻食物；④皮肤破溃处禁用；⑤经期及哺乳期妇女慎用。儿童、年老体弱者应在医师指导下使用；⑥本品不宜长期或大面积使用,用药后皮肤过敏者应停止使用,症状严重者应去医院就诊;⑦对本品过敏者禁用,过敏体质者慎用。

【特别提示】本品为参保人员住院使用时由基本医疗保险统筹基金按规定支付,门诊使用时由职工基本医疗保险个人账户支付的药品。

麝香海马追风膏^[乙类]

【药物组成】生马钱子、荆芥、当归、红花、怀牛膝、木瓜、防己、赤芍、防风、甘草、川芎、天麻、杜仲、没药、肉桂、乳香、海马、樟脑、人工麝香、冰片、水杨酸甲酯。

【方　解】方中木瓜、防己祛风化湿,通络止痛;天麻息风止痉、祛风通络;荆芥、防风解表散寒,温经通阳;肉桂温散风寒;人工麝香、当归、红花、川芎、乳香、没药、赤芍活血祛瘀,消肿止痛;怀牛膝、杜仲、海马补肝肾强筋骨;生马钱子、樟脑、冰片等通络散结,消肿止痛;加入水杨酸甲酯加强散寒、活血、镇痛之功;加入甘草可调和诸药。全方诸药合用,共奏驱风散寒、活血止痛之功。

【剂型规格】橡胶膏剂,每片:①5cm×6.5cm;②7cm×10cm。

【功能主治】驱风散寒,活血止痛。用于风寒麻木,腰腿疼痛,四肢不仁,积聚疝气。

【用法用量】贴患处。

【注意事项】①本品为外用药,禁止内服;②凡对橡胶膏过敏,皮肤糜烂及外伤化脓者不宜贴用;③孕妇禁用;④忌食生冷、油腻食物;⑤运动员慎用。

【特别提示】本品为参保人员住院使用时由基本医疗保险统筹基金按规定支付,门诊使用时由职工基本医疗保险个人账户支付的药品。

第十一节　胁痛类药

九味肝泰胶囊^[乙类]

【药物组成】三七、郁金、蒺藜、姜黄、酒大黄、黄芩、蜈蚣、山药、五味子。

【方　解】本方以郁金、姜黄活血化瘀、行气止痛为君,以三七、蒺藜疏肝解郁为臣,以大黄、黄芩清肝泻火、山药健脾和胃、蜈蚣搜风通络为佐,五味子益气缓急为使。全方以姜黄、郁金、五味子辛散酸收并用;以大黄、黄芩、三七苦寒甘温并用;疏肝、抑肝、清肝、缓肝和实脾以求肝脾同治,全方共奏化瘀通络、疏肝健脾之功。

【剂型规格】胶囊剂,每粒装 0.35g。

【功能主治】化瘀通络,疏肝健脾。用于气滞血瘀兼肝郁脾虚所致的胁肋痛或刺痛,抑郁烦闷,食欲不振,食后腹胀脘痞,大便不调,或胁下痞块。

【用法用量】口服,一次 4 粒,一日 3 次;或遵医嘱。

【注意事项】孕妇忌用。

丹栀逍遥片(胶囊)^[乙类]

【药物组成】柴胡、当归、白芍、白术、茯苓、甘草、牡丹皮、栀子。

【方　解】方中以柴胡疏肝解郁为君药,当归、白芍、牡丹皮养血和血,柔肝疏肝,以养肝体,助肝阴,又防柴胡劫肝阴,为臣药。栀子清热泻火,白术、茯苓、炙甘草健脾祛湿、益气补中,扶土抑木,以滋化源,为佐药。本方有顺肝条达之性,故名"逍遥",诸药合用,肝脾并治,补疏共施,气血兼顾,共奏疏肝健脾、养血调经之功。

【剂型规格】片剂,每片重 0.35g。胶囊,每粒装 0.45g。

【功能主治】疏肝健脾,解郁清热,养血调经。用于肝郁脾弱,血虚发热,两胁作痛,头晕目眩,月经不调等症。

【用法用量】口服,片剂,一次 6~8 片,一日 2 次。胶囊,一次 3~4 粒,一日 2 次。

【注意事项】①孕妇慎用;②服药期间要保持情绪乐观,切忌生气恼怒;③服药一周后,症状未见缓解,或症状加重者,应及时到医院就诊;④对该药品过敏者禁用,过敏体质者慎用。

平肝舒络丸^[乙类]

【药物组成】沉香、胆南星(酒炙)、醋香附、佛手、柴胡、陈皮、木香、麸炒枳壳、檀香、乌药、醋青皮、姜厚朴、砂仁、豆蔻、广藿香、钩藤、炒僵蚕、黄连、天竺黄、白及、朱砂、羚羊角粉、羌活、防风、白芷、细辛、铁丝威灵仙(酒炙)、桑寄生、木瓜、醋延胡索、乳香(制)、没药(制)、川芎、熟地黄、醋龟甲、何首乌(黑豆酒炙)、人参、炒白术、茯苓、丁香、肉桂、冰片、牛膝。

【方　　解】方中沉香行气止痛,调中降逆;胆南星清化痰热,息风定惊,共为君药。臣以香附、佛手、柴胡、陈皮、木香、枳壳、檀香、乌药、青皮疏肝理气,化痰调中;厚朴、砂仁、豆蔻、广藿香化湿行气,和中止呕;钩藤、僵蚕、黄连、天竺黄、白及、朱砂、羚羊角粉平肝清心、化痰息风,定惊安神;羌活、防风、白芷、细辛、威灵仙、桑寄生、木瓜祛风化湿,舒筋活络。佐以延胡索、乳香、没药、川芎活血理气,通经止痛;熟地黄、龟甲、何首乌养血补精,滋阴潜阳;人参、白术、茯苓补脾益气,利水渗湿;丁香、肉桂温中降逆,引火归原;冰片开窍醒神。使以牛膝引血下行。诸药合用,共奏平肝疏络、活血祛风之功。

【剂型规格】大蜜丸,每丸重 6g。

【功能主治】平肝疏络,活血祛风。用于肝气郁结,经络不疏引起的胸胁胀痛、肩背串痛、手足麻木、筋脉拘挛。

【用法用量】温黄酒或温开水送服。一次 1 丸,一日 2 次。

【注意事项】①本品含有朱砂,不宜过量、久服,肝肾功能不全者慎用;②方中含有破血通经之品,冰片芳香走窜,有碍胎气,孕妇慎用;③阴虚风动(症见手足蠕动或筋肉抽动,午后潮热,五心烦热,盗汗,口干咽燥,形体消瘦,舌红苔少),热病神昏(症见神昏谵语,神志昏蒙,昏愦不语,神志如狂,烦躁,神情呆钝)不宜使用;④服药期间宜清淡饮食,忌食辛辣油腻之品。

四逆散^[乙类]

【药物组成】柴胡、白芍、枳壳(炒)、甘草。

【方　　解】方中柴胡既可以透邪外出,又可行气解郁,为君药。枳壳破气开结,与柴胡相配一升一降,使气机降运则阳气可达四末,为臣药。白芍益阴和里,既可防郁热伤阴,又与柴胡相配调理肝脾。甘草为使,调和诸药,白芍与甘草配伍,并能缓急止痛。诸药相合,共奏透达阳邪,宣畅气血,缓急止痛,敛阴行气,表里同治,扶正祛邪之功。

【剂型规格】散剂,每袋装 9g。

【功能主治】透解郁热,疏肝理脾。用于热厥手足不温,脘腹胁痛,泄痢下重。

【用法用量】散剂,开水冲泡或炖服,一次 9g,一日 2 次。

【注意事项】孕妇忌用。

红花逍遥片(胶囊、颗粒)[乙类]

【药物组成】竹叶柴胡、当归、白芍、白术、茯苓、红花、皂角刺、薄荷、甘草。

【方　解】方中竹叶柴胡具有疏肝解郁之功,为君药;当归、白芍养血柔肝,白术、茯苓健脾去湿,使运化有权,气血有源,四味药共为臣药;红花活血通经,皂角刺消肿排脓,薄荷少许可解竹叶柴胡疏肝郁而生之热,三味共为佐药;甘草益气补中、缓肝之急,虽为佐使之品,却有襄赞之功。诸药合用,共奏舒肝、理气、活血之功。

【剂型规格】片剂,每片重①0.39g;②0.4g。胶囊剂,每粒装 0.4g。颗粒剂,每袋装 3g。

【功能主治】舒肝,理气,活血。用于肝气不舒所致的胸胁胀痛,头晕目眩,食欲减退,月经不调,乳房胀痛或伴见颜面黄褐斑。

【用法用量】口服。片剂,一次 2~4 片,一日 3 次。胶囊,一次 2~4 粒,一日 3 次。颗粒,一次 1~2 袋,一日 3 次。

【注意事项】①孕妇忌服,对本品过敏者禁用,过敏体质者慎用;②肝肾阴虚,气滞不运所致的胸胁疼痛,胸腹胀满,咽喉干燥,舌无津液,舌红无苔,脉象沉细者慎用;③服药期间保持乐观情绪,切忌生气恼怒;④肝肾阴虚,气滞不运所致的胸胁疼痛,胸腹胀满,咽喉干燥,舌无津液者慎用;⑤火郁证者不适用,主要表现为口苦咽干、面色红赤、胁胀不眠、大便秘结;⑥忌食生冷及油腻难消化的食品。

柴胡舒肝丸[乙类]

【药物组成】茯苓、麸炒枳壳、豆蔻、酒白芍、甘草、醋香附、陈皮、桔梗、姜厚朴、炒山楂、防风、六神曲(炒)、柴胡、黄芩、薄荷、紫苏梗、木香、炒槟榔、醋三棱、酒大黄、青皮(炒)、当归、姜半夏、乌药、醋莪术。

【方　解】方中柴胡、青皮、陈皮、防风、香附、枳壳、木香、乌药合用,以疏肝理气,消胀止痛。半夏、茯苓、桔梗、厚朴、紫苏梗、豆蔻、甘草合用,以健脾调中,行气消胀。山楂、槟榔、六神曲、大黄合用,以消食导滞,化积消胀。白芍、当归养血,以柔肝体,三棱、莪术行气活血化瘀。黄芩、薄荷以清解郁热。气郁日久则化热,故以黄芩苦寒清热,薄荷辛凉解郁而解之。诸药合用,共奏疏肝理气、消胀止痛之功。

【剂型规格】蜜丸,①小蜜丸,每 100 丸重 20g;②大蜜丸,每丸重 10g。

【功能主治】舒肝理气,消胀止痛。用于肝气不舒,胸胁痞闷,食滞不清,呕吐酸水。

【用法用量】口服。小蜜丸一次 10g,大蜜丸一次 1 丸,一日 2 次。

【注意事项】①本品含有行气、破血之品,月经量多者及孕妇忌用;②本品不适用于肝胆湿热(症见胀痛,目黄,小便黄,身黄,恶心呕吐,腹胀等)、食滞胃肠、脾胃虚弱(症见因稍进油腻食物或饮食稍多,大便次数即时显增多,伴有不消化食物,大便时泻时溏,迁延反复,饮食减少,食后脘闷不舒,面色萎黄,神疲倦怠等)诸证;③服药期间饮食宜用清淡易消化之品,忌食辛辣油腻。

【特别提示】本品为参保人员住院使用时由基本医疗保险统筹基金按规定支付,门诊使用时由职工基本医疗保险个人账户支付的药品。

逍遥片[乙类](胶囊[乙类]、颗粒[甲类])

【药物组成】柴胡、当归、白芍、炒白术、茯苓、炙甘草、薄荷、生姜。

【方　解】方中以柴胡疏肝解郁为君药。当归、白芍养血和血,柔肝疏肝,以养肝体,助肝阴,又防柴胡劫肝阴,为臣药。白术、茯苓、炙甘草健脾祛湿、益气补中,扶土抑木,以滋化源,为佐药。生姜解表散寒,薄荷辛凉清轻,助柴胡疏肝散热,为佐使药。本方有顺肝条达之性,故名"逍遥",诸药合用,肝脾并治。补疏共施,气血兼顾,共奏疏肝健脾、养血调经之功。

【剂型规格】薄膜衣片,每片重0.35g。胶囊剂,每粒装①0.4g;②0.34g。颗粒剂,①每袋装15g;②每袋装4g;③每袋装5g;④每袋装6g;⑤每袋装8g。

【功能主治】疏肝健脾,养血调经。用于肝郁脾虚所致的郁闷不舒、胸胁胀痛、头晕目眩、食欲减退、月经不调。

【用法用量】口服。片剂,一次4片,一日2次。胶囊,一次5粒(规格①),一次4粒(规格②),一日2次。颗粒,开水冲服,一次1袋,一日2次。

【注意事项】①对本品过敏者禁用,过敏体质者慎用;②服药期间要保持情绪乐观,切忌生气恼怒;③服药期间忌辛辣生冷食物,饮食宜清淡。

朝阳丸(胶囊)^[乙类]

【药物组成】黄芪、鹿茸粉、硫黄(豆腐炙)、鹿角霜、干姜、核桃仁、石膏、铜绿、大黄、青皮、大枣、绿矾、川楝子、黄芩、甘草、薄荷、冰片、玄参、木香。

【方　　解】方中黄芪益气补脾、行水消肿,硫黄、鹿茸温补肾阳、补精壮骨,鹿角霜、核桃仁温补肝肾助阳益精,干姜温中散寒、通脉化饮,此6味温补肝肾,健脾壮阳,行水化饮,以扶正为主,使正气得复以利祛邪;大黄泻下攻积、活血祛瘀,利湿解毒,生石膏、黄芩、玄参、冰片凉血解毒散结,铜绿、绿矾解湿毒、化瘀浊,此7味解毒化浊、活血化瘀、攻积散结,以祛邪为主,使邪去而正气得安;青皮、木香、川楝子、薄荷等均有较好的疏肝解郁、行气导滞的作用,可畅通一身经络、舒畅气机,利于痰湿、瘀浊等邪气的排出;大枣、甘草既可补气扶正,又可缓和药性、解药毒、调和诸药。诸药合用,共奏温肾健脾、疏肝散郁、解毒化湿之功。

【剂型规格】大蜜丸,每丸重3g;水蜜丸,每袋装2g。胶囊剂,每粒装0.42g。

【功能主治】温肾健脾,疏肝散郁,化湿解毒。适用于慢性肝炎属于脾肾不足,肝郁血滞,痰湿内阻者。症见面色晦暗或㿠白、神疲乏力、纳呆腹胀、胁肋隐痛、胁下痞块、小便清或淡黄、大便溏或不爽、腰酸腿软、面颈血痣或见肝掌、舌体胖大、舌色暗淡、舌苔白或腻、脉弦而濡或沉弦、或弦细等。

【用法用量】口服。丸剂,大蜜丸,一次1丸,一日1次,或遵医嘱;水蜜丸一次2g(1袋),一日1次,或遵医嘱。胶囊,一次4粒,一日1次,或遵医嘱服用。

【不良反应】偶见消化道刺激呈轻度不适。

【注意事项】①忌食生、冷、酒、蒜;②不宜吃油腻食品;③黄疸者不宜服用;④症见肝肾阴虚及湿热甚者慎用,或遵医嘱服用。

舒肝丸(片)^[乙类]

【药物组成】川楝子、醋延胡索、白芍(酒炒)、片姜黄、木香、沉香、豆蔻仁、砂仁、姜厚朴、陈皮、枳壳(炒)、茯苓、朱砂。

【方　　解】方中重用川楝子舒肝、行气、止痛为君药。延胡索、木香、片姜黄加强君药行气止痛之功;陈皮、厚朴、枳壳理气调中,消积和胃;沉香行气止痛,降逆止呕;白芍养血柔肝,缓急止痛,共为臣药。砂仁、豆蔻和中化湿;茯苓健脾益气;朱砂镇静止搐,共为佐药。全方配伍,具有舒肝理气、解郁止痛之功。

【剂型规格】丸剂,水丸,每 20 丸重 2.3g;水蜜丸,每 100 丸重 20g;大蜜丸,每丸重 6g;浓缩丸,每 6 丸相当于饮片 2.182g。片剂,每片重 0.6g。

【功能主治】丸剂:舒肝和胃,理气止痛。用于肝郁气滞,胸胁胀满,胃脘疼痛,嘈杂呕吐,嗳气泛酸。

片剂:助消化,舒气开胃,消积滞,止痛除烦。用于肝郁气滞,两肋刺痛,饮食无味,消化不良,呕吐酸水,倒饱嘈杂,周身串痛。

【用法用量】口服。水丸一次 2.3g,水蜜丸一次 4g,大蜜丸一次 1 丸,浓缩丸一次 6 丸,一日 2~3 次。片剂,一次 4 片,一日 2 次。

【不良反应】可引起功能性消化不良。

【注意事项】①本品含有朱砂,不可过量、久服;②孕妇慎用;③不适用于儿童、年老体弱及脾胃阴虚者;④忌食生冷油腻不易消化食物;⑤对本品过敏者禁用,过敏体质者慎用。

舒肝止痛丸[乙类]

【药物组成】柴胡、当归、白芍、赤芍、白术(炒)、薄荷、甘草、生姜、香附(醋制)、郁金、延胡索(醋制)、川楝子、木香、陈皮、半夏(制)、黄芩、川芎、莱菔子(炒)。

【方 解】方中以柴胡疏肝解郁,当归、白芍、赤芍养肝益血,共为君药;木香、香附、陈皮、薄荷疏肝理气,川芎、延胡索、郁金活血行气,白术、生姜、莱菔子、半夏补中理脾,共为臣药;黄芩、川楝子清肝舒肝,防止理气过燥为佐药;甘草调和诸药为使药。诸药相合,共奏疏肝理气、和胃止痛之功。

【剂型规格】丸剂,每 100 粒重 12g。

【功能主治】舒肝理气,和胃止痛。用于肝胃不和,肝气郁结,胸胁胀满,呕吐酸水,脘腹疼痛。

【用法用量】口服,一次 4~4.5g,一日 2 次。

【注意事项】孕妇慎服。

【特别提示】本品为参保人员住院使用时由基本医疗保险统筹基金按规定支付,门诊使用时由职工基本医疗保险个人账户支付的药品。

舒肝散(颗粒)[乙类]

【药物组成】柴胡(醋炙)、当归、白芍(酒炒)、香附(醋炙)、白术(麸炒)、茯苓、栀子(炒)、牡丹皮、薄荷、甘草。

【方 解】方中柴胡为君药,疏肝解郁,使肝气条达;当归甘辛苦温,养血活血;白芍酸苦微寒,养阴柔肝;当归、白芍共为臣药,以补精血,养肝阴,补肝体而助肝用。茯苓、白术、甘草健脾益气,使营血生化有源;香附疏肝解郁,薄荷透散肝经郁热,共为佐药。方中加味丹皮、栀子加强了清热、活血、通经的作用。诸药合用,共奏舒肝理气、散郁调经之功。

【剂型规格】散剂,每袋装 10g。颗粒剂,①每袋装 10g(含糖型);②每袋装 3g(低糖型)(每袋相当于原药材 10g)。

【功能主治】舒肝理气,散郁调经。用于肝气不舒的两胁疼痛,胸腹胀闷,月经不调,头痛目眩,心烦意乱,口苦咽干,以及肝郁气滞所致的面部黧黑斑(黄褐斑)等。

【用法用量】口服。散剂,一次 10g,一日 2 次,开水或生姜汤送服。颗粒,一次 1 袋,一日 2 次,用温开水或姜汤送服。

【不良反应】可引起功能性消化不良。

【注意事项】①孕妇禁用；②忌食生冷及油腻难消化的食品；③对本品过敏者禁用，过敏体质者慎用；④糖尿病患者禁用颗粒。

舒肝解郁胶囊[乙类]

【药物组成】贯叶金丝桃、刺五加。

【方　　解】方中贯叶金丝桃疏肝解郁、清热解毒，刺五加益气健脾、补气安神。二药合用，共奏疏肝解郁、健脾安神之功。

【剂型规格】胶囊剂，每粒装 0.36g。

【功能主治】疏肝解郁，健脾安神。适用于轻、中度单相抑郁症属肝郁脾虚证者，症见情绪低落、兴趣下降、迟滞、入睡困难、早醒、多梦、紧张不安、急躁易怒、食少纳呆、胸闷、疲乏无力、多汗、疼痛、舌苔白或腻，脉弦或细。

【用法用量】口服。一次 2 粒，一日 2 次，早晚各一次。疗程为 6 周。

【不良反应】偶见恶心呕吐、口干、头痛、头昏或晕厥、失眠、食欲减退或厌食、腹泻、便秘、视力模糊、皮疹、心慌、ALT 轻度升高。

【注意事项】肝功能不全的患者慎用。

越鞠丸[乙类]

【药物组成】醋香附、川芎、炒栀子、苍术（炒）、六神曲（炒）。

【方　　解】方中以香附为君药，疏肝理气，解郁止痛，以治气郁。川芎活血祛瘀，行气止痛以治血郁；栀子清热泻火，以治火郁；苍术燥湿健脾，以治湿郁；六神曲消食导滞，以治食郁，共为臣药。气郁则湿聚生痰，若气机流畅，五郁得解，则痰随之而解，故方中不另加化痰之品。全方具有理气解郁，宽中除满之功。

【剂型规格】水丸，每 100 丸重 6g。

【功能主治】理气解郁，宽中除满。用于胸脘痞闷，腹中胀满，饮食停滞，嗳气吞酸。

【用法用量】口服。一次 6~9g，一日 2 次。

【注意事项】①忌生冷及油腻难消化的食物；②服药期间要保持情绪乐观，切忌生气恼怒；③阴虚火旺者慎用，症见咽干口燥，心烦易怒，夜寐多梦等；④不宜久服，久服易伤正气；⑤对本品过敏者禁用，过敏体质者慎用。

【特别提示】本品为参保人员住院使用时由基本医疗保险统筹基金按规定支付，门诊使用时由职工基本医疗保险个人账户支付的药品。

第十二节　肝 病 类 药

乙肝宁片（颗粒）[乙类]

【药物组成】黄芪、丹参、茵陈、党参、白术、金钱草、制何首乌、白芍、茯苓、牡丹皮、川楝子、蒲公英、白花蛇舌草。

【方　　解】方中黄芪甘微温，益气健脾；丹参苦微寒，活血化瘀；茵陈苦微寒清利湿热，共为君药。党参、白术补中益气；金钱草清利湿热，解毒退黄；制首乌、白芍补血益精，柔肝止痛，为臣药。茯苓甘淡健脾渗湿；牡丹皮苦辛微寒，凉血散瘀；川楝子苦寒，疏肝理气；蒲公英、白花蛇舌草清热利湿解毒，为佐药。诸药合用，共奏补气健脾、活血化瘀、清热解毒之功。

【剂型规格】片剂,每片重 0.55g。颗粒剂,每袋装①17g;②3g(无蔗糖)。

【功能主治】补气健脾,活血化瘀,清热解毒。用于慢性肝炎属脾气虚弱、血瘀阻络、湿热毒蕴证,症见胁痛、腹胀、乏力、尿黄;对急性肝炎属上述候者亦有一定疗效。

【用法用量】口服。片剂,一次 4 片,一日 3 次;儿童酌减。颗粒,一次 1 袋,一日 3 次;儿童酌减。治疗慢性肝炎者,均以 3 个月为一个疗程。

【注意事项】①本品为脾虚血瘀、湿热毒蕴所致胁痛而设,若单纯脾虚肝郁及肝阴不足所致胁痛者不宜使用,其主要表现为胸胁胀满疼痛或胁肋隐痛、口干咽燥;②服药期间饮食宜清淡,忌食辛辣油腻之品,并戒酒。

乙肝养阴活血颗粒【乙类】

【药物组成】地黄、北沙参、麦冬、酒女贞子、五味子、黄芪、当归、制何首乌、白芍、阿胶珠、泽兰、牡蛎、橘红、丹参、川楝子、黄精(蒸)。

【方　　解】方中地黄性甘,微温,具有滋阴清热、凉血补血,白芍平肝止痛、敛阴止汗,共为方中君药。北沙参、麦冬、五味子、女贞子(酒炙)、何首乌(制)、黄精(蒸)有滋阴补虚,润燥之功;黄芪、当归、阿胶珠气血双补,为臣药。泽兰、牡蛎、丹参具有活血化瘀之效;橘红、川楝子理气解郁,共为佐药。全方共奏滋补肝肾,活血化瘀之功。

【剂型规格】颗粒剂,每袋装 10g。

【功能主治】滋补肝肾,活血化瘀。用于肝肾阴虚型慢性肝炎,症见面色晦暗、头晕耳鸣、五心烦热、腰腿酸软、齿鼻衄血、胁下癥块、赤缕红斑、舌质红少苔、脉沉弦、细涩。

【用法用量】开水冲服。一次 20g 或一次 10g(无蔗糖),一日 3 次。

【注意事项】①孕妇、哺乳期妇女及小儿禁用;②肝郁化火,症见面红耳赤、急躁易怒、失眠多梦、眩晕耳鸣、头痛头胀者忌用;③目黄身黄、发热恶寒、胁痛口苦、胸闷、舌苔黄腻之肝胆湿热者忌用;④脾虚气滞者忌用,其表现为胸腹痞胀、食物不振、倦怠乏力、大便不调;⑤服药期间忌烟酒、油腻。

乙肝益气解郁颗粒【乙类】

【药物组成】柴胡(醋炙)、枳壳、白芍、橘叶、丹参、黄芪、党参、桂枝、茯苓、刺五加、瓜蒌、法半夏、黄连、决明子、山楂、五味子。

【方　　解】本方以柴胡疏肝解郁为主药,枳壳理气宽中,白芍平肝敛阴,橘叶疏肝行气,丹参活血祛瘀,黄芪、党参补气益气,桂枝温经通脉、助阳化气,茯苓利水渗湿、益脾和胃,为辅药。刺五加祛风湿、强筋骨,瓜蒌清热涤痰、宽胸散结,法半夏燥湿化痰、降逆止呕,黄连清热燥湿、泻火解毒,决明子具有清肝火,山楂消积化滞,收敛止痢,五味子收敛固涩、益气生津,共为佐药。全方合用,共奏益气化湿、疏肝解郁之效。

【剂型规格】颗粒剂,每袋装 10g。

【功能主治】益气化湿,疏肝解郁。用于肝郁脾虚型慢性肝炎,症见胁痛腹胀、痞满纳呆、身倦乏力、大便溏薄、舌质淡暗、舌体胖或有齿痕、舌苔薄白或白腻、脉沉弦或沉缓。

【用法用量】开水冲服。一次 2 袋或一次 1 袋(无蔗糖),一日 3 次。

【注意事项】①肝胆湿热,邪实证者忌用,其表现为胁肋胀痛、口苦、腹胀、大便不调、小便短赤、身目发黄等;②服药期间忌烟、酒、油腻。

乙肝清热解毒片(胶囊、颗粒)^[乙类]

【药物组成】白花蛇舌草、虎杖、茵陈、白茅根、茜草、土茯苓、蚕砂、野菊花、北豆根、拳参、淫羊藿、橘红、甘草。

【方　　解】方中白花蛇舌草清热利湿解毒;虎杖利湿退黄,清热解毒,散瘀定痛;茵陈清热利湿,利胆退黄,共为君药。白茅根清热利尿,利胆退黄;土茯苓、野菊花、北豆根、拳参清热利湿解毒;茜草凉血止血,活血去瘀,共为臣药。蚕砂、淫羊藿温通经脉,祛风除湿;橘红理气燥湿,皆为佐药。甘草调和诸药,而为使药。诸药合用,共奏清肝利胆、解毒逐瘟之功。

【剂型规格】片剂,每片重 0.3g;胶囊剂,每粒装 0.4g;颗粒剂,每袋装 10g。

【功能主治】清肝利胆,解毒逐瘟。用于肝胆湿热型急、慢性病毒性乙型肝炎初期或活动期;乙型肝炎病毒携带者,症见黄疸(或无黄疸),发热(或低热),舌质红,舌苔厚腻,脉弦滑数,口干或口黏臭,厌油,胃肠不适等。

【用法用量】口服。片剂,一次 4~8 片,一日 3 次。胶囊,一次 6 粒,一日 3 次。颗粒,开水冲服,一次 2 袋,一日 3 次。

【注意事项】①体质虚弱者不可过量服用或久用;②孕妇慎用;③本品药性苦寒,脾胃虚寒,症见腹痛、喜暖、泄泻者慎用;④寒湿阴黄,症见皮肤黄染晦暗、精神倦怠、食欲不振、脘腹胀满、四肢清凉者忌用;⑤慢性肝炎非活动期,小便不黄,大便不干者不宜服用;⑥肝郁气滞、瘀血停着、肝阴不足所致胁痛者不宜应用;⑦服药期间饮食宜选清淡、易消化之品,忌食辛辣、油腻,并戒烟戒酒。

乙肝健片^[乙类]

【药物组成】花锚草、黄芪、甘草。

【方　　解】方中花锚草清热利湿,平肝利胆,为君药。黄芪补气升阳,固表止汗,消肿利尿,为臣药。甘草清热解毒,调和诸药,而为佐使药。诸药合用,共奏利胆退黄之功。

【剂型规格】片剂,每片重 0.26g。

【功能主治】利胆退黄,改善肝功,调节免疫机能。用于急慢性乙型肝炎和其他肝炎。

【用法用量】口服,A、B 片合用,一次各 2~3 片,一日 3 次。

【不良反应】偶见轻度胃肠不适,饭后服用可减轻。

【注意事项】孕妇忌用。

八宝丹^[乙类]、八宝丹胶囊^[乙类]

【药物组成】牛黄、蛇胆、羚羊角、珍珠、三七、麝香等。

【方　　解】方中牛黄、蛇胆清热解毒,为君药。羚羊角平肝清肝,散血解毒;珍珠等清热解毒,共为臣药。麝香、三七等活血散瘀,消肿止痛,为佐药。诸药合用,共奏清利湿热、活血解毒、去黄止痛之功。

【剂型规格】锭剂,每粒重 0.3g;胶囊剂,每粒装 0.3g。

【功能主治】清利湿热,活血解毒,去黄止痛。适用于湿热蕴结所致发热、黄疸、小便黄赤、恶心呕吐、纳呆、胁痛腹胀,舌苔黄腻或厚腻干白,或湿热下注所致尿道灼热刺痛、小腹胀痛,以及传染性病毒性肝炎、急性胆囊炎、急性泌尿系感染等兼有上述证候者。

【用法用量】口服,1~8 岁,一次 0.15~0.3g;8 岁以上一次 0.6g,一日 2~3 次。温开水送服。

【注意事项】①孕妇忌服;②运动员慎用。

五灵胶囊[乙类]

【**药物组成**】柴胡、灵芝、丹参、五味子。

【**方　　解**】方中五味子补脾益肝,滋阴固肾;灵芝补肝肾精血,共为君药。柴胡疏肝解郁,理气止痛,为臣药。丹参活血化瘀,通脉止痛,为佐药。诸药合用,共奏疏肝健脾活血之功。

【**剂型规格**】胶囊剂,每粒0.35g。

【**功能主治**】疏肝健脾活血。用于乙型慢性活动性及迁延性肝炎,肝郁脾虚挟瘀症,症见纳呆、腹胀、嗳气、胁肋胀痛、疲乏无力等。

【**用法用量**】口服,一次5粒,一日3次。

【**不良反应**】偶见轻度恶心,上腹不适等消化道反应。

【**注意事项**】①孕妇慎用;②有消化性溃疡病史者慎用;③临床试验中,个别病例出现血小板减少,尚不能确定是否与服用本品有关。服药期间注意检测血小板。

五酯丸(片、胶囊、颗粒)[乙类]

【**药物组成**】南五味子醇浸膏。

【**剂型规格**】微丸,每袋(支)装量1.5g(含五味子酯甲 4.0mg);片剂,每片重①0.31g(含五味子酯甲 7.5mg);②0.27g(含五味子酯甲 7.5mg)。胶囊剂,每粒含五味子甲素 11.25mg;颗粒剂,每袋装 2g,含总木脂素(以五味子甲素计)22.5mg。

【**功能主治**】降低血清谷丙转氨酶。可用于慢性肝炎谷丙转氨酶升高者。

【**用法用量**】口服。丸剂,一次一袋,一日3次,或遵医嘱。片剂,一次3片,一日3次。胶囊剂,一次2粒,一日3次,或遵医嘱。颗粒,开水冲服,一次1袋,一日3次,或遵医嘱。

六味五灵片[乙类]

【**药物组成**】五味子、女贞子、连翘、莪术、苣荬菜、灵芝孢子粉。

【**方　　解**】方中五味子为君药,具有保肝降酶、补益肝肾的功效,而活血化瘀的莪术和清热解毒的连翘共为臣药,清热解毒利湿的苣荬菜和补肝肾之阴的女贞子共为佐药,最后配以益气扶正固本、提高免疫力的灵芝孢子粉。综观全方,既顾及了慢性肝病患者肝肾不足,邪毒瘀热互结的证候,还达到了标本兼治、祛邪而不伤正的效果。

【**剂型规格**】薄膜衣片,每片重 0.5g。

【**功能主治**】滋肾养肝,活血解毒。用于治疗慢性乙型肝炎氨基转移酶升高,中医辨证属于肝肾不足,邪毒瘀热互结,症见:胁肋疼痛,腰膝酸软,口干咽燥,倦怠乏力,纳差,脘胀,身目发黄或不黄,小便色黄,头昏目眩,两目干涩,手足心热,失眠多梦,舌暗红或有瘀斑,苔少或无苔,脉弦细。

【**用法用量**】口服,一次3片,一日3次,连服3个月;随后每月递减,再连服3个月。减量第1个月一次3片,一日2次;减量第2个月,一次2片,一日2次;减量第3个月,一次2片,一日1次。

【**不良反应**】临床试验中,1例患者出现心电图异常(左前分支阻滞,T 波改变),是否与试验药物有关尚无法确定。

【**注意事项**】①孕妇禁用;②忌烟酒及辛辣刺激食物。

【**特别提示**】限有转氨酶增高的慢性乙肝患者且经过中医辨证有符合说明书标明证候的使用。

双虎清肝颗粒^[乙类]

【药物组成】虎杖、金银花、白花蛇舌草、蒲公英、野菊花、紫花地丁、瓜蒌、法半夏、黄连、麸炒枳实、丹参、甘草。

【方　　解】方中虎杖利湿退黄,清热解毒,散瘀定痛;金银花清热解毒,凉血消肿,共为君药。白花蛇舌草、蒲公英、野菊花、紫花地丁可加强君药清热利湿,解毒之效,合为臣药。瓜蒌、法半夏、黄连、枳实化痰散结,以除湿热;丹参活血止痛,为佐药。甘草调和诸药,为使药。诸药合用,共奏清热利湿、化痰宽中、理气活血之功。

【剂型规格】颗粒剂,每袋装12g。

【功能主治】清热利湿,化痰宽中,理气活血。用于湿热内蕴所致的胃脘痞闷、口干不欲饮、恶心厌油、食少纳差、胁肋隐痛、腹部胀满、大便黏滞不爽或臭秽,或身目发黄,舌质暗、边红、舌苔厚腻或腻,脉弦滑或弦数者;慢性乙型肝炎见上述证候者。

【用法用量】开水冲服。一次1~2袋,一日2次;或遵医嘱。

【注意事项】①本品含苦寒活血破气之品,孕妇忌用;②本品药性苦寒,脾胃虚寒者,症见纳呆腹胀、脘腹痛而喜温喜按、口淡不渴、四肢不温、大便稀溏慎用。本品为湿热内蕴、肝络失和胁痛所设,若单纯气滞血瘀胁痛(胸胁胀间,走窜疼痛,急躁易怒,胁下痞块,刺痛拒按)不宜用;③本品为湿热阳黄所设,若属寒湿阴黄(症见皮肤黄染晦暗,精神倦怠,食欲不振,脘腹胀满,大便溏薄,四肢清凉,苔黄腻)忌用;④忌烟酒及辛辣油腻食物。

当飞利肝宁片(胶囊)^[乙类]

【药物组成】水飞蓟、当药。

【方　　解】方中水飞蓟清热利湿,利胆退黄,为君药。当药性寒味苦,能清热利湿,健脾胃,为臣药。两药合用,共奏清利湿热,益肝退黄之功。

【剂型规格】片剂,每片重0.45g;胶囊剂,每粒装0.25g。

【功能主治】清利湿热,益肝退黄。用于湿热郁蒸所致的黄疸,症见面黄或目黄、口苦尿黄、纳少乏力,急、慢性肝炎见上述证候者。

【用法用量】口服。片剂,一次2片,一日3次或遵医嘱,小儿酌减。胶囊,一次4粒,一日3次;小儿酌减,或遵医嘱。

【注意事项】①黄疸属寒湿阴黄者不宜使用,表现为皮肤黄染晦暗,如烟熏或如尘土,精神倦怠,食欲不振,脘腹胀满,大便溏薄,四肢清凉;②忌酒及油腻食物。

安络化纤丸^[乙类]

【药物组成】地黄、三七、水蛭、僵蚕、地龙、白术、郁金、牛黄、瓦楞子、牡丹皮、大黄、生麦芽、鸡内金、水牛角浓缩粉。

【方　　解】方中地黄补血滋阴、填精益髓、扶助正气;水蛭破血通经、逐瘀消癥;三七活血止血,消肿止痛,且可补虚强壮;僵蚕、瓦楞子软坚散结;白术补气健脾;郁金疏肝解郁;牡丹皮活血散瘀止痛;大黄清热活血散瘀;水牛角、牛黄可清热解毒;地龙可清解邪气,活血通经;麦芽、鸡内金可健脾消食。全方合用,起到清热活血、软坚散结、扶正补虚的作用。

【剂型规格】丸剂,每袋装6g。

【功能主治】健脾养肝,凉血活血,软坚散结。用于慢性乙型肝炎、乙肝后早、中期肝硬化,表现为肝脾两虚、瘀热互结证候者,症见胁肋疼痛、脘腹胀满、神疲乏力、口干咽燥、纳食减少、便溏不爽、小便黄等。

【**用法用量**】口服,一次 6g,一日 2 次或遵医嘱,3 个月为一疗程。

【**注意事项**】①孕妇禁用;②忌酒、辣椒,月经期减量。

【**特别提示**】限有乙肝导致肝硬化的明确诊断证据使用。

利肝隆片(胶囊、颗粒)[乙类]

【**药物组成**】板蓝根、茵陈、郁金、五味子、甘草、当归、黄芪、刺五加浸膏。

【**方 解**】方中郁金,性味辛苦寒,行气化瘀,清心解郁,利胆退黄,为君药。板蓝根、茵陈清热解毒,利湿退黄,为臣药。黄芪、当归益气养血;刺五加、五味子健脾补肾,四药脾肾同用,气血双补,扶正以祛邪,为佐药。甘草清热解毒,调和诸药,为使药。全方配伍共奏疏肝解郁、益气养血、清热解毒之功。

【**剂型规格**】片剂,每片重 0.37g。胶囊剂,每粒装 0.3g。颗粒剂,①每袋装 10g;②每袋装 3g(无蔗糖)。

【**功能主治**】疏肝解郁,清热解毒,益气养血。用于肝郁湿热、气血两虚所致的两胁胀痛或隐痛、乏力、尿黄;急、慢性肝炎见上述证候者。

【**用法用量**】口服。片剂,一次 5 片,一日 3 次,小儿酌减。胶囊,一次 2~4 粒,一日 3 次。颗粒,开水冲服,一次 1 袋,一日 3 次,小儿酌减。

【**注意事项**】①孕妇慎用;②肝阴不足所致胁痛者不宜应用;③寒湿型黄疸,症见身目俱黄、神疲畏寒、腹胀便溏、口淡不渴者忌用;④服药期间饮食宜清淡,忌食油腻辛辣之品,并应戒酒。

扶正化瘀片(胶囊)[乙类]

【**药物组成**】丹参、发酵虫草菌粉、桃仁、松花粉、绞股蓝、五味子(制)。

【**方 解**】方中丹参活血祛瘀,宁心安神;虫草菌粉补肺肾,益精气;桃仁破血行瘀,润燥滑肠;绞股蓝益气健脾,清热解毒;松花粉收敛止血,燥湿敛疮;五味子敛肺滋肾、生津收汗。诸药联用,可发挥活血祛瘀、益肾养肝之功效。

【**剂型规格**】片剂,每片重 0.4g。胶囊剂,每粒装①0.3g;②0.5g。

【**功能主治**】活血祛瘀,益精养肝。用于乙型肝炎肝纤维化属"瘀血阻络,肝肾不足"证者,症见胁下痞块、胁肋疼痛、面色晦暗,或见赤缕红斑、腰膝酸软、疲倦乏力、头晕目涩、舌质暗红或有瘀斑、苔薄或微黄、脉弦细。

【**用法用量**】口服,片剂,一次 4 片,一日 3 次,24 周为一疗程。胶囊,一次 5 粒(规格①)或一次 3 粒(规格②),一日 3 次,24 周为一疗程。

【**不良反应**】偶见服后胃中有不适感。

【**注意事项**】①孕妇忌用;②湿热盛者慎用。

护肝片[甲类](胶囊[甲类]、颗粒[甲类]、丸[乙类])

【**药物组成**】柴胡、茵陈、板蓝根、五味子、猪胆粉、绿豆。

【**方 解**】方中柴胡味苦辛微寒,入肝胆经,能疏肝理气,主治肝郁所致胁痛,故为君药。茵陈味苦辛,性微寒,入肝胆经,能清利湿热,利胆退黄,给毒蕴之邪以出路;板蓝根、猪胆粉苦寒,绿豆甘寒,三者能清热解毒,共为臣药。五味子护肝降酶,用以为佐。诸药合用,共奏疏肝理气、健脾消食之功。

【剂型规格】薄膜衣片,每片重①0.36g;②0.38g;糖衣片,片芯重 0.35g。胶囊剂,每粒装 0.35g。颗粒剂,每袋装 2g。丸剂,每 50 丸重 3g。

【功能主治】疏肝理气,健脾消食。具有降低转氨酶作用。用于慢性肝炎及早期肝硬化。

【用法用量】口服。片剂,一次 4 片,一日 3 次。胶囊,一次 4 粒,一日 3 次。颗粒,一次 1 袋,一日 3 次。丸剂,一次 3g,一日 3 次。

【注意事项】①本品药性苦寒,腹痛、喜暖、泄泻之脾胃虚寒者慎用;皮肤黄染、脘腹胀满、四肢清凉之寒湿阴黄者忌用;②瘀血停着、肝阴不足所致胁痛者忌用;③服药期间饮食宜清淡,忌食辛辣油腻之品并戒酒;④使用本品降低血清谷丙转氨酶时,一般以一个月为一疗程,最多三个月。在 ALT 指标正常或下降的同时应伴有全身症状好转,但易反跳,停药时应剂量递减,不宜骤停。

护肝宁丸(片、胶囊)[乙类]

【药物组成】垂盆草、虎杖、丹参、灵芝。

【方　　解】方中垂盆草性凉味甘,归肝、胆、小肠经,清利湿热,为君药。虎杖清热解毒、利湿退黄,为臣药。丹参活血化瘀止痛;灵芝益气养血,为佐药。诸药合用,共奏清热利湿、益肝化瘀、舒肝止痛之功。

【剂型规格】浓缩丸,每 10 丸重 2.2g(每 10 丸相当于原生药 9g);片剂,①糖衣片,片心重 0.27g;②糖衣片,片心重 0.3g;③糖衣片,片心重 0.35g;④薄膜衣片,每片重 0.27g;⑤薄膜衣片,每片重 0.35g。胶囊剂,①每粒装 0.35g;②每粒装 0.5g。

【功能主治】清热利湿退黄,舒肝化瘀止痛,降低丙氨酸转氨酶。用于湿热中阻、瘀血阻络所致的脘胁胀痛、口苦、黄疸、胸闷、纳呆,急、慢性肝炎见上述证候者。

【用法用量】口服。丸剂,一次 4~5 丸,一日 3 次。片剂,一次 4~5 片,一日 3 次。胶囊,一次 4~5 粒,一日 3 次。

【不良反应】文献报道服用本品致过敏性皮疹 1 例 [医药导报, 2007, 26(1): 91]。

【注意事项】孕妇忌服。

肝达康片(胶囊、颗粒)[乙类]

【药物组成】北柴胡、白芍、当归、茜草、白术、茯苓、鳖甲、湘曲、党参、白茅根、枳实、青皮、砂仁、地龙、甘草。

【方　　解】方中以北柴胡疏肝为君药,党参、白术、茯苓健脾益气,枳实、青皮、砂仁理气,配以鳖甲软坚散结,当归、白芍、地龙、白茅根活血通脉,湘曲、白术另有消食和胃之力,甘草调和诸药。诸药相合,共奏疏肝解郁、健脾理血之功。

【剂型规格】片剂,每片含生药 1.04g。胶囊剂,每粒装 0.3g。颗粒剂,每袋装 8g。

【功能主治】疏肝健脾,化瘀通络。适用于慢性乙型肝炎(慢性活动性及慢性迁延性肝炎)具肝郁脾虚兼血瘀证候者。

【用法用量】口服。片剂,一次 8~10 片,一日 3 次。胶囊剂,一次 8~10 粒,一日 3 次。颗粒剂,一次 1 袋,一日 3 次。

【不良反应】偶见服药后腹胀、恶心,停药后症状可消失。

【注意事项】孕妇慎用。

肝苏丸(片、胶囊、颗粒)[乙类]

【药物组成】扯根菜。

【剂型规格】丸剂,每袋装 2.5g;片剂,基片重 0.3g;胶囊剂,每粒装 0.5g(含扯根菜生药 5.57g);颗粒剂,每袋装 3g(含原药材 16.7g)。

【功能主治】清利湿热。用于急性病毒性肝炎、慢性活动性肝炎属湿热证者。

【用法用量】口服。丸剂,一次 1 袋,一日 3 次。片剂,一次 5 片,一日 3 次。胶囊,一次 3 粒,一日 3 次。颗粒,一次 3g,一日 3 次。小儿酌减。

【注意事项】孕妇忌服。

肝泰舒胶囊[乙类]

【药物组成】獐牙菜、唐古特乌头、山苦荬、小檗皮、节裂角茴香、木香、黄芪、甘草。

【方　解】方中獐牙菜性寒味苦,能清热利湿,健脾胃,为君药。山苦荬清热解毒,消痈排脓,小檗皮、节裂角茴香清热解毒,合为臣药,以增强君药清热利湿作用。唐古特乌头散寒止痛,木香行气健脾,疏肝利胆;黄芪补气健脾托毒,共为佐药。甘草清热解毒,调和诸药为佐使药。诸药合用,共奏清热解毒、疏肝利胆之效。

【剂型规格】胶囊剂,每粒装 0.4g。

【功能主治】清热解毒,疏肝利胆。用于乙型肝炎肝胆湿热证。

【用法用量】口服,一次 2~4 粒,一日 3 次。

【注意事项】定期复查肝功能。

肝爽颗粒[乙类]

【药物组成】柴胡(醋制)、白芍、当归、茯苓、白术(炒)、党参、鳖甲(烫)、蒲公英、虎杖、夏枯草、丹参、桃仁等 13 味。

【方　解】方中以柴胡疏肝解郁为君药。白芍平肝敛阴;白术补气健脾;当归、丹参、桃仁活血祛瘀;党参补气益气;茯苓利水渗湿、益脾和胃,共为臣药。鳖甲滋阴退热,软坚散结;蒲公英清热解毒散结;虎杖利湿退黄,散瘀止痛;夏枯草清热散结消肿,共为佐药。全方合用,共奏疏肝健脾、清热散瘀、保肝护肝、软坚散结之效。

【剂型规格】颗粒剂,每袋装 3g。

【功能主治】疏肝健脾,清热散瘀,保肝护肝,软坚散结。用于急、慢性肝炎,肝硬化,肝功能损害。

【用法用量】口服,一次 3g,一日 3 次。

【注意事项】孕妇忌服。

参芪肝康片(胶囊)[乙类]

【药物组成】当归、党参、水飞蓟、五味子、茵陈、黄芪、刺五加浸膏。

【方　解】方中党参补脾益气,黄芪补气健脾,利水消肿,共为君药。茵陈、水飞蓟清热解毒,利湿退黄,为臣药。刺五加健脾益气,当归补血活血,五味子护肝降酶,共为佐药。全方配伍共奏祛湿清热,调和肝脾之功。

【剂型规格】片剂,每片重 0.42g;胶囊剂,每粒装 0.4g。

【功能主治】祛湿清热,调和肝脾。用于湿热内蕴、肝脾不和所致的急、慢性肝炎。

【用法用量】口服,片剂,一次 5 片,一日 3 次。胶囊,一次 5 粒,一日 3 次。

【注意事项】孕妇慎服。

垂盆草片(颗粒)^{【乙类】}

【药物组成】鲜垂盆草。

【剂型规格】片剂,每片含垂盆草干浸膏 0.32g。颗粒剂,每袋装①10g;②5g(无蔗糖)。

【功能主治】清热解毒,凉血利湿。用于急慢性肝炎湿热瘀结证。

【用法用量】口服,片剂,一次 6 片,一日 3 次。颗粒,开水冲服,一次 1 袋,一日 2~3 次,或遵医嘱。

【不良反应】极个别服药者有恶心、饥饿感、胃部灼痛、肠鸣、腹泻 [交通医学, 2003, 17 (4): 420]。

【注意事项】①孕妇慎用;②对本品过敏者禁用。

苦黄颗粒(注射液)^{【乙类】}

【药物组成】茵陈、苦参、大黄、大青叶、春柴胡。

【方　　解】方中重用茵陈为君药,以其善能清热利湿退黄,为黄疸之主药。臣以柴胡,疏肝解郁,保肝利胆。佐以大黄泻热逐瘀,通利大便,导瘀热由大便而下。苦参、大青叶清热燥湿解毒。数药合用使利湿与泻热相伍,使二便通利,湿热得行,瘀热得下,则黄疸自退。

【剂型规格】颗粒剂,每袋装 6g;注射剂,每支装 10ml。

【功能主治】清热利湿,疏肝退黄。主治肝胆湿热所致的黄疸,也用于黄疸型病毒性肝炎。

【用法用量】颗粒,一次 1 袋,一日 3 次。注射剂,静脉滴注。可用 5% 或 10% 葡萄糖注射液稀释,每 500ml 葡萄糖注射液最多可稀释本品 60ml。一次 10~60ml,一日 1 次,15 天为一疗程,或遵医嘱。

【不良反应】①苦黄颗粒偶见轻微腹泻以及红细胞、血红蛋白及白细胞减少,这与药物的关系尚不明确,一般停药后可恢复正常;②苦黄注射液不良反应包括一般性过敏反应、过敏性休克、药物热、喉头水肿、皮肤瘙痒、皮疹、表皮松解、轻度消化道症状、注射局部一次性潮红、荨麻疹、腮腺肿大等。

【注意事项】①过敏体质禁用;②注射液使用剂量应逐日增加,第一天 10ml,第二天 20ml,第三天 30~60ml;③注射液滴速不宜过快(30 滴 /min),每 500ml 稀释液应在 3~4 小时缓慢滴入;④严重心、肾功能不全者禁用注射液,慎用颗粒;⑤孕妇及绞窄性肠梗阻患者忌用。

【特别提示】苦黄注射液限二级及以上医疗机构使用。

茵芪肝复颗粒^{【乙类】}

【药物组成】茵陈、焦栀子、大黄、白花蛇舌草、猪苓、柴胡、当归、黄芪、党参、甘草。

【方　　解】本方重用茵陈以其善能清热利湿退黄,黄芪大补脾气为君药。栀子清热降火,通利三焦,引湿热自小便而出;大黄泻热逐瘀,通利大便,导瘀热由大便而下;白花蛇舌草苦寒,有较强的清热解毒作用;猪苓利湿作用;柴胡能条达肝气,疏肝解郁;当归养血和血;党参、甘草擅长补中益气,补气健脾。诸药合用,共奏清热利湿、疏肝健脾之效。

【剂型规格】颗粒剂,每袋装 18g。

【功能主治】清热解毒利湿,疏肝补脾。用于慢性乙型病毒性肝炎肝胆湿热兼脾虚肝郁证,症见右胁胀满、恶心厌油、纳差食少、口淡乏味。

【用法用量】口服。一次 1 袋,一日 3 次。

【注意事项】①孕妇禁服;②少数病例可出现恶心,腹泻,一般不影响继续治疗;③脾胃虚弱者慎用;④黄疸属寒湿阴黄表现为皮肤晦暗、神疲畏寒等不宜使用。

茵陈五苓丸[乙类]

【药物组成】茵陈、泽泻、茯苓、猪苓、白术(炒)、肉桂。

【方　解】方中茵陈清热利湿,利胆退黄;泽泻甘淡渗湿,入肾、膀胱经,功善利水渗湿消肿,共为君药。茯苓、猪苓甘淡渗湿,健脾利湿,通利小便,增强君药利水渗湿之效,共为臣药。白术味苦性温,补气健脾、燥湿利水;肉桂味辛性热,补火助阳,温阳化气,以助膀胱气化,共为佐药。诸药合用,共奏清湿热、利小便之功。

【剂型规格】水丸,每 20 粒重 1g。

【功能主治】清湿热,利小便。用于肝胆湿热,脾肺郁结引起的湿热黄疸,脘腹胀满,小便不利。

【用法用量】口服。一次 6g(1 瓶),一日 2 次。

【注意事项】①黄疸属寒湿阴黄者忌用;②孕妇慎用;③服药期间饮食宜用清淡易消化之品,忌酒,忌食辛辣油腻之品;④忌恚怒忧郁劳碌,保持心情舒畅。

茵栀黄颗粒[甲类](口服液[甲类]、片[乙类]、胶囊[乙类]、注射液[甲类])

【药物组成】茵陈提取物、栀子提取物、黄芩提取物、金银花提取物。

【方　解】方中茵陈清热利湿,利胆退黄,为治疗黄疸之要药,为君药。黄芩清热燥湿,泻火解毒,利胆退黄;栀子清三焦火邪,除肝胆湿热而退黄,两药可加强君药清热利湿退黄之功,共为臣药。金银花清热解毒,为佐药。诸药合用,共奏清热解毒、利湿退黄之功。

【剂型规格】颗粒剂,每袋装 3g。口服液,每支装 10ml(含黄芩苷 0.4g)。片剂,每片重 0.32g。胶囊剂,①每粒装 0.33g;②每粒装 0.26g。注射剂,每支装①2ml;②10ml。

【功能主治】清热解毒,利湿退黄。用于肝胆湿热所致的黄疸,症见面目悉黄、胸胁胀痛、恶心呕吐、小便黄赤;急、慢性肝炎见上述证候者。

【用法用量】颗粒,开水冲服,一次 2 袋,一日 3 次。口服液,口服,一次 10ml,一日 3 次。片剂,口服,一次 3 片,一日 3 次。胶囊,口服,一次 2 粒(规格①),或一次 3 粒(规格②),一日 3 次。注射剂,静脉滴注,一次 10~20ml,用 10% 葡萄糖注射液 250~500ml 稀释后滴注;症状缓解后可改用肌内注射,一日 2~4ml。

【不良反应】①静滴、肌内注射本品偶可引起严重血清病样反应及过敏性休克;②偶见过敏反应,胃肠道反应,药物热、畏寒、心悸;③罕见喉头水肿、黄疸一次性加重、高热反应。

【注意事项】①对本品有过敏反应或严重不良反应病史者禁用;②黄疸属寒湿阴黄者不宜使用;冠心病患者慎用;③新生儿、婴幼儿、孕妇禁用本品注射液;④服药期间饮食宜清淡易消化,忌酒,忌食辛辣油腻之品;⑤本品注射液宜单独使用,不能与其他药物在同一容器中混合使用。谨慎联合用药,如确需联合使用其他药品时,应谨慎考虑与茵栀黄注射液的间隔时间及药物相互作用等问题;⑥本品注射液与葡萄糖酸钙注射液、红霉素、四环素、二甲弗林注射液、钙剂、酸性药物存在配伍禁忌,尤其不能与青霉素类高敏类药物合并使用。本品不能与氨基糖苷类、头孢菌素类、复方氨基比林联合应用,与其他抗生素类药物、维生素 K$_1$、法莫西丁、还原性谷胱甘肽联合应用时也应谨慎使用;⑦对老人、儿童、心脏严重疾患、肝肾功能异常患者等特殊人群和初次使用的患者应慎重使用;⑧静脉滴注时,必须稀释以后使用。严格控制滴注速度和用药剂量,同时应注意观察病人的血压。建议滴速小于 40 滴 /min,一般控制在 15~30 滴 /min。首次用药,宜选用小剂量,慢速滴注;⑨茵栀黄注射液与 5% 或 10% 葡萄糖注射液配伍使用,不宜加入其他药物,且应现配现用,并在 2 小时内用完;⑩禁止使用静脉推注的方法给药;⑪ 临床用药时,建议根据患者年龄、病情、体征等从低剂量开始,缓慢滴入,1 个疗程不宜大于 2 周。坚持中病即止,防止长期用药。对长期使用的在每疗程间要有一定的时间间隔。

茵莲清肝颗粒(合剂)[乙类]

【药物组成】茵陈、板蓝根、绵马贯众、茯苓、郁金、当归、红花、琥珀、白芍(炒)、白花蛇舌草、半枝莲、广藿香、佩兰、砂仁、虎杖、丹参、泽兰、柴胡、重楼。

【方　　解】方中茵陈性苦,微寒,善能清热利湿,利胆退黄;半枝莲辛苦寒,清热解毒,化瘀利水,主攻湿热蕴毒,共为君药。白花蛇舌草、板蓝根、绵马贯众、琥珀、虎杖、重楼,协助君药增强清热解毒、利湿退黄之功效,共为臣药。茯苓健脾利湿,郁金、柴胡疏肝解郁,广藿香、佩兰、砂仁化湿和中,当归、红花、丹参活血祛瘀,白芍柔肝止痛,泽兰活血祛瘀、利尿退肿,共为佐药。诸药合用,共奏清热解毒、调肝和脾之功。

【剂型规格】颗粒剂,每袋装 10g;合剂,每瓶装 100ml。

【功能主治】清热解毒,调肝和脾。用于急性甲型、慢性乙型病毒性肝炎属"湿热蕴结,肝脾不和"证者,症见胁痛、脘痞、纳呆、乏力等。

【用法用量】温开水冲服,一次 10g(1 袋),一日 3 次。急性甲型病毒性肝炎的一疗程为四周,慢性乙型病毒性肝炎的一疗程为三个月。合剂,一次半瓶(50ml),一日 2 次,服时摇匀。

【不良反应】偶见恶心、呕吐、轻度腹泻。

【注意事项】孕妇慎用。忌食辛辣油腻食物。

复方益肝灵片(胶囊)[乙类]

【药物组成】益肝灵粉(水飞蓟素)、五仁醇浸膏。

【方　　解】方中水飞蓟宾系从水飞蓟果实中提取分离而得的一种黄酮类化合物,水飞蓟具有清热利湿,利胆退黄之功效。五仁醇浸膏为从五味子仁醇提取物,五味子敛肺滋肾,生津等作用。两药合用,达益肝滋肾、解毒祛湿之功效。

【剂型规格】片剂,每片重 0.46g(含水飞蓟素以水飞蓟宾计为 21mg)。胶囊剂,①每粒装 0.2g;②每粒装 0.27g;③每粒装 0.36g;④每粒装 0.30g。

【功能主治】益肝滋肾,解毒祛湿。用于肝肾阴虚,湿毒未清引起胁痛,症见胁痛、纳差、腹胀、腰酸乏力、尿黄,慢性肝炎见上述证候者。

【用法用量】口服。片剂,一次 4 片,一日 3 次,饭后服用。胶囊,一次 4 粒(规格①),一次 3 粒(规格②),一次 2 粒(规格③),一次 1 粒(规格④),一日 3 次;饭后服用。

【不良反应】偶见胃部不适。

【注意事项】①肝郁脾虚所致的胁痛,不宜使用本品;②服药期间饮食宜用清淡易消化之品,慎食辛辣肥腻之物,忌酒;③忌恼怒忧郁劳碌。

复方鳖甲软肝片[乙类]

【药物组成】鳖甲(制)、莪术、赤芍、当归、三七、党参、黄芪、紫河车、冬虫夏草、板蓝根、连翘。

【方　　解】方中鳖甲味咸性平,入肝、肾经,有滋阴潜阳、软坚散结之功效,为君药。辅以当归、莪术、赤芍、三七散瘀消癥,其中当归能助鳖甲化癥块、消癥积,祛邪而不伤正;莪术能破血消积,行气止痛;三七能止血定痛,散瘀消肿;赤芍能清热散瘀,凉血止痛。而方中黄芪、党参、冬虫夏草、紫河车能补益气血,板蓝根、连翘能清热解毒,能扶正祛邪,共为佐使药。诸药合用,共奏软坚散结、化瘀解毒、益气养血之功。

【剂型规格】片剂,每片重 0.5g。

【功能主治】软坚散结,化瘀解毒,益气养血。用于慢性乙型肝炎肝纤维化,以及早期肝硬化属瘀血阻络、气血亏虚兼热毒未尽证。症见胁肋隐痛或肋下痞块,面色晦暗,脘腹胀满,纳差便溏,神疲乏力,口干口苦,赤缕红丝等。

【用法用量】口服,一次 4 片,一日 3 次(儿童减半),6 个月为一疗程,或遵医嘱。

【不良反应】偶见轻度消化道反应,一般可自行缓解。

【注意事项】孕妇禁用。

益肝灵片(胶囊)[甲类]

【药物组成】水飞蓟宾。

【剂型规格】片剂,每片重 0.24g,含水飞蓟宾 38.5mg;胶囊剂,每粒装 0.2g。

【功能主治】保肝药。具有改善肝功能、保护肝细胞膜的作用,用于急、慢性肝炎及迁延性肝炎。

【用法用量】口服,片剂,一次 2 片(77mg),一日 3 次。胶囊,一次 2 粒,一日 3 次,三个月为一疗程。

【不良反应】个别病人有时会有轻微腹泻。

【注意事项】①有可能引起心律失常,服用时应予注意;②甲状腺功能亢进、高血压、心脏病、糖尿病患者慎服;③早产儿、新生儿、乳儿及幼儿慎用;④本品与肾上腺素及异丙肾上腺素等儿茶酚胺类药物并用时会引起心律失常、心率增加,应避免与上述药物并用。

强肝丸(片、胶囊、颗粒)[乙类]

【药物组成】茵陈、板蓝根、当归、白芍、丹参、郁金、黄芪、党参、泽泻、黄精、地黄、山药、山楂、六神曲、秦艽、甘草。

【方　解】方中黄芪、党参、山药健脾益气,以资化源。当归、白芍、黄精、地黄滋阴养血,柔肝止痛。丹参、地黄清热凉血。郁金活血行气,疏肝解郁。神曲、山楂消食行气,健脾和胃。茵陈、泽泻、板蓝根、秦艽清热利湿。甘草健脾益气,调和诸药。诸药合用,共奏健脾疏肝、清利湿热、益气养血之功。

【剂型规格】浓缩水蜜丸,每 10 丸重 0.6g;薄膜衣片,每片重 0.5g;胶囊剂,每粒装 0.4g;颗粒剂,每袋装 5g。

【功能主治】清热利湿,补脾养血,益气解郁。用于慢性肝炎、早期肝硬化、脂肪肝、中毒性肝炎等。

【用法用量】口服。丸剂,一次 2.5g,一日 2 次。片剂,一次 5 片,一日 2 次。每服 6 日停一日,8 周为一疗程,停一周,再进行第二疗程。胶囊,一次 5 粒,一日 2 次,8 周为一疗程,停一周,再进行第二疗程。颗粒,温开水冲服,一次 1 袋,一日 2 次,每服 6 日停一日,8 周为一疗程,停一周,再进行第二疗程。

【注意事项】①感冒发热忌用;②有胃、十二指肠溃疡或高酸性慢性胃炎者应减量服用,妇女经期可暂停服用。

舒肝宁注射液[乙类]

【药物组成】板蓝根提取物、茵陈提取物、栀子提取物、黄芩苷、灵芝提取物。

【方　　解】方中板蓝根性味苦寒,归心、胃经,具有清热解毒,凉血,利咽的功效。茵陈味苦、辛,性微寒,归脾、胃、肝、胆经,有清利湿热,利胆退黄的功效。栀子苦、寒,归心、肺、三焦经,有泻火除烦,清热利湿,凉血解毒的功效,外用消肿止痛。黄芩味苦,性寒,归肺、胆、脾、大肠、小肠经,有清热燥湿,泻火解毒,止血,安胎的功效。灵芝性温,味淡,归心、肺、肝、肾经,有补气安神,止咳平喘的功效。以上诸药合用,共奏清热解毒、利湿退黄、益气扶正、保肝护肝之效。

【剂型规格】注射剂,每支装 2ml; 10ml; 20ml。

【功能主治】清热解毒,利湿退黄,益气扶正,保肝护肝。用于湿热黄疸,症见面目俱黄,胸肋胀满,恶心呕吐,小便黄赤,乏力,食欲缺乏,便溏;急、慢性病毒性肝炎见前述症状者。

【用法用量】静脉滴注,一次 10~20ml,用 10% 葡萄糖注射液 250~500ml 稀释后静脉滴注,一日 1 次;症状缓解后可改用肌内注射,一次 2~4ml,一日 1 次。

【不良反应】包括过敏性休克、一般过敏反应、药物热、皮疹、瘙痒、面部潮红等。

【注意事项】①过敏体质及孕妇慎用;②严禁与其他药物混合配伍使用。谨慎联合用药;③严格按规定用法用量用药;④使用时滴注速度不宜过快,儿童以 10~20 滴 /min,成年人 40~60 滴 /min 为宜;⑤用药过程中,应密切观察用药反应,尤其在用药的 30 分钟内,如出现异常应及时停药并采取相应的处理措施。

【特别提示】限急性肝炎、慢性肝炎活动期的患者使用。

慢肝养阴片(胶囊)[乙类]

【药物组成】北沙参、枸杞子、麦冬、川楝子、五味子、当归、地黄、党参、桂枝、人参。

【方　　解】方中地黄甘苦寒,清热凉血,养阴生津,枸杞子甘平,滋补肝肾,养阴生精,共为君药。北沙参微苦寒,养阴生津,当归甘辛温,补血养肝,党参甘平,益气生津养血,麦冬甘微寒,养阴润肺,五味子酸甘温,敛肺滋肾,以补肺金而生肾水,协助君药补益肝肾,故为臣药。川楝子苦寒,能清肝火,泄郁热,行气止痛,以治疗肝肾阴虚,日久所生之蕴热,人参等微苦温,大补元气,桂枝辛甘温,温通经络,助阳化气,与人参同用,既可资化源,生阴液,又可佐制上药苦寒之性,为佐药。诸药合用,共奏滋补肝肾、养阴清热之功。

【剂型规格】片剂,每片重 0.4g;胶囊剂,每装 0.25g。

【功能主治】养阴清热,滋补肝肾。用于迁延性肝炎,慢性肝炎,肝炎后综合征。

【用法用量】口服。片剂,一次 3 片,一日 3 次。胶囊,一次 4 粒,一日 3 次。

【特别提示】本品为参保人员住院使用时由基本医疗保险统筹基金按规定支付,门诊使用时由职工基本医疗保险个人账户支付的药品。

澳泰乐片(胶囊、颗粒)[乙类]

【药物组成】返魂草、郁金、黄精(蒸)、白芍、麦芽。

【方　　解】方中返魂草苦微寒,清热解毒,除湿,为君药。郁金辛苦寒,活血化瘀,行气解郁,利胆退黄,辅助君药行气解郁;白芍苦酸寒,养血柔肝,为臣药。麦芽甘平,健脾和胃,疏肝理气;黄精性平,补气养阴,为佐药。上药合用,共奏舒气理气、清热解毒之功。

【剂型规格】片剂,每片重 0.4g。胶囊剂,每粒装 0.35g。颗粒剂,每袋装①5g;②15g(每袋含总药材均为 12.15g)。

【功能主治】舒肝理气,清热解毒。用于肝郁毒蕴所致的胁肋胀痛、口苦纳呆、乏力;慢性肝炎见上述证候者。

【用法用量】口服。片剂,一次4片,一日3次。胶囊,一次4粒,一日3次。颗粒,一次1袋,一日3次。

【注意事项】①本品药性偏寒,脾胃虚寒者(表现为纳呆腹胀、脘腹痛而喜温喜按、口淡不渴、四肢不温、大便稀溏、或四肢浮肿、畏寒喜暖,舌淡胖嫩,舌苔白润)慎用,偏于瘀血停着、肝阴不足所致胁痛者不宜用,寒湿阴黄者忌用;②本品用于肝郁气滞兼有毒蕴肝胆,属慢性肝病调理之剂,凡急性肝病湿热疫毒壅盛,不兼有肝郁者忌用;或只见肝郁气滞而不兼有毒热蕴结者当慎用;③服药期间饮食宜清淡,忌食辛辣油腻之品,并戒酒。

【特别提示】本品为参保人员住院使用时由基本医疗保险统筹基金按规定支付,门诊使用时由职工基本医疗保险个人账户支付的药品。

第十三节　淋证类药

八正片(胶囊、颗粒)[乙类]

【药物组成】川木通、车前子(炒)、萹蓄、瞿麦、滑石、大黄、栀子、灯心草、甘草。

【方　解】方中川木通、车前子清热渗湿,泻火利尿,通淋止痛,为君药。配以萹蓄、瞿麦、滑石清利湿热,利水通淋,为臣药。佐以大黄苦寒下行,通利二便,化瘀止痛,栀子通泄三焦,清热凉血,灯心草入小肠、心经,清心火,泄小肠实热,导热下行。甘草调和诸药,缓急止痛,可避免苦寒过甚,而为使药。诸药合用,共奏清热、利尿、通淋之功。

【剂型规格】片剂,每片重0.6g;胶囊剂,每粒装0.39g;颗粒剂,每袋装22g。

【功能主治】清热,利尿,通淋。用于湿热下注,小便短赤,淋沥涩痛,口燥咽干。

【用法用量】口服。片剂,一次3~4片,一日3次。胶囊,一次4粒,一日3次。颗粒,一次1袋,一日3次。

【不良反应】个别患者偶见轻度恶心、腹泻、便溏、腹胀等。

【注意事项】①孕妇、绞窄性肠梗阻患者及结、直肠黑变病患者禁用;②本品苦寒,易伤正气,久病体虚者、儿童、老年人慎用,即使体质壮实者,也当中病即止,不可过量、久服;③淋证属于肝郁气滞或脾肾两虚,膀胱气化不行者不宜使用;④服药期间禁食辛辣刺激性食物;不宜与温补性中成药同服。

三金片[甲类](胶囊[甲类]、颗粒[乙类])

【药物组成】金樱根、菝葜、羊开口、金沙藤、积雪草。

【方　解】方中菝葜利小便,消肿痛,羊开口清热利尿,为君药。金沙藤、积雪草清热利湿,为臣药。金樱根清热利湿,活血解毒,益肾补虚,为佐药。全方配伍,共奏清热解毒、利湿通淋、益肾之功。

【剂型规格】片剂,①薄膜衣小片,每片重0.18g(相当于饮片2.1g),②薄膜衣大片,每片重0.29g(相当于饮片3.5g),③糖衣小片,片心重0.17g(相当于饮片2.1g),④糖衣大片,片心重0.28g(相当于饮片3.5g)。胶囊剂,每粒装0.35g。颗粒剂,每袋装14g(相当于原药材10.5g)。

【功能主治】清热解毒,利湿通淋,益肾。用于下焦湿热所致的热淋,小便短赤、淋沥涩痛、尿急频数;急慢性肾盂肾炎、膀胱炎、尿路感染见上述证候者。

【用法用量】口服。片剂,小片一次 5 片,大片一次 3 片,一日 3~4 次。症状消失,尿常规正常,尿培养阴性后,急性患者继续服 10 天,慢性患者继续服 1 个月,以巩固疗效。胶囊,一次 2 粒,一日 3~4 次。颗粒,开水冲服,一次 14g,一日 3~4 次。

【不良反应】本品可引起药疹 [甘肃中医,2001,14(3):59]。

【注意事项】①服药期间饮食宜清淡,忌食辛辣油腻食品及烟酒刺激物品;②淋证属于肝郁气滞或脾肾两虚,膀胱气化不行者不宜使用,肝郁气滞表现为情志抑郁,胸胁或少腹胀满窜痛,或见咽中异物感,或颈部瘿瘤,或胁下肿块。妇女可见乳房胀痛,月经不调,痛经等常见证候;脾肾两虚表现为直肠滑脱不收,肛门有下坠感,兼见头晕,耳鸣,神疲困倦,动则气促,腰膝酸软无力,夜晚尿频,大便溏泻或干结难排;膀胱气化不行证见尿黄量少,浮肿;③注意多饮水,避免过度劳累;④不宜在服药期间同时服用滋补性中药;⑤对本品过敏者禁用,过敏体质者慎用。本品性状发生改变时禁止使用。

【特别提示】三金颗粒为参保人员住院使用时由基本医疗保险统筹基金按规定支付,门诊使用时由职工基本医疗保险个人账户支付的药品。

宁泌泰胶囊[乙类]

【药物组成】四季红、芙蓉叶、仙鹤草、大风藤、白茅根、连翘、三棵针。

【方　解】方中连翘、芙蓉叶清热解毒、消肿散结,白茅根、仙鹤草凉血止血,四季红、三颗针、大风藤清热利湿。诸药合用,共奏清热解毒散结、利湿通淋消肿、养阴凉血止血之功。

【剂型规格】胶囊剂,每粒装 0.38g。

【功能主治】苗医:旭嘎帜沓痂,洼内通诘:休洼凯纳,殃矢迪,久溜阿洼,底抡。中医:清热解毒,利湿通淋。用于湿热蕴结所致淋证,证见:小便不利,淋漓涩痛,尿血,以及下尿路感染、慢性前列腺炎见上述证候者。

【用法用量】口服。一次 3~4 粒,一日 3 次;7 天为一个疗程,或遵医嘱。

【不良反应】有文献报道 1 例患者服用后出现恶心、腹痛、虚汗症状 [药物流行病学杂志,2011,20(6):294]。

【注意事项】孕妇慎服。

血尿安片(胶囊)[乙类]

【药物组成】白茅根、小蓟、肾茶、黄柏。

【方　解】方中肾茶为君药,苦寒燥湿,性禀至阴,偏走下焦,清热泻火,利尿消肿,长于泻肾火退虚热。小蓟性甘凉而濡润,善入血分,"坚肾水,泻心火,去血热",清下焦肾系血分之结热而具凉血之功,白茅根其性寒降,入膀胱经,清热利尿,导热下行,小蓟、白茅根、黄柏为臣药,助君药清热利湿、泻火通淋、凉血止血、化瘀养阴。全方清热利湿之中寓有养阴,凉血止血之中寓有化瘀。清中有滋,止中有散,共奏清热利湿、凉血止血之功。

【剂型规格】片剂,每片重 0.6g。胶囊剂,每粒装 0.35g。

【功能主治】傣医:退埋通嘀罕勒。兵拢牛贺占波,拢泵。中医:清热利湿,凉血止血。用于湿热蕴结所致,尿血,尿频,尿急,尿痛,泌尿系感染见上述证候者。

【用法用量】口服。片剂,一次 2 片,一日 3 次,重症者可酌情增加剂量。三大盒一疗程,36 天用量。胶囊,一次 3 粒,一日 3 次。

【注意事项】孕妇慎服;服药期间慎用辛辣香燥食物。

克淋通胶囊[乙类]

【药物组成】四季红、黄柏。

【方　　解】以四季红为君药,四季红,味苦、辛、微涩、性凉。归肾、膀胱经。功能清热解毒,利湿通淋,活血止痛。用于泌尿系感染,清热利尿、通淋,治血尿、膀胱炎。黄柏为臣药、佐使药。黄柏,苦,寒。归肾、膀胱经,功能清热燥湿,泻火除蒸,解毒,泻膀胱之火,利小便热结、除下焦湿热;黄柏尤擅清下焦湿热,治湿热蕴结膀胱,小便赤涩淋痛,助君药清热解毒,利湿通淋。二药合用,共奏清热泻火、利尿通淋之功。

【剂型规格】胶囊剂,每粒装 0.4g。

【功能主治】清热泻火,利尿通淋。用于湿热下注,热结膀胱所致的热淋,症见小便频数、尿急、尿痛、小腹胀痛、腰痛,苔黄腻,脉滑数。

【用法用量】口服。一次 4~6 粒,一日 3 次。

尿石通丸[乙类]

【药物组成】广金钱草、海金沙、茯苓、车前草、苘麻子、川木通、丝瓜络、鸡内金、枳实、牛膝。

【方　　解】方中广金钱草可治砂淋、石淋,起利尿排石作用;海金沙起尿道镇痛作用;茯苓、车前草、苘麻子、川木通利水渗湿;鸡内金可化石通淋;丝瓜络通经活络;牛膝利尿通淋,且补肾壮腰增强肾的气化功能,既有助于止痛排石,又可防止新的结石形成。全方具有清热利湿、行气逐瘀、通淋排石的功效。

【剂型规格】丸剂,每袋装 4g。

【功能主治】清热祛湿,行气逐瘀,通淋排石。适用于气滞湿阻型尿路结石以及震波碎石后者。

【用法用量】口服,一次 4g,一日 2 次,一个半月为一疗程。

【不良反应】个别患者发生恶心、纳呆、口淡。

【注意事项】①本品应在医生指导下使用,尤其是尿路狭窄、结石合并感染或鹿角状结石者;②服药期间可适当饮水,以利排石;③孕妇慎用。

尿清舒颗粒[乙类]

【药物组成】车前草、虎杖、地胆草、山木通、野菊花、重楼。

【方　　解】方中车前草、虎杖、地胆草、山木通等具有清热利湿通淋作用;野菊花、重楼功善清热解毒,消肿止痛。全方共奏清热利湿,利水通淋之功。

【剂型规格】颗粒剂,每袋装 10g。

【功能主治】彝医:西弗色哩哩诺奴诺,夫撒凯奴,吐土希。中医:清热利湿,利水通淋。用于湿热蕴结所致淋症,小便不利,淋沥涩痛,慢性前列腺炎属上述证候。

【用法用量】口服。一次 10~20g,一日 3 次。

【注意事项】孕妇及身体虚寒者慎用。

尿感宁颗粒[乙类]

【药物组成】海金沙藤、连钱草、凤尾草、萹草、紫花地丁。

【方　　解】方中海金沙藤具有清热解毒、利尿除湿的功效;连钱草、萹草具有利湿通淋、清热解毒、散瘀消肿的功效;凤尾草、紫花地丁具有清热利湿、凉血止血、消肿解毒的功效。诸药相合,共奏清热解毒、利尿通淋之功。

【剂型规格】颗粒剂,①每袋装 15g;②每袋装 5g(无蔗糖)。

【功能主治】清热解毒,利尿通淋。用于膀胱湿热所致淋证,症见尿频、尿急、尿道涩痛、尿色偏黄、小便淋沥不尽等,急慢性尿路感染见上述证候者。

【用法用量】开水冲服。一次 1 袋,一日 3~4 次。

【注意事项】①体质虚弱者及脾胃虚寒,症见腹痛、喜暖、泄泻者慎用;②淋证属于肝郁气滞(症见小便涩滞、频急、少腹满痛、舌质带青)或脾肾两虚(症见小便不甚赤涩、淋沥不已、时作时止、腰膝酸软、神疲乏力)或膀胱气化不行(症见小便涩滞、淋沥不畅、少腹胀满疼痛)者不宜使用;③服药期间宜多饮水及清淡饮食,忌饮酒及辛辣油腻食物,以免助湿生热。

泌淋胶囊(颗粒)^{【乙类】}

【药物组成】四季红、酢浆草、车前草、石椒草。

【方　　解】方中车前草、酢浆草通淋排石,清热利尿;四季红其性善下行,且走而能补,用于通经化瘀,补肾;石椒草祛风燥湿,理气止痛。四药共奏清热解毒,利尿通淋之功。

【剂型规格】胶囊剂,每粒装 0.3g;颗粒剂,每袋装 6g。

【功能主治】苗医:旭嘎帜沓痂,洼内通诘:休洼凯纳。中医:清热解毒,利尿通淋。用于湿热蕴结所致淋症,小便不利,淋漓涩痛,尿路感染见上述证候者。

【用法用量】口服。胶囊,一次 3 粒,一日 3 次。颗粒,一次 6g,一日 3 次。

【注意事项】①孕妇慎服;②服药期间忌烟、酒及辛辣食物。

泌淋清胶囊^{【乙类】}

【药物组成】黄柏、白茅根、车前草、四季红、酢浆草、仙鹤草。

【方　　解】方中车前草、酢浆草通淋排石,清热利尿,配合白茅根更增强软坚排石之功效;黄柏凉血止血,利尿通淋,善治血淋;仙鹤草利湿通淋;四季红其性善下行,且走而能补,用于通经化瘀,补肾。上述诸药配合,有理气化瘀、通淋化石、清利湿热之功用。

【剂型规格】胶囊剂,每粒装 0.4g。

【功能主治】苗医:旭嘎帜沓痂,洼内通诘:休洼凯纳,殃矢迪。中医:清热解毒,利尿通淋。用于湿热蕴结所致的小便不利,淋漓涩痛,尿血,急性非特异性尿路感染,前列腺炎见上述证候者。

【用法用量】口服。一次 3 粒,一日 3 次;或遵医嘱。

泌宁胶囊^{【乙类】}

【药物组成】酢浆草、车前草、石椒草。

【方　　解】方中车前草、酢浆草通淋排石,清热利尿;石椒草祛风燥湿,理气止痛。全方共奏清热解毒,利尿通淋之功。

【剂型规格】胶囊剂,每粒装 0.3g。

【功能主治】苗医:旭嘎帜沓痂,洼内通诘:休洼凯纳。中医:清热解毒,利尿通淋。用于湿热蕴结所致的小便黄赤,灼热刺痛,小腹拘急等。

【用法用量】口服。一次 3 粒,一日 3 次。

【注意事项】①孕妇忌服;②服药期间忌烟、酒等辛辣食物。

肾石通丸(片、颗粒)[乙类]

【药物组成】金钱草、王不留行(炒)、萹蓄、延胡索(醋制)、鸡内金(烫)、丹参、木香、瞿麦、牛膝、海金沙。

【方　　解】金钱草清热利湿,排石通淋,王不留行活血祛瘀,利尿通淋,二药重用量大,切中病机主证,为君药。萹蓄、瞿麦、海金沙清热利湿,利水通淋,配鸡内金化解结石,四药增强君药清热通淋,利尿排石作用,共为臣药。丹参活血化瘀,止痛,牛膝活血化瘀,利尿通淋,延胡索活血行气止痛,木香行气止痛,四药增强君药活血化瘀止痛之功,共为佐药。诸药合用,共奏清热通淋、化瘀排石之功。

【剂型规格】丸剂,每袋装 2g。片剂,每片重 0.52g。颗粒剂,①每袋装 15g;②每袋装 4g(无蔗糖)。

【功能主治】清热利湿,活血止痛,化石,排石。用于肾结石,肾盂结石,膀胱结石,输尿管结石。

【用法用量】口服。丸剂,一次 1 袋,一日 2 次。片剂,一次 4 片,一日 2 次。颗粒,温开水冲服,一次 1 袋,一日 2 次。

【不良反应】口服肾石通颗粒致荨麻疹型药疹 1 例[药物流行病学杂志,2014(7):456]、1 例出现轻微恶心感,3 例出现头晕不适[医药导报,2013,32(9):1179]、导致呃逆 1 例[药物流行病学杂志,2005,14(1):62]。

【注意事项】①孕妇禁用;②肝郁气滞、脾肾亏虚所致的淋证慎用;③双肾结石,结石直径大于等于 1.5cm 或结石嵌顿时间长的病例不宜使用;④有出血倾向者慎用;⑤服药期间不宜进食辛辣、油腻和煎炸类食物。

【特别提示】本品为参保人员住院使用时由基本医疗保险统筹基金按规定支付,门诊使用时由职工基本医疗保险个人账户支付的药品。

肾复康片(胶囊)[乙类]

【药物组成】土茯苓、槐花、白茅根、益母草、广藿香。

【方　　解】方中土茯苓甘淡,解毒利湿,常用于湿热引起的热淋等症,为君药。槐花性寒凉而苦降,善清泻下焦之火热;白茅根清热利尿,助君药清利下焦湿热,为臣药。益母草利水消肿,活血化瘀;广藿香芳香化湿为佐药。诸药相合,共奏清热利尿、益肾化之功。

【剂型规格】片剂,每片重 0.32g。胶囊剂,每粒装 0.3g。

【功能主治】清热利尿,益肾化浊。用于热淋涩痛,急性肾炎水肿,慢性肾炎急性发作。

【用法用量】口服。片剂,一次 4~6 片,一日 3 次。胶囊,一次 4~6 粒,一日 3 次。

【注意事项】孕妇慎用。

肾安胶囊[乙类]

【药物组成】石椒草、肾茶、黄柏、白茅根、茯苓、白术、金银花、黄芪、泽泻、淡竹叶、灯心草、甘草。

【方　　解】方中金银花、黄柏、石椒草清热解毒泻火;黄芪、茯苓、白术、泽泻补气健脾利湿,合用利湿而不伤正;肾茶、淡竹叶、白茅根、灯心草利尿通淋。全方具有清热解毒,利尿通淋功效。

【剂型规格】胶囊剂,每粒装 0.4g。

【功能主治】彝医：西弗色哩哩诺奴诺，夫撒凯奴、吐土习。中医：清热解毒，利尿通淋。用于湿热蕴结所致淋证，症见小便不利、淋沥涩痛、下尿路感染见上述证候者。

【用法用量】口服。一次 1~2 粒，一日 3 次；饭前服用。

【注意事项】孕妇慎用。

肾舒颗粒[乙类]

【药物组成】白花蛇舌草、大青叶、瞿麦、萹蓄、海金沙藤、淡竹叶、黄柏、茯苓、地黄、甘草。

【方　　解】方中以瞿麦清热凉血，利水通淋；黄柏清热燥湿，泻火解毒，治淋浊尿血，共为主药；萹蓄清热利尿止血；海金沙藤清热解毒，利尿泻水，同为佐药；配以白花蛇舌草清热利湿，解毒消瘀；大青叶、地黄清热解毒，凉血止血；茯苓利湿，健脾益气；淡竹叶清热除烦，利水通淋，共助膀胱利水化气；甘草调和诸药，缓急止痛。诸药相合，共奏清热解毒、利水通淋之功。

【剂型规格】颗粒剂，每袋装 4g。

【功能主治】清热解毒，利水通淋。用于尿道炎，膀胱炎，急、慢性肾盂肾炎。

【用法用量】开水冲服，一次 8g，一日 3 次。小儿酌减或遵医嘱。

【注意事项】①本品为膀胱湿热所致热淋而设，若肝郁气滞，脾肾亏虚，膀胱气化不行所致淋证不宜使用；②本品药性苦寒，易伤正气，不可过服、久服；③宜多饮水，避免憋尿和劳累；治疗期间宜节制房事；④服药期间，不宜进食辛辣、油腻和煎炸类食物，以免助湿生热；⑤本品含利尿通淋，活血通经药物，孕妇忌服。

金钱草片(胶囊、颗粒)[乙类]

【药物组成】金钱草。

【剂型规格】片剂，①素片，每片重 0.3g；②薄膜衣片，每片重 0.32g。胶囊剂，每粒装 0.4g。颗粒剂，每袋装 10g。

【功能主治】清热利湿，利尿通淋。用于湿热下注所致小便频数短涩，淋沥疼痛，尿色赤黄，腰腹疼痛，甚至尿挟砂石。

【用法用量】口服。片剂，一次 4~8 片，一日 3 次。胶囊，一次 3~6 粒，一日 3 次。颗粒，开水冲服，一次 10g，一日 3 次。

【注意事项】对牛乳过敏者禁用。

金钱胆通颗粒[乙类]

【药物组成】连钱草、金钱草、茵陈、虎杖、柴胡、蒲公英、香附(制)、丹参、决明子、乌梅。

【方　　解】方中连钱草利湿通淋，清热解毒，散瘀消肿；金钱草清热利湿，除肝胆、尿路结石。二药相合，清肝胆之湿热，疏肝胆之郁滞，故共为君药。茵陈味苦辛、性寒，去除脾、胃、肝、胆之湿，治湿热黄疸之要药；虎杖祛风利湿，散瘀消肿；蒲公英清热利湿，凉血解毒，散结消肿，三药助君药去湿热，散郁结，故为臣药。决明子清肝之热，润肠通便，助君药导湿热从大便出；丹参、香附与柴胡相配，既能疏肝胆畅气机，又可活血止痛，而柴胡还可导诸药直达肝胆，是佐而兼使之用。乌梅酸涩而性平，能生津止渴，防止诸药清利湿热太过而有伤津液之虑，为佐药。诸药配合，共奏清热利湿、疏通肝胆、止痛排石之功，使郁结之邪得去而胁痛自平。

【剂型规格】颗粒剂，每袋装 8g。

【功能主治】清利湿热,疏通肝胆,止痛排石。用于胆石症湿热郁结于少阳胆腑之胁痛。痛在右胁,固定不移,或继发绞痛,上引肩背,便秘尿黄,甚至身目俱黄发热,舌质暗红,苔厚腻或黄腻,脉弦滑或弦紧。

【用法用量】开水冲服。一日4次,第一次2袋,后三次各服1袋。三周为一个疗程。

【不良反应】偶见用药后便溏,停药后即可复常。

复方石淋通片(胶囊)[乙类]

【药物组成】广金钱草、石韦、海金沙、滑石粉、忍冬藤。

【方　　解】方中以广金钱草、石韦、海金沙、滑石清热利尿通淋;忍冬藤清热解毒通络。诸药相合,共奏清热利湿、利水通淋之功。

【剂型规格】片剂(糖衣片),每片重0.25g;胶囊剂,每粒装0.25g。

【功能主治】清热利湿,通淋排石。用于膀胱湿热、石淋涩痛、尿路结石、泌尿系感染属肝胆膀胱湿热者。

【用法用量】口服。片剂,一次6片,一日3次。胶囊,一次6粒,一日3次。

【注意事项】①孕妇禁用;②淋证属于肝郁气滞或脾肾两虚者慎用;③双肾结石或结石直径大于等于1.5cm或结石嵌顿时间长的病例不宜使用;④本品肾阴虚或脾胃虚寒者慎用;⑤服药期间忌食油腻和辛辣食品,忌烟酒;⑥服药期间注意多饮水,避免劳累。

复方金钱草颗粒[乙类]

【药物组成】广金钱草、车前草、石韦、玉米须。

【方　　解】方中以广金钱草、车前草、石韦、玉米须清热利水通淋。诸药相合,共奏清热泻火、利水通淋排石之功。

【剂型规格】颗粒剂,①每袋装10g;②每袋装3g(无蔗糖)。

【功能主治】清热祛湿,利尿排石,消炎止痛。用于湿热下注所致的热淋、石淋,症见尿频、尿急、尿痛、腰痛、泌尿系结石、尿路感染见上述证候者。

【用法用量】用开水冲服,一次1~2袋,一日3次。

结石通片(胶囊)[甲类]

【药物组成】广金钱草、玉米须、石韦、鸡骨草、茯苓、车前草、海金沙草、白茅根。

【方　　解】广金钱草具有清热利湿、利尿通淋、通窍排石作用,针对病机主证,为君药。合用鸡骨草清热利湿、解毒止痛,白茅根清热利尿、凉血止血,石韦、车前草、海金沙草、玉米须利尿通淋,茯苓淡渗水湿、通利膀胱,共为佐使药。诸药合用,共奏清热利湿、通淋排石、止痛止血之效。

【剂型规格】片剂,每片含干浸膏0.25g(相当于原药材2g);胶囊剂,每粒装0.35g。

【功能主治】清热利湿,通淋排石,镇痛止血。用于泌尿系感染,膀胱炎,肾炎水肿,尿路结石,血尿,淋沥混浊,尿道灼痛等。

【用法用量】口服。片剂,一次5片,一日3次。胶囊,一次4粒,一日3次。

【注意事项】①孕妇禁用;②肝郁气滞,肾脾亏虚,膀胱气化不行所致的淋证慎用;若石淋日久,伤气耗阴者,当配益气滋阴药同用;③双肾结石或结石直径大于等于1.5cm或结石嵌顿时间长的病例慎用,或根据需要配合其他治疗方法;④服药期间不宜进食辛辣、油腻和煎炸类食物。

结石康胶囊[乙类]

【**药物组成**】三叶青、广金钱草、海金沙、琥珀、预知子、黄芪、毛柱铁线莲、延胡索、乌药、三棱、鸡内金、威灵仙。

【**方　　解**】方中金钱草性味甘、微寒,归肝、胆、肾、膀胱经,有清热利湿,利尿通淋,散结排石,解毒消肿之功。海金沙清利湿热,通淋止痛。鸡内金涩精止遗,通淋化石。三叶青、琥珀、预知子、黄芪、延胡索、三棱化瘀,通淋。铁线莲利尿通络,理气解毒。威灵仙祛风除湿。乌药行气止痛。诸药合用,共奏清热利湿、益气活血、利尿排石之功。

【**剂型规格**】胶囊剂,每粒装 0.38g。

【**功能主治**】清热利湿,益气活血,利尿排石。用于肾、输尿管或膀胱的小结石(结石横径小于等于 1.0cm,纵径小于等于 1.8cm),或是肾输尿管结石经过体外碎石后,粉碎之结石在肾、输尿管内结集凝结成团块状或条索状不能自排,中医辨证属于湿热蕴结兼气滞血瘀证者。症见腰腹疼痛、排尿困难、小便淋漓不尽、尿血。

【**用法用量**】口服。一次 4 粒,一日 3 次。2 个月为一疗程。

【**不良反应**】①个别患者服药后出现恶心、呕吐、头晕等症状;②个别患者尿常规检测可见少许白细胞、红细胞。

【**注意事项**】①本品适用于肾功能良好、无中度以上肾积水患者;②结石在某一部位滞留时间超过 1 年者,建议考虑其他方法治疗;③结石部位远端出现输尿管畸形、狭窄、梗塞及手术疤痕黏连者,合并严重前列腺增生影响排尿或尿道狭窄者,发生结石嵌顿者禁用;④病情重者慎用。

海昆肾喜胶囊[乙类]

【**药物组成**】褐藻多糖硫酸酯。

【**剂型规格**】胶囊剂,每粒装 0.22g(含褐藻多糖硫酸酯 100mg)。

【**功能主治**】化浊排毒。用于慢性肾功能衰竭(代偿期、失代偿期和尿毒症早期)湿浊证。症见恶心,呕吐,纳差,腹胀,身重困倦,尿少,浮肿,苔厚腻。

【**用法用量**】口服。一次 2 粒,一日 3 次;2 个月为一疗程。餐后 1 小时服用。

【**不良反应**】有文献报道患者服用后出现耳鸣、幻听、幻视、血压降低、心律不齐及四肢多处过敏性紫癜等症状[中国医院药学杂志,2013,33(12):1022]。

【**注意事项**】①在医生的指导下按主治证候用药,按时按量服用;②在医生的指导下,根据肾功能衰竭程度注意合理膳食;③本品可与对肾功能无损害的抗生素、抗高血压药、抗酸、补钙及纠正肾性贫血等药物使用。但是,没有与 ACEI 类制剂使用的经验;④对有明显出血征象者应慎用;⑤使用期间注意观察不良反应;⑥儿童及 65 岁以上老年人尚无临床研究资料。

【**特别提示**】限慢性肾功能衰竭失代偿期并在住院期间使用。

热淋清片(胶囊、颗粒)[乙类]

【**药物组成**】头花蓼。

【**剂型规格**】片剂,每片重 0.6g(每片相当于原药材 3.3g)。胶囊剂,每粒装 0.3g(含原药材 3g)。颗粒剂,①每袋装 4g(无蔗糖);②每袋装 8g。

【**功能主治**】清热泻火,利尿通淋。用于下焦湿热所致的热淋,症见尿频、尿急、尿痛,尿路感染、肾盂肾炎见上述证候者。

【用法用量】口服。片剂,一次 3~6 片,一日 3 次。胶囊,一次 4~6 粒,一日 3 次。颗粒,开水冲服,一次 1~2 袋,一日 3 次。

【不良反应】有报道服用本药后偶见肠胃不适 [长春中医学院学报, 2002, 18 (3): 18]。另有报道患者在服药后导致流产 [中国医院药学杂志, 2015, 35 (4): 368]、全身皮肤水肿性红斑 [中国药物应用与监测, 2008, 5 (5): 60]。

【注意事项】①双肾结石或结石直径大于等于 1.5cm 或结石嵌顿时间长的病例不宜使用;②肝郁气滞,脾肾两虚所致的淋证慎用;③服药期间忌烟酒及辛辣,油腻食物;④服药期间注意多饮水,避免劳累。

排石颗粒[甲类]

【药物组成】连钱草、盐车前子、木通、徐长卿、石韦、瞿麦、忍冬藤、滑石、苘麻子、甘草。

【方 解】连钱草苦辛微寒,清热解毒,利尿通淋,软坚排石;车前子寒凉清热,利尿通淋,两药合用清热利水,通淋排石,切中病机,故为君药。苘麻子清热解毒,利湿;合木通、石韦、瞿麦和滑石利尿通淋,增强君药清热利尿、通淋排石作用,共为臣药。徐长卿利尿通淋,解毒止痛;忍冬藤清热解毒,通络止痛,合为佐药。甘草缓急止痛,调和诸药,为使药。诸药合用,共奏清热利水、通淋排石之效。

【剂型规格】颗粒剂,①每袋装 20g;②每袋装 5g(无蔗糖)。

【功能主治】清热利水,通淋排石。用于下焦湿热所致的石淋,症见腰腹疼痛、排尿不畅或伴有血尿;泌尿系结石见上述证候者。

【用法用量】开水冲服。一次 1 袋,一日 3 次;或遵医嘱。

【注意事项】①双肾结石或结石直径大于等于 1.5cm 或结石嵌顿时间长的病例忌用;②对久病伤正,兼见肾阴不足或脾气亏虚,虚实夹杂者,不宜单用本品,可酌配滋阴或健脾之品同用;③本品含有木通、滑石、瞿麦等淡渗滑利通窍药物,孕妇忌用。

银花泌炎灵片[乙类]

【药物组成】金银花、半枝莲、萹蓄、瞿麦、石韦、川木通、车前子、淡竹叶、桑寄生、灯心草。

【方 解】半枝莲、金银花、淡竹叶等药物具有清热解毒作用;萹蓄、瞿麦、石韦、川木通、车前子、灯心草等药具有清利湿热、利尿通淋作用;桑寄生具有祛风湿,强筋骨的作用。诸药相合,共奏清热解毒、利湿通淋之功。

【剂型规格】片剂,每片重 0.5g。

【功能主治】清热解毒,利湿通淋。用于急性肾盂肾炎,急性膀胱炎,下焦湿热证,症见发热恶寒、尿频急、尿道刺痛或尿血、腰痛等。

【用法用量】口服。一次 4 片,一日 4 次,两周为一个疗程。可连服三个疗程,或遵医嘱。

【注意事项】孕妇禁用,哺乳期妇女慎用。

清浊祛毒丸[乙类]

【药物组成】金沙藤、大血藤、蒲公英、牡丹皮、虎杖、地黄、山茱萸、广山药、茯苓、泽泻、益母草、黄芪。

【方 解】金沙藤、蒲公英等药物为君药以清热除湿、祛除毒邪;又以山茱萸、广山药等为臣药以扶正驱邪、补肾生精,提高人体免疫力抗病力;再用大血藤、牡丹皮等药物为佐药以活血化瘀、疏通血脉。诸药相合,共奏清热解毒、利湿去浊之功。

【剂型规格】丸剂,每 10 丸重 0.13g。

【功能主治】清热解毒,利湿去浊。用于湿热下注所致尿频,尿急,尿痛等。

【用法用量】口服。一次 8g,一日 3 次。

【注意事项】①孕妇禁用;②儿童慎用。

清热通淋丸(片、胶囊)[乙类]

【药物组成】爵床、苦参、白茅根、硼砂。

【方　　解】方中爵床性寒味咸,具有清热解毒、活血消肿、利湿通淋之功,切中下焦湿热病机,故为君药。苦参清热燥湿,通利小便,助爵床清利小焦湿热而为臣药。白茅根清热利尿,且利水而不伤阴,可治热淋;硼砂甘咸凉,善清热解毒散结,除湿热之滞,二药为佐药。四药配伍,共奏清热、利湿、通淋之功。

【剂型规格】丸剂,每丸重 0.16g;片剂,每片重 0.38g;胶囊剂,每粒装 0.37g。

【功能主治】清热,利湿,通淋。用于下焦湿热所致热淋,症见小便频急、尿道刺痛、尿液浑浊、口干苦等以及急性下尿路泌尿系感染见于上述证候者。

【用法用量】口服。丸剂,一次 10 丸,一日 3 次。片剂,一次 4 片,一日 3 次。胶囊,一次 4 粒,一日 3 次。或遵医嘱,两周为一个疗程。

【不良反应】偶见消化道不适,一般可自行缓解。

【注意事项】胃脘不适者在饭后服药。肾功能不良者注意定期复查。孕妇忌服。虚证慎用。

萆薢分清丸[乙类]

【药物组成】粉萆薢、石菖蒲、甘草、乌药、盐益智仁。

【方　　解】方中粉萆薢利湿化浊,系治白浊之专药,为君药。益智仁温肾阳,缩小便,为臣药。乌药温肾化气,能疏邪利诸气,逐寒而温肾,石菖蒲化浊通窍而利小便,共为佐药。甘草调和诸药而为使药。诸药相合,共奏分清化浊、温肾利湿之功。

【剂型规格】丸剂,每 20 丸重 1g。

【功能主治】分清化浊,温肾利湿。用于肾不化气、清浊不分所致的白浊、小便频数。

【用法用量】口服。一次 6~9g,一日 2 次。

【注意事项】①忌食油腻、茶、醋及辛辣刺激性物;②孕妇及过敏体质者慎用。

琥珀消石颗粒[乙类]

【药物组成】赤小豆、当归、琥珀、海金沙、金钱草、鸡内金、蒲黄、牛膝、郁金。

【方　　解】方中以海金沙、金钱草、鸡内金利尿通淋化石;琥珀、牛膝、蒲黄利尿通淋,活血止血;赤小豆清热利湿;当归活血养血;郁金活血止痛,利胆退黄。诸药相合,共奏清热利湿、利尿通淋之功。

【剂型规格】颗粒剂,每袋装 15g(相当于原药材 35g)。

【功能主治】清热利湿,通淋消石。用于石淋、血淋,也可用于泌尿系统结石属湿热瘀结证者。

【用法用量】冲服。一次 2 袋,一日 2 次或遵医嘱。

【注意事项】①本品所含沉淀系有效成分,服用时将沉淀物一同服下;②素体虚寒者不宜服用。

癃清片（胶囊）[甲类]

【药物组成】泽泻、车前子、败酱草、金银花、牡丹皮、白花蛇舌草、赤芍、仙鹤草、黄连、黄柏。

【剂型规格】片剂，每片重0.6g；胶囊剂，每粒装0.5g。

【方　　解】方中泽泻、车前子、白花蛇舌草利湿通淋，金银花、败酱草等药物清热解毒，赤芍、牡丹皮、仙鹤草凉血活血，黄连、黄柏清湿热。诸药合达清热解毒，凉血通淋之功。

【功能主治】清热解毒，凉血通淋。用于下焦湿热所致的热淋，症见尿频、尿急、尿痛、腰痛、小腹坠胀；亦用于慢性前列腺炎湿热蕴结兼瘀血证，症见小便频急，尿后余沥不尽，尿道灼热，会阴少腹腰骶部疼痛或不适等。

【用法用量】口服。片剂，一次6片，一日2次；重症：一次8片，一日3次。胶囊，一次4粒，一日2次；重症一次5~6粒，一日3次。

【不良反应】服用本品有胃肠道的不良反应[中医学报，2016，31（6）：899]。有4例出现轻度胃部不适症状，随服药时间延长，症状逐渐好转[中国临床研究，2010，23（4）：327]。

【注意事项】①淋证属于肝郁气滞或脾肾两虚者慎用；②肝郁气滞，脾虚气陷，肾阳衰惫，肾阴亏耗所致癃闭者慎用；③服药期间适当增加饮水，忌烟酒及辛辣、油腻食物，避免劳累；④体虚胃寒者不宜服用。

第十四节　水肿类药

五苓散（片、胶囊）[甲类]

【药物组成】泽泻、茯苓、猪苓、炒白术、肉桂。

【方　　解】方中泽泻甘淡渗湿，入肾、膀胱经，功善利水渗湿消肿，重用为君药。茯苓、猪苓甘淡渗湿，健脾利湿，通利小便，增强君药利水渗湿之效，共为臣药。白术味苦性温，补气健脾，燥湿利水；肉桂味辛性热，补火助阳，温阳化气，以助膀胱气化，共为佐药。诸药合用，共奏温阳化气，利湿行水之功。

【剂型规格】散剂，①每袋装6g；②每袋装9g。胶囊剂，每粒装0.45g。片剂，每片重0.35g。

【功能主治】温阳化气，利湿行水。用于阳不化气、水湿内停所致的水肿，症见小便不利、水肿腹胀、呕逆泄泻、渴不思饮。

【用法用量】口服。散剂，一次6~9g，一日2次。胶囊，一次3粒，一日2次。片剂，一次4~5片，一日3次。

【不良反应】本方药性偏渗利，故脾气亏损，肾气虚弱者如服食过多可出现头晕、目眩、口淡、食欲减退等反应。

【注意事项】①本品含温热及渗利药物，孕妇慎用；②湿热下注、气滞水停、风水泛溢所致水肿不宜用；湿热下注、伤食所致泄泻不宜用；痰热犯肺、气喘咳嗽者不宜用；肾亏脾损小便已利者不宜用，温病高热伤津者慎用，属于阴虚津液不足者不用；③服药期间，不宜进食辛辣、油腻和煎炸类食物，以免助湿生热。

尿毒清颗粒[甲类]

【药物组成】大黄、黄芪、桑白皮、苦参、白术、茯苓、白芍、制何首乌、丹参、车前草。

【方　　解】大黄、黄芪、桑白皮、苦参清热燥湿,利水消肿;白术、白芍、何首乌、丹参补血活血化瘀;茯苓、车前草健脾,利尿祛湿。全方共奏通腑降浊,健脾利湿,活血化瘀之功。

【剂型规格】颗粒剂,每袋装 5g。

【功能主治】通腑降浊,健脾利湿,活血化瘀。用于慢性肾功能衰竭,氮质血症期和尿毒症早期,中医辨证属脾虚湿浊证和脾虚血瘀证者。可降低肌酐、尿素氮,稳定肾功能,延缓透析时间。对改善肾性贫血、提高血钙、降低血磷也有一定作用。

【用法用量】温开水冲服。每日 4 次,6 时、12 时、18 时各服 1 袋,22 时服 2 袋,每日最大量 8 袋;也可另订服药时间,但两次服药间隔勿超过 8 小时。

【注意事项】①应在医师指导下按主治证候用药,按时按量服用;②按肾功能衰竭程度,采用相应的肾衰饮食,忌豆类食品;③服用后大便呈半糊状为正常现象,如呈水样需减量使用;④本品可与对肾功能无损害的抗生素、化学药降压、利尿、抗酸、降尿酸药并用。

肾炎四味片[甲类](胶囊[甲类]、丸[乙类]、颗粒[乙类])

【药物组成】细梗胡枝子、黄芩、石韦、黄芪。

【方　　解】方中细梗胡枝子是湖北民间治肾炎单方,具有清热解毒、活血化瘀之功,为君药。配以黄芪益气升阳,利水消肿,为臣药。佐以石韦清热凉血,利水消肿,黄芩清热燥湿,泻火解毒。四药合用共奏清热利尿,补气健脾之功。

【剂型规格】片剂,每片重①0.36g;②0.70g;③糖衣片,每片心重 0.35g。胶囊剂,每粒装0.4g。丸剂和颗粒剂,均为每袋装 5g。

【功能主治】片剂:清热利尿,补气健脾。用于湿热内蕴兼气虚所致的水肿,症见浮肿、腰痛、乏力、小便不利;慢性肾炎见上述证候者。

丸(胶囊、颗粒):活血化瘀,清热解毒,补肾益气。用于慢性肾炎。

【用法用量】口服。片剂,一次 8 片(规格①、③)或一次 4 片(规格②),一日 3 次。胶囊,一次 4 粒,一日 3 次。丸剂,一次 5g,一日 3 次。颗粒,开水冲服,一次 5g,一日 3 次。

【不良反应】个别患者发生恶心,纳差,腹胀,口干,口苦。

【注意事项】①肝肾阴虚、脾肾阳虚所致水肿以及风水水肿者不宜服用;②方中含活血之品,孕妇忌用;③服用期间忌服激素、环磷酰胺、氮芥等药物。

肾炎消肿片[乙类]

【药物组成】桂枝、泽泻、陈皮、香加皮、苍术、茯苓、姜皮、大腹皮、关黄柏、椒目、冬瓜皮、益母草。

【方　　解】方中以桂枝、椒目温阳化气,通阳利水;苍术、茯苓燥湿健脾,淡渗利水;陈皮、香加皮、姜皮、大腹皮、冬瓜皮、泽泻理气行水,宽中除湿,利水消肿;黄柏反佐,以制温燥太过,可泻肾中邪热;益母草活血化瘀,利水消肿。

【剂型规格】片剂,①薄膜衣片,每片重 0.34g;②薄膜衣片,每片重 0.56g;③糖衣片(片心重 0.32g)。

【功能主治】健肾渗湿,通阳利水。用于脾虚气滞、水湿内停所致的水肿。症见肢体浮肿、晨起面肿甚、按之凹陷、身体重倦、尿少、脘腹胀满、舌苔白腻、脉沉缓,急、慢性肾炎见上述证候者。

【用法用量】口服。一次 4~5 片(规格①、③)或一次 3 片(规格②),一日 3 次。

【注意事项】①肾炎虚证者勿用;②急性肾炎风热证,舌边红,舌苔薄者勿服。

肾炎康复片[甲类]

【药物组成】西洋参、人参、地黄、盐杜仲、山药、白花蛇舌草、黑豆、土茯苓、益母草、丹参、泽泻、白茅根、桔梗。

【方　　解】方中以西洋参、人参、地黄、杜仲、山药益气养阴，补肾健脾；白花蛇舌草、土茯苓解毒；益母草、泽泻、白茅根利水除湿消肿；黑豆利水解毒；丹参活血以利水行；桔梗宣肺排脓。诸药相合，共奏益气养阴、补肾健脾、清除余毒之功。

【剂型规格】片剂，①糖衣片，片心重 0.3g；②薄膜衣片，每片重 0.48g。

【功能主治】益气养阴，补肾健脾，清除余毒。用于气阴两虚、脾肾不足、水湿内停所致的水肿，症见神疲乏力、腰酸腿软、面浮、四肢浮肿、头晕耳鸣；慢性肾炎、蛋白尿、血尿见上述证候者。

【用法用量】口服。一次 8 片（规格①）或一次 5 片（规格②），一日 3 次，小儿酌减或遵医嘱。

【注意事项】①孕妇禁服；②急性肾炎水肿不宜；③服药期间忌辛、辣、肥甘等刺激性食物，禁房事。

肾炎舒片（胶囊、颗粒）[乙类]

【药物组成】苍术、茯苓、白茅根、防己、人参（去芦）、黄精、菟丝子、枸杞子、金银花、蒲公英。

【方　　解】方中生晒参归脾肺经、黄精归脾、肾经，二者均补益脾气，脾健则化湿有源，共为君药；菟丝子、枸杞子滋补肝肾，补肾益精，茯苓健脾渗湿，防己利水消肿，苍术芳香化湿，水去则脾肾自健，共为臣药；蒲公英清热解毒，利尿消肿，白茅根清热利尿，金银花清热解毒，透热转气，使水、热之气从表而出，三者共用既制人参、菟丝子、枸杞子、黄精之温、腻，又解毒以治标，为佐药。全方可达补肾健脾，利水消肿之功。

【剂型规格】片剂，①薄膜衣片，每片重 0.27g；②糖衣片，每片心重 0.25g。胶囊剂，每粒装 0.35g。颗粒剂，每袋装 5g。

【功能主治】益肾健脾，利水消肿。用于脾肾阳虚、水湿内停所引起的水肿，症见浮肿、腰痛、乏力、怕冷、夜尿多；慢性肾炎见上述证候者。

【用法用量】口服。片剂，一次 6 片，一日 3 次，小儿酌减。胶囊，一次 4 粒，一日 3 次，小儿酌减。颗粒，一次 5g，一日 3 次。

【不良反应】有文献报道 2 例患者服用肾炎舒片导致听力下降 [现代中西医结合杂志，2002，11（9）：868]。

【注意事项】本品含生晒参，服药期间不宜食用萝卜，不宜喝茶。

肾衰宁片（胶囊、颗粒）[乙类]

【药物组成】太子参、法半夏、茯苓、丹参、红花、黄连、陈皮、大黄、牛膝、甘草。

【方　　解】方中太子参甘平能补，益气健脾，大黄苦寒泄降，通腑泄浊一补一泻，共为君药。茯苓、半夏、陈皮健脾燥湿，降逆化浊，黄连苦寒，清热燥湿，与半夏相伍，辛开苦降，调和胃气，使上逆之浊阴下降，共为臣药。丹参、红花、牛膝活血化瘀，通络利尿，为佐药。甘草调和诸药，为使药。诸药相合，共奏益气健脾、活血化瘀、通腑泄浊之功。

【剂型规格】片剂，每片重 0.36g；胶囊剂，每粒装 0.35g；颗粒剂，每袋装 5g。

【功能主治】益气健脾，活血化瘀，通腑泄浊。用于脾胃气虚、浊瘀内阻、升降失调所致的面色萎黄、腰痛倦怠、恶心呕吐、食欲不振、小便不利、大便黏滞,慢性肾功能不全见上述证候者。

【用法用量】口服。片剂,一次 4~6 片,一日 3~4 次,45 天为一疗程,小儿酌减。胶囊,一次 4~6 粒,一日 3~4 次,小儿酌减。颗粒,一次 1 袋,一日 3~4 次,45 天为一疗程,小儿酌减。

【不良反应】有文献报道,服药期间出现大便次数略有增加者,每日 3~5 次,多为糊状便;部分患者伴轻度腹泻,一般不必处理,以后排便次数逐渐减少(每日 1~2 次)[中国中西医结合急救杂志,1999,6(12):554]。

【注意事项】①孕妇禁用;②有出血症状者,禁止使用;③服药期间,慎用植物蛋白类食物,如豆类等相关食品;④服药后每日大便次数在 2~3 次为宜,超过 4 次以上者需减量服用。

肾康宁片(胶囊、颗粒)[乙类]

【药物组成】黄芪、茯苓、益母草、锁阳、丹参、泽泻、淡附片、山药。

【方　解】方中以附子、锁阳温肾助气化行水湿;黄芪、山药补脾气助运化而利水湿,其中黄芪尚能利水消肿,山药兼能滋肾益精;病久有瘀,故以丹参、益母草活血祛瘀,益母草尚能利水消肿;以茯苓、泽泻利水渗湿,茯苓兼能健脾。诸药相合,共奏温肾益气、活血化瘀、渗湿固精之功。

【剂型规格】口服。片剂,①薄膜衣片,每片重 0.31g;②薄膜衣片,每片重 0.33g;③糖衣片(片心重 0.3g)。胶囊剂,①每粒装 0.35g;②每粒装 0.45g。颗粒剂,每袋装 5g。

【功能主治】补脾温肾,渗湿活血。用于脾肾阳虚、血瘀湿阻所致的水肿,症见浮肿、乏力、腰膝冷痛;慢性肾炎见上述证候者。

【用法用量】口服。片剂,一次 5 片,一日 3 次。胶囊,一次 5 粒(规格①)或一次 4 粒(规格②),一日 3 次。颗粒,温开水冲服,一次 1 袋,一日 3 次。

【不良反应】①部分患者有口干现象,停药后即消失;②偶见一过性心律失常,但不影响继续治疗,停药后恢复正常。

【注意事项】①忌辛辣、生冷、油腻食物,宜低蛋白饮食,避免剧烈运动;②感冒发热病人不宜服用;③本品宜饭后服用;④对本品过敏者禁用,过敏体质者慎用;⑤孕妇禁用。

【特别提示】本品为参保人员住院使用时由基本医疗保险统筹基金按规定支付,门诊使用时由职工基本医疗保险个人账户支付的药品。

肾康注射液[乙类]

【药物组成】大黄、黄芪、丹参、红花。

【方　解】方中黄芪甘温,补气升阳,益卫固表,健脾利湿,助脾升清,是为君药。大黄苦寒通降,助胃降浊,通腑降浊,清热解毒,活血化瘀,用以为臣。两药相辅,黄芪健脾升清,大黄通腑降浊,脾胃升降有力,一升一降,肾之开阖复常,共同起到化瘀去湿之目的。又大黄其性寒,不宜久用,久则必虚,黄芪补气温阳,防大黄过寒伤正。丹参、红花活血祛瘀,通络止痛,共为佐使。诸药合用,邪正兼顾,攻补兼施,共奏有益气活血、降逆泻湿、通腑利湿之功。

【剂型规格】注射剂,每支装 20ml。

【功能主治】降逆泄浊,益气活血,通腑利湿。适用于慢性肾衰竭,属湿浊血瘀证;症见恶心呕吐、口中黏腻、面色晦暗、身涩困倦、腰痛、纳呆、腹胀、肌肤甲错、肢体麻木、舌质紫暗或有瘀点、舌苔厚腻、脉涩或细涩。

【用法用量】静脉滴注。一次 100ml（5 支），一日 1 次，使用时用 10% 葡萄糖注射液 300ml 稀释。每分钟 20~30 滴。疗程 4 周。

【不良反应】在静滴过程中偶见发红、疼痛、瘙痒、皮疹等局部刺激症状和口渴现象。

【注意事项】①本品必须对症治疗，对长期使用的患者在每疗程间应间隔 15~30 天或遵医嘱；②本品为中药注射剂，必须按照药品说明书的推荐剂量、调配要求、给药速度等使用药品或遵医嘱；③本品禁止与其他药物在同一容器（包括输液管内）混合使用。对老人、儿童等特殊人群，应慎重使用，加强监测。初次使用中药注射剂或用药开始 30 分钟的患者，应密切观察用药反应，出现异常立即停药，采取积极救治措施，救治患者；④保存不当可能影响产品质量。对包装变形、安瓿瓶有裂痕或砂眼等密封不严的禁止使用，发现药液出现沉淀、悬浮物、混浊、变色和漏气等异常现象时禁止使用；⑤除按用法用量使用外，还可用肾康注射液 60~100ml，按每 20ml 药液加入 5% 葡萄糖注射液（或 0.9% 氯化钠注射液）40~60ml 稀释后使用或遵医嘱；⑥患者在用药期间，宜用低蛋白、低磷、高热量饮食；⑦急性心功能衰竭者慎用，高血钾危象者慎用，过敏体质者禁用，有内出血倾向者禁用，孕妇及哺乳期妇女禁用。

【特别提示】限二级及以上医疗机构慢性肾功能衰竭的患者。

肾康栓【乙类】

【药物组成】大黄、黄芪、丹参、红花。

【方　　解】方中黄芪甘温，补气升阳，益卫固表，健脾利湿，助脾升清，是为君药。大黄苦寒通降，助胃降浊，通腑降浊，清热解毒，活血化瘀，用以为臣。两药相辅，黄芪健脾升清，大黄通腑降浊，脾胃升降有力，一升一降，肾之开阖复常，共同起到化瘀去湿之目的。又大黄其性寒，不宜久用，久则必虚，黄芪补气温阳，防大黄过寒伤正。丹参、红花活血祛瘀，通络止痛，共为佐使。诸药合用，邪正兼顾，攻补兼施，共奏有益气活血、降逆泻湿、通腑利湿之功。

【剂型规格】栓剂，每粒重 3g。

【功能主治】降逆泄浊，益气活血。用于主治慢性肾炎、慢性肾盂肾炎、高血压肾病所致的慢性肾功能不全失代偿期和肾功能衰竭期中医辨证属湿浊血瘀证者，症见恶心呕吐、面色晦暗、身重困倦、腰痛、口中黏腻、腹胀、纳呆、肌肤甲错、肢体麻木等。

【用法用量】在一般治疗的基础上，以本品直肠给药。戴上一次性指套，用示指将栓塞入肛门内 2cm 以上。一日 5 粒，分 4 次使用，早、中、晚各 1 粒，睡前 2 粒。8 周为一疗程。

【不良反应】个别患者用药后出现肛门灼热、腹痛、腹泻、全身怕冷等。

【注意事项】①肛周、直肠重度疾病者禁用；②孕妇、哺乳期妇女以及对本药过敏者禁用；③用药后稍休息片刻，以利药物能较好地融化吸收；④用药后可有欲解大便之感或大便次数增加，此为药物正常作用所致；⑤饮食方面宜低蛋白、低磷、高热量饮食。

【特别提示】限有明确慢性肾功能衰竭诊断的患者。

金匮肾气丸（片）【甲类】

【药物组成】地黄、山药、山茱萸（酒炙）、茯苓、牡丹皮、泽泻、桂枝、附子（炙）、牛膝（去头）、车前子（盐炙）。

【方　　解】方以地黄为君滋阴补肾，山萸肉、山药补肝肾以益精血，附子、桂枝温化阳气，君臣配伍，补肾填精，温肾助阳。佐以泽泻、茯苓、车前子利水渗湿，且可使滋阴而不滋腻，牡丹皮清泄肝火，牛膝补肝肾强筋骨，全方具有填精益髓、温补肾阳、化气行水之功效。

【剂型规格】大蜜丸,每丸重 6g;水蜜丸,每 20 丸重 4g。片剂,每片重 0.27g。

【功能主治】温补肾阳,化气行水。用于肾虚水肿,腰膝酸软,小便不利,畏寒肢冷。

【用法用量】口服。大蜜丸,一次 1 丸,一日 2 次;水蜜丸,一次 4~5g(20~25 粒),一日 2 次。片剂,一次 4 片,一日 2 次。

【不良反应】有报道致药物过敏 2 例[江西中医药,2000,31(4):59]、[辽宁中医杂志,1990,(3):23]。

【注意事项】①孕妇忌服;②实热证或阴虚火旺者慎用;③治疗肾病、糖尿病、高血压,单纯用药效果不佳时应就医;④忌房欲、气恼;⑤忌油腻、生冷食物,宜低盐。

济生肾气丸(片)[甲类]

【药物组成】熟地黄、山茱萸(制)、牡丹皮、山药、茯苓、泽泻、肉桂、附子(制)、牛膝、车前子。

【方　解】肉桂、附子辛、甘、大热,温补肾阳,益火之源,蒸腾气化,两药相须,互增药力;牛膝苦、酸、平,补肝肾,利尿通淋。三药配伍温阳化气利水,针对病机主病,为君药。熟地黄补血滋阴;山茱萸既温补肾阳,又益肝肾之阴;山药益气健脾补肾,培补肺气;三药肝脾肾三阴并补,可收阴生阳长之效,共为臣药。茯苓健脾补中,利水渗湿,助山药健脾;泽泻、车前子利水渗湿,清利下焦湿热,防熟地黄滋腻;牡丹皮清肝胆相火而凉血,制温药化燥。四药苦淡寒凉,却与君药相反相成,用为佐药。诸药合用,共奏温肾化气、利水消肿之效。

【剂型规格】水蜜丸,每 40 粒重 3g;小蜜丸,每 45 粒重 9g;大蜜丸,每丸重 9g。片剂,基片重 0.3g。

【功能主治】温肾化气,利水消肿。用于肾阳不足,水湿内停所致的肾虚水肿、腰膝酸重、小便不利、痰饮咳喘。

【用法用量】口服。水蜜丸一次 6g,小蜜丸一次 9g,大蜜丸一次 1 丸,一日 2~3 次。片剂,一次 6 片,一日 3 次。

【不良反应】有文献报道,约 5.7% 的患者服药后可出现恶心等消化道不适症状,经减量后症状消失。

【注意事项】①本品含附子有毒,不可过服、久服;②本品含辛温大热之品,孕妇慎用;③本品主治肾虚水肿,遍体浮肿、心烦身热、口渴不欲饮之湿热壅盛水肿者,与恶寒发热、眼睑浮肿、咽喉肿痛之风水泛溢水肿者,皆不宜用;④服药期间饮食宜清淡,宜低盐饮食。

桂附地黄丸(片、胶囊、颗粒)[乙类]

【药物组成】肉桂、附子(制)、熟地黄、酒萸肉、牡丹皮、山药、茯苓、泽泻。

【方　解】方中肉桂、附子辛、甘、大热,温补肾阳,益火之源,蒸腾气化,两药相须,互增药力,针对病机主病,故为君药。熟地黄补血滋阴;山茱萸既温补肾阳,又益肝肾之阴;山药益气健脾补肾,培补肺气,三药肝脾肾三阴并补,可收阴生阳长之效,共为臣药。茯苓健脾补中,利水渗湿,助山药健脾;泽泻利水渗湿,清利下焦湿热,防熟地黄滋腻;牡丹皮清肝胆相火而凉血,制温药化燥。三药甘淡寒凉,与君药相反相成,为佐药。诸药合用,共奏温补肾阳之功。

【剂型规格】大蜜丸,每丸重 9g;片剂,每片重 0.4g(相当于总药材 1g);胶囊剂,每粒装 0.34g;颗粒剂,每袋装 5g。

【功能主治】温补肾阳。用于肾阳不足,腰膝酸冷,肢体浮肿,小便不利或反多,痰饮喘咳,消渴。

【用法用量】口服。水蜜丸一次 6g,小蜜丸一次 9g,大蜜丸一次 1 丸,一日 2 次。片剂,一次 4~6 片,一日 2 次。胶囊,一次 7 粒,一日 2 次。颗粒,冲服,一次 5g,一日 2 次。

【注意事项】①孕妇慎用;②本品为阴阳两虚消渴所设,若肺热津伤,胃热炽盛,阴虚内热消渴者(症见多食易饥、口渴、尿多、形体消瘦、大便干燥等)忌用;③忌食生冷油腻,以防寒凉伤阴;④本品药性温热,中病即可,不可过服以防止化燥伤阴;服药期间宜节制房事。

【特别提示】本品为参保人员住院使用时由基本医疗保险统筹基金按规定支付,门诊使用时由职工基本医疗保险个人账户支付的药品。

黄葵胶囊【乙类】

【药物组成】黄蜀葵花。

【方　解】方中黄蜀葵花为锦葵科植物黄蜀葵的花朵,性味甘寒无毒,有清利湿热,解毒消肿之功,对慢性肾炎之湿热证见水肿、腰痛、蛋白尿、血尿、舌苔黄腻等症有效。

【剂型规格】胶囊剂,每粒装 0.5g。

【功能主治】清利湿热,解毒消肿。本品用于慢性肾炎之湿热证,症见浮肿、腰痛、蛋白尿、血尿、舌苔黄腻等。

【用法用量】口服。一次 5 粒,一日 3 次,8 周为一疗程。

【不良反应】个别患者用药后出现上腹部胀满不适。

【注意事项】本品宜饭后服用。

第十五节　消渴类药

十味玉泉片(胶囊)【乙类】

【药物组成】天花粉、葛根、麦冬、人参、黄芪、地黄、五味子、甘草、乌梅、茯苓。

【方　解】本方以人参、地黄、黄芪、甘草等益气养阴为主,佐以麦冬、天花粉、茯苓等养阴清热除烦;以葛根、五味子、乌梅等生津止渴。诸药合用,以达到"正气存内,邪不可干"的目的。

【剂型规格】片剂,每片重 0.65g;胶囊剂,每粒装 0.5g。

【功能主治】益气养阴,清热生津。用于气阴两虚之消渴病。症见气短乏力,口渴喜饮,易饥烦热。可作为 2 型糖尿病的辅助治疗药。

【用法用量】口服。片剂,一次 4 片,一日 4 次。胶囊,一次 4 粒,一日 4 次。

【不良反应】个别患者用药后出现胃部不适、恶心,停药后可缓解。

天麦消渴片【乙类】

【药物组成】五味子、麦冬、天花粉、吡考啉酸铬。

【方　解】研究显示吡考啉酸铬可降低胰岛素抵抗,其作用机制是促进葡萄糖耐量因子、低分子铬结合物及多种金属激活酶的形成,从而提高胰岛素与受体的结合力,放大胰岛素的信号传导作用。天花粉清热生津;麦冬养阴生津,润肺清心;五味子敛肺滋润,养心益气。三药合用益气养阴、生津止渴。

【剂型规格】片剂,每片重 0.12g(含吡考啉酸铬 1.6mg)。

【功能主治】滋阴,清热,生津。用于消渴病气阴两虚,阴虚内热症。症见口渴多饮,消谷善饥,形体消瘦,气短乏力,自汗盗汗及五心烦热。

【用法用量】口服。第一周一次 2 片,一日 2 次,以后一次 1~2 片,一日 2 次。

【不良反应】有出现胃肠道不适、头昏、嗜睡 [中国药业,2014,23 (24):54]。

木丹颗粒[乙类]

【药物组成】黄芪、延胡索(醋制)、三七、赤芍、丹参、川芎、红花、苏木、鸡血藤。

【方　　解】方中君药黄芪取其大补脾胃之元气,使气旺以促血行,祛瘀而不伤正,配以善于行气止痛的延胡索和活血化瘀兼有补益作用的三七为臣药,辅助君药活血化瘀、通络止痛。赤芍、丹参、川芎、红花、苏木、鸡血藤等为佐使能活血化瘀、舒筋通络。诸药合用,标本兼治,切合病机,共奏益气活血、通络止痛之功。

【剂型规格】颗粒剂,每袋装 7g。

【功能主治】益气活血,通络止痛。用于治疗糖尿病性周围神经病变属气虚络阻证,临床表现为四肢末梢及躯干部麻木、疼痛及感觉异常;或见肌肤甲错、面色晦暗、倦怠乏力、神疲懒言、自汗等。

【用法用量】饭后半小时服用,用温开水冲服。一次 1 袋,一日 3 次。4 周为一疗程,可连续服用两个疗程。

【不良反应】偶见恶心、呕吐、腹泻等胃肠道反应,一般不影响继续治疗,如较严重请停止服用。偶见皮疹或转氨酶升高,如有发生请停止服用。

【注意事项】①过敏体质及对本品过敏者禁用;②本品适用于血糖得到有效控制(空腹血糖小于等于 8mmol/L、餐后 2 小时血糖小于等于 11mmol/L)的糖尿病性周围神经病变患者;③本品尚无严重肝肾功能障碍、妊娠妇女、哺乳期妇女、18 岁以下青少年以及 70 岁以上老龄患者等特殊人群的研究数据,如需使用请在医师指导下服用;④定期监测血糖、糖化血红蛋白。

天芪降糖胶囊[乙类]

【药物组成】黄芪、天花粉、女贞子、石斛、人参、地骨皮、黄连(酒蒸)、山茱萸、墨旱莲、五倍子。

【方　　解】方中黄芪补气养血、利水消肿;人参健脾益胃、补气生血;石斛养胃生津、益肾滋阴;天花粉清热生津、清肺润燥;女贞子滋阴补肾、清虚热;地骨皮清虚热、泻肺火;旱莲草滋补肝肾;山茱萸补益肝肾、固脱收敛;五倍子敛肺止血、解毒;黄连清热解毒、泻火燥湿。全方共奏益气养阴、清热生津之效。

【剂型规格】胶囊剂,每粒装 0.32g。

【功能主治】益气养阴,清热生津。用于 2 型糖尿病气阴两虚证,症见倦怠乏力,口渴喜饮,五心烦热,自汗,盗汗,气短懒言,心悸失眠。

【用法用量】口服。一次 5 粒,一日 3 次,8 周为一疗程,或遵医嘱。

【不良反应】偶见胃脘不适。

【注意事项】①孕妇禁服;②定期复查血糖。

玉泉丸(片、胶囊、颗粒)[甲类]

【药物组成】天花粉、葛根、麦冬、人参、茯苓、乌梅、黄芪、甘草、地黄、五味子。

【**方　　解**】方中葛根生津止渴,主消渴;天花粉、地黄滋阴清热,生津止渴;麦冬清肺养阴,益胃止渴;五味子、乌梅生津润燥,止烦渴;人参、茯苓、黄芪、甘草健脾补气扶正。全方主治气阴两虚消渴证。

【**剂型规格**】浓缩丸,每 10 丸重 1.5g;片剂,每片重 0.65g;胶囊剂,每粒装 0.5g;颗粒剂,每袋装 5g。

【**功能主治**】养阴益气,生津止渴,清热除烦。主治气阴不足,口渴多饮,消食善饥;糖尿病属上述证候者。

【**用法用量**】口服。丸剂,一次 6g,一日 4 次;7 岁以上小儿一次 3g,3~7 岁小儿一次 2g。片剂,一次 4 片,一日 4 次。颗粒,一次 1 袋,一日 4 次。胶囊,一次 5 粒,一日 4 次。

【**注意事项**】①孕妇忌用;②定期复查血糖;③忌一切辛热之物。

芪蛭降糖片(胶囊)[乙类]

【**药物组成**】黄芪、地黄、黄精、水蛭。

【**方　　解**】方中黄芪甘,微温,具有补气健脾、滋阴补血之效;黄精甘、平,具有补气养阴、养阴生津之效;地黄甘、苦、寒,具有清热凉血、健脾益肾之效;水蛭咸、苦、平,具有破血逐瘀、疏通经络之效;以上四药共奏补气养阴,化瘀通络之功。

【**剂型规格**】片剂,每片重 0.52g;胶囊剂,每粒装 0.5g。

【**功能主治**】益气养阴,活血化瘀。用于气阴两虚兼血瘀所致的消渴病,症见口渴多饮、多尿易饥、倦怠乏力、自汗盗汗、面色晦暗、肢体麻木;2 型糖尿病见上述证候者。

【**用法用量**】口服,片剂,一次 5 片,一日 3 次。疗程 3 个月。胶囊,一次 5 粒,一日 3 次,3 个月为一疗程。

【**不良反应**】有出现低血糖、凝血功能异常、肝功能异常、胃脘部不适、过敏反应、高钾血症(钾离子大于 6.0mmol/L)[中国中西医结合杂志,2014,34(9):1047]。

【**注意事项**】①有凝血机制障碍、出血倾向者慎用;②孕妇禁用。

参芪降糖片(胶囊、颗粒)[乙类]

【**药物组成**】人参茎叶皂苷、五味子、黄芪、山药、地黄、覆盆子、麦冬、茯苓、天花粉、泽泻、枸杞子。

【**方　　解**】本方为气阴两伤之消渴病而设。方中人参皂苷、麦冬、五味子益气养阴为主;辅以生地黄、天花粉、枸杞子养阴生津,茯苓、山药益肾缩尿,补脾益气,泽泻化浊降脂。诸药相合,共奏益气养阴、滋脾补肾之功。本方对气阴两虚而燥热不甚的消渴病较为适宜。

【**剂型规格**】片剂,每片重 0.35g;胶囊剂,每粒装 0.35g;颗粒剂,每袋装 3g。

【**功能主治**】益气养阴,滋脾补肾。主治消渴症,用于 2 型糖尿病。

【**用法用量**】口服。片剂,一次 3 片,一日 3 次,一个月为一个疗程,效果不显著或治疗前症状较重者,一次用量可达 8 片,一日 3 次。胶囊,一次 3 粒,一日 3 次;一个月为一个疗程,效果不显著或治疗前症状较重者,一次用量可达 8 粒,一日 3 次。颗粒,一次 1g,一日 3 次,一个月为一个疗程,效果不显著或治疗前症状较重者,一次用量可达 3g,一日 3 次。

【**不良反应**】有出现轻度腹胀、腹痛等胃肠道不适,皮疹、红斑等轻度过敏反应,轻度头痛、头晕等症状[新中医,2016,48(5):121];有出现低血糖反应和体质量增加[中国药业,2016,25(22):95]。

【**注意事项**】有实热症者禁用,待实热症退后可服用。

金芪降糖丸(片、胶囊、颗粒)[乙类]

【药物组成】黄连、黄芪、金银花。

【方　　解】本方为气虚内热而设。方中黄芪甘温益气为主药；金银花、黄连主清燥热，意在燥热清则津液复，为辅药。三药合用，共奏益气清热之效。

【剂型规格】浓缩丸，每 10 丸重 3g；片剂，每片素片 0.42g；胶囊剂，每粒装 0.4g；颗粒剂，每袋装 5g。

【功能主治】清热益气。主治气虚兼内热之消渴病，症见口渴喜饮、易饥多食、气短乏力等，用于轻、中型非胰岛素依赖型糖尿病。

【用法用量】饭前半小时口服，疗程二个月或遵医嘱。丸剂，一次 12 丸，一日 3 次。片剂，一次 7~10 片，一日 3 次，胶囊，一次 6-8 粒，一日 3 次。颗粒，一次 5g，一日三次。

【不良反应】有出现轻度的恶心、腹泻 [中国医院药学杂志, 2013, 33(13): 991]。

津力达颗粒[乙类]

【药物组成】人参、黄精、麸炒苍术、苦参、麦冬、地黄、制何首乌、山茱萸、茯苓、佩兰、黄连、知母、炙淫羊藿、丹参、粉葛、荔枝核、地骨皮。

【方　　解】方中人参益气健脾、气旺而津生，治病之本为君药；黄精滋养脾阴，苍术燥湿运脾，苦参清热燥湿，三药养阴清热、运脾化湿，相得益彰共为臣药；麦冬、地黄益胃生津，何首乌、山茱萸补肝肾之阴，茯苓、佩兰醒脾利湿，助苍术燥湿运脾之效，黄连、知母、地骨皮清热燥湿，降火滋阴，淫羊藿扶肾阳温脾土，丹参调气机、通络脉，以上各药均为佐药；荔枝核有行气散结之力，葛根有助脾升清之功，为佐药。诸药共用具有益气养阴、健脾运津之功效。

【剂型规格】颗粒剂，每袋装 9g。

【功能主治】益气养阴，健脾运津。用于 2 型糖尿病气阴两虚证，症见口渴多饮、消谷易饥，尿多，形体渐瘦，倦怠乏力，自汗盗汗，五心烦热，便秘等。

【用法用量】开水冲服。一次 1 袋，一日 3 次。8 周为一疗程，或遵医嘱。对已经使用西药患者，可合并使用本品，并根据血糖情况，酌情调整西药用量。

【注意事项】①忌食肥甘厚味、油腻食物；②孕妇慎用。

消渴丸[甲类]

【药物组成】葛根、地黄、黄芪、天花粉、玉米须、南五味子、山药、格列本脲。

【方　　解】方中地黄甘寒，滋肾养阴，清热生津，以为君药。辅以葛根、黄芪补脾升阳，资生化源，生津止渴，共为臣药。佐以天花粉、五味子、山药益气养阴，生津止渴，固敛阴津；玉米须利小便而泻热；所含西药成分格列本脲有降糖作用。诸药合用，共奏滋肾养阴、益气生津之功。

【剂型规格】浓缩丸，每 10 丸重 2.5g(含格列本脲 2.5mg)。

【功能主治】滋肾养阴，益气生津。用于气阴两虚所致的消渴病，症见多饮、多尿、多食、消瘦、体倦乏力、眠差、腰痛，2 型糖尿病见上述证候者。

【用法用量】口服。一次 5~10 丸，一日 2~3 次。饭前温开水送服。或遵医嘱。

【不良反应】偶见肠道不适，发热，皮肤过敏等。文献报道服用消渴丸引起严重的低血糖反应 [中华保健医学杂志, 2015, 17(2): 144]、过敏性休克、严重脱发 [医药导报, 2006, 25(5): 483] 及短暂偏瘫 1 例 [哈尔滨医药, 1994, 14(3): 49]。

【注意事项】①本品含格列本脲（优降糖），下列情况应禁用：1型糖尿病患者；2型糖尿病患者伴有酮症酸中毒、昏迷、严重烧伤、感染、严重外伤和重大手术者；孕妇、哺乳期妇女；肝、肾功能不全者；白细胞减少、粒细胞缺乏、血小板减少等患者；对磺脲类药物过敏者；②体质虚弱、高热、老年患者，有肾上腺皮质功能减退或垂体前叶功能减退者慎用；③属阴阳两虚消渴（症见小便频数、混浊如膏、面容憔悴、耳轮干枯、腰膝酸软、畏寒肢冷、阳痿或月经不调等）者慎用；④服药期间忌食肥甘、辛辣之品，控制饮食，注意合理的饮食结构；忌烟酒；⑤用药期间应定期测定血糖、尿糖、尿酮体、尿蛋白、肝、肾功能和血象，并进行眼科检查；⑥服用本品时禁止加服磺酰脲类抗糖尿病药。

消渴康颗粒[乙类]

【药物组成】石膏、知母、地黄、麦冬、天花粉、玉竹、玄参、牛膝、丹参、泽泻、党参、山茱萸、枇杷叶、南五味子。

【方　　解】方中石膏、知母、天花粉清热泻火，滋阴生津，除烦止渴，消肿排脓。地黄、玄参、麦冬、玉竹清热凉血，养阴润肺、生津。牛膝逐瘀通经，补肝肾，强筋骨，利尿通淋，引血下行。丹参活血祛瘀，通经止痛，清心除烦，凉血消痈。泽泻利水渗湿，泄热，化浊降脂。党参健脾益肺，养血生津。山茱萸补益肝肾，收涩固脱。枇杷叶清肺止咳，降逆止呕。五味子收敛固涩，益气生津，补肾宁心。诸药配合，共奏清热养阴、生津止渴之功。

【剂型规格】颗粒剂，每袋装9g。

【功能主治】清热养阴，生津止渴。用于2型糖尿病阴虚热盛型。症见口渴喜饮，消谷易饥，小便频数，急躁易怒，怕热心烦，大便干结等。

【用法用量】餐前温开水送服。一次1袋，一日3次。30天为一疗程。

【注意事项】①孕妇忌服；②定期复查血糖。

消渴清颗粒[乙类]

【药物组成】知母、苍术、黄连、蒲黄、地锦草。

【方　　解】方中知母具有滋阴降火、生津润燥为君药；苍术具有燥湿健脾，治倦怠乏力；黄连具有清热燥湿、泻火共为臣药；佐以蒲黄凉血活血，使药地锦草具有活血化瘀功效亦可降低血糖。全方具有滋阴清热、活血化瘀功能。

【剂型规格】颗粒剂，每袋6g。

【功能主治】配合抗糖尿病化学药品用于2型糖尿病属阴虚热盛挟血瘀证的治疗；可改善该证所见口渴欲饮、多食易饥、怕热心烦、溲赤或尿多、大便干结或胸中闷痛、或肢体麻木、刺痛，以及盗汗等症。

【用法用量】温开水冲服，一次1袋，一日3次。疗程8周。

【不良反应】个别患者发生恶心，呕吐；个别患者在用药期间出现ALT增高。

【注意事项】①孕妇禁用；②有出血倾向者慎用；③肝、肾功能不全者慎用；④服药期间定期检测血糖、肝肾功能。

【特别提示】限阴虚热盛兼血瘀证的2型糖尿病患者。

渴络欣胶囊[乙类]

【药物组成】黄芪、女贞子、水蛭、大黄、太子参、枸杞子。

【方　　解】方中黄芪益脾气、利尿消肿，与太子参合用补脾生津；枸杞子、女贞子滋肾养阴,大黄、水蛭活血化瘀,全方益气养阴,活血化瘀,共奏扶正祛邪、标本兼施之功。

【剂型规格】胶囊剂,每粒装 0.5g。

【功能主治】益气养阴、活血化瘀。用于糖尿病肾病属气阴两虚兼夹血瘀证,症见咽干口燥,倦怠乏力,多食易饥,气短懒言,五心烦热,肢体疼痛,尿混或浑浊。

【用法用量】口服。一次 4 粒,一日 3 次,疗程 8 周。

【不良反应】个别患者偶见腹痛、腹泻。

【注意事项】慢性腹泻者慎用。

【特别提示】限气阴两虚兼血瘀证的糖尿病肾病患者。

糖脉康片(胶囊、颗粒)^{【乙类】}

【药物组成】黄芪、地黄、赤芍、丹参、葛根、桑叶、黄连、黄精、淫羊藿。

【方　　解】方中黄芪健脾益气,黄精、葛根养阴生津,共为君药;赤芍、丹参活血化瘀为臣药;地黄为佐药,辅佐黄精、葛根起养阴之效;牛膝、淫羊藿滋阴补肾为佐药;桑叶、黄连清热养阴为使药。全方共奏益气养阴、活血化瘀和补肾之功。

【剂型规格】片剂,每片重 0.6g;胶囊剂,每粒装 0.5g;颗粒剂,每袋装 5g。

【功能主治】养阴清热,活血化瘀,益气固肾。用于糖尿病气阴两虚兼血瘀所致的倦怠乏力、气短懒言、自汗、盗汗、五心烦热、口渴喜饮、胸中闷痛、肢体麻木或刺痛、便秘、舌质红少津、舌体胖大、苔薄或花剥、或舌暗有瘀斑、脉弦细或细数、或沉涩等症及 2 型糖尿病并发症见上述证候者。

【用法用量】口服。片剂,一次 5g,一日 3 次。胶囊,一次 6 粒,一日 3 次。颗粒,一次 1 袋,一日 3 次。

【注意事项】①孕妇慎用;②服药期间,尤其是与西药降糖药联合用药时,要及时监测血糖,避免发生低血糖。

第十六节 积 滞 类 药

人参健脾丸(片)^{【乙类】}

【药物组成】人参、白术(麸炒)、茯苓、山药、炙黄芪、木香、陈皮、砂仁、当归、酸枣仁(炒)、远志(制)。

【方　　解】方中人参、白术补中益气,健脾和胃,为君药。茯苓健脾渗湿止泻,山药补脾益气止泻,黄芪甘温,能补脾肺之气,且能升阳益胃,共为臣药。木香行气止痛,陈皮理气和胃,砂仁和中开胃,三药芳香化湿,和胃醒脾止泻,当归补血活血,行气止痛,酸枣仁、远志宁心安神,以上均为佐药。诸药相合,共奏健脾益气、和胃止泻之功。

【剂型规格】大蜜丸,每丸重 6g;片剂,每片重 0.25g。

【功能主治】健脾益气,和胃止泻。用于脾胃虚弱所致的饮食不化、脘闷嘈杂、恶心呕吐、腹痛便溏、不思饮食、体弱倦怠。

【用法用量】口服。水蜜丸一次 8g,大蜜丸一次 2 丸,一日 2 次;片剂,一次 4 片,一日 2 次。

【不良反应】有文献报道联合用药人参健脾丸致转氨酶升高[医学理论与实践,2004,17(4):412]。

【注意事项】①湿热积滞泄泻(症见脘腹胀满、痞满纳呆、下痢泄泻、小便短赤、舌苔黄腻)、口疮者不宜单独服用;②孕妇慎用;③服药期间忌食荤腥、油腻、黏滑、不易消化的食物。

【特别提示】本品为参保人员住院使用时由基本医疗保险统筹基金按规定支付,门诊使用时由职工基本医疗保险个人账户支付的药品。

中满分消丸^[乙类]

【药物组成】党参、泽泻、枳实(麸炒)、茯苓、黄芩(炒)、陈皮、白术(麸炒)、半夏(制)、黄连(姜汁炒)、厚朴(制)、知母(炒)、干姜、砂仁、甘草(蜜炙)、片姜黄、猪苓。

【方　　解】方中以厚朴、枳实通畅气机,消胀除满为主;以砂仁、陈皮利气宽中,醒脾开胃为辅;佐猪苓、茯苓、泽泻渗利水湿,通小便;配姜黄辛散活血,法半夏行水消痰;用白术、党参、甘草扶脾益气,增强运化,黄芩、黄连清利胃肠湿热,且消痞满;惟知母清热养阴,以防燥药伤胃。各药合用,具有通畅气机、消胀散满、升清降浊之功。

【剂型规格】水丸,每100粒重6g。

【功能主治】健脾行气,利湿清热。用于脾虚气滞,湿热郁结引起的宿食蓄水、脘腹胀痛,烦热口苦,倒饱嘈杂,二便不利。

【用法用量】口服,一次6g,一日2次。

【不良反应】文献报道偶见过敏性皮疹[中国中药杂志,1994,19(11):693]。

【注意事项】①孕妇禁用;②寒凝血瘀胸痹心痛(症见畏寒冷痛,得温痛减,肢冷色青,妇女月经后期、痛经、经色紫暗夹块、舌紫暗,苔白等),不宜单用本品;③过敏体质慎服。服药期间忌食油腻、高脂高糖食品;④如服后有泛酸者,可用于饭后服用。

乌梅丸^[乙类]

【药物组成】乌梅肉、花椒、细辛、黄连、黄柏、附子(制)、干姜、桂枝、人参、当归。

【方　　解】方中乌梅酸温安蛔,涩肠止痢,为君药。花椒、细辛性味辛温,辛可伏蛔,温能祛寒,黄连、黄柏性味苦寒,苦可下蛔,寒能清热,二味又是止痢要药,花椒、细辛、黄连、黄柏寒温并用,共为臣药。附子、干姜、桂枝温脏祛寒,人参、当归补养气血,共为佐药。全方配伍,共奏缓肝调中、清上温下之功。

【剂型规格】丸剂,①水丸,每袋(瓶)装3g;②大蜜丸,每丸重3g。

【功能主治】缓肝调中,清上温下。用于蛔厥,久痢,厥阴头痛,症见腹痛下痢、巅顶头痛、时发时止、烦躁呕吐、手足厥冷。

【用法用量】口服。水丸一次3g,大蜜丸一次2丸,一日2~3次。

【不良反应】文献报道在使用乌梅丸治疗糖尿病性胃轻瘫的患者过程中,发现有口干、便稀者[新中医,2001,33(12):34]。

【注意事项】①孕妇禁服;②蛔厥寒证或热证明显者不宜;③脾肾虚寒久痢者不宜,泻痢初起忌用。

六味安消散(片、胶囊)^[乙类]

【药物组成】藏木香、大黄、山奈、北寒水石(煅)、诃子、碱花。

【方　　解】方中藏木香辛苦而温,行气燥湿,健脾导滞,行气止痛。大黄苦寒降泄、泻热攻积,活血祛瘀。山奈温中消食,止痛。寒水石泻热攻积,去脏腑郁热。诃子敛肺涩肠下气,碱花制酸和胃。诸药合用,共奏疏肝和胃、健脾消积止痛之效。

【剂型规格】散剂,①每袋装1.5g;②每袋装3g;③每袋装18g。片剂,每片重0.51g;胶囊剂,每粒装 0.5g。

【功能主治】和胃健脾,消积导滞,活血止痛。用于脾胃不和、积滞内停所致的胃痛胀满、消化不良、便秘、痛经。

【用法用量】口服。散剂,一次 1.5~3g,一日 2~3 次。片剂,一次 3~6 片,一日 2~3 次。胶囊,一次 3~6 粒,一日 2~3 次。

【注意事项】①孕妇忌服;②饮食宜清淡,忌酒及辛辣、生冷、油腻食物;③忌愤怒、忧郁,保持心情舒畅;④脾胃虚寒者不适用;⑤有高血压、心脏病、肝病、糖尿病、肾病等慢性病严重者应在医师指导下服用;⑥儿童、经期及哺乳期妇女、年老体弱者应在医师指导下服用;⑦胃痛严重者,应及时去医院就诊;⑧严格按用法用量服用,本品不宜长期服用;⑨对本品过敏者禁用,过敏体质者慎用等。

开胸顺气丸(胶囊)^[乙类]

【药物组成】槟榔、姜厚朴、炒牵牛子、醋三棱、醋莪术、木香、猪牙皂、陈皮。

【方　　解】方中槟榔、厚朴消积化滞,和中止呕,行气止痛,为君药。牵牛子泻下消积,通水导滞,三棱、莪术行气化瘀,消积止痛,共为臣药。木香理气止痛,和中止呕。猪牙皂祛痰顺气,陈皮健脾理气,调中止呕,共为佐药。诸药合用,共奏消积化滞、行气止痛之功。

【剂型规格】水丸,每袋装 6g;胶囊剂,每粒装 0.35g。

【功能主治】消积化滞,行气止痛。用于气郁食滞所致的胸胁胀满、胃脘疼痛、嗳气呕恶、食少纳呆。

【用法用量】口服。丸剂,一次 3~9g,一日 1~2 次。胶囊剂,一次 3 粒,一日 2 次。

【注意事项】①孕妇禁用;②年老体弱者及儿童慎用;③消化不良而脾胃虚弱,或已有大便溏薄者不宜应用;④忌食生冷油腻难消化食物。

四磨汤口服液^[乙类]

【药物组成】木香、枳壳、槟榔、乌药。

【方　　解】方中木香、枳壳、槟榔、乌药四药配伍,以破滞降逆为主,兼以补气扶正;且木香、槟榔又有消积化食之功。诸药合用,共奏顺气降逆、消积止痛之功。

【剂型规格】合剂,每支装 10ml。

【功能主治】顺气降逆,消积止痛。用于婴幼儿乳食内滞证,症见腹胀、腹痛、啼哭不安、厌食纳差、腹泻或便秘;中老年气滞、食积证,症见脘腹胀满、腹痛、便秘;以及腹部手术后促进肠胃功能的恢复。

【用法用量】口服,成人一次 20ml,一日 3 次;新生儿一次 3~5ml,一日 3 次;幼儿一次 10ml,一日 3 次。

【不良反应】文献有报道本品可致皮疹[中国药师,2016,19(12):2323]。

【注意事项】①孕妇、肠梗阻、肠道肿瘤、消化道术后禁用;②一般手术病人在手术后 12 小时第一次服药,再隔 6 小时第二次服药,以后常法服用或遵医嘱;③冬天服用时,可将药瓶放置温水中加温 5~8 分钟后服用;④药液如见有微量沉淀,属正常情况,可摇匀后服用,以保证疗效。

【特别提示】本品为参保人员住院使用时由基本医疗保险统筹基金按规定支付,门诊使用时由职工基本医疗保险个人账户支付的药品。

沉香化滞丸[乙类]

【药物组成】沉香、牵牛子(炒)、枳实(炒)、五灵脂(制)、山楂(炒)、枳壳(炒)、陈皮、香附(制)、厚朴(制)、莪术(制)、砂仁、三棱(制)、木香、青皮、大黄。

【方　解】方中以大黄清理肠胃,消导积滞;香附、沉香疏肝理气,降逆和胃;牵牛子助大黄攻积逐水;枳实、枳壳、厚朴、陈皮、青皮、木香、砂仁、香附疏肝理气,散积化滞,降逆消痞;山楂消食积;莪术、三棱、五灵脂破血行气止痛。诸药相合,共奏行气宽中、消导积滞之功。

【剂型规格】水丸,每100粒重6g。

【功能主治】理气化滞。用于饮食停滞,胸腹胀满。

【用法用量】口服。一次6g,一日2次。

【不良反应】有文献报道服用本品致癃闭一例[山东中医杂志,1982(3):154]。

【注意事项】①本品有泻下药和活血祛瘀药,孕妇忌用;②年老体弱者慎用;③脾胃虚寒胃痛、腹痛者慎用;④忌食油腻腥冷黏滑之物。

保和丸(片、颗粒)[甲类]

【药物组成】焦山楂、六神曲(炒)、半夏(制)、茯苓、陈皮、连翘、炒莱菔子、炒麦芽。

【方　解】方中山楂消一切饮食积滞,尤善消肉食油腻之积,为君药。六神曲、莱菔子、麦芽健脾和胃,理气消食,共为臣药。半夏、陈皮燥湿健脾,行气和胃,化痰止呕;茯苓利湿健脾,和中止泻;连翘清热散结,去积滞之热,为佐药。诸药合用,共奏消食、导滞、和胃之功。

【剂型规格】丸剂,①小蜜丸,每100丸重20g;②大蜜丸,每丸重9g;③水丸,每100粒重6g,每袋装6g、12g、18g。薄膜衣片,每片重0.4g。颗粒剂,每袋装4.5g。

【功能主治】消食,导滞,和胃。用于食积停滞,脘腹胀满,嗳腐吞酸,不欲饮食。

【用法用量】口服。小蜜丸一次9~18g,大蜜丸一次1~2丸,一日2次;小儿酌减。水丸,一次6~9g;一日2次;小儿酌减。片剂,一次4片,一日3片。颗粒,开水冲服。一次1袋,一日2次;小儿酌减。

【注意事项】①孕妇慎用;②服药期间宜选清淡易消化饮食,忌食油腻之品,忌暴饮暴食。

枳术丸(颗粒)[乙类]

【药物组成】枳实(炒)、麸炒白术。

【方　解】方中白术健脾化湿以助运化;枳实下气消痞以导滞除满。白术用量倍于枳实,意在以补为主,寓消于补,使之具有补而不滞腻,消而不伤正的特点,故本方有健脾消食、行气化湿之功。

【剂型规格】丸剂,每袋装①6g;②12g。颗粒剂,每袋装6g。

【功能主治】健脾消食,行气化湿。用于脾胃虚弱,食少不化,脘腹痞满。

【用法用量】水泛丸,口服,一次6g,一日2次。颗粒,开水冲服。一次1袋,一日3次;或遵医嘱。1周为一疗程。

【注意事项】①孕妇忌服;②湿热中阻痞满者慎用,表现为脘痞闷似痛,纳呆,大便不爽,口中苦而黏腻,渴不欲饮,四肢困重,或有身热不扬,汗出而热不退;③服药期间忌食生冷辛辣油腻及不易消化食物。

【特别提示】本品为参保人员住院使用时由基本医疗保险统筹基金按规定支付,门诊使用时由职工基本医疗保险个人账户支付的药品。

枳术宽中胶囊^[乙类]

【药物组成】白术（炒）、枳实、柴胡、山楂。

【方　　解】方中白术益气健脾，助运化湿，为君药；枳实归肝胃经下气导滞，消痞除满，为臣药；佐药柴胡既可升脾胃之清气，又可舒肝气之郁结，与枳实相伍，升清降浊，升中求降，使气机和畅。另一佐药山楂消食健脾，与君药白术合用，以消食积助运化。四味相配，共奏健脾和胃、理气消痞之功。

【剂型规格】胶囊剂，每粒装 0.43g。

【功能主治】健脾和胃，理气消痞。用于胃痞（脾虚气滞），症见呕吐、反胃、纳呆、返酸等，以及功能性消化不良见以上症状者。

【用法用量】口服。一次 3 粒，一日 3 次。

【不良反应】服药后偶见胃痛或大便次数增多。

枳实导滞丸^[乙类]

【药物组成】枳实（炒）、大黄、黄连（姜汁炒）、黄芩、六神曲（炒）、白术（炒）、茯苓、泽泻。

【方　　解】方中大黄荡涤实积，泻下通便，为君药。枳实消痞导滞，六神曲健胃消食化积，黄芩、黄连清热解毒、燥湿止痢，共为臣药。茯苓、白术、泽泻健脾益气，渗湿和中，使湿热从小便而出，为佐药。诸药合用，共奏消积导滞、清热利湿之功。

【剂型规格】水泛丸，每袋装①6g；②18g。

【功能主治】消积导滞，清利湿热。用于饮食积滞、湿热内阻所致的脘腹胀痛、不思饮食、大便秘结、痢疾里急后重。

【用法用量】口服，一次 6~9g，一日 2 次。

【注意事项】①虚寒痢疾不宜，表现为痢下稀薄或白冻，食少神疲，腰酸肢冷等；②本品清热攻下力猛，易伤正气，年老体弱以及妇女胎前产后均应慎用；③服药期间饮食宜清淡，忌食生冷、辛辣刺激性食物。

胃肠安丸^[乙类]

【药物组成】木香、沉香、枳壳（麸炒）、檀香、大黄、厚朴（姜炙）、人工麝香、巴豆霜、大枣（去核）、川芎。

【方　　解】方中厚朴、枳壳健脾燥湿，调畅气血，理气宽中，消食导滞，共为君药。木香、沉香、檀香、川芎更助君药芳香化浊，调畅气血，和胃止痛之力，而为臣药。大黄、巴豆霜均为通里攻下之峻剂，寒热并用，通因通用，荡涤寒热积滞，除痞散满；人工麝香解毒安神，合为佐药。大枣健脾和胃，以防辛香燥烈，通里攻下之品克伐太过，调和诸药，为佐使药。诸药合用，共奏芳香化浊、理气止痛、健胃导滞之功。

【剂型规格】丸剂，①小丸，每 20 丸重 0.08g；②大丸，每 4 丸重 0.08g。

【功能主治】芳香化浊，理气止痛，健胃导滞。用于湿浊中阻、食滞不化所致的腹泻、纳差、恶心、呕吐、腹胀、腹痛；消化不良、肠炎、痢疾见上述证候者。

【用法用量】口服。小丸，一次 20 丸，一日 3 次；小儿周岁内一次 4-6 丸，一日 2~3 次；1~3 岁一次 6~12 丸，一日 3 次；3 岁以上酌加。大丸：成人一次 4 丸，一日 3 次；小儿周岁内一次 1 丸，一日 2~3 次；1~3 岁一次 1~2 丸，一日 3 次；3 岁以上酌加。

【注意事项】脾胃虚弱者慎用。

香砂六君丸[甲类](片)[乙类]

【药物组成】木香、砂仁、党参、炒白术、茯苓、炙甘草、陈皮、姜半夏。

【方　　解】方中以党参味甘性平,益气健脾,补中养胃,为君药。白术甘温而兼苦燥之性,甘温补气,苦燥健脾,与党参相协,益气补脾之力益著,为臣药。茯苓甘淡健脾渗湿,与白术相伍,前者补中健脾,守而不走,后者渗湿助运,走而不守,二者相辅相成,健脾助运之功益彰;陈皮理气调中,燥湿化痰;木香行气调中止痛;半夏燥湿化痰和胃;砂仁化湿行气,温中止泻,为佐药。甘草味甘益气,调和诸药,为使药。全方配伍,共奏益气健脾、行气和胃之功。

【剂型规格】水丸,每瓶装 54g;片剂,每片重 0.46g。

【功能主治】益气健脾,和胃。用于脾虚气滞,消化不良,嗳气食少,脘腹胀满,大便溏泄。

【用法用量】口服。水丸,一次 6~9g,一日 2~3 次。片剂,一次 4~6 片,一日 2~3 次。

【注意事项】①阴虚内热胃痛,湿热痞满、泄泻者忌用;②服药期间忌生冷、油腻、不易消化及刺激性食物,戒烟酒。

【特别提示】香砂六君片为参保人员住院使用时由基本医疗保险统筹基金按规定支付,门诊使用时由职工基本医疗保险个人账户支付的药品。

香砂枳术丸[乙类]

【药物组成】木香、麸炒枳实、砂仁、白术（麸炒）。

【方　　解】方中白术补气健脾,燥湿利水,为君药。木香行气调中;砂仁醒脾开胃,为臣药。枳实破气散结,消痞除满,为佐使药。诸药合用,共奏健脾开胃、行气消痞之功。

【剂型规格】丸剂,每袋装 10g。

【功能主治】健脾开胃,行气消痞。用于脾虚气滞,脘腹痞闷,食欲不振,大便溏软。

【注意事项】①孕妇慎用;②湿热中阻痞满、胃痛者慎用,表现为胃脘痞塞,满闷不舒,目赤干痛,口干口苦口臭,饮水不多等;③胃脘灼热,便秘口苦者不宜服用;④服药期间忌食生冷、辛辣、厚味食物。

【特别提示】本品为参保人员住院使用时由基本医疗保险统筹基金按规定支付,门诊使用时由职工基本医疗保险个人账户支付的药品。

健脾丸[乙类]

【药物组成】党参、炒白术、陈皮、枳实（炒）、炒山楂、炒麦芽。

【方　　解】方中党参、白术健脾益气,为君药。陈皮、枳实理气燥湿,醒脾和胃,为臣药。山楂、麦芽消食化滞,共为佐药。诸药合用,共奏健脾开胃之功。

【剂型规格】大蜜丸,每丸重 9g。

【功能主治】健脾开胃。用于脾胃虚弱,脘腹胀满,食少便溏。

【用法用量】口服。小蜜丸一次 9g,大蜜丸一次 1 丸,一日 2 次;小儿酌减。

【注意事项】①哺乳期妇女、孕妇慎用;②湿热内蕴所致胃痛、痞满、泄泻者慎用;③忌烟、酒及辛辣、生冷、鱼腥、油腻、不易消化食物。

【特别提示】本品为参保人员住院使用时由基本医疗保险统筹基金按规定支付,门诊使用时由职工基本医疗保险个人账户支付的药品。

越鞠保和丸^[乙类]

【药物组成】栀子（姜制）、六神曲（麸炒）、醋香附、川芎、苍术、木香、槟榔。

【方　　解】方中以香附舒肝理气，解郁止痛，为君药。木香行气调中，槟榔、神曲消食化积，理气和胃，共为臣药。苍术燥湿健脾，川芎活血化瘀，行气止痛，栀子泻火除烦，共为佐药。诸药合用，共奏舒肝解郁、开胃消食之功。

【剂型规格】水丸，每袋装 6g。

【功能主治】疏肝解郁，开胃消食。用于气食郁滞所致的胃痛，症见脘腹胀痛、倒饱嘈杂、纳呆食少、大便不调，消化不良见上述证候者。

【用法用量】口服。一次 6g，一日 1~2 次。

【注意事项】①孕妇慎用；②不适用于小儿、年老体弱者；③不适用于脾胃阴虚，主要表现为口干、舌红少津、大便干；④服药期间忌食生冷、硬黏难消化食物。

【特别提示】本品为参保人员住院使用时由基本医疗保险统筹基金按规定支付，门诊使用时由职工基本医疗保险个人账户支付的药品。

槟榔四消丸（片）^[乙类]

【药物组成】槟榔、酒大黄、炒牵牛子、猪牙皂（炒）、醋香附、五灵脂（醋炙）。

【方　　解】方中槟榔辛散苦泻，破气除胀，消积导滞，行气利水，为君药。牵牛子泻水消积，大黄泻下导滞，共为臣药。香附疏肝理气，猪牙皂祛痰顺气，五灵脂活血化瘀，共为佐药。诸药合用，共奏消食导滞、行气泻水之功。

【剂型规格】丸剂，①大蜜丸，每丸重 9g；②水丸，50 粒重 3g，每袋装 9g。片剂，每片重 0.6g。

【功能主治】消食导滞，行气泻水。用于食积痰饮，消化不良，脘腹胀满，嗳气吞酸，大便秘结。

【用法用量】口服。丸剂，大蜜丸，一次 1 丸，一日 2 次；水丸，一次 6g，一日 2 次。片剂，一次 5 片，一日 2~3 次。

【不良反应】有文献报道，服用本品出现血尿。亦有报道，有 7 例患者服药后出现腹泻，但随病症减轻腹泻症状逐渐好转，1 例反应严重者加用人参健脾丸后好转。

【注意事项】①本品中牵牛子、猪牙皂有毒，不宜过量、久服，肝肾功能不全者忌用；②儿童、孕妇忌用。体弱者慎用；③脾胃虚寒胃痛、大便冷秘者忌服；④服药期间宜食清淡易消化之品，忌食生冷寒滑黏腻食物。

【特别提示】本品为参保人员住院使用时由基本医疗保险统筹基金按规定支付，门诊使用时由职工基本医疗保险个人账户支付的药品。

第十七节　胃脘痛类药

三九胃泰颗粒^[甲类]（胶囊）^[乙类]

【药物组成】三叉苦、九里香、两面针、木香、黄芩、茯苓、地黄、白芍。

【方　　解】三叉苦清热燥湿，九里香行气活血，共为君药。两面针活血消肿，木香行气止痛，为臣药。黄芩清热燥湿，茯苓健脾渗湿，地黄滋阴凉血，白芍养阴柔肝，缓急止痛，共为佐药。诸药合用，共奏清热燥湿、行气活血、柔肝止痛之功。

【**剂型规格**】颗粒剂,①每袋装 20g;②每袋装 10g;③每袋装 2.5g。胶囊剂,每粒装 0.5g。

【**功能主治**】清热燥湿,行气活血,柔肝止痛。用于湿热内蕴、气滞血瘀所致的胃痛,症见脘腹隐痛、饱胀反酸、恶心呕吐、嘈杂纳减;浅表性胃炎、糜烂性胃炎、萎缩性胃炎见上述证候者。

【**用法用量**】颗粒,开水冲服。一次 1 袋,一日 2 次;胶囊,口服。一次 2~4 粒,一日 2 次。

【**不良反应**】近年来,服用三九胃泰颗粒引起的不良反应涉及消化、泌尿、血液、呼吸、神经等系统,呈现出过敏、皮肤药疹、肝损伤等。具体的本品不良反应介绍如下:①过敏反应:有文献报道患者服用三九胃泰颗粒或胶囊出现鼻塞流涕、面部潮红、皮肤瘙痒[河北医药,1996,18(2):113],或全身皮肤潮红,躯干、面部、四肢顺序出现针尖大小密集红丘疹,瘙痒剧烈[中国皮肤性病学杂志,1995,9(1):60],或阴茎龟头出现暗紫色斑,有水疱、瘙痒[河南中医学刊,1994,9(3):51];②另有一例女性患者用药 3 个月后患者出现巩膜黄染、尿色深,肝脏穿刺检查示肝细胞肿大和坏死,确诊为药物性肝损伤[药物不良反应杂志,2010,12(3):223]。

【**注意事项**】①胃寒及寒凝血瘀胃痛者忌用,寒凝血瘀表现为面色淡白而晦暗,身倦乏力,少气懒言,局部疼痛如刺,痛处不移,舌淡紫或有紫斑等常见证候;②服药期间忌食辛辣刺激、油炸、过酸食物及酒类。忌情绪激动或生闷气;③忌油腻、生冷、难消化食物;④忌情绪激动或生闷气。

【**特别提示**】本品为参保人员住院使用时由基本医疗保险统筹基金按规定支付,门诊使用时由职工基本医疗保险个人账户支付的药品。

小建中片（胶囊、颗粒）[乙类]

【**药物组成**】桂枝、白芍、炙甘草、生姜、大枣。

【**方　　解**】方中桂枝辛甘温热,温助中阳,以建中阳之气,为君药。白芍益阴养血,酸甘化阴以扶助阴血之虚,协桂枝尤能和营卫而调阴阳,为臣药。炙甘草甘温益气,既可助桂枝、饴糖益气温中,又合芍药酸甘化阴而益肝滋脾,缓急止痛,兼能调和诸药;生姜温中散寒,佐桂枝以温中;大枣补益气血,佐白芍以养血;姜、枣相合,尤能鼓舞脾胃生发之气,为佐使药。诸药相合,于辛甘化阳之中,又具酸甘化阴之用,共奏温中补虚、缓急止痛之功。

【**剂型规格**】薄膜衣片,每片重 0.6g;胶囊剂,每粒装 0.4g;颗粒剂,每袋装 15g。

【**功能主治**】温中补虚,缓急止痛。用于脾胃虚寒,脘腹疼痛,喜温喜按,嘈杂吞酸,食少;胃及十二指肠溃疡见上述证候者。

【**用法用量**】口服。片剂,一次 2~3 片,一日 3 次。胶囊剂,一次 2~3 粒,一日 3 次。颗粒剂,一次 15g（一袋）,一日 3 次。

【**注意事项**】①阴虚内热胃痛者忌用;②外感风热表证未清患者及脾胃湿热或明显胃肠道出血症状者不宜服用;③用药期间忌食生冷、油腻、不宜消化及刺激性食物;④用药期间宜食清淡易消化之品,戒烟酒。

木香顺气丸（颗粒）[乙类]

【**药物组成**】木香、醋香附、厚朴、青皮（炒）、枳壳（炒）、槟榔、陈皮、砂仁、苍术（炒）、甘草、生姜。

【**方　　解**】方中以木香、香附疏肝理气,和胃止痛,共为君药。厚朴、青皮行气燥湿,散结消积,枳壳、槟榔行气导滞宽中,共为臣药。陈皮、砂仁理气化湿和中,苍术燥湿健脾,生姜芳香性辛辣健胃药,共为佐药。甘草调和诸药,为使药。全方配伍,共奏行气化湿、健脾和胃之功。

【剂型规格】丸剂,每 100 丸重 6g;颗粒剂,每袋装 15g。

【功能主治】行气化湿,健脾和胃。用于湿浊中阻、脾胃不和所致的胸膈痞闷、脘腹胀痛、呕吐恶心、嗳气纳呆。

【用法用量】口服。丸剂,一次 6~9g,一日 2~3 次。颗粒,一次 15g,一日 2 次,3 天为一疗程,或遵医嘱。

【不良反应】文献报道木香顺气丸有致"阿托品样"症状[中国临床药学杂志,2001,10(1):51]、颠茄样药物中毒[中国乡村医药,2000,7(3):21]的不良反应。

【注意事项】①本品含降气破积之品,孕妇忌用;②本药为香燥之品,肝胃郁火胃痛痞满者(表现为口苦咽干、面色红赤、心中烦热、胁胀不眠、大便秘结)应当慎用;中气不足,阴液亏损,脾胃虚弱,大便溏薄者不宜应用;③服药期间,饮食要清淡,忌生冷油腻厚味食物。

气滞胃痛片（胶囊、颗粒）[甲类]

【药物组成】柴胡、醋香附、白芍、醋延胡索、枳壳、炙甘草。

【方　　解】方中柴胡疏肝解郁,理气止痛,为君药。香附疏肝解郁,白芍养血敛阴,柔肝止痛,为臣药。延胡索行气活血止痛,枳壳行气和中,消痞除胀,共为佐药。甘草调和诸药,为使药。诸药合用,共奏舒肝理气、和胃止痛之功。

【剂型规格】片剂,①薄膜衣片,每片重 0.5g;②糖衣片,片心重 0.25g。胶囊剂,每粒装 0.4g。颗粒剂,每袋装 5g。

【功能主治】舒肝理气,和胃止痛。用于肝郁气滞,胸痞胀满,胃脘疼痛。

【用法用量】片剂,口服,一次 3 片(规格①)或 6 片(规格②),一日 3 次。胶囊,一次 4 粒,一日 3 次,温开水送服。颗粒,开水冲服,一次 1 袋,一日 3 次。

【不良反应】文献报道口服气滞胃痛颗粒引起喉头水肿 1 例[中国实用医药,2008,3(22):140]。

【注意事项】①孕妇慎用;②肝胃郁火(表现为胃脘胁肋胀闷间疼痛,嗳气吞酸,呃逆呕吐,烦躁易怒,舌红苔薄黄,脉弦)、胃阴不足(表现为皮肤干燥、大便干结、口渴喜饮、饥不欲食)所致胃痛者慎用;③忌食辛辣油炸食物。

延参健胃胶囊[乙类]

【药物组成】人参(去芦)、半夏(制)、黄连、干姜、黄芩(炒)、延胡索、甘草(炙)。

【方　　解】方中人参味甘,主入中焦,大补脾胃之气,半夏辛温,独善降逆,乃"消痞行滞"之要药,其与人参相伍,相反相成,补消兼施,共为君药;黄连味苦,擅除中焦之恶热,干姜辛温,直入脾胃,守而不走,以其辛热之性,散中州之寒,此二药,寒热并用,共为臣药,若此则互结寒热之邪可分而去之;且夏、连相配,又可辛开苦降,功在消除痞满;延胡索辛苦而温,具有辛散温通之功,且活血行气,功善止痛,黄芩苦寒,亦可入胃,以助黄连之清热,共为佐药;妙在人参、元胡相得,旨在取其补而不滞,散不伤正之功;甘草味甘,一则助人参甘温益气,以补其虚,二则用以调和诸药,和合药性,俾寒热互济,阴阳调和,当为使药。综观全方辛苦而降,标本兼顾,补泻同施,寒热并用。诸药合力则扶正祛邪、散寒清热。

【剂型规格】胶囊剂,每粒装 0.3g。

【功能主治】健脾和胃,平调寒热,除痞止痛。用于治疗本虚标实,寒热错杂之慢性萎缩性胃炎。症见胃脘痞满,疼痛,纳差,嗳气,嘈杂,体倦乏力等。

【用法用量】口服。一次4粒,一日3次。饭前温开水送服或遵医嘱。

【不良反应】偶有腹泻或肠胃不适。临床研究中发现3例用药后心电图异常,1例左室高电压,1例心肌受累,1例不完全束支传导阻滞,均为老年患者,临床研究单位无法判断与药物的相关性。

【注意事项】服药期间忌食辛辣刺激性食物。

【特别提示】本品为参保人员住院使用时由基本医疗保险统筹基金按规定支付,门诊使用时由职工基本医疗保险个人账户支付的药品。

达立通颗粒[乙类]

【药物组成】柴胡、枳实、木香、陈皮、清半夏、蒲公英、焦山楂、焦槟榔、鸡矢藤、党参、延胡索、六神曲(炒)。

【方　解】方中柴胡具有疏肝解郁之功效,善于疏理肝气而解胸腹胁肋胀痛之症,故重用以为君药。配以枳实为臣,有破气消积、化痰除痞的作用,用于胃肠热结气滞、胸脘痞满之症;木香为行气止痛之要药;陈皮理气健脾、燥湿化痰,多用于脾胃气滞证;党参功能补中益气,健脾益肺;法半夏燥湿化痰,四药均为佐药。蒲公英能清热解毒,消肿散结;鸡矢藤功能祛风利湿,止痛解毒,消食化积,活血消肿;延胡索活血,利气,止痛;神曲功用健脾消食,理气化湿,解表;山楂消食化积、活血散瘀、化痰行气;槟榔能破积,下气,行水,以上诸药共为使药。全方共奏解郁清热、和胃降逆之效。

【剂型规格】颗粒剂,每袋装6g。

【功能主治】清热解郁,和胃降逆,通利消滞。用于肝胃郁热所致痞满证,症见胃脘胀满、嗳气、纳差、胃中灼热、嘈杂泛酸、脘腹疼痛、口干口苦,动力障碍型功能性消化不良见上述症状者。

【用法用量】温开水冲服。一次1袋,一日3次。饭前服用。

【不良反应】个别患者服药后可能出现腹痛、腹泻、呕吐、皮疹。

【注意事项】①饮食宜清淡,忌酒及辛辣、生冷、油腻食物;②忌愤怒、忧郁,保持心情舒畅;③不宜在服药期间同时服用滋补性中药;④脾虚便溏者慎用;胃寒痛者不适用,主要表现为遇凉则胃痛发作或加重,得温暖则胃痛减轻,喜热饮食,或大便溏;⑤孕妇慎用;⑥对本品过敏者禁用,过敏体质者慎用。

【特别提示】本品为参保人员住院使用时由基本医疗保险统筹基金按规定支付,门诊使用时由职工基本医疗保险个人账户支付的药品。

阴虚胃痛片(胶囊、颗粒)[乙类]

【药物组成】北沙参、麦冬、石斛、玉竹、川楝子、白芍、炙甘草。

【方　解】方中以北沙参、麦冬养阴润燥,益胃生津,为君药。石斛、玉竹养胃生津,增强君药养阴润燥,益胃生津之效,共为臣药。川楝子疏肝泄热,行气止痛;白芍养血柔肝,缓急止痛,为佐药。甘草和中缓急,调和药性,为使药。诸药配合,共奏养阴益胃、缓急止痛之功。

【剂型规格】片剂,每片重0.25g;胶囊剂,每粒装0.38g;颗粒剂,每袋装10g。

【功能主治】养阴益胃,缓急止痛。用于胃阴不足所致的胃脘隐隐灼痛、口干舌燥、纳呆干呕,慢性胃炎、消化性溃疡见上述证候者。

【用法用量】口服。片剂,一次6片,一日3次。胶囊,一次4粒,一日3次。颗粒,开水冲服。一次 1 袋,一日 3 次。

【不良反应】用药后偶见便溏,停药后可自行缓解。

【注意事项】①虚寒胃痛者忌用,表现为胃脘隐痛,喜温喜按,遇冷或空腹痛重;②饮食宜清淡,忌酒及辛辣、生冷、油腻食物。

【特别提示】本品为参保人员住院使用时由基本医疗保险统筹基金按规定支付,门诊使用时由职工基本医疗保险个人账户支付的药品。

肠胃舒胶囊[乙类]

【药物组成】蜘蛛香、草果、紫地榆、草血竭、木香。

【方　解】方中草果燥湿健脾,温胃止痛,止呕截疟;木香具有辛散、苦降、温通之功,苦香而燥,可升可降,通理三焦,尤善疏脾胃之气滞,为疏气、行气、止痛之良药,兼能健脾消食;蜘蛛香理气止痛,消食止泻,祛风除湿,镇惊安神;紫地榆消炎,止血,涩肠;草血竭散血止血,下气止痛。诸药合用,共奏健脾消食、燥湿化瘀、开痞散结、止痢止血、止痛之功。

【剂型规格】胶囊剂,每粒装 0.4g。

【功能主治】彝医:嗨补色扎奴,斯希,埃摆兹,诺别。中医:清热燥湿,理气止痛,止痢止血。用于湿热蕴结所致的食少纳呆,脘腹疼痛。

【用法用量】口服,一次 3~5 粒,一日 3 次;儿童酌减。

【注意事项】应配合其他抗菌措施。

良附丸(滴丸)[乙类]

【药物组成】高良姜、醋香附。

【方　解】方中高良姜味辛大热,温中暖胃,散寒止痛,为君药。香附疏肝开郁,行气止痛,且用醋洗,加强入肝行气止痛之功,为臣药。两药相配,一散寒凝,一行气滞,共奏行气疏肝,散寒止痛之功。

【剂型规格】水丸剂,每 100 粒重 6g;滴丸剂,每瓶装 1.5g(每丸重 45mg)。

【功能主治】温胃理气。用于寒凝气滞,脘痛吐酸,胸腹胀满。

【用法用量】口服。一次 3~6g,一日 2 次。

【不良反应】有报道服本品加味致小产 [陕西中医,1992(5):204]。

【注意事项】①胃部灼痛、泛酸、口苦便秘之肝胃郁热者忌用;②湿热中阻、胃痛、呕吐、出血者不宜使用;③忌食生冷油腻、酸性及不易消化食物。

附子理中丸(片)[甲类]

【药物组成】附子(制)、党参、炒白术、干姜、甘草。

【方　解】方中制附子补火助阳,温肾暖脾,为君药。干姜辛热,温运脾阳,功专温脾暖中,祛寒止泻,党参甘温,益气补脾胃,疗中虚,共为臣药。白术苦温,健脾燥湿,合党参复运化而止升降,有佐助之能,为佐药。甘草益气补中,缓急止痛,兼和药性,为佐使药。全方配伍,共收温中健脾之功。

【剂型规格】丸剂,水蜜丸,每 100 粒重 10g;大蜜丸每丸重 9g。片剂,片心重 0.25g。

【功能主治】温中健脾,用于脾胃虚寒,脘腹冷痛,呕吐泄泻,手足不温。

【用法用量】口服。丸剂,水蜜丸一次 60 粒(6g),一日 2~3 次;大蜜丸一次 1 丸,一日 2~3 次。片剂,一次 6~8 片,一日 1~3 次。

【不良反应】个别患者服后导致舌头卷缩,失去味觉,同时甲状腺微肿,呼吸有紧迫感觉（嚼生黄豆,吞其浆汁即可解毒）。有文献报道,口服本品后发生心律失常［中国中医药信息杂志, 1996, 3（4）: 37］。另有报道过量服用本品引起中毒,致严重休克、心律失常［吉林医学信息, 2002, 19（7）: 42］。

【注意事项】①孕妇慎用;②不适用于急性肠胃炎,泄泻兼有大便不畅,肛门灼热者;③高血压、心脏病、肾病、咳喘、浮肿患者或正在接受其他药物治疗者应在医师指导下服用;④本品中有附子,服药后如有血压增高、头痛、心悸等症状,应立即停药,去医院就诊;⑤对本品过敏者禁用,过敏体质者慎用。

金胃泰胶囊【乙类】

【药物组成】大红袍、鸡矢藤、贯众、金荞麦、黄连、砂仁、延胡索、木香。

【方　　解】方中大红袍祛风止痛,收敛止血;鸡矢藤祛风利湿,消食化积,活血消肿;贯众清热解毒,涩肠止泻;金荞麦清热解毒,活血消痈;黄连清热燥湿,泻火解毒;砂仁化湿开胃,温脾止泻;木香、延胡索行气止痛,活血散瘀。诸药配合,共奏行气活血、和胃止痛之效。

【剂型规格】胶囊剂,每粒装 0.3g。

【功能主治】行气活血,和胃止痛。用于肝胃气滞,湿热瘀阻所致的急慢性胃肠炎,胃及十二指肠溃疡,慢性结肠炎。

【用法用量】口服,一次 3 粒,一日 3 次。

【注意事项】忌食酒、酸、冷、辛辣及不易消化食物。

【特别提示】本品为参保人员住院使用时由基本医疗保险统筹基金按规定支付,门诊使用时由职工基本医疗保险个人账户支付的药品。

胃力康颗粒【乙类】

【药物组成】柴胡（醋炙）、赤芍、枳壳（麸炒）、木香、丹参、延胡索、莪术、黄连、吴茱萸、大黄（酒炙）、党参、甘草。

【方　　解】方中柴胡疏肝理气,赤芍化瘀止痛,两者合用有行气止痛之功,共为君药;木香、枳壳助柴胡疏肝理气;莪术、大黄、丹参、延胡索均善活血化瘀,共为臣药;黄连、吴茱萸为左金丸,可清肝泻火,降逆止呕,专治肝火犯胃之证;党参补气扶正,以防行气活血过耗正气,共为佐药。甘草调和诸药,为使药。诸药合用,共奏行气活血、泄热和胃之功。

【剂型规格】颗粒剂,每袋装 10g。

【功能主治】行气活血,泄热和胃。用于胃脘痛气滞血瘀兼肝胃郁热证,症见胃脘疼痛、胀闷、灼热、嗳气、泛酸、烦躁易怒、口干口苦等,以及慢性浅表性胃炎及消化性溃疡见上述证候者。

【用法用量】口服,一次 10g,一日 3 次。

【不良反应】偶见服药后便溏,一般不影响继续治疗。

【注意事项】①孕妇忌服;②脾虚便溏者慎服。

【特别提示】本品为参保人员住院使用时由基本医疗保险统筹基金按规定支付,门诊使用时由职工基本医疗保险个人账户支付的药品。

胃苏颗粒【甲类】

【药物组成】紫苏梗、香附、陈皮、枳壳、槟榔、香橼、佛手、炒鸡内金。

【方　　解】方中紫苏梗、香附、陈皮为君药。紫苏梗入胃，顺气开郁，和胃止痛，香附入肝，疏肝解郁，理气和胃，陈皮理气和胃化湿，宣通疏利脾胃。枳壳破气消积，利膈宽中，解胃脘胀满；槟榔下气利水，调和脾胃，行气消积，共为臣药。香橼、佛手疏肝和胃，理气止痛；鸡内金消积化滞，共为佐药。诸药合用，共奏疏肝理气、和胃止痛之功。

【剂型规格】颗粒剂，①每袋装 15g；②每袋装 5g（无蔗糖）。

【功能主治】理气消胀，和胃止痛。用于气滞型胃脘痛，症见胃脘胀痛，窜及两胁，得嗳气或矢气则舒，情绪郁怒则加重，胸闷食少，排便不畅，舌苔薄白，脉弦；慢性胃炎及消化性溃疡见上述证候者。

【用法用量】开水冲服。一次 1 袋，一日 3 次。15 天为一个疗程，可服 1~3 个疗程或遵医嘱。

【不良反应】服用本品后偶有口干，嘈杂。

【注意事项】①孕妇慎用；②脾胃阴虚或肝胃郁火胃痛者慎用；③服药期间忌生冷及油腻食品，戒烟酒。

【特别提示】本品为参保人员住院使用时由基本医疗保险统筹基金按规定支付，门诊使用时由职工基本医疗保险个人账户支付的药品。

胃疼宁片【乙类】

【药物组成】山楂、鸡蛋壳粉、蜂蜜。

【方　　解】方中以鸡蛋壳制酸，减少胃酸对溃疡面的刺激；蜂蜜温中，甘缓止痛；山楂化积消食，利于溃疡面的愈合。诸药相合，共奏温中行气、制酸止痛之功。

【剂型规格】片剂，每素片重 0.25g。

【功能主治】温中，行气，制酸，止痛。用于胃脘胀满，嗳气吞酸，消化性溃疡。

【用法用量】口服，一次 3 片，一日 3 次。

【注意事项】①孕妇及糖尿病患者慎用；②不适用于脾胃阴虚，主要表现为口干、舌红少津、大便干。

【特别提示】本品为参保人员住院使用时由基本医疗保险统筹基金按规定支付，门诊使用时由职工基本医疗保险个人账户支付的药品。

胃康灵丸（片、胶囊、颗粒）【乙类】

【药物组成】白芍、白及、三七、甘草、茯苓、延胡索、海螵蛸、颠茄浸膏。

【方　　解】方中白芍酸寒，柔肝缓急止痛，为方中君药。白及收敛止血，茯苓健脾补中，使脾胃得健，甘草缓急止痛，延胡索具有散瘀行气，止血止痛，四者共为臣药，辅助君药发挥柔肝和胃，缓急止痛作用。佐以三七化瘀止血，活血定痛，海螵蛸制酸止痛，颠茄浸膏能解除平滑肌痉挛，改善微循环。诸药合用，共奏柔肝和胃、散瘀止血、缓急止痛、去腐生新之效。

【剂型规格】丸剂，每 100 丸重 20g。片剂，每片重 0.4g。胶囊剂，每粒装 0.4g。颗粒剂，①每袋装 4g；②每袋装 6g；③每袋装 1.6g。

【功能主治】柔肝和胃，散瘀止血，缓急止痛，去腐生新。用于肝胃不和、瘀血阻络所致的胃脘疼痛、连及两胁、嗳气、泛酸；急、慢性胃炎，胃、十二指肠溃疡，胃出血见上述证候者。

【用法用量】口服，饭后服用。丸剂，一次 8 丸，一日 3 次。片剂，一次 4 片，一日 3 次。胶囊，一次 4 粒，一日 3 次。颗粒，开水冲服，一次 1 袋，一日 3 次。

【注意事项】①青光眼者忌服；②孕妇及脾胃虚弱者慎用；③服药期间忌食辛辣、油腻、生冷之品，戒烟酒。

胃康胶囊[乙类]

【药物组成】白及、海螵蛸、香附、黄芪、白芍、三七、鸡内金、鸡蛋壳(炒焦)、乳香、没药、百草霜。

【方　　解】方中香附味辛气香,能利三焦,解六郁,消饮食积聚;黄芪甘温益气健脾升阳,两药合用,行气止痛,健脾益气,为方中君药。白芍养血柔肝,缓急止痛,三七化瘀止血,活血定痛;白及收敛止血,海螵蛸制酸止痛,四者共为臣药,辅助君药发挥化瘀止血,制酸止痛之功效。佐以鸡内金健运脾胃、消食化积;乳香、没药活血止痛、消肿生肌,以增强三七的活血止痛之功;百草霜收敛止血,与白及同用可增强收敛止血之功;鸡蛋壳制酸止痛,可增强海螵蛸制酸止痛之力。诸药合用,共奏行气健胃、化瘀止血、制酸止痛之效。

【剂型规格】胶囊剂,每粒装0.3g。

【功能主治】行气健胃,化瘀止血,制酸止痛。用于气滞血瘀所致的胃脘疼痛、痛处固定、吞酸嘈杂,或见吐血、黑便;胃及十二指肠溃疡、慢性胃炎、上消化道出血见上述证候者。

【用法用量】口服,一次2~4粒,一日3次。

【不良反应】偶尔出现咽喉干燥。

【注意事项】①方中含有活血化瘀之品,故孕妇慎用;②脾胃虚弱者慎用,主要表现为口干欲饮、大便干结、小便短少;③本品为气滞血瘀胃痛、吐血、便血所设,若属脾胃虚寒或阴虚火旺者不宜使用;④服药期间忌食辛辣、油腻、生冷之品,戒烟酒。

【特别提示】本品为参保人员住院使用时由基本医疗保险统筹基金按规定支付,门诊使用时由职工基本医疗保险个人账户支付的药品。

胃痛宁片[乙类]

【药物组成】蒲公英提取物、氢氧化铝、甘草干浸膏、天仙子浸膏、龙胆粉、小茴香油。

【方　　解】方中蒲公英清热解毒,利湿通淋;龙胆清热燥湿,泻肝胆实热;小茴香散寒止痛,理气和胃;氢氧化铝呈碱性,能中和胃酸;天仙子能解痉、止痛;甘草益气健脾,调和药性。以上诸药合用,共奏清热燥湿、理气和胃、制酸止痛之功。

【剂型规格】片剂,每片重0.25g。

【功能主治】清热燥湿,理气和胃,制酸止痛。用于湿热互结所致胃脘疼痛,胃酸过多,脘闷嗳气,泛酸嘈杂,食欲不振,大便秘结,小便短赤。

【用法用量】口服,一次3片,一日2~3次。

【不良反应】肾功能不全患者长期应用可能会有铝蓄积中毒,出现精神症状。

【注意事项】①儿童、孕妇、哺乳期妇女及肝肾功能不全者禁用;②阑尾炎或急腹症时,服用本品可使病情加重,可增加阑尾穿孔的危险,应禁用;③胃寒痛者不适用,主要表现为遇凉则胃痛发作或加重,得温暖则胃痛减轻,喜热饮食;④本品含氢氧化铝,骨折患者不宜服用,这是由于不溶性磷酸铝复合物的形成,导致血清磷酸盐浓度降低及磷自骨内移出;能妨碍磷的吸收,长期服用能引起低磷血症;低磷血症(如吸收不良综合征)患者慎用;⑤本品有便秘作用,故长期便秘者应慎用;⑥服药后1小时内应避免服用其他药物,因氢氧化铝可与其他药物结合而降低吸收,影响疗效;⑦不宜在服药期间同时服用滋补性中药。

【特别提示】本品为参保人员住院使用时由基本医疗保险统筹基金按规定支付,门诊使用时由职工基本医疗保险个人账户支付的药品。

复方陈香胃片[乙类]

【药物组成】陈皮、木香、石菖蒲、大黄、碳酸氢钠、重质碳酸镁、氢氧化铝。

【方　　解】方中陈皮、木香健脾燥湿,理气调中和胃止呕。石菖蒲化湿和胃,大黄清热凉血,泻火解毒。碳酸氢钠、重质碳酸镁、氢氧化铝中和胃酸,保护胃黏膜。诸药合用,共奏行气和胃、制酸止痛之功。

【剂型规格】片剂,①每片重 0.28g(含碳酸氢钠 17mg、重质碳酸镁 17mg、氢氧化铝 84mg);②每片重 0.56g(含碳酸氢钠 34mg、重质碳酸镁 34mg、氢氧化铝 168mg)。

【功能主治】行气和胃,制酸止痛。用于脾胃气滞所致的胃脘疼痛、脘腹痞满、嗳气吞酸;胃及十二指肠溃疡、慢性胃炎见上述证候者。

【用法用量】口服。一次 4 片(规格①)或一次 2 片(规格②),一日 3 次。

【注意事项】①服药期间忌酒及辛辣油腻、不易消化的食物;②孕妇慎服;③胃大出血时禁用;肝胃郁火所致胃痛、痞满者慎用,其表现为脘痞闷似痛,纳呆,大便不爽,口中苦而黏腻,渴不欲饮,吞酸,四肢困重等。

复方田七胃痛片(胶囊)[乙类]

【药物组成】三七、醋延胡索、醋香附、制吴茱萸、瓦楞子(煅)、白矾(煅)、甘草、白芍、白及、川楝子、氧化镁、碳酸氢钠、颠茄流浸膏。

【方　　解】本方为中西合制剂。方中三七活血止血,止血而不留瘀,散瘀止痛。延胡索活血祛瘀、行气止痛;香附、川楝子疏肝解郁,理气止痛;吴茱萸温中散寒止痛、疏肝下气,四药均有理气止痛之功。白芍、甘草合用,缓急止痛;白及、枯矾收敛止血;瓦楞子制酸止痛。氧化镁、碳酸氢钠能中和胃酸,保护胃黏膜;颠茄能解痉止痛。方中中西药合用,共奏温中理气,制酸止痛、化瘀止血之功。

【剂型规格】片剂,每片重 0.5g(相当于总药量 0.73g)。胶囊剂,每粒装 0.5g(相当于原药材 0.73g)。

【功能主治】制酸止痛,收敛止血,理气化瘀,温中健脾。用于胃脘痛,胃酸过多,胃、十二指肠球部溃疡,慢性胃炎。

【用法用量】口服。片剂,一次 3~4 片,一日 3 次;症状消失后,继续用药 15 天,一次 2 片,一日 2 次。胶囊,一次 3~4 粒,一日 3 次;症状消失后,继续用药 15 天,一次 2 粒,一日 2 次。

【不良反应】较常见口干、便秘、出汗减少、口鼻咽喉及皮肤干燥、视力模糊、排尿困难(老人)。

【注意事项】①前列腺肥大、青光眼患者、孕妇、哺乳期妇女、月经过多者以及对本品过敏者禁用;②饮食宜清淡,忌食辛辣、生冷、油腻食物;③忌情绪激动及生闷气;④不宜在服药期间同时服用滋补性中药;⑤胃热痛者不适用,其表现为口渴、口臭、胃中嘈杂易饥、大便秘结、甚则口腔糜烂、牙周肿痛;⑥高血压、心脏病、反流性食管炎、胃肠道阻塞性疾患、甲状腺功能亢进、溃疡性结肠炎患者以及过敏体质者慎用;⑦服用本品后,有时有口干现象,停药后可消失。

复方胃痛胶囊[乙类]

【药物组成】五香血藤、九月生、徐长卿、吴茱萸、金果榄、拳参。

【方　　解】方中重用五香血藤散瘀止痛,舒筋活络,为君药。吴茱萸散寒止痛,九月生、拳参、金果榄清热解毒,消肿止痛。徐长卿祛风化湿,止痛止痒。诸药合用,共奏行气活血、散寒止痛之功。

【剂型规格】胶囊剂,每粒装 0.28g。

【功能主治】苗医:旭嘎怡沓痳,替笨挡象:江苟给赖拿,精嘎瑶粘拿,江给苟,扎嘎,蒙杠抢,布兜江苟及,江苟给巧巧。中医:行气活血,散寒止痛。用于寒凝气滞血瘀所致的胃脘刺痛,嗳气吞酸,食欲不振;浅表性胃炎以及胃、十二指肠溃疡。

【用法用量】饭后服用,一次 2~3 粒,一日 2 次;或遵医嘱。

【注意事项】①肾脏病患者、孕妇、新生儿禁用;②本品含有马兜铃科植物九月生,应在医生指导下服用,定期复查肾功能。

养胃片[乙类]

【药物组成】木香、麦芽、茯苓、甘草、陈皮、砂仁、豆蔻、白术、苍术、香附、厚朴、党参、六神曲、半夏曲、藿香油。

【方　　解】方中以白术、茯苓、党参健脾和胃,益气补中,为君药。陈皮、半夏燥湿降逆,和中止呕;苍术健脾燥湿;砂仁、藿香、豆蔻芳香化湿,醒脾开胃;麦芽、六神曲消食导滞;木香、厚朴宽中行气,消胀止痛,均为辅药。以香附疏肝理气为佐药。以甘草调和诸药为使。诸药配伍,具有补脾健胃、消食行气之效。

【剂型规格】片剂,每片重 0.6g。

【功能主治】健胃消食,理气止痛。用于胃肠虚弱,消化不良,胸膈满闷,腹痛呕吐,肠鸣泄泻。

【用法用量】口服。一次 4~8 片,一日 2 次。

【注意事项】①孕妇禁用;②哺乳期妇女慎用;③服药期间忌食生冷、辛辣油腻之物。

【特别提示】本品为参保人员住院使用时由基本医疗保险统筹基金按规定支付,门诊使用时由职工基本医疗保险个人账户支付的药品。

养胃颗粒[乙类]

【药物组成】炙黄芪、党参、陈皮、香附、白芍、山药、乌梅、甘草。

【方　　解】方中以党参、炙黄芪补中益气,健脾和胃,为君药。山药益气养阴,补益脾肾,陈皮、香附疏肝解郁,理气和胃,共为臣药。白芍、乌梅、甘草酸甘化阴,和中缓急止痛,共为佐药。全方合用,共奏养胃健脾、理气和中之功。

【剂型规格】颗粒剂,①每袋装 15g;②每袋装 5g(无蔗糖)。

【功能主治】养胃健脾,理气和中。用于脾虚气滞所致的胃痛,症见胃脘不舒、胀满疼痛、嗳气食少;慢性萎缩性胃炎见上述证候者。

【用法用量】开水冲服,一次 1 袋,一日 3 次。

【注意事项】①胃脘灼热嘈杂、吞酸者及胃阴不足胃痛者忌用;②服药期间忌食生冷、油腻、不易消化及刺激性食物,戒烟酒。

【特别提示】本品为参保人员住院使用时由基本医疗保险统筹基金按规定支付,门诊使用时由职工基本医疗保险个人账户支付的药品。

养胃舒胶囊(颗粒、软胶囊)[乙类]

【药物组成】党参、陈皮、黄精(蒸)、山药、玄参、乌梅、山楂、北沙参、干姜、菟丝子、白术(炒)。

【方　　解】方中党参、白术为君药,功能健脾益气,燥湿和中。山楂、北沙参为臣药。益气养阴,补益脾肺,山药与白术均能补脾止泻,但山药既能补气,又养阴,兼可补益脾肾;北沙参清热养阴生津,山药与北沙参共用,旨在加强君药养阴,生津液。黄精益气养阴,菟丝子补肝益肾,玄参、乌梅养胃生津,滋阴除热,和胃敛阴,为佐药。干姜温中和胃,陈皮理气和胃,山楂健脾开胃,增强消食运化之功,为使药。诸药配合功能扶正固本,滋阴养胃,调理中焦,行气消导。

【剂型规格】胶囊剂,每粒装 0.4g;颗粒剂,每袋装 10g;软胶囊剂,每粒装 0.5g。

【功能主治】滋阴养胃。用于慢性胃炎,胃脘灼热,隐隐作痛。

【用法用量】口服。胶囊,一次 3 粒,一日 2 次。颗粒,开水冲服,一次 1~2 袋,一日 2 次。软胶囊,一次 3 粒,一日 2 次。

【注意事项】孕妇慎用。

【特别提示】本品为参保人员住院使用时由基本医疗保险统筹基金按规定支付,门诊使用时由职工基本医疗保险个人账户支付的药品。

荆花胃康胶丸[乙类]

【药物组成】土荆芥、水团花。

【方　　解】方中土荆芥辛温,功能祛风散寒,通经止痛,水团花味苦性平,功能清热化痰,散瘀定痛,二药合用,辛开苦降,共奏理气散寒、清热化痰之功。

【剂型规格】胶囊剂(软胶囊),每粒装 80mg。

【功能主治】理气散寒,清热化瘀。用于寒热错杂、气滞血瘀所致的胃脘胀闷疼痛、嗳气、反酸、嘈杂、口苦,十二指肠溃疡见上述证候者。

【用法用量】饭前服,一次 2 粒,一日 3 次;4 周为一疗程,或遵医嘱。

【不良反应】服药后,少数患者出现恶心、呕吐、腹泻、胃脘不适、皮疹等,一般可自行缓解,严重者可停药对症处理。

【注意事项】过敏体质、对本品过敏者及孕妇忌服。

荜铃胃痛颗粒[乙类]

【药物组成】荜澄茄、川楝子、醋延胡索、酒大黄、黄连、吴茱萸、醋香附、香橼、佛手、海螵蛸、煅瓦楞子。

【方　　解】方中荜澄茄辛散温通,温中行气,散寒止痛;川楝子苦寒泄降,清热泻火,疏肝和胃,行气止痛,寒热并用,适得其中,力专舒肝和胃,行气止痛,共为君药。以延胡索辛散温通,活血祛瘀,行气止痛;香附疏肝理气止痛;佛手、香橼疏肝和胃,行气止痛,辅助君药增强理气和胃之功,合为臣药。大黄活血祛瘀,止血;黄连与吴茱萸相配,辛散苦泄,疏肝下气,和胃止呕,止痛;海螵蛸、瓦楞子制酸止痛,共为佐药。诸药合用,共奏行气活血、和胃止痛之功。

【剂型规格】颗粒剂,每袋装 5g。

【功能主治】行气活血,和胃止痛。用于气滞血瘀所致的胃脘痛,慢性胃炎见有上述证候者。

【用法用量】开水冲服。一次 1 袋,一日 3 次。

【不良反应】有文献报道在服用常规剂量的荜铃胃痛颗粒后出现面部、颈部潮红伴有瘙痒,继而出现皮疹的过敏反应 1 例 [中国中药杂志, 1997, 22(12): 756]。

【注意事项】①不宜在服药期间同时服用滋补性中药;②本品含有活血、行气之品,有碍胎气,孕妇慎用;③胃阴不足、脾胃虚寒胃脘痛不宜应用。胃阴不足表现为口干多饮而不欲食,皮肤干燥,毛发无泽,大便干结;脾胃虚寒胃脘痛表现为胃脘隐痛,绵绵不断,喜暖喜按,得食则减,时吐清水,纳少乏力,手足欠温,大便溏;④服药期间饮食宜清淡,忌食辛辣油腻之品,戒烟酒。

香砂平胃丸(散、颗粒)[乙类]

【药物组成】陈皮、厚朴(姜制)、甘草、木香、砂仁、苍术(炒)。

【方　　解】方中苍术芳香苦温,又有燥湿运脾之力,为君药。厚朴理气宽中、化湿除满;木香辛温,行气和胃,芳香化湿,善调脾胃气滞而止痛,二药为臣。砂仁偏于化湿醒脾;陈皮长于燥湿和胃,二者同用,理气除湿,同为佐药。甘草为使药,既可和中,又调诸药。全方合用,共奏理气化湿、和胃止痛之功。

【剂型规格】水丸,每瓶装 6g;散剂,每袋装 6g;颗粒剂,每袋装 10g。

【功能主治】燥湿健脾,理气和胃。湿阻气滞,脾胃不和所致之脘腹胀满、呃逆嘈杂、恶心呕吐、消化不良等。

【用法用量】口服。丸剂,一次 6~9g,一日 2~3 次,空腹温开水送服。散剂,一次 6g,一日1~2 次。颗粒,一次 10g,一日 2 次,空腹温开水冲服,儿童酌减。

【注意事项】①脾虚不足者、孕妇及老弱阴虚之人不宜服,脾虚不足表现为腹胀纳少,食后胀甚,肢体倦怠,神疲乏力,少气懒言,大便溏稀等;②忌生冷、油腻、煎炸、海腥发物等。

【特别提示】本品为参保人员住院使用时由基本医疗保险统筹基金按规定支付,门诊使用时由职工基本医疗保险个人账户支付的药品。

香砂养胃丸[甲类](片[甲类]、胶囊[甲类]、颗粒[甲类]、软胶囊[乙类])

【药物组成】木香、砂仁、白术、陈皮、茯苓、半夏(制)、醋香附、枳实(炒)、豆蔻(去壳)、姜厚朴、广藿香、甘草。

【方　　解】方中白术补气健脾,燥湿利水;木香和胃止痛,砂仁醒脾开胃,为君药。豆蔻、广藿香化湿行气,和中止呕;陈皮、厚朴理气和中,燥湿除积;香附理气止痛,共为臣药。茯苓健脾利湿;枳实破气消积;半夏降逆止呕,共为佐药。甘草调和诸药,为使药。诸药合用,共奏温中和胃之力。

【剂型规格】丸剂,每 8 丸相当于饮片 3g;片剂,每片重 0.6g;胶囊剂,每粒装 0.35g;颗粒剂,每袋装 5g;软胶囊剂,每粒装 0.45g。

【功能主治】温中和胃。用于胃阳不足、湿阻气滞所致的胃痛、痞满,症见胃痛隐隐、脘闷不舒、呕吐酸水、嘈杂不适、不思饮食、四肢倦怠。

【用法用量】丸剂,口服,一次 9g,一日 2 次。片剂,口服,一次 4~8 片,一日 2 次。胶囊,口服,一次 3 粒,一日 3 次。颗粒,开水冲服,一次 1 袋,一日 2 次。软胶囊,一次 3 粒,一日 3 次。

【不良反应】有文献报道香砂养胃丸致急性过敏性荨麻疹 1 例 [药学实践杂志,2000,18(6):395]、药疹 2 例 [河南中医,2004,24(2):7;临床皮肤科杂志,2002,31(7):412]、便秘[交通医学,1999,13(1):34]、大便干结 [实用中西医结合杂志,1998,11(9):855]、腹痛、大便增多 [浙江中西医结合杂志,1998,8(2):121]。

【注意事项】①本品药性偏于温燥,胃阴不足或湿热中阻所致痞满、胃痛、呕吐者慎用;②服药期间忌生冷、油腻及酸性食物。

【特别提示】香砂养胃软胶囊为参保人员住院使用时由基本医疗保险统筹基金按规定支付,门诊使用时由职工基本医疗保险个人账户支付的药品。

香砂理中丸^[乙类]

【药物组成】党参、干姜（炮）、木香、白术（土炒）、砂仁、甘草（蜜炙）。

【方　　解】本方在理中丸的基础上加木香、砂仁两药。方中木香和胃止痛；砂仁醒脾开胃，为君药。党参补气健脾，促进运化；炮姜辛热，温中散寒、止痛止泻，共为臣药。白术补气健脾，燥湿利水，为佐药。甘草味甘，益气补中，缓急止痛，调和诸药为使药。全方合用，具温中健脾、行气止痛、止泻之功。

【剂型规格】大蜜丸，每丸重9g。

【功能主治】健脾和胃，温中行气。用于脾胃虚寒，气滞腹痛，反胃泄泻。

【用法用量】口服，一次1丸，一日2次。

【注意事项】①服药期间忌食生冷、辛辣油腻之物；②孕妇慎用；③有慢性结肠炎、溃疡性结肠炎便脓血等慢性病史者，患泄泻后应在医师指导下使用。

【特别提示】本品为参保人员住院使用时由基本医疗保险统筹基金按规定支付，门诊使用时由职工基本医疗保险个人账户支付的药品。

健胃消炎颗粒^[乙类]

【药物组成】党参、茯苓、白术、白芍、丹参、赤芍、白及、大黄、木香、川楝子、乌梅、青黛。

【方　　解】方中以党参、白术补脾益气；茯苓利水渗湿健脾；白芍柔肝止痛；丹参、大黄、赤芍活血祛瘀止痛；木香、川楝子行气止痛；乌梅酸收，益精开胃；白及消肿生肌；青黛凉血散肿。诸药相合，共奏健脾和胃、理气活血之功。

【剂型规格】颗粒剂，每袋重10g。

【功能主治】健脾和胃，理气活血。用于脾胃不和所致的上腹疼痛、痞满纳差以及慢性胃炎见上述证候者。

【用法用量】饭前开水冲服，一次20g，一日3次或遵医嘱。

【注意事项】①脾胃虚寒或寒湿中阻者不宜服用；②忌食生冷油腻不易消化食物；③对本品过敏者禁用，过敏体质者慎用。

健胃愈疡片（胶囊、颗粒）^[乙类]

【药物组成】柴胡、党参、白芍、延胡索、白及、珍珠层粉、青黛、甘草。

【方　　解】方中柴胡疏肝解郁，理气止痛，党参补中益气，健脾养血，共为君药。白芍柔肝止痛，延胡索理气活血止痛，白及、珍珠层粉收敛生肌，共为臣药。青黛解毒散肿，为佐药。甘草调和诸药，为使药。诸药合用，共奏疏肝健脾、生肌止痛之功。

【剂型规格】薄膜衣片，每片重0.3g。胶囊剂，每粒装0.4g。颗粒剂，每袋装3g。

【功能主治】疏肝健脾，生肌止痛。用于肝郁脾虚、肝胃不和所致的胃痛，症见脘腹胀痛、嗳气吞酸、烦躁不适、腹胀便溏，消化性溃疡见上述证候者。

【用法用量】口服。片剂，一次4~5片，一日4次。胶囊，一次4~5粒，一日4次。颗粒，温开水冲服，一次1袋，一日3次。

【不良反应】健胃愈疡片引起药疹，患者出现全身密集性、针尖样大小、高出皮肤、压之褪色的红色皮疹，并感奇痒[药物流行病学杂志，2004，13（2）：105]。

【注意事项】①湿热蕴结所致胃痛、泄泻者忌用；②忌酒及辛辣、油腻、酸性食物；③溃疡病出血较多者宜综合治疗。

海桂胶囊【乙类】

【**药物组成**】肉桂、高良姜、海螵蛸、白及、黄连、三七、苍术、木香、半枝莲。

【**方　　解**】方中肉桂性温，味辛，能开胃进食，温中散寒，止痛，活血；高良姜温胃散寒，消食止痛，共为君药。海螵蛸有收敛、制酸止痛之功，对胃酸过多、胃溃疡有效；三七能散瘀止血、消肿定痛；白及能收敛止血，消肿生肌，三药共为臣药。佐以黄连清热燥湿，泻火解毒；苍术燥湿健脾；木香行气止痛，健脾消食；半枝莲清热解毒。诸药合用，全方共奏温中和胃、清热止痛之功。

【**剂型规格**】胶囊剂，每粒装 0.42g。

【**功能主治**】温中和胃，清热止痛。用于寒热错杂所致的胃脘疼痛、喜温喜按，口苦口干，吞酸嘈杂、嗳气、胃脘痞满等十二指肠球部溃疡见上述证候者。

【**用法用量**】口服。一次 6 粒，一日 3 次，4 周一疗程。

【**注意事项**】①本品尚无妊娠及哺乳期妇女的有效性和安全性研究数据，应慎用；②幽门螺杆菌感染阳性者需行幽门螺杆菌根除治疗；③应注意检测血红细胞、血红蛋白。

益气和胃胶囊【乙类】

【**药物组成**】黄芪（蜜炙）、丹参、党参、黄芩、枳壳（炒）、白芍（炒）、白术（麸炒）、仙鹤草、甘草（蜜炙）、檀香。

【**方　　解**】方中黄芪、党参、白术健脾益气；丹参活血化瘀；黄芩清热泻火；枳壳理气化痰、消积除痞；白芍补血敛阴，和营养肝；仙鹤草收敛止血，解毒，补虚；檀香行气温中，开胃止痛；炙甘草甘温，既可补中益气，又可调和诸药。诸药合用，共奏健脾和胃、通络止痛之功。

【**剂型规格**】胶囊剂，每粒装 0.5g。

【**功能主治**】健脾和胃，通络止痛。用于慢性非萎缩性胃炎脾胃虚弱兼胃热瘀阴证，症见胃脘痞满胀痛、食少纳呆、大便溏薄、体倦乏力、舌淡苔薄黄、脉细。

【**用法用量**】口服。一次 4 粒，一日 3 次。

【**注意事项**】①饮食宜清淡，忌酒及辛辣、生冷、油腻食物；②忌愤怒、忧郁，保持心情舒畅；③本品尚无妊娠及哺乳期妇女、儿童的有效性及安全性研究数据。

【**特别提示**】本品为参保人员住院使用时由基本医疗保险统筹基金按规定支付，门诊使用时由职工基本医疗保险个人账户支付的药品。

虚寒胃痛胶囊（颗粒）【乙类】

【**药物组成**】炙黄芪、炙甘草、党参、白芍、桂枝、高良姜、干姜、大枣。

【**方　　解**】方中炙黄芪补肺脾气，生肌升阳，利水消肿，固表止汗；党参补肺健脾，补脾益肺以提升阳气，共为君药。桂枝散风寒，通阳解表，温经通络；高良姜温中散寒，行气止痛；干姜补脾阳，通络温中，温肺化饮，共为臣药；大枣补气血，健脾胃；白芍补肝和血，缓急止痛，共为佐药；炙甘草补中益气，缓急止痛，为佐使药。全方共奏健脾益气，温胃止痛之功。

【**剂型规格**】胶囊剂，每粒装 0.4g。颗粒剂，①每袋装 5g；②每袋装 3g（无蔗糖）。

【**功能主治**】益气健脾，温胃止痛。用于脾虚胃弱所致的胃痛，症见胃脘隐痛、喜温喜按、遇冷或空腹加重；十二指肠球部溃疡、慢性萎缩性胃炎见上述证候者。

【**用法用量**】胶囊剂，口服，一次 6 粒，一日 3 次，或遵医嘱。颗粒剂，开水冲服，一次 1 袋，一日 3 次。

【注意事项】①本品为治疗脾胃虚寒之要药,有温中缓急止痛之功,故服药时切忌冷水送下,宜热药热服,温开水送服;②忌食生冷、油腻、不易消化食物;③不适用于脾胃阴虚,主要表现为口干,舌红少津,大便干;④按照用法用量服用,小儿、年老体弱者应在医师指导下服用。

【特别提示】本品为参保人员住院使用时由基本医疗保险统筹基金按规定支付,门诊使用时由职工基本医疗保险个人账户支付的药品。

温胃舒片(胶囊、颗粒)[乙类]

【药物组成】党参、附片(黑顺片)、炙黄芪、肉桂、山药、肉苁蓉(酒蒸)、白术(清炒)、南山楂(炒)、乌梅、砂仁、陈皮、补骨脂。

【方　　解】方中党参补气健脾,附片温中散寒,共为君药。黄芪、白术、山药补气健脾,燥湿利水,升阳止泻;肉桂、肉苁蓉、补骨脂补肾助阳,散寒止痛,温脾止泻,共为臣药。砂仁开胃化湿,乌梅涩肠止泻,南山楂消食化积,陈皮健脾理气,调和中焦,共为佐药。诸药合用,共奏温中养胃,行气止痛之功。

【剂型规格】片剂,每片重 0.4g;胶囊剂,每粒装 0.4g;颗粒剂,每袋装 10g。

【功能主治】温中养胃,行气止痛。用于中焦虚寒所致的胃痛,症见胃脘冷痛、腹胀嗳气、纳差食少、畏寒无力,慢性萎缩性胃炎、浅表性胃炎见上述证候者。

【用法用量】片剂,口服,一次 3 片,一日 2 次。胶囊,口服。一次 3 粒,一日 2 次。颗粒,开水冲服。一次 10~20g,一日 2 次。

【不良反应】有文献报道 1 例慢性胃炎患者服温胃舒冲剂后出现双侧眼睑瘙痒、红肿,随即出现烦躁、胸闷、心慌、呼吸困难、舌胀,活动不利,周身多处出现风团皮疹,瘙痒难忍的过敏反应。停药后予苯海拉明、地塞米松治疗 24 小时恢复正常 [实用中医内科杂志, 2000, 14 (1): 33]。

【注意事项】①本品含附子,不宜过量、久服;②本品含大辛大热、活血通经之品,孕妇慎用;③胃大出血时禁用;湿热中阻胃痛者忌用;④服药期间忌食生冷,油腻及不宜消化的食物。

【特别提示】本品为参保人员住院使用时由基本医疗保险统筹基金按规定支付,门诊使用时由职工基本医疗保险个人账户支付的药品。

舒肝健胃丸[乙类]

【药物组成】厚朴(姜汁炙)、香附(醋制)、白芍(麸炒)、柴胡(醋制)、青皮(醋炒)、香橼、陈皮、檀香、豆蔻、枳壳、鸡内金(炒)、槟榔、延胡索(醋炒)、五灵脂(醋制)、牵牛子(炒)。

【方　　解】方中以香附、青皮、柴胡疏肝解郁;枳壳下气消胀除痞,与柴胡合而升降调气;白芍益阴养血柔肝,与柴胡合而疏肝理脾;檀香降脾肺,利胸膈;香橼疏肝和胃,行气止痛;厚朴燥湿除满,下气消积;槟榔消积导滞,破气除胀;陈皮、鸡内金健运脾胃,消积化滞;牵牛子通利大便,消除积滞;豆蔻芳香化湿行气,温中止呕;延胡索、五灵脂活血行气,通脉止痛而行血中之气。诸药相合,共奏疏肝开郁、导滞和中之功。

【剂型规格】水丸,每袋装 12g。

【功能主治】疏肝开郁,导滞和中。用于肝胃不和引起的胃脘胀痛,胸胁满闷,呕吐吞酸,腹胀便秘。

【用法用量】口服,一次 3~6g,一日 3 次。

【注意事项】①孕妇忌服;②不适用于小儿、年老体弱者,主要表现为身倦乏力,气短嗜卧;③忌气恼及辛辣食物,忌食生冷油腻不易消化食物。

【特别提示】本品为参保人员住院使用时由基本医疗保险统筹基金按规定支付,门诊使用时由职工基本医疗保险个人账户支付的药品。

摩罗丹^{【乙类】}

【药物组成】百合、茯苓、玄参、乌药、泽泻、麦冬、当归、白术(麸炒)、茵陈、白芍、石斛、九节菖蒲、川芎、三七、地榆、醋延胡索、蒲黄、鸡内金。

【方　　解】方中百合、茯苓、白术健脾和胃,为君药。延胡索、乌药、鸡内金、川芎、蒲黄行气活血,助运止痛,共为臣药。当归、白芍、麦冬、石斛、玄参滋阴养血,三七、地榆化瘀止血,九节菖蒲、茵陈、泽泻清热化湿,共为佐药。全方共奏和胃降逆,健脾消胀,通络定痛功效。

【剂型规格】大蜜丸,每丸重 9g;小蜜丸,每 55 粒重 9g。

【功能主治】和胃降逆,健脾消胀,通络定痛。用于慢性萎缩性胃炎及胃疼,胀满、痞闷,纳呆、嗳气、烧心等症。

【用法用量】口服。大蜜丸,一次 1~2 丸;小蜜丸,一次 55~110 粒,一日 3 次,饭前用米汤或温开水送下,或遵医嘱。

【注意事项】①忌食刺激性食物及饮料;②孕妇慎用。

【特别提示】本品为参保人员住院使用时由基本医疗保险统筹基金按规定支付,门诊使用时由职工基本医疗保险个人账户支付的药品。

颠茄片^{【乙类】}

【药物组成】颠茄浸膏。

【剂型规格】片剂,每片含颠茄浸膏 10mg。

【功能主治】抗胆碱药,解除平滑肌痉挛,抑制腺体分泌。用于胃及十二指肠溃疡,胃肠道、肾、胆绞痛等。

【用法用量】口服。一次 10~30mg,一日 30~90mg;极量,一次 50mg,一日 150mg。

【注意事项】青光眼患者忌服。

第十八节　呕吐类药

加味左金丸^{【乙类】}

【药物组成】姜黄连、制吴茱萸、柴胡、醋延胡索、木香、醋香附、麸炒枳壳、郁金、陈皮、醋青皮、黄芩、白芍、当归、甘草。

【方　　解】方中以黄连、吴茱萸二味为君药,取左金丸方意有清肝泻火,降逆止呕的作用。黄连苦寒,清热泻火、降逆止呕,吴茱萸辛温,开郁散结,下气降逆,二药相伍有清泻肝火,降逆止呕的作用。柴胡、延胡索、木香、香附、枳壳、郁金、陈皮、青皮疏肝和胃,理气止痛,八者均为行气理气之品,共为臣药。黄芩苦寒清热,白芍、当归二者入血分,养血柔肝,且可防止辛苦之品伤阴耗津,共为佐药。甘草调和诸药,故以为使药。全方合用,具有平肝降逆、疏郁止痛之功。

【剂型规格】丸剂,每 100 粒重 6g。

【功能主治】平肝降逆,疏郁止痛。用于肝郁化火、肝胃不和引起的胸脘痞闷、急躁易怒、噫气吞酸、胃痛少食。

【用法用量】口服。一次 6g,一日 2 次。

【注意事项】①本品含有活血之品,孕妇慎用;②本品为清泻肝火之药,肝寒犯胃(症见干呕吐涎,巅顶头痛,恶寒肢凉)及体虚无发热者不宜;③忌气恼,忌食生冷、辛辣、油腻、不易消化食物。

【特别提示】本品为参保人员住院使用时由基本医疗保险统筹基金按规定支付,门诊使用时由职工基本医疗保险个人账户支付的药品。

左金丸(片、胶囊)[乙类]

【药物组成】黄连、吴茱萸。

【方　　解】方中重用苦寒之黄连为君,一者清泻肝火,肝火得清,自不横逆犯胃;再者,黄连可清胃火,胃火降则气自降;少佐辛热疏利之吴茱萸,取其下气之用,可助黄连和胃降逆。其性辛热,开郁力强,于大剂量寒凉药中,非但不会助热,且可使肝气条达,郁结得开。又能制黄连之苦寒,使泻火而无凉遏之弊。二药合用,共奏泻火、疏肝、和胃、止痛之功。

【剂型规格】丸剂(水丸),每 100 粒重 6g。片剂,每片重 0.4g。胶囊剂,每粒装 0.35g。

【功能主治】泻火,疏肝,和胃,止痛。用于肝火犯胃,脘胁疼痛,口苦嘈杂,呕吐酸水,不喜热饮。

【用法用量】口服。丸剂,一次 3~6g,一日 2 次。片剂,一次 5 片,一日 2 次,或遵医嘱。胶囊,一次 2~4 粒,一日 2 次。饭后服用。15 天为一疗程。

【不良反应】片剂偶见恶心、呕吐。

【注意事项】①脾胃虚寒胃痛(症见纳呆腹胀、脘腹痛而喜温喜按、口淡不渴、四肢不温、大便稀溏)及肝阴不足胁痛者(症见胁肋隐痛,遇劳加重,口干咽燥,两目干涩,潮热盗汗,头晕目眩)忌用;②饮食宜清淡,忌食生冷、油腻、辛辣饮食,戒烟酒。

【特别提示】本品为参保人员住院使用时由基本医疗保险统筹基金按规定支付,门诊使用时由职工基本医疗保险个人账户支付的药品。

快胃片[乙类]

【药物组成】海螵蛸、枯矾、醋延胡索、白及、甘草。

【方　　解】方中海螵蛸制酸止痛,为君药。白矾收敛止血,延胡索活血行气止痛,为臣药,助君药和胃制酸止痛。白及质黏而涩,收敛止血,且能助海螵蛸制酸止痛,为佐药。甘草补中和胃,缓急止痛,调和诸药,为佐使药。诸药合用,共奏制酸和胃、收敛止痛之功。

【剂型规格】片剂,①薄膜衣片,每片重 0.35g;②薄膜衣片,每片重 0.7g;③糖衣片(片心重 0.35g)。

【功能主治】制酸和胃,收敛止痛。用于肝胃不和所致的胃脘疼痛、呕吐反酸、纳食减少;浅表性胃炎、胃及十二指肠溃疡、胃窦炎见上述证候者。

【用法用量】口服。一次 6 片,11~15 岁一次 4 片(规格①、③)或一次 3 片,11~15 岁一次 2 片(规格②),一日 3 次,饭前 1~2 小时服。

【注意事项】低酸性胃病、胃阴不足者慎用。

第十九节 实火热毒证类药

一清片(胶囊、颗粒)[乙类]

【药物组成】 大黄、黄芩、黄连。

【方　　解】 方中大黄苦寒既可清热泻火解毒,又能化瘀凉血止血,为君药。黄芩味苦可泻肺胃之火解毒,降寒可清热凉血止血;黄连也为苦寒之品,可泻心火,解热毒,二者辅助大黄,共为臣药。三药合用,直清其热,共奏清热泻火解毒、化瘀凉血止血之效。

【剂型规格】 片剂,每片重 0.5g;胶囊剂,每粒装 0.5g;颗粒剂,每袋装 7.5g。

【功能主治】 清热泻火解毒,化瘀凉血止血。用于火毒血热所致的身热烦躁、目赤口疮、咽喉牙龈肿痛、大便秘结、吐血、咯血、衄血、痔血,咽炎、扁桃体炎、牙龈炎见上述证候者。

【用法用量】 口服。片剂,一次 3 片,一日 3~4 次。胶囊,一次 2 粒,一日 3 次。颗粒,一次 1 袋,一日 3~4 次,开水冲服。

【不良反应】 有文献报道服用本品出现皮疹,消化道症状,轻度恶心,胃、腹部不适,大便稀软,轻度腹泻等症状[临床合理用药杂志,2011,4(5):72]。

【注意事项】 ①本药苦寒,易伤正气,体弱年迈者慎服;中病即止,不可过量、久服;②孕妇慎用;③阴虚火旺,症见咽干口燥,心烦易怒,大便干结,尿少色黄者慎用;④服药期间饮食宜选清淡易消化之品,忌食辛辣油腻之品,戒烟酒,以免加重病情;⑤出血量多者,应采取综合急救措施;⑥出现腹泻时,可酌情减量。

【特别提示】 本品为参保人员住院使用时由基本医疗保险统筹基金按规定支付,门诊使用时由职工基本医疗保险个人账户支付的药品。

三黄片[甲类](胶囊[甲类]、丸[乙类])

【药物组成】 大黄、盐酸小檗碱、黄芩浸膏。

【方　　解】 方中黄芩苦能燥湿,气寒清热,功善清热燥湿,泻火解毒。大黄苦寒泄降,泻火解毒,又能攻下通便,开实热下行之途,有釜底抽薪之效。盐酸小檗碱有抑菌作用。诸药合用,共奏清热解毒、泻火通便之效。

【剂型规格】 片剂,①薄膜衣片小片,每片重 0.26g;②薄膜衣片大片,每片重 0.52g。胶囊剂,每粒装 0.4g。丸剂,每 500 丸重 30g。

【功能主治】 清热解毒,泻火通便。用于三焦热盛所致的目赤肿痛、口鼻生疮、咽喉肿痛、牙龈肿痛、心烦口渴、尿黄、便秘;亦用于急性胃肠炎、痢疾。

【用法用量】 口服。片剂,小片一次 4 片,大片一次 2 片,一日 2 次;小儿酌减。胶囊,一次 2 粒,一日 2 次。丸剂,一次 6~9g,一日 3 次。

【不良反应】 有文献报道长期服用三黄片引起肠易激综合征 2 例[中国中西医结合脾胃病杂志,1997,5(1):13];有报道口服三黄片可致面部多形性红斑型药疹 1 例[中国药物应用与检测,2006,3(1):63];口服引起消化道出血 1 例[北京军区医药,1999,4(11):253]及三黄片致血尿 1 例[中国中药杂志,1990,15(2):54]。偶有恶心,呕吐,皮疹和发热,停药后消失。

【注意事项】 ①冷积便秘,寒湿泻痢,虚火疖疮、喉痹(表现为咽部红肿疼痛,或干燥,异物感,或咽痒不适,吞咽不利等)者忌服,脾胃虚寒者慎用;②孕妇忌用;③服药期间忌食荤腥油腻之品,以免助湿生热;亦应忌烟、酒及辛辣食物;④不宜在服药期间同时服用滋补性中药;⑤服药后大便次数增多且不成形者,应酌情减量;⑥溶血性贫血患者及葡萄糖-6-磷酸脱氢酶缺乏患者禁用。

【特别提示】三黄丸为参保人员住院使用时由基本医疗保险统筹基金按规定支付,门诊使用时由职工基本医疗保险个人账户支付的药品。

上清丸(片、胶囊)【乙类】

【药物组成】大黄(酒炒)、黄芩(酒炒)、黄柏(酒炒)、栀子、连翘、防风、菊花、薄荷、川芎、白芷、荆芥、桔梗。

【方　解】方中黄芩、黄柏、大黄、栀子苦寒清热燥湿,解毒泻火,凉血消肿,能够清泻三焦实火,共为君药。菊花、连翘凉散风热,清热解毒;荆芥、白芷、防风解表散风,消肿止痛;薄荷疏风清热,利咽解毒,诸药均有发散火邪之能,有"火郁发之"之意,故为臣药。川芎行气活血,上行头目,祛风止痛;以为佐药。桔梗轻清上浮,载药上行,为使药。诸药合用,共奏清散风热、泻火解毒之功。

【剂型规格】大蜜丸,每丸重9g;水丸剂,每50粒为3g。片剂,基片重0.3g。胶囊剂,每粒装0.35g。

【功能主治】清热散风,解毒,通便。用于头晕耳鸣,目赤,鼻窦炎,口舌生疮,牙龈肿痛,大便秘结。

【用法用量】口服。丸剂,一次6g,一日1~2次。片剂,一次5片,一日1~2次。胶囊,一次3粒,一日2次。

【不良反应】偶有恶心、胃肠不适等反应。

【注意事项】①忌烟、酒及辛辣、油腻食物;②小儿、年老体弱及脾胃虚寒症见腹痛、喜暖、泄泻者慎用;③对本品过敏者禁用,过敏体质者慎用;④孕妇忌服。

【特别提示】本品为参保人员住院使用时由基本医疗保险统筹基金按规定支付,门诊使用时由职工基本医疗保险个人账户支付的药品。

牛黄上清丸(片、胶囊)【甲类】

【药物组成】人工牛黄、菊花、连翘、荆芥穗、白芷、薄荷、黄芩、黄连、黄柏、大黄、栀子、石膏、赤芍、地黄、当归、川芎、冰片、桔梗、甘草。

【方　解】本方人工牛黄性凉,功能清热解毒,消肿止痛,为清热解毒之佳品,故为君药。菊花、连翘凉散风热,清热解毒;荆芥穗、白芷解表散风,消肿止痛;薄荷疏风清热,利咽解毒,诸药均有发散火邪之能,有"火郁发之"之意,故为臣药。黄芩、黄连、黄柏、大黄、栀子苦寒清热燥湿,解毒泻火,凉血消肿,能够清泻三焦实火;石膏清解阳明经实热火邪,赤芍、地黄、当归、川芎凉血活血,上行头目,祛风止痛;冰片疏散郁火,通关开窍,清利咽喉,聪耳明目,以助清上焦热邪,透发火郁,以为佐药。桔梗轻清上浮,载药上行;甘草调和诸药,共为使药。诸药合用,共奏清热泻火、散风止痛之功。

【剂型规格】水丸,每16粒重3g;大蜜丸,每丸重6g;小蜜丸,每100丸重20g,或每袋装6g;水蜜丸,每100丸重10g,或每袋装4g。薄膜衣片,每片重0.265g。胶囊剂,每粒装0.3g。

【功能主治】清热泻火,散风止痛。用于热毒内盛、风火上攻所致的头痛眩晕、目赤耳鸣、咽喉肿痛、口舌生疮、牙龈肿痛、大便燥结。

【用法用量】口服。水丸一次3g,大蜜丸一次1丸,小蜜丸一次6g,水蜜丸一次4g,一日

2 次。片剂,一次 4 片,一日 2 次。胶囊,一次 3 粒,一日 2 次。

【不良反应】文献报道服用牛黄上清丸(片、胶囊)引起急性荨麻疹性药疹[北京中医药,2008,27(11):911]、过敏性休克[中国乡村医药杂志,2003,10(3):44],间断服用牛黄上清片 4 个月引起贫血 1 例[中国现代医生,2007,45(7):87]。

【注意事项】①孕妇慎用。老人、儿童、素体脾胃虚弱者慎服;②阴虚火旺所致的头痛眩晕(表现咽干口燥,心烦易怒,午后潮热,或夜间发热,手足心发热,或骨蒸潮热,少寐,多梦,大便干结,舌质红绛)慎用;③服药期间饮食宜清淡,忌烟、酒及辛辣、油腻食物,以免助热生湿,加重病情;④不宜在服药期间同时服用滋补性中药;⑤服药后大便次数增多且不成形者,应酌情减量。

牛黄至宝丸[乙类]

【药物组成】人工牛黄、大黄、芒硝、冰片、石膏、栀子、连翘、青蒿、木香、广藿香、陈皮、雄黄。

【方　解】方中人工牛黄味苦性凉,清热解毒,化痰开窍,故为君药。大黄、芒硝苦寒泄降,清热泻火,通腑泄热;冰片辛凉清热,开窍醒神;石膏、栀子、连翘、青蒿清热解毒,泻火除烦,共为臣药。木香、广藿香理气和中;陈皮理气调中,燥湿化痰;雄黄辟秽解毒,共为佐药。全方配伍,共奏清热解毒、泻火通便之功。

【剂型规格】大蜜丸,每丸重 6g。

【功能主治】清热解毒,泻火通便。用于胃肠积热所致的头痛眩晕、目赤耳鸣、口燥咽干、大便燥结。

【用法用量】口服,一次 1~2 丸,一日 2 次。

【注意事项】①本品含雄黄,不宜多服久服;②孕妇忌服;③忌食辛辣香燥刺激性食物。

牛黄清火丸[乙类]

【药物组成】大黄、黄芩、桔梗、牛黄、冰片、丁香、山药、雄黄、薄荷脑。

【方　解】牛黄清热解毒味苦气凉,入肝、心经,功善泻火解毒,为君药。黄芩味苦气寒,清热燥湿,泻火解毒;大黄苦寒沉降,清热泻火,凉血解毒,泻下通便,开实火下行之途,共为臣药。雄黄、冰片、薄荷脑清热解毒,消肿止痛;桔梗味苦辛,归肺经,宣肺利咽,丁香和胃止痛,温中散寒,以佐制牛黄、冰片寒凉伤胃,山药补脾益肺,共为佐药。诸药合用,共奏清热、散风解毒之效。

【剂型规格】丸剂,每丸重 3g。

【功能主治】清热,散风解毒。用于肝胃肺蕴热,引起的头晕目眩,口鼻生疮,风火牙痛,咽喉肿痛,疖腮红肿,耳鸣肿痛。

【用法用量】口服,一次 1 丸,一日 2 次。

【注意事项】孕妇忌服。

牛黄清胃丸[乙类]

【药物组成】牛黄、大黄、菊花、麦冬、薄荷、石膏、栀子、玄参、番泻叶、黄芩、甘草、桔梗、黄柏、连翘、牵牛子、枳实、冰片。

【方　解】方中牛黄味苦气凉,清热解毒,消肿止痛,为清热解毒之良药,为君药。大黄、枳实、番泻叶导泻实滞;黄芩、黄柏、栀子、石膏、连翘、牛黄、冰片清热解毒,增强君药清泻实热功效,共为臣药。以麦冬、玄参养阴清热,以薄荷、菊花清热泻火,利咽止痛;牵牛子泻下通便,共为佐药。桔梗、甘草解毒排脓,载药上行,调和诸药,为佐使药。诸药合用,共奏清胃泻火,润燥通便之功。

【剂型规格】蜜丸,每丸重6g。

【功能主治】清胃泻火,润燥通便。心胃火盛,头晕目眩,口舌生疮,牙龈肿痛,乳蛾咽痛,便秘尿赤。

【用法用量】口服,一次2丸,一日2次。

【注意事项】①孕妇忌服;②脾胃虚弱者慎用;③服用前应除去蜡皮、塑料球壳;④本品可嚼服,也可分份吞服。

牛黄解毒丸（片、胶囊、软胶囊）[甲类]

【药物组成】人工牛黄、黄芩、大黄、石膏、雄黄、桔梗、冰片、甘草。

【方　解】方中人工牛黄味苦气凉,入肝、心经,功善清心泻火解毒,为君药。生石膏味辛能散,气大寒可清胃泻火,除烦止渴,黄芩味苦气寒,清热燥湿,泻火解毒;大黄苦寒沉降,清热泻火,凉血解毒,泻下通便,开实火下行之途,共为臣药。雄黄、冰片清热解毒,消肿止痛;桔梗味苦辛,归肺经,宣肺利咽,共为佐药。甘草调和诸药,为使药。诸药合用,共奏清热解毒之功。

【剂型规格】水蜜丸,每100丸重5g;大蜜丸,每丸重3g。片剂,小片,0.3g/片;大片,0.6g/片。胶囊剂,①每粒相当于饮片0.78g,每粒装0.3g,每粒装0.4g,每粒装0.5g;②每粒相当于饮片0.52g,每粒装0.3g。软胶囊剂,每粒装0.4g。

【功能主治】清热解毒。用于火热内盛,咽喉肿痛,牙龈肿痛,口舌生疮,目赤肿痛。

【用法用量】口服。丸剂,水蜜丸一次2g,大蜜丸一次1丸,一日2~3次。片剂,小片一次3片,大片一次2片,一日2~3次。胶囊,小粒一次3粒,大粒一次2粒,一日2~3次。软胶囊,一次4粒,一日2~3次。

【不良反应】近年来,服用牛黄解毒丸（片）引起的不良反应涉及消化、泌尿、血液、呼吸、神经等系统及成瘾[中国中药杂志,2002,27（4）:395]。也有新生儿滥用本品引起中毒反应报道[山东医药,1983,（9）:55]。过敏性休克死亡[药物不良反应杂志,2010,12（2）:147]、药疹[实用皮肤病学杂志,2011,4（1）:56]、剥脱性皮炎[药物不良反应杂志,2003,5（5）:348]、肝小静脉闭塞症[药物不良反应杂志,2006,8（5）:389]、砷中毒[临床皮肤科杂志,2007,36（1）:61]、药物性肝病[山东医药,2005,45（20）:79]、溶血性贫血[汕头大学医学院学报,1998,11（4）:63]、单纯红细胞再生障碍性贫血[实用儿科临床杂志,1988,3（1）:48]、尿血、衄血[中国中药杂志,1995,20（1）:57]、膀胱炎[陕西中医,1996,17（7）:326]、支气管哮喘[河北医药,1991,13（3）:191]。

【注意事项】①因方中有雄黄,故不宜过量、久服;②孕妇禁用;③新生儿慎用,老年人、过敏体质或肝功能不良者慎用;④本品苦寒泄降,脾胃虚弱者慎用;⑤阴虚热盛所致口疮、牙痛、喉痹者忌服。

龙胆泻肝丸（片、胶囊、颗粒）[甲类]

【药物组成】龙胆、黄芩、栀子（炒）、盐车前子、泽泻、木通、酒当归、地黄、柴胡、炙甘草。

【方　解】方中龙胆大苦大寒,上清肝胆实火,下泻肝胆湿热,两擅其功,切中病机,故为君药;黄芩、栀子性味苦寒,清热燥湿,泻火解毒,用以为臣药,以加强君药清热除湿之功;车前子、泽泻、木通导湿热下行,使邪有出路,湿热无留;肝藏血,肝有热则易伤阴血,故配当归补血,地黄养阴,使祛邪而不伤正;肝体阴而用阳,喜条达而恶抑郁,配柴胡以舒畅肝胆,以上六味皆为佐药;甘草清热缓急,调和诸药,为使药。诸药合用,共奏清肝胆、利湿热之效。

【剂型规格】小蜜丸,每 100 丸重 20g;大蜜丸,每丸重 6g;水丸,每 100 粒重 6g。片剂,每片重 0.4g,相当于生药 0.84g。胶囊剂,每袋装 0.25g。颗粒剂,每袋装 6g。

【功能主治】清肝胆,利湿热。用于肝胆湿热,头晕目赤,耳鸣耳聋,耳肿疼痛,胁痛口苦,尿赤涩痛,湿热带下。

【用法用量】口服。小蜜丸一次 6~12g(30~60 丸);大蜜丸,一次 l~2 丸;水丸,一次 3~6g,一日 2 次。片剂,一次 4~6 片,一日 2~3 次。胶囊,一次 4 粒,一日 3 次。颗粒,一次 6g,一日 2 次。

【不良反应】其不良反应主要为对肾功能的损害,文献报道龙胆泻肝丸有致慢性间质性肾炎 16 例[中国中医药科技,2009,16(4):277]、急性肾功能衰竭[中国医药卫生,2005,6(21):53]、慢性肾功能衰竭[新疆中医药,2003,21(2):21]、肾损害[山东医药,2005,45(20):73]、慢性肾损害 31 例[山东中医杂志,2002,21(12):724]、尿毒症[医药与保健,2003,11(3):48]、马兜铃酸肾病[药物不良反应杂志,2003,5(1):42]、肾毒性[药物与临床,2002,17(6):49]的不良反应。但值得注意的是本品所致肾损害与其组方中的木通(为关木通)有关,现已改用木通,不含有马兜铃酸类成分,出现肾毒性的不良反应概率降低。

【注意事项】①孕妇、婴幼儿慎用;②本药苦寒,易伤正气,体弱年迈者慎服,即使体质壮实者,也当中病即止,不可过服、久服;③本品清肝胆实火,若脾胃虚寒,症见纳呆腹胀、脘腹痛而喜温喜按、口淡不渴、四肢不温、大便稀溏忌用;④肾功能不全者禁用、使用期间注意监测肾功能、尿常规,如有异常,立即停药,对症处理;⑤服药期间饮食宜用清淡易消化之品,忌食辛辣油腻之品,以免助热生湿。

【特别提示】本品为参保人员住院使用时由基本医疗保险统筹基金按规定支付,门诊使用时由职工基本医疗保险个人账户支付的药品。

当归龙荟丸(片、胶囊)[乙类]

【药物组成】酒当归、龙胆(酒炒)、芦荟、青黛、栀子、酒黄连、酒黄芩、盐黄柏、酒大黄、木香、人工麝香。

【方　解】方中龙胆直入肝经,清肝泻火,大黄、芦荟凉肝泻火,攻逐通便,共为君药。黄连、黄芩、黄柏、栀子、青黛清肝泻火,为臣药。当归和血补肝,木香、麝香芳香走窜,行气止痛,共为佐药。诸药合用,共奏泻火通便之功。

【剂型规格】水泛丸,每 20 粒重 3g;片剂,每片重 0.5g;胶囊剂,每粒装 0.4g。

【功能主治】泻火通便。用于肝胆火旺,心烦不宁,头晕目眩,耳鸣耳聋,胁肋疼痛,脘腹胀痛,大便秘结。

【用法用量】口服。水丸,一次 6g,一日 2 次。片剂,一次 4 片,一日 2 次。胶囊,一次 3 粒,一日 2 次。

【注意事项】①孕妇禁用;②儿童、哺乳期妇女、年老体弱及脾虚便溏者应在医师指导下服用;③不宜在服药期间同时服用滋补性中药;④服药后大便次数增多且不成形者,应酌情减量;⑤严格按用法用量服用,本品不宜长期服用。

【特别提示】当归龙荟丸(片、胶囊)为参保人员住院使用时由基本医疗保险统筹基金按规定支付,门诊使用时由职工基本医疗保险个人账户支付的药品。

连翘败毒丸(片、膏)[甲类]

【药物组成】连翘、金银花、紫花地丁、蒲公英、栀子、浙贝母、桔梗、玄参、木通、黄芩、大黄、防风、白鲜皮、蝉蜕、天花粉、白芷、赤芍、甘草。

【方 解】方中金银花、连翘、蒲公英、紫花地丁清热解毒,消肿散结止痛,为疮疡常用之剂。以大黄、栀子、黄芩、白鲜皮、木通清热泻火,燥湿解毒,直折火热邪毒,且大黄、栀子、木通又可泻热通便,使火热之邪随二便而解。所用防风、白芷、蝉蜕之属,其性疏散,可使邪热透表而除。另入天花粉、玄参、浙贝母、桔梗、赤芍凉血消肿,活血散结。甘草清热解毒,调和诸药。诸药合用,共奏清热解毒、消肿止痛之功。

【剂型规格】丸剂,水丸每100粒重6g。薄膜衣片,每片重0.6g。膏剂,每瓶装①30g;②60g;③120g。

【功能主治】清热解毒,消肿止痛。用于疮疖溃烂,灼热发热,流脓流水,丹毒疱疹,疥癣疼痒。

【用法用量】口服。水丸一次6g,一日2次。片剂,一次4片,一日2次。膏剂,口服,一次15g,一日2次。

【不良反应】文献报道,服用本品致药疹[吉林中医药,2010,30(7):595]及亚急性重型药物性肝炎[中国社区医师,2008,24(4):32]。

【注意事项】①孕妇禁用;②疮疡阴证者慎用,其症见疮疡起病较缓、局部漫肿、不疼或隐痛、皮色不变不热;③肝功能不良者在医生指导下使用;④忌食辛辣、油腻食物及海鲜等发物;⑤气血两虚,症见面色萎黄或苍白、口唇淡白、毛发干枯、眼睛干涩、气短乏力、头晕眼花者慎用;⑥忌食烟酒、辛辣、油腻、海鲜等食品;⑦不宜在服药期间同时服用滋补性中药。

清宁丸[乙类]

【药物组成】大黄、绿豆、车前草、炒白术、黑豆、半夏(制)、醋香附、桑叶、桃枝、牛乳、姜厚朴、麦芽、陈皮、侧柏叶。

【方 解】方中大黄清热泻火,荡涤肠胃,清积滞,散瘀血,泻实热,为君药。白术益气健脾;半夏、麦芽、牛乳消食和胃健脾;香附、厚朴、陈皮理气和胃健脾,共为臣药。车前草清热明目;黑豆、绿豆益脾胃,养血明目,清热解毒;桑叶散风清热明目,侧柏叶清热凉血,桃枝止心腹痛,共为佐药。诸药合用,共奏清热泻火、消肿通便之功。

【剂型规格】水蜜丸,每袋装6g;大蜜丸,每丸重9g。

【功能主治】清热泻火,消肿通便。用于火毒内蕴所致的咽喉肿痛、口舌生疮、头晕耳鸣、目赤牙痛、腹中胀满、大便秘结。

【用法用量】口服。水蜜丸一次6g,大蜜丸一次1丸,一日1~2次。

【不良反应】①胃肠道反应:偶见用药初期大便前腹痛,大便次数增多,停药后症状消失;②急性溶血性贫血:偶见,表现为发热,小便红褐色,四肢无力,头晕,面黄,唇色苍白,巩膜黄染,尿胆原呈阳性[山东中医学院学报,1984(4):45]。

【注意事项】①孕妇禁用;②年老、体弱者慎用;③本品用于火毒内蕴所致病症,阴虚火旺者慎用,表现为午后潮热,或夜间发热,手足心发热,或骨蒸潮热,心烦,少寐,多梦,口干咽燥,大便干结。

【特别提示】本品为参保人员住院使用时由基本医疗保险统筹基金按规定支付,门诊使用时由职工基本医疗保险个人账户支付的药品。

清热散结片(胶囊)[乙类]

【药物组成】千里光。

【剂型规格】片剂,①每片重 0.25g;②每片重 0.33g;③每片重 0.52g。胶囊剂,每片重 0.33g。

【功能主治】消炎解毒,散结止痛。用于急性结膜炎,急性咽喉炎,急性扁桃腺炎,急性肠炎,急性菌痢,上呼吸道炎,急性支气管炎,淋巴结炎,疮疖疼痛,中耳炎,皮炎湿疹。

【用法用量】口服。片剂,小片一次 5~8 片,大片一次 2~3 片,一日 3 次。胶囊,一次 4~6 粒,一日 3 次。

【特别提示】本品为参保人员住院使用时由基本医疗保险统筹基金按规定支付,门诊使用时由职工基本医疗保险个人账户支付的药品。

黄连上清丸(片、胶囊、颗粒)[甲类]

【药物组成】黄连、栀子(姜制)、连翘、炒蔓荆子、防风、荆芥穗、白芷、黄芩、菊花、薄荷、酒大黄、黄柏(酒炒)、桔梗、川芎、石膏、旋覆花、甘草。

【方　　解】方中黄连、黄芩、黄柏、石膏清热泻火,燥湿解毒;栀子、大黄清热凉血解毒,可引热毒从二便而出,共为君药。连翘、菊花、荆芥穗、白芷、蔓荆子、川芎、防风、薄荷疏散风热,共为臣药。佐以旋覆花下气行水,桔梗清热利咽排脓,载药上行。甘草清热解毒,调和诸药,为佐使药。诸药合用,散风清热,泻火止痛,上通下行,使火热随之而解。

【剂型规格】水丸,每袋装 6g;水蜜丸,每 40 丸重 3g;大蜜丸,每丸重 6g。片剂,①薄膜衣片,每片重 0.31g;②糖衣片(片心重 0.3g)。胶囊剂,每粒装 0.4g。颗粒剂,每袋装 2g。

【功能主治】散风清热,泻火止痛。用于风热上攻、肺胃热盛所致的头晕目眩、暴发火眼、牙齿疼痛、口舌生疮、咽喉肿痛、耳痛耳鸣、大便秘结、小便短赤。

【用法用量】口服。水丸或水蜜丸一次 3~6g,小蜜丸一次 6~12g(30~6 丸),大蜜丸一次 1~2 丸,一日 2 次。片剂,一次 6 片,一日 2 次。胶囊,一次 2 粒,一日 2 次。颗粒,一次 1 袋,一日 2 次。

【不良反应】有文献报道黄连上清片致急性肝损害 1 例[医药导报,2001,20(2):131]。

【注意事项】①孕妇忌服;②脾胃虚寒者禁用,表现为纳呆腹胀、脘腹痛而喜温喜按、口淡不渴、四肢不温、大便稀溏、或四肢浮肿、畏寒喜暖,舌淡胖嫩,舌苔白润。阴虚火旺者或大便溏软者慎用,阴虚火旺表现为午后潮热,或夜间发热,手足心发热,或骨蒸潮热,心烦,少寐,多梦,口干咽燥,大便干结;③忌烟、酒及辛辣食物;④不宜同时服用滋补性中药。

新清宁片(胶囊)[乙类]

【药物组成】熟大黄。

【剂型规格】薄膜衣片,每片重 0.31g;胶囊剂,每粒装 0.3g。

【功能主治】清热解毒,泻火通便。用于内结实热所致的喉肿、牙痛、目赤、便秘、下痢、发热;感染性的炎症见上述证候者。

【用法用量】口服,片剂,一次 3~5 片,一日 3 次;必要时可适当增量;学龄前儿童酌减或遵医嘱;用于便秘,临睡前服 5 片。胶囊,一次 3~5 粒,一日 3 次。必要时可适当增量。学龄前儿童酌减或遵医嘱。便秘临睡前服 5 粒。

【不良反应】有引起腹泻的报道。

【注意事项】①孕妇、哺乳期妇女、月经期妇女忌服;②胃阴不足、虚火牙痛者忌服;③忌烟、酒及辛辣食物。④不宜在服药期间同时服用滋补性中药。

【特别提示】本品为参保人员住院使用时由基本医疗保险统筹基金按规定支付,门诊使用时由职工基本医疗保险个人账户支付的药品。

第二十节 便秘类药

三黄膏[乙类]

【药物组成】黄柏、黄芩、黄连、栀子。

【方　解】方中黄芩、黄连、黄柏为清热燥湿、泻火解毒要药,同为君药;连翘清热解毒、消肿散结,为臣药。诸药合用,共奏清热解毒、消肿止痛之功。

【剂型规格】膏药,每支装40g。

【功能主治】清热解毒,消肿止痛。用于疮疡初起,红肿热痛,轻度烫伤。

【用法用量】摊于纱布上贴于患处,每隔一至二日换药一次。

【注意事项】①冷积便秘,寒湿泻痢,虚火疖疮、喉痹(表现为咽部红肿疼痛,或干燥,异物感、或咽痒不适,吞咽不利等)者忌服,脾胃虚寒者慎用;②本品为外用药,禁止内服;③服药期间忌食荤腥、油腻之品,以免助湿生热。亦应忌烟、酒及辛辣食物;④重度烧伤或皮肤破溃患者,不宜用本药;⑤根据病变大小敷贴,敷时不宜过厚。

【特别提示】本品为参保人员住院使用时由基本医疗保险统筹基金按规定支付,门诊使用时由职工基本医疗保险个人账户支付的药品。

大黄通便片(胶囊、颗粒)[乙类]

【药物组成】大黄。

【剂型规格】片剂,每片重0.5g;胶囊剂,每粒装0.45g;颗粒剂,每袋装12g。

【功能主治】清热通便。用于实热食滞,便秘及湿热型食欲不振。

【用法用量】口服,片剂,一次1片,一日2~3次。胶囊,一次2粒,一日1次,晚睡前服用。颗粒,一次1袋,一日1次,晚睡前开水冲服。

【不良反应】大黄通便片有腹痛、腹泻等不良反应病例报告。

【注意事项】①服药期间忌食生冷、辛辣油腻之物;②不宜在服药期间同时服用滋补性中药;③月经期、哺乳期妇女慎用;④孕妇禁用。

肠舒通栓[乙类]

【药物组成】猪牙皂、细辛。

【方　解】方中猪牙皂辛温燥烈,祛痰顺气、宣壅导滞;细辛辛温,芳香化浊,通窍、散寒祛风止痛。两药合用,共奏温润通便、清洁肠道之功。

【剂型规格】栓剂,每粒重1.9g。

【功能主治】温润通便,清洁肠道。可用于肠镜检查、X线腹部摄片或造影检查前肠道清洁准备。

【用法用量】肛门用药。除去塑料管或铝铂包装后,塞入肛门3cm处,保留10分钟以上,一次1粒,检查前晚和次晨各用药一次,或遵医嘱。

【注意事项】①用药前一天进食半流饮食,晚餐后禁食至检查完毕。肠舒通栓使用后,可能很快就会产生便意,但此时药物尚未完全溶解,为发挥最佳效果,请坚持20分钟以上;②使用过程中,可适量饮水,配合饮食控制,以帮助排便;③使用时,若发现药栓变软或已融化,请将其放置于冷处或冰箱冷藏室冷却变硬后再使用;④肠套叠、肠扭转、直肠癌患者禁用;⑤月经期妇女慎用;⑥肠舒通栓为局部用药,只能用于肛门给药,不可口服;⑦孕妇禁用。

芪蓉润肠口服液【乙类】

【药物组成】黄芪(炙)、肉苁蓉、白术、太子参、地黄、玄参、麦冬、当归、黄精(制)、桑椹、黑芝麻、火麻仁、郁李仁、枳壳(麸炒)、蜂蜜。

【方　解】方中黄芪、白术、太子参益气健脾,配枳壳以促肠道运化有力;桑椹、黄精、肉苁蓉、当归补肾养血,润肠通便;地黄、玄参、麦冬、郁李仁增液润肠;黑芝麻、火麻仁、郁李仁、蜂蜜润肠通便。诸药合用,标本兼治,共奏益气养阴、健脾滋肾、润肠通便之效。

【剂型规格】口服液,每支装20ml。

【功能主治】益气养阴,健脾滋肾,润肠通便。本品用于气阴两虚,脾肾不足,大肠失于濡润而致的虚症便秘。

【用法用量】口服,一次20ml,一日3次,或遵医嘱。

【注意事项】实热病禁用,感冒发热时停服。孕妇慎用。

【特别提示】本品为参保人员住院使用时由基本医疗保险统筹基金按规定支付,门诊使用时由职工基本医疗保险个人账户支付的药品。

苁蓉通便口服液【乙类】

【药物组成】肉苁蓉、何首乌、枳实(麸炒)、蜂蜜。

【方　解】方中肉苁蓉具有补肾填精、润肠通便,为君药;何首乌补益精血,润肠通便,为臣药;枳实破气消积,化痰除痞;蜂蜜补中润燥,为佐药。诸药合用,攻补兼施,共奏润肠通便之功。

【剂型规格】口服液,每支装10ml。

【功能主治】润肠通便。用于老年便秘,产后便秘。

【用法用量】口服,一次1~2支(10~20ml),一日1次,睡前或清晨服用。

【不良反应】有文献报道口服苁蓉通便口服液出现全身抽搐1例[中国中药杂志,1999,24(5):312]、小便色黑2例[中成药,2007,29(2):附10]。

【注意事项】①孕妇慎用;②年青体壮者便秘时不宜用本药;③服用本药出现大便稀溏时应立即停服;④本药久贮后可能会出现少量振摇即散的沉淀,可摇匀后服用,不影响疗效;⑤对本品过敏者禁用,过敏体质者慎用。

【特别提示】本品为参保人员住院使用时由基本医疗保险统筹基金按规定支付,门诊使用时由职工基本医疗保险个人账户支付的药品。

降脂通便胶囊【乙类】

【药物组成】大黄、玄明粉、人参、灵芝、肉桂、甘草。

【方　解】方中大黄通腑泻下,攻积导滞,为君药;玄明粉泻火解毒、通便导滞,助大黄通腑泻下,为臣药;肉桂、人参、灵芝健脾益气,泻而不乏,共为佐药;甘草补气、益脾之外,还具有清热解毒功能,为使药。诸药合用,具有泻热通便、健脾益气之功。

【剂型规格】胶囊剂,每粒装 0.5g。

【功能主治】泻热通便,健脾益气。用于胃肠实热、脾气亏虚所致的大便秘结,腹胀纳呆,形体肥胖,气短肢倦等症;或高脂血症见上述症状者。

【用法用量】口服,一次 2~4 粒,一日 2 次。2 周为一个疗程。

【注意事项】①本品过量服用可引起腹痛腹泻;②开始服药的首 5 天,建议少食肉类,豆制品和茶水;③服药后有轻微腹痛、恶心者,可继续服用,其症状大便后缓解或消失;④妊娠或哺乳期妇女及脾胃虚寒者忌用。

【特别提示】本品为参保人员住院使用时由基本医疗保险统筹基金按规定支付,门诊使用时由职工基本医疗保险个人账户支付的药品。

便通片(胶囊)[乙类]

【药物组成】麸炒白术、肉苁蓉、当归、桑椹、枳实、芦荟。

【方　　解】方中白术具有补气健脾之功效,为君药。肉苁蓉具有补肾填精、温润通便作用;当归具有补血活血、调肝润肠之功效,二者共为臣药。桑椹具有滋补肝肾、清利肠道作用;枳实行气、调畅气机,助精血津液濡养肠胃;芦荟具有缓泻、助润肠通便作用,共为佐药。诸药合用,共奏益肾健脾、润肠通便之功。

【剂型规格】片剂,每片重 0.46g;胶囊剂,每粒装 0.35g。

【功能主治】健脾益肾,润肠通便。用于脾肾不足,肠腑气滞所致的便秘。症见大便秘结或排便乏力,神疲气短,头晕目眩,腰膝酸软;习惯性便秘,肛周疾病见上述证候者。

【用法用量】口服。片剂,一次 3 片,一日 2 次,或遵医嘱。胶囊,一次 3 粒,一日 2 次。

【不良反应】偶见轻度腹痛,腹泻及皮疹。

【注意事项】本品不宜用于孕妇及 7 岁以下儿童。

厚朴排气合剂[乙类]

【药物组成】厚朴(姜制)、木香、枳实(麸炒)、大黄。

【方　　解】方中厚朴消胀除满,和中止呕,行气止痛,为君药。木香理气止痛,和中止呕;枳实行气化滞,消痞散结,共为臣药。大黄泻热通便,导热下行,为佐药。诸药合用,共奏行气消胀、宽中除满之功。

【剂型规格】合剂,每瓶装①50ml;②100ml。

【功能主治】行气消胀,宽中除满。用于腹部非胃肠吻合术后早期肠麻痹,症见腹部胀满,胀痛不适,腹部膨隆,无排气、排便,舌质淡红,舌苔薄白或薄腻。

【用法用量】于术后 6 小时、10 小时各服一次,一次 50ml。服用时摇匀,稍加热后温服。

【不良反应】个别患者服用后,出现恶心呕吐不良反应,停药后,该反应消失,但不排除手术麻醉等因素的影响。个别患者服用后,出现大便稀水样。另有致过敏反应 1 例的文献报道 [中南药学, 2015, 13(5): 557]。

【注意事项】①孕妇、肠梗阻、恶性肿瘤、血管供血不足引起的肠麻痹禁用;②服用时,可将药瓶放置温水中加温 5~10 分钟后服用;③药液如有少量沉淀,属正常现象,为保证疗效,可将其摇匀后服用。

通便宁片[乙类]

【药物组成】番泻叶干膏粉、牵牛子、砂仁、白豆蔻。

【方　解】方中番泻叶泻下导滞;牵牛子消积行气,通利二便;砂仁辛散温通,芳香和胃健脾,行气化湿;白豆蔻芳香化湿,调中和胃,燥湿行气。诸药合用,共奏宽中理气、泻下通便之功。

【剂型规格】片剂,每片重 0.48g。

【功能主治】宽中理气,泻下通便。用于实热便秘。症见:腹痛拒按,腹胀纳呆,口干口苦,小便短赤,舌红苔黄,脉弦滑数。

【用法用量】口服,一次 4 片,一日 1 次。如服药 8 小时后不排便再服一次,或遵医嘱。

【注意事项】①初次服用者剂便秘轻症者一次服 1~2 片,较重痔疮患者慎用,或遵医嘱;②孕妇忌用;③完全肠梗阻者禁用;④体虚者忌长服、久服。少数患者服药后,因肠蠕动加强,排便前有腹痛感,排便后可自然缓解。

通便灵胶囊[乙类]

【药物组成】番泻叶、当归、肉苁蓉。

【方　解】方中番泻叶泻热导滞,当归补血活血、祛痛通便,肉苁蓉补肾益精润肠通便。三药合用,共奏泻热导滞、润肠通便之功。

【剂型规格】胶囊剂,每粒装 0.25g。

【功能主治】泻热导滞,润肠通便。用于热结便秘,长期卧床便秘,一时性腹胀便秘,老年习惯性便秘。

【用法用量】口服,一次 5~6 粒,一日 1 次。

【注意事项】①服药期间忌食生冷、辛辣油腻之物;②小儿、年老体弱者应在医生指导下服用;③对本品过敏者禁用,过敏体质慎用;④孕妇忌用。

【特别提示】本品为参保人员住院使用时由基本医疗保险统筹基金按规定支付,门诊使用时由职工基本医疗保险个人账户支付的药品。

麻仁丸(胶囊、软胶囊)[乙类]

【药物组成】火麻仁、苦杏仁、大黄、枳实(炒)、厚朴(姜制)、炒白芍。

【方　解】方中火麻仁清燥润肠通便,故为君药。大黄攻积泻下,苦杏仁、白芍一则益阴增液以润肠通便,使腑气通,津液行;二则甘润可减缓大黄攻伐之力,使泻下而不伤正,共为臣药。以枳实、厚朴调中宣滞行气,加强降泄通便之力,共为佐药。诸药相合,共奏润肠通便之功。

【剂型规格】大蜜丸,每丸重 9g;水蜜丸,每袋装 6g;小蜜丸,每瓶装 60g;胶囊剂,每粒装 0.35g;软胶囊剂,每粒装 0.6g。

【功能主治】润肠通便。用于肠热津亏所致的便秘,症见大便干结难下、腹部胀满不舒,习惯性便秘见上述证候者。

【用法用量】口服。水蜜丸一次 6g,小蜜丸一次 9g,大蜜丸一次 1 丸,一日 1~2 次。胶囊,一次 2~4 粒,早晚各一次或睡前服用。软胶囊,平时一次 1~2 粒,一日 1 次;急用时一次 2 粒,一日 3 次。

【不良反应】服用本品除出现恶心、呕吐、腹泻等消化系统症状外,重者常见烦躁不安、精神错乱、昏迷等神经系统症状,据临床报道,上述病变是可逆的,预后良好 [中华内科杂志,1964;12(12):1147]。由于火麻仁中含有毒蕈碱及胆碱等,如大量食入(60~120g)可致中毒,其表现为恶心、呕吐、烦躁不安、精神错乱、昏迷等,若减量,病变可逆,预后良好 [实用中医药杂志,2000,16(12):19]。

【注意事项】①孕妇忌服；②习惯性流产、体虚、年老者不宜常服；③年青体壮者便秘时禁用；血少阴亏的便秘者慎用，表现为唇色爪甲淡白无华、头晕目眩、肢体麻木、心悸怔忡、失眠多梦、皮肤干燥、头发枯焦，以及大便燥结，小便不利等。

【特别提示】本品为参保人员住院使用时由基本医疗保险统筹基金按规定支付，门诊使用时由职工基本医疗保险个人账户支付的药品。

麻仁润肠丸（软胶囊）[甲类]

【药物组成】火麻仁、大黄、陈皮、白芍、炒苦杏仁、木香。

【方　　解】方中以质润多脂的火麻仁润肠通便，故为君药。大黄攻积泻下，更取苦杏仁、白芍，一则益阴增液以润肠通便，使腑气通，津液行；二则甘润可减缓大黄攻伐之力，使泻下而不伤正，共为臣药。以陈皮、木香调中宣滞，加强降泄通便之力，共为佐药。诸药相合，共奏润肠通便之功。

【剂型规格】丸剂，每丸重 6g；软胶囊剂，每粒装 0.5g。

【功能主治】润肠通便。用于肠胃积热、胸腹胀满、大便秘结。

【用法用量】口服。丸剂，一次 1~2 丸，一日 2 次。软胶囊，一次 8 粒，一日 2 次，年老、体弱者酌情减量使用。

【不良反应】在治疗老年便秘过程中个别出现腹痛、大便次数过多、大便偏稀等现象，可酌情减量或停止服用 [中国民间疗法，2008（7）：34]。

【注意事项】①孕妇忌用，月经期慎用；②虚寒性便秘不宜服用，虚寒证表现为面㿠少华、精神不振、畏寒肢冷、得热则舒、腹痛喜按、小便清长、大便稀薄、舌淡苔白等；③年青体壮者便秘时不宜用本药。

麻仁滋脾丸[乙类]

【药物组成】大黄（制）、火麻仁、当归、姜厚朴、炒苦杏仁、麸炒枳实、郁李仁、白芍。

【方　　解】方中以质润多脂之火麻仁润肠通便，苦寒涌泄之大黄泻热通便，二药针对病机，故为君药。苦杏仁、郁李仁、当归、白芍益阴增液而润肠通便，可增强君药的作用，皆为臣药。厚朴、枳实行气破结，通便泄热，共为佐药。诸药相合，共奏润肠通便、消食导滞之功。

【剂型规格】丸剂，①小蜜丸，每 100 丸重 20g；②大蜜丸，每丸重 9g。

【功能主治】润肠通便，消食导滞。用于胃肠积热、肠燥津伤所致的大便秘结、胸腹胀满、饮食无味、烦躁不宁、舌红少津。

【用法用量】口服。小蜜丸，一次 9g（45 丸）；大蜜丸一次 1 丸，一日 2 次。

【注意事项】①孕妇慎用；②脾胃虚寒性便秘者慎用，脾胃虚寒表现为纳呆腹胀、脘腹痛而喜温喜按、口淡不渴、四肢不温、大便稀溏、或四肢浮肿、畏寒喜暖、舌淡胖嫩、舌苔白润等；③服药期间忌食生冷、辛辣油腻之物。

【特别提示】本品为参保人员住院使用时由基本医疗保险统筹基金按规定支付，门诊使用时由职工基本医疗保险个人账户支付的药品。

新复方芦荟胶囊[乙类]

【药物组成】芦荟、青黛、琥珀。

【方　　解】方中芦荟凉肝泻火，攻逐通便，为君药。青黛清肝泻火，为臣药。琥珀清热解毒，引药下行，为佐药。诸药相合，共奏清肝泻热、润肠通便之效。

【剂型规格】胶囊剂,每粒装 0.43g。

【功能主治】清肝泻热,润肠通便,宁心安神。用于心肝火盛,大便秘结,腹胀腹痛,烦躁失眠。

【用法用量】口服,一次 1~2 粒,一日 1~2 次。

【不良反应】有文献报道新复方芦荟胶囊致过敏性休克[药物不良反应杂志,2004,6(3):212]、大肠黑变病[中华中医学杂志,2000,24(4):219]、药疹及 ALT 升高[药物不良反应杂志,2002,4(3):197]、荨麻疹[现代中西医结合杂志,2004,13(6):709]、脑病后尿失禁[中医研究,2002,15(4):55]。

【注意事项】不宜长期服用,孕妇禁用,哺乳期妇女及肝肾功能不全者慎用。

【特别提示】本品为参保人员住院使用时由基本医疗保险统筹基金按规定支付,门诊使用时由职工基本医疗保险个人账户支付的药品。

蓖麻油[乙类]

【药物组成】蓖麻。

【剂型规格】每瓶装 500ml。

【功能主治】润肠通便。本品用于肠燥便秘。

【用法用量】口服,一次 10~20ml。

【不良反应】有文献报道蓖麻油致过敏性休克 1 例[山西医药杂志,2007,36(3):279]、蓖麻油引产致产后急性重症胰腺炎 1 例[实用全科医学,2008,6(2):203]、子宫破裂 1 例[求医问药,2012,10(10):308]。

【注意事项】忌与脂溶性驱肠虫药同用;孕妇忌用。

第二十一节 泻痢类药

千喜胶囊[乙类]

【药物组成】穿心莲、千里光。

【方　解】方中穿心莲清热解毒,凉血消肿;千里光味苦气寒,专于清热解毒,活血化瘀。两药合用,共奏清热解毒、消炎止痛、止泻止痢之功。

【剂型规格】胶囊剂,每粒装 0.3g。

【功能主治】清热解毒,消炎止痛,止泻止痢。用于热毒蕴结所致肠炎、结肠炎、细菌性痢疾和鼻窦炎。

【用法用量】口服。一次 2~3 粒,一日 3~4 次,重症患者首次可服 4~6 粒。

木香槟榔丸[乙类]

【药物组成】木香、槟榔、炒牵牛子、大黄、芒硝、黄连、黄柏(酒炒)、青皮(醋炒)、香附(醋制)、枳壳(炒)、醋三棱、莪术(醋炙)、陈皮。

【方　解】方中木香、槟榔行气化滞,消胀除满,为君药。牵牛子、大黄、芒硝攻积导滞,泻热通便,黄连、黄柏清热燥湿,和中止痢,共为臣药。青皮、香附、枳壳疏肝解郁,理气宽肠;三棱、莪术破血化瘀,陈皮理气调中,为佐药。诸药合用,共奏行气导滞、泻热通便之功。

【剂型规格】丸剂,每 100 丸重 6g。

【功能主治】行气导滞,泻热通便。用于湿热内停,赤白痢疾,里急后重,胃肠积滞,脘腹胀痛,大便不通。

【用法用量】口服。一次 3~6g,一日 2~3 次。

【注意事项】①孕妇禁用;②年老体弱及脾胃虚弱者勿用;③忌食辛辣油腻、酸性及不易消化食物。

六味香连胶囊[乙类]

【药物组成】木香、盐酸小檗碱、枳实、白芍、厚朴(姜制)、槟榔。

【方　解】方中黄连主要有效成分盐酸小檗碱具清热燥湿、泻火解毒之功,用于湿热内蕴、肠胃湿热、呕吐、泻痢等症,为君药。配以木香行气止痛、调中导滞,为臣药。佐使以枳实破气消积,化痰散痞;白芍平肝止痛;姜厚朴宽中理气,化湿开郁;槟榔消积、下气。诸药合用,共奏清热化湿、理气化滞之功。

【剂型规格】胶囊剂,每粒装 0.34g。

【功能主治】祛暑散寒,化滞止痢。用于肠胃食滞,红白痢疾,腹痛下坠,小便不利。

【用法用量】口服,一次 2 粒,一日 2 次。

【不良反应】少数患者可有轻度便秘,停药后可消失。

【注意事项】孕妇忌服。

四神丸(片)[甲类]

【药物组成】补骨脂(盐炒)、肉豆蔻(煨)、吴茱萸(制)、五味子(醋制)、大枣(去核)。

【方　解】方中补骨脂大温,补肾阳以温脾土,治肾泄,为君药。肉豆蔻温脾暖胃,涩肠止泻;吴茱萸辛苦大热,温肝脾肾以散阴寒,配合君药则温肾暖脾,固涩止泻之功益彰,故为臣药。五味子酸温,固肾益气,涩肠止泻,大枣补脾养胃,共为佐药。诸药合用,共奏温肾散寒、涩肠止泻之功。

【剂型规格】水丸,每袋装 9g。片剂,①素片,每片重 0.6g;②薄膜衣片,每片重 0.3g;③薄膜衣片,每片重 0.35g。

【功能主治】温肾散寒,涩肠止泻。用于肾阳不足所致的泄泻,症见肠鸣腹胀、五更溏泻、食少不化、久泻不止、面黄肢冷。

【用法用量】口服。水丸,一次 9g,一日 1~2 次。片剂,一次 4 片,一日 2 次。

【不良反应】偶见头晕、皮疹、恶心呕吐[河南医学研究,2015,24(5):60]。另有文献报道四神丸有致巅顶头痛不良反应[新中医,2002,34(6):44]。

【注意事项】①胃肠实热(症见恶心频发,呕吐吞酸,腹痛阵作,泻下急迫,便行不爽,粪色黄褐而臭,口渴欲饮,心烦,尿短赤少,舌苔黄腻)所致的泄泻及腹痛者忌用;②服药期间宜选清淡饮食,忌食生冷油腻之品。

克痢痧胶囊[乙类]

【药物组成】白芷、苍术、石菖蒲、细辛、荜茇、鹅不食草、猪牙皂、雄黄、丁香、硝石、枯矾、冰片。

【方　解】本方以雄黄辟秽毒为君药。细辛、白芷、鹅不食草祛风散寒;硝石、枯矾除湿祛瘀,共为臣药;苍术、石菖蒲、荜茇等理气化湿辟秽;猪牙皂、丁香、冰片开窍化浊,为佐药。诸药合用,能使风寒湿浊、秽浊邪毒可祛,中焦升降有常,全方具有清热解毒、理气止痛、燥湿健脾、开窍醒脑之功效。

【剂型规格】胶囊剂,每粒装 0.28g。

【功能主治】解毒辟秽,理气止泻。用于泄泻,痢疾和痧气(中暑)。

【用法用量】口服。一次 2 粒,一日 3~4 次,儿童酌减。

【注意事项】①婴幼儿、孕妇、哺乳期妇女禁用;肝肾功能不全者禁服;②饮食宜清淡,忌食辛辣、生冷、油腻食物;③不宜在服药期间同时服用滋补性中药;④对本品过敏者禁用,过敏体质者慎用。

肠炎宁颗粒[乙类]

【药物组成】地锦草、黄毛耳草、樟树根、香薷、枫树叶。

【方　解】方中黄毛耳草性平味苦,具清热祛湿、止泻之功,为君药。地锦草、枫树叶具清热解毒、利湿止泻之功,有加强君药清热祛湿止泻的作用,为臣药。樟树根祛风止痛,香薷祛湿和中,二者皆为佐药,具有清热利湿、行气之效。诸药合用可以起到清热利湿,行气之功。

【剂型规格】颗粒剂,每袋装 10g。

【功能主治】清热利湿,行气。用于急、慢性胃肠炎,腹泻,小儿消化不良。

【用法用量】开水冲服,一次 1 袋,一日 3~4 次;小儿酌减。

【注意事项】①饮食宜清淡,忌烟、酒及辛辣、生冷、油腻食物;②不宜在服药期间同时服用滋补性中药;③对本品过敏者禁用,过敏体质者慎用。

补脾益肠丸[乙类]

【药物组成】外层:黄芪、党参(米炒)、砂仁、白芍、当归(土炒)、白术(土炒)、肉桂。内层:醋延胡索、荔枝核、炮姜、炙甘草、防风、木香、盐补骨脂、煅赤石脂。

【方　解】方中黄芪、党参、白术补中益气,健脾升阳,厚肠止泻,共为君药。肉桂、炮姜、补骨脂温中散寒,暖脾止泻,共为臣药。白芍补血敛阴,柔肝止痛;当归养血补血,散寒止痛;砂仁、木香、延胡索、荔枝核活血祛瘀,行气止痛;防风疏肝理脾,胜湿止泻;赤石脂涩肠止血止泻,共为佐药。炙甘草缓急止痛,调和药性,为使药。诸药合用,共奏益气养血、温阳行气、涩肠止泻之功。

【剂型规格】水蜜丸,每瓶装①2g;②90g;③130g。

【功能主治】益气养血,温阳行气,涩肠止泻。用于脾虚气滞所致的泄泻,症见腹胀疼痛、肠鸣泄泻、黏液血便;慢性结肠炎、溃疡性结肠炎、过敏性结肠炎见上述证候者。

【用法用量】口服。一次 6g,一日 3 次;儿童酌减;重症加量或遵医嘱。30 天为一疗程,一般连服 2~3 个疗程。

【注意事项】①大肠湿热泄泻忌用;②孕妇慎用;③感冒发热者慎用。

枫蓼肠胃康片(胶囊、颗粒、合剂)[乙类]

【药物组成】牛耳枫、辣蓼。

【方　解】枫蓼肠胃康片由广东省特色药材辣蓼草和牛耳枫组成。牛耳枫具有清热解毒的功效,可用于疮疡肿毒,毒蛇咬伤,风湿痹痛,咽喉肿痛,外感风热等。辣蓼草具有解毒消肿,杀虫止痒,清热利湿的功效,用于风湿肿痛,便血,痢疾,湿热泄泻。两药合用,全方具有理气健胃、除湿化滞等功效。

【剂型规格】片剂,片芯重 0.2g;胶囊剂,每粒装 0.37g;颗粒剂,每袋装 8g;合剂,每瓶装 120ml。

【功能主治】理气健胃,除湿化滞。用于中运不健、气滞湿困而致的急性胃肠炎及其所引起的腹胀、腹痛和腹泻等消化不良症。

【用法用量】口服。片剂,一次 4~6 片,一日 3 次。胶囊,一次 2 粒,一日 3 次;浅表性胃炎 15 天为一个疗程。颗粒,开水冲服,一次 8g（1 袋）,一日 3 次;浅表性胃炎 15 天为一个疗程。合剂,一次 10ml,一日 3 次;浅表性胃炎 15 天为一疗程。

参倍固肠胶囊[乙类]

【药物组成】五倍子、肉豆蔻（煨）、诃子肉（煨）、乌梅、木香、苍术、茯苓、鹿角霜、红参等。

【方　　解】方中五倍子、肉豆蔻、诃子肉为君药,以乌梅、茯苓、苍术、木香、红参、鹿角霜辅之。五倍子、肉豆蔻、诃子肉归脾、肠、肾经,主治肺虚久泄;乌梅敛肺生津;茯苓利水渗湿;苍术燥湿健脾;木香行气止痛;红参补脾肺,可生津;鹿角霜温肾助阳、收敛止血。全方共奏固肠止泻,调和气血之功。

【剂型规格】胶囊剂,每粒装 0.45g。

【功能主治】固肠止泻,散寒清热,调和气血。用于肝脾不和,泻痢腹痛,慢性非特异性溃疡性结肠炎见上述证候者。

【用法用量】口服。每日 3 次,每次 4~6 粒,饭后服或遵医嘱。

【注意事项】①孕妇慎用;②服药期间忌食生冷、辛辣、油腻之物。

固本益肠片（胶囊）[乙类]

【药物组成】党参、炒白术、补骨脂、黄芪、麸炒山药、炮姜、酒当归、炒白芍、醋延胡索、煨木香、地榆炭、煅赤石脂、儿茶、炙甘草。

【方　　解】方中党参、黄芪温中,健脾益气止泻,补骨脂温肾补脾止泻,共为君药。白术、山药健脾止泻,炮姜温中散寒和胃,共为臣药。延胡索、当归、白芍养血和血,收敛止痛;地榆炭、煅赤石脂、儿茶收敛止血,生肌敛疮,为佐药。使以甘草调和药性。全方配伍,共奏健脾温肾、涩肠止泻之功。

【剂型规格】片剂,①素片,每片重 0.32g（小片）;②素片,每片重 0.60g（大片）;③薄膜衣片,每片重 0.62g（大片）。胶囊剂,每粒装 0.5g。

【功能主治】健脾温肾,涩肠止泻。用于脾肾阳虚所致的泄泻,症见腹痛绵绵、大便清稀或有黏液及黏液血便、食少腹胀、腰酸乏力、形寒肢冷、舌淡苔白、脉虚;慢性肠炎见上述证候者。

【用法用量】口服。片剂,一次小片 8 片,大片 4 片,一日 3 次。胶囊,一次 4 粒,一日 3 次。

【注意事项】①湿热痢疾、泄泻及泄泻时腹部热胀痛者忌服;②有慢性结肠炎、溃疡性结肠炎、便脓血等慢性病史者,患泄泻后应遵医嘱使用;③忌烟、酒及辛辣、生冷、鱼腥、油腻食物。

【特别提示】本品为参保人员住院使用时由基本医疗保险统筹基金按规定支付,门诊使用时由职工基本医疗保险个人账户支付的药品。

固肠止泻丸（胶囊）[乙类]

【药物组成】乌梅、黄连、干姜、木香、罂粟壳、延胡索。

【方　　解】方中乌梅酸涩,涩肠止泻,用于久泻久痢,为君药。黄连苦寒,清热燥湿;罂粟壳涩肠止泻,一清热一止泻,标本兼顾,加强君药的疗效,共为臣药。干姜辛热,温中散寒,用于久泻久痢产生的中阳虚寒,另外可制黄连之寒,木香行气止痛,健脾消食;延胡索活血行气止痛,可缓解气血瘀滞之腹胁痛,共为佐药。全方配伍,共收调和肝脾、涩肠止痛之功。

【剂型规格】浓缩丸,每 9 丸重 1g;胶囊剂,每粒装 0.67g。

【功能主治】调和肝脾,涩肠止痛,用于肝脾不和,泻痢腹痛,慢性非特异性溃疡性结肠炎见上述证候者。

【用法用量】口服。浓缩丸,一次 4g(36 粒),一日 3 次。胶囊剂,一次 6 粒,一日 3 次。

【注意事项】运动员慎用。

泻停胶囊【乙类】

【药物组成】地瓜藤、苦参。

【方　　解】方中地瓜藤是地方习用药材,是彝族、壮族、苗族、哈尼族等少数民族广泛使用的民族药。其药性凉,味苦、微涩,具有清热利湿、收敛止痢、解毒消肿的功效,主要用于痢疾、泄泻、黄疸、水肿、风湿疼痛、无名肿毒等。苦参清热燥湿、祛风杀虫。主治湿热泻痢、肠风便血等。两药合用可清热燥湿,止泻痢。

【剂型规格】胶囊剂,每粒装 0.4g。

【功能主治】苗医:旭嘎怡沓痂,苣敛挡渣:吉嘎奴,加嘎,久代阿套穷。中医:清热燥湿,止泻。用于大肠湿热所致的腹痛腹泻。

【用法用量】口服,一次 2~4 粒,一日 2~3 次;或遵医嘱。

【注意事项】①孕妇禁用;②饮食宜清淡,忌烟、酒及辛辣、生冷、油腻食物;③不宜在服药期间同时服用滋补性中药。

【特别提示】本品为参保人员住院使用时由基本医疗保险统筹基金按规定支付,门诊使用时由职工基本医疗保险个人账户支付的药品。

桂附理中丸【乙类】

【药物组成】肉桂、附片、党参、炒白术、炮姜、炙甘草。

【方　　解】方中肉桂、附子大辛大热,补肾助阳,温中散寒止痛,共为君药。党参味甘偏温入脾,补中益气,促进运化;炮姜辛热,温中散寒、止痛止泻,共为臣药。君臣相合,甘温辛热,温补阳气,温中健脾。白术甘苦温燥,益气健脾燥湿,为佐药。甘草味甘,益气补中,缓急止痛,调和诸药为使药。全方合用,可使寒气去,阳气复,中气得补;共奏补肾助阳,温中健脾之功。

【剂型规格】丸剂,①大蜜丸,每丸重 9g;②水蜜丸,每 10 丸重 0.24g。

【功能主治】补肾助阳,温中健脾。用于肾阳衰弱,脾胃虚寒,脘腹冷痛,呕吐泄泻,四肢厥冷。

【用法用量】用姜汤或温开水送服。水蜜丸一次 5g,小蜜丸一次 9g,大蜜丸一次 1 丸,一日 2 次。

【注意事项】①本品含有肉桂、附子,为大热之品,故肝胃郁热所致胃脘痛者忌用,孕妇慎用;②伤风感冒及实热者忌服,高血压、心脏病、肾病、咳喘、浮肿患者应在医师指导下服用;③服药期间忌生冷、油腻、不易消化及刺激性食物,戒烟酒。

【特别提示】本品为参保人员住院使用时由基本医疗保险统筹基金按规定支付,门诊使用时由职工基本医疗保险个人账户支付的药品。

复方黄连素片【甲类】

【药物组成】盐酸小檗碱、木香、吴茱萸、白芍。

【方　解】本方为中西合方制剂。方中中药部分木香行气止痛;吴茱萸温中燥湿止泻;白芍养血和血,缓急止痛;方中西药部分盐酸小檗碱有较强的抑菌作用,用于多种肠道细菌感染。中西药合用,共达清热燥湿,行气止痛,止痢止泻之效。

【剂型规格】片剂,每片含盐酸小檗碱30mg。

【功能主治】清热燥湿,行气止痛,止痢止泻。用于大肠湿热,赤白下痢,里急后重或暴注下泻,肛门灼热;肠炎、痢疾见上述证候者。

【用法用量】口服。一次4片,一日3次。

【不良反应】有文献报道口服复方黄连素片引起过敏反应1例[中国临床医师,2000,28(6):4]。

【注意事项】①本品苦寒,清热解毒利湿,慢性虚寒性泻痢者慎用。孕妇忌服;②服药期间忌辛辣、油腻之品;③本药苦寒,易伤胃气,不可过服、久服。

香连丸(片、胶囊)[甲类]

【药物组成】萸黄连、木香。

【方　解】方中以大量黄连清热燥湿,解毒止痢,为君药。以少量木香行气止痛而除腹痛、里急后重,为臣药。再取吴茱萸制黄连,既制黄连之苦寒,又能调和肝胃,是为佐药。诸药相合,共奏清热化湿、行气止痛之功。

【剂型规格】丸剂,①每10丸重1.7g;②每10丸重2g。片剂,①薄膜衣小片,每片重0.1g(相当于饮片0.35g);②薄膜衣大片,每片重0.3g(相当于饮片1g);③糖衣小片(片心重0.1g;相当于饮片0.35g);④糖衣大片(片心重0.3g;相当于饮片1g);胶囊剂,每粒装①0.5g;②0.55g。

【功能主治】清热化湿,行气止痛。用于大肠湿热所致的痢疾,症见大便脓血、里急后重、发热腹痛;肠炎、细菌性痢疾见上述证候者。

【用法用量】口服。丸剂,一次6~12丸,一日2~3次,小儿酌减。片剂,一次5片(规格②、④),一日3次;小儿一次2~3片(规格①、③),一日3次。胶囊,一次2~3粒,一日3次,小儿酌减。

【不良反应】据文献报道香连丸可引起荨麻疹型药疹[中国社区医师,2006,22(16):22],红斑1例[上海中医药杂志,1984,(1):32],香连丸和环丙沙星、甲氧苄啶合用治疗菌痢过程中,个别患者出现腹部不适,恶心等,停药后即消失[宁波医学,1996,8(5):282]。

【注意事项】①寒湿及虚寒下痢者慎用,寒湿痢表现为腹痛拘急,痢下赤白粘冻,白多赤少,或为纯白冻,里急后重。虚寒痢表现为腹部隐痛,缠绵不已,喜按喜温,痢下赤白清稀,无腥臭,或为白冻,甚则滑脱不禁;②服药期间忌食生冷油腻、辛辣刺激性食物。

香连化滞丸(片)[乙类]

【药物组成】木香、黄连、青皮(炒)、陈皮、厚朴(姜炙)、枳实、黄芩、当归、白芍(酒炒)、滑石、甘草、薤白、槟榔。

【方　解】方中黄连、黄芩清热燥湿为君药。配以木香、陈皮、青皮、枳实、厚朴、槟榔理气化湿,行气导滞;滑石清热利湿;薤白消食导滞,共为臣药。白芍、当归养血调血,共为佐药。甘草调和诸药为使药。全方具有清热利湿、行血化滞的功效。

【剂型规格】蜜丸,每丸6g;水丸,每袋10g(约100粒);片剂,每片重0.6g。

【功能主治】清热利湿,行气化滞。主治湿热壅滞,红白痢疾,里急后重,腹痛下坠,脓血杂下,赤白相兼,肛门灼热,小便短赤或发热;口渴,舌红,苔黄腻,脉滑数。

【用法用量】口服。丸剂,成人一次 2 丸,一日 2 次,空腹温开水送服;7 岁以下小孩,服成人 1/2 量。片剂,一次 4 片,一日 2 次。

【注意事项】①孕妇忌服;②忌生冷、油腻食物。

涩肠止泻散[乙类]

【药物组成】膨润土、岩陀,辅料为葡萄糖、橙味香精。

【方　　解】方中膨润土又名蒙脱石,主要成分是双八面体蒙脱石,具有保护胃、肠黏膜和清除病原的功能。岩陀味苦、涩,性平,善清热凉血,调经止痛,收敛解毒,可用于治疗肠炎、菌痢。葡萄糖味甘性温,具有补益脾胃、增强人体正气的作用,加上橙味香精能开胃和气,四药相配,达到收敛止泻、健脾和胃的作用。

【剂型规格】散剂,每袋装 4g。

【功能主治】收敛止泻,健脾和胃。用于脾胃气虚所致泄泻,及消化不良见上述症状者。

【用法用量】口服。1~2 岁一日 4~8g;2 岁以上一日 8~12g,分 3 次服用;成人一次 4g,一日 3 次。在两餐饭间服用。

【不良反应】偶见便秘,大便干结,停药后自然恢复。

【注意事项】①孕妇禁用;②不宜在服药期间同时服用滋补性中药。

【特别提示】本品为参保人员住院使用时由基本医疗保险统筹基金按规定支付,门诊使用时由职工基本医疗保险个人账户支付的药品。

莲必治注射液[乙类]

【药物组成】亚硫酸氢钠穿心莲内酯。

【剂型规格】注射剂,每支装 5ml:0.25g。

【功能主治】清热解毒,抗菌消炎。用于细菌性痢疾,肺炎,急性扁桃体炎。

【用法用量】肌内注射,一次 0.1~0.2g,一日 2 次。静脉滴注,一日 0.4~0.75g,加于 5% 葡萄糖注射液或氯化钠注射液中滴注。

【不良反应】包括急性肾功能损害(有腰酸、腰痛等症状,部分患者尿量正常,但可出现肌酐、尿素氮升高等症状)、皮疹、过敏反应、头晕、腰痛、胃肠道反应(恶心、呕吐、不思饮食、腰酸、腰痛等症状)等不良反应。

【注意事项】①肾功能不全者禁用;②对本品有过敏史者禁用;③老年人、儿童、孕妇、哺乳期妇女及有肾脏疾病的患者应慎用;④本品不宜与氨基糖苷类药物及其他可能造成肾损害的药物合用;⑤用药期间注意监测肾功能。如果出现肾功能损伤情况,应立即停药,并作相应处理;⑥用药过程中建议尽量多饮水;⑦本品不宜与其他药物在同一容器中混合使用;⑧发现药液出现浑浊、沉淀、变色、漏气等现象时不能使用;⑨静脉滴注过程中出现腰痛、腰酸等症状时,应立即停药,必要时给予对症处理。

【特别提示】限二级及以上医疗机构使用。

理中丸[甲类](片)[乙类]

【药物组成】党参、土炒白术、炙甘草、炮姜。

【方　　解】方中炮姜大辛大热,归脾胃经,温中散寒,健运脾阳,温暖中焦,为君药。党参甘温入脾,补中益气,培补后天之本,为臣药。白术甘苦,健脾燥湿,以资化源,为佐药。炙甘草甘温,补脾益气,调和诸药,为使药。诸药合用,共奏温中散寒、健胃之功。

【剂型规格】大蜜丸,每丸重 9g;片剂,基片重 0.3g。

【功能主治】温中散寒,健胃。用于脾胃虚寒;呕吐泄泻,胸满腹痛,消化不良。

【用法用量】口服。丸剂,一次 1 丸,一日 2 次。小儿酌减。片剂,一次 5~6 片,一日 2 次。小儿酌减。

【注意事项】①孕妇慎用;②本品药性偏于温燥,故阴虚内热、感冒发热者禁用;阴虚内热表现为低热不退,盗汗颧红,口干欲饮,小便短黄,大便干结,舌红少津;湿热中阻所致胃痛、呕吐、泄泻者禁用,湿热中阻表现为目赤干痛,视物模糊,口干、口苦、口臭,饮水不多,涎腺肿大,质软,舌质红,苔白腻或黄腻;③服药期间忌食生冷、辛辣、油腻食物。

【特别提示】理中片为参保人员住院使用时由基本医疗保险统筹基金按规定支付,门诊使用时由职工基本医疗保险个人账户支付的药品。

雪胆素片 [乙类]

【药物组成】雪胆素。

【剂型规格】片剂,每片重 5mg。

【功能主治】清热解毒,抗菌消炎。用于菌痢,肠炎,支气管炎,急性扁桃体炎。

【用法用量】口服,一次 2~10mg,一日 6~30mg。

【注意事项】心脏病患者慎用。

黄厚止泻滴丸 [乙类]

【药物组成】厚朴提取物、黄连提取物、干姜油、木香油。

【方　　解】本品以中医药理论为指导,进行中药有效部位群组方。方中黄连提取物清热燥湿,厚肠止痢;厚朴提取物下气燥湿散满。二者合用,相互制约,互相促进,共奏清热燥湿、消胀除满之功。干姜提取物为干姜油,具有温中散寒,回阳通脉,燥湿消痰功效。《神农本草经》谓干姜"主胸满咳逆上气,温中,止血出汗,逐风湿痹,肠澼下利"。木香油为木香提取物,行气止痛,调中导滞。四药合用,能行清热燥湿止泻,行气宽中止痛之功。

【剂型规格】滴丸剂,每丸重 40mg。

【功能主治】清热燥湿止泻,行气宽中止痛。用于急性腹泻之湿热证,症见大便泄泻、泻下急迫或泻下不爽,腹胀或腹痛,恶心,口干,小便短黄,舌苔白腻或黄腻,脉濡或滑。

【用法用量】口服。一次 12 丸,一日 2 次。

【不良反应】用药期间偶见肝功能异常和恶心。

【注意事项】①本品适用范围不包括食物中毒、感染或药物所致腹泻者;②可配合常规口服补液或静脉补液治疗;③请严格按照用法用量使用;④本品尚无研究数据支持特殊人群(如儿童、妊娠期、哺乳期和月经期妇女)的用药安全性和有效性;⑤肝、肾功能不全者慎用;⑥过敏体质者慎用;⑦心律失常者慎用。

痛泻宁颗粒 [乙类]

【药物组成】白芍、青皮、薤白、白术。

【方　　解】方中白术苦甘性温、健脾燥湿和中,为君药;白芍酸微寒、养血柔肝,使肝气调达、缓急止痛、抑肝扶脾、兼益脾阳,为臣药;青皮辛温,能理气开胃,助白芍健脾;薤白理气止泻,为佐药。诸药配伍,具有柔肝缓急、疏肝行气、理脾运湿的功效。

【剂型规格】颗粒剂,每袋装 5g。

【功能主治】柔肝缓急、疏肝行气、理脾运湿。用于肝气犯脾所致的腹痛、腹泻、腹胀、腹部不适等症,肠易激综合征(腹泻型)等见上述证候者。

【用法用量】口服。一次1袋,一日3次。

【不良反应】①偶见轻度恶心;②临床试验中,试验组1例出现皮肤感觉异常,持续半月,与本品是否有关尚无法确定。

【注意事项】①忌酒、辛辣、生冷、油腻食物;②未见肝肾功能不全者用药相关研究资料;③未见妊娠期、哺乳期妇女、儿童、老年人用药相关研究资料。

葛根芩连丸(片、胶囊、颗粒、口服液)[乙类]

【药物组成】葛根、黄芩、黄连、炙甘草。

【方　　解】方中葛根解肌发表退热,健脾升阳,止泻止痢,为君药。黄芩、黄连清热解毒、燥湿止痢,为臣药。甘草缓急和中,调和药性,为使药。全方配伍,共收解肌透表、清热解毒、利湿止泻之功。

【剂型规格】丸剂,每袋装1g。片剂,①素片,每片重0.3g;②素片,每片重0.5g;③糖衣片(片心重0.3g);④薄膜衣片,每片重0.3g。胶囊剂,每粒装0.4g。颗粒剂,每袋装6g。口服液,每支10ml。

【功能主治】解肌透表,清热解毒,利湿止泻。用于湿热蕴结所致的泄泻腹痛、便黄而黏、肛门灼热;及风热感冒所致的发热恶风、头痛身痛。

【用法用量】口服。丸剂,一次3袋;小儿一次1袋,一日3次;或遵医嘱。片剂,一次3~4片,一日3次。胶囊,一次3~4粒,一日3次。颗粒,开水冲服,一次1袋,一日3次。口服液,一次1支,一日2次。

【不良反应】有文献报道服用本品引发呕吐[苏州医学院学报,1998,18(9):950]。

【注意事项】①脾胃虚寒腹泻者、慢性虚寒性痢疾者忌用;②本药苦寒,易伤胃气,不可过服,久用;③服药期间宜选清淡饮食,忌食辛辣油腻之品。

第二十二节　虚 证 类 药

十一味参芪片(胶囊)[乙类]

【药物组成】人参(去芦)、黄芪、天麻、当归、熟地黄、泽泻、决明子、菟丝子、鹿角、枸杞子、细辛。

【方　　解】本方以人参大补元气、补脾益肺,黄芪补气固表为主药。当归补血活血,熟地黄补血滋阴,益精填髓,决明子清肝火、益肾明目,菟丝子补肾益精、养肝明目,鹿角补肾阳、活血散瘀,枸杞子补肝益肾,共为辅药。天麻平肝息风,泽泻利水渗湿,泄热通淋,细辛温肺化饮、通窍、散寒祛风止痛,共为佐药。诸药相合,共奏补脾益气之功效。

【剂型规格】片剂,①薄膜衣,每片重0.3g;②糖衣片(片心重0.3g)。胶囊剂,每粒装0.33g。

【功能主治】补脾益气。用于脾气虚所致的体弱、四肢无力。

【用法用量】口服。片剂,一次4片,一日3次。胶囊,一次5粒,一日3次。

【特别提示】本品为参保人员住院使用时由基本医疗保险统筹基金按规定支付,门诊使用时由职工基本医疗保险个人账户支付的药品。

人参归脾丸^[乙类]

【药物组成】人参、酸枣仁（炒）、远志（去心，甘草炙）、甘草（蜜炙）、白术（麸炒）、黄芪（蜜炙）、当归、木香、茯苓、龙眼肉。

【方　解】方用人参、黄芪、甘草为主药，补气健脾；辅以当归、龙眼肉补心养血，安神益脾，配合主药以益气养血；白术、木香理气和胃，使补而不滞，佐以茯苓、酸枣仁、远志养阴血，益心安神。全方共奏气血双补，心脾同治之功。

【剂型规格】丸剂（大蜜丸），每丸重9g。

【功能主治】益气补血，健脾养心。用于心脾两虚，气血不足所致的心悸、怔忡、失眠健忘，食少体倦，面色萎黄以及脾不统血所致的便血、崩漏，带下诸症。

【用法用量】口服，大蜜丸，一次服1丸，一日2次。

【不良反应】个别患者服药后出现口干鼻燥，便秘等副作用，长期服用偶有皮肤干燥，肝功能异常，停药后可恢复。

【注意事项】①热邪内伏，阴虚脉数者忌用；②本品不宜与感冒类药同时服用。

【特别提示】本品为参保人员住院使用时由基本医疗保险统筹基金按规定支付，门诊使用时由职工基本医疗保险个人账户支付的药品。

人参再造丸^[甲类]

见第一章第五节脑卒中类药"人参再造丸^[甲类]"项下内容。

人参养荣丸^[乙类]

【药物组成】人参、熟地黄、土白术、茯苓、炙黄芪、五味子（酒蒸）、当归、白芍（麸炒）、肉桂、制远志、陈皮、炙甘草。

【方　解】方用人参补脾益气，熟地大补阴血，补精填髓，两药合用，气血双补而为君药。白术、茯苓、炙黄芪和五味子相合，健脾益气，以资气血生化之源。当归、白芍更添补血养血之力。以上六品补气养血，合为臣药。肉桂补火助阳，温暖脾肾，鼓舞气血生长；远志宁心安神；陈皮理气醒脾，均为佐药。炙甘草益气调和诸药为使。全方性偏温和，补益气血，养心安神。

【剂型规格】水蜜丸，每100粒重10g。大蜜丸，每丸重9g。

【功能主治】温补气血。用于心脾不足，气血两亏，形瘦神疲，食少便溏，病后虚弱。

【用法用量】口服。水蜜丸一次6g，大蜜丸一次1丸，一日1~2次。

【不良反应】有文献报道服用本品发生1例轻度不良反应，主要是胃部不适、大便干结、口舌生疮、头晕乏力等[中国中医药科技,2009,16(6):482]。

【注意事项】①孕妇慎用；②阴虚、热盛者忌用；③心火亢盛、灼伤阴液所致的心悸失眠（症见心中烦热，焦躁失眠，口舌干燥糜烂疼痛，口渴，小便短赤，舌红，脉数）等忌用；④风寒、风热感冒及消化不良、烦躁不安等症不宜服用；⑤服药期间饮食宜选清淡之品。

【特别提示】本品为参保人员住院使用时由基本医疗保险统筹基金按规定支付，门诊使用时由职工基本医疗保险个人账户支付的药品。

八珍丸（片、胶囊、颗粒）^[甲类]

【药物组成】党参、熟地黄、炒白术、茯苓、当归、白芍、川芎、甘草。

【方　解】方以党参补脾益气,熟地大补阴血为君药。白术、茯苓助人参补脾益气且祛湿;当归、白芍助熟地黄补血养心肝;共为臣药。川芎行气活血,使补而不滞,为佐药。甘草益气调药为使。全方补气益血,为气血不足证常用方。

【剂型规格】大蜜丸,每丸重 9g。片剂,每片重 0.4g。胶囊剂,每粒装 0.4g。颗粒剂,①每袋装 8g;②每袋装 3.5g(无蔗糖)。

【功能主治】补气益血。用于气血两虚,面色萎黄,食欲不振,四肢乏力,月经过多。

【用法用量】口服。水蜜丸一次 6g,大蜜丸一次 1 丸,一日 2 次。片剂,一次 3 片,一日 3 次。胶囊,一次 3 粒,一日 2 次。颗粒,开水冲服,一次 1 袋,一日 2 次。

【注意事项】①孕妇慎服;②体虚有热者禁用;③本品不宜与感冒类药同时服用;④服药期间饮食宜选清淡易消化之品,忌食辛辣、油腻、生冷之品,忌过劳,慎房事;⑤本品宜饭前服用或进食同时服用。

大补阴丸 [乙类]

【药物组成】熟地黄、盐知母、黄柏、醋龟甲、猪脊髓。

【方　解】方中熟地黄滋阴填精生髓,龟甲育阴清热除蒸,二者合用,滋水以制火,共为君药。盐知母、盐黄柏苦寒,泻肾经虚火,以存阴液,为臣药。佐以猪脊髓滋补精髓以培本,并能制约知、柏苦燥。诸药相合,滋阴以培本,降火以清源,标本兼顾,共奏滋阴降火之功。

【剂型规格】水蜜丸,每袋装 6g。大蜜丸,每丸 9g。

【功能主治】滋阴降火。用于阴虚火旺,潮热盗汗,咳嗽咯血,耳鸣遗精。

【用法用量】口服。水蜜丸一次 6g,一日 2~3 次;大蜜丸一次 1 丸,一日 2 次。

【不良反应】有文献报道服大补阴丸致体温过低[中国中药杂志,2006,26(1):7]。

【注意事项】①本品为阴虚火旺证而设,气虚发热者及火热实证者忌服;②本品滋腻而寒凉,凡脾胃虚弱、痰湿内阻、脘腹胀满、食少便溏者慎使用;③感冒者慎用,以免表邪不解;④服药期间饮食宜选清淡易消化之品,忌食辛辣、油腻之品。

升血小板胶囊 [乙类]

【药物组成】青黛、连翘、仙鹤草、牡丹皮、甘草。

【方　解】方中青黛泻肝胆,散瘀火,凉血消斑;牡丹皮清热解毒,活血散瘀;连翘清热解毒,疏风散结;仙鹤草收敛止血。诸药合用,共奏清热解毒、凉血止血、散瘀消斑之功。

【剂型规格】胶囊剂,每粒装 0.45g。

【功能主治】清热解毒,凉血止血,散瘀消斑。用于原发性血小板减少性紫癜。症见全身瘀点或瘀斑,发热烦渴,小便短赤,大便秘结,或鼻衄、齿衄,舌红苔黄,脉滑数或弦数。

【用法用量】口服。一次 4 粒,一日 3 次。

【不良反应】有报道口服升血小板胶囊致药疹 1 例,患者服药 30 分钟后出现双上肢、双下肢、足背、关节红色针尖大小丘疹,压之褪色,感瘙痒[临床肺科杂志,2009,14(7):928];致缺血性肠炎 1 例,患者首次发病时服升血小板胶囊已逾 1 个月,此后 2 次复发均在服药后 1 周内发生,停药 2 天后症状才缓解[中华消化杂志,2014,34(10):704]。

【注意事项】①孕妇忌服;②骨髓巨核细胞减少症及白细胞减少者慎用;③定期复查血象。

六君子丸^[乙类]

【药物组成】党参、白术（麸炒）、茯苓、半夏（制）、陈皮、甘草（蜜炙）。

【方　　解】方中党参甘平，入脾肺经，补中益气，为君药。白术甘温补气，苦燥健脾；茯苓甘淡，健脾渗湿，共为臣药。半夏辛温而燥，善化湿痰，降逆和胃止呕；陈皮辛温苦燥，既可调理气机以除胸脘之痞，又能和胃止呕以降胃气之逆，同半夏合用，还能燥湿化痰，是为佐药。炙甘草甘温，既可补中益气，又可调和诸药，用为使药。诸药合用，共奏补脾益气、燥湿化痰之功。

【剂型规格】水丸，每包重 9g。

【功能主治】补脾益气，燥湿化痰。用于脾胃虚弱，食量不多，气虚痰多，腹胀便溏。

【用法用量】口服。一次 9g，一日 2 次。

【注意事项】①孕妇忌服；②不适用于脾胃阴虚，主要表现为口干、舌红少津、大便干。

【特别提示】本品为参保人员住院使用时由基本医疗保险统筹基金按规定支付，门诊使用时由职工基本医疗保险个人账户支付的药品。

六味地黄丸^[甲类]（片、胶囊、颗粒、口服液）^[乙类]

【药物组成】熟地黄、酒萸肉、山药、泽泻、茯苓、牡丹皮。

【方　　解】方中重用熟地黄滋补肾阴，填精益髓生血，为君药。山茱萸补益肝肾，并能涩精；山药补养脾阴而补肾固精，共为臣药。泽泻利湿泄热而降肾浊，并能减熟地黄之滋腻；茯苓淡渗脾湿，并助山药健运，与泽泻共降肾浊；牡丹皮清泄虚热，并制山萸肉之温性，共为佐药。诸药相合，共奏滋补肾阴之功。

【剂型规格】丸剂，①大蜜丸，每丸重 9g；②水丸每袋装 5g；③浓缩丸，每 8 丸重 1.44g（每 8 丸相当于饮片 3g）。片剂，①每片重 0.31g；②每片重 0.52g。胶囊剂，①每粒装 0.3g；②每粒装 0.5g。颗粒剂，每袋装 5g。口服液，每支装 10ml。

【功能主治】滋阴补肾。用于肾阴亏损，头晕耳鸣，腰膝酸软，骨蒸潮热，盗汗遗精，消渴。

【用法用量】口服。水丸一次 5g，水蜜丸一次 6g，小蜜丸一次 9g，大蜜丸一次 1 丸，一日 2 次。浓缩丸，一次 8 丸，一日 3 次。片剂，一次 8 片（规格①）或一次 5 片（规格②），一日 2 次。胶囊，一次 1 粒（规格①）或一次 2 粒（规格②），一日 2 次。颗粒，开水冲服，一次 1 袋，一日 2 次。口服液，一次 10ml，一日 2 次。

【不良反应】六味地黄丸（浓缩丸、软胶囊、胶囊、颗粒）个别病人偶有反胃、口淡、唾清涎、胃纳欠佳等反应。另有文献报道六味地黄丸有致全身瘙痒 [中国药业，2006，15（3）：35]、炎症反应 [陕西中医，2002，23（3）：279]、阴囊药疹 [临床中医杂志，2007，35（3）：383]、下肢严重转筋 [河南中医，1992，12（6）：280] 的不良反应。

【注意事项】①本品为阴虚证而设，体实及阳虚者忌服；②感冒者慎用，以免表邪不解；③本品药性滋腻，有碍消化，凡脾虚、气滞、食少纳呆者慎服；④服药期间饮食宜选清淡易消化之品，忌食辛辣、油腻之品。

【特别提示】六味地黄片（胶囊、颗粒、口服液）为参保人员住院使用时由基本医疗保险统筹基金按规定支付，门诊使用时由职工基本医疗保险个人账户支付的药品。

玉屏风颗粒^[甲类]（胶囊）^[乙类]

【药物组成】黄芪、白术（炒）、防风。

【方　　解】黄芪重用益气固表,实卫而止汗,为君药。白术健脾益气,助黄芪益气固表而为臣药。防风走表而御风邪,为佐药。黄芪得防风,固表不留邪;防风得黄芪,祛邪不伤正。本剂补中有散,散中有补,合用可建益气固表止汗之功。

【剂型规格】颗粒剂,每袋装 5g;胶囊剂,每粒装 0.5g。

【功能主治】益气,固表,止汗。用于表虚不固,自汗恶风、面色㿠白,或体虚易感风邪者。

【用法用量】颗粒,开水冲服,一次 1 袋,一日 3 次。胶囊,口服,一次 2 粒,一日 3 次。

【不良反应】文献报道玉屏风颗粒有致小儿大便失禁的不良反应 [中国中药杂志,1999,24(10):635]。玉屏风胶囊有致急性胃肠道反应的报道 [药学实践杂志,2015,33(6):576]。

【注意事项】①热病汗出忌用。阴虚盗汗(症见睡觉时出汗,醒后即无汗)应慎用;②服药期间饮食宜选清淡之品,忌油腻食物;③本品宜饭前服用。

【特别提示】玉屏风胶囊为参保人员住院使用时由基本医疗保险统筹基金按规定支付,门诊使用时由职工基本医疗保险个人账户支付的药品。

左归丸[乙类]

【药物组成】熟地黄、枸杞、山药、山茱萸、菟丝子、鹿角胶、龟甲胶、川牛膝。

【方　　解】方中重用熟地黄滋肾填精,大补真阴,为君药。山茱萸养肝滋肾,涩精敛汗;山药补脾益阴,滋肾固精;枸杞补肾益精,养肝明目;龟、鹿二胶,为血肉有情之品,峻补精髓,其中龟甲胶偏于补阴,鹿角胶偏于补阳,在补阴之中配伍补阳药,取阳中求阴之义,均为臣药。菟丝子、川牛膝益肝肾,强腰膝,健筋骨,俱为佐药。诸药合用,共奏滋阴补肾、填精益髓之效,共达补肾精、养精血、化瘀血之功。

【剂型规格】水丸剂,每 10 粒重 1g。

【功能主治】滋肾补阴。用于真阴不足,腰酸膝软,盗汗遗精,神疲口燥。

【用法用量】口服,一次 9g,一日 2 次。

【注意事项】①孕妇忌服;②儿童禁用;③感冒患者不宜服用;④忌油腻、辛辣食物。

【特别提示】本品为参保人员住院使用时由基本医疗保险统筹基金按规定支付,门诊使用时由职工基本医疗保险个人账户支付的药品。

右归丸(胶囊)[乙类]

【药物组成】熟地黄、炮附片、肉桂、山药、酒萸肉、菟丝子、鹿角胶、枸杞子、当归、盐杜仲。

【方　　解】方中肉桂、附子辛、甘、大热,温补肾阳命门,益火暖脾,肉桂还可散寒止痛,引火归原;鹿角胶温壮肾阳,益精生血,三药配合,温补肾阳,填精益髓,故为君药。杜仲甘温,补肝肾、强筋骨;菟丝子、山茱萸既补肾阳,又益阴精,兼能固精止遗;重用熟地黄补血滋阴、益精填髓;枸杞子滋阴补肾、益精补血。此六味合用,阴阳双补,侧重阴中求阳,共为臣药。当归补血活血,散寒止痛;山药益气健脾补肾,为佐药。诸药合用,共奏温补肾阳、填精止遗之功。

【剂型规格】小蜜丸,每 10 丸重 1.8g;大蜜丸,每丸重 9g。胶囊剂,每粒装 0.45g。

【功能主治】温补肾阳,填精止遗。用于肾阳不足,命门火衰,腰膝酸冷,精神不振,祛寒畏冷,阳痿遗精,大便溏薄,尿频而清。

【用法用量】口服,小蜜丸一次 9g,大蜜丸一次 1 丸,一日 3 次。胶囊,一次 4 粒,一日 3 次。

【不良反应】服药后偶见发生轻度便秘。

【注意事项】①孕妇忌用;②方中有肉桂、附子大温大热之品,不宜过量、久服,以免伤阴;③思虑忧郁,劳伤心脾,恐惧伤肾,湿热下注所致阳痿不宜服用;③外感湿寒或外感暑湿、湿热以及食滞伤胃,肝气乘脾所致泄者不宜服用;④服药期间忌生冷饮食,忌房事。

【特别提示】本品为参保人员住院使用时由基本医疗保险统筹基金按规定支付,门诊使用时由职工基本医疗保险个人账户支付的药品。

四君子丸(颗粒)[乙类]

【药物组成】党参、炒白术、茯苓、炙甘草。

【方　　解】方中党参甘而性平,归脾肺经,其功健脾益气,虽较人参为弱,但药性平和,不燥不腻,为君药。白术甘苦性温,长于健脾燥湿;茯苓甘淡,能渗湿健脾,与白术相须为用,增强健脾除湿之力,促进脾胃运化功能,助党参补脾益气而为臣药。甘草甘温,益气调中,调和诸药,为佐使药。上药合用,共奏健脾益气之效。

【剂型规格】水丸,每瓶装 60g 或 100g;颗粒剂,每袋装 15g。

【功能主治】益气健脾。用于脾胃气虚,胃纳不佳,食少便溏。

【用法用量】口服。丸剂,一次 3~6g,一日 3 次。颗粒,一次 1 袋,一日 3 次。

【注意事项】①阴虚(症见五心烦热、口干咽燥、神烦气粗,尿黄便干)或实热证(症见壮热烦躁,面红目赤,渴喜冷饮,胸痛痰黄,腹痛拒按,大便秘结,小便短赤)者忌用;②服药期间忌食辛辣、油腻、生冷之品,宜食清淡易消化之品。

【特别提示】本品为参保人员住院使用时由基本医疗保险统筹基金按规定支付,门诊使用时由职工基本医疗保险个人账户支付的药品。

生血宁片[乙类]

【药物组成】蚕砂提取物。

【剂型规格】薄膜衣片,每片重 0.25g。

【功能主治】益气补血。用于缺铁性贫血属气血两虚证者,症见面部、肌肤萎黄或苍白,神疲乏力,眩晕耳鸣,心悸气短,舌淡或胖,脉弱等。

【用法用量】口服。轻度缺铁性贫血患者,一日 2 次,一次 2 片;中、重度患者,一日 3 次,一次 2 片;儿童患者,一日 3 次,一次 1 片。30 天为一疗程。

【不良反应】少数患者用药后可见上腹不适,恶心;个别患者大便次数增多。大量使用后会有黑便,可能是因为量多无法吸收,直接排出体外,而药物经消化后变成黑色。

【注意事项】服药期间注意复查血常规、血红蛋白、血清铁等相关生化指标,以指导治疗。

生血宝颗粒(合剂)[甲类]

【药物组成】制何首乌、女贞子、桑椹、墨旱莲、白术、黄芪、狗脊。

【方　　解】方中何首乌补肝肾,益精血,黄芪补中益气生血,肾脾双调,精血同补,共为君药。女贞子、桑椹、墨旱莲滋补肝肾,滋水涵木,白术养阴补血,平抑肝阳,共为臣药。佐以狗脊补肝肾,强腰膝。诸药相合,共奏滋补肝肾、补益气血、滋壮强身之功。

【剂型规格】颗粒剂,每袋装①8g;②4g。合剂,每瓶装 100ml。

【功能主治】滋补肝肾,益气生血。用于肝肾不足、气血两虚所致的神疲乏力、腰膝酸软、头晕耳鸣、心悸、气短、失眠、咽干、纳差食少;放、化疗所致的白细胞减少,缺铁性贫血见上述证候者。

【用法用量】口服。颗粒,开水冲服,一次 8g,一日 2~3 次。合剂,一次 15ml,一日 3 次。

生脉饮(片、颗粒)(党参方)^[乙类]

【药物组成】党参、麦冬、五味子。

【方　解】方中人参益气复脉,生津止渴为主药;麦冬养阴生津为辅药;五味子酸敛止汗,并能益气生津为佐药。三药合用,共奏益气复脉、养阴生津之效,为治疗气阴两亏的名方。

【剂型规格】口服液,每支 10ml;片剂,每板 18 粒;颗粒剂,每袋装 10g。

【功能主治】益气复脉,养阴生津。用于气阴两亏,心悸气短,脉微自汗。

【用法用量】口服。口服液,一次 10ml,一日 3 次。片剂,一次 8 片,一日 3 次。颗粒,一次 10g,一日 3 次。

【注意事项】①忌油腻食物;②凡脾胃虚弱,呕吐泄泻,腹胀便溏、咳嗽痰多者慎用;③感冒患者不宜服用;④本品宜饭前服用。

【特别提示】本品为参保人员住院使用时由基本医疗保险统筹基金按规定支付,门诊使用时由职工基本医疗保险个人账户支付的药品。

生脉饮(胶囊、颗粒)^[甲类]

【药物组成】红参、麦冬、五味子。

【方　解】方中以人参为君药,味甘性平,归脾、肺二经,能补脾益肺,健运中气,鼓舞清阳,生津止渴。臣以麦冬甘寒质润,入肺、胃、心经,养阴生津,清心除烦,与人参合用,可使气旺津生,脉气得复。以五味子敛肺宁心,止汗生津,用为佐药。三药配合,一补、一清、一敛,共奏益气复脉、养阴生津之功。

【剂型规格】口服液,每支装 10ml。胶囊剂,①每粒装 0.3g;②每粒装 0.35g。颗粒剂,每袋装 2g。

【功能主治】益气复脉,养阴生津。用于气阴两亏,心悸气短,脉微自汗。

【用法用量】口服。口服液,一次 10ml,一日 3 次。胶囊,一次 3 粒,一日 3 次。颗粒,开水冲服,一次 2g,一日 3 次。

【不良反应】有文献报道生脉饮可致消化、皮肤等系统不良反应,尤以皮肤过敏为主[中国现代药物应用,2009,3(2):33]。

【注意事项】①感冒患者不宜服用;②不宜喝茶和吃萝卜,以免影响药效;③凡脾胃虚弱,呕吐泄泻,腹胀便溏,咳嗽痰多慎用;④在治疗期间,心绞痛持续发作,宜加用硝酸酯类药。若出现剧烈心绞痛,心肌梗死,若见有气促、汗出、面色苍白者,应及时急诊救治。

地榆升白片(胶囊)^[乙类]

【药物组成】地榆。

【剂型规格】薄膜衣片,每片重 0.1g;胶囊剂,每粒装 0.1g。

【功能主治】升高白细胞。用于白细胞减少症。

【用法用量】口服。片剂,一次 2~4 片,一日 3 次。胶囊,一次 2~4 粒,一日 3 次。

再造生血片(胶囊)^[乙类]

【药物组成】菟丝子(酒制)、红参、鸡血藤、阿胶、当归、女贞子、黄芪、益母草、熟地黄、白芍、制何首乌、淫羊藿、黄精(酒制)、鹿茸(去毛)、党参、麦冬、仙鹤草、白术(炒)、补骨脂(盐制)、枸杞子、墨旱莲。

【方　解】方中菟丝子辛,甘,平。归肝、脾、肾经,辛以润燥,甘以补虚,既可补肾阳,又可益精血,为平补阴阳之品,兼能补肾益脾,先后天并调,故为君药。女贞子、墨旱莲、枸杞子、黄精滋补肝肾,养阴生精;补骨脂、鹿茸、淫羊藿温补肾阳。以取善补阴者必阳中求阴,阴得阳助而生化无穷之妙;黄芪、红参、党参、白术补气健脾以补后天之本,滋生血之源;当归、熟地黄、白芍、制何首乌、阿胶、鸡血藤、麦冬大补阴血,仙鹤草收敛止血。合益母草活血化瘀,使止血而不留瘀,为佐药。诸药合用,共奏补肝益肾、补气养血之效。

【剂型规格】片剂,每片重 0.38g;胶囊剂,每粒装 0.32g。

【功能主治】补肝益肾,补气养血。用于肝肾不足、气血两虚所致的血虚虚劳,症见心悸气短、头晕目眩、倦怠乏力、腰膝酸软、面色苍白、唇甲色淡或伴出血,再生障碍性贫血、缺铁性贫血见上述证候者。

【用法用量】口服,片剂,一次 5 片,一日 3 次。胶囊,一次 5 粒,一日 3 次。

【注意事项】①凡属实证、热证者忌服,表现为壮热烦躁,面红目赤,渴喜冷饮,胸痛痰黄,腹痛拒按,大便秘结,小便短赤等;②忌生冷油腻,辛辣厚味。

安胃疡胶囊[乙类]

【药物组成】甘草黄酮类化合物。

【方　解】本方单用甘草一味,具有补脾益气,和胃止痛之功。甘草提取物具有明确的抗溃疡作用,能促进溃疡愈合,改善症状。

【剂型规格】胶囊剂,每粒含黄酮类化合物 0.2g。

【功能主治】补中益气,解毒生肌。主治胃及十二指肠球部溃疡。对虚寒型和气滞型患者有较好的疗效,并可用于溃疡愈合后的维持治疗。

【用法用量】口服。一次 2 粒,一日 4 次(三餐后和睡前)。

至灵胶囊[乙类]

【药物组成】冬虫夏草幼虫分离的孢霉属真菌经人工培养发酵的菌丝体。

【剂型规格】胶囊剂,每粒装 0.25g。

【功能主治】补肺益肾。用于肺肾两虚所致咳喘、浮肿等症,亦可用于各类肾病、慢性支气管哮喘、慢性肝炎和肿瘤的辅助治疗。

【用法用量】口服,一次 2~3 粒,一日 2~3 次,或遵医嘱。

【特别提示】①限器官移植抗排异、肾功能衰竭及肺纤维化;②本品为参保人员住院使用时由基本医疗保险统筹基金按规定支付,门诊使用时由职工基本医疗保险个人账户支付的药品。

当归补血丸(胶囊、口服液)[乙类]

【药物组成】当归、黄芪。

【方　解】当归功能养血活血,畅通血脉,使气脉畅通,肾精充足;黄芪功能补脾肺之气,资生血之源;两药配合应用能达到补气生血之目的。

【剂型规格】大蜜丸,每丸重 9g;胶囊剂,每粒装 0.4g;口服液,每支装 10ml。

【功能主治】补养气血。用于气血两虚证。

【用法用量】口服。大蜜丸,一次服 1 丸,一日 2 次。胶囊,每次 5 粒,一日 2 次。口服液,一次 10ml,一日 2 次。

【**注意事项**】①高血压患者慎用;②本品宜饭前服用;③月经提前量多,色深红或经前、经期腹痛拒按,乳房胀痛者不宜服用;④阴虚潮热者慎服,表现为午后或入夜低热,有热自骨内向外透发的感觉,兼见颧红、盗汗、舌红少津等;⑤感冒发热者忌服。

当归补血颗粒[乙类]

【**药物组成**】当归、熟地黄、川芎、党参、白芍、甘草、黄芪。

【**方　解**】方中当归补血活血,调经止痛;熟地黄甘温,大补肝肾,养血滋阴;党参、白芍补脾益气,和营养肝;川芎辛温,为血中气药,活血行血,开郁止痛,并使地、芍补而不滞;黄芪功能补脾肺之气,资生血之源;甘草益气调药。诸药合用,共奏补血助气、调经之效。

【**剂型规格**】颗粒剂,每袋装10g。

【**功能主治**】补血助气,调经。用于贫血衰弱,病后、产后血虚以及月经不调,痛经。

【**用法用量**】口服。一次10g,一日2~3次。

【**注意事项**】①忌食寒凉、生冷食物;②感冒时不宜服用;③糖尿病患者慎用;④月经过多者不宜服用本药;⑤平素月经正常,突然出现月经量少,或月经错后,或阴道不规则出血应去医院就诊。

贞芪扶正片(胶囊、颗粒)[甲类]

【**药物组成**】黄芪、女贞子。

【**方　解**】本方以黄芪为君药,益气固表、补气养血,加以女贞子为臣药,滋补肝肾,全方用于补气养阴、用于久病虚损,气阴不足等症。

【**剂型规格**】片剂,每片重0.44g;胶囊剂,每粒装0.35g;颗粒剂,每袋装5g(无糖型)。

【**功能主治**】补气养阴,用于久病虚损,气阴不足。提高人体免疫功能,保护骨髓和肾上腺皮质功能,配合手术、放射治疗、化学治疗、促进正常功能的恢复。

【**用法用量**】口服。片剂,一次6片,一日2次。胶囊,一次4粒,一日2次。颗粒,一次1袋,一日2次。

【**特别提示**】限恶性肿瘤放化疗血象指标低下者。

杜仲颗粒[乙类]

【**药物组成**】杜仲、杜仲叶。

【**方　解**】方中杜仲味甘性温,入肝、肾经,甘温能补,《神农本草经》载:"主腰脊痛,补中,益精气,坚筋骨",《药性论》曰:"主肾冷臂腰痛",《本草备要》谓其:"补腰膝"故杜仲有滋补肝肾,益精养血,强筋健骨之功。杜仲叶亦具有类似功效。两药伍用,共奏补肝肾、强筋骨之功。

【**剂型规格**】颗粒剂,每袋装5.0g。

【**功能主治**】补肝肾,强筋骨,安胎,降血压。用于肾虚腰痛,腰膝无力,胎动不安,先兆流产,高血压症。

【**用法用量**】开水冲服,一次1袋,一日2次。

【**特别提示**】本品为参保人员住院使用时由基本医疗保险统筹基金按规定支付,门诊使用时由职工基本医疗保险个人账户支付的药品。

芪胶升白胶囊[乙类]

【药物组成】大枣、阿胶、人参、淫羊藿、苦参、黄芪、当归。

【方   解】方中黄芪甘温,补中益气,同大补元气之人参,益补气之功,使气旺血行,瘀去络通;当归增补血活血之效;阿胶为补血圣药,大枣亦补益气血,淫羊藿补肾助阳,苦参清热燥湿,补肾补阴。全方共奏气血、阴阳同补,益髓填精之效。

【剂型规格】胶囊剂,每粒装 0.5g。

【功能主治】补血益气。用于气血亏损所引起的头昏眼花、气短乏力、自汗盗汗,以及白细胞减少症见上述证候者。

【用法用量】口服。一次 4 粒,一日 3 次;或遵医嘱。

【注意事项】孕妇慎用。

苁蓉益肾颗粒[乙类]

【药物组成】五味子(酒制)、肉苁蓉(酒制)、菟丝子(酒炒)、茯苓、车前子(盐制)、巴戟天(制)。

【方   解】方中以肉苁蓉补肾壮阳、填精益髓为君药;辅以菟丝子补益肝肾、强壮筋骨,巴戟天温补肾气为臣药;佐以五味子收敛肾气、固涩精液、宁心安神,茯苓健脾渗湿、养心安神;以车前子滋阴补气、引药入肾为使药。全方共奏填精益髓、滋阴壮阳、补肾健脾、养心安神、收敛固涩之功效。

【剂型规格】颗粒剂,每袋装 2g。

【功能主治】补肾填精。用于肾气不足,腰膝酸软,记忆衰退,头晕耳鸣,四肢无力。

【用法用量】口服。一次 1 袋,一日 2 次。

【特别提示】本品为参保人员住院使用时由基本医疗保险统筹基金按规定支付,门诊使用时由职工基本医疗保险个人账户支付的药品。

补中益气丸[甲类](颗粒[甲类]、片[乙类]、合剂[乙类]、口服液[乙类])

【药物组成】炙黄芪、党参、炙甘草、炒白术、当归、升麻、柴胡、陈皮。

【方   解】本方重用炙黄芪甘温,能健脾益气,升阳举陷,为君药。党参、白术补中益气,健脾和胃,升麻、柴胡辅助君药升举下陷之清阳,共为臣药。陈皮理气和胃,使补而不滞,当归补血和血,防升阳之品燥烈伤阴,共为佐药。炙甘草补中益气,调和诸药,有佐使之功。全方合用,共奏补中益气、升阳举陷之功。

【剂型规格】大蜜丸,每丸重 9g;水丸,每瓶 60g。颗粒剂,每袋装 3g。片剂,每片重 0.46g。合剂,每瓶装 100ml。口服液,每支装 10ml。

【功能主治】补中益气,升阳举陷。用于脾胃虚弱、中气下陷所致的泄泻、脱肛、阴挺,症见体倦乏力、食少腹胀、便溏久泻、肛门下坠或脱肛、子宫脱垂。

【用法用量】口服。小蜜丸一次 9g,大蜜丸一次 1 丸,水丸一次 6g,一日 2~3 次。颗粒,一次 1 袋,一日 2~3 次。片剂,一次 4~5 片,一日 3 次。合剂,一次 10~15ml,一日 3 次。口服液,一次 10ml,一日 2~3 次,温开水送服。

【不良反应】有报道口服本品引起药疹 [中国中药杂志,2002,27(2):157]、头晕头痛 [临床合理用药杂志,2014,(32):16]。

【注意事项】①潮热、盗汗、五心烦热、口燥咽干之阴虚发热者;体温高、自觉全身冰冷之阳气欲脱者；壮热烦躁、面红目赤、渴喜冷饮、腹痛拒按、舌红苔黄之实热证者均不宜使用；②忌食生冷油腻、不易消化食物；③不宜与感冒药同时服用。

【特别提示】补中益气片（合剂、口服液）为参保人员住院使用时由基本医疗保险统筹基金按规定支付，门诊使用时职工基本医疗保险个人账户支付的药品。

补肾益脑丸(片、胶囊)[乙类]

【药物组成】鹿茸（去毛）、红参、茯苓、山药（炒）、熟地黄、当归、川芎、盐补骨脂、牛膝、枸杞子、玄参、麦冬、五味子、炒酸枣仁、远志（蜜炙）、朱砂。

【方　解】方中以鹿茸补肾阳，益精血，强筋骨；人参大补元气，补气以生血，安神增智，共为君药。熟地黄、当归补血益精，茯苓、山药补脾益气，宁心安神，枸杞子滋补肝肾，补骨脂补肾温脾，共为臣药。佐以麦冬、酸枣仁、远志养心除烦安神，牛膝补肝肾，强筋骨，玄参清热养阴．五味子生津敛汗，补肾涩精，宁心安神；川芎活血行气，使气血补而不腻滞，朱砂重镇安神。诸药相合，共奏滋肾益气、补血生精之功。

【剂型规格】丸剂，每 10 丸重 2g；片剂，每片重 0.33g；胶囊剂，每粒装 0.27g。

【功能主治】补肾生精，益气养血。用于肾虚精亏、气血两虚所致的心悸、气短、失眠、健忘、遗精、盗汗、腰腿酸软、耳鸣耳聋。

【用法用量】口服。丸剂，一次 8~12 丸，一日 2 次。片剂，一次 4~6 片，一日 2 次。胶囊，一次 3~4 粒，一日 2 次。

【注意事项】①本品含有朱砂，不可过量、久服；②感冒发热者忌用，以免表邪不解；③本品为肾虚精亏、气血两虚证而设，体实及阴虚火旺，症见咽干口燥，面红目赤，眩晕耳鸣，心烦易怒，舌红少苔者忌服；④服药期间宜食易消化食品，忌食辛辣、油腻、生冷之品。

【特别提示】本品为参保人员住院使用时由基本医疗保险统筹基金按规定支付，门诊使用时由职工基本医疗保险个人账户支付的药品。

麦味地黄丸(片、胶囊、口服液)[乙类]

【药物组成】麦冬、五味子、熟地黄、酒萸肉、牡丹皮、山药、茯苓、泽泻。

【方　解】本方以六味地黄丸为基础，加麦冬、五味子组成。方中重用熟地黄滋补肾阴，填精益髓生血，为君药。山茱萸补益肝肾，并能涩精；山药补养脾阴而补肾固精，共为臣药。泽泻利湿泄热而降肾浊，并能减熟地黄之滋腻；茯苓淡渗脾湿，并助山药健运，与泽泻共降肾浊；丹皮清泄虚热，并制山萸肉之温性；再配以麦冬清养肺阴，解热除烦，滋养强壮，润滑消炎；配以五味子滋肾、敛收肺气，共为佐药。八种药物配伍组合，共奏滋肾养肺之功。

【剂型规格】水蜜丸，每 30 粒重 6g；大蜜丸，每丸重 9g。片剂，每片重 0.25g。胶囊剂，每粒装 0.35g。口服液，每支装 10ml。

【功能主治】滋肾养肺。用于肺肾阴亏，潮热盗汗，咽干咳血，眩晕耳鸣，腰膝酸软，消渴。

【用法用量】口服。水蜜丸一次 6g，小蜜丸一次 9g，大蜜丸一次 1 丸，一日 2 次。片剂，一次 3~4 片，一日 3 次。胶囊，一次 3~4 粒，一日 3 次。口服液，一次 10ml，一日 2 次。

【注意事项】①感冒发热、咳嗽病人不宜服用；②脾虚便溏，症见大便时溏时泻、迁延反复、顽固不化、饮食减少、食后脘闷不舒、稍进油腻食物则大便次数明显增加者及消化不良者忌用；③忌不易消化、辛辣食物。

【特别提示】本品为参保人员住院使用时由基本医疗保险统筹基金按规定支付，门诊使用时由职工基本医疗保险个人账户支付的药品。

刺五加片(胶囊、颗粒)[乙类]

【药物组成】刺五加浸膏。

【剂型规格】片剂,①薄膜衣片,每片重 0.25g;②薄膜衣片,每片重 0.31g;③糖衣片(片心重 0.25g)。胶囊,每粒装 0.25g。颗粒剂,①每袋装 10g;②每瓶装 100g。

【功能主治】益气健脾,补肾安神。用于脾肾阳虚,体虚乏力,食欲不振,腰膝酸痛,失眠多梦。

【用法用量】口服。片剂,一次 2~3 片,一日 2 次。胶囊,一次 2~3 粒,一日 3 次。颗粒,开水冲服。一次 10g,一日 2~3 次。

【不良反应】有一例报道称 60 小时服用刺五加片 50 片致心律失常 [中国乡村医药,1999,6(2):29]。

【注意事项】①阴虚内热及邪实体壮者忌用;②睡前不宜服用咖啡、浓茶等兴奋性饮品。

【特别提示】本品为参保人员住院使用时由基本医疗保险统筹基金按规定支付,门诊使用时由职工基本医疗保险个人账户支付的药品。

刺五加注射液[乙类]

【药物组成】刺五加。

【剂型规格】注射剂:每支 20ml(含总黄酮 100mg);每瓶 100ml(含总黄酮 300mg);每瓶 250ml(约含总黄酮 500mg)。

【功能主治】平补肝肾,益精壮骨。用于肝肾不足所致的短暂性脑缺血发作,脑动脉硬化,脑血栓形成,脑栓塞等。亦用于冠心病,心绞痛合并神经衰弱和更年期综合征等。

【用法用量】静脉滴注,一次 300~500mg(60~100ml,3~5 支),一日 1~2 次,亦可按一次 7mg/kg,加入 0.9% 氯化钠注射液或 5%~10% 葡萄糖注射液中使用。

【不良反应】①全身性损害表现为:发热,寒战,抽搐,过敏性休克等;②皮肤及其附件反应表现为:皮肤瘙痒,各种皮疹,水肿,面色潮红等;③神经系统反应表现为:头痛,头晕,烦躁,兴奋,失眠等。④呼吸系统反应表现为:呼吸困难,发绀,气喘,呼吸急促,咳嗽,等;⑤心血管系统反应表现为:心悸,胸闷,血压异常等;⑥消化系统反应表现为:恶心,呕吐,腹痛,腹泻;⑦血液系统反应表现为:低血钾,白细胞异常,再生障碍性贫血;⑧其他反应表现为:手脚麻木,面部水肿。[中国药业,2013,22(1):34]。

固本丸[乙类]

【药物组成】熟地黄、党参、天冬、麦冬、地黄。

【方　解】肺主气,气者人身之根本也。肺气既虚,火又克之,则成肺痨而发热,有咳嗽、咯血、肺痿诸证也。此手太阴、足少阴药也。肺主气而气根于丹田肾部,故肺肾为子母之脏,必水能制火,而后火不刑金也。二冬清肺热,二地益肾水,党参大补元气,气者水之母也,且人参之用无所不宜,以气药引之则补阳,以血药引之亦补阴也。

【剂型规格】丸剂,每 12 丸相当于总药材 3g。

【功能主治】滋阴补气,清肺降火。用于气阴两虚,症见潮热,咳嗽咳血,形体瘦弱,自汗盗汗,乏力或病后津伤等。

【用法用量】口服,一次 10~12 丸,一日 3 次。

【注意事项】①发热病人暂停使用;②对本品过敏者禁用,过敏体质者慎用。

参仙升脉口服液[乙类]

【药物组成】红参、淫羊藿、补骨脂（盐炙）、枸杞子、麻黄、细辛、丹参、水蛭。

【方　解】方中红参、淫羊藿益气助阳，温补心肾，为君药，再臣药补骨脂、枸杞子与君药配伍温阳益气，麻黄、细辛、水蛭、丹参则助君臣药温阳、散寒、逐瘀、通脉。诸药合用，共奏温补心肾，活血化瘀之功。

【剂型规格】口服液，每支装10ml。

【功能主治】温补心肾，活血化瘀。用于阳虚脉迟证，症见脉迟、脉结、心悸、胸闷、畏寒肢冷、腰膝酸软、气短乏力或头晕，舌质暗淡或有齿痕，或舌有瘀斑、瘀点。相当于轻、中度窦性心动过缓（心率大于50次）和轻度病态窦房结综合征不合并有室上性快速心律失常的心肾阳虚，寒凝血脉证。

【用法用量】本品应在医生指导下使用。口服。一次2支（20ml），一日2次。或遵医嘱。

【不良反应】部分患者服药后出现不同程度的口干、胃部不适。另有本品致心跳加速和呼吸困难1例[医药导报，2017，36（2）：223]以及肝损伤2例[西北药学杂志，2014，29（3）：320]的文献报道。

【注意事项】①肝阳上亢，湿热内盛者禁用；②本品不宜用于病态窦房结综合征中的慢-快综合征；③合并高血压者慎用；④孕妇及哺乳期妇女慎用；⑤有严重心脏病者慎用；⑥病态窦房结综合征病情需安装起搏器者不推荐使用本品治疗；⑦服药期间注意心率、血压的变化，如发现心率改善不明显，应加用其他治疗措施，如血压过低或过高者，应采取相应的治疗措施；⑧忌过食生冷。

【特别提示】本品为参保人员住院使用时由基本医疗保险统筹基金按规定支付，门诊使用时由职工基本医疗保险个人账户支付的药品。

参芪十一味颗粒[乙类]

【药物组成】人参（去芦）、黄芪、当归、天麻、熟地黄、泽泻、决明子、鹿角、菟丝子、细辛、枸杞子。

【方　解】本方以人参大补元气、补脾益肺，黄芪补气固表为主药。当归补血活血，熟地黄补血滋阴，益精填髓，决明子清肝火、益肾明目，菟丝子补肾益精、养肝明目，鹿角补肾阳、活血散瘀，枸杞子补肝益肾，共为辅药。天麻平肝息风，泽泻利水渗湿，泄热通淋，细辛温肺化饮、通窍、散寒祛风止痛，共为佐药。诸药相合，共奏补脾益气之功效。

【剂型规格】颗粒剂，每袋装2g。

【功能主治】补脾益气。用于脾气虚所致的体弱、四肢无力。

【用法用量】口服。一次1袋，一日3次。

【特别提示】本品为参保人员住院使用时由基本医疗保险统筹基金按规定支付，门诊使用时由职工基本医疗保险个人账户支付的药品。

参苏丸（片、胶囊）[乙类]

【药物组成】党参、紫苏叶、葛根、前胡、茯苓、半夏（制）、陈皮、枳壳（炒）、桔梗、甘草、木香。

【方　解】方中紫苏叶、葛根发散风寒，解肌透表，为君药。前胡、半夏、桔梗止咳化痰，宣肺降气；陈皮、枳壳理气宽胸，燥湿化痰，以上五味共为臣药。党参益气健脾，扶正祛邪；茯苓健脾补中，渗湿化痰；木香行气疏通，调中宣滞；生姜佐助君药，疏散表邪；大枣益气补中，滋脾生津，以上五味共为佐药。甘草补气安中，调和诸药，为使药。全方共奏益气，散寒解表，止咳之功。

【剂型规格】丸剂，每粒重0.06g；片剂，每片重0.5g；胶囊剂，每粒重0.45g。

【功能主治】益气解表，疏风散寒，祛痰止咳。用于身体虚弱、感受风寒所致感冒，症见恶寒发热、头痛鼻塞、咳嗽痰多、胸闷呕逆、乏力气短。

【用法用量】口服。丸剂，一次6~9g，一日2~3次。片剂，一次3~5片，一日2~3次。胶囊，一次4粒，一日2次。

【注意事项】①体质强健者忌用；②寒实证者慎用；③单纯性痰热性咳嗽、气喘及风热表证者不宜用；④孕妇慎用；⑤烟、酒及辛辣、生冷、油腻食物；⑥不宜在服药期间同时服用滋补性中成药。

【特别提示】本品为参保人员住院使用时由基本医疗保险统筹基金按规定支付，门诊使用时由职工基本医疗保险个人账户支付的药品。

参附注射液[甲类]

【药物组成】红参、附片。

【方　　解】方中红参性味甘温，功能大补元气、益气固脱、回阳救逆，又善补脾益肺，补气生血，为扶正补虚第一要药，故为君药。附子辛热，纯阳燥烈，补火助阳，可通行十二经脉，温一身之阳气，上助心阳以通脉，下补肾阳以益火，有"回阳救逆第一品药"之称，此外，尚能温经止痛，通痹散结，故为臣药。两药合用，共奏补气回阳、益气固脱之功。

【剂型规格】注射剂，每支装2ml；10ml；50ml；100ml。

【功能主治】回阳救逆，益气固脱。主要用于阳气暴脱的厥脱证（感染性、失血性、失液性休克等）；也可用于阳虚（气虚）所致的惊悸、怔忡、喘咳、胃疼、泄泻、痹症等。

【用法用量】①肌内注射：一次2~4ml，一日1~2次；②静脉滴注：一次20~100ml（用5%~10%葡萄糖注射液或0.9%氯化钠注射液250~500ml稀释后使用）；③静脉注射：一次5~20ml（用5%~10%葡萄糖注射液20ml稀释后使用）。或遵医嘱。

【不良反应】包括一般过敏反应、过敏性休克、急性胃肠炎、皮疹、口舌干燥、面部潮红、发热、烦热、头痛、头胀、静脉炎、心悸、心动过速、心动过缓、血压升高、腹部不适、恶心呕吐、局部疼痛、失眠、出汗、便结等不良反应。

【注意事项】①用药期间告知患者忌食辛辣、生冷、油腻食物，忌烟酒、浓茶，宜进食营养丰富而易消化吸收的食物，饮食有节；②保持乐观的情绪，积极、向上的精神状态和克服疾病的坚强信心；③发生不良反应时应明确告知患者及家属其对本品过敏，下次就诊前告知医务人员自己为过敏体质，并对本品过敏，避免再次接触该类药物，同时做好心理护理，减轻患者和家属心理负担。

【特别提示】限二级及以上医疗机构有阳气虚脱的急危重患者。

参苓白术丸[甲类]（散[甲类]、颗粒[甲类]、片[乙类]、胶囊[乙类]）

【药物组成】人参、茯苓、白术（炒）、山药、白扁豆（炒）、莲子、薏苡仁（炒）、砂仁、桔梗、甘草。

【方　　解】方中人参甘苦微温，主入脾肺二经，擅补脾胃之气，白术甘温而性燥，既可益气补虚，又能健脾燥湿，茯苓甘淡，为利水渗湿、健脾助运之要药，三药合用，益气健脾，共为君药。山药甘平,既补脾胃,又益肺肾,不仅补气,亦可养阴,莲子甘平而涩,既能补益,又有收敛之功,补脾胃而益心肾,涩肠止泻,二药助人参、白术以健脾益气,兼以厚肠止泻,白扁豆甘平微温,补脾化湿,薏苡仁甘淡微寒,健脾利湿,二药助白术、茯苓以健脾助运,渗湿止泻,四药共为臣药。砂仁芳香辛温,化湿醒脾,行气和胃,桔梗辛苦而平,宣肺化痰止咳,又可开提肺气,通利水道,并载诸药上行而成培土生金之功,二药为佐药。炙甘草益气和中,润肺止咳,调和诸药为使药。诸药配伍,共奏补脾胃、益肺气之功。

【剂型规格】丸剂,每 100 粒重 6g;散剂,每袋装 3g;颗粒剂,每袋装 3g;片剂,每片重 0.3g;胶囊剂,每粒重 0.5g。

【功能主治】补脾胃,益肺气。用于脾胃虚弱,食少便溏,气短咳嗽,肢倦乏力。

【用法用量】口服。水丸,一次 6g,一日 3 次。散剂,一次 6~9g,一日 3 次。颗粒,开水冲服,一次 3g,一日 3 次。片剂,一次 6~12 片,一日 2 次,小儿酌减。胶囊,一次 3 粒,一日 3 次。

【不良反应】①偶见糖尿病患者服参苓白术散加减汤剂后,出汗,头晕目眩,乏力,心悸气短,饥饿等低血糖症状[安徽中医临床杂志,1997,9(4):204];②个例出现便秘[河南中医,2010,30(3):257]。

【注意事项】①湿热内蕴所致泄泻、厌食、水肿及痰火咳嗽者忌用;②泄泻兼有大便不通畅、肛门有下坠感者忌用;③宜饭前服用;④服药期间忌食荤腥油腻、不易消化食品;⑤本品含有薏苡仁,孕妇慎用;⑥忌恼怒、忧郁、劳累过度,保持心情舒畅。

【特别提示】参苓白术片(胶囊)为参保人员住院使用时由基本医疗保险统筹基金按规定支付,门诊使用时由职工基本医疗保险个人账户支付的药品。

知柏地黄丸[甲类](片、胶囊、颗粒)[乙类]

【药物组成】知母、黄柏、熟地黄、山茱萸(制)、牡丹皮、山药、茯苓、泽泻。

【方　　解】方中重用熟地黄滋阴补肾,益精填髓,为君药。以山茱萸、山药补肾固精,益气养阴,而助熟地黄滋补肾阴,为臣药;知母甘寒质润,清虚热,滋肾阴;黄柏苦寒,泻虚火,坚真阴,配合熟地黄以滋阴降火。佐以茯苓健脾渗湿;泽泻利水清热;丹皮清泄肝肾,三药合用,使补中有泻,补而不腻。诸药配合,共奏滋阴降火之功。

【剂型规格】大蜜丸,每丸重 9g;水蜜丸,每丸重 0.2g;小蜜丸,每瓶装 120g;浓缩丸,每10 丸重 1.7g。胶囊剂,每粒装 0.4g。颗粒剂,每袋装 8g。

【功能主治】滋阴降火。用于阴虚火旺,潮热盗汗,口干咽痛,耳鸣遗精,小便赤短。

【用法用量】口服。水蜜丸一次 6g,小蜜丸一次 9g,大蜜丸一次 1 丸,一日 2 次。浓缩丸,一次 8 丸,一日 3 次。片剂,一次 6 片,一日 4 次。胶囊,一次 4 粒,一日 2 次。颗粒,一次8g,一日 2 次。

【不良反应】有口服后出现肛门周围瘙痒,刺痛,痔疮发作,大便带血,鼻腔黏膜渗血 1 例的报道。有报道知柏地黄丸加维生素 C 引起闭经 1 例[中国误诊学杂志,2006,6(2):208]。

【注意事项】①本品为阴虚火旺证而设,气虚发热及实热者忌用;②本品药性滋腻而寒凉,凡脾虚便溏、气滞中满者不宜使用;③不适用于虚寒性病证患者,其表现为怕冷,手足凉,喜热饮;④感冒者慎用,以免表邪不解,不宜与感冒药同时服用;⑤儿童及孕妇慎用;⑥服药期间饮食宜清淡,忌烟、酒及辛辣、生冷、鱼腥、油腻食物。

【特别提示】知柏地黄片(胶囊、颗粒)为参保人员住院使用时由基本医疗保险统筹基金按规定支付,门诊使用时由职工基本医疗保险个人账户支付的药品。

金水宝片(胶囊)[乙类]

【药物组成】发酵虫草菌粉(Cs-4)。

【剂型规格】片剂,①糖衣片(每片含发酵虫草菌粉0.2g);②薄膜衣片,每片重0.42g;③薄膜衣片,每片重0.75g。胶囊剂,每粒装0.33g。

【功能主治】补益肺肾,秘精益气。用于肺肾两虚,精气不足,久咳虚喘,神疲乏力,不寐健忘,腰膝酸软,月经不调,阳痿早泄;慢性支气管炎、慢性肾功能不全、高脂血症、肝硬化见上述证候者。

【用法用量】口服。片剂,一次5片(规格①),一次4片(规格②),一次2片(规格③),一日3次;用于慢性肾功能不全者,一次10片(规格①),一次8片(规格②),一次4片(规格③),一日3次;胶囊一次3粒,一日3次;用于慢性肾功能不全者,一次6粒,一日3次。或遵医嘱。

【不良反应】有报道口服金水宝胶囊致不良反应2例,患者前胸后背、双上肢及双下肢出现红斑伴明显瘙痒,且见多处散在皮疹的过敏反应[中国中药杂志,1994(8):503;海峡药学,2011,23(1):151]。

【注意事项】①外感实证咳喘忌用;②感冒发热病人不宜服用;③本品宜饭前服用。

【特别提示】①限器官移植抗排异、肾功能衰竭及肺纤维化;②本品为参保人员住院使用时由基本医疗保险统筹基金按规定支付,门诊使用时由职工基本医疗保险个人账户支付的药品。

养心定悸胶囊(颗粒)[乙类]

【药物组成】地黄、麦冬、红参、大枣、阿胶、黑芝麻、桂枝、生姜、炙甘草。

【方　　解】方中重用地黄,以补血养血,滋阴复脉;红参健脾补气,以资气血生化之源,并可养心安神,切中病机,共为君药。麦冬滋心阴;阿胶养心血;炙甘草补脾气、益心气、定悸复脉;大枣益气养血安神,共为臣药。黑芝麻补益精血;桂枝通阳复脉,共为佐药。生姜温胃和中,温助药力,用为使药。诸药合用,具有养血益气安神,复脉定悸之功。

【剂型规格】胶囊剂,每粒装0.5g;颗粒剂,每袋装12g。

【功能主治】养血益气,复脉定悸。用于气虚血少,心悸气短,心律不齐,盗汗失眠,咽干舌燥,大便干结。

【用法用量】口服。胶囊,一次6~8粒,一日2次。颗粒,一次1袋,一日2次。

【注意事项】①脾胃湿滞,症见食少、脘腹饱胀、嗳腐吞酸、便稀而涩滞不爽、苔腻者忌服。阴虚内热、痰热内盛者慎用,表现为两颧红赤,形体消瘦,潮热盗汗,五心烦热,夜热早凉,口燥咽干,或痰黄稠、咯吐不爽等;服药期间忌生冷食物。忌烟酒、浓茶;③感冒不宜服用。

养阴生血合剂[乙类]

【药物组成】地黄、黄芪、当归、麦冬、石斛、玄参、川芎。

【方　　解】方中地黄清热养阴,生津止渴;黄芪健脾升阳,益气生血,共为君药。当归补血活血,麦冬、石斛、玄参养阴清热,共为臣药。川芎活血理气,以佐助上药补而不滞。诸药合用,共奏养阴清热、益气生血之效。

【剂型规格】合剂,每瓶装50ml。

【功能主治】养阴清热,益气生血。用于阴虚内热、气血不足所致的口干咽燥、食欲减退、倦怠无力;有助于减轻肿瘤患者白细胞下降,改善免疫功能,用于肿瘤患者放疗时见上述证候者。

【用法用量】口服。一次 50ml,一日 1 次。放射治疗前 3 天开始服用,放疗期间,在每次放疗治疗前 1 小时服用,至放疗结束。

【注意事项】①本品为补益之剂,外感表证及内有湿热证时慎用;②服药期间忌辛辣、油腻、生冷之品。

【特别提示】限肿瘤放化疗患者且有白细胞减少的检验证据。

复方皂矾丸[乙类]

【药物组成】西洋参、海马、皂矾、肉桂、大枣(去核)、核桃仁。

【方　　解】方中海马温肾壮阳,调气活血;西洋参益气养阴,生津止渴,合为君药。皂矾补血止血;肉桂温运阳气,鼓舞气血生长;核桃仁补肾健骨,为臣药。大枣益气养血,缓和药性,为佐使药。诸药合用,共奏温肾健髓、益气养阴、生血止血之效。

【剂型规格】丸剂,每丸重 0.2g。

【功能主治】温肾健髓,益气养阴,生血止血。用于再生障碍性贫血,白细胞减少症,血小板减少症,骨髓增生异常综合征及放疗和化疗引起的骨髓损伤、白细胞减少属肾阳不足、气血两虚证者。

【用法用量】口服,一次 7~9 丸,一日 3 次,饭后即服。

【不良反应】少数患者初服本品有轻微消化道反应,减量服用数日,即可耐受。

【注意事项】①本品含活血通经之品,孕妇慎用;②本方所含皂矾,多服能引起呕吐腹痛,脾胃虚弱者慎服;③服药期间忌茶水;忌辛辣、油腻、生冷之品。

【特别提示】限中晚期癌症。

复方阿胶浆[乙类]

【药物组成】阿胶、红参、熟地黄、党参、山楂。

【方　　解】方中阿胶补血滋阴,熟地黄补血填精益髓,以补脏腑先天之本,共为君药。红参、党参,甘温大补元气,鼓舞后天生化之源,共为臣药。山楂健胃消食,活血行滞,使其补中寓散,滋而不腻,为佐药。诸药合用,共奏补气养血、滋阴养荣、填精益髓之效。

【剂型规格】口服液,每瓶装①20ml;②200ml;③250ml;④20ml(无蔗糖)。

【功能主治】补气养血。用于气血两虚,头晕目眩,心悸失眠,食欲不振及白细胞减少症和贫血。

【用法用量】口服。一次 20ml,一日 3 次。

【不良反应】少数患者有口干、腹胀腹泻、恶心呕吐等胃肠道反应,偶见胸闷、心悸、头晕、过敏反应。[中国实验方剂学杂志,2013,19(2):315]。

【注意事项】①本品为补血滋阴之剂,性质黏腻,凡脾胃虚弱,食入难化,呕吐泄泻,腹胀便溏、咳嗽痰多者忌服;②感冒者慎用,以免表邪不解。③服药期间忌生冷、油腻之品。

【特别提示】①限有重度贫血检验证据;②为参保人员住院使用时由基本医疗保险统筹基金按规定支付,门诊使用时由职工基本医疗保险个人账户支付的药品。

复方苁蓉益智胶囊[乙类]

【药物组成】制何首乌、荷叶、肉苁蓉、地龙、漏芦。

【方　　解】方中制首乌性温味苦涩,入肝肾经,能养血益肝、固精益肾;肉苁蓉,甘、酸、咸、温,入肾、大肠经,补肾益精,润燥滑肠。二药合用为君药,补肾填精养血,使肾精充足,髓海得养,以补致病之本虚。地龙性味咸寒,功擅活血化瘀、通经活络,并有清热息风之效;荷叶味苦辛微涩、性凉,归心、肝、脾经,能升发清阳、泄利湿浊;漏芦味苦、性寒,滑利通降,具有利水泻浊、活血散瘀、通经开窍的功效,并能清热解毒。三药合用,活血化瘀,清化痰浊,以泄致病之标实。诸药合用,补泄、寒温、升降并施,标本兼治,共奏益智养肝、活血化浊、健脑增智之功。

【剂型规格】胶囊剂,每粒装 0.3g。

【功能主治】益智养肝,活血化浊,健脑增智。用于轻、中度血管性痴呆肝肾亏虚兼痰瘀阻络证。症见智力减退、思维迟钝、神情呆滞、健忘,或喜怒不定、腰膝酸软、头晕耳鸣、失眠多梦等。

【用法用量】口服。一次 4 粒,一日 3 次。

【不良反应】个别患者出现心慌、恶心、腹痛、便溏、腹泻、脘腹胀满、食欲下降、轻度皮肤瘙痒等。

【注意事项】临床试验期间,个别患者出现尿频、呕吐(重度)、中度头晕、乏力、皮肤黏膜疱疹、轻度失眠等,认为与服用药物可能无关。

活力苏口服液[乙类]

【药物组成】制何首乌、淫羊藿、黄精(制)、枸杞子、黄芪、丹参。

【方　　解】方中以何首乌为君药,补益精血,滋补肝肾。臣以黄精、枸杞子滋肾填精。佐以淫羊藿补肾壮阳;黄芪补气生血;丹参活血通络,且使诸药补而不滞。诸药配合,共奏益气补血、滋养肝肾之功。

【剂型规格】口服液,每支装 10ml。

【功能主治】益气补血,滋养肝肾。用于老年体弱,精神萎靡,失眠健忘,眼花耳聋,脱发或头发早白属气血不足,肝肾亏虚者。

【用法用量】口服。一次 10ml,一日 1 次,睡前服用。3 个月为一疗程。

【不良反应】有文献报道引起肝损害、胃部不适。

【注意事项】①外感或湿热内盛者不宜服用;②本品宜睡前服用;③忌油腻食物。

【特别提示】本品为参保人员住院使用时由基本医疗保险统筹基金按规定支付,门诊使用时由职工基本医疗保险个人账户支付的药品。

健脾生血片(颗粒)[乙类]

【药物组成】党参、茯苓、炒白术、甘草、黄芪、山药、炒鸡内金、醋龟甲、山麦冬、醋南五味子、龙骨、煅牡蛎、大枣、硫酸亚铁。

【方　　解】方中党参、黄芪补中益气,健脾和胃,资生化源,益气生血,为君药。茯苓、白术、山药助君药健脾益气;南五味子、麦冬、龟甲、大枣滋养阴血,合为臣药。鸡内金消食健胃,使诸药补而不滞;龙骨、牡蛎镇静安神,而为佐药。甘草益气补中,调和诸药,而为使药。另入硫酸亚铁促进新血生成。诸药合用,共奏健脾和胃、养血安神之功。

【剂型规格】片剂,每片 0.6g;颗粒剂,每袋 5g。

【功能主治】健脾和胃,养血安神。用于小儿脾胃虚弱及心脾两虚型缺铁性贫血,成人气血两虚型缺铁性贫血。

【用法用量】片剂:饭后口服。1 岁以内一次 0.5 片,1~3 一次 1 片,3~5 岁一次 1.5 片,5~12 岁一次 2 片,成人一次 3 片,一日 3 次,或遵医嘱,4 周为一个疗程。颗粒剂:饭后用开水冲服。周岁以内一次 2.5g(半袋);1~3 岁一次 5g(1 袋),3~5 岁一次 7.5g(1.5 袋),5~12 岁一次 10g(2 袋);成人一次 15g(3 袋),一日 3 次或遵医嘱。

【不良反应】服药期间,出现黑便,部分患儿可出现牙齿颜色变黑,停药后可逐渐消失;少数患儿服药后,可见短暂性食欲下降、恶心、呕吐、轻度腹泻,多可自行缓解。

【注意事项】①非缺铁性贫血(如地中海贫血)患者禁用;②忌茶,勿与含鞣酸类药物合用;③本品含硫酸亚铁,对胃有刺激性,故宜在饭后服用;④对本品过敏者禁用,过敏体质者慎用。

振源片(胶囊)[乙类]

【药物组成】人参果总皂苷。

【剂型规格】片剂,每片重 0.15g(含人参果总皂苷 25mg)。胶囊剂,每粒装 0.25g(含人参果总皂苷 25mg)。

【功能主治】片剂:滋补强壮,延年益寿,抗疲劳,抗应激,抗乏氧。用于头晕,疲劳,早衰与神经衰弱,内分泌失调等。

胶囊剂:滋补强壮,安神益智,增强免疫功能,调节内分泌和植物神经功能紊乱,增强心肌收缩力,提高心脏功能,保肝和抗肿瘤等作用。主要用于治疗冠心病,更年期综合征,久病体弱,神经衰弱,隐性糖尿病,亦可用于慢性肝炎和肿瘤的辅助治疗。

【用法用量】口服,片剂,一次 4 片,一日 3 次。胶囊,一次 1~2 粒,一日 3 次。

【不良反应】有报道甲状腺激素类药物联用振源胶囊致患者全身燥热,大汗淋漓,起床走动感觉心慌,浑身无力,双手臂有麻木感,停用振源胶囊症状逐渐缓解 [海峡药学,2008,20(3):159]。

【特别提示】本品为参保人员住院使用时由基本医疗保险统筹基金按规定支付,门诊使用时由职工基本医疗保险个人账户支付的药品。

桂附理中丸[乙类]

见第一章第二十一节泻痢类药"桂附理中丸[乙类]"项下内容。

益气复脉胶囊(颗粒)[乙类]

【药物组成】红参、麦冬、五味子。

【方　　解】本方主治气阴两虚。方中红参大补元气,益气复脉为主药;麦冬、五味子养阴生津为辅药。诸药合用,益气复脉,养阴生津。

【剂型规格】胶囊剂,每粒重 0.37g;颗粒剂,每袋装 3g。

【功能主治】益气复脉,养阴生津;能改善冠状动脉循环,降低心肌耗氧量。用于气阴两亏,心悸气短,脉微自汗,冠心病、心绞痛和衰老等症。

【用法用量】口服。胶囊,一次 2~4 粒,一日 2 次。颗粒,一次 1~2 袋,一日 2 次。

益气维血片(胶囊、颗粒)[乙类]

【药物组成】猪血提取物、黄芪、大枣。

【方　　解】方中黄芪补脾益气,为君药。大枣补脾益气生血,猪血咸平,以其提取物为用,有生血之功,合为臣药。共奏补血益气之功。

【剂型规格】片剂,每片重 0.55g;胶囊剂,每粒装 0.45g;颗粒剂,每袋装 10g。

【功能主治】补血益气。用于气血两虚所致的面色萎黄或苍白、眩晕、神疲乏力、少气懒言、自汗、唇舌色淡、脉细弱;缺铁性贫血见上述证候者。

【用法用量】口服。片剂,嚼服或打碎服用,成人一次 4 片,一日 3 次;儿童一次 4 片,一日 2 次。胶囊,成人一次 4 粒,一日 3 次;儿童一次 4 粒,一日 2 次;3 岁以下儿童一次 2 粒,一日 2 次;或遵医嘱。颗粒,成人一次 1 袋,一日 3 次;儿童一次 1 袋,一日 2 次;3 岁以下儿童一次 1/2 袋,一日 2 次;或遵医嘱。

【不良反应】偶见恶心呕吐、腹泻、便秘,可自行缓解或停药后症状消失。

【注意事项】①忌油腻食物;②凡脾胃虚弱,呕吐泄泻,腹胀便溏、咳嗽痰多者慎用;③感冒病人不宜服用;④本品不宜用茶水送服。

【特别提示】本品为参保人员住院使用时由基本医疗保险统筹基金按规定支付,门诊使用时由职工基本医疗保险个人账户支付的药品。

益血生片(胶囊)[乙类]

【药物组成】阿胶、龟甲胶、鹿角胶、鹿茸、牛髓、紫河车、鹿血、茯苓、黄芪(蜜制)、白芍、当归、党参、熟地黄、白术(麸炒)、制何首乌、大枣、炒山楂、炒麦芽、炒鸡内金、知母(盐制)、大黄(酒制)、花生衣。

【方 解】方中阿胶、龟甲胶、鹿角胶、鹿茸、紫河车、鹿血、牛髓,属血肉有情之品,具有调补阴阳、益精填髓之功,其中,阿胶、龟甲胶、鹿血、牛髓滋阴补肾,益精填髓,濡养元阴;鹿角胶、鹿茸温补肾阳,益精血,强筋骨,温壮元阳;紫河车补益阴阳气血。黄芪、党参、茯苓、白术、大枣旨在补脾益气,化生气血。熟地黄、何首乌、白芍、当归补血生精,麦芽、鸡内金消食健胃,山楂消食化积活血,大黄、花生衣凉血活血,知母滋阴润燥。诸药补消并用,无壅遏气机,虚不受补之弊。全方脾肾双补,侧重于肾,气血共调,补而不滞,共成健脾生血、补肾填精之效。

【剂型规格】片剂,每片重 0.35g;胶囊剂,每粒装 0.25g。

【功能主治】健脾补肾,生血填精。用于脾肾两虚,精血不足所致的面色无华、眩晕气短、体倦乏力、腰膝酸软;缺铁性贫血、慢性再生障碍性贫血见上述证候者。

【用法用量】口服。片剂,一次 4 片,一日 3 次,儿童酌减。胶囊,一次 4 粒,一日 3 次,儿童酌减。

【不良反应】有文献报道引起过敏性哮喘 [时珍国医国药,2003,14(1):57]、口干、轻微上腹不适 [现代临床医学生物工程学杂志,2001,7(6):456]。

【注意事项】①忌油腻食物;②凡脾胃虚弱,呕吐泄泻,腹胀便溏、咳嗽痰多者慎用;③外感或实热内盛者不宜服用;④哺乳期妇女慎用;⑤本品宜饭前服用。

【特别提示】本品为参保人员住院使用时由基本医疗保险统筹基金按规定支付,门诊使用时由职工基本医疗保险个人账户支付的药品。

虚汗停胶囊(颗粒)[乙类]

【药物组成】黄芪、浮小麦、大枣、糯稻根、牡蛎(煅)。

【方 解】方中煅牡蛎益阴潜阳、收敛止汗,为君药;黄芪健脾益气、固表止汗,浮小麦养心阴、益心气、止虚汗,二者共为臣药;糯稻根益胃津、退虚热、止盗汗,大枣益气健脾、调和营卫及药性,二者同为佐药;其中大枣调和诸药而兼为使药,全方合用既能益气养阴,又能固表止汗,用于气虚、气阴两虚之自汗、盗汗,使气虚得补,气阴得发,阴阳协调而虚汗自止。

【剂型规格】胶囊剂,每粒 0.35g;颗粒剂,每袋装 10g。

【功能主治】益气养阴,固表敛汗。用于气阴不足之自汗、盗汗及小儿盗汗。

【用法用量】口服。胶囊,成人一次 4 粒,一日 3 次。4 周岁以上儿童,一次 2 粒,一日 3 次。颗粒,开水冲服。成人一次 10g,一日 3 次;4 岁以下儿童,一次 5g,一日 2 次;4 岁以上儿童一次 5g,一日 3 次。

【注意事项】①孕妇禁用;②糖尿病患者和感冒发热患者禁用;③忌食辛辣、生冷、油腻食物;④本品宜饭前服用。

【特别提示】本品为参保人员住院使用时由基本医疗保险统筹基金按规定支付,门诊使用时由职工基本医疗保险个人账户支付的药品。

黄芪片(颗粒)[乙类]

【药物组成】黄芪。

【剂型规格】薄膜衣片,每片重 0.55g;颗粒剂,每袋装 15g。

【功能主治】补气固表,利尿,托毒排脓,生肌。用于气短心悸,虚脱,自汗,体虚水肿,慢性肾炎,久泻,脱肛,子宫脱垂,痈疽难溃,疮口久不愈合。

【用法用量】口服。片剂,一次 4 片,一日 2 次。颗粒,开水冲服。一次 15g,一日 2 次。

【注意事项】糖尿病患者禁服。

【特别提示】本品为参保人员住院使用时由基本医疗保险统筹基金按规定支付,门诊使用时由职工基本医疗保险个人账户支付的药品。

黄芪建中丸[乙类]

【药物组成】黄芪、肉桂(去粗皮)、白芍、甘草(蜜炙)、大枣(去核)。

【方　　解】本方为小建中汤加黄芪而成,而小建中汤是桂枝汤倍芍药加饴糖而成,芍药用量加倍,其作用不仅仅是配桂枝以调和营卫,而是取其柔肝、和营血而止腹痛;同时加用甘草、生姜同用,加强了本方温补中阳之作用,加用黄芪,加强了补气之作用。同时,此方具有温运血脉,通利心阳,补益心气,调和营血之功能。

【剂型规格】大蜜丸,每丸重 9g。

【功能主治】补气散寒,健胃和中。用于中气不足,心跳气短,恶寒腹痛,身体衰弱。

【用法用量】口服,一次 1 丸,一日 2 次。

【注意事项】①孕妇、糖尿病患者禁用;②忌辛辣、生冷、油腻食物;③感冒发热病人不宜服用;④本品宜饭前服用;⑤对本品过敏者禁用,过敏体质者慎用。

【特别提示】本品为参保人员住院使用时由基本医疗保险统筹基金按规定支付,门诊使用时由职工基本医疗保险个人账户支付的药品。

腰肾膏[乙类]

【药物组成】肉苁蓉、八角茴香、熟地黄、补骨脂、淫羊藿、蛇床子、续断、牛膝、杜仲、甘草、菟丝子、枸杞子、车前子、小茴香、附子、五味子、乳香、没药、丁香、锁阳、樟脑、冰片、薄荷油、肉桂油、水杨酸甲酯、枫香脂、盐酸苯海拉明。

【方　　解】方中以杜仲、续断、牛膝补肝肾,强筋骨,舒筋活络;肉苁蓉、淫羊藿、锁阳、蛇床子补肾助阳,祛风除湿;补骨脂、菟丝子、五味子滋肾助阳、固精缩尿;枸杞子、熟地黄补肾养血益精,令阴阳相济;附子、肉桂温阳散寒;丁香、小茴香、八角茴香温中散寒,行气宣滞,并使补虚药补而不滞;乳香、没药活血散瘀,舒筋止痛;车前子利水渗湿;樟脑、冰片、薄荷芳香辛散,通络止痛;甘草调和诸药。诸药合用,共奏滋肾助阳、强筋壮骨、祛风止痛之效。

【剂型规格】橡胶膏剂,7cm×10cm。

【功能主治】温肾助阳,强筋壮骨,祛风止痛。用于肾虚性腰膝酸痛,肌肉酸痛,亦可用于夜尿、遗精、早泄、阳痿等症。

【用法用量】外用,贴于腰部两侧腰眼穴或加贴脐下关元穴,痛症贴患处。

【不良反应】个别过敏体质患者在使用过程中有时出现皮疹、瘙痒,罕见水疱。

【注意事项】①本品为外用药;②有皮肤病者慎用;③皮肤破损者不宜使用;④皮肤过敏者停用;⑤本品含盐酸苯海拉明,孕妇及哺乳期妇女慎用;⑥每贴膏片贴用时间不宜超过12小时。

【特别提示】本品为参保人员住院使用时由基本医疗保险统筹基金按规定支付,门诊使用时由职工基本医疗保险个人账户支付的药品。

缩泉丸(胶囊)[甲类]

【药物组成】山药、益智仁(盐炒)、乌药。

【方　解】方中益智仁辛、温,归肾、脾经,温补之中兼有收涩之性,既能温肾助阳以散寒,又能固肾缩尿而止遗,故为君药。乌药辛、温,归肾与膀胱经,辛开温散,疏通气机,温肾散寒,暖膀胱而助气化,用为臣药。山药补脾益肾,固涩精气,为佐药。三药合用补肾散寒而除下焦虚冷,使肾气复而膀胱约束有权,以达缩尿止遗之功。

【剂型规格】水丸,每20粒重1g;胶囊剂,每粒装0.3g。

【功能主治】补肾缩尿。用于肾虚所致的小便频数、夜间遗尿。

【用法用量】口服。水丸,一次3~6g,一日3次。胶囊,成人一次6粒,五岁以上儿童一次3粒,一日3次。

【注意事项】①感冒发热病人不宜服用;②肝经湿热所致遗尿不宜使用;③服药期间,饮食宜清淡,忌饮酒、辛辣食物;④本品宜饭前服用。

第二十三节 不寐类药

七叶神安片[乙类]

【药物组成】三七叶总皂苷。

【剂型规格】片剂,每片含三七叶总皂苷①50mg;②100mg。

【功能主治】益气安神,活血止痛。用于心气不足、心血瘀阻所致的心悸、失眠、胸痛、胸闷。

【用法用量】口服。一次50~100mg,一日3次。饭后服或遵医嘱。

【不良反应】有文献报道有嗜睡、皮疹、头昏、口苦、牙龈出血等不良反应,均短暂[时珍国医国药,1999,10(8):58]。

【注意事项】①三七有活血作用,孕妇禁用;②对本品过敏者禁用,过敏体质者慎用;③阴虚火旺,痰热内盛之不寐者不宜使用;④服药期间饮食宜清淡、低盐、低脂;食勿过饱;忌食生冷、辛辣、油腻食物。

九味镇心颗粒[乙类]

【**药物组成**】人参（去芦）、酸枣仁、五味子、茯苓、远志、延胡索、天冬、熟地黄、肉桂。

【**方　　解**】方中人参为君药，取其补脾益气之用；熟地黄养血滋阴，益精填髓，天冬善滋肾阴，于此补益气血中加用少量肉桂一味有温运阳气，鼓舞气血生化之功；五味子敛肺滋肾，涩精止泻，宁心安神；合用酸枣仁、远志、茯苓可以加强养心安神定志之效，延胡索行气活血。全方共奏养心补脾，益气安神之效。

【**剂型规格**】颗粒剂，每袋装 6g。

【**功能主治**】养心补脾，益气安神。用于广泛性焦虑症心脾两虚证，症见善思善虑不解、失眠或多梦、心悸、食欲不振、神疲乏力、头晕、易出汗、善太息、面色萎黄、舌淡苔薄白、脉弦细或沉细。

【**用法用量**】温开水冲服。早、中、晚各服 1 袋，一日 3 次。

【**不良反应**】偶见口干、视力模糊、便秘增多、恶心呕吐、腹泻、食欲减退或厌食、腹胀、口苦、胃痛、嗜睡、失眠、震颤、头痛、头昏、昏厥、心电图异常、心悸、心动过速、ALT 升高、白细胞减少、月经紊乱。

【**注意事项**】心功能、肝功能异常及白细胞减少者慎用。

【**特别提示**】限有明确的焦虑症诊断证据。

乌灵胶囊[乙类]

【**药物组成**】乌灵菌粉。

【**剂型规格**】胶囊剂，每粒装 0.33g。

【**功能主治**】补肾健脑，养心安神。用于心肾不交所致的失眠、健忘、心悸心烦、神疲乏力、腰膝酸软、头晕耳鸣、少气懒言、脉细或沉无力，神经衰弱见上述证候者。

【**用法用量**】口服，一次 3 粒，一日 3 次。

【**不良反应**】有报道出现大便次数增多、口干、少量皮疹、晨起后头晕等不良反应，均能自行缓解。有报道 2 例患者在无明显诱因情况下，服用常规剂量乌灵胶囊后出现水样泻，同时伴有恶心、呕吐症状，停药后消失，再次服药又出现同样症状［中国新药与临床杂志，2002，21（10）：632］。有人应用左旋多巴与乌灵胶囊治疗帕金森病伴发抑郁，治疗组出现轻微上腹不适，但饭后服药症状消失，对照组单服左旋多巴无明显不良反应，提示不良反应可能由乌灵胶囊引起［新医学，2005，36（3）：154］。另有报道有出现口干、心悸、头痛各 1 例［山东医学高等专科学校学报，2006，28（4）：281］。

【**注意事项**】①孕妇慎用；②服药期间要保持情绪乐观，切忌生气恼怒。

【**特别提示**】本品为参保人员住院使用时由基本医疗保险统筹基金按规定支付，门诊使用时由职工基本医疗保险个人账户支付的药品。

天王补心丹[甲类]

【**药物组成**】地黄、天冬、麦冬、茯苓、玄参、人参、当归、五味子、远志、桔梗、柏子仁、酸枣仁、丹参、石菖蒲、甘草、朱砂。

【**方　　解**】本方重用地黄，一滋肾水以补阴，水盛则能制火，一入血分以养血，血不燥则津自润，是为主药。玄参、天冬、麦冬有甘寒滋润以清虚火之效，丹参、当归用作补血、养血之助。以上皆为滋阴、补血而设。方中人参、茯苓益气宁心，酸枣仁、五味子酸以收敛心气而安心神,柏子仁、远志、朱砂养心安神。以上皆为补心气,宁心安神而设。两相配伍,一补阴血不足之本,一治虚烦少寐之标,标本并图,阴血不虚,则所生诸症,乃可自愈。方中桔梗,一般为载药上行;石菖蒲开窍醒神益智;甘草调和诸药。诸药合用,共奏养心血、安心神之功。

【剂型规格】丸剂(大蜜丸),每丸重9g。

【功能主治】养心血,安心神。用于心血不足,怔忡健忘,心烦多汗,大便秘结。

【用法用量】口服。一次1丸,一日2次。

【不良反应】有引起荨麻疹[中医药研究杂志,1985,Z1:28];血管性水肿[山西医药杂志,1993,22(5):361];早期发生恶心、呕吐等(齐齐哈尔医学院学报,2011,32(13):2113)。

【注意事项】①本品处方中含朱砂,不宜过量久服,肝肾功能不全者慎用;②本方滋阴之品较多,对脾胃虚弱、纳食欠佳、大便不实者,不宜长期服用;③忌食辛辣腥物,虚寒病人不宜。

天王补心丸(片)[甲类]

【药物组成】地黄、天冬、麦冬、炒酸枣仁、柏子仁、当归、党参、五味子、茯苓、制远志、石菖蒲、玄参、丹参、朱砂、桔梗、甘草。

【方　　解】本方重用地黄滋阴养血,为君药。天冬、麦冬滋阴清热;酸枣仁、柏子仁养心安神;当归补血润燥,共为臣药。党参补气,五味子补气养阴,宁心安神;茯苓、远志、石菖蒲宁心安神,交通心肾;玄参滋阴降火,以制虚火上炎;丹参活血祛瘀,凉血安神,补而不滞;朱砂镇心安神,兼治其标,以上共为佐药。桔梗载药上行;甘草调和诸药,共为使药。综合全方,共奏滋阴养血、补心安神之功。

【剂型规格】大蜜丸,每丸重9g;浓缩丸,每8丸相当于饮片3g;片剂,每片重0.5g。

【功能主治】滋阴养血,补心安神。用于心阴不足,心悸健忘,失眠多梦,大便干燥。

【用法用量】口服。水蜜丸一次6g,小蜜丸一次9g,大蜜丸一次1丸,一日2次,浓缩丸一次8丸,一日3次。片剂,一次4~6片,一日2次。

【不良反应】偶见全身皮肤红疹发痒、消化不良或轻度腹泻。有报道引起荨麻疹1例[中医药研究杂志,1985,4(5):28]和致血管水肿2例[山西医药杂志,1993,2(5):361]。

【注意事项】①本品含有朱砂,不宜长期服用,肝肾功能不全者禁用;②糖尿病患者慎用;③脾胃虚寒、胃纳欠佳、痰湿留滞、阳虚内寒者不宜服用。

归脾丸[甲类](合剂[甲类]、片[乙类]、胶囊[乙类]、颗粒[乙类])

【药物组成】炙黄芪、龙眼肉、党参、炒白术、当归、茯苓、炒酸枣仁、制远志、木香、炙甘草、大枣(去核)。

【方　　解】方中黄芪甘微温,补脾益气;龙眼肉甘温,既能补脾气,又能养心血,二者共为君药。党参、白术甘温补气,与黄芪相配,加强补脾益气之功;当归甘辛微温,滋养营血,与龙眼肉相伍,增强补心养血之效,为臣药。大枣甘温,补中益气;茯苓、酸枣仁、远志宁心安神;木香理气醒脾,与补气养血药配伍,使之补不碍胃,补而不滞,为佐药。炙甘草补气健脾。调和诸药,为佐使药。诸药合用,共奏益气健脾、养血安神之效。

【剂型规格】大蜜丸,每丸重9g。小蜜丸,每瓶装125g。浓缩丸,每8丸相当于饮片3g。合剂,①每支装10ml;②每瓶装100ml;③每瓶装120ml。片剂,每片重0.45g。胶囊剂,每粒装0.3g。颗粒剂,每袋装3g。

【功能主治】益气健脾,养血安神。用于心脾两虚,气短心悸,失眠多梦,头晕头昏,肢倦乏力,食欲不振,崩漏便血。

【用法用量】用温开水或生姜汤送服。水蜜丸一次 6g,小蜜丸一次 9g,大蜜丸一次 1 丸,浓缩丸一次 8~10 丸,一日 3 次。合剂,一次 10~20ml,一日 3 次;用时摇匀。片剂,一次 4~5 片,一日 3 次。胶囊,一次 4 粒,一日 3 次,4 周为一疗程。颗粒,开水冲服,一次 1 袋,一日 3 次。

【不良反应】有引起消化道不适及皮疹的病例报告。

【注意事项】①本品为心脾两虚之证而设,若阴虚火旺者(症见咽干口燥,轰热升火,心烦易怒,舌质红绛)忌用;②服药期间,宜食清淡易消化食品,忌食辛辣、生冷、油腻之品,以免加重病情。

百乐眠胶囊[乙类]

【药物组成】百合、刺五加(生)、首乌藤、合欢花、珍珠母、石膏、酸枣仁、茯苓、远志、玄参、地黄、麦冬、五味子、灯心草、丹参。

【方　解】方中百合、刺五加为君药,具有滋阴清热、清心安神、补肾安神的作用;首乌藤、合欢花、珍珠母、生石膏、酸枣仁、茯苓、远志为臣药,增强宁心安神的作用;玄参、地黄、麦冬、五味子为佐药,具有滋阴养血除烦躁、补肾养心之功效;灯心草、丹参为使药,可助群药之力,共奏滋阴清热、养心安神之功。

【剂型规格】胶囊剂,每粒装 0.27g。

【功能主治】滋阴清热,养心安神。用于肝郁阴虚型失眠症,症见入睡困难、多梦易醒、醒后不眠、头晕乏力、烦躁易怒、心悸不安等。

【用法用量】口服,一次 4 粒,一日 2 次,14 天为一疗程。

【注意事项】①孕妇禁用;②服药期间要保持情绪乐观,切忌生气恼怒。

安神补心丸(片、胶囊、颗粒)[乙类]

【药物组成】丹参、五味子(蒸)、石菖蒲、合欢皮、菟丝子、墨旱莲、女贞子(蒸)、首乌藤、地黄、珍珠母。

【方　解】方中丹参苦而微寒,主入心经,功能养血活血,凉血清心除烦,而为君药。五味子味酸性温,温润敛阴,补肾宁心,益气生津;石菖蒲苦辛性温,芳香燥散,开窍聪耳,宁神定志,共为臣药。首乌藤、地黄、墨旱莲、女贞子、菟丝子能滋养肝肾,补益精血,又能凉血除烦,宁心安神;合欢皮善解郁悦心安神;珍珠母则长于平肝镇心定悸,共为佐药。全方合用,共奏滋阴补血、养心安神之功。

【剂型规格】丸剂,每 15 丸重 2g;片剂,每片重 0.32g;胶囊剂,每粒装 0.5g;颗粒剂,每袋装 1.5g。

【功能主治】养心安神。用于心血不足、虚火内扰所致的心悸失眠、头晕耳鸣。

【用法用量】口服。丸剂,一次 15 丸,一日 3 次。片剂,一次 5 片,一日 3 次。胶囊,一次 4 粒,一日 3 次。颗粒,一次 1 袋,一日 3 次。

【不良反应】偶有胃痛、食欲减退等不良反应,并有致过敏反应 5 例的报道[河南中医,1984,(4):12]。

【注意事项】①孕妇慎用;②外感发热患者忌服;③本品宜餐后服。

【特别提示】本品为参保人员住院使用时由基本医疗保险统筹基金按规定支付,门诊使用时由职工基本医疗保险个人账户支付的药品。

安神补脑片(胶囊、颗粒、液)[乙类]

【药物组成】鹿茸、制何首乌、淫羊藿、干姜、甘草、大枣、维生素 B_1。

【方　　解】方中以鹿茸填精补髓；制何首乌滋补肝肾，生精益血，共为君药。淫羊藿温阳益肾，补血生精，为臣药。干姜、甘草、大枣温胃健脾，以补气血生化之源，为佐药。维生素 B_1 营养神经。诸药相合，共奏生精补髓、益气养血、健脑安神之功。

【剂型规格】片剂，每片重①0.11g；②0.31g。软胶囊剂，每粒装 1g。颗粒剂，每袋装 1g。合剂，①每支装 10ml(含维生素 $B_1$5mg)；②每瓶装 100ml(含维生素 $B_1$50mg)。

【功能主治】生精补髓，益气养血，强脑安神。用于肾精不足、气血两亏所致的头晕、乏力、健忘、失眠；神经衰弱症见上述证候者。

【用法用量】口服。片剂，一次 1 片或 3 片(小片)，一日 2 次。软胶囊，一次 2 粒，一日 2 次。颗粒，开水冲服。一次 1 袋，一日 2 次。合剂，一次 10ml，一日 2 次。

【不良反应】有引起过敏反应的报道。

【注意事项】①感冒发热病人不宜服用；②服药期间要保持情绪乐观，切忌生气恼怒。

【特别提示】本品为参保人员住院使用时由基本医疗保险统筹基金按规定支付，门诊使用时由职工基本医疗保险个人账户支付的药品。

朱砂安神丸(片)[乙类]

【药物组成】朱砂、黄连、地黄、当归、甘草。

【方　　解】方中主以朱砂重镇安神；辅以黄连清热，泻其偏盛之心火；佐当归、地黄补血养血，凉血滋阴；用甘草养胃和中，调和诸药。综观本方具有清心火，养心阴，重镇安神之效。对于心火偏亢，伤及阴血所致上述诸症用之颇有捷效。

【剂型规格】大蜜丸，每丸重 9g；片剂，每片重 0.46g。

【功能主治】清心养血，镇静安神。用于胸中烦热。心悸不宁，失眠多梦。

【用法用量】口服。水蜜丸一次 6g，小蜜丸一次 9g，大蜜丸一次 1 丸，一日 1~2 次。片剂，一次 4~5 片，一日 2 次。

补脑安神片(胶囊)[乙类]

【药物组成】当归、制何首乌、女贞子、酸枣仁(生、炒各半)、黄精(蒸)、茯苓、合欢皮、墨旱莲、朱砂、远志、桑叶。

【方　　解】方中制何首乌、女贞子、酸枣仁、桑叶、墨旱莲有补肝养肝的作用；远志、合欢皮、朱砂配伍具有安神解郁的作用；黄精补阴益肾；当归养血活血；桑叶、茯苓利尿渗湿、健脾宁神。全方配伍，共奏补肝益气、益肾养精、养血安神之功。

【剂型规格】片剂，每片重 0.25g；胶囊剂，每粒装 0.3g。

【功能主治】补肝益肾，养血安神。用于肝肾不足所致头痛眩晕，心悸不宁，失眠多梦，健忘。

【用法用量】口服。片剂，一次 3~4 片，一日 3 次。胶囊，一次 3~4 粒，一日 3 次。

【注意事项】①肝肾功能不全者禁服；②本品不宜大量服用，也不宜少量久服。

刺五加脑灵液[乙类]

【药物组成】刺五加浸膏、五味子流浸膏。

【方　　解】方中刺五加补益肝肾,消除疲劳;五味子补肾宁心、益气生津,两药共奏健脾补肾、宁心安神的功效。

【剂型规格】口服液,①10ml;②100ml。

【功能主治】健脾补肾,宁心安神。用于心脾两虚、脾肾不足所致的心神不宁、失眠多梦、健忘、倦怠乏力、食欲不振。

【用法用量】口服,一次 10ml,一日 2 次。

【注意事项】①外感发热患者忌服;②本品宜餐后服。

【特别提示】本品为参保人员住院使用时由基本医疗保险统筹基金按规定支付,门诊使用时由职工基本医疗保险个人账户支付的药品。

参芪五味子片(胶囊、颗粒)[乙类]

【药物组成】黄芪、南五味子、党参、炒酸枣仁。

【方　　解】方中以黄芪健脾益气,补血生津,推进血行;南五味子收敛心气,益气生津,宁心安神,共为君药。党参补气健脾,生津益血;酸枣仁养心阴,益肝血,宁心安神;共为臣药。诸药合用,共奏益气健脾、宁心安神之功。

【剂型规格】素片,每片重 0.25g。胶囊剂,每粒装①0.2g;②0.21g;③025g。颗粒剂,每袋装 3g。

【功能主治】健脾益气,宁心安神。用于气血不足、心脾两虚所致的失眠、多梦、健忘、乏力、心悸、气短、自汗。

【用法用量】口服。片剂,一次 3~5 片,一日 3 次。胶囊,一次 3~5 粒,一日 3 次。颗粒,一次 3~5g,一日 3 次。

【不良反应】①有报道患者出现面色潮红、脸浮肿、胸闷、喘憋急躁、浑身不舒服,停药二天后症状消失[中国医院药学杂志,2006,26(5):640];②致荨麻疹样药疹 1 例[西南国防医药,2011,21(7):786]。

【注意事项】①感冒发热病人不宜服用;②忌不易消化食物;③凡脾胃虚弱,呕吐泄泻,腹胀便溏、咳嗽痰多者慎用;④本品宜饭前服用。

【特别提示】本品为参保人员住院使用时由基本医疗保险统筹基金按规定支付,门诊使用时由职工基本医疗保险个人账户支付的药品。

枣仁安神胶囊(颗粒、液)[乙类]

【药物组成】炒酸枣仁、丹参、醋五味子。

【方　　解】方中酸枣仁味酸,甘平,补心血,养肝血,宁心安神,敛汗,为君药。五味子益气生津,补肾宁心,敛汗,为臣药。佐以丹参养血活血,除烦安神。三药相合,共奏养血安神之功。

【剂型规格】胶囊剂,每粒装 0.45g;颗粒剂,每袋装 5g;口服液,每支装 10ml。

【功能主治】养血安神。用于心血不足所致的失眠多梦、健忘、心烦、头晕,神经衰弱症见上述证候者。

【用法用量】口服。胶囊,一次 5 粒。颗粒,开水冲服,一次 1 袋。口服液,一次 10~20ml。均一日 1 次,临睡前服。

【不良反应】个例服药后出现轻度疲乏[浙江中西医结合杂志,2007,17(12):746]。

【注意事项】①孕妇慎用;②由于消化不良所导致的睡眠差者忌用。

【特别提示】本品为参保人员住院使用时由基本医疗保险统筹基金按规定支付,门诊使用时由职工基本医疗保险个人账户支付的药品。

养血安神丸(片、颗粒、糖浆)[乙类]

【药物组成】鸡血藤、熟地黄、地黄、合欢皮、墨旱莲、首乌藤、仙鹤草。

【方 解】心血不足,则见失眠健忘,睡眠多梦;肾阴亏虚,则见腰酸,头晕乏力,精神倦怠等症状。本方中熟地黄、地黄、墨旱莲滋补肝肾,首乌藤、鸡血藤、仙鹤草养血安神,合欢皮解郁安神,共奏养血安神之效。

【剂型规格】丸剂,100 粒重 12g。片剂,基片重约 0.25g(相当总药材 1.1g)。颗粒剂,每袋装①10g;②3g(无蔗糖)。糖浆剂,每瓶装 100ml。

【功能主治】滋阴养血,宁心安神。用于阴虚血少,头眩心悸,失眠健忘。

【用法用量】口服。丸剂,一次 6g,一日 3 次,空腹温开水送服。片剂,一次 5 片,一日 3 次。颗粒,一次 1 袋,一日 3 次。糖浆,一次 18ml,一日 3 次。

【不良反应】有文献报道致过敏性皮炎 1 例 [山东医药, 2006, 46(32): 79]。

【注意事项】①脾胃虚寒,大便溏者忌服;②脾胃虚弱者宜在饭后服用,以减轻药物对肠胃的刺激。

【特别提示】本品为参保人员住院使用时由基本医疗保险统筹基金按规定支付,门诊使用时由职工基本医疗保险个人账户支付的药品。

柏子养心丸(片、胶囊)[甲类]

【药物组成】柏子仁、党参、炙黄芪、川芎、当归、茯苓、制远志、酸枣仁、肉桂、醋五味子、半夏曲、炙甘草、朱砂。

【方 解】方中炙黄芪甘温,补气升阳,党参益气生血,二药相合为君药,温补气血以健生化之源。当归、川芎补血活血,柏子仁养心血、安心神;且当归合黄芪为补血要方,三药为臣药,切中病机。酸枣仁益肝养血安神,远志宣通心气益智,五味子滋肾敛阴宁心,肉桂温肾运营通脉;茯苓健脾安神,半夏曲和胃祛痰,朱砂镇心定惊,以上药物交通心肾,健脾和胃,安定神志,共为佐药;甘草调和诸药,为使药。全方配合共奏补气,养血,安神之效。

【剂型规格】大蜜丸,每丸重 9g;小蜜丸、水蜜丸,每瓶装①18g;②60g;③120g。片剂,片心重 0.3g。胶囊剂,每粒重 0.3g。

【功能主治】补气,养血,安神。用于心气虚寒,心悸易惊,失眠多梦,健忘。

【用法用量】口服。水蜜丸一次 6g,小蜜丸一次 9g,大蜜丸一次 1 丸,一日 2 次。片剂,一次 3~4 片,一日 2 次。胶囊,一次 3~4 粒,一日 2 次。

【不良反应】有出现恶心、食欲不振等不良反应 [内蒙古中医药, 2016,(8): 36]。

【注意事项】①阴虚火旺或肝阳上亢者禁用;②失眠患者睡前不宜饮用浓茶、咖啡等兴奋性饮品;③本品处方中含朱砂,不可过服、久服;④过敏体质者慎用;⑤宜饭后服用。

益心宁神片[乙类]

【药物组成】人参茎叶总皂苷、合欢藤、五味子、灵芝。

【方 解】方中人参(茎叶)补气生津,安神益智;灵芝养心安神,健脾益气,共为君药。合欢藤解郁安神,理气和胃;五味子益气养阴,敛汗安神;共为臣药。诸药相合,共奏补气生津、养心安神之功。

【剂型规格】片剂,①薄膜衣小片,每片重 0.31g;②薄膜衣大片,每片重 0.52g。

【功能主治】补气生津,养心安神。用于心气不足、心阴亏虚所致的失眠多梦、心悸、记忆力减退;神经衰弱见上述证候者。

【用法用量】口服。一次 5 片(小片),或一次 3 片(大片),一日 3 次。

【注意事项】①外感发热患者禁服;②本品宜饭前服用;③不宜喝茶和吃萝卜,以免影响药力。

【特别提示】本品为参保人员住院使用时由基本医疗保险统筹基金按规定支付,门诊使用时由职工基本医疗保险个人账户支付的药品。

益脑片(胶囊)^[乙类]

【药物组成】龟甲胶、远志、龙骨、灵芝、五味子、麦冬、石菖蒲、党参、人参、茯苓。

【方　解】方中灵芝具有滋养安神、健脑益智、补脾益肾之功,为君药。远志、石菖蒲宁心安神;五味子、龟甲胶滋阴补肾,养血安神;人参、党参、茯苓补气养血,安神增智,为方中臣药。龙骨镇静安神、健脾安神;麦冬滋阴除烦,共为佐药。全方配伍,共奏补气养阴、滋肾健脑、益智安神之功效。

【剂型规格】片剂,每片重 0.3g;胶囊剂,每粒重 0.3g。

【功能主治】补气养阴,滋肾健脑,益智安神。用于神经衰弱,脑动脉硬化引起的体倦头晕,失眠多梦,记忆力减退等属于心肝肾不足,气阴两虚患者。

【用法用量】口服,片剂,一次 3 片,一日 3 次。胶囊,一次 3 粒,一日 3 次。

【不良反应】有出现恶心、食欲减退、低血压、体质量增加、便秘等不良反应 [中国医院药学杂志,2010,30(16):1373]。

【注意事项】①外感发热患者忌服;②服本药时不宜同时服用藜芦、五灵脂、皂荚或其制剂;③不宜喝茶和吃萝卜,以免影响药力;④本品宜餐后服。

【特别提示】本品为参保人员住院使用时由基本医疗保险统筹基金按规定支付,门诊使用时由职工基本医疗保险个人账户支付的药品。

清脑复神液^[乙类]

【药物组成】人参、黄芪、当归、鹿茸(去皮)、菊花、薄荷、柴胡、决明子、荆芥穗、丹参、远志、五味子、酸枣仁、莲子心、麦冬、百合、竹茹、黄芩、桔梗、陈皮、茯苓、甘草、半夏(制)、枳壳、干姜、石膏、冰片、大黄、木通、熟地黄、柏子仁、莲子肉、知母、石菖蒲、川芎、赤芍、桃仁(炒)、红花、山楂、牛膝、白芷、藁本、蔓荆子、葛根、防风、羌活、钩藤、地黄。

【方　解】方中人参味甘、微苦,性微温,入脾肺及心经,功用大补元气、复脉固脱、补脾益肺、安神益智。鹿茸味甘、咸,性温,归肝、肾经,功效补肾阳、益精血、强筋骨,两药均味甘、性温,一味入心经补气安神,一味入肾经补肾益精,使得心肾交,而神得安,共为君药。黄芪、远志、石菖蒲、冰片、百合、五味子、熟地黄、酸枣仁、莲子心、柏子仁、茯苓等有益气安神、醒脑开窍、补肾益智等作用;丹参、川芎、红花、桃仁、牛膝等均具有良好的活血化瘀作用;半夏、竹茹、桔梗、菖蒲等均具有祛痰醒脑的作用,共为臣药。柴胡、薄荷、菊花、决明子、钩藤等均可疏肝解郁,陈皮行气、枳壳破气,与疏肝解郁药共为佐使,加强君药和臣药安神益智,补肾填髓,化痰醒脑,活血化瘀等作用。使全身气血调和,脉道通畅,五脏安,精神至。

【剂型规格】口服液,每支 10ml。

【功能主治】清心安神,化痰醒脑,活血通络。用于神经衰弱,失眠,顽固性头痛,脑震荡后遗症所致头痛、眩晕、健忘、失眠等症。

【用法用量】口服,轻症一次 10ml,重症一次 20ml,一日 2 次。

【注意事项】孕妇忌对酒精过敏者慎用。

【特别提示】本品为参保人员住院使用时由基本医疗保险统筹基金按规定支付,门诊使用时由职工基本医疗保险个人账户支付的药品。

甜梦胶囊(口服液)[乙类]

【药物组成】刺五加、黄精、蚕蛾、桑椹、党参、黄芪、砂仁、枸杞子、山楂、熟地黄、炙淫羊藿、陈皮、茯苓、制马钱子、法半夏、泽泻、山药。

【方　　解】方中刺五加补气健脾,安神增智;黄精补脾益气,又善养阴,二者健脑安神,共为君药。熟地黄滋补肾阴,养血益精;枸杞子为滋阴补肾明目之良药;桑椹滋阴补血,益肾固精,久服黑发明目;山药益气养阴,健脾补肾,四药合用滋补肾阴。蚕蛾益肾壮阳涩精;淫羊藿补肾壮阳,益精气,坚筋骨,强志,二者合用温补肾阳。党参补中益气,生津养血;黄芪补气、补血,二者合用益气健脾。以上三组补肾以养精津,阴阳同补,助君药补气健脾,补肾益精,共为臣药。茯苓健脾补中渗湿;泽泻利水渗湿;半夏燥湿化痰;砂仁化湿开胃、温脾止泻;陈皮取其芳香行气,健脾和胃,使补气之品补而不壅,有利于脾胃运化;山楂活血化瘀,兼能消食和胃,五药共为佐药。马钱子于大队补气健脾、补肾益精药中,取其"开通经络,透达关节"之力,以利药效发挥,兼有止痛之功,故为佐使。全方具有益气补肾,健脾和胃,养心安神之效。

【剂型规格】胶囊剂,每粒装约 0.4g(相当于原药材 2.18g)。口服液,每支装①10ml;②20ml;③100ml(每 10ml 相当于总药材 6.53g)。

【功能主治】益气补肾,健脾和胃,养心安神。用于头晕耳鸣,视减听衰,失眠健忘,食欲不振,腰膝酸软,心慌气短,中风后遗症;对脑功能减退,冠状血管疾患,脑血管栓塞及脱发也有一定作用。

【用法用量】口服。胶囊,一次 3 粒,一日 2 次。口服液,一次 10~20ml,一日 2 次。

【不良反应】有报道出现活动增多、情感忧郁、失眠、嗜睡、口干、鼻塞、视力模糊、恶心呕吐、血压降低、心动过速、头昏、食欲减退、肥胖、乏力等不良反应 [中国医药导报,2006,3(23):147]。

【注意事项】运动员慎用。

【特别提示】本品为参保人员住院使用时由基本医疗保险统筹基金按规定支付,门诊使用时由职工基本医疗保险个人账户支付的药品。

舒眠片(胶囊)[乙类]

【药物组成】酸枣仁(炒)、柴胡(酒炒)、白芍(炒)、合欢花、合欢皮、僵蚕(炒)、蝉蜕、灯心草。

【方　　解】方中酸枣仁安神敛汗、养心益肝;柴胡透表泄热、升举阳气、疏肝解郁;合欢皮和合欢花柔肝养血、解郁安神;蝉蜕和僵蚕则祛痰息风;白芍养血止痛、平抑肝阳;灯心草清热利湿、通利小便。共达疏肝解郁、养血柔肝、宁心安神之功效。

【剂型规格】片剂,每片重 0.48g;胶囊剂,每粒装 0.4g。

【功能主治】疏肝解郁,宁心安神。用于肝郁伤神所致的失眠症,症见失眠多梦,精神抑郁或急躁易怒,胸胁苦满或胸膈不畅,口苦目眩,舌边尖略红,苔白或微黄,脉弦。

【用法用量】晚饭后临睡前口服。片剂,一次 3 片,一日 2 次。胶囊,一次 3 粒,一日 2 次。

【不良反应】少数病人服药后出现胃部不适。

【注意事项】①对阴虚阳亢及痰瘀蕴阻的失眠忌用；②注意避免精神刺激、酗酒、过度疲劳；睡前避免摄食过量，不参加导致过度兴奋的活动等。

第二十四节　出血证类药

十灰散（丸）【乙类】

【药物组成】大蓟、小蓟、茜草、栀子、牡丹皮、棕榈、侧柏叶、白茅根、大黄、荷叶。

【方　解】方中用小蓟、荷叶、茜草、侧柏叶、白茅根制炭，凉血止血；棕榈炭收敛止血；大黄炭与栀子炭清热泻火，火降血止，寓釜底抽薪之意；以牡丹皮炭凉血祛瘀，凉血止血而不留瘀。综观全方，均为炭药，目的在于加强止血的作用。本品凉血与清降并用，止血与化瘀并用，实为急救止血的良方。虽然止血作用较强，但属治标之品。

【剂型规格】散剂，每瓶装 3g；丸剂，每 30 丸重 1g。

【功能主治】凉血止血。用于男妇吐血，血崩及一切血出不止诸症。

【用法用量】温开水冲服。散剂，一次 3~9g，一日 1~2 次。丸剂，一次 3~9g，一日 1~2 次。

三七片（胶囊）【甲类】

【药物组成】三七。

【剂型规格】片剂，每片含三七①0.25g（小片）；②0.5g（大片）。胶囊剂，每粒装 0.3g。

【功能主治】散瘀止血，消肿止痛。用于咯血，吐血，衄血，便血，崩漏，外伤出血，胸腹刺痛，跌仆肿痛。

【用法用量】口服。小片：一次 4~12 片，大片：一次 2~6 片，一日 3 次。胶囊，一次 3~5 粒，一日 1~2 次。

【不良反应】口舌发麻、发硬、浑身汗出、心率减慢、四肢冰冷、眼前出现重影 [中国中药杂志，1995，20（8）：507]、口舌发麻、浑身汗出、四肢发冷、心率减慢 [浙江中西医结合杂志，2001，11（3）：181]、致手术创面出血 2 例 [辽宁药物与临床，2002，5（增刊）：63]、致荨麻疹型药疹及腹痛 1 例 [现代中西医结合杂志，2000，9（15）：1495]、过敏性休克 2 例 [药物不良反应杂志，2003，5（4）：283]、[临床误诊误治，2009，22（10）：100]、药疹 3 例 [江苏中医，1994，15（2）：19]、荨麻疹样药疹 1 例 [皮肤病与性病，2001，23（3）：61]、球结膜溢血及鼻出血 2 例 [江苏中医，1996，17（2）：29]

【注意事项】①孕妇忌服，肝肾功能异常者禁用；②忌生冷、油腻食物；③如出血较多或不止者，应及时去医院就诊。

【特别提示】本品为参保人员住院使用时由基本医疗保险统筹基金按规定支付，门诊使用时由职工基本医疗保险个人账户支付的药品。

三七血伤宁散（胶囊）【乙类】

【药物组成】三七、重楼、制草乌、大叶紫珠、山药、黑紫藜芦、冰片。

【方　解】方中以三七止血化瘀，疗伤止痛；大叶紫珠清热解毒，止血散瘀，共为君药。重楼清热解毒，消肿止痛；冰片清热止痛，共为臣药。制草乌、黑紫藜芦温经止痛，山药补肺脾肾，培补正气，共为佐药。诸药合用，共奏止血镇痛、祛瘀生新之效。

【剂型规格】散剂,每瓶装 4g,内装 1 粒保险子。胶囊剂,每粒装 0.4g。每 100 丸保险子重 4g。每 10 粒胶囊配装 1 丸保险子。

【功能主治】止血镇痛,祛瘀生新。用于瘀血阻滞、血不归经所致的咯血、吐血、月经过多、痛经、闭经、外伤出血、痔疮出血;胃及十二指肠溃疡出血、支气管扩张出血、肺结核咯血、功能性子宫出血。

【用法用量】散剂,用温开水送服,一次 0.3~0.5g(重症者 0.8g),一日 3 次,每隔 4 小时服一次,初服者若无副作用,可如法连服多次;小儿 2~5 岁一次 0.03~0.05g,五岁以上一次 0.05~0.08g。跌打损伤较重者,可先用酒送服 1 粒保险子。瘀血肿痛者,用酒调和药粉,外擦患处。胶囊剂,温开水送服。一次 1 粒(重症者 2 粒),一日 3 次,每隔 4 小时服一次,初服者若无副作用,可如法连服多次;小儿 2~5 岁一次 1/10 粒,5 岁以上一次 1/5 粒。跌打损伤较重者,可服 1 粒保险子。瘀血肿痛者,用酒调和药粉,外擦患处。如外伤皮肤破或外伤出血,只需内服。

【注意事项】①轻伤及其他病症患者忌服保险子;②服药期间忌食蚕豆、鱼类和酸冷食物;③孕妇忌服。

云南白药(片、胶囊)[甲类]

【药物组成】三七、独角莲等(保密方)。

【剂型规格】散剂,每瓶装 4g,保险子 1 粒;片剂,每素片重 0.35g;胶囊剂,每粒装 0.25g。

【功能主治】化瘀止血,活血止痛,解毒消肿。用于跌打损伤,瘀血肿痛,吐血、咳血、便血、痔血、崩漏血下,手术出血,疮疡肿毒及软组织挫伤,闭合性骨折,支气管扩张及肺结核咳血,溃疡病出血,以及皮肤感染性疾病。

【用法用量】口服,刀、枪、跌打诸伤,无论轻重,出血者用温开水送服;瘀血肿痛未出血者用酒送服;妇科各症,用酒送服;但月经过多、红崩,用温水送服。毒疮初起,服 0.25g,(胶囊剂服 1 粒),另取药粉,用酒调匀,服患处,如已化脓,只需内服。其他内出血各症均可内服。

散剂,一次 0.25~0.5g;片剂,一次 1~2 片,一日 4 次(2~5 岁按 1/4 剂量服用;6~12 岁按 1/2 剂量服用);胶囊剂,一次 1~2 粒,一日 4 次(2~5 岁按 1/4 剂量服用;6~12 岁按 1/2 剂量服用)。

凡遇较重的跌打损伤可先服保险子一粒,轻伤及其他病症不必服。

【不良反应】有致过敏反应的报道,轻者表现为荨麻疹,重者可有过敏性休克[江苏中医,1991,1(31):15]、长期使用可发生血小板减少[中西医结合杂志,1991,3(10):166];溶血[中成药,1995,17(4):52]过量可能发生毒副反应,如急性肾功衰,心律失常,血压降低,不全流产,急性咽喉炎[实用医学杂志,1995,11(12):806]、上消化道出血[海峡医学,1996,8(3):59]、过敏性休克,皮疹,胃出血,恶心呕吐,急性肾功能衰竭,尿失禁,血尿,心血管房室传导阻滞,溶血,急性咽喉炎,创面炎症[中国药房,2013,24(40):3817]等,有过量服用致中毒死亡的病例报告。

【注意事项】①孕妇禁用;②过敏体质者慎用;③对本药有过敏史、中毒史者禁用,伴严重心律失常者禁用;④服药一日内,忌食蚕豆、鱼类及酸冷食物;⑤服药后感上腹部不适、恶心者,应减量或停服。

云南红药胶囊[乙类]

【药物组成】三七、重楼、制黄草乌、紫金龙、玉葡萄根、滑叶跌打、大麻药、金铁锁、西南黄芩、石菖蒲。

【方　　解】方中三七内含有三七总皂苷、黄酮苷、生物碱等有效成分,可刺激局部血管收缩,降低血管通透性和脆性,增加血小板数量和功能,从而起到止血、修复黏膜的作用,并对内脏疼痛有止痛作用。重楼具有解毒作用。紫金龙止痛降压止血,可治疗各种疼痛、高血压、血崩、内伤出血和跌打消炎止血、镇痛祛瘀,可用于治疗消化道出血、胃痛、外伤出血及风湿痛。玉葡萄根、大麻药有镇痛、消肿止血的作用,可用治疗风湿跌打损伤、骨折外伤出血等。滑叶跌打、金铁锁可除风湿止痛、止血,治风湿麻痹、胃疼、外伤出血、跌打损伤。制黄草乌祛风散寒、除湿止痛。西南黄芩泻实火、除湿热、止血,治疗热、烦、渴、肺热咳嗽、湿热、黄疸、恶液、疸浊大疮。石菖蒲开窍、理气活血、散风祛湿,治疗心胸烦闷、胃痛、腹痛、风寒湿痹、痈疽肿毒、跌打损伤。诸药合用,具有协同作用,可以更好地达到止痛、止血、消肿的目的。

【剂型规格】胶囊剂,每粒装 0.25g。

【功能主治】止痛镇痛,活血散瘀,祛风除湿。用于胃溃疡出血,支气管扩张咯血,功能性子宫出血,月经过多,眼底出血,眼结膜出血,鼻衄,痔疮出血,软组织挫伤,风湿性关节炎,风湿性腰腿痛等。

【用法用量】口服。一次 2~3 粒,一日 3 次。

【不良反应】文献报道有引起过敏反应 1 例 [中国误诊学杂志, 2007, 7 (6): 1417]。

【注意事项】①服后一日内,忌食蚕豆、荞、酸冷及鱼类;②孕妇忌服;③血小板减少性紫癜及血液病引起的出血性疾病禁用。

止血镇痛胶囊[乙类]

【药物组成】独一味。

【剂型规格】胶囊剂,每粒装 0.35g。

【功能主治】止血镇痛,化瘀消肿。用于计划生育术后,(安、取节育环,人工流产)出血,痛经,功能性子宫出血及跌打损伤,骨折,腰部扭伤疼痛。

【用法用量】口服,一次 2~3 粒,一日 3 次。

【注意事项】孕妇慎用。

致康胶囊[乙类]

【药物组成】大黄、黄连、三七、白芷、阿胶、龙骨(煅)、白及、醋没药、海螵蛸、茜草、龙血竭、甘草、珍珠、冰片。

【方　　解】方中大黄、黄连泻热凉血止血,三七、阿胶、龙血竭、没药养血止血散瘀,龙骨(煅)、白及、海螵蛸收敛固涩止血,茜草、白芷、珍珠、冰片祛腐生肌凉血;甘草调和药性。诸药相合,共奏清热凉血止血、化瘀生肌定痛之功。

【剂型规格】胶囊剂,每粒装 0.3g。

【功能主治】清热凉血止血,化瘀生肌定痛。用于创伤性出血,崩漏、呕血及便血等。

【用法用量】口服。一次 2~4 粒,一日 3 次;或遵医嘱。

【注意事项】①孕妇禁服;②过敏体质者慎用。

荷叶丸[乙类]

【药物组成】荷叶、藕节、大蓟炭、小蓟炭、知母、黄芩炭、地黄 (炭)、棕榈炭、栀子 (焦)、茅根炭、玄参、白芍、当归、香墨。

【方　　解】方中荷叶味苦、涩,性平,功能凉血止血,为君药。藕节、大蓟炭、小蓟炭、白茅根凉血止血;棕榈炭收敛止血,栀子、知母、黄芩清热泻火,折其上逆之势,使火降而血自止,辅助君药加强凉血止血之功,故为臣药。地黄、玄参清热养阴,凉血止血;当归、白芍补血,与君臣药配伍,止血补血共用,标本兼顺;香墨可加强清热凉血止血之功,共为佐药。诸药合用,共奏凉血止血之功。

【剂型规格】大蜜丸,每丸重 9g。

【功能主治】凉血止血。用于血热所致的咯血、衄血、尿血、便血、崩漏。

【用法用量】口服。一次 1 丸,一日 2~3 次。

【注意事项】①服用前应除去蜡皮、塑料球壳;②本品可嚼服,也可分份吞服。

断血流片(胶囊、颗粒、口服液)[乙类]

【药物组成】断血流。

【剂型规格】薄膜衣片,每片重 0.35g。胶囊剂,每粒装 0.35g。颗粒剂,①每袋装 10g;②每袋装 6.5g。口服液,每支装 10ml。

【功能主治】凉血止血。用于血热妄行所致的月经过多、崩漏、吐血、衄血、咯血、尿血、便血、血色鲜红或紫红;功能失调性子宫出血、子宫肌瘤出血及多种出血症、单纯性紫癜、原发性血小板减少性紫癜见上述证候者。

【用法用量】口服。片剂,一次 3~6 片,一日 3 次。胶囊,一次 3~6 粒,一日 3 次。颗粒,一次 1 袋,一日 3 次。口服液,一次 10ml,一日 3 次。

【注意事项】①妊娠期出血禁用;暴崩者和糖尿病患者慎用;②本品适用于血热妄行所致的出血,脾虚证、肾虚证、血瘀证者禁用;③胃肠道疾病、脾胃虚寒者慎用或减少服量;④本品不属于治疗大出血的药物、临床出现大出血者注意综合治理措施。

维血宁(颗粒、合剂)[乙类]

【药物组成】生地黄、虎杖、炒白芍、仙鹤草、熟地黄、鸡血藤、墨旱莲、太子参。

【方　　解】方中熟地黄滋阴养血,生地黄清热凉血,以奏养阴凉血之效,共为君药。白芍滋阴养血,太子参补气养血,以增强君药养血之功,仙鹤草收敛止血,共为臣药。鸡血藤补血活血,虎杖清热散瘀,血止而不留瘀;墨旱莲滋阴清热,凉血止血,共为佐药。诸药合用,共奏滋阴养血、清热凉血之功。

【剂型规格】颗粒剂,每袋装①20g;②8g(无蔗糖)。糖浆剂,每瓶装①25ml;②200ml。合剂,每瓶装①25ml;②150ml;③180ml;④250ml。

【功能主治】滋阴养血,清热凉血。用于阴虚血热所致的出血;血小板减少症见上述证候者。

【用法用量】口服。颗粒剂,开水冲服,一次 1 袋,一日 3 次。合剂,一次 25~30ml,一日 3 次;小儿酌减或遵医嘱。

【不良反应】服用本品偶有血糖、血压升高、兴奋失眠、体质量增加、消化性溃疡出血[现代中西医结合杂志,2014,6(5):2122]。

【注意事项】①孕妇慎用;②气不摄血的出血证慎用;③感冒者慎用,以免表邪不解。

【特别提示】本品为参保人员住院使用时由基本医疗保险统筹基金按规定支付,门诊使用时由职工基本医疗保险个人账户支付的药品。

紫地宁血散[乙类]

【药物组成】大叶紫珠、地稔。

【方　　解】方中大叶紫珠味苦辛,性平,散瘀止血,解毒止痛。地稔味甘微涩,性稍凉,清热解毒,收涩、化瘀止血。两药共奏清热凉血,收敛止血之效。

【剂型规格】散剂,每瓶装 4g。

【功能主治】清热凉血,收敛止血。用于胃中积热所致吐血、便血;胃及十二指肠溃疡出血见上述证候者。

【用法用量】口服。一次 8g,一日 3~4 次。

【注意事项】①孕妇慎用;②本品清热凉血,阴虚火旺出血者慎用,症见咽干口燥,心烦易怒,夜寐多梦等;③服药期间忌食辛辣油腻之品。

裸花紫珠片(胶囊、颗粒)[乙类]

【药物组成】裸花紫珠干浸膏。

【剂型规格】片剂,每片含干浸膏 0.5g。胶囊剂,①每粒装 0.3g(含干浸膏 0.2g);②每粒装 0.4g(含干浸膏 0.3g);③每粒装 0.33g(含干浸膏 0.33g)。颗粒剂,每袋装 3g(含干浸膏 0.8g)。

【功能主治】清热解毒,收敛止血。用于血热毒盛所致的呼吸道、消化道出血及细菌感染性炎症。

【用法用量】口服。片剂,一次 2 片,一日 3 次。胶囊,一次 3~5 粒(规格①)、一次 2~3 粒(规格②),一日 3~4 次或一次 3 粒(规格③),一日 3 次。颗粒,一次 1 袋,一日 3~4 次。

第二十五节　癫狂痫症类药

全天麻片(胶囊)[乙类]

见第一章第八节眩晕类药 "全天麻片(胶囊)[乙类]" 项下内容。

桂芍镇痫片[乙类]

【药物组成】桂枝、白芍、党参、半夏(制)、柴胡、黄芩、甘草、生姜、大枣。

【方　　解】柴胡为少阳胆经之药,亦入肝经,能清胆疏肝,为君药。臣以白芍入肝、脾、肺三经,能泻肝火、缓肝气、养血、敛阴、柔肝;党参补脾益气、生津;大枣安神养血。佐以桂枝温中散寒;生姜发表散寒;半夏燥湿化痰;黄芩清热解毒。甘草清热解毒兼调和诸药为使药。诸药合用,共奏镇静、止痉、扶正固本之效。

【剂型规格】薄膜衣片,每片重 0.32g。

【功能主治】调和营卫,清肝胆。用于治疗各种发作类型的癫痫。

【用法用量】口服。一次 6 片,一日 3 次。

痫愈胶囊[乙类]

【药物组成】黄芪、党参、丹参、柴胡、酸枣仁、远志、天麻、钩藤、石菖蒲、胆南星、当归、僵蚕、六神曲、郁金、甘草、白附子(制)。

【方　　解】方中黄芪补气升阳,行滞通痹。党参健脾益肺,养血生津。丹参活血祛瘀,通经止痛。柴胡疏肝解郁,升举阳气。酸枣仁养心安神,敛汗,生津。天麻、钩藤平肝息风。石菖蒲、远志化痰开窍安神。胆南星清热化痰,息风定惊。当归补血和血。僵蚕息风止痉,祛风止痛。六神曲消食调中,健脾和胃。郁金凉血破瘀。附子回阳救逆,补火助阳。甘草健脾益气,调和诸药。诸药合用,共奏豁痰开窍、安神定惊、息风解痉之功。

【剂型规格】胶囊剂,每粒装 0.4g。

【功能主治】豁痰开窍,安神定惊,息风解痉。用于风痰闭阻所致的癫痫抽搐,小儿惊风,面肌痉挛。

【用法用量】口服。一次 5 粒,一日 3 次。

【不良反应】有报道 1 例患者在服用痫愈胶囊后 20 天左右出现手部皮肤瘙痒,停用后症状减轻,考虑可能为痫愈胶囊所致。另外有轻度不良反应存在,包括:嗜睡、头晕各 2 例,头痛、皮肤瘙痒、烦躁、胃痛、恶心、口干各 1 例,均出现在服用痫愈胶囊的早期,随后自行消失。[医学综述, 2015, 21 (6): 1102]。

【注意事项】孕妇忌服。

礞石滚痰丸[甲类](片)[乙类]

【药物组成】金礞石(煅)、沉香、黄芩、熟大黄。

【方　　解】以金礞石为君,辛寒而燥,下气除痰,善能攻坠积伏之顽痰,平肝镇惊。大黄荡热去实,涤积除陈,开下行之路。黄芩苦寒,泻肺凉心,清上焦之火,两药用量颇重,清上导下,以除痰热之源,共为臣药。沉香降逆下气,以符治痰顺气之旨,而导诸药下行,以为佐药。方中咸苦寒凉药为主,辛温大热之药为佐,能降能泄,能升能散,善泻火郁,驱顽痰,药性峻捷,故名"滚痰"。四药配伍,逐痰积、除火热,共奏逐痰散结、降火通便之效。

【剂型规格】水泛丸,每袋(瓶)装 6g;片剂,每片 0.32g。

【功能主治】逐痰降火。用于痰火扰心所致的癫狂惊悸,或喘咳痰稠,大便秘结。

【用法用量】口服。水泛丸,一次 6~12g,一日 1 次。片剂,一次 8 片,一日 1 次。

【注意事项】①本方攻逐之力峻猛、非痰热实证者忌用、体虚及孕妇忌用、小儿虚寒成惊者忌用;②本方药性峻猛,易耗损气血,病除即止,切勿久服过量。视下物多少而定服药用量。

癫痫康胶囊[乙类]

【药物组成】天麻、石菖蒲、僵蚕、胆南星、川贝母、丹参、远志、全蝎、麦冬、淡竹叶、生姜、琥珀、人参、冰片、人工牛黄。

【方　　解】方中天麻息风止痉,平抑肝阳,祛风通络;石菖蒲开窍豁痰,醒神益智,化湿开胃;僵蚕息风止痉,化痰散结;胆南星清热化痰,息风止痉,四药共为君药。丹参活血凉血,清心除烦;人参大补元气,补脾益肺,生津安神;人工牛黄、冰片清热化痰,开窍醒神,息风止痉;远志祛痰开窍,宁心安神;琥珀镇惊安神;全蝎息风止痉,通络散结,共为臣药。川贝母清热化痰散结;麦冬、淡竹叶养阴生津,清心除烦;生姜温中止呕,共为佐使药。诸药相合,共奏镇惊熄风、化痰开窍之功。

【剂型规格】胶囊剂,每粒装 0.3g。

【功能主治】镇惊熄风,化痰开窍。用于癫痫风痰闭阻,痰火扰心,神昏抽搐,口吐涎沫者。

【用法用量】口服。一次 3 粒,一日 3 次。

癫痫平片【乙类】

【**药物组成**】石菖蒲、僵蚕、全蝎、蜈蚣、石膏、白芍、煅磁石、煅牡蛎、猪牙皂、柴胡、硼砂。

【**方　　解**】方中石菖蒲开窍豁痰,醒神益智,化湿开胃;僵蚕、全蝎、蜈蚣祛风解痉,化痰散结;硼砂清肺化痰;牡蛎、磁石平肝潜阳,镇惊安神;猪牙皂祛痰开窍,散结消肿;柴胡和解表里,疏肝解郁;白芍平肝止痛,敛阴止汗;石膏清热泻火,除烦止渴。诸药合用,共奏豁痰开窍、平肝清热、息风定痫的功效。

【**剂型规格**】片剂,每片重 0.3g。

【**功能主治**】豁痰开窍,平肝清热,息风定痫。用于风痰闭阻所致癫痫。

【**用法用量**】口服。一次 5~7 片,一日 2 次,小儿酌减或遵医嘱。

【**注意事项**】孕妇忌服。

第二章　外科用药

第一节　痈疡类药

九一散[乙类]

【药物组成】石膏（煅）、红粉。

【方　　解】方中煅石膏清热解毒，敛疮生肌，为君药。红粉拔毒排脓，祛腐生肌，为臣药。二药配伍，敛疮而不留邪，祛腐而不伤正，共奏提脓排毒、去腐生肌之功。

【剂型规格】散剂，每瓶装1.5g。

【功能主治】提脓拔毒，去腐生肌。用于热毒壅盛所致的溃疡，症见疮面鲜活、脓腐将尽。

【用法用量】外用，取本品适量均匀撒于患处，对深部疮口及瘘管，可用含本品的纸捻条插入，疮口表面可用油膏或敷料盖贴。每日换药1次或遵医嘱。

【注意事项】①肿疡未溃者禁用；②服药期间忌食辛辣、油腻、海鲜等食品；③本品含红粉，不可久用；④本品专供外用，不可入口；⑤凡肌薄无肉处不能化脓，或仅有稠水者忌用。

小败毒膏[乙类]

【药物组成】蒲公英、大黄、黄柏、赤芍、金银花、乳香（醋炙）、木鳖子（打碎）、陈皮、天花粉、白芷、当归、甘草。

【方　　解】方中蒲公英、金银花清热解毒，消痈散结为主；辅以黄柏、天花粉、白芷燥湿排脓；佐以大黄泄热通便，当归、赤芍、木鳖子活血止痛，陈皮理气和中，乳香化腐生肌；以甘草调和诸药，并有清热解毒之功。众药配合，共奏清热解毒、消肿止痛之效。

【剂型规格】煎膏剂，每袋装10g。

【功能主治】清热解毒，消肿止痛。用于湿热蕴结，热毒壅盛引起的疮疡初起红肿硬痛，风湿疙瘩，周身刺痒，乳痈胀痛，大便燥结。

【用法用量】口服，一次10~20g，一日2次。

【注意事项】孕妇忌服，忌食辛辣食物。

【特别提示】本品为参保人员住院使用时由基本医疗保险统筹基金按规定支付，门诊使用时由职工基本医疗保险个人账户支付的药品。

牛黄醒消丸[乙类]

【药物组成】人工牛黄、人工麝香、乳香（制）、没药（制）、雄黄。

【方　　解】方中牛黄清热解毒、消痈止痛,为君药。麝香芳香走窜,通络消肿,为臣药。佐以乳香、没药行气活血,祛瘀止痛。雄黄解毒消肿止痛,为使药。全方共奏清热解毒、活血祛瘀、消肿止痛之功。

【剂型规格】丸剂,每瓶装 3g。

【功能主治】清热解毒,消肿止痛。用于痈疽发背,瘰疬流注,乳痈乳岩,无名肿毒。

【用法用量】用温黄酒或温开水送服,一次 3g,一日 1~2 次;患在上部,临睡前服;患在下部,空腹时服。

【注意事项】①孕妇忌服;②运动员慎用。

六神凝胶[乙类]

【药物组成】麝香、牛黄、蟾蜍、冰片、珍珠、雄黄。

【方　　解】方中牛黄清热解毒、化痰散结,珍珠清肝解热、消毒生肌,雄黄、蟾酥解毒,消肿、止痛,麝香、冰片芳香走窜,善散郁火热毒。诸药配伍,共奏清热解毒、消肿止痛之功。

【剂型规格】凝胶剂,每支装 10g。

【功能主治】清热解毒,消炎止痛。用于痈疡疔疮,乳痈发背,小儿热疖,无名肿毒。

【用法用量】外搽在皮肤红肿处。一日 1g,分数次搽敷,直至肿退为止。

【注意事项】①如红肿已将出脓或已穿烂,切勿再敷;②运动员慎用;③孕妇忌服。

龙珠软膏[乙类]

【药物组成】人工麝香、硼砂、炉甘石(煅)、冰片、人工牛黄、珍珠(制)、琥珀、硇砂。

【方　　解】方中以炉甘石收湿敛疮,为君药。冰片、人工牛黄、人工麝香清热活血,消肿止痛,防腐止痒,珍珠收敛生肌,为臣药。佐以硼砂、硇砂、琥珀消瘀破积,解毒防腐。诸药合用,共奏清热解毒、消肿止痛、祛腐生肌之功效。

【剂型规格】软膏剂,①每支装 10g;②每支装 15g。

【功能主治】清热解毒,消肿止痛,祛腐生肌。用于热毒蕴结所致的疖、痈。

【用法用量】外用。取适量药膏涂抹患处或摊于纱布上贴患处,一日 1 次,溃前涂药宜厚,溃后涂药宜薄。

【不良反应】有文献报道,用药过程中,出现皮肤瘙痒,但皮肤无红肿,继续用药,瘙痒消除 [山东中医杂志, 2013, 32 (12): 888]。

【注意事项】①孕妇禁用;②疮疡阴证者禁用;③不可久用,不可内服;④若用药后出现皮肤过敏需及时停用;⑤忌食辛辣、油腻食物及海鲜等发物。

生肌玉红膏[乙类]

【药物组成】轻粉、紫草、白芷、当归、血竭、甘草、虫白蜡。

【方　　解】方中轻粉祛腐生肌,为君药。紫草解毒消肿,白芷排脓止痛,当归、血竭活血化瘀,生肌止痛,为臣药。甘草清热解毒,调和药性,为佐使药。诸药合用,共奏解毒、祛腐、生肌之功效。

【剂型规格】软膏剂,每盒装 12g。

【功能主治】解毒消肿,生肌止痛。用于疮疡肿痛,乳痈发背,溃烂流脓,浸淫黄水。

【用法用量】疮面洗清后外涂本膏,一日 1 次。

【不良反应】有报道使用本品致过敏性药疹 [中医外治杂志, 2011, 20 (1): 11]。

【注意事项】①孕妇慎用;②溃疡脓腐未清者慎用;③若用药后出现皮肤过敏反应需及时停用;④不可内服,不可久用;⑤忌食辛辣、油腻食物及海鲜等发物。

生肌散[乙类]

【药物组成】象皮(滑石烫)、乳香(醋炙)、没药(醋炙)、血竭、儿茶、冰片、龙骨(煅)、赤石脂。

【方　解】方中赤石脂活血,象皮止血生肌为君药。辅以乳香调气活血兼止痛,没药定痛敛疮,血竭止血生肌敛疮,儿茶、龙骨、海螵蛸收湿敛疮,赤石脂收湿敛疮、生肌,冰片清热止痛、防腐止痒。诸药合用,共奏解毒生肌之功。

【剂型规格】散剂,每瓶装 3g。

【功能主治】解毒生肌。用于疮疖久溃,腐肉不生,久不收口。

【用法用量】外用。取本品少许,薄撒于患处。

【注意事项】①肿疡未溃、溃疡腐肉未尽者禁用;②若用药后出现皮肤过敏反应需及时停用;③不可内服;④忌食辛辣、油腻食物及海鲜等发物。

外用紫金锭[乙类]

【药物组成】山慈菇、朱砂(水飞)、五倍子、雄黄(水飞),红大戟(醋制)、麝香、穿心莲、千金子、三七、冰片、丁香罗勒油。

【方　解】方中五倍子解毒敛疮止血;千金子、山慈菇、麝香、冰片、朱砂、雄黄解毒敛疮;红大戟、穿心莲、三七清热、活血散结、辟秽解毒、消肿止痛、止痒。诸药合用,共奏解毒、消炎之效。

【剂型规格】锭剂,每锭重 0.25g(含生药 0.16g)。

【功能主治】解毒,消炎。用于痈疽疮毒,虫咬损伤,无名肿毒。

【用法用量】外用。洗净患处,将药锭研碎,用温水或白醋调敷。

如意金黄散[甲类]

【药物组成】姜黄、大黄、黄柏、苍术、厚朴、陈皮、甘草、生天南星、白芷、天花粉。

【方　解】方中黄柏、大黄清热燥湿,泻火解毒,二味共为君药。姜黄破血通经,消肿止痛,白芷、天花粉燥湿消肿,排脓止痛,以加强君药解毒消肿之效,为臣药。陈皮、厚朴燥湿化痰、行滞消肿,苍术燥湿辟秽,天南星燥湿散结、消肿止痛,为佐药。甘草清热解毒,调和药性,为使药。诸药合用,共收清热解毒、消肿止痛之功效。

【剂型规格】散剂,每袋装①3g;②6g;③9g;④15g。

【功能主治】清热解毒,消肿止痛。用于热毒瘀滞肌肤所致疮疡肿痛、丹毒流注,症见肌肤红、肿、热、痛,亦可用于跌打损伤。

【用法用量】外用。红肿,烦热,疼痛,用清茶调敷;漫肿无头,用醋或葱酒调敷;亦可用植物油或蜂蜜调敷。一日数次。

【不良反应】有报道,外敷本品产生过敏性皮疹。天南星对皮肤尚有一定的刺激性。口服本品,少数病人在服用初期有轻度腹泻,但肝肾功能、血象及心电图等均无明显异常[现代中成药手册. 北京:中国中医药出版社,2001:738]。另有文献报道,本品外敷引起过敏反应[中医外治杂志,1995(1):44;中国药物应用与监测,2008,5(1):17]。

【注意事项】①疮疡阴证者禁用;②本品含生天南星、大黄、天花粉,孕妇慎用;③外用药,不可内服;④外敷面积最好超出肿胀范围,且中间留孔,以利透气,使肿势集中。

西黄丸(胶囊)[乙类]

【药物组成】牛黄、人工麝香、醋乳香、醋没药。

【方　解】方中牛黄清心退热、化痰通窍;麝香芳香辛窜,通经络、散结滞、辟恶毒、除秽浊;牛黄制麝香香辛窜助火之弊,麝香助牛黄化痰散结之功。乳香、没药活血化瘀散结。众药合用,共奏清热解毒、和营消肿之功。

【剂型规格】水丸,每20丸重1g;胶囊剂,每粒装0.25g。

【功能主治】清热解毒,消肿散结。用于热毒壅结所致的痈疽疔毒、瘰疬、流注、癌肿。

【用法用量】口服。丸剂,一次3g,一日2次。胶囊,一次4~8粒,一日2次。

【不良反应】口服有引起药物性皮炎1例[中国中药杂志,1996,21(5):289]。

【注意事项】①不宜久服;②有虚火者不宜,临床表现为咽喉干痛,口腔溃疡,牙齿疼痛、出血,心烦少寐等;③孕妇禁用。

【特别提示】限恶性肿瘤。

阳和解凝膏[乙类]

【药物组成】鲜牛蒡草(或干品)、鲜凤仙透骨草(或干品)、生川乌、桂枝、大黄、当归、生草乌、生附子、地龙、僵蚕、赤芍、白芷、白蔹、白及、川芎、续断、防风、荆芥、五灵脂、木香、香橼、陈皮、肉桂、乳香、没药、苏合香、人工麝香。

【方　解】方中肉桂、生附子、生川乌和草乌属大辛大热药物,以温经散寒,化湿止痛,振奋脾肾阳气;牛蒡草、荆芥、防风、白芷、鲜凤仙透骨草、乳香、没药、五灵脂、大黄、当归、赤芍、川芎、续断、桂枝、地龙、僵蚕活血散瘀,化痰散结;麝香、苏合香、木香、香橼、陈皮消肿散结,行气化痰,辟秽止痛;白蔹、白及消肿解毒,敛疮生肌。诸药合用,共奏温阳化湿、消肿散结之功。

【剂型规格】膏药,每张净重①1.5g;②3g;③6g;④9g。

【功能主治】温阳化湿,消肿散结。用于脾肾阳虚、痰瘀互结所致的阴疽、瘰疬未溃、寒湿痹痛。

【用法用量】外用。加温软化,贴于患处。

【不良反应】偶见皮肤潮红及药疹,停药后可消失。

【注意事项】①本品性偏温热,疮疡阳证者慎用;②本品含有毒、活血药物,孕妇慎用。

【特别提示】本品为参保人员住院使用时由基本医疗保险统筹基金按规定支付,门诊使用时由职工基本医疗保险个人账户支付的药品。

连翘败毒丸(片、膏)[甲类]

见第一章第十九节实火热毒证类药"连翘败毒丸(片、膏)[甲类]"项下内容。

抗骨髓炎片[乙类]

【药物组成】金银花、蒲公英、地丁、半枝莲、白头翁、白花蛇舌草。

【方　解】方中金银花清热解毒,凉血消肿,为君药。蒲公英、半枝莲、地丁、白花蛇舌草、白头翁可加强君药清热解毒、散结消肿之功效,合为臣药。诸药合用,共奏清热解毒、散瘀消肿之效。

【剂型规格】片剂,每素片重0.4g(相当于原药材3g)。

【功能主治】清热解毒,散瘀消肿。用于热毒血瘀所致附骨疽,症见发热、口渴,局部红肿、疼痛、流脓;骨髓炎见上述证候者。

【用法用量】口服,一次 8~10 片,一日 3 次;或遵医嘱,儿童酌减。

【注意事项】孕妇慎用。

拔毒膏[乙类]

【药物组成】金银花、连翘、大黄、桔梗、地黄、栀子、黄芩、黄柏、赤芍、当归、川芎、白芷、白蔹、木鳖子、蓖麻子、玄参、苍术、蜈蚣、樟脑、穿山甲、没药、乳香、血竭、儿茶、轻粉、红粉。

【方　　解】方中金银花、连翘清热解毒,大黄、栀子清热凉血解毒,共为君药。黄芩、黄柏苦寒泻火解毒,木鳖子、蜈蚣、穿山甲、当归、川芎、赤芍、乳香、没药、血竭、儿茶活血解毒,散结止痛,轻粉、红粉、樟脑解毒化腐生肌,共为臣药。佐以苍术、白芷、白蔹燥湿收敛排脓,玄参、地黄养血滋阴,桔梗、蓖麻子解毒消肿,拔毒排脓。诸药相合,共奏清热解毒、活血消肿之功。

【剂型规格】膏剂,每块重 0.5g。

【功能主治】清热解毒,活血消肿。用于热毒瘀滞肌肤所致的疮疡,症见肌肤红、肿、热、痛,或已成脓。

【用法用量】加热软化,贴于患处。隔日换药一次,溃脓时每日换药一次。

【注意事项】①疮疡阴证者禁用,肿疡未成脓者禁用。孕妇慎用;②用药期间忌食辛辣、油腻、海鲜等食品;③本品为外用药,不可内服;④溃疡创面不宜外用;⑤本品含红粉、轻粉、木鳖子,不可久用。

拔毒生肌散[乙类]

【药物组成】黄丹、红粉、轻粉、龙骨(煅)、炉甘石(煅)、石膏(煅)、冰片、虫白蜡。

【方　　解】方中黄丹拔毒祛腐,排脓生肌,为君药。红粉解毒止痒,收敛生肌;轻粉攻毒杀虫,生肌敛疮,共为臣药。佐以龙骨、炉甘石收湿敛疮,虫白蜡生肌敛疮,煅石膏清热收敛,冰片清热止痛,防腐止痒。诸药合用,共奏拔毒生肌之功。

【剂型规格】散剂,每瓶装 3g。

【功能主治】拔毒生肌。用于溃疡阳证已溃,脓腐未清,久不生肌。

【用法用量】外用适量。撒布患处,或以膏药护之。每日换药一次。

【不良反应】目前尚未检索到不良反应报道。

【注意事项】①孕妇禁用;②溃疡无脓者禁用;③溃疡过大、过深者不可久用;④皮肤过敏者慎用;⑤不可内服,不可久用;⑥忌食辛辣、油腻食物及海鲜等发物。

肿节风片(胶囊、颗粒、注射液)[乙类]

【药物组成】肿节风浸膏。

【剂型规格】片剂,①薄膜衣片,每片重 0.75g;②糖衣片,每片心重 0.25g。胶囊剂,每粒装 0.35g。颗粒剂,①每袋装 3g;②每袋装 5g。注射剂,每支 2ml(相当于原药材 2g)。

【功能主治】清热解毒,消肿散结。用于肺炎、阑尾炎、蜂窝组织炎属热毒壅盛证候者,并可用于癌症辅助治疗。

【用法用量】口服。一次 1 片(规格①)或一次 3 片(规格②),均一日 3 次。胶囊,一次3 粒,一日 3 次。颗粒,一次 1 袋,一日 3 次。注射剂,肌内注射:抗菌消炎一次 2~4ml,一日

1~2 次;抗肿瘤一次 3~4ml,一日 2 次。

【不良反应】肿节风胶囊等口服制剂可导致极个别出现皮肤丘疹、麻疹样皮疹等反应。肿节风注射液不良反应包括一般过敏反应、过敏性休克、腹水、高热、药疹、紫斑、寒战、面色潮红、手足发冷、瘙痒、胸闷、心悸、大疱性表皮松解型药疹等不良反应。

【注意事项】①对本类药品有过敏或严重不良反应病史者禁用;②孕妇及过敏体质者慎用;③本品注射液是纯中药制剂,保存不当可能影响产品质量,发现药液出现混浊、沉淀、变色、漏气等现象时不能使用。

复方黄柏液涂剂[乙类]

【药物组成】连翘、黄柏、金银花、蒲公英、蜈蚣。

【方 解】方中黄柏味苦,性寒,具有清热燥湿、泻火解毒、荡涤肠道、推陈出新之功;连翘具有解毒消痈散结之功,为疮家之圣药;金银花清热解毒,可治疗热度重疡等;蒲公英性甘、微苦、寒,清热解毒、消肿散结,主治热毒疡痈;蜈蚣具有息风镇痉、攻毒散结、通络止痛的作用。诸药配伍,共奏清热解毒、消肿去腐之功。

【剂型规格】涂剂,①每瓶装 20ml;②每瓶装 100ml;③每瓶装 120ml;④每瓶装 150ml。

【功能主治】清热解毒,消肿祛腐。用于疮疡溃后,伤口感染,属阳证者。

【用法用量】外用。浸泡纱布条外敷于感染伤口内,或破溃的脓肿内。若溃疡较深,可用直径 0.5~1.0cm 的无菌胶管,插入溃疡深部,以注射器抽取本品进行冲洗。用量一般10~20ml,一日 1 次。或遵医嘱。

【注意事项】①本品供外用,不可内服;②使用本品前应注意按常规换药法清洁或清创病灶;③开瓶后,不宜久存,并在冷处(2~10℃)密闭保存;④孕妇慎用;⑤对本品过敏者禁用,过敏体质者慎用。

活血解毒丸[乙类]

【药物组成】乳香(醋炙)、没药(醋炙)、雄黄粉、蜈蚣、石菖蒲、黄米(蒸熟)。

【方 解】方中乳香、没药活血行气止痛,消肿生肌,共为君药。蜈蚣攻毒散结,通络止痛;雄黄解毒疗疮,共为臣药。石菖蒲芳香化浊,除湿散风,为佐药。诸药合用,共奏解毒消肿、活血止痛之功。

【剂型规格】糊丸,每袋装 6g。

【功能主治】解毒消肿,活血止痛。用于肺腑毒热,气血凝结引起的痈毒初起,乳痈乳炎,红肿高大,坚硬疼痛,结核,疔疮恶疮,无名肿毒。

【用法用量】温黄酒或开水送服。一次半袋(3g),一日 2 次。

【注意事项】孕妇忌服,忌食辛辣厚味。

梅花点舌丸(片、胶囊)[乙类]

【药物组成】牛黄、珍珠、人工麝香、蟾酥(制)、熊胆粉、雄黄、朱砂、硼砂、莘荷子、乳香(制)、没药(制)、血竭、沉香、冰片。

【方 解】方中牛黄味苦气凉,清热解毒,消肿止痛,麝香辛香走窜,活血散结,消肿止痛,蟾蜍味辛气温,解毒消肿止痛,三药均善清热解毒,消肿止痛,为治疗疮、喉痹、牙宣、口疮之主药,共为君药。熊胆清热解毒,冰片消肿止痛,硼砂解毒利咽,雄黄解毒疗疮,莘荷子化痰泻肺利咽,助君药清热解毒,化痰利咽,消肿止痛,为臣药。乳香、没药、血竭活血消肿散结,珍珠收敛生肌,解毒祛腐,沉香行气止痛,朱砂清热解毒,共为佐使药。诸药合用,共奏清热解毒、化痰利咽、消肿止痛之效。

【剂型规格】丸剂,每 10 丸重 1g;片剂,每片重 0.1g;胶囊剂,每粒装 0.3g。

【功能主治】清热解毒,消肿止痛。用于火毒内盛所致的疔疮痈肿初起、咽喉牙龈肿痛、口舌生疮。

【用法用量】口服。丸剂,一次 3 丸,一日 1~2 次。片剂。一次 3 片,一日 1~2 次。胶囊,一次 1 粒,一日 1~2 次。外用,用醋化开,敷于患处。

【注意事项】①孕妇忌服;②运动员慎用;③本品含朱砂、雄黄,不宜长期服用;本品为处方药,必须在医生指导下使用;④儿童一般不宜使用,对高热急惊患者要严格控制疗程;⑤疮肿已溃者,切勿再敷用。

【特别提示】本品为参保人员住院使用时由基本医疗保险统筹基金按规定支付,门诊使用时由职工基本医疗保险个人账户支付的药品。

紫金锭(散)^{【乙类】}

见第一章第三节暑湿类药 "紫金锭(散)^{【乙类】}" 项下内容。

蟾酥锭^{【乙类】}

【药物组成】蟾酥(酒炙)、人工麝香、冰片、雄黄、朱砂、蜗牛。

【方　解】方中用蟾酥解毒止痛,配以雄黄解毒杀虫、清热消肿,蜗牛清热解毒,朱砂、冰片、麝香活血散结止痛。诸药合用,共奏清热解毒、消肿止痛之功。

【剂型规格】锭剂,每锭重 3g。

【功能主治】活血解毒,消肿止痛。用于疔毒恶疮,痈疽发背,初起红肿坚硬,麻木疼痛,乳痈肿痛,蝎蜇虫咬伤,焮热疼痛等症。

【用法用量】外用,用醋研磨涂患处。

【注意事项】①外用药,切勿入口;②忌食辛辣食物。

第二节　瘰疬类药

小金丸(片、胶囊)^{【乙类】}

【药物组成】人工麝香、木鳖子(去壳去油)、制草乌、枫香脂、醋乳香、醋没药、五灵脂(醋炒)、酒当归、地龙、香墨。

【方　解】方中制草乌温经散寒,通络祛湿,为君药。地龙活血通经,木鳖子消痰散结,当归、五灵脂、乳香、没药活血散瘀,共为臣药。佐以枫香、香墨消肿解毒,麝香辛香走窜,温经通络,解毒止痛。诸药合用,共奏散结消肿、化瘀止痛之功。

【剂型规格】丸剂,①每 100 丸重 3g;②每 100 丸重 6g;③每 10 丸重 6g;④每瓶(袋)装 0.6g。片剂,每片重 0.36g。胶囊剂,①每粒装 0.35g;②每粒装 0.30g。

【功能主治】散结消肿,化瘀止痛。用于痰气凝滞所致的瘰疬、瘿瘤、乳岩、乳癖,症见肌肤或肌肤下肿块一处或数处,推之能动,或骨及骨关节肿大、皮色不变、肿硬作痛。

【用法用量】口服。丸剂,打碎后口服。一次 1.2~3g,一日 2 次,小儿酌减。片剂,一次

2~3 片,一日 2 次,小儿酌减。胶囊剂,一次 4~10 粒,一日 2 次,小儿酌减。一次 3~7 粒(规格①),一次 4~10 粒(规格②),一日 2 次,小儿酌减。

【不良反应】有报道小金丸口服后可引起鼻衄、药疹、胃部不适、胃纳不佳。

【注意事项】①疮疡阳证者禁用;②本品含有毒、活血药物,孕妇禁用;③忌食辛辣、油腻、海鲜等食品。

五海瘿瘤丸[乙类]

【药物组成】海带、海藻、海螵蛸、蛤壳、昆布、夏枯草、白芷、川芎、木香、海螺(煅)。

【方　解】海带、海藻、昆布、蛤壳性味苦寒,有软坚散结,化痰,消积聚之功;海螵蛸、海螺(煅)消瘿,木香行气,可助软坚散结消瘿诸药得以生效;夏枯草清热泻火,散结消肿;白芷活血排脓,生肌止痛;川芎活血行气止痛;木香行气止痛。诸药合用,共奏软坚消肿之效。

【剂型规格】丸剂,①大蜜丸,每丸重 9g;②水丸,每 15 粒重 1g;③水蜜丸,每 10 粒重 1g。

【功能主治】软坚消肿。用于痰核瘿瘤,瘰疬,乳核。

【用法用量】口服,大蜜丸一次 1 丸,水丸一次 4g,水蜜丸一次 1 袋,一日 2 次。

【注意事项】①孕妇忌服;②忌食生冷、油腻、辛辣。

内消瘰疬丸[甲类](片)[乙类]

【药物组成】大青盐、天花粉、甘草、白蔹、玄参、地黄、当归、连翘、枳壳、桔梗、夏枯草、浙贝母、海藻、玄明粉、蛤壳(煅)、熟大黄、薄荷。

【方　解】方中重用夏枯草清肝泻火,软坚散结,为君药。海藻、蛤壳软坚散结,连翘、白蔹、大青盐解毒消肿,天花粉、玄明粉、浙贝母、枳壳化痰散结,为臣药。当归、地黄、熟大黄、玄参滋阴养血,凉血解毒,共为佐药。桔梗、薄荷载药上行,甘草配海藻相反相成,化瘀解毒,又能调和诸药,共为佐使药。全方共奏化痰,软坚,散结之功。

【剂型规格】丸剂,每袋装 9g;片剂,每片重 0.6g。

【功能主治】化痰,软坚,散结。用于痰湿凝滞所致的瘰疬,症见皮下结块、不热不痛。

【用法用量】口服。丸剂,一次 9g,一日 1~2 次。片剂,一次 4~8 片,一日 1~2 次。

【注意事项】①孕妇禁用;②大便稀溏者慎用;③疮疡阳证者禁用。

复方夏枯草膏[乙类]

【药物组成】夏枯草、香附、甘草、僵蚕、白芍、当归、陈皮、桔梗、川芎、红花、昆布、浙贝母、玄参、乌药。

【方　解】方中夏枯草清热泻火,散结消肿;僵蚕化痰散结;昆布消痰软坚;浙贝清热化痰,开郁散结;香附、乌药行气止痛,疏肝解郁,温肾散寒;当归补血活血,止痛;川芎、红花活血行血止痛;白芍柔肝止痛;陈皮理气散结;桔梗祛痈排脓;玄参降火,除烦,解毒;甘草调和诸药。诸药合用,共奏清火散结之效。

【剂型规格】煎膏剂,每瓶装 125g。

【功能主治】清火散结。用于瘿瘤瘰疬,结核作痛。

【用法用量】温开水冲服,一次 9~15g,一日 2 次。

【注意事项】感冒时暂停服用。

【特别提示】本品为参保人员住院使用时由基本医疗保险统筹基金按规定支付,门诊使用时由职工基本医疗保险个人账户支付的药品。

夏枯草膏(片、胶囊、颗粒、口服液)^[乙类]

【药物组成】夏枯草。

【剂型规格】煎膏剂,①每瓶装 100g;②每瓶装 200g。片剂,每片重 0.51g。胶囊剂,每粒装 0.35g。颗粒剂,每袋装 9g。口服液,每支装 10ml。

【功能主治】清火,散结,消肿。用于火热内蕴所致的头痛、眩晕、瘰疬、瘿瘤、乳痈肿痛;甲状腺肿大、淋巴结核、乳腺增生病见上述证候者。

【用法用量】口服。煎膏剂,一次 9g,一日 2 次。片剂,一次 6 片,一日 2 次。胶囊,一次 2 粒,一日 2 次。颗粒,一次 9g,一日 2 次。口服液,一次 10ml,一日 2 次。

【不良反应】本品内服有出现过敏(粟粒样丘疹)反应 [广西中医药,1982(5): 38]、过敏性休克 [中国药物警戒,2012, 9(12): 767]。

【注意事项】①孕妇慎用;②本品为苦寒泻火之剂,气血亏虚所致的眩晕头痛(症见面色苍白、神疲乏力、头昏眼花)忌用;③服药期间饮食宜进清淡易消化之品,忌食辛辣油腻;④一旦发现粟粒样丘疹,应立即停药。

【特别提示】本品为参保人员住院使用时由基本医疗保险统筹基金按规定支付,门诊使用时由职工基本医疗保险个人账户支付的药品。

第三节 乳 病 类 药

丹鹿胶囊^[乙类]

【药物组成】鹿角、制何首乌、蛇床子、牡丹皮、赤芍、郁金、牡蛎、昆布。

【方 解】方中鹿角、制何首乌补肾阳、益精血、强筋骨;蛇床子温肾壮阳、燥湿、祛风;牡丹皮、赤芍凉血化瘀、消肿止痛;郁金行气解郁、凉血破瘀;牡蛎平肝潜阳、重镇安神、软坚散结;昆布利水消肿、消痰散结。

【剂型规格】胶囊剂,每粒装 0.5g。

【功能主治】调摄冲任,散结止痛。用于乳腺增生病、中医辨证属于冲任失调、郁滞痰凝者,症见乳房疼痛、乳房肿块、腰膝酸软、神疲乏力、胸胁胀痛、月经不调等,舌质淡,苔薄白或白腻,脉弦细。

【用法用量】口服,一次 4 粒,一日 3 次。疗程为 8 周(经期停服)。

【不良反应】临床试验中个别病例发生恶心、腹痛、呕吐、胃部不适等胃肠道反应,多为轻度,可自行缓解或消失。

【注意事项】①月经期间停用;②建议在饭后服用本品;③临床试验中有 1 例患者治疗后凝血功能相关指标出现轻度异常,尚不能排除与药物的关系,建议凝血功能异常者慎用本品;④临床试验中有 1 例患者出现轻度腹痛,尚不能排除与药物的关系;⑤孕妇及哺乳期妇女禁用。

【特别提示】本品为参保人员住院使用时由基本医疗保险统筹基金按规定支付,门诊使用时由职工基本医疗保险个人账户支付的药品。

红金消结片(胶囊)^[乙类]

【药物组成】三七、香附、八角莲、鼠妇虫、黑蚂蚁、五香血藤、鸡矢藤、金荞麦、大红袍、柴胡。

【方　　解】方中三七散瘀止血、消肿定痛；香附理气解郁、止痛调经；八角莲温中散寒、理气止痛、健胃止呕；鼠妇虫破血通经、熄风镇惊；黑蚂蚁滋阴壮阳、填精固髓；五香血藤舒筋活血、理气止痛、健脾消食；鸡矢藤解毒止痛、消食化积；金荞麦清热解毒、活血化瘀；大红袍提神醒脑、健胃消食；柴胡疏散退热、疏肝解郁。

【剂型规格】片剂，每片重 0.42g；胶囊剂，每粒装 0.4g。

【功能主治】疏肝理气，软坚散结，活血化瘀，消肿止痛。用于气滞血瘀所致乳腺小叶增生，子宫肌瘤，卵巢囊肿。

【用法用量】口服。片剂，一次 4 片，一日 3 次。胶囊，一次 4 粒，一日 3 次。

【注意事项】服药治疗期间忌食酸、冷、刺激性食物。

乳宁片(胶囊、丸)[乙类]

【药物组成】石刁柏。

【剂型规格】片剂，每片重①0.32g；②0.33g；③0.35g；④0.36g；⑤0.40g。胶囊剂，①0.32g；②0.35g；③0.45g。丸剂，每丸重 0.25g。

【功能主治】温肺祛痰，活血化瘀。用于痰瘀互结，乳腺结块，肿胀疼痛及乳腺小时增生属上述证候者。

【用法用量】口服。片剂，一次 4~6 片，一日 3~4 次，2~3 个月为一疗程。胶囊，一次 4~6 粒(规格①、②)，一次 3~4 粒(规格③)，一日 3~4 次，2~3 个月为一疗程。丸剂，一次 6~9 丸，一日 3~4 次，2~3 个月为一疗程。

【特别提示】本品为参保人员住院使用时由基本医疗保险统筹基金按规定支付，门诊使用时由职工基本医疗保险个人账户支付的药品。

乳宁颗粒[乙类]

【药物组成】柴胡、当归、醋香附、丹参、炒白芍、王不留行、赤芍、炒白术、茯苓、青皮、陈皮、薄荷。

【方　　解】方中柴胡、香附疏肝解郁，散结消肿，为君药。丹参、当归养血活血，消肿止痛，为臣药。佐以赤芍、王不留行养血活血，行瘀散结，通络止痛；青皮、陈皮加强疏肝理气，散结消肿之功；白芍养血调经，柔肝止痛，白术、茯苓健脾资生化之源；薄荷芳香疏泄，解郁止痛，为使药。全方共奏疏肝养血，理气解郁之功。

【剂型规格】颗粒剂，每袋装 15g。

【功能主治】疏肝养血，理气解郁。用于肝气郁结所致的乳癖，症见经前乳房胀痛、两胁胀痛、乳房结节、经前疼痛加重，乳腺增生见上述证候者。

【用法用量】开水冲服。一次 1 袋，一日 3 次；20 天为一个疗程，或遵医嘱。

【不良反应】有胃肠道反应和荨麻疹的不良反应的报道，停药后症状消失 [中国中西医结合杂志，2000，20(4)：300]。

【注意事项】①孕妇慎用；②服药期间应定期到医院检查。

【特别提示】本品为参保人员住院使用时由基本医疗保险统筹基金按规定支付，门诊使用时由职工基本医疗保险个人账户支付的药品。

乳块消丸(片、胶囊、颗粒)[乙类]

【药物组成】橘叶、丹参、皂角刺、王不留行、川楝子、地龙。

【方　解】方中橘叶疏肝理气,散结止痛,丹参养血活血,祛瘀消肿,合用取行气活血之效,为君药。川楝子疏肝行气,散结消肿,王不留行活血散结,通络止痛,助君药理气化瘀之力,为臣药。皂角刺软坚散结,消肿止痛,地龙活血通络,消肿止痛,为佐药。全方共奏疏肝理气,活血化瘀,消散乳块之功。

【剂型规格】丸剂,每 100 丸重 0.5g。片剂,①薄膜衣片,每片重 0.36g;②糖衣片,片心重 0.35g。胶囊剂,每粒装 0.3g。颗粒剂,每袋装 10g。

【功能主治】疏肝理气,活血化瘀,消散乳块。用于肝气郁结,气滞血瘀,乳腺增生,乳房胀痛。

【用法用量】口服。丸剂,一次 2~3g,一日 3 次。片剂,一次 4~6 片,一日 3 次。胶囊,一次 4~6 粒,一日 3 次。颗粒,开水冲服,一次 1 袋,一日 3 次或遵医嘱。

【不良反应】极少数患者服药后,可见经期提前,停药后可自行恢复[实用全科医学,2008,6(5):474]。有报道 1 例口服乳块消片致高血压[齐鲁药事,2007,26(15):314]。

【注意事项】①孕妇忌用;②糖尿病、高血压患者慎用。

乳核散结片(胶囊)[乙类]

【药物组成】柴胡、当归、黄芪、郁金、光慈姑、漏芦、昆布、海藻、淫羊藿、鹿衔草。

【方　解】方中柴胡、郁金疏肝解郁,行气活血,消肿止痛,切中病机,为君药。光慈姑、漏芦、昆布和海藻解毒消肿,化痰散结,合为臣药。另为淫羊藿、鹿衔草补肝肾而调冲任;取黄芪、当归益气血而理血脉,四药共为佐药。全方共奏舒肝活血,祛痰软坚之功。

【剂型规格】片剂,①糖衣片,每片心重 0.34g;②薄膜衣片,每片重 0.36g。胶囊剂,每粒装 0.43g。

【功能主治】舒肝活血,祛痰软坚。用于肝郁气滞、痰瘀互结所致的乳癖,症见乳房肿块或结节、数目不等、大小不一、质软或中等硬、或乳房胀痛、经前疼痛加剧、乳腺增生病见上述证候者。

【用法用量】口服。片剂,一次 4 片,一日 3 次。胶囊,一次 4 粒,一日 3 次。

【注意事项】①孕妇慎用;②本品含有昆布、海藻等含碘药物,甲亢患者慎服;③本品含郁金,不宜与丁香同用。

【特别提示】本品为参保人员住院使用时由基本医疗保险统筹基金按规定支付,门诊使用时由职工基本医疗保险个人账户支付的药品。

乳康丸(片、胶囊、颗粒)[乙类]

【药物组成】牡蛎、乳香、瓜蒌、海藻、黄芪、没药、天冬、夏枯草、三棱、玄参、白术、浙贝母、莪术、丹参、炒鸡内金。

【方　解】方中夏枯草清肝散结止痛,丹参养血,祛瘀止痛,为君药。三棱、莪术、乳香、没药破血行瘀,散结止痛,为臣药。以玄参、牡蛎、浙贝母、瓜蒌、海藻化痰散结,消肿止痛,黄芪、白术、鸡内金益气健脾,以除生痰之源,天冬养阴润燥,以防辛香之品伤阴,为佐药。全方共奏疏肝活血,祛痰软坚之功。

【剂型规格】丸剂,①每 20 丸重 1g;②每 10 丸重 1g。片剂,每片重 0.35g。胶囊剂,每粒装 0.3g。颗粒剂,每袋装 3g。

【功能主治】疏肝活血,祛痰软坚。用于肝郁气滞、痰瘀互结所致的乳癖,症见乳房肿块或结节、数目不等、大小形态不一、质地软或中等硬、或经前胀痛、乳腺增生病见上述证候者。

【用法用量】口服。丸剂，一次 10~15 丸（规格①），一次 6~9 丸（规格②），一日 2 次，饭后服用；20 天为一个疗程，间隔 5~7 天继续第二个疗程，亦可连续用药。片剂，一次 2~3 片，一日 3 次，饭后服用。20 天为一个疗程，间隔 5~7 天继续第二个疗程，亦可连续用药。胶囊，一次 2~3 粒，一日 2 次，饭后服用。20 天为一个疗程，间隔 5~7 天继续第二个疗程，亦可连续用药。颗粒，一次 2~3 袋，一日 2~3 次；饭后服用。

【不良反应】极少数患者服药后有轻度恶心、腹泻、月经期提前、量多及轻微药疹。一般停药后自愈。

【注意事项】①孕妇慎服，孕期的前 3 个月内禁服；②胃弱者慎用；③服药期间应定期到医院检查；④女性患者宜于月经来潮前 10~15 天开始服用，经期停用。

乳增宁片（胶囊）[乙类]

【药物组成】土贝母、川楝子、天冬、艾叶、柴胡、淫羊藿。

【方　解】方中艾叶温经暖宫，调补冲任，为君药。淫羊藿补肝肾，调冲任，为臣药。以柴胡、川楝子疏肝解郁，理气止痛，土贝母解毒消肿，化痰散结，天冬养阴散结，共为佐药。全方共奏疏肝散结，调理冲任之功。

【剂型规格】片剂，每片含干浸膏 0.6g；胶囊剂，每粒装 0.5g。

【功能主治】疏肝散结，调理冲任。用于冲任失调、气郁痰凝所致乳癖，症见乳房结节、一个或多个、大小形状不一、质柔软，或经前胀痛，或腰酸乏力、经少色淡；乳腺增生病见上述证候者。

【用法用量】口服。片剂，一次 2~3 片，一日 3 次。胶囊，一次 4 粒，一日 3 次。

【注意事项】①孕妇慎用；②忌食辛辣刺激性食物。

【特别提示】本品为参保人员住院使用时由基本医疗保险统筹基金按规定支付，门诊使用时由职工基本医疗保险个人账户支付的药品。

乳癖消片[甲类]（丸[乙类]、胶囊[甲类]、颗粒[甲类]）

【药物组成】鹿角、蒲公英、昆布、天花粉、鸡血藤、三七、赤芍、海藻、漏芦、木香、玄参、牡丹皮、夏枯草、连翘、红花。

【方　解】方中鹿角滋补肝肾，调理冲任，化痰散结，补血壮阳益精，为君药。鸡血藤、三七、赤芍、红花养血活血，化瘀散结，通经活络，止痛，红花活血通经、消肿止痛为诸种瘀阻之常用药，昆布、海藻软坚散结，化痰利水消肿，共为臣药。蒲公英、连翘、天花粉、夏枯草、漏芦清热解毒，散结消肿，玄参、牡丹皮为清热凉血药，玄参能养阴增液、泻火解毒，既能清解血热，又能软坚散结；牡丹皮入心、肝血分，既能泻血中实热而凉血，又能除血分实热而退骨蒸，具有凉血而不留瘀，行血而不致妄行的特点，木香行气止痛，共为佐药。全方共奏软坚散结，活血消痈，清热解毒之功。

【剂型规格】片剂。①薄膜衣片，每片重 0.34g；②薄膜衣片，每片重 0.67g；③糖衣片，片心重 0.34g。丸剂，每袋装 2g。胶囊剂，每粒装 0.32g。颗粒剂，每袋装 8g。

【功能主治】软坚散结，活血消痈，清热解毒。用于痰热互结所致的乳癖、乳痈，症见乳房结节、数目不等、大小形态不一、质地柔软，或产后乳房结块、红热疼痛，乳腺增生、乳腺炎早期见上述证候者。

【用法用量】口服。片剂，一次 5~6 片（规格①、③），一次 3 片（规格②），一日 3 次。丸剂，一次 1 袋，一日 3 次。胶囊，一次 5~6 粒，一日 3 次。颗粒，开水冲服，一次 1 袋，一日 3 次。

【不良反应】极少数服药后,可见经期提前,停药后可自行恢复[陕西中医,2005,26(12):1327]。乳癖消片有1例引起水肿的报道[中国中药杂志,1999,24(10):635]。可能出现消化道不适等轻微不良反应[中国中西医结合杂志,2007,27(8):760]。小金丸与乳癖消片并用致胆汁淤积性肝炎1例[药物不良反应杂志,2004,(4):256]。

【注意事项】①孕妇慎用;②乳痈化脓者慎用。乳痈者应保持乳汁通畅;③本品含有昆布、海藻等含碘药物,甲亢患者慎服;④忌食辛辣、油腻、海鲜等食品;⑤忌气郁易怒;⑥月经量过多者,经期慎服。

乳癖散结片(胶囊、颗粒)[乙类]

【药物组成】夏枯草、川芎(酒炙)、僵蚕(麸炒)、鳖甲(醋制)、柴胡(醋制)、赤芍(酒炒)、玫瑰花、莪术(醋制)、当归(酒炙)、延胡索(醋制)、牡蛎。

【方　解】柴胡、当归、川芎、延胡索、莪术疏肝行气,活血养血,止痛,为君药;赤芍、玫瑰花活血化瘀,为臣药;夏枯草、僵蚕、鳖甲、牡蛎软坚散结,为佐药。诸药合用能有效地调节肝脏功能,起到行气活血、软坚散结功效。

【剂型规格】片剂,每片重0.53g;胶囊剂,每粒装0.53g;颗粒剂,每袋装4g。

【功能主治】行气活血,软坚散结。用于气滞血瘀所致的乳腺增生病,症见乳房疼痛、乳房肿块、烦躁易怒、胸胁胀满。

【用法用量】口服。片剂,一次4片,一日3次。胶囊,一次4粒,一天3次。颗粒,开水冲服。一次1袋,一日3次。均45天为一疗程,或遵医嘱。

【不良反应】偶见口干、恶心、便秘。口服时曾有人出现牙疼或口腔炎。[当代医学,2009,15(13):129]。个别病人服药后月经量增多,月经紊乱,胃部不适[上海中医药杂志,2009,43(3):39]。出现便秘2例,恶心1例,症状轻微[中国当代医药,2016,19(8):57]。

【注意事项】①月经量过多者,经期慎服;②孕妇忌服。

【特别提示】本品为参保人员住院使用时由基本医疗保险统筹基金按规定支付,门诊使用时由职工基本医疗保险个人账户支付的药品。

岩鹿乳康片(胶囊)[乙类]

【药物组成】岩陀、鹿衔草、鹿角霜。

【方　解】鹿角霜补肾温经益阳;鹿衔草归肝、肾经,祛风除湿,强健筋骨;岩陀活血化瘀,行气消肿止痛;鹿角霜可引药入肝肾经,佐以鹿衔草益肾阳、温肾经;鹿衔草配伍岩陀能行气调经,活血化瘀,消散结节;诸药合用,共奏益肾温经、舒肝活血、行气止痛之功。

【剂型规格】片剂,每片重0.4g;胶囊剂,每粒装0.4g。

【功能主治】益肾,活血,软坚散结。用于肾阳不足、气滞血瘀所致的乳腺增生。

【用法用量】口服。片剂,一次3~5片,一日3次。胶囊,一次3~5粒,一日3次。均饭后服用,月经前15天开始服,至月经来时停药。

【注意事项】孕妇忌用。

消乳散结胶囊[乙类]

【药物组成】柴胡(醋炙)、炒白芍、醋香附、夏枯草、昆布、牡蛎、玄参、猫爪草、瓜蒌、丹参、牡丹皮、当归、土贝母、全蝎、山慈菇、黄芩。

【方　解】方中以柴胡、当归、丹参、牡蛎为君药,疏肝养血、活血散结;香附、白芍、牡丹皮、昆布、瓜蒌、夏枯草为臣药,加强君药疏肝养血、化痰散结的作用;玄参、土贝母、全蝎、山慈菇、黄芩、猫爪草共为佐药,解毒化痰散结;柴胡为使药,引诸药归经。

【剂型规格】胶囊剂,每粒装 0.4g。

【功能主治】疏肝解郁,化痰散结,活血止痛。用于肝郁气滞,痰瘀凝聚所致的乳腺增生,乳房胀痛。

【用法用量】口服。一次 3 粒,一日 3 次。

【注意事项】孕妇忌用。

消结安胶囊[乙类]

【药物组成】益母草、鸡血藤、三叉苦、连翘、功劳木、土茯苓。

【方　解】方中益母草和鸡血藤合用,具有活血化瘀、行血补血和善调月经之功效;功劳木和三叉苦相互作用,达到疏肝解郁、止痛消肿、抗炎清热的功效;土茯苓和连翘共用,发挥散结消肿、除湿解毒之作用。

【剂型规格】胶囊剂,每粒装 0.38g

【功能主治】活血化瘀,软坚散结。用于气滞血瘀所致乳癖,乳腺小叶增生,卵巢囊肿,子宫肌瘤。

【用法用量】口服,一次 2 粒,一日 3 次;或遵医嘱。

【注意事项】孕妇忌用。

第四节　胆 病 类 药

大柴胡颗粒[乙类]

【药物组成】柴胡、大黄、枳实(炒)、黄芩、半夏(姜)、芍药、大枣、生姜。

【方　解】方中重用柴胡为君药,配臣药黄芩和解清热,以除少阳之邪;轻用大黄配枳实以内泻阳明热结,行气消痞,亦为臣药。芍药柔肝缓急止痛,与大黄相配可治腹中实痛,与枳实相伍可以理气和血,以除心下满痛;半夏和胃降逆,配伍大量生姜,以治呕逆不止,共为佐药。大枣与生姜相配,能和营卫而行津液,并调和脾胃,功兼佐使。诸药合用共奏和解少阳,内泻热结之功。

【剂型规格】颗粒剂,每袋装 8g。

【功能主治】和解少阳,内泻热结。用于因少阳不和、肝胆湿热所致的右上腹隐痛或胀满不适、口苦、恶心呕吐、大便秘结、舌红苔黄腻、脉弦数或弦滑、胆囊炎见上述证候者。

【用法用量】开水冲服。一次 1 袋,一日 3 次。

【不良反应】临床研究中,个别患者出现腹泻。

【注意事项】①发热高于 38.5℃或血 WBC 高于 $10 \times 10^9/L$ 者不适宜单用本品治疗;②本品仅适用于改善胆囊炎的临床症状,若出现腹痛加重、发热或血象升高明显等严重病情者,需在医生指导下进一步治疗;③正常用药后可见大便次数增多,个别患者出现腹泻,若患者不能耐受或出现腹痛加剧、恶心、呕吐等症,可予以减量或停止使用本品。

大黄利胆片(胶囊)[乙类]

【药物组成】大黄、手掌参、余甘子。

【方　　解】方中大黄苦寒，清热利湿、解毒退黄，为君药。手掌参解毒生津，补血益气，为臣药。余甘子清热解毒生津，为佐药。三药合用，共奏清热利湿、解毒退黄之功。

【剂型规格】片剂，每片重 0.35g；胶囊剂，每粒装 0.3g。

【功能主治】清热利湿，解毒退黄。用于肝胆湿热所致的胁痛，口苦，食欲不振等症；胆囊炎，脂肪肝见上述证候者。

【用法用量】口服。片剂，一次 2 片，一日 2~3 次。胶囊，一次 2 粒，一日 2~3 次。

【注意事项】孕妇忌用。

利胆片【乙类】

【药物组成】大黄、金银花、金钱草、木香、知母、大青叶、柴胡、白芍、黄芩、芒硝、茵陈。

【方　　解】方中柴胡疏肝解郁，理气止痛；白芍养血敛阴，柔肝止痛，合用以使疏泄正常，共为君药。茵陈、金钱草、黄芩清热利湿，利胆退黄，散结排石，共为臣药。大黄、芒硝泻热通便，利胆退黄；知母滋阴降火，润肠通便；金银花、大青叶清热解毒，凉血消肿；木香行气和中，利胆止痛，共为佐使药。诸药合用，共奏疏肝止痛、清热利湿之功。

【剂型规格】薄膜衣片，每片重 0.37g。

【功能主治】舒肝止痛，清热利湿。用于肝胆湿热所致的胁痛，症见胁肋及胃腹部疼痛、按之痛剧，大便不通，小便短赤，身热头痛，呕吐不食；胆道疾患见上述证候者。

【用法用量】口服。一次 6~10 片，一日 3 次。

【注意事项】①孕妇慎服；②本品苦寒，脾虚便溏、体弱年迈者不可过量、久服；③脾胃虚寒，症见腹痛、喜暖、泄泻者忌用；④肝郁血虚胁痛者忌用；黄疸属寒湿阴黄，症见身目俱黄、神疲畏寒、腹胀便溏者忌用；⑤服药期间饮食宜清淡，忌烟酒、辛辣油腻之品；⑥本品主要适用于泥沙样或较小的结石。

利胆排石散(片、胶囊、颗粒)【乙类】

【药物组成】金钱草、茵陈、黄芩、木香、郁金、大黄、槟榔、麸炒枳实、芒硝、姜厚朴。

【方　　解】方中金钱草与茵陈苦寒，清热利湿，利胆排石，为君药。大黄苦寒，泻火通下；槟榔苦辛温，行气消积；芒硝咸苦寒能软坚、泻下、清热，二药合泄导滞，以通为用，协助君药使湿热走于大肠而外泄；黄芩与郁金擅长清利肝胆湿热，以利胆排石，故为臣药。木香、枳实、厚朴行气止痛，消胀除满，并能利湿燥湿，湿祛则热无以附，以加强君臣之功效，为佐药。诸药合用，共奏清热利湿、利胆排石之功。

【剂型规格】散剂，每袋装 0.76g。片剂，每片相当于总药材的 1.1g。胶囊剂，每粒装 0.35g。颗粒剂，每袋装 3g。

【功能主治】清热利湿，利胆排石。用于湿热蕴毒、腑气不通所致的胁痛、胆胀，症见胁肋胀痛、发热、尿黄、大便不通；胆囊炎、胆石症见上述证候者。

【用法用量】口服。散剂，排石：一次 3~5 袋，一日 2 次；炎症：一次 2~3 袋，一日 2 次。片剂，排石：一次 6~10 片，一日 2 次；炎症：一次 4~6 片，一日 2 次。胶囊，排石：一次 6~10 粒，一日 2 次；炎症：一次 4~6 粒，一日 2 次。颗粒，排石：一次 2 袋，一日 2 次；炎症：一次 1 袋，一日 2 次。

【注意事项】①本品苦寒通便，脾虚便溏者忌用，寒湿型黄疸者忌用；②单纯瘀血停着、肝阴不足所致胁痛者不宜应用；③本品含泻下破气之品，孕妇禁用。

金胆片【乙类】

【**药物组成**】龙胆草、金钱草、虎杖、猪胆膏。

【**方　　解**】方中金钱草甘淡微寒,清热利湿,排石退黄,为君药。龙胆草大苦大寒,善于清利肝胆湿热,利胆退黄;虎杖苦寒,利胆退黄,清热解毒,活血祛瘀,泻下通便,为臣药。猪胆膏苦寒,清热解毒,利胆排石,以加强君药清利肝胆湿热之功,为佐药。诸药合用,共奏清利肝胆湿热之功。

【**剂型规格**】糖衣片,片心重 0.3g。

【**功能主治**】利胆消炎。用于急、慢性胆囊炎,胆石症以及胆道感染。

【**用法用量**】口服,一次 5 片,一日 2~3 次。

【**注意事项**】①孕妇禁用;②肝肾功能不全者慎用;③对本品过敏者禁用。

金钱草片（胶囊、颗粒）【乙类】

见第一章第十三节淋证类药"金钱草片（胶囊、颗粒）【乙类】"项下内容。

金黄利胆胶囊【乙类】

【**药物组成**】金钱草、大黄、川西獐牙菜。

【**方　　解**】方中金钱草苦寒,清热利湿,利胆排石,为君药。大黄苦寒,清热解毒、泻火通下,为臣药。獐牙菜清热利湿,健胃,为佐药。三药合用,共奏舒肝利胆、清热解毒之功。

【**剂型规格**】胶囊剂,每粒装 0.3g。

【**功能主治**】舒肝利胆,清热解毒。用于急、慢性胆囊炎属肝胆湿热证者。

【**用法用量**】口服,一次 2~3 粒,一日 3 次。

【**注意事项**】孕妇忌服。

复方胆通片（胶囊）【乙类】

【**药物组成**】胆通、溪黄草、茵陈、穿心莲、大黄。

【**方　　解**】本方属于中西药合剂。方中溪黄草清热利湿,凉血散瘀;茵陈清热利湿,利胆退黄;穿心莲苦寒,清热解毒,利湿消肿;大黄苦寒,泻下攻积,清热泻火,使湿热从大便而解。胆通又名羟甲香豆素,有明显利胆作用,对胆总管开口处的奥狄氏括约肌有舒张作用,并有较强的解除平滑肌痉挛和镇痛作用。诸药合用,共达清热利胆、解痉止痛之功。

【**剂型规格**】片剂,每片重 0.3g;胶囊剂,每粒装 0.4g。

【**功能主治**】清热利胆,解痉止痛。用于急、慢性胆囊炎,胆管炎,胆囊、胆道结石合并感染,胆囊术后综合征,胆道功能性疾患等。

【**用法用量**】口服,片剂,一次 2 片,一日 3 次。胶囊剂,一次 2 粒,一日 3 次。

【**注意事项**】①肝郁血虚所致胁痛不宜使用;②方中含有泻下、清热解毒之品,孕妇忌用;③服药期间饮食宜用清淡易消化之品,忌食辛辣油腻之品;④本药苦寒泄降,易伤正气,年老体弱者慎用。中病即止,不可过量、久用;⑤肝功能不全及胆道梗阻者慎用;⑥本品主要适用于泥沙样或较小的结石,若结石较大,或出现梗阻以致药物排石无效时,应采取碎石或手术等相应治疗措施。

胆石利通片(胶囊)[乙类]

【**药物组成**】硝石(制)、白矾、郁金、三棱、猪胆膏、金钱草、陈皮、乳香(制)、没药(制)、大黄、甘草。

【**方 解**】方中硝石攻坚破积、化石消石,为君药。白矾、猪胆粉、金钱草、大黄清热解毒、利胆,共为臣药。乳香、没药、郁金、三棱活血散瘀、行气止痛;陈皮理气,共为佐药,甘草和中,调和诸药,为使药。诸药共用,共奏理气解郁、化瘀散结、利胆排石之功。

【**剂型规格**】片剂,每片重 0.45g;胶囊剂,每粒装 0.45g。

【**功能主治**】理气解郁,化痰散结,利胆排石。用于胆石病气滞型。症见右上腹胀满疼痛,痛引肩背,胃脘痞满,厌食油腻。

【**用法用量**】口服。片剂,一次 6 片,一日 3 次,或遵医嘱。胶囊,一次 6 粒,一日 3 次,或遵医嘱。

【**注意事项**】①孕妇慎用;②胆道狭窄者,急性胆道感染者忌用。

胆石通胶囊[乙类]

【**药物组成**】蒲公英、水线草、溪黄草、绵茵陈、广金钱草、大黄、黄芩、鹅胆粉、枳壳、柴胡。

【**方 解**】方中蒲公英清热解毒;水线草与溪黄草清热利湿,退黄排石,三药相合共有清热利湿,利胆排石之功,为君药。茵陈、金钱草,大黄、黄芩、鹅胆亦属清热利湿,疏利肝胆,退黄排石之品,合助君药清热利湿,利胆排石之力,共为臣药。枳壳、柴胡理气解郁,调畅气机,行气止痛,共为佐药。诸药合用,共奏清热利湿、利胆排石之功。

【**剂型规格**】胶囊剂,每粒装 0.65g。

【**功能主治**】清热利湿,利胆排石。用于肝胆湿热所致的胁痛、胆胀,症见右胁胀痛、痞满呕恶、尿黄口苦;胆石症、胆囊炎见上述证候者。

【**用法用量**】口服。一次 4~6 粒,一日 3 次。

【**不良反应**】有文献报道服用胆石通致便次增多、大便稀薄。

【**注意事项**】①本品含通下破气药,有伤胎气,孕妇慎用;②若因气滞血瘀、肝阴不足所致胁痛者不宜应用;③严重消化道溃疡,心脏病及重症肌无力者忌服;④服药期间忌辛辣、油腻之品,并戒烟酒。

胆宁片[乙类]

【**药物组成**】青皮、陈皮、大黄、虎杖、郁金、山楂、白茅根。

【**方 解**】方中以青皮疏肝理气,陈皮健脾燥湿,合用以疏肝理脾,切中病机,为君药。郁金行气解郁,利胆退黄,活血止痛;虎杖清热解毒,活血止痛,利胆排石,二药共助君药疏肝理气,利胆排石之效,皆为臣药。山楂消食行气,活血化瘀;白茅根、大黄清热泻火,通利二便,利胆退黄,使邪有出路,三药皆为佐药。诸药合用,共奏疏肝利胆、清热通下之功。

【**剂型规格**】片剂,每片重 0.36g。

【**功能主治**】疏肝利胆,清热通下。用于肝郁气滞、湿热未清所致的右上腹隐隐作痛、食入作胀、胃纳不香、嗳气、便秘;慢性胆囊炎见上述证候者。

【**用法用量**】口服。一次 5 片,一日 3 次。饭后服用。

【**不良反应**】据文献报道 4 例口服胆宁片患者出现结肠黑变病,内镜下见肠黏膜呈黑褐色改变[中国医师杂志,2003(增刊):84]。亦有致腹泻的副作用。

【注意事项】①孕妇忌用;②肝肾不足,血虚肝旺所致胁痛者不宜使用,表现为胁肋隐痛,绵绵不已,遇劳加重,口干咽燥,五心烦热,潮热盗汗,头晕目眩,或面色不华,唇舌爪甲色淡无华,心悸怔忡,神疲乏力,两胁胀痛等;③服药期间忌辛辣、油腻之品,忌酒;④服用本品后,如每日排便增至 3 次以上者,应酌情减量。

胆胃康胶囊【乙类】

【药物组成】青叶胆、滇黄芩、枳壳、竹叶柴胡、白芍、泽泻、茯苓、茵陈、淡竹叶、灯心草。

【方　　解】方中青叶胆味苦甘,性寒,入肝、胆、膀胱经,能清肝利胆,清热利湿,为君药。黄芩性味苦寒,清热燥湿,泻火解毒;茵陈清热利湿,利胆退黄,用以为臣药,以加强君药清热除湿之功。枳壳行气除胀,茯苓、泽泻、淡竹叶、灯心草导湿热下行,使邪有出路,湿热无留;肝藏血,肝有热则易伤阴血,故配白芍养血敛阴,柔肝止痛,使祛邪而不伤正;肝体阴而用阳,喜条达而恶抑郁,配柴胡以舒畅肝胆,以上六味皆为佐药。诸药合用,共奏舒肝利胆,清利湿热之效。

【剂型规格】胶囊剂,每粒装 0.3g。

【功能主治】舒肝利胆,清利湿热。用于肝胆湿热所致的胁痛,黄疸,以及胆汁反流性胃炎,胆囊炎见上述症状者。

【用法用量】口服,一次 1~2 粒,一日 3 次;饭后服用。

【注意事项】①孕妇禁服;②哺乳期妇女慎用。

胆康片(胶囊)【乙类】

【药物组成】柴胡、蒲公英、大黄、茵陈、人工牛黄、栀子、郁金、薄荷素油。

【方　　解】方中茵陈清利肝胆湿热,为君药。栀子清利肝胆湿热;大黄清热泻火解毒,泻下通便,导湿热外出,合为臣药。蒲公英清热解毒、利湿消肿;郁金、柴胡疏肝解郁、理气止痛;人工牛黄清热解毒、利胆;薄荷素油有利胆作用,合为佐药。诸药合用,共收疏肝利胆,清热解毒,理气止痛之功。

【剂型规格】片剂,每片重①0.47g;②0.48g。胶囊剂,每粒装 0.38g。

【功能主治】舒肝利胆,清热解毒,理气止痛。用于急、慢性胆囊炎,胆道结石。

【用法用量】口服。片剂,一次 4~5 片,一日 3 次,30 日为一疗程。胶囊,一次 4 粒,一日 3 次,30 日为一疗程。

【不良反应】偶见腹泻,可适当调减药量。

【注意事项】孕妇忌服。

胆舒片(胶囊)【乙类】

【药物组成】薄荷素油。

【剂型规格】片剂,每粒重 0.4g;胶囊剂,每粒重 0.45g。

【功能主治】胆舒片:清热化湿,利胆排石,行气止痛。用于肝胆湿热,黄疸胁痛,发热口苦,尿赤便燥;胆囊炎、胆道感染、胆石症见上述证候者。胶囊剂:舒肝理气、利胆。主要用于慢性结石性胆囊炎,慢性胆囊炎及胆结石肝胆郁结,湿热胃滞证。

【用法用量】口服,片剂,一次 1~2 片,一日 3 次;或遵医嘱。胶囊,一次 1~2 粒,一日 3 次;或遵医嘱。

胆舒软胶囊[乙类]

【药物组成】 薄荷素油、大豆油。

【剂型规格】 软胶囊剂，①每粒装 120mg；②每粒装 240mg。

【功能主治】 疏肝理气，利胆。主要用于慢性结石性胆囊炎、慢性胆囊炎及胆结石肝胆郁结、湿热胃滞症。

【用法用量】 口服。一次 1~2 粒（规格①）或 1 粒（规格②），一日 3 次，或遵医嘱。

益胆片（胶囊）[乙类]

【药物组成】 郁金、白矾、硝石、玄参、金银花、滑石粉、甘草。

【方　　解】 方中以郁金行气活血止痛，舒肝利胆退黄；滑石、甘草利水通淋，除湿退黄；白矾收湿化瘀，硝石清热泻下，破积软坚，二者合用"善治内伤黄疸，消胆中结石"；玄参、金银花清热解毒，玄参并能软坚散结。诸药相合，共奏行气散结、清热通淋之功。

【剂型规格】 片剂，每片重 0.55g；胶囊剂，每粒装 0.525g。

【功能主治】 行气散结，清热通淋。用于胆结石，肾结石，膀胱结石，阻塞性黄疸，胆囊炎等病见湿热蕴结之证者。

【用法用量】 口服。片剂，一次 3 片，一日 2 次。胶囊，一次 3 粒，一日 2 次。

【注意事项】 孕妇慎用。

消炎利胆片[甲类]（胶囊[甲类]、颗粒[甲类]、软胶囊[乙类]）

【药物组成】 穿心莲、溪黄草、苦木。

【方　　解】 方中溪黄草药性苦寒，能清热祛湿退黄，为君药。穿心莲苦寒，清热解毒，燥湿消肿，苦木苦寒有小毒，能清热祛湿解毒，为臣药。三药合用，共奏清热、祛湿、利胆之功。

【剂型规格】 片剂，①薄膜衣小片（0.26g，相当于饮片 2.6g）；②薄膜衣大片（0.52g，相当于饮片 5.2g）；③糖衣片（片心重 0.25g，相当于饮片 2.6g）。胶囊剂，每粒装 0.45g。颗粒剂，每袋装 0.45g。软胶囊剂，①每粒装 0.5g；②每粒装 0.62g。

【功能主治】 清热，祛湿，利胆。用于肝胆湿热所致的胁痛、口苦，急性胆囊炎、胆管炎见上述证候者。

【用法用量】 口服。片剂，一次 6 片（规格①③）或 3 片（规格②），一日 3 次。胶囊，一次 3~6 粒，一日 3 次。颗粒，温开水送服，一次 2.5g，一日 3 次。软胶囊，一次 4 粒，一日 3 次。

【不良反应】 文献报道服用消炎利胆片引起憋喘 [中国民间疗法，2007，15（11）：52]、药疹 [中国乡村医生，2002，9（4）：36]、过敏性休克 [青海医药杂志，1994（2）：21]。亦有报道致全身抽搐、剧烈咳嗽 2 例 [陕西中医，1996（9）：424]。长期服用还会引起胆囊萎缩 [医用放射技术杂志，2003（5）：75]。

【注意事项】 ①本品所含苦木有一定毒性，不宜过量、久服；②孕妇慎用；③本品药性苦寒，脾胃虚寒（症见胃痛隐隐、喜温喜按、空腹痛甚、得食则缓等）者慎用；④服药期间饮食宜清淡，忌食辛辣油腻之品，并戒酒。

胰胆舒胶囊（颗粒）[乙类]

【药物组成】 姜黄、赤芍、延胡索、蒲公英、大黄、柴胡、牡蛎。

【方　　解】 方中姜黄活血祛瘀，行气止痛，为君药。赤芍活血散瘀止痛，延胡索行气止痛,两药合用,增强君药散瘀行气止痛之功效,共为臣药。蒲公英清热解毒消痈,大黄活血散瘀,柴胡舒肝理气止痛,牡蛎软坚散结,制酸止痛,共为佐药。诸药合用,共奏散瘀行气、活血止痛之功。

【剂型规格】胶囊剂,每粒装 0.5g;颗粒剂,每袋装 10g。

【功能主治】散瘀行气,活血止痛。用于急、慢性胰腺炎或胆囊炎属气滞血瘀,热毒内盛者。

【用法用量】胶囊,口服,一次 4 粒,一日 2~3 次。颗粒,开水冲服,一次 10g,一日 2~3 次。

舒胆片[乙类]

【药物组成】木香、厚朴、枳壳、郁金、栀子、茵陈、大黄、虎杖、芒硝。

【方　　解】方中木香辛行苦泄,既能行气健脾又能疏肝利胆;栀子、茵陈清热利湿解毒;大黄、虎杖清热利湿,泻火通下,使热从便出;芒硝软坚散结,泻热通便;厚朴、枳壳行气除满;郁金疏肝解郁利胆退黄。诸药合用,共奏清热化湿、利胆排石、行气止痛之功。

【剂型规格】片剂,每片相当于原药材 1.15g。

【功能主治】清热化湿,利胆排石,行气止痛。用于肝胆湿热,黄疸胁痛,发热口苦,尿赤便燥;胆囊炎、胆道感染、胆石症见上述证候者。

【用法用量】口服。一次 5~6 片,一日 3 次,小儿酌减,或遵医嘱。

【注意事项】孕妇忌服。

舒胆胶囊[乙类]

【药物组成】木香、大黄、枳实、金钱草、栀子、茵陈、延胡索、柴胡、黄芩、薄荷脑。

【方　　解】方中柴胡、枳实、延胡索、木香、薄荷脑疏肝利胆解郁,理气止痛;茵陈、栀子、黄芩、大黄、金钱草清热利湿、利胆解毒、通窍泄浊。诸药合用,共奏疏肝利胆止痛、清热解毒排石之功。

【剂型规格】胶囊剂,每粒装 0.3g。

【功能主治】疏肝利胆止痛,清热解毒排石。用于胆囊炎、胆管炎、胆道术后感染及胆道结石属湿热蕴结、肝胆气滞证候者。

【用法用量】口服。一次 4 粒,一日 4 次。

【注意事项】寒湿困脾、脾虚便溏者慎用。

第五节　痔疮类药

九华痔疮栓[乙类]

【药物组成】大黄、厚朴、侧柏叶(炒)、紫草、浙贝母、白及、冰片。

【方　　解】方中大黄清热解毒、凉血止血、消肿止痛,为君药。厚朴行气通肠,侧柏叶凉血止血,紫草凉血解毒,为臣药。佐以浙贝母消肿散结,白及消肿生肌,止血敛疮,冰片清热解毒,止痛生肌。全方共奏清热凉血、凉血止血、消肿止痛之功。

【剂型规格】栓剂,每粒重 2.1g。

【功能主治】消肿化瘀,生肌止血,清热止痛。用于各种类型的痔疮、肛裂等肛门疾患。

【用法用量】外用。大便后或临睡前用温水洗净肛门,塞入栓剂 1 粒。一次 1 粒,一日 1 次,痔疮严重或出血较多者,早晚各塞 1 粒。

【不良反应】文献报道本品可致腹泻[中国肛肠病杂志,2001,21(1):39],另有2例致过敏性休克[药物不良反应杂志,2008,10(2):151;药物不良反应杂志,2009,11(1):68,70]。

【注意事项】①孕妇禁用;②本品不可内服;③忌食辛辣、油腻食物及海鲜等辛辣食物。

九华膏[乙类]

【药物组成】银朱、川贝母、硼砂、龙骨、滑石粉、冰片。

【方　解】本方以银朱清热解毒,去腐生肌,为君药。川贝母散结消肿、硼砂化毒消痈、去腐生肌,为臣药。佐以龙骨、滑石收敛,敛疮生肌,冰片清热解毒、生肌、为佐药。全方共奏清热,消肿,止痛,生肌的功效。

【剂型规格】软膏剂,每支装10g。

【功能主治】消肿,止痛,生肌,收口。用于发炎肿痛的外痔、内痔嵌顿、直肠炎、肛窦炎,亦用于内痔术后(压缩法、结扎法、枯痔法)。

【用法用量】外用。每日早晚或大便后敷用,或注入肛门内。

【注意事项】①孕妇慎用;②不宜长期使用;③不可内服;④若用药后出现皮肤过敏反应需及时停用;⑤忌食辛辣、油腻食物及海鲜等发物。

马应龙麝香痔疮膏[甲类]

【药物组成】人工麝香、人工牛黄、珍珠、煅炉甘石粉、硼砂、冰片、琥珀。

【方　解】方中麝香芳香走窜,通络消肿,散结止痛,为君药。人工牛黄清热解毒,消肿止痛,为臣药。佐以珍珠、炉甘石、琥珀、硼砂解毒生肌,软坚散结,收涩止痛;冰片清热解毒,祛腐生肌止痛。全方共奏清热燥湿,活血消肿,去腐生肌之功。

【剂型规格】软膏剂,每支装①2.5g;②5g;③10g;④20g。

【功能主治】清热燥湿,活血消肿,去腐生肌。用于湿热瘀阻所致的各类痔疮、肛裂,症见大便出血,或疼痛、有下坠感;亦用于肛周湿疹。

【用法用量】外用。涂擦患处。

【不良反应】有文献报道,马应龙麝香痔疮膏引起皮肤溃烂1例,致月经不调20例,腹泻1例。

【注意事项】①用药期间忌食烟酒、辛辣、油腻、海鲜食品;②孕妇慎用;③保持大便通畅;④本品为外用药,不可内服。

地榆槐角丸[甲类]

【药物组成】地榆炭、蜜槐角、炒槐花、大黄、黄芩、地黄、当归、赤芍、红花、防风、荆芥穗、麸炒枳壳。

【方　解】方中地榆、槐角、槐花清热解毒,凉血止血,为君药。黄芩清热燥湿解毒,大黄泻火凉血,祛瘀生新,导滞通便,增君药凉血之力,用为臣药。当归、红花养血活血,地黄清热养阴,赤芍凉血祛瘀,共助君臣之药,祛邪而不伤正,防风、荆芥穗祛风止血,枳壳破气消积,七药合为佐药。全方共奏疏风凉血、泻热润燥之功效。

【剂型规格】丸剂,①大蜜丸,每丸重9g;②水蜜丸,每100丸重10g。

【功能主治】疏风凉血,泻热润燥。用于脏腑实热,大肠火盛所致的肠风便血、痔疮肛瘘、湿热便秘,肛门肿痛。

【用法用量】口服。水蜜丸一次5g,大蜜丸一次1丸,一日2次。

【不良反应】有文献报道服用本品发生过敏反应,停药后消失。

【注意事项】①用药期间不宜同时服用温热性药物;②忌烟酒,忌食辛辣、油腻及刺激性食物;③本品性偏寒凉,脾胃虚寒者慎用;④本品含有苦寒泻下、活血药物,孕妇慎服;⑤经期及哺乳期妇女慎用,儿童及年老体弱者应在医师指导下服用;⑥对本品过敏者禁用,过敏体质者慎用。

肛安栓[乙类]

【药物组成】地榆(炭)、盐酸小檗碱、五倍子、人工麝香、冰片。

【方　　解】方中地榆味苦、酸,性微寒,归肝、大肠经,其味苦沉降,酸涩收敛,微寒清热,为清热凉血,收涩止血之佳品,《日华子本草》称其能"止吐血、鼻衄、肠风、月经不止、血崩、产前后诸血疾",因其性沉降入下焦,故以治下焦火盛、血热妄行的便血、痔血、血痢、崩漏下血尤为适宜,炒炭存性止血作用加强。盐酸小檗碱抗菌消炎;五倍子涩肠,止血,解毒;人工麝香辛香行散,有活血散结,消肿止痛;冰片通诸窍,散郁火,消肿止痛。诸药合用,共奏凉血止血、清热解毒、燥湿敛疮、消肿止痛之功。

【剂型规格】栓剂,每粒重1g。

【功能主治】凉血止血,清热解毒,燥湿敛疮,消肿止痛。用于内痔、外痔、混合痔等出现的便血、肿胀、疼痛。

【用法用量】直肠给药,一次1粒,一日1~2次,早、晚或便后使用。

【不良反应】偶有恶心、呕吐、皮疹和药热,停药后消失。

【注意事项】①孕妇禁用;②溶血性贫血患者及葡萄糖-6-磷酸脱氢酶缺乏患者禁用;③本品仅对痔疮合并有少量便血,肿胀及疼痛者有效,如便血量较多,内痔便后脱出不能自行还纳肛内,需到医院就诊;④本品含盐酸小檗碱,儿童、哺乳期妇女、年老体弱者应在医师指导下使用;⑤放置时最好采取侧卧位,动作宜轻柔,避免出血,置入适当深度以防滑脱;⑥如超过30℃出现软化,可放入冰箱或浸入冷水中变硬后使用,不影响疗效。

肛泰栓(软膏)[乙类]

【药物组成】地榆(炭)、五倍子、冰片、盐酸小檗碱、盐酸罂粟碱。

【方　　解】方中地榆味苦、酸,性微寒,其味苦沉降,酸涩收敛,微寒清热,"且清不虑其过泄,涩亦不虑其过滞",为清热凉血,收涩止血之佳品,以治下焦火盛、血热妄行的便血、痔血、血痢、崩漏下血尤为适宜,炒炭存性止血作用加强;五倍子涩肠,止血,解毒;冰片通诸窍,散郁火,消肿止痛;盐酸小檗碱抗菌消炎;盐酸罂粟碱涩肠固脱。诸药合用,共奏凉血止血、清热解毒、燥湿敛疮、消肿止痛之效。

【剂型规格】栓剂,每粒重1g;软膏剂,每支10g。

【功能主治】凉血止血,清热解毒,燥湿敛疮,消肿止痛。适用于湿热下注所致的内痔、外痔、混合痔所出现的便血、肿胀、疼痛。

【用法用量】栓剂,肛门给药。一次1粒,一日1~2次,或遵医嘱。睡前或便后外用,使用时先将配备的指套戴在示指上,撕开栓剂包装,取出栓剂,轻轻塞入肛门内约2cm。软膏剂,一次1g,一日1~2次,或遵医嘱。睡前或便后外用。使用时先将患部用温水洗净,擦干,然后将药管上的盖拧下,揭掉封口膜,用药前取出给药管,套在药管上拧紧,插入肛门内适量给药或外涂于患部。

【不良反应】少数患者出现食欲不振、腹泻、腹痛。用药后出现黄疸,眼和皮肤明显黄染,提示肝功能受损。偶有恶心、呕吐、皮疹及药热,停药后消失。

【注意事项】①对本品成分有过敏史者、严重肾功能不全者禁用;②孕妇禁用;③完全性房室传导阻滞时禁用;④溶血性贫血患者及葡萄糖-6-磷酸脱氢酶缺乏患者禁用;⑤本品为直肠给药,禁止内服;⑥本品含盐酸小檗碱、盐酸罂粟碱。肝肾功能不全者慎用,心脏病患者慎用;⑦青光眼患者应定期检查眼压。

参蛇花痔疮膏【乙类】

【药物组成】苦参、黄柏、蛇床子、金银花、甘草、五倍子、白矾、炉甘石、当归。

【方 解】方中苦参清热燥湿;黄柏、蛇床子清热燥湿,解毒疗疮;金银花清热解毒,用于热毒痈疮;五倍子、白矾、炉甘石收湿敛疮;当归补血止痛;甘草调和诸药。诸药合用,共奏清热燥湿,消肿止痛,收敛止血。

【剂型规格】软膏剂,每支装 10g。

【功能主治】清热燥湿,消肿止痛,收敛止血。用于风伤肠络、湿热下注所致内痔、外痔,症见肛门红肿热痛,便血量多鲜红,便后坠胀不适。

【用法用量】外用。将药膏挤入肛门内或涂抹患处;一次 2g,一日 1 次。

【注意事项】①本品为外用,不可内服;②本品宜放在儿童不能触及的地方,儿童应在成人监护下使用;③用药期间多食蔬菜水果,忌食烟酒、辛辣等刺激食物;④排便时切勿过度用力或者久蹲不起,平时多运动,忌久坐。保持体内气血运行通畅。

【特别提示】本品为参保人员住院使用时由基本医疗保险统筹基金按规定支付,门诊使用时由职工基本医疗保险个人账户支付的药品。

消痔丸【乙类】

【药物组成】地榆(炒炭)、牡丹皮、三颗针皮(炒炭)、大黄(酒炒)、黄芪、白及、槐角(蜜炙)、防己、白术(炒)、当归(酒炒)、火麻仁(炒黄)、动物大肠。

【方 解】方中地榆、牡丹皮凉血止血,解毒敛疮,消痔止痛;大黄攻下积滞,凉血解毒,逐瘀通经;白及、槐角消肿生肌,止血敛疮;三颗针清热燥湿,泻火解毒;白术燥湿健脾;黄芪、防己利水消肿生肌;当归、火麻仁润下通便。诸药合用,共奏消肿生肌,清热润便,补气固脱之效。

【剂型规格】大蜜丸,每丸重 9g;水蜜丸,每 100 丸重 4g。

【功能主治】消肿生肌,清热润便,补气固脱,止血,止痛。用于痔疾肿痛,便秘出血,脱肛不收以及肠风下血,积滞不化等症。

【用法用量】口服。大蜜丸,一次 1 丸,一日 3 次,小儿酌减。水蜜丸,一次 6g,一日 3 次,小儿酌减。

【注意事项】孕妇慎用。

消痔灵注射液【甲类】

【药物组成】明矾、鞣酸、三氯叔丁醇、低分子右旋糖酐注射液、枸橼酸钠、亚硫酸氢钠、甘油。

【方 解】本品中明矾涩寒,根据中医"酸可收涩,涩可固脱"的理论,应用明矾具有收敛止血的作用,治疗痔疮出血有较好疗效。药理实验表明,消痔灵注射液注射后,先使局部组织引起急性无菌性炎症,继而使组织纤维化,导致内痔的萎缩和消退。

【剂型规格】注射剂,每支装 10ml:0.4g(硫酸铝钾)。

【功能主治】收敛、止血。用于内痔出血,各期内痔、静脉曲张性混合痔。

【用法用量】肛门镜下内痔局部注射。内痔出血、早起内痔:用本品原液注射到黏膜下层,用量以不超过内痔的体积为宜。中、晚期内痔和静脉曲张性混合痔:按四步注射法进行,第一步注射到内痔上方黏膜下层动脉区,第二步注射到黏膜下层,第三步注射到黏膜固有层,第四步注射到齿线上方痔底部黏膜下层。第一步和第四步用1%普鲁卡因注射液稀释本品原液,使成1:1。第二步和第三步用1%普鲁卡因注射液稀释本品原液使成2:1。根据痔的大小,每个内痔注入6~13ml,总量20~40ml。或遵医嘱。

【不良反应】文献报道使用本品可致变态反应(过敏性休克、过敏样反应)[临床合理用药,2015,8(9A):127]、消化系统反应(急性肝坏死并死亡、直肠狭窄、肛周脓肿、肛门疼痛、肛门狭窄、麻痹性肠梗阻、肠黏膜坏死、直肠溃疡、直肠阴道瘘)、视网膜病变等[中成药,2014,36(2):431]。

【注意事项】①孕妇禁用;②内痔嵌顿发炎、外痔者禁用;③对本品及普鲁卡因过敏者禁用;④过敏体质者慎用;⑤不得与其他药物混合注射使用;⑥急性肠炎、内痔发炎时需待消炎后使用;⑦严格按要求规范操作,以免引起大出血和局部坏死、感染。

消痔软膏[乙类]

【药物组成】熊胆粉、地榆、冰片。

【方　　解】方中熊胆粉清热解毒,凉血消肿,消痔止痛,为君药。地榆凉血止血,解毒敛疮,消痔止痛,为臣药。佐以冰片清热解毒,生肌止痛。全方共奏凉血止血,消肿止痛之功。

【剂型规格】软膏剂,每支装①2.5g;②5g。

【功能主治】凉血止血,消肿止痛。用于炎性、血栓性外痔及Ⅰ、Ⅱ期内痔属风热瘀阻或湿热壅滞证。

【用法用量】外用。用药前用温水清洗局部。治疗内痔:将注入头轻轻插入肛门,把药膏推入肛内;治疗外痔:将药膏均匀涂覆于患处,外用清洁纱布覆盖,一次2~3g,一日2次。

【不良反应】出现皮肤过敏者停用。

【注意事项】①服药期间忌食辛辣、油腻、海鲜食品;②孕妇慎用;③保持大便通畅。

消痔栓[乙类]

【药物组成】龙骨、轻粉、冰片、珍珠。

【方　　解】方中以龙骨、珍珠收涩固脱,生肌敛疮;冰片芳香走窜,通诸窍,宣散郁火,解毒止痛,防腐消肿;轻粉杀虫止痒,攻毒医疮。诸药相合,共奏收敛固脱、散热止血、消肿止痛、生肌敛疮之功。

【剂型规格】栓剂,每粒2g。

【功能主治】收敛,消肿,止痛,止血。用于内外痔疮。

【用法用量】栓剂,外用,一次1枚,一日1次,洗净肛门,将药塞入。

【注意事项】①孕妇禁用;②肛裂患者不宜使用;③内痔喷射状出血或出血过多应去医院就诊;④未明确诊断的便血,必须到医院就诊;⑤药品如遇高温软化,可浸入冷水或冰箱中,数分钟取出再用,不影响药效。

痔血丸[乙类]

【药物组成】大黄、象牙屑、胡黄连、乳香(制)、桃仁、刺猬皮(制)、地榆(炭)、雄黄、穿山甲（醋制）、当归、荆芥穗、郁李仁、槐花（炒）、石决明、芒硝、没药（制）、滑石。

【方　解】方中以地榆、槐花、石决明、荆芥穗清热息风，凉血止血；大黄、芒硝、郁李仁通腑泻热，导滞通便；胡黄连、滑石、象牙屑、雄黄清利湿热，解毒生肌；乳香、桃仁、刺猬皮、穿山甲、当归、没药活血化瘀，消肿止痛。诸药相合，共奏清热解毒、散风止血之功。

【剂型规格】丸剂，每丸重9g。

【功能主治】消肿解毒，通便止血。用于内痔出血，外痔肿痛。

【用法用量】口服，一次1丸，一日2次。

【注意事项】①忌食辣物；②孕妇忌服。

痔疮片（胶囊）[乙类]

【药物组成】功劳木、大黄、蒺藜、白芷、冰片、猪胆粉（猪胆汁32ml）。

【方　解】功劳木具有清热燥湿，泻火解毒，为君药。大黄攻下积滞，凉血解毒，逐瘀通经，猪胆粉清热润燥，解毒，二者助君药清热凉血解毒，共为臣药；蒺藜活血止痒，白芷通窍止痛，消肿排脓，冰片可治疮疡肿痛，溃后不敛，三者祛风，活血止痛，消肿排脓，又可佐制君臣之药的寒凉之性，共为佐药。全方可达清热解毒，凉血止痛，祛风消肿之效。

【剂型规格】片剂，①薄膜衣片，每片重0.3g；②糖衣片，每片心重0.3g。胶囊剂，每粒装0.4g。

【功能主治】清热解毒，凉血止痛，祛风消肿。用于治疗各种痔疮，肛裂，大便秘结。

【用法用量】口服。片剂，一次4~5片，一日3次。胶囊，一次4~5粒，一日3次。

【注意事项】①孕妇禁用；②脾虚大便溏者慎用。

【特别提示】本品为参保人员住院使用时由基本医疗保险统筹基金按规定支付，门诊使用时由职工基本医疗保险个人账户支付的药品。

痔疮栓[乙类]

【药物组成】柿蒂、大黄、冰片、芒硝、田螺壳（炒）、橄榄核（炒炭）。

【方　解】方中大黄泻热通便，凉血解毒，逐瘀通经；芒硝泻热通便，清火消肿，与大黄相须为用，为君药。冰片善散火郁，外用有清热止痛，防腐生肌之效，橄榄核清热解毒，共为臣药。田螺壳甘平，入肺、胃、大肠，有止血之功，柿蒂善降逆气，共为佐药。诸药合用，共奏清热通便、消肿止血止痛之功。

【剂型规格】栓剂，每粒重2g（含芒硝46mg）。

【功能主治】清热通便，止血，消肿止痛，收敛固脱。用于内痔、混合痔之内痔部分，轻度脱垂等。

【用法用量】直肠给药，一次1粒，一日2~3次，使用前可以花椒水或温开水坐浴，7天为一疗程；或遵医嘱。

【注意事项】①要求将栓剂完全塞入肛门内，一次性手指套应取下扔掉；②用药后宜稍事休息几分钟再起立行走，以利药物能较好的融化、吸收；③用药期间忌食辛、辣等刺激性食品，愈后亦应适当忌口；④用药后可有欲解大便之感，或增加大便次数，此为正常药物通便作用所致，其他当无异常；⑤轻度患者可能用药未几自感痊愈，请勿中断医嘱疗程，以免复发；⑥此药专供外用，不可内服。

痔康片（胶囊）[乙类]

【药物组成】豨莶草、金银花、地榆炭、槐花、黄芩、大黄。

【方　　解】方中地榆清热凉血止血,为君药。槐花清热凉血止血,黄芩清热燥湿解毒,大黄泻火解毒,祛瘀通便,辅助君药,而为臣药。金银花清热解毒,善治火热疮疡,豨莶草祛风除湿兼以活血,二药合用清热除湿、活血祛风,故为佐药。诸药合用,共奏清热凉血、泻热通便之功。

【剂型规格】片剂,每片重 0.3g;胶囊剂,每粒装 0.3g。

【功能主治】清热凉血,泻热通便。用于热毒风盛或湿热下注所致的便血、肛门肿痛、有下坠感;Ⅰ、Ⅱ期内痔见上述证候者。

【用法用量】口服。片剂,一次 3 片,一日 3 次。胶囊,一次 3 粒,一日 3 次。均 7 天为一疗程,或遵医嘱。

【不良反应】个别病例服药后出现轻度腹泻,减量或停药后症状自行缓解 [中国药业,1997(11): 22]。

【注意事项】①本品含泻下、活血药物,孕妇禁用;②本品性属寒凉,脾胃虚寒者慎用。

【特别提示】痔康片为参保人员住院使用时由基本医疗保险统筹基金按规定支付,门诊使用时由职工基本医疗保险个人账户支付的药品。

普济痔疮栓[乙类]

【药物组成】熊胆粉、冰片、猪胆粉。

【方　　解】方中熊胆粉清热解毒,凉血消肿,消痔止痛,为君药。冰片清热解毒,生肌止痛。猪胆粉清热润燥,解毒。诸药合用,共奏清热解毒、凉血止血之功。

【剂型规格】栓剂,每粒 1.3g。

【功能主治】清热解毒,凉血止血,用于热症便血。对各期内痔、便血及混合痔肿胀等有较好的疗效。

【用法用量】直肠给药。一次 1 粒,一日 2 次,或遵医嘱。

【不良反应】偶见腹泻,肛门部位瘙痒,对症治疗后症状消失。

槐角丸[甲类]

【处　　方】槐角(清炒)、地榆炭、黄芩、麸炒枳壳、当归、防风。

【方　　解】方中槐角味苦性微寒,专清大肠湿热,凉血止血,切中病机,故为君药。地榆炭凉血止血,防风疏风止血,共为臣药。黄芩清热燥湿,当归养血活血,枳壳下气宽肠,为佐药。诸药合用,既能凉血止血,又能清肠疏风,风热湿毒既清,便血自止,共奏清肠疏风、凉血止血之功。

【剂型规格】大蜜丸,每丸重 9g。

【功能主治】清肠疏风,凉血止血。用于血热所致的肠风便血、痔疮肿痛。

【用法用量】口服。水蜜丸一次 6g,小蜜丸一次 9g,大蜜丸一次 1 丸,一日 2 次。

【不良反应】部分患者服药后可有轻度腹泻。有报道服用本品后出现过敏反应,表现为过敏性荨麻疹及固定性药疹,停药及抗过敏治疗后,症状均消失。

【注意事项】①忌烟酒及辛辣、油腻、刺激性食物;②保持大便通畅。

槐榆清热止血胶囊[乙类]

【药物组成】墨旱莲、地锦草、拳参、土大黄、珍珠母(煅)。

【方　　解】方中墨旱莲滋补肝肾、凉血止血;地锦草清热解毒,凉血止血;拳参清热利湿消肿;土大黄清热解毒,凉血止血,祛瘀消肿;珍珠母(煅)有止血燥湿的功效。诸药合用,共奏止血消肿、止痛之效。

【剂型规格】胶囊剂,每粒装 0.4g。

【功能主治】清热,止血,消肿止痛。用于湿热壅滞所致的Ⅰ、Ⅱ期内痔、混合痔急性发作时出现的便血、肛门坠胀疼痛,痔黏膜充血糜烂,排便黏滞不爽。

【用法用量】饭后口服,一次 3 粒,一日 3 次,疗程 7 天。

【不良反应】偶见服药后 ALT 升高,轻度胸闷,轻度胃酸,必要时停药。

【注意事项】对本品过敏者禁用,过敏体质者慎用。

【特别提示】本品为参保人员住院使用时由基本医疗保险统筹基金按规定支付,门诊使用时由职工基本医疗保险个人账户支付的药品。

麝香痔疮栓[乙类]

【药物组成】人工麝香、人工牛黄、珍珠、冰片、三七、五倍子、炉甘石粉、颠茄流浸膏。

【方　　解】方中麝香辛温走窜,入心经血分,有活血祛瘀之效,可行血中之瘀滞,开经络之壅遏;三七化瘀止血,活血定痛,与麝香同用可增强活血化瘀、软坚散结之效。牛黄性苦、凉,入肝、心经,能清热解毒,化痰开窍;冰片性辛、苦、微寒,入心、肺经。牛黄与冰片合用可化痰湿、散积聚,缩小癥瘕包块。五倍子性酸、涩、寒,入肺、肾、心经,炉甘石性甘、平,归心、肝经。五倍子、炉甘石与珍珠合用可止血、消肿毒、生肌。颠茄有解除平滑肌痉挛等作用。以上诸药合用,可起到活血化瘀、软坚散结、止血定痛、化痰湿、消肿毒及生肌的作用。

【剂型规格】栓剂,每粒重 1.5g。

【功能主治】清热解毒,消肿止痛,止血生肌。用于大肠热盛所致的大便出血、血色鲜红、肛门灼热疼痛;各类痔疮和肛裂见上述证候者。

【用法用量】早晚或大便后塞入肛门内,一次 1 粒,一日 2 次,或遵医嘱。

【注意事项】①本品为直肠给药,禁止内服;②内痔出血过多或原因不明的便血,或内痔脱出不能自行还纳,均应去医院就诊;③对本品过敏者禁用,过敏体质者慎用。

【特别提示】本品为参保人员住院使用时由基本医疗保险统筹基金按规定支付,门诊使用时由职工基本医疗保险个人账户支付的药品。

第六节　水、火烫伤类药

外用应急软膏[乙类]

【药物组成】黄芩、白芍、丹参、补骨脂、人参、党参、金银花、茯苓、益母草、鱼腥草、鸭跖草、辛夷、甘草、青蒿、樟脑。

【方　　解】方中黄芩、金银花、益母草、鱼腥草、鸭跖草、青蒿清热解毒,有抗菌消炎作用;人参、党参、补骨脂益气扶正,茯苓利水渗湿,白芍养血敛阴,丹参祛瘀消肿,可促进伤口愈合;辛夷、樟脑通窍辟秽,消肿止痛;甘草调和药味。诸药合用,共奏清热解毒、消肿止痛、温经活血、扶正祛邪之功效。

【剂型规格】软膏剂,每盒①10g;②15g。

【功能主治】消肿,止痛,抗感染,促进伤口愈合。用于冻疮,Ⅰ、Ⅱ度烫伤,手足皲裂及小面积轻度擦挫伤。

【用法用量】外用,涂于患处周围适量。一日1次。

【注意事项】①涂药后不可用塑料薄膜覆盖;②如出现粟粒样疹、小水疱或疼痛,减少药量后即自行消失,不影响继续治疗。

创灼膏[乙类]

【药物组成】石膏(煅)、炉甘石(煅)、甘石膏粉、白及、冰片。

【方　　解】方中煅石膏清热收敛,为君药。炉甘石收湿敛疮,甘石膏粉清热燥湿,活血消肿,加强君药之功效,为臣药。冰片清热止痛,防腐止痒,白及生肌止痛,为佐药。诸药合用,共奏清热解毒、消肿止痛、去腐生肌之功效。

【剂型规格】软膏剂,每支装①10g;②20g;③35g。

【功能主治】排脓,拔毒,去腐,生肉,长肉。用于烧伤、烫伤、挫裂创口,老烂脚,褥疮,手术后创口感染,冻疮溃烂,慢性湿疹及常见疮疖。

【用法用量】外用。涂敷患处,如分泌物较多,每日换药1次;分泌物较少,2~3日换药1次。

【注意事项】①烧、烫伤感染者禁用;②不可内服;③若用药后出现皮肤过敏反应需及时停用;④忌食辛辣、油腻食物及海鲜等发物。

【特别提示】本品为参保人员住院使用时由基本医疗保险统筹基金按规定支付,门诊使用时由职工基本医疗保险个人账户支付的药品。

连柏烧伤膏[乙类]

【药物组成】黄柏、黄连、藤黄(制)、冰片。

【方　　解】方中黄柏、黄连清热解毒,解毒敛疮,散瘀止痛;藤黄解毒消肿,祛腐敛疮;冰片清热解毒,生肌敛疮。诸药合用,共奏清热解毒、生肌止痛之功。

【剂型规格】软膏剂,每支装①20g;②40g。

【功能主治】清热解毒,生肌止痛。用于浅、深Ⅱ度烧伤创面的治疗,用药面积不宜超出体表面积的3%。

【用法用量】用生理盐水清洁创面后,直接涂抹药膏,厚度约1~2mm,或涂布于消毒敷料上,再覆盖于创面。根据病情需要,可用纱布适度包扎。一日换药1次。

【不良反应】少数患者可出现肝功能异常。

【注意事项】①本品应在医生指导下使用,病情较重者可配合其他治疗;②用药者请注意肝功能检查;③本品仅作外用,避免接触眼睛。

虎黄烧伤搽剂[乙类]

【药物组成】虎杖、黄连、黄柏、水牛角、红花、白芷、千里光、冰片。

【方　　解】方中虎杖、黄连、黄柏解毒敛疮,散瘀止痛;水牛角凉血解毒;红花活血化瘀;白芷燥湿收敛排脓;千里光、冰片清热解毒散火。诸药合用,共奏泻火解毒、燥湿敛疮之效。

【剂型规格】搽剂,①每瓶装25ml;②每瓶装50ml;③每瓶装100ml。

【功能主治】泻火解毒,凉血活血,消肿致通,燥湿敛疮。用于面积不超过5%的Ⅰ、Ⅱ度烧烫伤。

【用法用量】外用。新鲜烧伤创面用无菌生理盐水清创后,将本品涂于创面,每1%烧伤面积用量为0.5ml,每次一般不超过10ml,一日1次,至愈合为止。创面可采用暴露或半暴露疗法。

【**注意事项**】①外用药,切勿口服。用前摇匀;②如发生对本品过敏者请立即停用;③根据患者病情,注意采用适宜的综合治疗措施;④孕妇慎用。

京万红软膏[甲类]

【**药物组成**】地榆、地黄、当归、桃仁、黄连、木鳖子、罂粟壳、血余炭、棕榈、半边莲、土鳖虫、白蔹、黄柏、紫草、金银花、红花、大黄、苦参、五倍子、槐米、木瓜、苍术、白芷、赤芍、黄芩、胡黄连、川芎、栀子、乌梅、冰片、血竭、乳香、没药。

【**方 解**】方中药物可分为四类,一类由黄连、黄芩、黄柏、栀子、大黄、地榆、槐米、半边莲、金银花、紫草、苦参、胡黄连、白蔹、地黄组成,以清热凉血解毒。一类由桃仁、红花、当归、川芎、血竭、赤芍、木鳖子、土鳖虫、穿山甲、乳香、没药、木瓜组成,以活血破瘀,溃痈生肌,消肿止痛。一类由罂粟壳、五倍子、乌梅、棕榈、血余炭组成,以收涩止血,敛疮消肿,促进成脓和溃脓,以达毒随脓泄之目的。另用白芷、苍术、冰片三药辛香走窜,散结止痛与收敛诸药收散并用。诸药合用,共奏清热解毒、凉血化瘀、消肿止痛、祛腐生肌之功效。

【**剂型规格**】软膏剂,①每支装 10g;②每支装 20g;③每瓶装 30g;④每瓶装 50g。

【**功能主治**】活血解毒,消肿止痛,去腐生肌。用于轻度水、火烫伤,疮疡肿痛,创面溃烂。

【**用法用量**】用生理盐水清理创面,涂敷本品或将本品涂于消毒纱布上,敷盖创面,用消毒纱布包扎,一日 1 次。

【**不良反应**】有报道称使用本品出现轻度皮肤瘙痒 [包头医学, 2003, 27 (1): 45]。

【**注意事项**】①烧、烫伤感染者禁用;②若用药后出现皮肤过敏反应需及时停用;③不可内服,不可久用;④忌食辛辣、海鲜食物。

复方紫草油[乙类]

【**药物组成**】紫草、冰片、忍冬藤、白芷。

【**方 解**】紫草作为此方之君药,其性苦寒,归心包络、肝经,具有凉血活血、清热解毒的功效。白芷性辛温,入肺脾胃三经,具有祛风燥湿、消肿止痛的功能;忍冬藤甘寒入心、肺经,可清热解毒通络,二者共为臣药。冰片性辛苦、凉,归心肺二经,能够刺激局部组织代谢生长,具有消炎、消肿、止痛、止痒的作用;麻油有解毒生肌之功效,主治疮肿、溃疡、皮肤皲裂,二者共为佐使药。诸药合用,共奏清热凉血、解毒止痛之功。

【**剂型规格**】搽剂,①每瓶装 30ml;②每瓶装 50ml;③每瓶装 100ml。

【**功能主治**】清热凉血,解毒止痛。用于轻度水、火烫伤。

【**用法用量**】外用适量,涂擦患处,一日数次。

【**注意事项**】①忌食辛辣刺激性食物;②本品为外用药,禁止内服;③本药使用时应注意全身情况,如有恶寒发热等症状时,应及时去医院就诊;④重症烧(烫)伤及面积较大者不宜自我治疗,应去医院就诊;⑤烫伤局部用药一定要注意清洁干净,在清洁环境下最好采用暴露疗法;⑥用药 1~2 天后症状无改善或创面有脓苔应去医院就诊;⑦用药后局部出现皮疹等过敏表现者应停用;⑧对本品过敏者禁用,过敏体质者慎用。

【**特别提示**】本品为参保人员住院使用时由基本医疗保险统筹基金按规定支付,门诊使用时由职工基本医疗保险个人账户支付的药品。

烫伤油[乙类]

【**药物组成**】马尾连、紫草、黄芩、冰片、地榆、大黄。

【方　　解】方中马尾连清热解毒,为君药。大黄、黄芩清热燥湿、解毒止痛;紫草、地榆凉血活血,共为臣药。冰片辛凉苦泄,芳香走窜,清热止痛,为佐药。诸药合用,共奏清热解毒、凉血祛腐、止痛之功效。

【剂型规格】油剂,每瓶装 30g。

【功能主治】清热解毒,凉血祛腐止痛。用于Ⅰ、Ⅱ度烧烫伤和酸碱灼伤。

【用法用量】外用。创面经消毒清洗后,用棉球将药涂于患处,盖于伤面,必要时可用纱布浸药盖于伤面。

【注意事项】①服药期间忌食辛辣、油腻食物;②孕妇慎用;③用药后如出现皮肤过敏者应及时停用。

烫疮油[乙类]

【药物组成】冰片、紫草、当归、白芷、龙血竭、虫白蜡、麻油、甘草。

【方　　解】方中冰片辛凉苦泄,芳香走窜,清热止痛为君药。紫草解毒消肿,白芷排脓止痛,当归、血竭化瘀生肌止痛,虫白蜡止血生肌敛疮,为臣药。甘草清热解毒,调和药性,为佐使药。诸药合用,共奏清热止痛、解毒消肿、生肌之效。

【剂型规格】油剂,每瓶装 50ml。

【功能主治】清热止痛,解毒消肿,生肌。用于轻度小面积水火烫伤。

【用法用量】外用,涂患处。一日 1~2 次。

【不良反应】偶见轻度红斑、瘙痒、刺激性疼痛。

【注意事项】①本品为外用药,禁止内服;②切勿接触眼睛、口腔等黏膜处;③孕妇慎用;④水火烫伤面积较大,应去医院就诊;⑤烫伤局部用药一定要注意清洁干净,在清洁环境下最好采用暴露疗法;⑥本药使用时应注意全身情况,如有恶寒发热等症状时,应及时去医院就诊;⑦用药后局部出现皮疹等过敏表现者应停用;⑧对本品过敏者禁用,过敏体质者慎用。

【特别提示】本品为参保人员住院使用时由基本医疗保险统筹基金按规定支付,门诊使用时由职工基本医疗保险个人账户支付的药品。

积雪苷霜软膏[乙类]

【药物组成】积雪草总苷。

【剂型规格】软膏剂,每支装 14g。

【功能主治】有促进创伤愈合作用。用于治疗外伤、手术创伤、烧伤、疤痕疙瘩及硬皮病。

【用法用量】外用,涂患处。一日 3~4 次。

【不良反应】偶有用药局部的瘙痒和刺激反应。

【注意事项】①对本品过敏者禁用;②避免在烧伤或严重创伤未愈合前使用本品;③孕妇及过敏体质者慎用;④局部涂抹后宜按摩 5 分钟。

康复新液[乙类]

【药物组成】美洲大蠊干燥虫体提取物。

【剂型规格】溶液剂,每瓶装①10ml;②50ml;③100ml。

【功能主治】通利血脉,养阴生肌。内服:用于瘀血阻滞,胃痛出血,胃、十二指肠溃疡;以及阴虚肺痨,肺结核的辅助治疗。外用:用于金疮、外伤、溃疡、瘘管、烧伤、烫伤、褥疮之创面。

【用法用量】口服，一次 10ml，一日 3 次，或遵医嘱。外用，用医用纱布浸透药液后敷患处，感染创面先清创后再用本品冲洗，并用浸透本品的纱布填塞或敷用。

【注意事项】①使用纱布覆盖或浸渗药液时，所用纱布均应采用灭菌医用纱布。条件不具备时，应将纱布用消毒器高压灭菌后使用；②在使用本品前，应将创面先用生理盐水、过氧化氢溶液或抗生素类药液清创消毒干净后再使用；③创面较大时，应结合用抗生素治疗；④本品可直接向创面滴用，再用医用纱布覆盖；也可将药液浸湿纱布敷用应根据患者病情决定。如窦道、漏管、褥疮创面较大时，用浸湿药液的含药纱布塞进其内，每天换药一次为宜；当创面逐渐缩小，不宜再用纱布时，可将本品拧去外盖，直接将药液滴入创洞中；⑤大面积烧伤、烫伤以浸透药液的纱布覆盖为宜，换药时患者略有疼痛，属正常；⑥使用后应将瓶盖及时盖紧，谨防污染。

跌打万花油【乙类】

【药物组成】野菊花、乌药、水翁花、徐长卿、大蒜、马齿苋、葱、金银花叶、黑老虎、威灵仙、木棉皮、土细辛、葛花、声色草、伸筋藤、蛇床子、铁包金、倒扣草、苏木、大黄、山白芷、朱砂根、过塘蛇、九节茶、地耳草、一点红、两面针、泽兰、红花、谷精草、土田七、木棉花、鸭脚艾、防风、侧柏叶、马钱子、大风艾、腊梅花、墨旱莲、九层塔、柳枝、栀子、蓖麻子、三棱（制）、辣蓼、莪术（制）、大风子（仁）、荷叶、卷柏、蔓荆子、皂角、白芷、骨碎补、桃仁、牡丹皮、川芎（制）、化橘红、青皮、陈皮、白及、黄连、赤芍、蒲黄、苍耳子、生天南星、紫草茸、白胡椒、香附（制）、肉豆蔻、砂仁、紫草、羌活、草豆蔻、独活、干姜、荜茇、白胶香、冰片、薄荷油、松节油、水杨酸甲酯、樟脑油、桉油、丁香罗勒油、茴香油、桂皮油。

【方　　解】方中野菊花、大蒜、马齿苋、葱、金银花叶、伸筋草、卷柏等具有清热解毒、清热燥湿的功效；大黄、泽兰、土田七、栀子、红花、三棱、白芷、牡丹皮、白及、赤芍、天南星、冰片等具有活血凉血、通络止痛、敛疮生肌的功效；薄荷油、松节油、樟脑油、桉油、丁香罗勒油、茴香油、桂皮油等有活血凉血、托脓敛疮、消肿泽肤功效。诸药配伍，共奏止血止痛、舒筋活络、消肿散瘀、消炎生肌之功。

【剂型规格】搽剂，每瓶装①10ml；②15ml；③25ml；④50ml。

【功能主治】止血止痛，消炎生肌，消肿散瘀，舒筋活络。用于跌打损伤，撞击扭伤，刀伤出血，烫伤等症。

【用法用量】外用，擦敷患处。

【不良反应】文献报道，12 例局部有红斑、水肿，34 例有密集针尖大小丘疹和水疱，6 例有渗出、糜烂［中国农村医学，1996，24（6）：30］、心慌胸闷，恶心、呕吐、擦药处发红、发热、瘙痒［中国校医，2012，26（4）：26］。

【注意事项】①孕妇禁用；②经期及哺乳期妇女慎用；③切勿接触眼睛、口腔等黏膜处。④本品不宜长期或大面积使用，用药后皮肤过敏者应停止使用，症状严重者应去医院就诊；⑤本品为外用药，禁止内服；⑥忌食生冷、油腻食物；⑦皮肤破溃或感染处禁用。

【特别提示】本品为参保人员住院使用时由基本医疗保险统筹基金按规定支付，门诊使用时由职工基本医疗保险个人账户支付的药品。

湿润烧伤膏【乙类】

【药物组成】黄连、黄芩、黄柏、地龙、罂粟壳。

【方　　解】方中黄连、黄芩、黄柏清热燥湿，泻火解毒，解毒疗疮共为君药。地龙清热息风,通经活络为臣药。佐以罂粟壳收敛止痛。诸药合用,共奏清热解毒、止痛生肌之效。

【剂型规格】软膏剂,每支装 40g。

【功能主治】清热解毒、止痛生肌。用于各种烧、烫、灼伤。

【用法用量】外用。涂于烧、烫、灼伤等创面(厚度薄于 1mm),每 4~6 小时更换新药。换药前,须将残留在创面上的药物及液化物拭去。暴露创面用药。

【注意事项】①对由烧伤创面引起的全身性疾病,必须在医生指导下使用;②注意创面的引流通畅,保持创面的干燥;③如创面发生湿疹应停药,对症处理;④本品不可内服;⑤夏季高温或反复挤压,本品会质地变稀,但不影响药效。

解毒生肌膏[乙类]

【药物组成】紫草、当归、白芷、甘草、乳香(醋制)、轻粉。

【方　　解】方中紫草凉血祛瘀,清热解毒,为君药。乳香、当归行气活血,消肿生肌,共增君药之力,是以为臣药。轻粉拔毒祛腐,白芷辛香走窜,消肿止痛,为佐药。甘草解毒止痛,调和诸药,为佐使药。诸药合用,共奏活血散瘀、消肿止痛、解毒排脓、祛腐生肌之功。

【剂型规格】软膏剂,每支装 20g。

【功能主治】活血散瘀,消肿止痛,解毒排脓,祛腐生肌。用于各类创面感染、Ⅱ度烧伤。

【用法用量】外用,摊于纱布上敷患处。

【注意事项】①肿疡未溃、溃疡腐肉未尽者禁用;②孕妇慎用;③若用药后出现皮肤过敏反应需及时停用;④不可内服;⑤忌食辛辣、油腻食物及海鲜等发物;⑥开始敷用本品时,创面脓性分泌物增多,只需轻轻沾去分泌物即可,不宜重擦,一周后分泌物逐渐减少;⑦治疗过程中,宜勤换敷料。

解毒烧伤软膏[乙类]

【药物组成】地黄、大黄、黄柏、紫草、牡丹皮、南寒水石、地榆、当归、乳香、没药、白芷、冰片。

【方　　解】方中地黄清热凉血,养阴生津;大黄清热泻火、凉血解毒、祛瘀;黄柏清热燥湿,泻火解毒;紫草、地榆、牡丹皮凉血活血,解毒透疹;南寒水石清热降火,除烦消渴;当归活血止痛;白芷活血排脓,止痛生肌;乳香、没药调气活血,定痛;冰片消肿止痛,清热散毒。诸药合用,共奏凉血解毒、活血止痛、去腐生肌之效。

【剂型规格】软膏剂,每支装①10g;②20g;③50g。每瓶装 500g。

【功能主治】凉血解毒,活血止痛,去腐生肌。用于面积小于 10% 的浅Ⅱ度、深Ⅱ度烧伤烫伤。

【用法用量】外用。对创面进行清创处理后,经本品均匀涂抹于创面上,厚度约 2mm;或将本品预先做成药物纱布,覆盖在创面上,再用双层纱布包扎,每日或隔日换药一次。

【注意事项】①对本品过敏者禁用;②创面大于 5% 时,需在医生指导下使用;③必要时,适当使用抗生素治疗。

第七节　脉管炎类药

马栗种子提取物片[乙类]

【药物组成】马栗种子干燥提取物、七叶素。

【剂型规格】片剂,每片含马栗种子干燥提取物 263.2mg,标定含有七叶素 50mg。

【功能主治】治疗腿部因静脉功能障碍导致的不适(慢性静脉功能不全),如腿部的疼痛和沉重感,夜间小腿抽筋,发痒与腿部肿胀等。解除骨及关节于创伤及手术后的肿胀;因经期障碍出现的下腹疼痛及腰痛。

【用法用量】口服。一次 1~2 片,一日 2 次,或遵医嘱。

【不良反应】少数患者可能出现皮肤发痒、恶心或胃肠不适现象。

迈之灵片[乙类]

【药物组成】马栗提取物。

【剂型规格】片剂,每片含马栗提取物 150mg。

【功能主治】用于慢性静脉功能不全,静脉曲张,深静脉血栓形成及血栓性静脉炎后综合征引起的下肢肿胀、痉挛、瘙痒、灼热、麻木、疼痛、疲劳沉重感、皮肤色素沉着、瘀血性皮炎、溃疡、精索静脉曲张引起的肿痛等。用于手术后、外伤、创伤、烧烫伤所致的软组织肿胀、静脉性水肿。痔静脉曲张引起的内、外痔急性发作症状,如肛门潮湿、瘙痒、出血、疼痛等。

【用法用量】饭后口服。成人一日 2 次,早、晚各 1 次,一次 1~2 片。病情较重或治疗初期,一日 2 次,一次 2 片,或遵医嘱服用。20 天为一疗程。可长期服用。

【不良反应】可有轻微胃肠道不适。

【注意事项】①胃溃疡患者慎用;②药片应完整服下;③药品勿置于儿童可及之处。

脉络宁注射液[甲类]

【药物组成】牛膝、玄参、石斛、金银花。

【方　　解】方中牛膝活血化瘀通络,凉血消肿止痛,为君药。玄参清热养阴,解毒散结,辅助君药散结消肿,以为臣药。金银花清热解毒,凉血消肿;石斛养阴清热,合为佐药。诸药协同,共奏养阴清热、活血祛瘀之功效。

【剂型规格】注射剂,每支装 10ml(相当于总药材 100g)。

【功能主治】养阴清热,活血化瘀。用于血栓闭塞性脉管炎,动脉硬化性闭塞症、脑血栓形成及后遗症、静脉血栓形成等病。

【用法用量】静脉滴注。一次 10~20ml(1~2 支),用 5% 葡萄糖注射液或 0.9% 氯化钠注射液 250~500ml 稀释后使用,一日 1 次,10~14 天为一疗程,重症患者可连续使用 2~3 个疗程。

【不良反应】本品包括一般过敏反应、呼吸系统反应、心血管系统反应、胃肠道反应、肝脏损害、神经系统反应、肌肉骨骼系统反应、泌尿系统反应。罕见呼吸困难,过敏性休克。偶见皮肤瘙痒,皮疹、头痛、心悸、高热、寒战、皮肤损害、龟头皲裂、阴囊湿疹、恶心、呕吐、腹痛、局部麻木、抽搐、肌肉震颤、低血压、局部静脉炎、血清病样不良反应、微循环障碍、离心性水肿、出血倾向等不良反应。

【注意事项】①孕妇、有过敏史或过敏体质者禁用;②妊娠期、月经期、哺乳期妇女慎用;③有出血性疾病或有出血倾向的患者,虚寒体质,腹泻便溏者,肝、肾功能不全的患者慎用;④本品不得与其他药物混合注射使用。不宜与其他药物在同一容器中混合滴注;⑤静脉滴注时,初始速度应缓慢,并严密监测,观察 15~20 分钟,并注意巡视;⑥如发现不良反应时,应立即停药,停药后症状可自行消失或酌情给予对症治疗;⑦本品出现浑浊、沉淀、颜色异常加深等现象不能使用;⑧使用期间,注意休息,避免劳累,保证充足的睡眠和适量的活动;保持心情舒畅；⑨用药期间，饮食宜清淡，忌食生冷、辛辣、油腻难消化的食品，戒烟酒，以免加重病情。

【特别提示】限二级及以上医疗机构使用。

脉络宁颗粒(口服液)[乙类]

【药物组成】牛膝、玄参、石斛、金银花。

【方　　解】方中牛膝活血化瘀通络，凉血消肿止痛，为君药。玄参清热养阴，解毒散结，为臣药。金银花清热解毒，凉血消肿；石斛养阴清热，合为佐药。诸药协同，共奏养阴清热、活血祛瘀之功效。

【剂型规格】颗粒剂，每袋装 10g。口服液，每支装①10ml；②20ml。

【功能主治】清热养阴、活血祛瘀。用于Ⅰ、Ⅱ期动脉硬化性闭塞症及血栓闭塞性脉管炎引起的肢体皮肤发凉、酸胀、麻木、烧灼感、间歇性跛行、静息痛等；急性和亚急性期下肢深静脉血栓形成引起的局部肿胀、疼痛、皮肤温度升高、皮色异常等及恢复期轻中度脑梗塞引起的半身不遂、口舌歪斜、偏身麻木、语言不利等。

【用法用量】口服。颗粒，一次 10g，一日 3 次。口服液，一次 20ml，一日 3 次。

【不良反应】少数患者服药后出现恶心、上腹饱满、便溏等胃肠道反应。

【注意事项】①孕妇忌用；②脑出血慎用；③出血性疾病或有出血倾向的患者慎用；④本品为非溶栓类药物，但具有一定活血祛瘀作用，下肢深静脉血栓形成急性期七天内是否应用，建议有医生根据病情决定。

脉络舒通丸(颗粒)[乙类]

【药物组成】黄芪、金银花、黄柏、苍术、薏苡仁、玄参、当归、白芍、甘草、水蛭、蜈蚣、全蝎。

【方　　解】方中用黄芪为君药，意在气为血之帅，气行则血行；当归、白芍合用具有补血养血，配以甘草加强缓急解痉和营止痛；水蛭、蜈蚣、全蝎活血祛瘀，攻毒散结；金银花、黄柏、苍术、薏苡仁、玄参解毒凉血，清热祛湿。诸药合用，共奏清热解毒、化瘀通络、祛湿消肿之功。

【剂型规格】丸剂，每瓶装 12g，每丸重约 0.056g。颗粒剂，每袋装 20g(无蔗糖)。

【功能主治】清热解毒，化瘀通络，祛湿消肿。用于湿热瘀阻脉络所致的血栓性浅静脉炎，非急性期深静脉血栓形成所致的下肢肢体肿胀、疼痛、肤色暗红或伴有条索状物。

【用法用量】口服。丸剂，一次 12g，一日 3 次。颗粒，用温开水冲服，一次 20g(1 袋)，一日 3 次。

【不良反应】部分患者服药后出现轻度恶心、呕吐、食欲不振等胃部不适。

【注意事项】①孕妇禁用；②深静脉血栓形成初发一周内的患者勿用；③忌食辛辣及刺激性食物；④肝肾功能不全者及有出血性疾病或凝血机制障碍者慎用。

脉管复康片(胶囊)[乙类]

【药物组成】丹参、鸡血藤、郁金、乳香、没药。

【方　　解】方中丹参苦寒泄降，善于活血祛瘀，通经止痛，凉血消痈，为君药。辅以鸡血藤活血补血，舒经活络；郁金活血祛瘀，行气止痛；乳香、没药活血止痛。诸药合用，共奏活血化瘀、痛经活络之功，使瘀血散、脉管通，则诸症自除。

【剂型规格】片剂，①糖衣片(片心重 0.3g，相当于饮片 0.7g)；②薄膜衣片，每片重 0.6g(相当于饮片 1.4g)。胶囊剂，每粒装 0.45g。

【功能主治】活血化瘀，通经活络。用于瘀血阻滞，脉络不通引起的脉管炎、硬皮病、动脉硬化性下肢血管闭塞症,对冠心病、脑血栓后遗症属上述证候者也有一定治疗作用。

【用法用量】口服。片剂,一次 8 片(规格①)或一次 4 片(规格②),一日 3 次。胶囊,一次 4 粒,一日 3 次。

【不良反应】文献报道脉管复康片引起困倦和过敏反应[药学与临床研究,2010,18(2):179]。另有文献报道患者服用脉管复康片后第二天,出现心过缓、头晕、四肢无力、心慌等症状[江苏药学与临床研究,2004,12(增刊):84]。

【注意事项】经期减量,孕妇及肺结核患者遵医嘱服用。

通塞脉片(胶囊、颗粒)[乙类]

【药物组成】黄芪、当归、党参、玄参、金银花、石斛、牛膝、甘草。

【方 解】方中黄芪、当归、党参补气生血,是为君药。金银花、甘草清热解毒,玄参、石斛养阴清热,其为臣药。牛膝活血散瘀,通经活络,引热下行为佐药。诸药合用,共奏培补气血、养阴清热、活血化瘀、通经活络之功效。

【剂型规格】片剂,每素片重 0.35g(含干浸膏 0.35g);胶囊剂,每粒装 0.35g;颗粒剂,每袋 7g。

【功能主治】培补气血,养阴清热,活血化瘀,通经活络。用于血栓闭塞性脉管炎(脱疽)的毒热证。

【用法用量】口服。片剂,一次 5~6 片,一日 3 次。胶囊,一次 5 粒,一日 3 次。颗粒,开水冲服,一次 1 袋,一日 3 次。

【注意事项】①血栓性脉管炎属于阴寒证者慎用;②糖尿病人应用时应注意监测糖的变化情况,脂肪肝病人注意监测 ALT 情况。

第八节 虫螯蛇咬类药

青龙蛇药片[乙类]

【药物组成】青木香、龙胆、盐酸小檗碱、黄柏等十四味。

【方 解】方中青木香平肝止痛,解毒消肿;龙胆泻肝胆实火,除下焦湿热;盐酸小檗碱抗菌作用好,且可增强白细胞吞噬作用;黄柏清热燥湿,解毒疗疮。诸药合用,共奏祛风泻火、清热解毒之功。

【剂型规格】薄膜衣片,片心重 0.3g。

【功能主治】祛风泻火,清热解毒,用于治疗蝮蛇、五步蛇咬伤属火毒、风毒症者。

【用法用量】首次服用 20 片,以后每 6 小时服 10 片,重症者加倍。

【不良反应】服药后胃脘不适,可在饭后服药。部分患者大便变稀,停药后好转。

【注意事项】①为使药物快速起作用,最好将药片捣碎后吞服;②孕妇忌服。

季德胜蛇药片[甲类]

【药物组成】重楼、蟾蜍皮、蜈蚣、地锦草等。

【方 解】方中重楼、半枝莲等性味苦寒,清热解毒,配用蜈蚣,为虫类毒品,以毒攻毒,诸药相伍,共奏清热解毒、消肿止痛之功。

【剂型规格】片剂,每片重 0.4g。

【功能主治】清热,解毒,消肿止痛。用于毒蛇、毒虫咬伤。

【用法用量】口服,第一次 20 片,以后每隔 6 小时续服 10 片,危急重症者将剂量增加 10~20 片并适当缩短服药间隔时间。不能口服药者,可行鼻饲法给药。外用,被毒虫咬伤后,以本品和水外搽,即可消肿止痛。

【不良反应】文献报道,季德胜蛇药片 8 片研碎后与 75% 乙醇溶液调成糊状涂抹创面,每隔 2 小时涂抹 1 次,于 6 小时后创面出现皮温升高、瘙痒,红色丘疹等不良反应[福建医药杂志,2004,26(1):161]。

【注意事项】①孕妇禁用;②脾胃虚寒者慎用;③肝肾功能不全者慎用;④不可过量、久用;⑤若用药后出现皮肤过敏反应应及时停用;⑥忌食辛辣油腻食物;⑦被毒蛇咬伤后除服药外,应将伤口挑破,引流排毒,为阻止毒素被吸收,要扎止血带,每隔 15~20 分钟放松 1~2 分钟。清除毒素可用盐水冲洗伤口,挤出或吸出毒液。同时应及时注射抗蛇毒血清治疗;⑧本品对腹蛇咬伤疗效显著,对五步蛇、眼镜蛇也能治愈,唯独对竹叶青蛇伤效较差。用本品治疗蛇伤,要按不同蛇类、咬伤季节、咬伤部位、中毒时间长短、患者健康情况灵活用药。

湛江蛇药[乙类]

【药物组成】巴豆叶、威灵仙、鸡骨香(根皮)、侧柏叶、田基黄、七星剑(叶)、细辛、两面针(皮)、半边旗、朱砂根(皮)、柚叶、山芝麻(叶)、了哥王(叶)、重楼、龙胆草、薄荷、独脚莲、半边莲、黑面神(叶)、老鸦胆叶、枫香叶、东风桔(根、茎皮)。

【方　　解】方中巴豆叶、七星剑、独脚莲、半边莲、老鸦胆叶、半边旗解毒杀虫,均有解蛇毒之功;田基黄、朱砂根、山芝麻(叶)、了哥王(叶)、重楼、龙胆草、黑面神等有清热解毒,消肿止痛的功效;两面针、鸡骨香、柚叶、枫香叶、东风桔能行气止痛,散瘀消肿;威灵仙、细辛能祛风除湿,通络止痛;侧柏叶能凉血止血;薄荷能解表散热,透疹。全方诸药合用,共奏解蛇毒、止痛、消肿之功。

【剂型规格】散剂,每瓶装 4.5g。

【功能主治】解蛇毒,止痛,消肿。用于银环蛇、金环蛇、眼镜蛇、青竹蛇及天虎、蜈蚣咬伤。

【用法用量】口服,首次服 9g,以后每隔 3 小时服 4.5g,严重者隔 1 小时服 4.5g。

【注意事项】①服药后若有腹痛,可饮少量糖水;②若有胸翳现象,多饮开水。

第九节　疝 气 类 药

茴香橘核丸[乙类]

【药物组成】盐小茴香、八角茴香、盐橘核、荔枝核、盐补骨脂、肉桂、川楝子、醋延胡索、醋莪术、木香、醋香附、醋青皮、昆布、槟榔、乳香(制)、桃仁、穿山甲(制)。

【方　　解】方中小茴香善散厥阴经寒湿,又能补命门之火、温肾暖肝、散寒止痛,为治寒疝睾丸偏坠的常用药;八角茴香功同小茴香而稍逊;橘核为行气舒肝、止痛治疝之要药,共为君药。川楝子、荔枝核、香附、青皮、木香疏肝解郁,行气止痛;桃仁、延胡索、乳香、穿山甲、莪术活血通络,散结止痛,共为臣药。肉桂、补骨脂温肾,散寒邪;槟榔下气破积;昆布软坚散结,共为佐药。诸药相合,共奏散寒行气、消肿止痛之功。

【剂型规格】丸剂,每 100 丸 6g。

【功能主治】散寒行气,消肿止痛。用于寒凝气滞所致的寒疝,症见睾丸坠胀疼痛。

【用法用量】口服。一次 6~9g，一日 2 次。

【注意事项】①湿热下注睾丸红肿胀痛者不宜使用；②服药期间忌食生冷食物；③若伴睾丸肿物或阴囊溃破者需配合外科治疗。

第十节 其　　他

五黄膏^{【乙类】}

【药物组成】五倍子、黄芩苷、冰片。

【方　　解】方中五倍子敛肺止汗，涩肠止泻，收敛止血；黄芩清热燥湿，凉血解毒；冰片清热止痛。三药合用，共奏清热解毒、消肿止痛、化瘀散结、除湿收敛之功。

【剂型规格】软膏剂，每支装①10g；②2.5g。

【功能主治】清热解毒，消肿止痛，化瘀散结，除湿收敛。用于针眼及眼部疖肿。

【用法用量】涂敷于外眼及皮肤病变部位适量（根据患处面积大小），一日 1~3 次。

【注意事项】①忌烟、酒、辛辣刺激食物，忌鱼、虾等腥物；②对本品过敏者禁用，过敏体质者慎用；③外用于皮肤患处，禁入眼内；④用药后皮肤患处肿势加重，眼痒，眼红应到医院诊治，并停用本药。

【特别提示】本品为参保人员住院使用时由基本医疗保险统筹基金按规定支付，门诊使用时由职工基本医疗保险个人账户支付的药品。

丹参酮胶囊^{【乙类】}

【药物组成】丹参乙醇提取物。

【剂型规格】胶囊剂，每粒装 0.25g。

【功能主治】抗菌消炎。用于骨髓炎，痤疮，扁桃腺炎，外耳道炎，疖，痈，外伤感染，烧伤感染，乳腺炎，蜂窝组织炎等。

【用法用量】口服，一次 4 粒，一日 3~4 次。小儿酌减。

【不良反应】偶见皮肤过敏，停药即可恢复正常。

【注意事项】①忌烟酒、辛辣、油腻及腥发食物；②切忌以手挤压患处；③用药期间不宜同时服用温热性药物；④不宜同时使用外用药类，如需配合使用，应在医师指导下使用；⑤孕妇禁用；⑥对本品过敏者禁用，过敏体质者慎用。

【特别提示】本品为参保人员住院使用时由基本医疗保险统筹基金按规定支付，门诊使用时由职工基本医疗保险个人账户支付的药品。

抗狼疮散^{【乙类】}

【药物组成】紫草、牡丹皮、地黄、羚羊角、红参、黄芪（蜜炙）、防风、山茱萸、茯苓、泽泻、水牛角、土茯苓、北沙参、野菊花、大黄（酒制）、甘草（蜜炙）。

【方　　解】紫草、牡丹皮、地黄凉血活血，清热解毒。黄芪补气升阳，益卫固表，利水消肿，托疮生肌。红参、北沙参补气，生津。防风发表散风，胜湿止痛，祛风止痉，止泻；山茱萸补益肝肾，收敛固涩。茯苓、泽泻、土茯苓利水渗湿泄热。羚羊角、水牛角、野菊花平肝息风，清热解毒。大黄泻下攻积，清热泻火，止血，解毒，活血化瘀。甘草调和诸药药性。全方共同发挥凉血活血，清热解毒，利水渗湿之功效。

【剂型规格】散剂,每袋装 6g。

【功能主治】本品用于治疗系统性红斑狼疮。

【用法用量】口服。一次 6g,一日 1 次,早饭后半小时温开水送服。

【不良反应】少数患者服药后出现胃部不适,恶心纳呆,继续服药可自行缓解,个别患者服药后出现呕吐、腹泻,适当减少服药量,症状可减轻或消失。

【注意事项】①本品应在医师指导下使用;②本品可与激素和其他抗感染、利尿等对症治疗的药物配合使用或病情允许的情况下单独使用;③凡属于热毒淤结,气阴两虚症的患者,使用本品时无论已用激素或未用激素,一定要在医生指导之下,视病情决定激素的加用或递减,切不可骤停激素引起反跳;④如欲停用本品,建议视病情逐渐减量。

脉血康胶囊(肠溶片)^{【乙类】}

【药物组成】水蛭。

【剂型规格】胶囊剂,每粒装 0.25g(相当于 14 个抗凝血酶活性单位)。肠溶片,每片 0.35g(相当于 14 个抗凝血酶活性单位)。

【功能主治】破血,逐瘀,通脉止痛。用于癥瘕痞块,血瘀经闭,跌打损伤。

【用法用量】口服,胶囊,一次 2~4 粒,一日 3 次。肠溶片,一次 2~4 片,一日 3 次。

【注意事项】①孕妇禁用;②有出血倾向者慎用。

消炎止痛膏^{【乙类】}

【药物组成】颠茄流浸膏、樟脑、冰片、薄荷脑、麝香草酚、盐酸苯海拉明、水杨酸甲酯、桉油。

【方　　解】方中颠茄流浸膏镇痉,镇痛;樟脑通窍,辟秽;冰片通诸窍,散郁火;薄荷脑、水杨酸甲酯消炎,止痛,止痒;麝香草酚善治痱子、汗疱疹及皮肤瘙痒症;盐酸苯海拉明可用于各种过敏性皮肤疾病,虫咬伤。诸药合用,共奏消炎、活血、镇痛之效。

【剂型规格】橡胶膏剂,①4cm×6.5cm;②7.0cm×10.0cm。

【功能主治】消炎,活血,镇痛。用于神经性疼痛,关节痛,头痛等。

【用法用量】外用,贴于患处。一次 1~2 片,一日 1~2 次。

【注意事项】孕妇慎用。

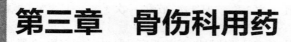

第三章　骨伤科用药

第一节　跌打损伤类药

七厘散(胶囊)[甲类]

【药物组成】血竭、乳香(制)、没药(制)、红花、儿茶、冰片、人工麝香、朱砂。

【方　解】方中血竭内服活血散瘀止痛,外用则止血敛疮生肌,为君药;儿茶外用收湿生肌,敛疮止血,乳香、没药行气活血,消肿止痛,红花活血祛瘀止痛,共为臣药;朱砂清热解毒,麝香、冰片辛温走窜,活血化瘀,通窍止痛,为佐使药。诸药合奏化瘀消肿,止痛止血之功。

【剂型规格】散剂,①1.5g;②3g;胶囊剂,每粒装0.5g。

【功能主治】化瘀消肿,止痛止血。用于跌仆损伤,血瘀疼痛,外伤出血。

【用法用量】口服。散剂,一次1~1.5g,一日1~3次。外用,调敷患处。胶囊,一次2~3粒,一日1~3次。

【不良反应】1例患者出现便秘[广东医学,2000,21(12):1063]、引起过敏性皮炎2例[辽宁中医杂志,1982,9(2):12;职业与健康,2001,17(4):133]。

【注意事项】①孕妇禁用;②本品含乳香、没药,脾胃虚弱者多服易呕吐,故脾胃虚弱者慎用,饭后服用可减轻胃肠反应;③本品含有朱砂,不可过量、久服;④肾病患者慎服。

三七片(胶囊)[甲类]

见第一章第二十四节出血证类药"三七片(胶囊)[甲类]"项下内容。

三七伤药片(胶囊、颗粒)[甲类]

【药物组成】三七、制草乌、雪上一枝蒿、冰片、骨碎补、红花、接骨木、赤芍。

【方　解】方中以三七为君药,三七甘缓温通,苦降下泄,长于散瘀和血,瘀散则血自归经,血和则肿消痛止,兼有散瘀止血,消肿定痛的功效。草乌、雪上一枝蒿为臣药,取其以毒攻毒、散寒祛湿止痛之效,辅助君药以加强消肿止痛之功。骨碎补、赤芍、红花、接骨木为佐药,赤芍、红花凉血活血化瘀,且有缓和草乌、雪上一枝蒿燥烈毒性之意;接骨木味甘苦,性平,祛风、活血、止痛、利水;骨碎补味苦,性温,功能补肾、活血、止血、续伤,善于止痛。接骨木、骨碎补辅佐君药活血、止血、止痛。冰片辛散苦泄,芳香走窜,可以引药直达病所,为使药。全方共奏舒筋活血,散瘀止痛之功。

【剂型规格】片剂,①薄膜衣片,每片0.3g;②薄膜衣片,每片0.35g;③糖衣片,片心重0.3g;胶囊剂,①每粒装0.25g;②每粒装0.3g;颗粒剂,每袋装1g。

【功能主治】舒筋活血,散瘀止痛。用于跌打损伤,风湿瘀阻,关节痹痛;急慢性扭挫伤,神经痛见上述证候者。

【用法用量】口服。片剂,一次 3 片,一日 3 次;胶囊,一次 3 粒,一日 3 次。颗粒,一次 1 袋,一日 3 次。或遵医嘱。

【注意事项】①孕妇禁用;②本品药性强烈,应按规定量服用,不可多服、久服;③对本品过敏者禁用;④心血管疾病患者及过敏体质者慎用;⑤本品含草乌等有毒药物,应在医生指导下使用,不宜过量、久服。

云南白药(片、胶囊)[甲类]

见第一章第二十四节出血证类药"云南白药(片、胶囊)[甲类]"项下内容。

云南白药酊(膏、气雾剂)[甲类]

【药物组成】三七、独角莲等(保密方)。

【剂型规格】酊剂,每瓶装①30ml;②50ml;③100ml;贴膏剂,①6.5cm×10cm;②6.5cm×4cm。气雾剂,每瓶装 60ml,每瓶重 50g;云南白药气雾剂保险液,每瓶重 60g。

【功能主治】活血散瘀,消肿止痛。用于跌打损伤,瘀血肿痛,肌肉酸痛及风湿性关节疼痛等症。

【用法用量】酊剂:口服,常用量一次 3 格至 5 格(3~5ml),一日 3 次,最大量一次 10 格(10ml);外用,取适量擦揉患处,一次 3 分钟左右,一日 3~5 次,可止血消炎;风湿筋骨疼痛,蚊虫叮咬,Ⅰ、Ⅱ度冻伤可擦揉患处数分钟,一日 3~5 次。

膏剂:外用,贴患处。

气雾剂:外用,喷于伤患处。使用云南白药气雾剂,一日 3~5 次。凡遇较重闭合性跌打损伤者,先喷云南白药气雾剂保险液,若剧烈疼痛仍不缓解,可间隔 1~2 分钟重复给药,一天使用不得超过 3 次。

【不良反应】膏剂:过敏性体质患者可能有胶布过敏反应或药物接触性瘙痒反应,贴用时间不宜超过 12 小时。偶见红肿、水疱等,遇此应停药。过敏反应 1 例,症状为心慌、胸闷,头晕,恶心,口干,喉部有异物感、皮疹、瘙痒 [中国中药杂志, 1992, 17(4): 247]。

气雾剂:极少数患者用药后导致过敏性药疹,出现全身奇痒、躯干及四肢等部位出现荨麻疹,停药即消失。出现药疹、过敏性休克 [现代医药卫生, 2013, 29(1): 57]。

【注意事项】酊剂:①孕妇禁用;②皮肤破伤处不宜使用;③用药后一日内,忌食蚕豆、鱼类、酸冷食物;④皮肤过敏者停用;⑤对酒精及本品过敏者禁用,过敏体质者慎用;⑥经期及哺乳期妇女慎用。

膏剂:①孕妇禁用;②皮肤破伤处不宜使用;③皮肤过敏者停用;④每次贴于皮肤的时间少于 12 小时,使用中发生皮肤发红、瘙痒等轻微反应时可适当减少粘贴时间;⑤对本品过敏者禁用,过敏体质者慎用;⑥用药 1 日内,忌食蚕豆、鱼类及酸冷食物;⑦经期及哺乳期妇女慎用。

气雾剂:①孕妇禁用;②本品只限于外用,切勿喷入口、眼、鼻;③皮肤过敏者停用;④使用云南白药气雾剂保险液时先振摇,喷嘴离皮肤 5~10cm,喷射时间应限制在 3~5 秒钟,以防止局部冻伤;⑤皮肤受损者勿用;⑥使用时勿近明火,切勿受热,置于阴凉处保存;⑦对酒精及本品过敏者禁用,过敏体质者慎用。

正红花油 [乙类]

【药物组成】人造桂油、白樟油、桂叶油、松节油、桂醛、水杨酸甲酯、血竭、液体石蜡。

【方　　解】方中人造硅油、白樟油、桂叶油、松节油祛风通络,散寒止痛;桂醛、血竭活血定痛。诸药合用,共奏活血祛风、舒筋止痛之功。

【剂型规格】搽剂,每瓶装①2ml;②5ml;③20ml;④25ml;⑤35ml。

【功能主治】祛风止痛。用于风湿性骨关节痛,跌打损伤,感冒头痛,蚊虫叮咬。

【用法用量】外用,将适量的药液涂于患处。

【不良反应】文献有本品致儿童过敏性紫癜的报道[皮肤与性病,2004,26(4):39];本品与正骨水合用可致过敏反应[中国医院药学杂志,2000,20(3):189]。

【注意事项】①本品为外用药,禁止内服;②忌食生冷、油腻食物;③切勿接触眼睛、口腔等黏膜处,皮肤破溃处禁用,有出血倾向者慎用;④经期及哺乳期妇女慎用;⑤孕妇禁用;⑥对本品过敏者禁用,过敏体质者慎用。

【特别提示】本品为参保人员住院使用时由基本医疗保险统筹基金按规定支付,门诊使用时由职工基本医疗保险个人账户支付的药品。

正骨水 [乙类]

【药物组成】九龙川、木香、海风藤、土鳖虫、豆豉姜、大皂角、香加皮、莪术、买麻藤、过江龙、香樟、徐长卿、降香、两面针、碎骨木、羊耳菊、虎杖、五味藤、千斤拔、朱砂根、横经席、穿壁风、鹰不扑、草乌、薄荷脑、樟脑。

【方　　解】方中九龙川、大皂角、买麻藤、过江龙、香樟祛风除湿、活血散瘀止痛。香加皮、海风藤、豆豉姜、羊耳菊、虎杖、草乌祛风湿,通经络,止痛。碎骨木、千斤拔、穿壁风、横经席,以祛风湿、强腰膝。另加莪术、降香、土鳖虫、五味藤、鹰不扑、朱砂根活血散瘀止痛。木香理气止痛;徐长卿止痛;两面针活血行气;薄荷脑祛风止痛;樟脑辛香走窜,温通经脉,行滞止痛。上药合用,共奏活血祛瘀、舒筋活络、消肿止痛之功。

【剂型规格】酊剂,每瓶装①12ml;②30ml;③45ml;④88ml。

【功能主治】活血祛瘀,舒筋活络,消肿止痛。用于跌打扭伤、骨折脱位以及体育运动前后消除疲劳。

【用法用量】外用。用药棉蘸药液轻搽患处;重症者用药液湿透药棉敷患处1小时,一日2~3次。

【不良反应】有致严重过敏性皮疹1例[新医学,2008,39(6):353]、过敏性休克1例[中华皮肤科杂志,1989,22(1):51]、正红花油与正骨水合用致过敏反应1例[中国医院药学杂志,2000,20(3):189]、误服本品致心律失常1例的文献报道[中国循环杂志,1992,7(1):60]、4例局部出现皮疹瘙痒、2例出现烧灼感和辣痛感[中医杂志,1987,3(14):30]。

【注意事项】①本品所含草乌有毒,不宜久用、过量使用;②本品含有毒及破血消癥之品,孕妇禁用;③血虚无瘀者(症见唇甲色淡,舌淡,无瘀斑)禁用;④忌内服,不能搽入伤口;⑤用药过程中如有瘙痒起疹,暂停使用。

【特别提示】本品为参保人员住院使用时由基本医疗保险统筹基金按规定支付,门诊使用时由职工基本医疗保险个人账户支付的药品。

龙血竭散（片、胶囊）[乙类]

【药物组成】龙血竭。

【剂型规格】散剂，每袋装 1.2g。片剂，基片重 0.4g。胶囊剂，每粒装①0.3g；②0.4g（肠溶）。

【功能主治】活血散瘀，定痛止血，敛疮生肌。用于跌打损伤，瘀血作痛，外伤出血，脓疮久不收口。

【用法用量】散剂，用酒或温开水送服，一次 1.2g，一日 4~5 次；水煎服，一次 4.8~6.0g，一日 1 次；外用适量，敷患处或用酒调敷患处。片剂，口服，一次 4~6 片，一日 3 次；或遵医嘱。胶囊，口服，一次 4~6 粒，一日 3 次；外用，取内容物适量，敷患处或用酒调敷患处。

【不良反应】致过敏反应 1 例[中国医院药学杂志，2009，29（14）：1251]、致严重皮疹并消化系统反应 1 例[中药与临床，2010，1（1）：62]。

【注意事项】①忌食生冷、油腻食物；②孕妇忌服；③片剂饭前服用，用药期间忌食酸、碱性食物。

【特别提示】本品为参保人员住院使用时由基本医疗保险统筹基金按规定支付，门诊使用时由职工基本医疗保险个人账户支付的药品。

伤科灵喷雾剂[乙类]

【药物组成】抓地虎、见血飞、铁筷子、白及、马鞭草、草乌、仙鹤草、山豆根、莪术、三棱。

【方　　解】方中抓地虎、山豆根清热解毒；草乌、见血飞、铁筷子、马鞭草祛风散瘀定痛；白及、仙鹤草解毒；莪术、三棱活血行气，消肿止痛。诸药合用，共奏清热凉血、活血化瘀、消肿止痛之功。

【剂型规格】喷雾剂，每瓶装①20ml；②30ml；③50ml；④70ml。

【功能主治】清热凉血，活血化瘀，消肿止痛。用于软组织损伤，Ⅱ度烧烫伤，湿疹，疱疹。

【用法用量】外用，将喷头对准患处距 15~20cm，连续按压喷头顶部，使药液均匀喷至患处。对软组织损伤所致皮肤瘀血、肿胀、疼痛等症，可直接喷于患处或将药液喷于药棉上，用药棉贴于患处，一日喷 2~6 次。

【注意事项】①本品为外用药，禁止内服；②忌食生冷、油腻食物；③切勿接触眼睛、口腔等黏膜处，皮肤破溃处禁用；④切勿置本品于近火及高温处并严禁剧烈碰撞，使用时勿近明火；⑤对本品及酒精过敏者禁用，过敏体质者慎用；⑥孕妇禁用。

【特别提示】本品为参保人员住院使用时由基本医疗保险统筹基金按规定支付，门诊使用时由职工基本医疗保险个人账户支付的药品。

伤科接骨片[甲类]

【药物组成】红花、土鳖虫、朱砂、马钱子粉、炙没药、三七、海星、炙鸡骨、冰片、煅自然铜、炙乳香、甜瓜子。

【方　　解】方中红花活血通经，祛瘀止痛，用于治疗跌打损伤，瘀血作痛，为君药。土鳖虫破血、逐瘀、通络，是伤科接骨之要药，朱砂解毒消肿止痛，合为臣药。马钱子消肿止痛，治疗骨折，甜瓜子、鸡骨、自然铜、海星具有散结消肿，舒筋壮骨之功，治疗跌打损伤，筋断骨折，血瘀疼痛，乳香、没药散血祛瘀、消肿定痛，用于治疗跌损、金疮、筋骨诸痛，三七散瘀止血，消肿定痛，可治跌仆瘀血，痈肿疼痛，共为佐药。冰片通诸窍，芳香走窜，散郁火，消肿止痛，引药直达病所,为佐使药。诸药合用,共奏活血化瘀、消肿止痛、舒筋壮骨之功。

【剂型规格】片剂,①薄膜衣片,每片重 0.33g;②糖衣片,片心重 0.33g。

【功能主治】活血化瘀,消肿止痛,舒筋壮骨。用于跌打损伤,闪腰岔气,筋伤骨折,瘀血肿痛,损伤红肿等症。对骨折患者需经复位后配合使用。

【用法用量】口服。成人一次 4 片,10~14 岁儿童一次 3 片,一日 3 次。以温开水或温黄酒送服。

【不良反应】有文献报道本品导致阴道出血 1 例 [中国药房,2010,21(27):2580]。

【注意事项】①孕妇禁用;②骨折患者应先行复位固定后再用药物治疗;③脾胃虚弱者慎用;④本品含剧毒药,应在医生指导下按量使用,勿过量、久用。

红药片(胶囊)[乙类]

【药物组成】三七、川芎、白芷、当归、土鳖虫、红花。

【方　　解】方中三七甘温微苦为君,以散瘀止血,消肿定痛,以当归、红花甘温之品为臣,活血化瘀,温通经脉;白芷、川芎辛温为佐,芳香行气,寓气行则血行之意;土鳖虫辛寒味咸为使,破血逐瘀,更兼续筋接骨。全方配伍,甘温为主,辅以辛咸,有活血止痛、祛瘀生新之功。对跌打损伤,风湿麻木而正气未虚者,极为合适。

【剂型规格】片剂,每素片重 0.25g;胶囊剂,每粒装 0.25g。

【功能主治】活血止痛,祛瘀生新。用于跌打损伤,瘀血肿痛,风湿麻木。

【用法用量】口服。片剂,一次 2 片,一日 2 次,儿童减半。胶囊,一次 2 粒,一日 2 次。

【不良反应】本品有腹泻、腹胀、头晕、头痛、恶心、呕吐、瘙痒等不良反应报告。文献报道有致皮肤巩膜黄染,尿色深黄,食欲减退,进食后恶心,腹胀等不良反应 [药品评价,2015,32(1):33]。

【注意事项】①忌烟、酒及辛辣、生冷、油腻食物;②孕妇忌服;③妇女月经期停止用药;④对本品过敏者禁用,过敏体质者慎用。

【特别提示】本品为参保人员住院使用时由基本医疗保险统筹基金按规定支付,门诊使用时由职工基本医疗保险个人账户支付的药品。

红药贴膏(气雾剂)[乙类]

【药物组成】三七、白芷、土鳖虫、川芎、当归、红花、冰片、樟脑、水杨酸甲酯、薄荷脑、颠茄流浸膏、硫酸软骨素、盐酸苯海拉明。

【方　　解】方中三七、红花、土鳖虫活血化瘀,通络止痛,为君药。当归、川芎活血补血,祛瘀生新,为臣药。白芷通络祛风止痛;樟脑辛热,通窍止痛,薄荷脑清凉,祛风止痒,冰片苦辛微寒,清火消肿止痛;水杨酸甲酯、颠茄流浸膏、硫酸软骨素、盐酸苯海拉明具有解除肌肉疼痛、关节疼痛及神经痛作用,为佐药。上药合用,共奏祛瘀生新、活血止痛之效。

【剂型规格】贴膏剂,7cm × 10cm;气雾剂,每瓶装 60g。

【功能主治】祛瘀生新,活血止痛。用于跌打损伤,筋骨瘀痛。

【用法用量】外用。贴膏剂,洗净患处,贴敷,1~2 日更换一次。气雾剂,喷于患处,一日 4~6 次。

【注意事项】①凡对橡皮膏过敏及皮肤有破损伤出血者不宜贴敷;②本品为外用药,禁止内服;③忌食生冷、油腻食物;④皮肤破溃、感染者禁用;⑤本品孕妇禁用,哺乳期妇女慎用;⑥本品不宜长期大面积使用,用药后皮肤过敏者应停止使用。

【特别提示】本品为参保人员住院使用时由基本医疗保险统筹基金按规定支付,门诊使用时由职工基本医疗保险个人账户支付的药品。

扭伤归胶囊[乙类]

【药物组成】当归、防风、枳壳、浙贝母、知母、天南星(制)、瓜蒌、白芷、红花。

【方　解】方中当归、红花补血活血止痛;防风、白芷祛风解表止痛;枳壳、浙贝、制天南星、瓜蒌清热化痰、散结;知母清热泻火,润燥。诸药合用,共奏理气、活血化瘀、消肿止痛之功。

【剂型规格】胶囊剂,每粒装 0.5g。

【功能主治】理气,活血化瘀,消肿止痛。用于胸胁、腰背、四肢等软组织急性损伤。

【用法用量】口服。一次 3 粒,一日 2 次;或遵医嘱。

沈阳红药(胶囊)[乙类]

【药物组成】三七、川芎、白芷、当归、土鳖虫、红花、延胡索。

【方　解】方中当归、川芎活血补血,祛瘀生新,为君药。三七、红花、土鳖虫、延胡索活血化瘀,通络止痛,为臣药。白芷通络祛风止痛,为佐药。上药合用,共奏活血止痛、祛瘀生新之效。

【剂型规格】片剂,每片重 0.26g(薄膜衣片);胶囊剂,每粒装 0.25g。

【功能主治】活血止痛,祛瘀生新。用于跌打损伤,筋骨肿痛,风湿麻木。

【用法用量】口服。片剂,一次 2 片,一日 2 次,儿童减半。胶囊,一次 2 粒,一日 3 次。

【不良反应】偶见过敏反应、胃脘不适。文献有报道致过敏反应 1 例 [右江民族医学院学报, 1998, 20(72): 274]、口服吉他霉素片、氨酚待因片及本品致过敏性休克死亡 1 例 [中国医院药学杂志, 1999, 19,(4): 253]。

【注意事项】①本方有化瘀之品,孕妇禁用;②经期及哺乳期妇女禁用;③风湿热痹,症见关节疼痛、局部灼热红肿、得冷稍舒、痛不可触、苔黄腻者慎用;④对本品过敏者禁用,过敏体质慎用;⑤忌食生冷、油腻食物;⑥服药期间不宜同时服用温补性中药;⑦经期停用。

【特别提示】本品为参保人员住院使用时由基本医疗保险统筹基金按规定支付,门诊使用时由职工基本医疗保险个人账户支付的药品。

治伤软膏[乙类]

【药物组成】毛冬青、楤木、矩形叶鼠刺根、朱砂根、三叶赤楠根、地龙、黄毛耳草、马尾松根、蛇葡萄根、花榈木根、苦参、金灯藤、骨碎补、水杨梅根、穿破石。

【方　解】方中主药花榈木根有活血化瘀,解毒消肿、定痛的作用;朱砂根有解毒消肿,活血止痛,祛风除湿的功效;蛇葡萄根祛风除湿,散瘀破结;而穿破石、黄毛耳草、三叶赤楠根、毛冬青等可加强主药散瘀、消肿之功效。楤木、水杨梅根、金灯藤、苦参、地龙佐以化湿消肿之效;骨碎补止痛,矩形叶鼠刺根润肺、化湿消肿,松根有补五劳、益气之效,使之消中有补。

【剂型规格】软膏剂,每支装①15g;②30g。

【功能主治】散瘀、消肿、止痛。用于跌打损伤局部肿痛。

【用法用量】外用涂敷患处,一日 1 次或隔日 1 次。

【不良反应】少数病例有不同程度的皮肤过敏反应,但停药后即可自行消失。

【注意事项】①本品为外用药,禁止内服;②溃疡面禁止涂敷本品;③皮肤破损者不得使用。

【**特别提示**】本品为参保人员住院使用时由基本医疗保险统筹基金按规定支付,门诊使用时由职工基本医疗保险个人账户支付的药品。

治伤胶囊[乙类]

【**药物组成**】生关白附、防风、羌活、白芷、虎掌南星(姜矾制)。

【**方　解**】本方以生白附子为君药,具有祛风散结、止痛功效;以白芷、防风、羌活、虎掌南星为臣药,协助君药搜风止痛、祛痰通络,其中防风、羌活可以使药性通达项背胸膜,引药直达病所,从而达到祛风散结、消肿止痛的目的。

【**剂型规格**】胶囊剂,每粒装 0.25g。

【**功能主治**】驱风散结、消肿止痛。用于跌打损伤所致之外伤红肿、内伤胁痛。

【**用法用量**】口服。用温黄酒或温开水送服,一次 4~6 粒,一日 1~2 次,或遵医嘱。外用,将内容物用白酒或醋调敷患处。

【**注意事项**】①孕妇禁服;②本品药性剧烈,必须按规定剂量服用。

肿痛气雾剂[乙类]

【**药物组成**】七叶莲、三七、雪上一枝蒿、滇草乌、金铁锁、玉葡萄根、灯盏细辛、金叶子、重楼、火把花根、八角莲、披麻草、白及等 19 味。

【**方　解**】方中七叶莲、雪上一支蒿、滇草乌、金铁锁、火把花根、八角莲祛风除湿,化瘀通络;三七、玉葡萄根、金叶子、散瘀止痛;灯盏细辛解表散寒,祛风止痛;重楼、白及消肿止痛;披麻草止血止痛。诸药合用,共奏消肿镇痛、活血化瘀、舒筋活络、化痞散结之功。

【**剂型规格**】气雾剂,每瓶装 42g。

【**功能主治**】消肿镇痛,活血化瘀,舒筋活络,化痞散结。用于跌打损伤,风湿关节痛,肩周炎,痛风关节炎,乳腺小叶增生。

【**用法用量**】外用,摇匀后喷于伤患处,一日 2~3 次。

【**注意事项**】局部破损或感染者慎用。

【**特别提示**】本品为参保人员住院使用时由基本医疗保险统筹基金按规定支付,门诊使用时由职工基本医疗保险个人账户支付的药品。

骨折挫伤胶囊[乙类]

【**药物组成**】猪骨(制)、炒黄瓜子、煅自然铜、红花、大黄、当归、醋乳香、醋没药、血竭、土鳖虫。

【**方　解**】方中自然铜具存散瘀止痛、接骨续筋之功效,为君药。红花活血通经,祛瘀止痛,大黄破积滞,行瘀血,猪骨、黄瓜子治疗跌打损伤瘀痛,为臣药。当归通脉而善行,活血止痛,乳香、没药活血止痛,消肿生肌,血竭为活血圣药,具有活血化瘀,消肿定痛,续筋接骨之功效,共为佐药。土鳖虫破血逐瘀,通经止痛,续筋接骨,引药直达病所,为佐使药。诸药合用,共奏舒筋活络、消肿散瘀、接骨止痛之功。

【**剂型规格**】胶囊剂,每粒装 0.29g。

【**功能主治**】舒筋活络,接骨止痛。用于跌打损伤,消肿散瘀,扭腰岔气等症。

【**用法用量**】用温黄酒或温开水送服。一次 4~6 粒,一日 3 次;小儿酌减。

【**注意事项**】①孕妇禁用;②骨折、脱白者先行复位固定后,再用药物治疗;③胃弱者慎用。

复方伤痛胶囊[乙类]

【**药物组成**】熟大黄、当归、天花粉、桃仁、红花、柴胡、延胡索（醋制）、甘草。

【**方　　解**】方中大黄具有攻积滞、清湿热、凉血、祛瘀、解毒等功效；当归具有活血化瘀、治疗跌打损伤的功效；柴胡具有行气活血、疏肝理气的功效；天花粉和红花具有清热泻火、排脓消肿的功效，醋延胡索具有止痛、活血、行气的功效。常用于胸肋骨折、胸痹心痛、产后瘀阻、跌打肿痛。

【**剂型规格**】胶囊剂，每粒 0.3g。

【**功能主治**】活血祛瘀，行气止痛。用于急性胸壁扭挫伤之瘀滞证。

【**用法用量**】口服，一次 3 粒，一日 3 次，疗程为 10 天。

【**注意事项**】长期慢性腹泻者慎用。孕妇忌用。

养血荣筋丸[乙类]

【**药物组成**】当归、鸡血藤、何首乌（黑豆酒炙）、赤芍、续断、桑寄生、铁丝威灵仙（酒炙）、伸筋草、透骨草、油松节、盐补骨脂、党参、炒白术、陈皮、木香、赤小豆。

【**方　　解**】方中制何首乌补肝肾，益精血；当归补血活血，调经止痛，为养血之圣药，共为君药。党参、白术补中益气，健脾生津，以助精血之生成；威灵仙祛风除湿，通络止痛；续断、桑寄生、补骨脂通络，补肝肾、强筋骨，以助祛风通络之效，为臣药。伸筋草、透骨草、油松节祛风除湿、通络止痛；鸡血藤行血补血，舒筋活络；赤芍凉血散瘀止痛；赤小豆清热解毒，消肿；木香、陈皮行气止痛，共为佐药。诸药合用，共奏养血荣筋，祛风通络之功。

【**剂型规格**】丸剂，每丸重 9g。

【**功能主治**】养血荣筋，祛风通络。用于陈旧性跌打损伤，症见筋骨疼痛、肢体麻木、肌肉萎缩、关节不利。

【**用法用量**】口服。一次 1~2 丸，一日 2 次。

【**注意事项**】本品含活血通经之品，孕妇忌用。

【**特别提示**】本品为参保人员住院使用时由基本医疗保险统筹基金按规定支付，门诊使用时由职工基本医疗保险个人账户支付的药品。

活血止痛散[甲类]（片[甲类]、胶囊[甲类]、软胶囊[乙类]）

【**药物组成**】当归、三七、乳香（制）、冰片、土鳖虫、煅自然铜。

【**方　　解**】方中当归活血散瘀为君药。土鳖虫活血通脉、破血逐瘀、疗伤止痛，自然铜散瘀止痛、续筋接骨共为臣药。三七化瘀止血、活血定痛；乳香活血止痛、消肿生肌，为佐药。冰片辛香走窜、消肿止痛，为使药。诸药配伍，共奏活血散瘀，消肿止痛之功。

【**剂型规格**】散剂，每瓶装 3g；片剂，每片重 0.31g（含生药 0.5g）；胶囊剂，①每粒装 0.5g，②每粒装 0.37g，③每粒装 0.25g。软胶囊剂，每粒装 0.65g。

【**功能主治**】活血散瘀，消肿止痛。用于跌打损伤，瘀血肿痛。

【**用法用量**】口服，温黄酒或温开水送服。散剂，一次 1.5g，一日 2 次。片剂，一次 3 片，一日 2 次，疗程 7 天。胶囊，一次 3 粒（规格①）或一次 4 粒（规格②），一日 2 次；一次 6 粒（规格③），一日 2 次，或者一次 4 粒（规格③），一日 3 次。软胶囊，一次 2 粒，一日 3 次，温开水送服。疗程 7 天。

【**不良反应**】文献报道双氯芬酸钠并用本品致药物性肝炎 [中国药师，2006,9（1）：

1043]、活血止痛胶囊致严重消化道反应 1 例［药物流行病学杂志，2006，15（2）：110]、活血止痛胶囊诱发溃疡致出血 1 例［药物流行病学杂志，2008，17（5）：294]。个别患者服用活血止痛软胶囊发生上腹部不适；临床试验期间个别患者出现血清转氨酶一过性升高。

【注意事项】①孕妇禁用；②6 岁以下儿童禁用；③慢性胃病者及有出血性疾病倾向者慎用或忌用；④肝肾功能异常者禁用；⑤虚人慎服，其主要表现为精神疲惫、气短音低、头晕眼花、自汗盗汗、心悸失眠。⑥服药期间忌食生冷、油腻食物；⑦经期、哺乳期慎用；⑧饭后半小时服用；⑨脾胃虚弱者慎用；⑩不宜大剂量使用。

活血止痛膏[乙类]

【药物组成】干姜、山柰、白芷、甘松、大黄、生天南星、生半夏、没药、乳香、冰片、薄荷脑、樟脑、陈皮、当归、丁香、胡椒、香加皮、细辛、荆芥、桂枝、辛夷、川芎、独活、牡丹皮、辣椒、苍术、颠茄流浸膏、水杨酸甲酯。

【方　　解】方中干姜、白芷、细辛、荆芥、辛夷、桂枝解表散寒；山柰、大黄清热解毒；甘松、生天南星、生半夏、乳香、没药、牡丹皮消肿生肌，活血化瘀止痛；冰片、薄荷脑、樟脑开窍，清热止痛；丁香、胡椒、辣椒温中散寒；陈皮、苍术理气化痰；当归、川芎补血活血行气止痛；香加皮、独活祛风湿，强筋骨；颠茄流浸膏解除平滑肌痉挛；水杨酸甲酯消肿止痛。诸药合用，共奏活血止痛，舒筋活络。

【剂型规格】橡胶膏剂，每片①5cm×6.5cm；②7cm×10cm。

【功能主治】活血止痛，舒筋通络。用于筋骨疼痛，肌肉麻痹，痰核流注，关节酸痛。

【用法用量】外用，贴患处。

【不良反应】偶见局部皮肤潮红、瘙痒或丘疹。

【注意事项】①孕妇、经期及哺乳期妇女慎用；②皮肤破溃或感染处禁用；③不宜长期大面积使用；④用药期间忌食生冷、油腻食物。

独一味丸（片、胶囊、颗粒、软胶囊）[乙类]

【药物组成】独一味。

【功能主治】活血止痛，化瘀止血。用于多种外科手术后的刀口疼痛、出血，外伤骨折，筋骨扭伤，风湿痹痛以及崩漏、痛经、牙龈肿痛、出血。

【剂型规格】浓缩丸，每 6 丸重 0.92g（相当于 3g 原生药）。片剂，①薄膜衣片，每片重 0.28g；②糖衣片，片心重 0.26g。胶囊剂，每粒装 0.3g。颗粒剂，每袋装 3g（或 5g）。软胶囊剂，每粒装 0.64g。

【用法用量】口服。丸剂，一次 3 粒，一日 3 次。片剂，一次 3 片，一日 3 次。胶囊，一次 3 粒，一日 3 次。颗粒，一次 1 袋，一日 3 次。软胶囊，一次 3 粒，一日 3 次。均 7 日为一疗程；或必要时服。

【不良反应】偶见药后胃脘不适、隐痛，停药后可自行消失。有报道服用本品引起过敏反应［江苏医药，2000，26（8）：6]。

【注意事项】①孕妇慎用；②骨折、脱臼者宜手法复位后，再用药物治疗；③饮食宜清淡，多食易消化食物。

神农镇痛膏[乙类]

【药物组成】三七、胆南星、白芷、狗脊、羌活、石菖蒲、防风、升麻、红花、土鳖虫、川芎、当归、血竭、马钱子、没药、樟脑、重楼、薄荷脑、乳香、水杨酸甲酯、冰片、丁香罗勒油、麝香、颠茄流浸膏、熊胆粉。

【方　　解】方中以三七、红花、川芎活血止血,止痛消肿,当归活血补血;血竭、乳香、没药可活血祛瘀,消肿止痛,重楼清热解毒,消肿止痛;土鳖虫破血逐瘀,续筋接骨。选用胆南星、石菖蒲消肿散结止痛,羌活、白芷、防风、升麻散寒祛风、胜湿止痛,狗脊祛风湿、强筋骨。马钱子通经止痛,散结消肿,樟脑、薄荷脑、冰片、麝香辛香走窜,行气通滞,散结止痛,熊胆粉清热解毒。丁香罗勒油镇痛,颠茄流浸膏解痉止痛,水杨酸甲酯解除肌肉、关节及神经疼痛。诸药合用,共奏活血散瘀、消肿止痛之功。

【剂型规格】橡胶膏剂,每张 9.5cm×11.6cm。

【功能主治】活血散瘀,消肿止痛。用于跌打损伤,风湿关节痛,腰背酸痛。

【用法用量】外用,贴患处。

【不良反应】偶见皮肤瘙痒、皮疹等过敏反应。

【注意事项】①孕妇禁用;②忌食生冷、油腻食物;③皮肤破溃或感染处禁用;④有出血倾向者慎用;⑤本品为外用药;⑥经期及哺乳期妇女慎用;⑦对本品过敏者禁用,过敏体质者慎用。

【特别提示】本品为参保人员住院使用时由基本医疗保险统筹基金按规定支付,门诊使用时由职工基本医疗保险个人账户支付的药品。

展筋活血散【乙类】

【药物组成】人参、琥珀、没药(制)、乳香(制)、血竭、珍珠粉、当归、三七、人工麝香、人工牛黄。

【方　　解】方中麝香、牛黄为人工制剂,有舒经通络活血之用;人参大补元气;琥珀活血;乳香、没药、血竭活血化瘀,通络止痛;当归、三七补血活血;珍珠粉修复软组织损伤。诸药合用,具有补气血通经络、消肿止痛等功效。

【剂型规格】散剂,每瓶装 300mg。

【功能主治】活血化瘀,通络展筋,消肿止痛。用于跌打损伤所致的关节肌肉肿痛、急性软组织及其他慢性组织损伤、腰肌劳损、关节挫伤、肩周炎、颈椎病、腰椎间盘突出等。

【用法用量】用拇指指腹粘药,在痛点处顺时针方向旋转,一次研摩 30 圈,每个痛点研药三次,一次粘药约 5mg。一日研摩 1~2 次。

【注意事项】①孕妇、皮肤破损处禁用;②运动员慎用。

消肿止痛酊【乙类】

【药物组成】木香、防风、荆芥、细辛、五加皮、桂枝、牛膝、川芎、徐长卿、白芷、莪术、红杜仲、大罗伞、小罗伞、两面针、黄藤、栀子、三棱、沉香、樟脑、薄荷脑。

【方　　解】方中大罗伞、小罗伞清热解毒,祛风止痛,活血消肿;黄藤、栀子清热解毒;三棱、莪术、川芎活血化瘀;木香、沉香理气止痛;五加皮、牛膝、红杜仲坚筋骨,通经络;防风、荆芥、白芷、薄荷脑祛风通络止痛;细辛、桂枝温经散寒;徐长卿止痛;两面针活血行气以助止痛之力;樟脑辛散走窜,温经通脉,行滞止痛。诸药合用,共奏舒筋活络、消肿止痛之效。

【剂型规格】酊剂,每瓶装①12ml;②30ml;③45ml。

【功能主治】舒筋活络,消肿止痛。用于跌打扭伤,风湿骨痛,无名肿毒及腮腺炎肿痛。

【用法用量】外用,擦患处。口服一次 5~10ml,一日 1~2 次,必要时饭前服用。

【不良反应】偶见局部刺痛。

【注意事项】①孕妇禁用；②对酊剂过敏者禁用；③外用时不宜擦腹部。

【特别提示】本品为参保人员住院使用时由基本医疗保险统筹基金按规定支付，门诊使用时由职工基本医疗保险个人账户支付的药品。

接骨七厘散(丸、片、胶囊)[甲类]

【药物组成】乳香(炒)、没药(炒)、当归、土鳖虫、骨碎补(烫)、硼砂、血竭、自然铜(煅)、大黄(酒炒)。

【方　　解】方中自然铜散瘀止痛，接骨续筋，用于治疗跌打损伤，筋断骨折，血瘀疼痛，故为君药。土鳖虫破血、逐瘀、通络，为伤科接骨之要药，骨碎补补肾强骨，活血续伤，主治肾虚腰痛，风湿痹痛，跌打挫伤，骨断筋伤等；乳香、没药活血止痛，消肿生肌，常相兼合用，为臣药。大黄清热凉血，活血逐瘀，调经止痛，血竭活血逐瘀，消肿定痛，续筋接骨；当归补血活血，通脉止痛，硼砂消肿散积，同为佐药。诸药合用，共奏活血化瘀、接骨续筋之功。

【剂型规格】散剂，每袋装 1.5g。丸剂，每袋装①1.5g(50 粒)；②2g。片剂，每片相当于原药材 0.3g。胶囊剂，每粒装 0.26g。

【功能主治】活血化瘀，接骨止痛。用于跌打损伤，续筋接骨，血瘀疼痛。

【用法用量】口服。散剂，一次 1.5g，一次 2 次；小儿酌减。水丸，一次 1 袋，一日 2 次，小儿酌减。胶囊，一次 2 粒，一日 2 次，温开水或黄酒送服。片剂，一次 5 片，一日 2 次，温开水或黄酒送服。

【注意事项】①孕妇禁用；②骨折、脱臼者应先复位后再行药物治疗；③脾胃虚弱者慎用。

筋骨伤喷雾剂[乙类]

【药物组成】赤胫散、淫羊藿、赤芍、地龙、制草乌、薄荷脑。

【方　　解】赤胫散、地龙清热活血解毒；淫羊藿、补肝肾，强筋骨；赤芍清热凉血化瘀；制草乌、薄荷脑止痛。诸药合用，共奏活血化瘀、消肿止痛之功。

【剂型规格】喷雾剂，每瓶装①100ml；②150ml。

【功能主治】苗医：抬强，抬蒙：僵腱风，轮官，轮洗，罗冲普里，里蒙，都松，凯豆，蒙稿计松香糯。中医：活血化瘀，消肿止痛。用于软组织损伤。

【用法用量】外用：将消毒纱布蘸药水后，外敷于伤处，一日 3~4 次。

【注意事项】①开放性损伤和软组织坏死者，不宜使用；②不可内服；③妊娠期妇女忌用。

【特别提示】本品为参保人员住院使用时由基本医疗保险统筹基金按规定支付，门诊使用时由职工基本医疗保险个人账户支付的药品。

舒筋活血丸(片、胶囊)[甲类]

【药物组成】丸剂：土鳖虫、红花、桃仁、牛膝、骨碎补、续断、熟地黄、白芷、栀子、赤芍、桂枝、三七、乳香(制)、苏木、自然铜(醋煅)、大黄、儿茶、马钱子(制)、当归、冰片。

片剂(胶囊剂)：鸡血藤、红花、泽兰、煅自然铜、络石藤、伸筋草、狗脊、香加皮、槲寄生、香附。

【方　　解】丸剂：方中土鳖虫味辛咸性寒，破血逐瘀，更兼续筋接骨；红花、当归、桃仁、乳香、赤芍、苏木、自然铜、大黄、冰片活血散瘀，通络止痛；马钱子善散结消肿止痛；三七散瘀止血，消肿定痛；儿茶外用收湿生肌，敛疮止血；牛膝、骨碎补、续断补肝肾，行血脉，强筋骨；熟地黄养血滋阴，补精益髓；白芷、桂枝、栀子祛风胜湿。全方诸药合用，共奏舒筋通络、活血止痛之功。

片剂（胶囊剂）：方中鸡血藤养血活血，舒筋活络为君药；红花、泽兰散瘀消肿，自然铜破血续筋，络石藤、伸筋草祛风湿，通经络，舒筋脉，共为臣药；狗脊、香加皮、槲寄生祛风湿，补肝肾，强腰膝，壮筋骨，香附善行，散瘀血，行气滞，共为佐使药。众药合用，共奏舒筋通络、活血散瘀之功。

【剂型规格】大蜜丸，每丸重 6g。片剂，每片重 0.3g。胶囊剂，每粒装①0.35g；②0.45g。

【功能主治】丸剂：舒筋通络，活血止痛。用于跌打损伤，闪腰岔气，筋断骨折，瘀血痛。

片剂（胶囊剂）：舒筋活络，活血散瘀。主治筋骨疼痛，肢体拘挛，腰背酸痛，跌打损伤。

【用法用量】口服。丸剂，黄酒或温开水送服，一次 1 丸，一日 2 次或遵医嘱。片剂，一次 5 片，一日 3 次。胶囊，（规格①）一次 5 粒，（规格②）一次 3 粒，一日 3 次。

【不良反应】舒筋活血丸超量服用可致乌头碱中毒 [新医学, 1985, 4（1）: 146]、另有文献报道超量服用舒筋活血丸引起中毒休克并心律失常 [中原医刊, 1991, 18（5）: 44]。

【注意事项】①孕妇禁用；②按照用法用量服用，勿超量服用。

跌打丸^[甲类]（片）^[乙类]

【药物组成】三七、当归、白芍、赤芍、桃仁、红花、血竭、北刘寄奴、骨碎补（烫）、续断、苏木、牡丹皮、乳香（制）、没药（制）、姜黄、醋三棱、防风、甜瓜子、枳实（炒）、桔梗、甘草、木通、自然铜（煅）、土鳖虫。

【方　解】方中三七活血，止血，疗伤止痛；当归、白芍、赤芍、牡丹皮、桃仁、红花活血祛瘀，消肿止痛；自然铜、土鳖虫、甜瓜子、血竭活血祛瘀，疗伤止痛。北刘寄奴、骨碎补（烫）、续断补肝肾，续筋骨；苏木、乳香、没药、姜黄、三棱活血行气，伸筋止痛。防风、木通祛风通络止痛；桔梗、枳实行气帅血。甘草调和诸药。上药合用，共奏活血散瘀、消肿止痛之功。

【剂型规格】小蜜丸，每 10 丸重 2g；大蜜丸，每丸重 3g；片剂，每片 0.34g。

【功能主治】活血散瘀，消肿止痛。用于跌打损伤，筋断骨折，瘀血肿痛，闪腰岔气。

【用法用量】口服。小蜜丸一次 3g，大蜜丸一次 1 丸，一日 2 次；片剂一次 4 片，一日 2 次。

【不良反应】文献报道使用跌打丸致过敏反应 1 例，致全身乏力，恶心 [山西中医, 1985, 1（2）: 38]、内服和外敷跌打丸导致过敏反应 1 例，致全身皮肤瘙痒 [海军中医, 1988, 6（1）: 62]、过敏性休克 [河北医药, 1991, 13（5）: 280]、胃脘痛 [四川省卫生管理干部学院学报, 1999, 18（3）: 146]、过敏反应 [中国医学研究与临床, 2004, 2（16）: 70]、过敏性肾炎 [中国中药杂志, 1992（7）: 434]。

【注意事项】①本方含活血化瘀药物较多，故孕妇忌用，儿童慎用；②骨折、脱臼者宜手法复位后，再用药物治疗；③本品含有乳香、没药，饭后服用可减轻胃肠反应；脾胃虚弱者慎用；④肝肾功能异常者禁用。

【特别提示】跌打片为参保人员住院使用时由基本医疗保险统筹基金按规定支付，门诊使用时由职工基本医疗保险个人账户支付的药品。

跌打活血散（胶囊）^[乙类]

【药物组成】红花、当归、血竭、三七、烫骨碎补、续断、乳香（炒）、没药（炒）、儿茶、大黄、冰片、土鳖虫。

【方　解】方中红花、当归活血祛瘀，共为君药。乳香、没药消肿生肌，为臣药。血竭、三七、儿茶、土鳖虫、大黄均有活血祛瘀之效，以助君药活血祛瘀，消肿止痛；骨碎补、续断补肝肾，续折伤；冰片辛香走窜，止痛，共为佐药。诸药合用，共奏舒筋活血、散瘀止痛之效。

【剂型规格】散剂,每袋(瓶)装 3g;胶囊剂,每粒装 0.5g。

【功能主治】舒筋活血、散瘀止痛。用于跌打损伤,瘀血疼痛,闪腰岔气。

【用法用量】口服,温开水或黄酒送服。散剂,一次 3g,一日 2 次;胶囊,一次 6 粒,一日 2 次。外用,以黄酒或醋调敷患处。

【注意事项】①本方含活血化瘀药物,孕妇禁用,儿童慎用;②按照用法用量服用,内服时对饮酒不适者可用温开水送服;③皮肤破伤处不宜外敷;④本品含有乳香、没药,饭后服用可减轻胃肠反应;脾胃虚弱者慎用,症见大便稀溏、食后易泄、食欲不振、面色萎黄、神疲倦怠、形体瘦弱等;⑤肝肾功能异常者禁内服。

【特别提示】本品为参保人员住院使用时由基本医疗保险统筹基金按规定支付,门诊使用时由职工基本医疗保险个人账户支付的药品。

跌打七厘散(片)[乙类]

【药物组成】当归(酒炙)、红花、乳香(醋炙)、没药(醋炙)、血竭、三七、麝香、冰片、朱砂(飞)、儿茶。

【方 解】方中当归活血补血,血竭、三七散瘀止血,善止血瘀之疼痛,为君药。乳香、没药辛散温通,气血双入,既活血止痛,又行气散瘀,共为臣药。血竭、三七、红花专入血分,活血散瘀止疼痛,更有麝香、冰片辛散走窜,开经络之壅滞以散瘀活血止痛,又用朱砂、儿茶消肿生肌止痛,共为佐药。朱砂清心定惊安神,儿茶收敛清热、止血生肌,麝香开窍醒神、活血散结,冰片清热醒神。诸药合用,共奏活血散瘀、消肿止痛之功。

【剂型规格】散剂,每瓶(袋)装 1.5g;片剂,每片重 0.3g。

【功能主治】活血,散瘀,消肿,止痛。用于跌打损伤,外伤出血。

【用法用量】口服。散剂,一次 0.5~1g,一日 2~3 次。片剂,一次 1~3 片,一日 3 次;亦可用酒送服。外用调敷患处。

【不良反应】偶有恶心,呕吐等胃肠道反应。5 例出现不同程度胃区不适[中国中医急症,2013,22(3):502]、腹泻 1 例[临床合理用药,2013,6(7):63]。

【注意事项】①本品含朱砂,不宜长期服用;②本品为处方药,必须在医生指导下使用;③儿童一般不宜使用;④对高热急惊患者要严格控制疗程;⑤服用本品超过 1 周者,应检查血、尿中汞、砷、铅离子浓度,检查肝、肾功能,超过规定限度者立即停用;⑥肝肾功能不全、造血系统疾病、孕妇及哺乳期妇女禁用。

痛血康胶囊[乙类]

【药物组成】重楼、草乌、金铁锁、化雪丹等。

【方 解】方中重楼为君药,具有清热解毒、清肝止痛、凉肝定惊功效;臣药草乌具有搜风胜湿,除寒开痹,破积散结,麻醉止痛等功效,二药合用,一寒一热,各行其司,消肿止痛,清热解毒,祛风胜湿,破积散结,寒而不冷,热而不燥。佐以金铁锁,止血祛瘀,镇痛解毒;草血竭宽中消食,祛瘀消肿,调血止痛;化血丹祛瘀活血止痛;山药补脾养胃,生津益肺以固本,祛邪不伤正;姜皮温通经络为使药。诸药合用,共奏消炎、镇痛、止血之功。

【剂型规格】胶囊剂,每粒装 0.2g。

【功能主治】止血镇痛,活血化瘀。用于跌打损伤,外伤出血以及胃、十二指肠溃疡,炎症引起的轻度出血。

【用法用量】①内服:一次 1 粒,一日 3 次,儿童酌减;②外用:跌打损伤者取内容物适量,用 75% 乙醇敷患处,一日 1 次。创伤出血者取药粉适量,直接撒患处。有条件情况下,先清洗创面后再用。凡跌打损伤疼痛难忍时,可先服保险子胶囊 1 粒。

【注意事项】①服药期间忌食蚕豆、鱼类及酸冷食物;②心、肝、肾功能有严重损伤者,不可内服。

痛舒片(胶囊)[乙类]

【药物组成】七叶莲、灯盏细辛、玉葡萄根、三七、珠子参、栀子、重楼、甘草。

【方　　解】方中玉葡萄根、七叶莲消肿止痛,舒筋活络;三七散瘀活血止痛;灯盏细辛散寒解表,祛风除湿,活络止痛;重楼消肿止痛、清热解毒、息风止痉;珠子参祛风除湿,活血止痛;栀子泻火除烦,清热利湿;甘草调和诸药。诸药合用,共奏祛风除湿、活血止痛之功。

【剂型规格】片剂,每片重 0.4g;胶囊剂,每粒装 0.3g。

【功能主治】活血化瘀,舒筋活络,化痞散结,消肿止痛。用于跌打损伤,风湿关节痛,肩周炎,痛风性关节痛,乳腺小叶增生。

【用法用量】口服。片剂,一次 3~5 片,一日 3 次,饭后服。胶囊,一次 3~4 粒,一日 3 次。

【注意事项】①忌食生冷、油腻食物;②孕妇禁用。

愈伤灵胶囊[乙类]

【药物组成】土鳖虫、红花、自然铜(煅)、冰片、黄瓜子(炒)、续断、三七、当归、落新妇提取物。

【方　　解】方中三七甘、微苦、温,为伤科止痛化瘀、消肿止痛之圣药,有止血不留瘀特点,为君药。当归、红花行气、活血、养血,黄瓜子、落新妇提取物活血化瘀止痛,续筋接骨,土鳖虫能破积、通络、理伤,为臣药。佐以自然铜、续断散血止痛,益肝补肾,续筋接骨。冰片药性走窜,通经络,使气旺血行,为佐使药。诸药合用,共奏活血散瘀、消肿止痛之功效。

【剂型规格】胶囊剂,每粒装 0.3g。

【功能主治】活血散瘀,消肿止痛。用于跌打挫伤,筋骨瘀血肿痛。

【用法用量】口服。一次 4~5 粒,一日 3 次。

【不良反应】2 例出现瘙痒、胸闷、心悸、气短 [西北药学杂志,2006,21(2):98]。

【注意事项】①孕妇禁用;②忌食生冷、油腻食物;③对本品过敏者禁用,过敏体质者慎用。

【特别提示】本品为参保人员住院使用时由基本医疗保险统筹基金按规定支付,门诊使用时由职工基本医疗保险个人账户支付的药品。

镇痛活络酊[乙类]

【药物组成】草乌、川乌、半夏、天南星、樟脑、栀子、大黄、羌活、独活、苏木、蒲黄、红花等17 味。

【方　　解】方中草乌、川乌祛风湿,散寒止痹痛;羌活、独活祛风除湿,解表止痛;木瓜舒筋活络兼化湿之功;半夏、南星除痰消肿散结;苏木、赤芍、红花、大黄、蒲黄活血祛瘀通经;花椒、樟脑温散止痛,栀子清热凉血,消肿止痛。全方共奏祛风湿,散寒止痹痛,活血化瘀,舒筋消肿通络之功。

【剂型规格】酊剂,每瓶装①25ml;②50ml;③ 100ml;④150ml。

【功能主治】舒筋活络,祛风定痛,用于急慢性软组织损伤、关节炎、肩周炎、颈椎病、骨质增生、坐骨神经痛及劳累损伤等筋骨酸痛症。

【用法用量】外用,一次按喷 5~10 下,一日 2~3 次;先将药液喷于盒内附有的垫片上,再用手将垫片按压(或绷带固定)于痛处或相关穴位,一般按压 3~15 分钟。

【不良反应】出现膝关节红肿热痛 1 例 [西南国防医药,2015,25(4):407]。

【注意事项】①糖尿病及皮肤过敏患者慎用;颈部以上部位尤其是面部不宜使用;②本品为外用药,切忌入口,严防触及眼、口腔、鼻等黏膜处。伤口及破损皮肤不宜使用;③使用过程中如出现皮肤过敏,如红斑、起水疱,应暂停使用并作对症处理;④孕妇、儿童忌用。

【特别提示】本品为参保人员住院使用时由基本医疗保险统筹基金按规定支付,门诊使用时由职工基本医疗保险个人账户支付的药品。

麝香活血化瘀膏[乙类]

【药物组成】麝香、三七、红花、丹参、硼酸、樟脑、血竭、尿素、颠茄流浸膏、盐酸苯海拉明、盐酸普鲁卡因。

【方　　解】方中麝香开窍醒神,活血散瘀,消肿止痛;三七、红花、血竭、丹参活血散瘀止痛;樟脑、颠茄流浸膏止痛。诸药合用,共奏活血化瘀止痛之功。

【剂型规格】橡胶膏剂,每张 7cm×10cm。

【功能主治】活血化瘀,消炎止痛。用于关节扭伤,软组织挫伤,急性腰扭伤腰肌劳损,肩周炎,未溃冻疮,结节性红斑。

【用法用量】贴患处。两日更换 1 次。

【注意事项】对橡胶膏过敏者、皮损患者及孕妇忌用。

【特别提示】本品为参保人员住院使用时由基本医疗保险统筹基金按规定支付,门诊使用时由职工基本医疗保险个人账户支付的药品。

第二节　颈肩腰腿痛类药

丹鹿通督片[乙类]

【药物组成】丹参、鹿角胶、黄芪、延胡索、杜仲。

【方　　解】方中丹参活血祛瘀,宣络通痹,"治腰膝痹痿,病重难履",为补血活血药之首;鹿角胶补血益精,善通督脉,峻补元阳,补益肝肾,强筋活血,以助丹参行兼益气,共为君药。配以黄芪补气,"气行则血行,气滞则血瘀",补气不致滞塞,活血不损元气;延胡索活血祛瘀,理气止痛,通滞散结;杜仲补肾壮腰,肾气足则骨强,肝气充则骨健,且杜仲能引诸药下行入腰腿。诸药合用,共奏活血通督、益肾通络之功。

【剂型规格】片剂,每片重 0.6g。

【功能主治】活血通督,益肾通络。用于腰椎管狭窄症(如黄韧带增厚、椎体退行性改变、陈旧性椎间盘突出)属瘀阻督脉型所致的间歇性跛行,腰腿疼痛,活动受限,下肢酸胀疼痛,舌质暗或有瘀斑等。

【用法用量】口服,一次 4 片,一日 3 次。一个月为一疗程,或遵医嘱。

【不良反应】个别患者发生皮疹。另有本品致严重药物性肝损害的文献报道 [中国药业,2017,26(7):96]。

【注意事项】①孕妇忌服;②不宜用于先天性腰椎管狭窄症或脊椎滑脱症所致腰椎管狭窄症。

六味祛风活络膏[乙类]

【药物组成】白花蛇、全蝎、僵蚕、白附子、川乌、细辛、川羌、豨莶草、皂角、天南星。

【方　解】方中白花蛇、全蝎、僵蚕祛风通络止痉；白附子、川乌、细辛、川羌祛风除湿，散寒止痛；皂角、天南星消肿止痛；豨莶草祛风湿，通经络。诸药合用，共奏活血化瘀、祛风除湿、消肿止痛之功。

【剂型规格】橡胶膏剂，每片7cm×10cm。

【功能主治】活血化瘀、祛风除湿、消肿止痛。用于肩关节周围炎气滞血虚证，症见肩部刺痛，活动受限。

【用法用量】外贴患处，一次1贴，一日1次，疗程4周。

【不良反应】少数患者用药处出现轻度皮疹，轻中度皮肤瘙痒等，必要时停药，并及去医院就诊。

【注意事项】①本品临床试验安全性数据仅支持4周疗程；②目前尚无妊娠或哺乳期妇女用药的临床试验资料；③过敏体质或对多种药物过敏者慎用。

【特别提示】本品为参保人员住院使用时由基本医疗保险统筹基金按规定支付，门诊使用时由职工基本医疗保险个人账户支付的药品。

归芪活血胶囊[乙类]

【药物组成】黄芪、当归、白芍、制何首乌、枸杞子、槲寄生、鹿茸、骨碎补、威灵仙、透骨草、人工麝香、葛根、川芎。

【方　解】方中黄芪、当归补气行血，促进血行之功效；白芍、何首乌、枸杞益气养血，滋补肝肾；槲寄生、鹿茸补、骨碎补温补肝肾，强筋骨；威灵仙、透骨草通经活络；麝香、葛根解肌，通络止痛；川芎疏通血气运行通畅，全方共奏益气补肾、活血通络的功效。

【剂型规格】胶囊剂，每粒装0.53g。

【功能主治】益气补肾，活血通络。用于颈椎病（神经根型以及神经根型为主的混合型）肝肾不足，气虚血瘀证，症见颈项疼痛沉重，肩背酸痛，手臂麻木，肢体萎软无力，眩晕，舌质暗红或淡有瘀斑，苔薄白，脉沉弱，或沉弦涩。

【用法用量】口服。一次3粒，一日3次。疗程4周。

【不良反应】偶见胃脘痛、皮肤瘙痒、心电图改变（房性早搏）、大便次数增多等。

【注意事项】①运动员慎用；②目前尚无孕妇以及哺乳期妇女用药的临床试验资料；③过敏性体质慎用。

【特别提示】本品为参保人员住院使用时由基本医疗保险统筹基金按规定支付，门诊使用时由职工基本医疗保险个人账户支付的药品。

壮骨伸筋胶囊[乙类]

【药物组成】淫羊藿、熟地黄、鹿衔草、骨碎补（炙）、肉苁蓉、鸡血藤、红参、狗骨、茯苓、威灵仙、豨莶草、葛根、醋延胡索、山楂、洋金花。

【方　解】方中淫羊藿辛甘温，归肝肾二经，具有补肾壮阳，祛风除湿之功；肉苁蓉甘咸，归肝肾及大肠经，具有补肾阳益精血之功；骨碎补苦温，归肝肾二经，具有补肾活血，止血续伤之功；熟地黄味甘微温，归肝肾二经，具有养血滋阴，补精益髓之功；鸡血藤苦微甘而温，归肝经，具有行血补血，舒筋活络之功，无论血瘀、血虚或血虚而兼瘀滞之证所致关节酸疼，手足麻木,肢体瘫痪等均可使用;鹿衔草、威灵仙、狗骨祛风湿,强筋骨;红参、茯苓补脾益肾;葛根、山楂生津健胃;延胡索散瘀止痛;洋金花解痉镇痛。诸药合用,共奏补肝肾、壮筋骨、解痉止痛之效。

【剂型规格】胶囊剂,每粒装 0.3g。

【功能主治】补益肝肾,强筋壮骨,活络止痛。用于肝肾两虚、寒湿阻络所致的神经根型颈椎病,症见肩臂疼痛、麻木、活动障碍。

【用法用量】口服。一次 6 粒,一日 3 次。4 周为一疗程,或遵医嘱。

【不良反应】有文献表明,服用壮骨伸筋胶囊导致致眼结膜充血及视觉障碍 2 例 [药物不良反应杂志, 2011, 13 (5): 324],急性尿潴留 1 例 [天津医药, 1997 (12): 713],过敏反应 1 例 [中国中药杂志, 1999 (4): 253]。

【注意事项】本品含洋金花,不宜超量服用;高血压、心脏病患者慎用;青光眼患者和孕妇禁服。

【特别提示】本品为参保人员住院使用时由基本医疗保险统筹基金按规定支付,门诊使用时由职工基本医疗保险个人账户支付的药品。

壮腰健肾丸(片)[乙类]

【药物组成】狗脊(制)、金樱子、黑老虎根、桑寄生(蒸)、鸡血藤、千斤拔、牛大力、菟丝子、女贞子。

【方 解】方中以狗脊、桑寄生补肝肾,强腰膝,祛风通络;黑老虎根、千斤拔、牛大力祛风除湿,活血通络,消肿止痛;女贞子、鸡血藤滋阴养血,舒筋活络;菟丝子补肾固精缩尿;金樱子固摄精气,涩精止遗。诸药相合,共奏壮腰健肾、祛风活络之功。

【剂型规格】丸剂,大蜜丸每丸重9g。片剂,每片重 0.29g(0.28g)。

【功能主治】壮腰健肾,祛风活络。用于肾亏腰痛,风湿骨痛,膝软无力,神经衰弱,小便频数,遗精梦泄。

【用法用量】口服。丸剂,大蜜丸一次 1 丸,一日 2~3 次。片剂,一次 4 片,一日 2~3 次。

【不良反应】有临床报道服用本品可引起过敏反应 [药品评价, 2004, 1 (1): 73]、牙龈出血 [陕西中医, 1995, 16 (3): 124]、过敏性紫癜 [第一军医大学学报, 1988 (1): 7]。

【注意事项】①孕妇忌服,儿童禁用,感冒发热者忌服;②风湿热痹者慎用;③忌食辛辣、生冷、油腻食物;④本品宜饭后服用;⑤对本品过敏者禁用,过敏体质者慎用。

【特别提示】本品为参保人员住院使用时由基本医疗保险统筹基金按规定支付,门诊使用时由职工基本医疗保险个人账户支付的药品。

骨痛灵酊[乙类]

【药物组成】雪上一枝蒿、干姜、龙血竭、乳香、没药、冰片。

【方 解】方中雪上一枝蒿祛风除湿,活血止痛;干姜温经散寒止痛,为君药。龙血竭、乳香、没药活血消肿,散瘀止痛,为臣药。冰片辛香走窜、消肿止痛,为佐药。诸药合用,共奏温经散寒、祛风通络、活血止痛之效。

【剂型规格】酊剂,每瓶装①30ml;②60ml;③70ml;④100ml;⑤250ml。每袋装①5ml;②10ml。

【功能主治】温经散寒,祛风活血,通络止痛。用于腰、颈椎骨质增生,骨性关节炎,肩周炎,风湿性关节炎。

【用法用量】外用。一次 10ml,一日 1 次。将药液浸于敷带上贴敷患处 30~60 分钟;20 天为一疗程。

【不良反应】患者局部出现灼热感,连续多次使用时部分患者在用药部位可能会产生皮疹或局部痒感,停止用药后即可消失,也可每次用药后可涂少量润肤膏,以减轻和防止。

【注意事项】①本品含有雪上一枝蒿,有大毒,孕妇及皮肤破损处禁用;②本品只供外用,不可内服。用药后 3 小时内不得吹风,不接触冷水;③风湿热痹,关节红肿热痛者慎用,表现为关节疼痛,局部灼热红肿,得冷稍舒,痛不可触;④对酊剂过敏者勿用;⑤本品放置后稍有混浊,不影响疗效。

活血舒筋酊[乙类]

【药物组成】生川乌、生草乌、当归、川芎、红花、老鹳草、续断、香加皮、木瓜、茜草、牛膝、桂枝、威灵仙、千年健、秦艽、红曲。

【方　解】方中生川乌、生草乌、老鹳草、秦艽祛风湿止痛;当归、川芎、红花、红曲补血活血止痛;续断、香加皮、牛膝补肝肾,强筋骨;威灵仙、千年健祛风湿,通经络;桂枝助阳化气;木瓜舒筋活络;茜草凉血止血。诸药合用,共奏舒筋活络,驱寒散瘀之功。

【剂型规格】酊剂,每瓶装 180ml。

【功能主治】舒筋活络,祛寒散瘀。用于腰腿疼痛,手足麻木,风湿性关节炎。

【用法用量】口服,一次 10~15ml,每日早晚各服一次。

【注意事项】①切忌服用过量;②孕妇、心脏病患者忌服。

【特别提示】本品为参保人员住院使用时由基本医疗保险统筹基金按规定支付,门诊使用时由职工基本医疗保险个人账户支付的药品。

通络祛痛膏[乙类]

【药物组成】当归、川芎、红花、山柰、花椒、胡椒、丁香、肉桂、荜茇、干姜、大黄、樟脑、冰片、薄荷脑。

【方　解】川芎活血止痛、行气祛风,有通达气血之功;红花为活血痛经、祛瘀止痛的要药;当归为补血之圣药、活血行气之要药,功效调经、活血止痛。三药合用,既可以活血行气祛风,同时又能化瘀止痛。山柰、花椒、胡椒、丁香、肉桂、荜茇、干姜、樟脑等药物,均为温里散寒药,共奏温中散寒、行气止痛之功。大黄具有清热解毒、逐瘀通经的功效。樟脑、冰片、薄荷脑等均可消肿止痛。诸药合用,达到活血化瘀、行气祛风、消肿止痛之功。

【剂型规格】橡胶膏剂,每贴 7cm×10cm。

【功能主治】活血通络,散寒除湿,消肿止痛。用于腰、膝部骨性关节病瘀血停滞、寒湿阻络证,症见关节刺痛或钝痛、关节僵硬、屈伸不利、畏寒肢冷。用于颈椎病(神经根型)瘀血停滞、寒湿阻络证,症见颈项疼痛、肩臂疼痛、颈项活动不利、肢体麻木、畏寒肢冷、肢体困重等。

【用法用量】外用,贴患处。腰部、膝部骨性关节病,一次 1~2 贴,一日 1 次,15 天为一疗程;颈椎病(神经根型),一次 2 贴,一日 1 次,21 天为一疗程。

【不良反应】贴敷处偶见皮肤瘙痒、潮红、皮疹。

【注意事项】①孕妇禁用;②皮肤破损处禁用;③对橡胶膏剂过敏者慎用;④每次贴敷不宜超过 12 小时,防止贴敷处发生过敏。

【特别提示】本品为参保人员住院使用时由基本医疗保险统筹基金按规定支付,门诊使用时由职工基本医疗保险个人账户支付的药品。

颈复康颗粒^{【乙类】}

【**药物组成**】羌活、川芎、葛根、秦艽、威灵仙、苍术、丹参、白芍、地龙（酒炙）、红花、乳香（制）、黄芪、党参、地黄、石决明、煅花蕊石、关黄柏、炒王不留行、燀桃仁、没药（制）、土鳖虫（酒炙）。

【**方　　解**】方中葛根发表解肌、平肝祛风，为君药；乳香、没药、丹参、红花、川芎、桃仁活血祛瘀行气、舒筋止痛；地龙、土鳖虫、威灵仙祛风通络；秦艽、羌活、苍术祛湿助以散风；白芍养血和阴，共为臣药；石决明平肝潜阳，地黄、黄柏清热凉血，王不留行通络行水，煅花蕊石化瘀止血，党参、黄芪补益脾气，以助化湿，助气生血，为佐使药。诸药合用，共成活血通络、散风止痛之剂。

【**剂型规格**】颗粒剂，每袋装 5g。

【**功能主治**】活血通络，散风止痛。用于风湿瘀阻所致的颈椎病，症见头晕、颈项僵硬、肩背酸痛、手臂麻木。

【**用法用量**】开水冲服。一次 1~2 袋，一日 2 次。饭后服用。

【**不良反应**】文献报道有 3 例服药后发生轻度胃肠道反应，经对症治疗后症状消失 [中国民间疗法，2003，11（10）：44]。亦可致过敏反应 [医药导报，1998，17（3）：163]。

【**注意事项**】①孕妇禁用；②宜饭后服用；③脾胃虚弱者慎用；④如有感冒发热、鼻咽痛等患者，应暂停服用；⑤消化道溃疡、肾性高血压等患者慎用；⑥对本品过敏者禁用，过敏体质者慎用；⑦忌食生冷、油腻食物。

【**特别提示**】本品为参保人员住院使用时由基本医疗保险统筹基金按规定支付，门诊使用时由职工基本医疗保险个人账户支付的药品。

颈通颗粒^{【乙类】}

【**药物组成**】白芍、威灵仙、葛根、川芎、木瓜、桂枝、党参、黄芪、丹参、香附、地黄、甘草。

【**方　　解**】方中白芍、党参、黄芪、丹参、地黄补益气血；威灵仙、木瓜化湿通络；葛根、桂枝解表散寒；川芎、香附行气止痛；甘草调和诸药。上药共用，共奏补益气血、活血化瘀、散风利湿之功。

【**剂型规格**】颗粒剂，每袋装 10g。

【**功能主治**】补益气血，活血化瘀，散风利湿。用于颈椎病引起的颈项疼痛，活动艰难，肩痛，上肢麻木或肌肉萎缩等症。

【**用法用量**】开水冲服，一次 20g，一日 3 次；或遵医嘱。

【**注意事项**】①孕妇忌服；②忌食生冷、油腻食物；③对本品过敏者禁用，过敏体质者慎用。

【**特别提示**】本品为参保人员住院使用时由基本医疗保险统筹基金按规定支付，门诊使用时由职工基本医疗保险个人账户支付的药品。

颈痛颗粒^{【乙类】}

【**药物组成**】三七、川芎、延胡索、羌活、白芍、威灵仙、葛根。

【**方　　解**】方中三七化瘀止血，活血定痛，为君药。川芎活血行气，祛风止痛；延胡索活血、行气、止痛，共为臣药。白芍既可养血柔筋止痛，又可敛阴以防耗散太过；威灵仙祛风湿，通经络，止痹痛；葛根解肌生津，止颈项僵硬疼痛；羌活解表散寒，祛风胜湿，横走枝节，善止肩臂疼痛，共为佐药。诸药合用，共奏活血化瘀、行气止痛之功。

【剂型规格】颗粒剂,每袋装 4g。

【功能主治】活血化瘀,行气止痛。用于神经根型颈椎病属血瘀气滞、脉络闭阻证。症见颈、肩及上肢疼痛,发僵或窜麻、窜痛。

【用法用量】开水冲服,一次 1 袋,一日 3 次,饭后服用。2 周为一疗程。

【不良反应】过敏体质患者在用药期间可能有皮疹,瘙痒出现,停药后会逐渐消失,一般不需要作特殊处理。临床报道口服本品引起谷丙转氨酶升高 1 例 [中国疗养医学, 2004, 1 (3): 157]。

【注意事项】①孕妇禁用;②消化道溃疡、肾性高血压患者慎用,或遵医嘱;③忌烟、酒及辛辣、生冷、油腻食物,忌与茶同饮;④妇女月经期停止用药,消化道溃疡及肝肾功能减退者慎用;⑤对本品过敏者禁用,过敏体质者慎用。

颈舒颗粒[甲类]

【药物组成】三七、当归、川芎、红花、天麻、肉桂、人工牛黄。

【方　解】方中三七活血散瘀、消肿定痛,当归活血补血、调经止痛,川芎活血止痛、行气开郁、祛风燥湿,红花活血通经、去瘀止痛,肉桂温经散寒、通络止痛;天麻息风定挛急,人工牛黄芳香开窍。诸药合用,起到活血化瘀、温经通窍止痛之功。

【剂型规格】颗粒剂,每袋装 6g。

【功能主治】活血化瘀,温经通窍止痛。用于神经根型颈椎病瘀血阻络证,症见颈肩部僵硬、疼痛、患侧上肢窜痛。

【用法用量】温开水冲服,一次 1 袋,一日 3 次。1 个月为一疗程。

【不良反应】偶见轻度恶心。

【注意事项】①孕妇禁用;②对本品过敏者禁用,过敏体质者慎用;③服药期间忌生冷、油腻食物。

腰痛宁胶囊[乙类]

【药物组成】马钱子粉(调制)、土鳖虫、川牛膝、甘草、麻黄、乳香(醋制)、没药(醋制)、全蝎、僵蚕(麸炒)、麸炒苍术。

【方　解】方中马钱子善散结消肿止痛,为伤科疗伤止痛之佳品,配伍全蝎更增其通络止痛之效,共为君药。乳香辛香走窜,散瘀止痛,活血消肿;没药活血化瘀,行气止痛,共为臣药。土鳖虫、僵蚕消肿散结止痛;川牛膝归肝、肾经,可活血通络、补肝肾、强筋骨;苍术祛风除湿;麻黄散寒通滞,为佐药。甘草调和诸药,为使药。诸药配伍,共奏消肿止痛,疏散寒邪,温经通络之功。

【剂型规格】胶囊剂,每粒重 0.3g。

【功能主治】消肿止痛,疏散寒邪,温经通络。用于腰椎间盘突出症、腰椎增生症、坐骨神经痛、腰肌劳损、腰肌纤维炎、慢性风湿性关节炎。

【用法用量】黄酒兑少量温开水送服。一次 4~6 粒,一日 1 次。睡前半小时服或遵医嘱。

【不良反应】腰痛宁胶囊在治疗过程中,个别患者用药头几天可能出现皮肤药疹,一般不须停药,一周后自行消退,无须治疗。少数腰椎间盘突出者用药前几天出现疼痛加重,继续用药即可好转。如明显加重可服一粒,待 1~2 周后再恢复原剂量。致血压升高 4 例 [新疆中医药, 2008, 26(4): 35]。

【注意事项】①孕妇、小儿及心脏病患者禁服;②风湿热体温 37.5℃以上应慎服或采用其他抗风湿治疗,合并高血压 23/13kPa（170/100mmHg）不宜应用;③脑出血后遗症及脑血栓形成的后遗症偏瘫患者试服时遵医嘱;④癫痫患者忌服;⑤运动员慎用;⑥心脏病、高血压及脾胃虚寒患者慎用;⑦不可过量久服。

腰痹通胶囊[甲类]

【**药物组成**】三七、川芎、延胡索、白芍、牛膝、狗脊、熟大黄、独活。

【**方　　解**】方中三七散瘀止血,消肿定痛,祛除在经之瘀血,为君药。川芎活血行气,祛风止痛;延胡索活血、行气、止痛;白芍养血敛阴,柔筋止痛,共为臣药。狗脊补肝肾,除风湿,健腰膝,利关节;独活祛风,胜湿,散寒,止痛;熟大黄活血化瘀,消肿止痛,共为佐药。牛膝逐瘀通经,补肝肾,强筋骨,引药下行,为佐使药。诸药合用,共奏活血化瘀、祛风除湿、行气止痛之功。

【**剂型规格**】胶囊剂,每粒装 0.42g。

【**功能主治**】活血化瘀,祛风除湿,行气止痛。用于血瘀气滞、脉络闭阻所致腰痛,症见腰腿疼痛、痛有定处、痛处拒按、轻者俯仰不便、重者则因痛剧而不能转侧,腰椎间盘突出症见上述症状者。

【**用法用量**】口服。一次 3 粒,一日 3 次。

【**不良反应**】文献报道在用药过程中出现恶心呕吐 4 例,血压升高 1 例,眩晕 2 例,症状均较轻微,但不能肯定其是否与腰痹通胶囊相关 [中国药业,2016,25（10）:24]。

【**注意事项**】①孕妇禁用;②脾虚便溏者慎用;③消化性溃疡患者慎服或遵医嘱。

第三节　骨 病 类 药

仙灵骨葆胶囊[甲类]（片、颗粒）[乙类]

【**药物组成**】淫羊藿、续断、补骨脂、丹参、地黄、知母。

【**方　　解**】方中以淫羊藿壮肾阳,坚筋骨,兼祛风湿;以续断补肝肾,行血脉,善治肾虚所致的腰痛脚弱,以上二药是君药。以知母、地黄补肾滋阴,且甘寒质润,兼能缓和助阳药之燥性,二药是为臣药。以补骨脂温肾助阳,主治腰膝冷痛;以丹参活血通经络,以通阻滞,以上二药是佐使药。各药合用,配伍精当,共奏补阴益阳、强筋壮骨之效。

【**剂型规格**】胶囊剂,每粒装 0.5g。薄膜衣片,每片重 0.3g。颗粒剂,每袋装 3g。

【**功能主治**】滋补肝肾,接骨续筋,强身健骨。用于骨质疏松症,骨折,骨关节炎,骨无菌性坏死等。

【**用法用量**】口服。胶囊,一次 3 粒;片剂,一次 3 片;颗粒,一次 1 袋。均一日 2 次;4~6 周为一疗程;或遵医嘱。

【**不良反应**】文献报道该药主要为消化系统不良反应,临床症状表现为:腹痛、恶心、欲呕、胃脘不适、食欲减退、大便秘结、口干及咽痛等,少数严重病例出现肝功能异常现象 [中国药物警戒,2011,8（9）:555],与双氯芬酸钠合用甚至出现肝衰竭 [中国药物滥用防治杂志,2015,21（3）:173]。另有服药后出现全身皮疹的报道 [药物不良反应杂志,2013,15（5）:297],与透明质酸出现局部关节肿痛 1 例,恶心 1 例 [新中医,2016,48（3）:104],与盐酸氨基葡萄糖片合用出现过敏反应,恶心呕吐,便秘,腹泻 [河南中医,2017,37（3）:488]。

【**注意事项**】①孕妇禁用;②感冒时不宜服用;③过敏体质者慎用;④服药期间忌生冷、油腻食物。

【特别提示】限有骨质疏松并导致骨折的临床证据,本品为参保人员住院使用时由基本医疗保险统筹基金按规定支付,门诊使用时由职工基本医疗保险个人账户支付的药品。

壮骨关节丸(胶囊)[乙类]

【药物组成】狗脊、淫羊藿、独活、骨碎补、续断、补骨脂、桑寄生、鸡血藤、熟地黄、木香、乳香(醋炙)、没药(醋炙)。

【方　　解】方中狗脊补肝肾,除风湿,健腰脚,利关节;淫羊藿补肾壮阳,强腰膝,祛风除湿,合以滋补肝肾,祛风除湿,强筋壮骨,共为君药。独活祛风胜湿,散寒止痛;骨碎补补肾强骨,活血续伤;续断补肾、行血脉、续筋骨;熟地黄养血滋阴,补精益髓;补骨脂、桑寄生补肝肾,祛风湿,合用辅助君药补肾强骨,祛风除湿,活血止痛,故为臣药。鸡血藤活血舒筋,通利血脉;木香活血理气;乳香、没药活血伸筋,消肿止痛,合以佐助君药活血行气,伸筋止痛,共为佐药。诸药合用,共收补益肝肾、养血活血、舒筋活络、理气止痛之功。

【剂型规格】水丸,每瓶装 60g;胶囊剂,每粒装 0.45g。

【功能主治】补益肝肾,养血活血,舒筋活络,理气止痛。用于肝肾不足、血瘀气滞、脉络痹阻所致的骨性关节炎、腰肌劳损,症见关节肿胀、疼痛、麻木、活动受限。

【用法用量】口服。浓缩丸一次 10 丸,水丸一次 6g,胶囊一次 2 粒。均一日 2 次。早晚饭后服用。

【不良反应】本品的不良反应主要为肝损害、血压升高和过敏性疾病等 [药物不良反应杂志, 2000, 2 (1): 15]。引起的肝损害主要为胆汁瘀积型肝炎 [药物不良反应杂志, 2000, 2 (1): 20]、黄疸型肝炎 [中外医疗, 2009 (18): 181];过敏性疾病主要表现为荨麻疹、红斑疹、水疱疹、皮疹、过敏性紫癜等;另有出现血小板减少和血尿的报道 [福建医药杂志, 1997, 19 (1): 77]。

【注意事项】①本品可能引起肝损伤,肝功能不全者禁用;②孕妇及哺乳期妇女禁用;③关节红肿热痛者慎用;④本品含有乳香、没药,宜饭后服,脾胃虚弱者慎用;⑤老年患者或有肝炎病史患者在治疗期间应注意肝功能监测;⑥避免大剂量、长疗程服用。

【特别提示】本品为参保人员住院使用时由基本医疗保险统筹基金按规定支付,门诊使用时由职工基本医疗保险个人账户支付的药品。

壮骨止痛胶囊[乙类]

【药物组成】补骨脂、淫羊藿、枸杞子、女贞子、骨碎补(烫)、狗脊、川牛膝。

【方　　解】方中补骨脂补肾气,温肾阳,善治疗腰膝疼痛,为君药;淫羊藿能壮腰膝,通经络,助臣药补肝肾,为臣药;骨碎补、狗脊补肝肾,强筋骨;枸杞子、女贞子能补阴,阴中求阳,不仅能补气,又能填精益髓,为佐药;川牛膝善引诸药下达腰膝,补肝强筋骨,尚能通筋脉而活血祛瘀,兼有"调血"之职,为使药。全方共奏补益肝肾、壮骨止痛之功。

【剂型规格】胶囊剂,每粒装 0.45g。

【功能主治】补益肝肾,壮骨止痛。用于原发性骨质疏松症属肝肾不足证,症见腰背疼痛、腰膝酸软、四肢骨痛、肢体麻木、步履艰难,舌质偏红或淡,脉细弱等。

【用法用量】口服。一次 4 粒,一日 3 次,三个月为一个疗程。服用 1~2 个疗程。

【不良反应】个别患者出现消化不良、腹胀。

【特别提示】限有原发性骨质疏松的诊断并有骨痛的临床症状。

芪骨胶囊[乙类]

【药物组成】黄芪、杜仲、续断、肉苁蓉、苏木、川芎、没药(制)、淫羊藿、怀牛膝、骨碎补、补骨脂、熟地黄、细辛、桂枝、血竭、三七、当归、乳香(制)、香加皮、羌活等。

【方　解】方中熟地黄填精益髓,用于治疗因肝肾阴虚所致腰膝酸软、无力;《药品化义》称之为补肾填精、益髓之圣药。黄芪味甘,性温,助气壮筋骨之功效;二者共为君药以益气活血、滋补肝肾,并有生肌健骨之功效。苏木、当归、川芎行气活血、舒筋活络;细辛、桂枝、羌活祛风除湿、止痛、强骨;杜仲、续断、肉苁蓉、补骨脂、骨碎补、淫羊藿滋补肝肾,填精补髓,温助肾阳,接骨续筋。怀牛膝、血竭、乳香、没药、三七、香加皮为佐药,具有活血止痛,消肿生肌,强筋续骨,促进骨再生。诸药配伍,可益气活血、滋补肝肾、祛风除湿、消肿止痛、增强人体抗病能力及提高免疫力之功效,促进骨折愈合,预防再骨折之功效。

【剂型规格】胶囊剂,每粒装 0.55g。

【功能主治】滋养肝肾、强筋健骨。用于女性绝经后骨质疏松症肝肾不足证,症见腰膝酸软无力、腰背疼痛、步履艰难、不能持重。

【用法用量】口服。一次 3 粒,一日 3 次;疗程 6 个月。

【不良反应】服药过程中,个别患者可能会出现腹痛、腹胀、腹泻、便秘、胃部不适等胃肠道反应;个别患者出现多汗、口干、皮肤瘙痒、口腔溃疡等;偶见可逆性丙氨酸氨基转移酶(ALT)和血尿素氮(BUN)轻度升高。

【注意事项】①过敏体质者慎用;②本品服药时间较长,服药期间定期检测肝肾功能;③阴虚火旺者慎用。

【特别提示】限女性绝经后骨质疏松症。

抗骨增生丸(胶囊、颗粒)[乙类]

【药物组成】熟地黄、鸡血藤、淫羊藿、骨碎补、狗脊(盐制)、女贞子(盐制)、酒肉苁蓉、牛膝、炒莱菔子。

【方　解】方中熟地黄养血滋阴,补精益髓,肉苁蓉补肾阳,益肾精,壮筋骨;鸡血藤活血舒筋,通利血脉,共为君药。狗脊补肝肾,除风湿,健腰膝,利关节;女贞子补益肝肾,强健腰膝;淫羊藿补肾壮阳,强腰膝,祛风除湿;骨碎补补肾强骨,活血续伤合以辅助君药补肝肾,强筋骨,共为臣药。莱菔子消食利气,使滋补诸品无阻碍气机之弊,共为佐药。牛膝逐瘀通经,引血下行,补肝肾,强筋骨,兼为佐使之品。诸药合用,共收补肝肾、强筋骨、活血止痛之功。

【剂型规格】大蜜丸,每丸重 3g。水蜜丸,每袋装 2.2g。胶囊剂,每粒装 0.35g。片剂,每片重 0.3g。颗粒剂,每袋装 2.5g。

【功能主治】补腰肾、强筋骨、活血止痛。用于骨性关节炎肝肾不足、瘀血阻络证,症见关节肿胀、麻木、疼痛、活动受限。

【用法用量】口服。丸剂,水蜜丸,一次 2.2g,小蜜丸一次 3g,大蜜丸一次 1 丸。胶囊,一次 5 粒。颗粒,一次 1 袋。均一日 3 次。

【不良反应】偶有患者出现胃部不适或腹部胀痛,另文献报道,强骨片与本品合用引起肝损害[药物不良反应杂志,2007,9(1):59]、出现 1 例感上腹不适[中国社区医师·医学专业,2012,14(325):97]、1 例出现皮疹[中国社区医师·医学专业,2011,13(277):105]。

【注意事项】①孕妇、哺乳期妇女禁用;②感冒发热或其他原因引起的发热者禁用;③高血压患者慎用,肾炎、肝炎、心脏病患者禁用;④脾胃虚寒泄泻者慎用,其症见形寒肢冷,面色㿠白,腰膝或少腹冷痛,喜温怕凉,下痢清谷或五更泄泻,或面浮肢肿,小便不利。⑤痹证属风湿热邪所致者不宜用,其症见关节疼痛,局部灼热红肿,得冷稍舒,痛不可触,多兼有发热、恶风、烦闷不安、苔黄腻;⑥忌烟、酒、辛辣、生冷、油腻、寒散及解药性食物,湿滞性食物如糯米少吃为佳。服药期间不宜同时服用滋补性中药。

【特别提示】本品为参保人员住院使用时由基本医疗保险统筹基金按规定支付,门诊使用时由职工基本医疗保险个人账户支付的药品。

抗骨增生片[乙类]

【药物组成】熟地黄、鹿衔草、骨碎补(烫)、鸡血藤、肉苁蓉、淫羊藿、莱菔子(炒)。

【方　解】方中熟地黄补肾中之阴,淫羊藿兴肾中之阳,合肉苁蓉入肾通髓;骨碎补补骨镇痛,鸡血藤活血通经,鹿衔草祛风湿强筋骨,更佐莱菔子理气消食,以防补而腻膈之弊。诸药合用,共奏补肾、活血、止痛之功。

【剂型规格】片剂,基片重 0.3g。

【功能主治】补肾,活血,止痛。用于肥大性脊椎炎,颈椎病,跟骨刺,增生性关节炎,大骨节病。

【用法用量】口服。一次 4 片,一日 2 次。

【特别提示】本品为参保人员住院使用时由基本医疗保险统筹基金按规定支付,门诊使用时由职工基本医疗保险个人账户支付的药品。

抗骨质增生丸[乙类]

【药物组成】熟地黄、鸡血藤、淫羊藿、骨碎补、狗脊(盐制)、女贞子(盐制)、肉苁蓉(蒸)、牛膝、莱菔子(炒)。

【方　解】方中熟地黄、女贞子补肾中之阴,淫羊藿兴肾中之阳,合肉苁蓉入肾通髓;狗脊、骨碎补、牛膝补肝肾,强筋骨,鸡血藤活血通经,更佐莱菔子理气消食,以防补而腻膈之弊。诸药合用,共奏补肾、活血、止痛之功。

【剂型规格】大蜜丸,每丸 3g;小蜜丸,每袋装 3g。

【功能主治】补腰肾,强筋骨,活血,利气,止痛。用于增生性脊椎炎(肥大性胸椎、腰椎炎),颈椎综合征,骨刺等骨质增生症。

【用法用量】口服,大蜜丸一次 1 丸,小蜜丸一次 3g,一日 3 次。

【不良反应】与玻璃酸钠注射液合用出现酸胀[中医药导报,2014,20(3):52]。

【特别提示】本品为参保人员住院使用时由基本医疗保险统筹基金按规定支付,门诊使用时由职工基本医疗保险个人账户支付的药品。

护骨胶囊[乙类]

【药物组成】制何首乌、淫羊藿、熟地黄、龟甲、巴戟天、杜仲、续断、骨碎补、当归、山药。

【方　解】制何首乌、淫羊藿补肝肾,益精血,祛风湿,在本方中为君药;而熟地黄、龟甲则滋肾阴,补血养阴,在方中为臣药;再佐以巴戟天、杜仲、续断、骨碎补等补肝肾,强筋骨,祛风湿药物加强君药的作用,还增加了镇痛的效果,兼止痛镇静进而更有效发挥本方的综合作用;而当归、山药作为使药则有活血化瘀、滋阴补肾之功效。

【剂型规格】胶囊剂,每粒装 0.45g。

【功能主治】补肾益精。用于肾精亏虚,腰脊疼痛,酸软无力,下肢痿弱,步履艰难,足跟疼痛,性欲减退,头晕耳鸣;原发性骨质疏松见上述证候者。

【用法用量】口服,一次 4 粒,一日 3 次;饭后 30 分钟服用,3 个月为一个疗程。

【不良反应】①少数患者可出现恶心、腹泻、便秘、皮疹、瘙痒;②临床研究中,个别患者出现肝肾功能轻度异常,原因待定。

【特别提示】本品为参保人员住院使用时由基本医疗保险统筹基金按规定支付,门诊使用时由职工基本医疗保险个人账户支付的药品。

金天格胶囊[乙类]

【药物组成】人工虎骨粉。

【剂型规格】胶囊剂,每粒装 0.4g。

【功能主治】具有健骨作用。用于腰背疼痛,腰膝酸软,下肢痿弱,步履艰难等症状的改善。

【用法用量】口服。一次 3 粒,一日 3 次。一个疗程为 3 个月。

【不良反应】偶见个别患者服药后出现口干。

【注意事项】服药期间多饮水。

【特别提示】本品为参保人员住院使用时由基本医疗保险统筹基金按规定支付,门诊使用时由职工基本医疗保险个人账户支付的药品。

骨友灵搽剂[乙类]

【药物组成】红花、制川乌、制何首乌、续断、威灵仙、醋延胡索、防风、鸡血藤、蝉蜕。

【方　解】方中红花活血通经,祛瘀止痛,为通瘀活血要剂,用于治疗瘀血作痛,跌打损伤;醋延胡索活血、行气、止痛;鸡血藤活血舒筋止痛,共为君药。配合川乌大辛大热,温通经脉,散寒除湿,通络止痛;威灵仙辛散温通,祛风除湿,通络止痛;蝉蜕祛风止痉;防风祛风,胜湿,止痛,共为臣药。续断补肝肾、行血脉、续筋骨;何首乌滋补肝肾,养血填精,共为佐药。诸药合用,共收活血化瘀、消肿止痛之功。

【剂型规格】搽剂,每瓶装①10ml;②20ml;③40ml;④50ml;⑤60ml;⑥100ml。

【功能主治】活血化瘀,消肿止痛。用于骨质增生引起的功能性障碍,软组织损伤及大骨节病引起的肿胀、疼痛。

【用法用量】外用。涂于患处,热敷 20~30 分钟,一次 2~5ml,一日 2~3 次。14 日为 1 个疗程,间隔 1 周,一般用药 2 个疗程或遵医嘱。

【不良反应】有个案临床报道致剥脱性皮炎[中国皮肤性病学杂志,1998,12(1):58]、接触性皮炎[陕西中医,1994,15(4):183]。

【注意事项】①孕妇禁用;②个别患者使用过程中皮肤出现发痒、发热及潮红时,切勿搔抓,停药后症状即可消失;③本品含有毒药物,应在医生指导下使用,不可久用;④切忌与金属器皿接触,勿入口眼。

【特别提示】本品为参保人员住院使用时由基本医疗保险统筹基金按规定支付,门诊使用时由职工基本医疗保险个人账户支付的药品。

骨仙片[乙类]

【药物组成】熟地黄、枸杞子、女贞子、黑豆、菟丝子、骨碎补、仙茅、牛膝、防己。

【方　解】方中熟地黄补益肝肾,滋阴养血,益精填髓,大剂量为用,切中病机,为君药。枸杞子、女贞子、菟丝子、骨碎补、仙茅、牛膝皆入肝肾,补肝肾,强筋骨,强腰膝,祛风湿,止痹痛,为臣药。黑豆祛风活血,防己祛风除湿,通络止痛,为佐药。诸药合用,共奏补益肝肾、强壮筋骨、通络止痛之功。

【剂型规格】片剂,①糖衣片,片心重 0.32g;②薄膜衣片,每片重 0.33g;③薄膜衣片,每片重 0.41g。

【功能主治】补益肝肾,强壮筋骨,通络止痛。用于肝肾不足所致的痹病,症见腰膝骨节疼痛、屈伸不利、手足麻木;骨质增生见上述证候者。

【用法用量】口服。一次 4~6 片,一日 3 次。

【注意事项】①感冒发热勿服;②孕妇慎服。

骨刺丸 [甲类]

【药物组成】制川乌、制草乌、制天南星、秦艽、白芷、当归、甘草、薏苡仁(炒)、穿山龙、绵萆薢、红花、徐长卿。

【方　解】方中川乌、草乌均为辛热之品,通行十二经,能外散风寒,内逐寒湿,有祛风除湿、通痹止痛的功效;天南星、白芷、绵萆薢、薏苡仁,一燥一宣两利,能祛风胜湿,消肿止痛;当归、红花、穿山龙舒筋活络、活血定痛;秦艽、徐长卿舒筋活血,散风止痛;甘草补脾益气,祛痰止咳,清热解毒,缓急止痛,调和诸药。全方合用共奏疏风胜湿、散寒通痹、活血通络、消肿止痛的作用。

【剂型规格】水蜜丸,每 100 丸重①5g;②20g;大蜜丸,每丸重 9g。

【功能主治】祛风止痛。用于骨质增生,风湿性关节炎,风湿痛。

【用法用量】口服。水蜜丸一次 6g,大蜜丸一次 1 丸,一日 2~3 次。片剂,饭后服用。

【注意事项】①本品含川乌、草乌、天南星等,不宜久服及过量服用;②孕妇忌用;③肾病患者慎用。

骨刺片(胶囊) [甲类]

【药物组成】昆布、骨碎补、党参、桂枝、威灵仙、牡蛎(煅)、杜仲叶、鸡血藤、附片、制川乌、制草乌、延胡索(制)、白芍、三七、马钱子粉。

【方　解】方中昆布利水散结消肿;骨碎补、杜仲叶补肝肾强筋骨;党参健脾养血生津;桂枝温通经脉,助阳化气;威灵仙祛风湿,通经络;牡蛎固涩止痛;鸡血藤补血活血,舒筋活络;附片散寒止痛;制川乌、制草乌祛风除湿,温经止痛;延胡索活血行气止痛;白芍敛阴柔肝止痛;三七、马钱子粉散结消肿止痛。诸药合用,共奏散风邪、祛寒湿、舒筋活血、通络止痛之功。

【剂型规格】片剂,每片重①0.3g;②0.32g;③0.5g;胶囊剂,每粒装 0.36g。

【功能主治】散风邪,祛寒湿,舒筋活血,通络止痛。用于颈椎、胸椎、腰椎、跟骨等骨关节增生性疾病,对风湿、类风湿性关节炎有一定疗效。

【用法用量】口服。片剂,饭后服用,一次 3 片,一日 3 次,或遵医嘱。胶囊,一次 3 粒,一日 3 次,或遵医嘱。

【注意事项】①本品含士的宁、乌头碱,应严格在医生指导下服用,不得任意增加服药量,不宜长期连续服用;②严重心脏病,高血压,肝、肾疾病患者及孕妇忌服;③运动员慎用。

骨刺宁片(胶囊) [乙类]

【药物组成】三七、土鳖虫。

【方　解】三七散瘀止血,消肿定痛,主治跌仆瘀血,痈肿疼痛,土鳖虫具有破血、逐瘀、通络之功,为疗伤止痛之要药。两药相合,共奏活血化瘀、通利血脉、通络止痛之效。

【剂型规格】片剂,每片重 0.3g;胶囊剂,每粒装 0.3g。

【功能主治】活血化瘀,通络止痛。用于颈椎病、腰椎骨质增生症的瘀阻脉络证,具有缓解疼痛、改善活动功能的作用。

【用法用量】口服。片剂,一次 4 片,一日 3 次。胶囊,一次 4 粒,一日 3 次。均饭后服。

【不良反应】文献报道在服药过程中个别患者出现胃肠道反应 [现代中西医结合杂志,2008, 17 (20): 3139]。

【注意事项】①孕妇禁用;②关节局部红肿热痛者不宜使用。

【特别提示】本品为参保人员住院使用时由基本医疗保险统筹基金按规定支付,门诊使用时由职工基本医疗保险个人账户支付的药品。

骨松宝胶囊(颗粒)[乙类]

【药物组成】淫羊藿、续断、赤芍、川芎、知母、莪术、三棱、地黄、牡蛎(煅)。

【方　解】方中淫羊藿、续断补肾强筋;赤芍、川芎、莪术、三棱活血行气,祛瘀止痛;知母、地黄清热滋阴;牡蛎收敛固涩止痛。诸药合用,共奏补肾活血、强筋壮骨之功。

【剂型规格】颗粒剂,每袋装①5g(无糖型);②10g(含糖型)。胶囊剂,每粒装 0.5g。

【功能主治】补肾活血,强筋壮骨。用于骨痿(骨质疏松)引起的骨折、骨痛、骨关节炎,以及预防更年期骨质酥松。

【用法用量】口服。颗粒,一次 1 袋,治疗骨折及骨关节炎,一日 3 次;预防骨质疏松,一日 2 次,30 天为一个疗程。胶囊,一次 2 粒,用于骨痿(骨质疏松)引起的骨痛,一日 3 次;预防骨质疏松,一日 2 次。

【注意事项】①孕妇禁用;②对于骨质疏松引起的骨折,应遵医嘱,配合其他疗法;③饮食宜清淡,适量补充牛乳、豆制品等,以便促进钙质吸收。

骨质宁搽剂[乙类]

【药物组成】云母石、黄连、枯矾。

【方　解】方中云母石止血敛疮,化瘀消肿止痛,主治跌打损伤,金疮出血;枯矾解毒消疮,收敛止血,配合黄连清热燥湿,泻火解毒,消肿止痛。诸药合用,共奏活血化瘀、消肿止痛之功。

【剂型规格】搽剂,①每瓶装 50ml;②每瓶装 100ml。

【功能主治】活血化瘀、消肿止痛。用于骨质增生引起的功能性障碍、软组织损伤及各种肿胀、酸胀、麻木疼痛等。

【用法用量】外用。适量,涂于患处,一日 3~5 次。

【注意事项】①孕妇禁用;②如有过敏、擦破伤或溃疡不宜使用。

【特别提示】本品为参保人员住院使用时由基本医疗保险统筹基金按规定支付,门诊使用时由职工基本医疗保险个人账户支付的药品。

骨康胶囊[乙类]

【药物组成】补骨脂、续断、三七、芭蕉根、酢浆草。

【方　解】方中芭蕉根、酢浆草能清热解毒,解毒散瘀;补骨脂、续断能温肾助阳,补肝肾,强筋骨,续折伤;三七能活血疗伤,消肿定痛。诸药合用,可起到滋补肝肾、强筋壮骨、通络止痛的疗效。

【剂型规格】胶囊剂,每粒装 0.4g。

【功能主治】滋补肝肾,强筋壮骨,通络止痛。用于骨折、骨性关节炎、骨质疏松症属肝肾不足、经络瘀阻者。

【用法用量】口服,一次 3~4 粒,一日 3 次。

【不良反应】头痛、恶心、呕吐、肠胃不适、皮疹、肝功能异常等。所致不良反应涉及全身多个器官,其中以胃肠系统损害居多,其次是皮肤及附件损害和全身性损害 [中国药房, 2015, 16 (2): 236]、致药物性肝损害 1 例 [临床合理用药, 2013, 6 (12): 102]。

【注意事项】①有药物过敏史或过敏体质者慎用;②消化道溃疡者慎用;③用药期间应定期监测肝肾功能,若出现异常立即停药,并及时去医院就诊;④若有多种慢性病的老年患者合并用药时慎用。

【特别提示】本品为参保人员住院使用时由基本医疗保险统筹基金按规定支付,门诊使用时由职工基本医疗保险个人账户支付的药品。

骨疏康胶囊(颗粒)^{【乙类】}

【药物组成】淫羊藿、熟地黄、骨碎补、黄芪、丹参、木耳、黄瓜子。

【方　解】方中淫羊藿辛甘温,补肾壮阳,强筋骨,故为君药。熟地黄滋阴补血,补肾、补精益髓;骨碎补补肾强骨,活血续伤,为臣药。黄芪补气固表,丹参活血破瘀止痛,二者为佐药。木耳益气强身,活血,舒筋活络;黄瓜子活血止痛,二药为使药。诸药合理配伍,共奏补肾益气,活血壮骨之功。

【剂型规格】胶囊剂,每粒装 0.32g;颗粒剂,每袋装 10g。

【功能主治】补肾益气,活血壮骨。用于肾虚气血不足所致的中老年骨质疏松症,症见腰脊酸痛、胫膝酸软、神疲乏力。

【用法用量】口服。胶囊,一次 4 粒,一日 2 次,饭后服用。颗粒,一次 1 袋,一日 2 次,饭后开水冲服。

【不良反应】偶有轻度胃肠反应,一般不影响继续服药。

【注意事项】①忌辛辣、生冷、油腻食物;②对本品过敏者禁用,过敏体质者慎用;③发热病人暂停使用。

骨愈灵片(胶囊)^{【乙类】}

【药物组成】三七、血竭、红花、乳香(制)、大黄、当归、川芎、没药(制)、白芍、熟地黄、赤芍、骨碎补、续断、自然铜(煅)、五加皮、硼砂。

【方　解】方中三七、血竭、红花、乳香(制)、没药(制)、川芎活血化瘀消肿;当归、白芍、熟地黄、赤芍、骨碎补、续断、自然铜(煅)、五加皮补血活血,强筋骨;大黄、硼砂清热解毒。诸药合用,共奏活血化瘀、消肿止痛、强筋壮骨之功。

【剂型规格】薄膜衣片,每片重 0.4g;胶囊剂,每粒装 0.4g。

【功能主治】活血化瘀,消肿止痛,强筋壮骨。用于骨质疏松症。

【用法用量】口服。片剂,一次 5 片,一日 3 次。胶囊,一次 5 粒,一日 3 次。均饭后服用或遵医嘱。

【注意事项】孕妇忌服。

复方杜仲健骨颗粒^[乙类]

【药物组成】杜仲、白芍、续断、黄芪、枸杞子、牛膝、三七、鸡血藤、人参、当归、黄柏、威灵仙。

【方　解】方中杜仲、白芍、续断、黄芪、枸杞子、牛膝补肝肾,强筋骨;三七、鸡血藤、人参、当归活血补血,舒筋活络止痛;黄柏清热泻火;威灵仙祛风湿,通经络。诸药合用,共奏滋补肝肾、养血荣筋、通络止痛之功。

【剂型规格】颗粒剂,每袋装 12g。

【功能主治】滋补肝肾、养血荣筋、通络止痛。用于膝关节骨性关节炎所致的肿胀、疼痛、功能障碍等。

【用法用量】开水冲服。一次 12g,一日 3 次。1 个月为一疗程,或遵医嘱。

【不良反应】偶见服药后消化道反应,一般不影响继续治疗。个别反映初次服药时有胃脘不适,但均可耐受[中国中西医结合杂志,2005,25(6):489]。

【注意事项】孕妇忌服。

【特别提示】本品为参保人员住院使用时由基本医疗保险统筹基金按规定支付,门诊使用时由职工基本医疗保险个人账户支付的药品。

活血风湿膏^[乙类]

【药物组成】川乌、草乌、地黄、白蔹、白及、肉桂、白芷、大黄、当归、赤芍、羌活、苦参、木鳖子、乌药、甘草、独活、玄参、柳枝、薄荷脑、水杨酸甲酯。

【方　解】方中川乌、草乌、羌活、乌药、独活、肉桂、柳枝祛风除湿,散寒止痛;地黄、白蔹、大黄、赤芍、玄参、薄荷脑清热凉血止痛;白及、木鳖子消肿止痛;白芷、苦参清热燥湿;肉桂、当归补血活血;薄荷脑、水杨酸甲酯消炎镇痛;甘草调和诸药。上药合用,共奏祛风散寒、活血止痛之功。

【剂型规格】贴膏剂,10cm×15cm。

【功能主治】祛风散寒,活血止痛。用于骨关节炎颈、膝关节疼痛及活动不利,属"风寒痹阻,血行瘀滞"证者。

【用法用量】贴敷患处,一次 1~2 贴,一日 2 次,一次贴 12 小时。

【注意事项】①本品为外用药;②忌生冷、油腻食物;③心脏病患者慎用;④对本品过敏者禁用,过敏体质者慎用;⑤孕妇及皮肤破损处忌用;⑥本品不宜长期或大面积使用,用药后皮肤过敏如出现瘙痒、皮疹等现象时,应停止使用,症状严重者应去医院就诊。

【特别提示】本品为参保人员住院使用时由基本医疗保险统筹基金按规定支付,门诊使用时由职工基本医疗保险个人账户支付的药品。

通络骨质宁膏^[乙类]

【药物组成】红土茯苓、红花、草乌、血竭、青风藤、海马、生扯龙、半夏、铁筷子、天南星、见血飞、鲜桃枝、鲜桑枝、鲜槐枝、鲜榆枝、鲜柳枝、红丹。

【方　解】鲜桑枝、鲜槐枝、鲜榆枝、鲜柳枝、鲜桃枝、青风藤、土茯苓、草乌等祛风祛湿止痛;红花活血通经,散瘀止痛;见血飞祛风散寒,活血舒筋,镇痛。诸药共同发挥祛风除湿、活血化瘀之效。

【剂型规格】黑膏药,每张净重①3g;②6g。

【功能主治】苗医:底络,底坳:僵腱风,槁汗凋嘎边蒙,关冲蒙欧。中医:驱风除湿,活血化瘀。用于骨质增生,关节痹痛。

【用法用量】加温软化,贴于患处,每贴连续使用 2~4 天。

【注意事项】①若出现皮肤过敏或皮疹瘙痒者慎用或停用;②不宜长期连续使用;③膏药遗留痕迹可用植物油擦涂;④皮肤破损及伤口处不能使用。

强骨胶囊[乙类]

【药物组成】骨碎补总黄酮。

【剂型规格】胶囊剂,每粒装 0.25g。

【功能主治】补肾,强骨,止痛。用于肾阳不足所致的骨痿,症见骨脆易折、腰背或四肢关节疼痛、畏寒肢冷或抽筋、下肢无力、夜尿频多;原发性骨质疏松症、骨量减少见上述证候者。

【用法用量】口服,一次 1 粒,一日 3 次,三个月为一疗程。饭后用温开水送服。

【不良反应】偶见口干、便秘和胃部不适,一般不影响继续治疗。出现口干,便秘,胃部不适及罕见不良反应[中国骨质疏松杂志,2011,17(8):727]。

【注意事项】①忌辛辣、生冷、油腻食物;②感冒发热病人不宜服用。

【特别提示】本品为参保人员住院使用时由基本医疗保险统筹基金按规定支付,门诊使用时由职工基本医疗保险个人账户支付的药品。

藤黄健骨丸(片、胶囊)[乙类]

【药物组成】熟地黄、鹿衔草、骨碎补(烫)、淫羊藿、鸡血藤、肉苁蓉、莱菔子(炒)。

【方　　解】方中君药熟地黄补益肝肾,填补精髓而强壮筋骨,《本草纲目》称其能"填骨髓,长肌肉,生精血,补五脏内伤不足,通血脉。"配以鹿衔草、骨碎补、淫羊藿、肉苁蓉加强祛风除湿、补肾强骨功效,直中本病病机;佐以鸡血藤归肝、肾经,功专补血、活血、通络,并少佐莱菔子入脾、胃经,激起脾胃运化功能,加强对筋脉的濡养。故纵观全方,起补肾强骨活血之功效。

【剂型规格】浓缩水蜜丸每 10 丸重 1.25g;浓缩大蜜丸每丸重 3g。片剂,每片重 0.5g;胶囊剂,每粒装 0.25g。

【功能主治】补肾,活血,止痛。用于肥大性脊椎炎,颈椎病,跟骨刺,增生性关节炎,大骨节病。

【用法用量】口服。浓缩水蜜丸一次 10~15 丸,浓缩大蜜丸一次 1~2 丸,一日 2 次。片剂,一次 3~6 片,一日 2 次。胶囊,一次 4~6 粒,一日 2 次。

【不良反应】致不良反应 1 例,出现头痛头晕,恶心呕吐等不适[实用中医药杂志,2013,29(248):776]、出现皮肤瘙痒,腹部,背部皮肤可见散在皮疹,片状,红色[中国现代药物应用,2016,10(5):257]、出现呕吐,胃肠道不适,食欲减退[新中医,2016,48(10):103]。

第四章　男科用药

第一节　遗精类药

金锁固精丸[乙类]

【药物组成】沙苑子、芡实、莲须、煅龙骨、莲子粉、煅牡蛎。

【方　　解】方中沙苑子味甘咸性温,为补益肝肾,固精要药,针对病机,重用量大,为君药。芡实固肾涩精,健脾收涩,莲须固肾涩精,莲子益肾固精,健脾止泻,养心安神,共为臣药。龙骨、牡蛎平肝潜阳,收敛固涩,止遗。两药清降潜镇,使相火不得妄动,共为佐药。诸药合用,共奏固精涩精之效。

【剂型规格】水丸,每袋装 9g。

【功能主治】补肾养精,固涩止遗。用于肾虚精关不固,梦遗滑泄,目眩耳鸣,腰膝酸痛,四肢无力,烦躁盗汗,失眠多梦等。

【用法用量】口服。每次 9g,每日 2 次,空腹淡盐水或温开水送服。

【不良反应】个例服药后 2 天出现轻度嗜睡、困倦、乏力等症状,但症状轻微 [中国基层医药, 2006, 13（5）: 836]。

【注意事项】①感冒发热勿服;②肝经湿热下注或阴虚火旺而致遗精者不宜使用。

第二节　前列腺疾病类药

双石通淋胶囊[乙类]

【药物组成】关黄柏、粉草薢、败酱草、青黛、滑石、车前子、石菖蒲、茯苓、苍术、丹参。

【方　　解】关黄柏、粉草薢、滑石、车前子、茯苓均能清热祛湿、消炎去肿;败酱草、青黛清热解毒;丹参、石菖蒲活血调经、痛经止痛,能改善血液循环,消除充血水肿;苍术祛湿,益气健脾。全方配伍,共奏清热利湿、化浊通淋之功。

【剂型规格】胶囊剂,每袋装 0.5g。

【功能主治】清热利湿,化浊通淋。用于慢性前列腺炎属湿热壅阻证。症见尿道灼热、小便频急、尿后余沥不尽、尿后滴白、阴部潮湿、会阴、少腹、腰骶部疼痛或不适,舌质红苔黄,脉弦或弦滑等。

【用法用量】口服。一次 4 粒,一日 3 次。疗程 28 天。

【不良反应】个别患者用药后出现胃脘胀满等轻度胃肠不适。

【注意事项】忌食辛辣刺激物。

尿塞通片(胶囊)[乙类]

【药物组成】丹参、泽兰、桃仁、红花、赤芍、白芷、陈皮、泽泻、王不留行、败酱草、川楝子、盐小茴香、盐关黄柏。

【方　解】丹参、泽兰、桃仁、红花、赤芍等活血通经,化瘀止痛;白芷燥湿止带,止痛,消肿排脓;陈皮、川楝子、小茴香理气止痛散结;泽泻、王不留行利尿通淋;败酱草、黄柏清热解毒,泻火。诸药合用,共奏理气活血、通淋散结之功。

【剂型规格】片剂,①薄膜衣,每片重0.36g;②糖衣片,片心重0.35g。胶囊剂,每粒装0.35g。

【功能主治】理气活血,通淋散结。用于气滞血瘀、下焦湿热所致的轻、中度癃闭,症见排尿不畅、尿流变细、尿频、尿急、前列腺增生见上述证候者。

【用法用量】口服。片剂,一次4~6片,一日3次。胶囊,一次4~6粒,一日3次。

【注意事项】①孕妇禁用;②肺热气壅,肝郁脾虚,肾虚所致癃闭者慎用;③对于小便闭塞,点滴全无,已成闭尿者,或前列腺增生症导致尿路梗阻严重者,非本品所宜,当选择其他疗法;④忌食辛辣食物及忌饮酒。

灵泽片[乙类]

【药物组成】乌灵菌粉、莪术、浙贝母、泽泻。

【方　解】方中乌灵菌粉补肾除湿利尿,泽泻入肾、膀胱经,具有利水渗湿的作用,泽泻具有利水渗湿、泄热通淋、主小便不利、热淋涩痛、水肿胀满、泄泻、痰饮眩晕、遗精的作用;莪术具有破血行气、逐瘀消癥、软坚散结的作用;浙贝母具有清热化痰、开郁散结的作用。全方共同发挥益肾活血,散结利水之功效。

【剂型规格】片剂,每片重0.58g。

【功能主治】益肾活血,散结利水。用于轻中度良性前列腺增生肾虚血瘀湿阻证出现的尿频,排尿困难,尿线变细,淋漓不尽,腰膝酸软。

【用法用量】口服。一次4片,一日3次。

【不良反应】①部分患者用药后出现口干、呃逆、恶心、胃胀、胃酸、胃痛、腹泻等;②少数患者用药后出现ALT、AST升高。

【注意事项】①有胃、十二指肠溃疡以及各种急慢性胃炎、肠炎者慎用;②有2例患者用药后尿中出现红细胞和白细胞,1例患者用药后出现窦性心动过缓、1例患者用药后出现二度Ⅰ型房室传导阻滞、1例患者用药后出现P-R间期延长,与药物的关系无法判断。

泽桂癃爽片(胶囊)[乙类]

【药物组成】泽兰、皂角刺、肉桂。

【方　解】方中泽兰苦、辛,微温,可活血散瘀,利水消肿,切中膀胱瘀阻而致小便癃闭不通之病机,故为君药。皂角刺辛散温通,药力迅速,可直达痛所,助泽兰以行瘀散结;肉桂温阳化气,助泽兰以利小便;二药为臣药,助君药共奏行瘀散结、化气利水之功。

【剂型规格】片剂,每片重0.5g;胶囊剂,每粒装0.44g。

【功能主治】行瘀散结,化气利水。用于膀胱瘀阻型前列腺增生,症见夜尿频多、排尿困难、小腹胀满等。

【用法用量】口服。片剂，一次2片。胶囊，一次2粒。均为一日3次，30天为一疗程。

【不良反应】个别患者服药后出现恶心、胃部不适、腹泻等症状。

【注意事项】①宜饭后服用；②体弱及阴虚、湿热下注者慎用。

前列平胶囊[乙类]

【药物组成】败酱草、丹参、赤芍、桃仁、红花、泽兰、石韦、乳香、没药。

【方　解】方中败酱草清热解毒；赤芍、丹参、桃仁、泽兰、红花等具有活血祛瘀通络的功效；石韦利尿通淋；乳香、没药活血止痛，消肿生肌。诸药相合，共奏清热利湿、化瘀止痛之功。

【剂型规格】胶囊剂，每粒装0.4g。

【功能主治】清热利湿，化瘀止痛。用于湿热瘀阻所致的急、慢性前列腺炎。

【用法用量】口服。一次5粒，一日3次。

前列安栓[乙类]

【药物组成】黄柏、虎杖、栀子、大黄、泽兰、毛冬青、吴茱萸、威灵仙、石菖蒲、荔枝核等。

【方　解】方中黄柏、栀子、毛冬青等具有清热解毒作用；虎杖利胆退黄，清热解毒，活血祛瘀；大黄、泽兰活血祛瘀，通经，利水消肿；威灵仙祛风除湿散寒；石菖蒲化湿开胃；吴茱萸、荔枝核散寒止痛。诸药相合，共奏清热利湿通淋、化瘀散结止痛之功。

【剂型规格】栓剂，每粒重2g。

【功能主治】清热利湿通淋，化瘀散结止痛。主治湿热瘀血壅阻所引起的少腹痛、会阴痛、睾丸疼痛、排尿不利、尿频、尿痛、尿道口滴白、尿道不适等证。可用于精浊、白浊、劳淋（慢性前列腺炎）等病见以上证候者。

【用法用量】将药栓置入肛门约3~4cm，一次1粒，一日1次，1个月为一个疗程。或遵医嘱。

【不良反应】不良反应的发生率低，偶有肛门不适、腹泻等症状。

【注意事项】①忌食辛辣等刺激性食物，戒酒；②栓剂塞入后如有便意感、腹痛、腹泻等不适症状，可改进使用方法，如将栓剂外涂植物油或将栓剂置入更深些，待直肠适应后，自觉症状可减轻或消失；③腔道给药，禁止口服；④药物不要放在孩童可触及的地方；⑤废弃药品包装不应随意丢弃。

前列安通片（胶囊）[乙类]

【药物组成】黄柏、赤芍、桃仁、泽兰、乌药、丹参、白芷、王不留行。

【方　解】方中赤芍、丹参、桃仁、泽兰、王不留行具有活血祛瘀通络的功效，黄柏具有清热祛湿解毒的功效，白芷具有祛风除湿的功效，乌药具有温肾散寒、行气止痛的功效。诸药合用，具有清热利湿、活血化瘀之效。

【剂型规格】片剂，薄膜衣每片重0.38g；胶囊剂，每粒装0.4g。

【功能主治】清热利湿，活血化瘀。用于湿热瘀阻证，症见尿频、尿急、排尿不畅、小腹胀痛等。

【用法用量】口服。片剂，一次4~6片，一日3次；或遵医嘱。胶囊，一次4~6粒，一日3次；或遵医嘱。

前列欣胶囊^[乙类]

【药物组成】炒桃仁、没药(炒)、丹参、赤芍、红花、泽兰、炒王不留行、皂角刺、败酱草、蒲公英、川楝子、白芷、石韦、枸杞子。

【方　　解】方中桃仁、红花、丹参、赤芍、王不留行、泽兰、皂角刺、白芷、没药具有活血通络、消散瘀血、利湿消肿的作用;败酱草、蒲公英、川楝子、石韦具有清热利湿,行气止痛,促进排尿的作用;枸杞子具有滋补肝肾之效果。诸药合用,具有活血化瘀、清热利湿、兼以滋补肾阴之功效。

【剂型规格】胶囊剂,每粒装 0.5g。

【功能主治】活血化瘀,清热利湿。用于瘀血凝聚、湿热下注所致的淋证,症见尿急、尿痛、排尿不畅、滴沥不净;慢性前列腺炎、前列腺增生见上述证候者。

【用法用量】口服。一次 4~6 粒,一日 3 次;或遵医嘱。

【不良反应】偶见胃脘不适者,另有致严重肝损伤的报道[中国药物警戒,2015,12(9):574]。

【注意事项】①本品含大量的活血化瘀药,孕妇慎用;②偶见胃脘不适者,一般不影响继续治疗。

前列泰丸(片、胶囊、颗粒)^[乙类]

【药物组成】益母草、萹蓄、红花、油菜蜂花粉、知母(盐炒)、黄柏(盐炒)。

【方　　解】益母草、红花活血通经;萹蓄利湿清淋;黄柏、知母清热燥湿,泻火解毒,用于湿热带下,黄疸等。诸药相合,共奏清热祛湿、活血散结之功。

【剂型规格】丸剂,每 12 丸重 2.2g(相当于原药材 9.5g);片剂,每片重 0.52g;胶囊剂,每粒装 0.45g;颗粒剂,每袋装 5g。

【功能主治】清热祛湿,活血散结。用于慢性前列腺炎湿热挟瘀证。

【用法用量】口服。丸剂,一次 6 丸,一日 2 次,以温开水送服效果更佳,连服 2 天已见良效,但不可停止服药,应继续为期 30 天的一个疗程,而一般患者服用两个疗程即可彻底痊愈。片剂,一次 5 片,一日 3 次。胶囊,一次 4 粒,一日 3 次。颗粒,开水冲服,一次 1 袋,一日 3 次。

【不良反应】少数患者服药后可出现轻度恶心,上腹部饱胀不适等胃肠道反应,可改为饭后服。个别体质过敏者可引起过敏反应。

【注意事项】①患有浅表性胃炎或脾胃虚寒者饭后服用;②过敏体质(尤其是花粉过敏者)禁用。

前列倍喜胶囊^[乙类]

【药物组成】猪鬃草、蝼蛄、皂角刺、王不留行、刺猬皮。

【方　　解】方中猪鬃草、蝼蛄清热解毒,利水通淋;皂角刺、王不留行活血祛瘀通络;刺猬皮凉血,解毒,止痛。全方共奏清利湿热、活血化瘀、利尿通淋之功。

【剂型规格】胶囊剂,每粒装 0.4g。

【功能主治】苗医:旭嘎帜洼内,维象样丢象:久溜阿洼,休洼凯纳。中医:清利湿热,活血化瘀,利尿通淋。用于湿热瘀阻所致的小便不利,淋漓涩痛,以及前列腺炎、前列腺增生见上述证候者。

【用法用量】饭前服,一次 6 粒,一日 3 次,20 天为一疗程;或遵医嘱。

【注意事项】①极少数患者在服药期间偶有尿道灼热感,属正常现象;②服药期间忌酒及辛辣刺激食物;③过敏体质者慎服;④孕妇禁服。

前列通片(胶囊)[乙类]

【药物组成】广东王不留行、黄芪、车前子、关黄柏、两头尖、蒲公英、泽兰、琥珀、八角茴香油、肉桂油。

【方　解】方中蒲公英性味苦、甘、寒,可清热解毒,消肿散结,利湿通淋;泽兰性味苦、辛、微温,活血化瘀,利水消肿,配伍合用,清利湿浊,化瘀散结,针对病机,共为君药。关黄柏清热燥湿,泻火解毒;广东王不留行利尿通淋,活血通经;车前子利尿通淋;琥珀活血散瘀,利尿通淋,此四味辅助君药增强清热利湿之效,为臣药。黄芪性味甘、微温,利水消肿;两头尖苦咸寒,导浊行滞,清热通瘀,《重庆堂随笔》谓其:"通淋浊";八角茴香油辛温,理气止痛;肉桂油辛热,温经通脉,助阳化气,通利膀胱,既可助膀胱之气化,又以辛温佐制寒凉,共为佐药。诸药为伍,共奏清利湿浊、化瘀散结之功。

【剂型规格】片剂,①薄膜衣片,每片重 0.34g;②糖衣片,片心重 0.26g;③糖衣片,片心重 0.39g。胶囊剂,每粒装 0.4g。

【功能主治】清利湿浊,化瘀散结。用于热瘀蕴结下焦所致的轻、中度癃闭,症见排尿不畅、尿流变细、小便频数,可伴尿急、尿痛或腰痛,前列腺炎和前列腺增生见上述证候者。

【用法用量】口服。片剂,一次 6 片(规格①、②)或一次 4 片(规格③),一日 3 次。胶囊,一次 4 粒,一日 3 次。均以 30~45 日为一疗程。

【注意事项】①肝郁气滞,中气不足,肾阳衰惫者慎用;②对小便点滴全无,已成尿闭者,或前列腺增生导致尿路梗阻严重者,非本品所宜,当请外科诊治;③忌食辛辣及酒类;④本品所含两头尖有毒,不宜过量、久用;⑤孕妇慎用。

前列舒丸[乙类]

【药物组成】熟地黄、薏苡仁、冬瓜子、山茱萸、山药、牡丹皮、苍术、桃仁、泽泻、茯苓、桂枝、附子(制)、韭菜子、淫羊藿、甘草。

【方　解】方中附子、桂枝温补命门真火,淫羊藿、韭菜子温肾壮阳,令阳气旺则气化复,气化复则水津升降而不失其度,共为君药。熟地黄、山茱萸、山药等补肾益阴药物,取阴中求阳之意,辅助君药以补肾气,助气化,以为臣药。薏苡仁、冬瓜子、苍术、泽泻、茯苓利水渗湿,通利小便,佐助君药温阳利水,标本兼顾。桃仁、牡丹皮,配桂枝可活血行瘀以通肾络,通阳化气而行水液,其为佐药。甘草缓和药性,缓急止痛,为使药。诸药合用,共奏扶正固本、益肾利尿之功。

【剂型规格】丸剂,①水蜜丸,每 10 丸重 1.3g;②大蜜丸,每丸重 9g。

【功能主治】扶正固本,益肾利尿。用于肾虚所致的淋证,症见尿频、尿急、排尿滴沥不尽;慢性前列腺炎及前列腺增生症见上述证候者。

【用法用量】口服。水蜜丸一次 6~12g,大蜜丸一次 1~2 丸,一日 3 次;或遵医嘱。

【注意事项】①膀胱湿热,肝郁气滞所致淋证者不宜使用;②肝郁气滞、脾虚气陷所致癃闭者不宜使用;③服药期间,饮食宜清淡,忌饮酒、辛辣食物;④尿闭不通者不宜用本药。

前列舒乐片(胶囊、颗粒)[乙类]

【药物组成】淫羊藿、黄芪、蒲黄、车前草、川牛膝。

【方　　解】以淫羊藿、黄芪、川牛膝为主药,方中淫羊藿温补肾阳,黄芪补气利水,川牛膝补肾活血,利尿通淋,使肾气充盈。蒲黄具有化瘀止血兼利尿作用,车前草利水通淋,清热解毒。组方有补有攻,寓补于攻,合攻于补,一药多用,多药相伍,寒温配搭,相互促进,融为一体,共成一方。

【剂型规格】胶囊剂,每粒装 0.5g;片剂,每片重 0.6g;颗粒剂,每袋装 6g。

【功能主治】补肾益气,化瘀通淋。用于肾脾双虚,气滞血瘀,前列腺增生,慢性前列腺炎;面色㿠白,神疲乏力,腰膝疲软无力,小腹坠胀,小便不爽,点滴不出,或尿频、尿急、尿道涩痛。

【用法用量】口服。片剂,一次 4 片,一日 3 次。胶囊,一次 6 粒,一日 3 次。颗粒,开水冲服,一次 6g,一日 3 次。

前列舒通胶囊[乙类]

【药物组成】黄柏、赤芍、三棱、土茯苓、马鞭草、虎耳草、马齿苋、川芎、川牛膝、柴胡、当归、泽泻、甘草。

【方　　解】黄柏清热燥湿,泻火解毒为君药。虎耳草、土茯苓、马鞭草、马齿苋等药物均有苦寒之性,具有消肿散结之功,为臣药。赤芍、当归、川芎、牛膝等具有活血行气、散瘀止痛的作用,也为臣药。柴胡疏肝理气,疏调气机,可增强全方活血行气的功效,为佐药;甘草调和诸药,为使药。诸药并用,共奏清热利湿、化瘀散结之效。

【剂型规格】胶囊剂,每粒装 0.4g。

【功能主治】清热利湿,化瘀散结。用于慢性前列腺炎,前列腺增生属湿热瘀阻证,症见尿频、尿急、尿淋沥、会阴、下腹或腰骶部坠胀或疼痛,阴囊潮湿等。

【用法用量】口服。一次 3 粒,一日 3 次。

前列癃闭通片(胶囊、颗粒)[乙类]

【药物组成】黄芪、土鳖虫、冬葵果、桃仁、桂枝、淫羊藿、柴胡、茯苓、虎杖、枳壳、川牛膝。

【方　　解】方中黄芪补气、消水,淫羊藿补肾阳、强筋骨,桂枝温经通络,冬葵果清热利尿消肿,茯苓淡渗利湿,柴胡、枳壳疏肝行气,川牛膝、桃仁、土鳖虫活血化瘀、通络利水,虎杖清热利湿。全方标本兼顾,共奏益气温阳、活血利水之功。

【剂型规格】胶囊剂,每粒装 0.5g;片剂,每片重 0.4g;颗粒剂,每袋装 5g。

【功能主治】益气温阳,活血利水。用于肾虚血瘀所致癃闭,症见尿频,排尿延缓、费力,尿后余沥,腰膝酸软;前列腺增生见上述证候者。

【用法用量】口服。胶囊,一次 4 粒,一日 3 次。片剂,一次 4 片,一日 3 次。颗粒,开水冲服,一次 1 袋,一日 3 次。

复方梅笠草片[乙类]

【药物组成】小麦胚油、伞花梅笠草、白杨乙醇提取物、洋白头翁乙醇提取物、木贼乙醇提取物、二氯化锰。

【方　　解】小麦具有除热,止烦渴咽燥,利小便,养肝气等作用;伞花梅笠草清热利湿,理气止痛;白杨行气消积,解毒敛疮;洋白头翁、木贼疏风散热,解肌,退翳。诸药合用,共奏利尿通淋之效。

【剂型规格】片剂,每片重 170mg。

【功能主治】适用于一、二期的良性前列腺肥大症,前列腺炎,尿意频急,排尿困难,尿潴留,附睾炎。

【用法用量】口服。一次 1~2 片,一日 3 次。

【不良反应】个别患者用药期间出现恶心、耳鸣、打嗝、恶心反酸,2 例丙氨酸氨基转移酶升高,1 例出现服药后头晕、乏力、走路不稳,可能与本品无关。

【注意事项】忌食生冷荤腥、油腻燥热之物。

复方雪参胶囊[乙类]

【药物组成】三七、醋三棱、醋莪术、皂角刺、泽兰、大黄、炒王不留行、猪苓、炒牵牛子、淫羊藿、海马、虎杖、重楼、金钱草、土茯苓、蒲公英、地龙。

【方　　解】方中用淫羊藿、海马肺脾肾同治,温阳益气利水,而达到气化得行,则小便自通的目的;三七、王不留行、莪术、三棱、虎杖、大黄、泽兰活血化瘀,软坚散结。虎杖、皂角刺、重楼、土茯苓解毒,消肿,除湿;牵牛子泻水涤饮;猪苓、金钱草、蒲公英、地龙利尿通淋,消肿散结。诸药合用,共奏益气利水、行气通窍、活血散结之功。

【剂型规格】胶囊剂,每粒装 0.25g。

【功能主治】活血化瘀、消肿散结、利水通淋。主治前列腺增生症湿热蕴结瘀阻证,症见排尿困难,尿频,尿痛,尿线细,尿滴沥。

【用法用量】口服。一次 3 粒,一日 3 次,四周一个疗程。

【不良反应】个别患者服药后出现恶心、呕吐、腹痛、腹泻、头晕等;偶见血、尿、便常规异常及血中 GPT、BUN 升高。

【注意事项】①肝肾功能不全者慎用,②服药禁食辛辣,烟酒等刺激之物。

夏荔芪胶囊[乙类]

【药物组成】黄芪、女贞子、滑石、夏枯草、荔枝核、琥珀、肉桂、关黄柏。

【方　　解】方中黄芪补气升阳,利水消肿,与女贞子合用健脾益肾;琥珀活血化瘀,利尿通淋;滑石利水通淋,清热解暑,收湿敛疮;黄柏、夏枯草等具有清热解毒作用;肉桂、荔枝核散寒止痛。诸药相合,共奏健脾益肾、利水散结之功。

【剂型规格】胶囊剂,每粒装 0.45g。

【功能主治】健脾益肾,利水散结。用于轻、中度良性前列腺增生症脾肾气虚兼痰瘀证,症见排尿无力,滴沥不尽,夜尿频多,小腹坠胀,腰膝酸软,倦怠乏力等。

【用法用量】口服。一次 3 粒,一日 3 次,4 周为一疗程。

【不良反应】个别患者服药后会出现胃部不适等症状。

【注意事项】①忌食肥甘味厚、油腻食物,②残余尿大于 150ml 者、良心前列腺增生侵入性治疗失败者、非本品的适应证。

翁沥通片(胶囊、颗粒)[乙类]

【药物组成】薏苡仁、浙贝母、川木通、栀子(炒)、金银花、旋覆花、泽兰、大黄、铜绿、甘草、炙黄芪。

【方　　解】方中薏苡仁、浙贝母、炒栀子、金银花清热利湿、化痰散结;川木通、泽兰能利水通淋;旋覆花与薏苡仁、浙贝母相配,增强去痰散结、通利水道之功效;大黄泄热逐瘀;炙黄芪益气利水、运化中州,有助水道通利;甘草调和诸药;铜绿解毒杀虫。诸药相合,共奏清热利湿、散结祛瘀之功。

【剂型规格】片剂,每片重 0.4g;胶囊剂,每粒装 0.4g;颗粒剂,每袋装 5g。

【功能主治】清热利湿、散结祛瘀。适用于尿频、尿急、尿细、排尿困难、尿潴留等老年男性前列腺增生(肥大)症。

【用法用量】口服。片剂,饭后服用,一次 3 片,一日 2 次。胶囊,一次 3 粒,一日 2 次,早晚饭后服。颗粒,饭后服用,一次 1 袋,一日 2 次。

【不良反应】偶见恶心、呃逆、腹痛、腹泻、胃脘胀痛、嘈杂、便秘、头晕烦躁、皮疹、瘙痒。

【注意事项】①本品不宜大量、长期服用。腹泻患者慎用;②绞窄性肠梗阻患者及结、直肠黑变病患者禁用。

野菊花栓[乙类]

【药物组成】野菊花。

【剂型规格】栓剂,每粒重 2.4g。

【功能主治】抗菌消炎。用于前列腺炎及慢性盆腔炎等疾病。

【用法用量】肛门给药,每次 1 粒,一日 1~2 次;或遵医嘱。

【注意事项】①肝郁气滞、肾阴不足、脾肾两虚所致的淋证者慎用;②脾肾两虚、寒湿带下者慎用;③饮食宜清淡,忌烟酒、忌食辛辣食物;④宜多饮水,避免过度劳累;⑤30℃以上易变形,但不影响疗效,可将栓剂冷却后再使用。

普乐安片(胶囊)[甲类]

【药物组成】油菜花粉。

【剂型规格】片剂,①每片重 0.57g(含油菜花粉 0.5g);②每片重 0.64g(含油菜花粉 0.5g)。胶囊剂,每粒装 0.375g。

【功能主治】补肾固本。用于肾气不固所致腰膝酸软、排尿不畅、尿后余沥或失禁;慢性前列腺炎及前列腺增生症见上述证候者。

【用法用量】口服。片剂,一次 3~4 片,一日 3 次,1 个月为一疗程。胶囊,一次 4~6 粒,一日 3 次,1 个月为一疗程。

【不良反应】少数患者用药后有轻度大便溏薄现象。有致过敏性鼻炎 10 例报道[临床军医杂志,2009,37(6):1109]。另有引起药物性肝损伤 1 例报道[药物不良反应杂志,2007,9(2):144]。

【注意事项】①肝郁气滞、脾虚气陷所致癃闭者慎用;②服药期间忌食辛辣、生冷食物及忌酒。

舒泌通胶囊[乙类]

【药物组成】川木通、钩藤、野菊花、金钱草。

【方　　解】川木通、金钱草利水通淋;钩藤、野菊花清热平肝,解毒。四药合同,共奏清热解毒,利尿通淋,软坚散结之功。

【剂型规格】胶囊剂,每袋装 0.35g。

【功能主治】彝医:西弗色哩哩诺奴诺,夫撒凯奴,吐土希,罗母格基。中医:清热解毒,利尿通淋,软坚散结。用于湿热蕴结所致癃闭,小便量少,热赤不爽,前列腺肥大见上述证候者。

【用法用量】口服。一次 2~4 粒,一日 3 次。

【注意事项】①服药期间忌食酸、冷和辛辣食品。在服药期间如出现轻度腹泻，适当减量即可恢复正常；②孕妇慎服。

解毒活血栓^[乙类]

【药物组成】黄连、赤芍、丹参、冰片、青黛、牛膝。

【方　　解】方中黄连苦寒，善于清热燥湿，泻火解毒，为君药。赤芍、丹参凉血散瘀止痛，共为臣药。冰片清热止痛，生肌敛疮；青黛清热解毒，凉血消肿，共为佐药。牛膝活血化瘀，且能引药下行，为使药。诸药合用，共奏清热祛湿、解毒活血之功。

【剂型规格】栓剂，每粒重 2g。

【功能主治】清热祛湿，解毒活血。用于慢性前列腺炎属湿热挟瘀证者，症见：尿频、尿急，小便赤涩热痛，阴囊潮湿，会阴、少腹坠胀疼痛等。

【用法用量】直肠给药。一次 1 粒，一日 2 次，早晚各用一次，便后用药，疗程 28 天。

【不良反应】个别患者用药后出现 ALT 升高，少数患者出现轻度阵发性或持续性腹泻、轻度肛周胀痛不适、便意，个别患者出现了轻度阵发性肛门刺激征。临床试验期间有 1 例患者出现了阵发性腰痛伴恶心呕吐。

【注意事项】个别患者用药后出现 ALT 升高，建议用药期间注意监测肝功能。

癃闭舒片（胶囊）^[甲类]

【药物组成】补骨脂、益母草、金钱草、海金沙、琥珀、山慈菇。

【方　　解】方中以补骨脂温肾助阳，温通命脉；益母草入肝经，活血祛瘀，利水消肿，二药共为君药。琥珀利尿通淋，活血散瘀，金钱草、海金沙清热解毒，利尿通淋，共为臣药。山慈菇清热解毒，散结消肿止痛，为佐药。全方药味少而精，清热通淋，而无寒凉伤中之忧，温补益肾而无敛邪之虑。诸药合用，共收益肾活血、清热通淋之效。

【剂型规格】片剂，每片重 0.3g。胶囊剂，每粒装 0.3g。

【功能主治】益肾活血，清热通淋。用于肾气不足、湿热瘀阻所致的癃闭，症见腰膝酸软、尿频、尿急、尿痛、尿线细，伴小腹拘急疼痛；前列腺增生证见上述证候者。

【用法用量】口服。片剂，一次 3 片，一日 2 次。胶囊，一次 3 粒，一日 2 次。

【不良反应】极少数患者服药初期有恶心症状，继续服药，恶心症状可自然消失。有出现不同程度的腹泻、胃部不适、牙痛等症状 [中华男科学杂志，2005，11（11）：873]。肝功能损害 [中医循证医学杂志，2005，5（3）：229]，有严重肝损害的报道 [人民军医，2011，54（10）：893]。导致不射精 32 例 [中国性科学，2007，16（7）：24]。

【注意事项】①妊娠及有活动性出血疾病者禁用；②有肝功能损害者禁用；③肺热壅盛、肝郁气滞、脾虚气陷所致癃闭者慎用；④服药期间忌食辛辣、生冷、油腻食物及忌酒；⑤伴有慢性肝脏疾病者慎用。

第五章　妇科用药

第一节　月经不调类药

七制香附丸^{【乙类】}

【药物组成】 醋香附、鲜牛乳、地黄、茯苓、当归、熟地黄、川芎、炒白术、白芍、益母草、艾叶（炭）、黄芩、酒萸肉、天冬、阿胶、炒酸枣仁、砂仁、醋延胡索、艾叶、稻米、盐小茴香、人参、甘草。

【方　　解】 方中醋香附辛散苦降，功能调经止痛，当归补血活血为调经要药，熟地黄、阿胶甘润滋补、养肝益精，白芍养血补肝，柔肝止痛，合为君药；人参、甘草、炒白术、茯苓甘补入脾，补脾气、健脾运，稻米甘平和中，鲜牛乳甘补虚损、益脾胃，合为臣药，共助君药气血生化；延胡索（醋制）、川芎、益母草、艾叶（炭）活血调经，祛瘀生新，砂仁、小茴香（盐制）辛香温散，善理气散寒开胃，以助健脾补虚之力，地黄、天冬性寒甘补，清润滋阴，以防辛散过燥而伤阴血，黄芩苦寒清燥，温中寓清，山茱萸（酒制）、酸枣仁（炒）酸甘入肝而补养肝血，诸药合为佐药。此外，甘草甘平，善调和诸药为使药，以上诸药合用共奏舒肝理气，养血调经之功。

【剂型规格】 丸剂，每袋装 6g。

【功能主治】 舒肝理气，养血调经。用于气滞血虚所致的痛经、月经量少、闭经，症见胸胁胀痛、经行量少、行经小腹胀痛、经前双乳胀痛、经水数月不行。

【用法用量】 口服。一次 6g，一日 2 次。

【注意事项】 ①忌食生冷食物；②服本药时不宜和感冒药同时服用；③不宜喝茶和吃萝卜，以免影响药效；④平素月经周期正常，突然月经错后，应在排除早早孕后才可服药；⑤对本品过敏者禁用，过敏体质者慎用。

【特别提示】 本品为参保人员住院使用时由基本医疗保险统筹基金按规定支付，门诊使用时由职工基本医疗保险个人账户支付的药品。

八珍益母丸^{【甲类】}(片^{【甲类】}、胶囊^{【甲类】}、膏^{【乙类】})

【药物组成】 益母草、党参、炒白术、茯苓、甘草、当归、酒白芍、川芎、熟地黄。

【方　　解】 方中重用妇科良药益母草，活血化瘀，调经止痛，是为主药。熟地黄、当归、白芍、川芎养血和血，党参、白术、茯苓、甘草益气健脾，是为辅药。益母草与上药合用，消补兼施，益气养血，活血调经，是治疗气血不足兼有瘀滞之妇科疾病的常用方剂。

【剂型规格】 大蜜丸，每丸重 9g。片剂，每片重①0.3g；②0.4g。胶囊剂，每粒装 0.28g。煎膏剂，每瓶装①100g；②140g；③180g。

【功能主治】 益气养血，活血调经。用于气血两虚兼有血瘀所致的月经不调。症见月经周期错后、行经量少、淋漓不净、精神不振、肢体乏力。

【用法用量】口服。水蜜丸一次 6g,小蜜丸一次 9g,大蜜丸一次 1 丸,一日 2 次。片剂,一次 2~3 片,一日 2 次。胶囊,一次 3 粒,一日 3 次。煎膏,一次 10g,一日 2 次。

【不良反应】本品能引起超敏反应,四肢、口唇、颈部出现大小不等紫红色的斑疹及水疱,局部轻度瘙痒,稍有全身不适。

【注意事项】①忌辛辣,生冷食物;②感冒发热患者不宜服用;③有高血压、心脏病、糖尿病肾病等慢性病严重者应在医师指导下服用;④青春期少女及更年期妇女慎用;⑤孕妇忌服。

【特别提示】八珍益母膏为参保人员住院使用时由基本医疗保险统筹基金按规定支付,门诊使用时由职工基本医疗保险个人账户支付的药品。

大黄䗪虫丸（片、胶囊）[乙类]

【药物组成】熟大黄、土鳖虫（炒）、水蛭（制）、虻虫（去翅足,炒）、蛴螬（炒）、干漆（煅）、桃仁、苦杏仁（炒）、黄芩、地黄、白芍、甘草。

【方　解】方中熟大黄苦寒,性沉不降,专于下瘀血,破癥瘕积聚,推陈致新,善行血分,走而不守;土鳖虫味咸性寒,入肝经血分,逐瘀通经,消癥,二者共为君药。水蛭、虻虫破血逐瘀消癥,蛴螬、干漆、桃仁破血逐瘀,祛积消癥,通经止痛,为臣药。地黄、白芍养血凉血,敛阴生津;黄芩清热解毒,苦杏仁破壅降逆,润燥结,共为佐药。甘草益气补中,调和药性,为使药。诸药配伍,共奏破血逐瘀,通经消癥之功;达到祛瘀不伤正,扶正不留瘀之效。

【剂型规格】大蜜丸,每丸重 3g。片剂,每片重①0.51g;②0.52g;③0.6g。胶囊剂,每粒0.4g。

【功能主治】活血破瘀,通经消癥。用于瘀血内停所致的癥瘕、闭经,症见腹部肿块、肌肤甲错、面色暗黑、潮热赢瘦、经闭不行。

【用法用量】口服。水蜜丸一次 3g,小蜜丸一次 3~6 丸,大蜜丸一次 1~2 丸,一日 1~2 次。片剂,一次 4 片,一日 2 次,或遵医嘱。胶囊,一次 4 粒,一日 2 次。

【不良反应】临床偶见过敏反应,如皮肤潮红、发痒。初服时有的病例有轻微泄泻,一周后能消失。有出血倾向者可加重齿龈出血或鼻衄。

【注意事项】①本品为瘀血干结,阴血不足所致经闭癥瘕所设,若属气虚血瘀者不宜,表现为身倦无力、少气懒言、面色淡白或晦滞,胸胁部常见固定痛处,疼痛如刺;②本品含有破血逐瘀之品,孕妇禁用;③服药后出现皮肤过敏者停用;④本药破血攻伐之力较强,易耗伤正气,体弱年迈者慎用;体质壮实者也当中病即止,不可过用、久用;⑤患有感冒时停用;⑥服药期间忌食寒凉之品。

女金丸（片、胶囊）[乙类]

【药物组成】当归、白芍、川芎、熟地黄、党参、炒白术、茯苓、甘草、肉桂、益母草、牡丹皮、没药（制）、醋延胡索、藁本、白芷、黄芩、白薇、醋香附、砂仁、陈皮、煅赤石脂、鹿角霜、阿胶。

【方　解】本方用当归、白芍、熟地黄、鹿角霜、阿胶养血和血;党参、白术、茯苓、甘草甘温益气,合以益气养血调经。益母草、牡丹皮、没药、延胡索、川芎活血化瘀,止疼痛;香附、砂仁、陈皮疏肝理气调经,合以行气活血,调经止痛。肉桂、赤石脂、藁本、白芷温肾散寒,温通血脉。黄芩、白薇清泄郁热。诸药合用,消补兼施,寒温并用,旨在益气养血,理血活血,调经止痛。

【剂型规格】丸剂,①水蜜丸,每 10g 重 2g;②小蜜丸,每 100 丸重 20g;③大蜜丸,每丸重 9g。片剂,每片重 0.6g。胶囊剂,每粒装 0.38g。

【功能主治】益气养血,理气活血,止痛。用于气血两虚、气滞血瘀所致的月经不调。症见月经提前、月经错后、月经量多、神疲乏力、经水淋漓不净、行经腹痛。

【用法用量】口服。水蜜丸一次 5g,小蜜丸一次 9g(45 丸),大蜜丸一次 1 丸,一日 2 次。片剂,一次 4 片,一日 2 次。胶囊,一次 3 粒,一日 2 次,30 天为一疗程。

【不良反应】有文献报道女金胶囊致过敏反应 1 例 [时珍国医国药, 2005, 16(3): 194]。

【注意事项】①对本品过敏者禁用,过敏体质者慎用;②温热蕴结、阴虚火旺所致月经不调不宜使用;③本品含有较多活血药物,孕妇慎用;④感冒发热病人不宜使用;⑤服药期间忌食辛辣、寒凉、生冷之品;⑥平素月经正常,突然出现月经过少或经期错后,或阴道不规则出血者应去医院就诊;治疗痛经,宜在经前 3~5 天开始服药,连服一周;服药后痛经不减轻或重度痛经者,应到医院诊治。

【特别提示】本品为参保人员住院使用时由基本医疗保险统筹基金按规定支付,门诊使用时由职工基本医疗保险个人账户支付的药品。

丹栀逍遥丸[甲类]

【药物组成】柴胡(酒制)、当归、酒白芍、焦栀子、牡丹皮、白术(土炒)、茯苓、炙甘草、薄荷。

【方　　解】方中以柴胡疏肝解郁为君药,当归、白芍、牡丹皮养血和血,柔肝疏肝,以养肝体,助肝阴,又防柴胡劫肝阴,为臣药。白术、茯苓、炙甘草健脾祛湿、益气补中,扶土抑木,以滋化源,为佐药。薄荷辛凉清轻,栀子清热泻火,助柴胡舒肝散热,为佐使药。本方有顺肝条达之性,故名"逍遥",诸药合用,肝脾并治,补疏共施,气血兼顾,共奏疏肝健脾,养血调经之功。

【剂型规格】水丸,每袋装 6g。

【功能主治】舒肝解郁,清热调经。用于肝郁化火,胸胁胀痛,烦闷急躁,颊赤口干,食欲不振或有潮热,以及妇女月经先期,经行不畅,乳房与少腹胀痛。

【用法用量】口服。一次 1~1.5 袋(6~9g),一日 2 次。

【注意事项】①孕妇、妇女月经期慎用;②服药期间饮食宜清淡,忌生冷及油腻食物;③对本品过敏者禁用,过敏体质者慎用。

丹莪妇康煎膏(颗粒)[乙类]

【药物组成】紫丹参、莪术、竹叶柴胡、三七、赤芍、当归、三棱、香附、延胡索、甘草。

【方　　解】本方以紫丹参为君药,功能去瘀生新,活血调经;竹叶柴胡、三七、赤芍、当归合为臣药,增加君药活血,祛瘀之功;莪术、三棱、香附、延胡索功能行气活血,止痛,为佐药;甘草调和诸药,为使药。全方共奏活血化瘀,疏肝理气,调经止痛,软坚化积之功。

【剂型规格】煎膏剂,每瓶装①100g;②150g。颗粒剂,每袋装 10g。

【功能主治】彝医:差嫫且凯斯多,海不什色土,哟曼哟罗色。中医:活血化瘀,疏肝理气,调经止痛,软坚化积。用于妇女瘀血阻滞所致月经不调,痛经、经期不适、癥瘕积聚,以及盆腔子宫内膜异位症见上述症状者。

【用法用量】口服。煎膏,一次 10~15g(2~3 勺),一日 2 次;自月经前每 10~15 天开始,连服 10~15 天为一疗程,经期可不停药。单纯痛经、月经不调者,用量和服药时间可酌减;或遵医嘱。颗粒,一次 10g,一日 2 次;自月经前 10 天开始,连服 10 天为一疗程。

【注意事项】①合并胃炎者,宜饭后服用;②加适量蜂蜜调服可改善口感;③孕期禁用。

乌鸡白凤丸[甲类](片[甲类]、胶囊[甲类]、颗粒[乙类])

【**药物组成**】乌鸡(去毛爪肠)、人参、黄芪、山药、熟地黄、当归、白芍、川芎、丹参、鹿角霜、鹿角胶、醋鳖甲、地黄、天冬、醋香附、银柴胡、芡实(炒)、桑螵蛸、煅牡蛎、甘草。

【**方   解**】方中重用乌鸡,补阴血,滋肝肾,清虚热,为君药。人参、黄芪、山药补气健脾;熟地黄、当归、白芍、川芎、丹参养血调经;鹿角霜、鹿角胶补肝肾,益精血;鳖甲、地黄、天冬滋补阴液,清虚热,以上为臣药。香附疏肝理气,调经止痛;银柴胡清退虚热;芡实、桑螵蛸、牡蛎收敛固涩止带,合为佐药。甘草调和诸药,为使药。诸药配伍,共奏补气养血,调经止带之效。

【**剂型规格**】大蜜丸,每丸重 9g;片剂,每片重 0.5g;胶囊剂,每粒装 0.3g;颗粒剂,每袋装 2g。

【**功能主治**】补气养血,调经止带。用于气血两虚,身体瘦弱,腰膝酸软,月经不调,崩漏带下。

【**用法用量**】口服。丸剂,水蜜丸一次 6g,小蜜丸一次 9g,大蜜丸一次 1 丸,一日 2 次。片剂,一次 2 片,一日 2 次。胶囊,一次 2~3 粒,一日 3 次。颗粒,一次 1 袋,一日 2 次。

【**不良反应**】有文献报道乌鸡白凤丸可致心律失常 [中国医药指南,2008,6(24):374]。

【**注意事项**】①阴虚内热导致的月经失调、崩漏不宜使用;②服药期间,忌食辛辣刺激食品;③崩漏患者服药无效者,请医生诊治;④孕妇忌服;⑤对本品过敏者禁用,过敏体质者慎用。

【**特别提示**】乌鸡白凤颗粒为参保人员住院使用时由基本医疗保险统筹基金按规定支付,门诊使用时由职工基本医疗保险个人账户支付的药品。

少腹逐瘀丸(胶囊、颗粒)[乙类]

【**药物组成**】当归、蒲黄、五灵脂(醋炒)、赤芍、小茴香(盐炒)、延胡索(醋制)、没药(炒)、川芎、肉桂、炮姜。

【**方   解**】方中当归甘辛温,养血活血,调经止痛,蒲黄活血化瘀,调经止痛,相须为用,为君药。五灵脂、赤芍、延胡索、没药、川芎活血化瘀,理气止痛,增强君药之力,共为臣药。肉桂、炮姜、小茴香温经散寒,通络止痛,共为佐药。诸药合用,共奏温经活血,散寒止痛之功。

【**剂型规格**】丸剂,每丸重 9g;颗粒剂,每袋装 5g;胶囊剂,每粒装 0.45g。

【**功能主治**】温经活血,散寒止痛。用于寒凝血瘀所致的月经后期、痛经、产后腹痛,症见行经后错、行经小腹冷痛、经血紫暗、有血块、产后小腹疼痛喜热、拒按。

【**用法用量**】用温黄酒或温开水送服。丸剂,一次 1 丸,一日 2~3 次。颗粒,一次 5g,一日 3 次,或遵医嘱。胶囊,一次 3 粒,一日 3 次,或遵医嘱。

【**不良反应**】偶见上腹部胀满、嗳气、食欲减退及皮肤轻度过敏。

【**注意事项**】①本品有活血化瘀药物,孕妇忌服;②服药期间不宜服用人参或其制剂;③感冒发热病人不宜使用;④青春期少女和更年期妇女,慢性病严重者应在医师指导下使用。⑤服药期间忌生冷食物,不宜洗冷水澡;⑥月经过多者慎服。

止痛化癥片(胶囊、颗粒)[乙类]

【**药物组成**】党参、炙黄芪、炒白术、丹参、当归、鸡血藤、三棱、莪术、芡实、山药、延胡索、川楝子、鱼腥草、北败酱、蜈蚣、全蝎、土鳖虫、炮姜、肉桂。

【**方   解**】方中党参、炙黄芪补益正气,白术、山药、芡实健脾固本,当归、丹参、鸡血藤活血补血、通络止痛；三棱、莪术行气破血、消积止痛；延胡索、川楝子疏肝理气、活血止痛；鱼腥草、北败酱消痈排脓；诸虫类药攻窜通络、活血止痛，炮姜、肉桂散寒止痛、活血通经。全方补中有消，攻中有补，标本兼治，攻补兼施，扶正不留瘀，祛瘀不伤正，共奏软坚散结、祛瘀止痛之效。

【剂型规格】片剂，每片重①0.3g；②0.4g；③0.6g。胶囊剂，每粒装0.3g。颗粒剂，每袋装2g。

【功能主治】益气活血，散结止痛。用于气虚血瘀所致的月经不调、痛经、癥瘕，症见行经后错、经量少、有血块、经行小腹疼痛、腹有癥块；慢性盆腔炎见上述证候者。

【用法用量】口服。片剂，一次4~6片（规格①、②）或一次2~3片（规格③），一日2~3次。胶囊，一次4~6粒，一日2~3次。颗粒，开水冲服，一次2~3袋，一日2~3次。

【注意事项】孕妇忌用。

加味逍遥丸（片、胶囊、颗粒）[乙类]

【药物组成】柴胡、当归、白芍、白术（麸炒）、茯苓、甘草、牡丹皮、栀子（姜炙）、薄荷。

【方　解】方中以柴胡疏肝解郁为君药。以当归、白芍养血柔肝，以顾肝体，为臣药。辅以茯苓、白术、甘草健脾和中，以助生化之源；少配薄荷助柴胡疏肝解郁作用，并能清散郁热；加入牡丹皮、栀子清热凉血，共为佐药。甘草调和药物，为使药。诸药合用，具有疏肝解郁，健脾养血，清热理血之效。

【剂型规格】丸剂，每100丸重6g。片剂，每片重0.3g（相当于原药材2g）。胶囊剂，每粒装0.3g。颗粒剂，每袋装2g。

【功能主治】舒肝清热，健脾养血。用于肝郁血虚，肝脾不和所致的两胁胀痛，头晕目眩，倦怠食少，月经不调，脐腹胀痛。

【用法用量】口服。丸剂，一次6g，一日2次。片剂，一次3片，一日2次。胶囊，一次3粒，一日2次。颗粒，一次1袋，一日2次。

【不良反应】有文献报道60例服用加味逍遥丸的患者有1例呕吐，1例腹泻 [世界中西医结合杂志，2017，12（3）：420]

【注意事项】①忌生冷及油腻难消化的食物；②服药期间要保持情绪乐观，切忌生气恼怒；③有高血压、心脏病、肝病、糖尿病、肾病等慢性病严重者应在医师指导下服用；④平素月经正常，突然出现经量过多、经期延长，或月经过少、经期错后，或阴道不规则出血者应去医院就诊；⑤对本品过敏者禁用，过敏体质者慎用。

【特别提示】本品为参保人员住院使用时由基本医疗保险统筹基金按规定支付，门诊使用时由职工基本医疗保险个人账户支付的药品。

四物膏（片、胶囊、颗粒）[乙类]

【药物组成】当归、川芎、白芍、熟地黄。

【方　解】方中当归为妇科调经要药，补血活血，调经止痛，为君药。熟地黄甘温，大补肝肾，养血滋阴，为臣药。佐以白芍补血敛阴，和营养肝，助熟地黄助补肝肾，为佐药。川芎辛温，为血中气药，活血行血，开郁止痛，并使白芍补而不滞，为使药。四药合用，补而不腻，温而不燥，补中有通，刚柔相济。诸药合用，共奏养血调经之功。

【剂型规格】煎膏剂，每瓶装①125g；②250g；③400g。薄膜衣片，每片重0.5g。胶囊剂，每粒装0.5g。颗粒剂，每袋装5g。

【功能主治】养血调经。用于血虚所致的面色萎黄、头晕眼花、心悸气短及月经不调。

【用法用量】口服。煎膏,一次 14~21g,一日 3 次。片剂,一次 4~6 片,一日 3 次。胶囊,一次 5~7 粒,一日 3 次。颗粒,一次 5g,一日 3 次。

【注意事项】①孕妇慎用;②阴虚血热(症见月经提前、色鲜红、质黏稠、颧红潮热,五心烦热,夜寐不安,咽干口燥,唇红)、肝火旺盛(症见头痛头晕,面目红赤,月经延迟,易暴怒,口苦口臭,眼干,睡眠不稳,身体闷热)所致的月经过多等症不宜选用;感冒发热病人不宜服用;③忌不易消化食物。

【特别提示】本品为参保人员住院使用时由基本医疗保险统筹基金按规定支付,门诊使用时由职工基本医疗保险个人账户支付的药品。

艾附暖宫丸[甲类]

【药物组成】艾叶(炭)、醋香附、制吴茱萸、肉桂、当归、川芎、白芍(酒炒)、地黄、炙黄芪、续断。

【方   解】方中当归养血活血,调经止痛,为妇科调经之要药。为君药。地黄、白芍、川芎滋阴养血,和营调经,增强君药养血调经之力;黄芪补脾益气。可助有形之血化生,四药为臣药。经血得寒则凝,故入艾叶炭、吴茱萸、肉桂、续断温热之品温暖胞宫,补肾固冲,散寒止痛;另入香附理气解郁,调经止痛,合为佐药。诸药配伍,侧重养血调经,兼以温壮下元,少用理气之品,共奏养血理气、暖宫调经之功。

【剂型规格】大蜜丸,每丸重 9g。

【功能主治】理气养血,暖宫调经。用于血虚气滞、下焦虚寒所致的月经不调、痛经,症见行经后错、经量少,有血块、小腹疼痛、经行小腹冷痛喜热、腰膝酸痛。

【用法用量】口服。小蜜丸一次 9g,大蜜丸一次 1 丸,一日 2~3 次。

【注意事项】①忌食辛辣、生冷食物,注意保暖;②感冒时不宜服用。患有其他疾病者,应在医师指导下服用;③经行有块伴腹痛拒按或胸胁胀痛者不宜选用;④平素月经正常,突然出现月经过少,或经期错后,或阴道不规则出血或带下伴阴痒,或赤带者应去医院就诊;⑤治疗痛经,宜在经前 3~5 天开始服药,连服 1 周。如有生育要求应在医师指导下服用;⑥孕妇禁用。

妇科十味片[甲类]

【药物组成】醋香附、川芎、当归、醋延胡索、白术、甘草、大枣、白芍、赤芍、熟地黄、碳酸钙。

【方   解】方中香附芳香辛行,疏肝行气,调经止痛,大剂为用,为君药。当归养血调经,熟地黄滋补阴血,白芍滋阴柔肝,三药并用,养血柔肝,共为臣药。川芎、赤芍活血化瘀;延胡索疏肝理气,止疼痛;白术、大枣益气健脾,补气生血,共为佐药。甘草调和诸药,为使药。碳酸钙补充体内钙质。诸药合用,共奏养血舒肝、调经止痛之效。

【剂型规格】片剂,①素片:每片重 0.3g;②薄膜衣片:每片重 0.33g。

【功能主治】养血舒肝,调经止痛。用于血虚肝郁所致月经不调、痛经、月经前后诸证,症见行经后错,经水量少、有血块,行经小腹疼痛,血块排出痛减,经前双乳胀痛、烦躁、食欲不振。

【用法用量】口服。一次 4 片,一日 3 次。

【注意事项】①单纯气血不足导致的月经不调、月经前后诸症,不宜使用;②孕妇禁用;③无气滞者不宜使用。

妇科再造丸 [乙类]

【药物组成】当归（酒炙）、香附（醋炙）、白芍、熟地黄、阿胶、茯苓、党参、黄芪、山药、白术、女贞子（酒蒸）、龟甲（醋炙）、山茱萸、续断、杜仲（盐炙）、肉苁蓉、覆盆子、鹿角霜、川芎、丹参、牛膝、益母草、延胡索、三七（油酥）、艾叶（醋炙）、小茴香、藁本、海螵蛸、地榆（酒炙）、益智、泽泻、荷叶（醋炙）、秦艽、地骨皮、白薇、椿皮、琥珀、黄芩（酒炙）、酸枣仁、远志（制）、陈皮、甘草。

【方　　解】本方当归、香附合为君药，功能补血活血、调经止血；白芍养血补肝、熟地黄滋阴补血、阿胶活血补血，党参、黄芪、山药、白术、茯苓合用专攻补气，补脾气，健脾运，女贞子（酒蒸）、龟甲（醋炙）、山茱萸、续断、杜仲（盐炙）、肉苁蓉、覆盆子、鹿角霜合用则发挥滋补肝肾，益精填髓之功，川芎、丹参、牛膝、益母草、三七（油酥）、艾叶（醋炙）活血、调经、祛瘀、止痛以上诸药合为臣药，助君药补养之功；小茴香、藁本辛香温散，理气驱寒而暖宫，海螵蛸、益智收敛固精，泽泻、荷叶（醋炙）、秦艽、地骨皮、白薇、椿皮、地榆（酒炙）、黄芩（酒炙）清热解毒、利水消肿，琥珀、酸枣仁、远志（制）安神定惊，陈皮、甘草理气并入脾，同时调和以上诸药，全方共奏养血调经，补益肝肾，暖宫止痛之功，故善治月经先后不定期，带经日久，淋漓出血，痛经，带下等症。

【剂型规格】糖衣浓缩丸，每 10 丸重 2.6g。

【功能主治】养血调经，补益肝肾，暖宫止痛。用于月经先后不定期，带经日久，淋漓出血，痛经，带下等症。

【用法用量】口服，一次 10 丸，一日 2 次，一个月经周期为一疗程，经前一周开始服用；或遵医嘱。

【注意事项】感冒伤风应暂时停服；孕妇禁用。

【特别提示】本品为参保人员住院使用时由基本医疗保险统筹基金按规定支付，门诊使用时由职工基本医疗保险个人账户支付的药品。

妇科调经片（胶囊、颗粒、滴丸）[乙类]

【药物组成】当归、川芎、醋香附、麸炒白术、白芍、赤芍、醋延胡索、熟地黄、大枣、甘草。

【方　　解】方中当归甘辛温，补血活血止痛，香附疏肝理气，调经止痛，二药合用，养血舒肝，理气止痛，为君药。白术益气健脾，见肝之病，当先实脾，白芍养血柔肝，调经止痛，熟地黄养血滋阴，三药合用，健脾养血，柔肝调经止痛，为臣药。延胡索、川芎、赤芍活血行气止痛，大枣养血补中益气，为佐药。甘草补中益气，缓急止痛，调和诸药，为佐使药。诸药合用，共奏养血柔肝，理气调经之效。

【剂型规格】薄膜衣片，每片重 0.32g；胶囊剂，每粒装 0.3g；颗粒剂，每袋装 14g；滴丸，每粒重 60mg。

【功能主治】养血柔肝，理气调经。用于肝郁血虚所致的月经不调、经期前后不定、经行腹痛。

【用法用量】口服。片剂，一次 4 片，一日 4 次。胶囊，一次 4 粒，一日 4 次。颗粒，开水冲服，一次 14g，一日 3 次。滴丸，一次 2 粒，一日 3 次。

【注意事项】①本品除养血药物外，尚含有理气活血药物，故单纯血虚所致月经不调者不宜用；②本品含有理气活血之品，有碍胎气，孕妇慎用；③感冒未愈者忌用；④颗粒糖尿病患者禁用。

【特别提示】本品为参保人员住院使用时由基本医疗保险统筹基金按规定支付,门诊使用时由职工基本医疗保险个人账户支付的药品。

妇科断红饮胶囊[乙类]

【药物组成】赤芍、益母草、三七、仙鹤草、地榆炭、蒲黄炭。

【方　　解】方中赤芍清热凉血,活血祛瘀;益母草"行血养血,行血而不伤新血,养血而不滞疯血,诚为血家之圣药也"(《本草汇言》),功在活血调经;三七为"止血之神药";仙鹤草能收敛止血;地榆、蒲黄凉血止血。全方多用凉血、化瘀之品,故功在凉血止血、化瘀调经。

【剂型规格】胶囊剂,每粒装0.4g。

【功能主治】凉血,化瘀,止血。用于功能失调性子宫出血,表现为月经过多,经期延长,中医诊断为"漏证",辨证属血热证,症见经血量多,或淋漓不净,色深红或紫红,质黏稠,夹有少量血块,伴有面赤头晕,烦躁易怒,口干喜饮,便秘尿赤。

【用法用量】口服。一次3粒,一日3次,14天一疗程,或中病即止。

【不良反应】个别患者出现头痛、眼干,可自行缓解。

【注意事项】孕妇、哺乳期妇女及对本品过敏者禁用。崩下血者非本品适用范围。因肿瘤、节育器、外伤及全身出血性疾病所致的子宫异常出血非本品适用范围。

【特别提示】限崩漏症。

血平片[乙类]

【药物组成】地黄、熟大黄、地榆、三七、海螵蛸、茜草、蒲黄。

【方　　解】方中三七散瘀止血,消肿定痛;熟大黄凉血化瘀止血;地黄养血滋阴,止血固带;地榆凉血止血,收敛,解毒;海螵蛸固精止带,止血,止酸,敛疮;茜草凉血,止血,活血化瘀;蒲黄清热利水、凉血止血。诸药合用,滋阴培阳、补气养血、止血化瘀。

【剂型规格】片剂。

【功能主治】清热化瘀,止血调经。用于因血热挟瘀所致的崩漏。症见月经周期紊乱,经血非时而下,经量增多,或淋漓不断,色深红,质黏稠,挟有血块,伴心烦口干,便秘。舌质红,脉滑数。

【用法用量】口服,一次4片,一日3次。

安坤颗粒[乙类]

【药物组成】牡丹皮、栀子、当归、白术、白芍、茯苓、女贞子、墨旱莲、益母草。

【方　　解】方中女贞子滋补肝肾,兼清虚热,墨旱莲益阴补肾、凉血止血,共为君药;辅以牡丹皮清透骨蒸之热,兼凉血散瘀,栀子通泻三焦火邪,有清心除烦之效;佐以当归、白芍养血和血;白术、茯苓健运脾气,以开化源;益母草活血调经、祛瘀生新。诸药全用,共奏滋阴清热、凉血活血、健脾养血、理气和血、柔肝去瘀之功。

【剂型规格】颗粒剂,每袋装10g。

【功能主治】滋阴清热,健脾养血。用于放环后引起的出血,月经提前、量多或月经紊乱,腰骶酸痛,下腹坠痛,心烦易怒,手足心热。

【用法用量】开水冲服。一次10g,一日2次。

【注意事项】①孕妇禁用;②糖尿病患者禁服。

安坤赞育丸[乙类]

【药物组成】醋香附、鹿茸、阿胶、紫河车、白芍、当归、牛膝、川牛膝、北沙参、没药（醋制）、天冬、盐补骨脂、龙眼肉、茯苓、黄柏、龟甲、锁阳、盐杜仲、秦艽、醋鳖甲、醋艾炭、白薇、醋延胡索、酒萸肉、鹿尾、枸杞子、鸡冠花、黄芪、乳香（醋制）、煅赤石脂、鹿角胶、菟丝子、酒肉苁蓉、鸡血藤、桑寄生、琥珀、甘草、人参、乌药、丝棉（炭）、血余炭、炒白术、西红花、地黄、砂仁、沉香、炒酸枣仁、续断、陈皮、橘红、川芎、泽泻、黄芩、青蒿、制远志、煨肉豆蔻、藁本、红花、柴胡、木香、紫苏叶、熟地黄、丹参。

【方　　解】本方用鹿茸、鹿尾、鹿角胶、阿胶、紫河车、龟甲、鳖甲、山茱萸、菟丝子、肉苁蓉、锁阳、牛膝、枸杞子、续断、杜仲、桑寄生、补骨脂滋补肝肾，温养冲任。其中鹿茸、鹿尾、鹿角胶温补肾阳，填精益髓；阿胶、紫河车、龟甲、鳖甲滋补肾阴，养血，丰精；山萸肉、菟丝子、肉苁蓉、锁阳、牛膝、枸杞子、续断、杜仲、桑寄生、补骨脂滋养肝肾，阴阳并补。方用熟地黄、当归、白芍、川芎、人参、白术、茯苓、甘草、黄芪、泽泻、酸枣仁、龙眼肉、远志、琥珀益气养血，宁心安神。其中熟地黄、当归、白芍、川芎乃四物汤，养血和血；人参、白术、茯苓、甘草乃四君子汤，益气健脾；黄芪、泽泻与四君子汤相配，补气健脾化湿；酸枣仁、龙眼肉、远志、琥珀养心安神。方用红花、西红花、鸡血藤、丹参、川牛膝、乳香、没药、香附、延胡索、柴胡、木香、沉香、陈皮、乌药、藁本、紫苏叶、肉豆蔻、砂仁、橘红行气活血，调理冲任。其中红花、西红花、鸡血藤、丹参、川牛膝、乳香、没药活血化瘀，调经止痛；柴胡、香附、延胡索、木香、沉香、陈皮、乌药、藁本、紫苏叶、肉豆蔻、砂仁、橘红疏肝行气，温行气血，调理脾胃。方用地黄、北沙参、天冬、黄芩、黄柏、青蒿、白薇、秦艽养阴清热。其中地黄、北沙参、天冬滋阴清热；黄芩、黄柏、青蒿、白薇、秦艽清降虚火。方用鸡冠花、赤石脂、丝棉（炭）、血余炭、艾叶炭收敛固涩，止血止带。总之，本方诸药相合，寒温并用，补泻兼行，重在滋补，益气养血，滋补肝肾，兼以调和气血，调理冲任。

【剂型规格】大蜜丸，每丸重9g。

【功能主治】益气养血，调补肝肾。用于气血两虚、肝肾不足所致的月经不调、崩漏、带下病，症见月经量少、或淋沥不净、月经错后、神疲乏力、腰腿疲软、白带量多。

【用法用量】口服。一次1丸，一日2次。

【不良反应】本品药性偏湿热，初服时可能有口干上火感，一般几剂后就会适应。

【注意事项】①孕妇遵医嘱服用；②血热或单纯的阴虚内热导致的月经失调、崩漏不宜使用；湿热带下不宜使用，表现为阴道流出黄色或粉红色黏液，有腥臭气，或有外阴瘙痒，并有小腹胀痛、腰痛、小便黄热等症状。

【特别提示】本品为参保人员住院使用时由基本医疗保险统筹基金按规定支付，门诊使用时由职工基本医疗保险个人账户支付的药品。

固经丸[乙类]

【药物组成】盐关黄柏、酒黄芩、麸炒椿皮、醋香附、炒白芍、醋龟甲。

【方　　解】方中龟甲甘咸性寒，入肝肾经，专补肾阴，滋阴清热，固经止崩，治崩漏不止，为君药。白芍酸寒，养血敛阴，凉血清热，以助君药养阴清热之功，为臣药。黄柏、黄芩、椿皮苦寒，均能清热泻火，燥湿止带；香附舒肝理气，调经止痛，合为佐药。诸药合用，共奏滋阴清热、固经止带之功。

【剂型规格】水丸，每100粒重6g。

【功能主治】滋阴清热，固经止带。用于阴虚血热，月经先期，经血量多、色紫黑，赤白带下。

【用法用量】口服。一次 6g,一日 2 次。

【注意事项】①服药期间忌用辛辣刺激、油腻食物;②本品清热养阴,脾胃虚寒者忌用。

【特别提示】本品为参保人员住院使用时由基本医疗保险统筹基金按规定支付,门诊使用时由职工基本医疗保险个人账户支付的药品。

坤宁颗粒(口服液)[乙类]

【药物组成】当归、香附、桂皮、熟地黄、白芍、川芎、益母草、延胡索、三棱、陈皮。

【方　　解】方中以当归为君药,发挥活血之功;香附、桂皮、熟地黄、白芍、川芎、益母草、延胡索合为臣药,发挥调经、止血、止痛之功;三棱、陈皮行气,为佐药。全方共奏活血行气,止血调经之功。

【剂型规格】颗粒剂,每袋装 15g;口服液,每支装 10ml。

【功能主治】活血行气,止血调经。用于气滞血瘀所致妇女月经过多,经期延长。

【用法用量】口服。颗粒,经期服用,一次 15g,一日 3 次;口服液,经期或阴道出血期间服用,一次 20ml,一日 3 次。

定坤丹[乙类]

【药物组成】红参、鹿茸、西红花、鸡血藤膏、三七、白芍、熟地黄、当归、白术、枸杞子、黄芩、香附、茺蔚子、川芎、鹿角霜、阿胶、延胡索、红花、益母草、五灵脂、茯苓、柴胡、乌药、砂仁、杜仲、干姜、细辛、川牛膝、肉桂、炙甘草。

【方　　解】方中熟地黄、当归、白芍、阿胶滋养阴血,为君药;人参、白术、茯苓益气健脾;鹿茸、鹿角霜、枸杞子、杜仲、肉桂温阳益肾,填精补髓,为臣药;砂仁、干姜、细辛行气散寒;红花、五灵脂、西红花、鸡血藤、三七、川芎、茺蔚子、川牛膝活血化瘀;香附、延胡索、柴胡、乌药疏肝行气,活血止痛;益母草、黄芩清泻郁热,为佐药。甘草调和诸药,为使药全方并用,共同发挥滋补气血、调经舒郁之效。

【剂型规格】丸剂,每丸重 10.8g。

【功能主治】滋补气血,调经舒郁。用于气血两虚、气滞血瘀所致的月经不调、行经腹痛、崩漏下血、赤白带下、血晕血脱、产后诸虚、骨蒸潮热。

【用法用量】口服。一次半丸至 1 丸,一日 2 次。

【不良反应】有文献报道本品联合暖宫孕子胶囊引起头面部生红疹 1 例,口燥咽喉干 1 例,大便偏干 1 例[临床合理用药,2016,9(8A):102]。

【注意事项】①伤风感冒时停服;②忌生冷油腻及刺激性食物;③平素月经正常,突然出现月经过少,或经期错后,或阴道不规则出血者应去医院就诊。

【特别提示】本品为参保人员住院使用时由基本医疗保险统筹基金按规定支付,门诊使用时由职工基本医疗保险个人账户支付的药品。

宫血宁胶囊[甲类]

【药物组成】重楼。

【剂型规格】胶囊剂,每粒装 0.13g。

【功能主治】凉血止血,清热除湿,化瘀止痛。用于崩漏下血,月经过多,产后或流产后宫缩不良出血及子宫功能性出血属血热妄行证者,以及慢性盆腔炎之湿热瘀结所致的少腹痛、腰骶痛、带下增多。

【用法用量】月经过多或子宫出血期：口服，一次 1~2 粒，一日 3 次，血止停服。慢性盆腔炎：口服。一次 2 粒，一日 3 次，4 周为一个疗程。

【注意事项】①孕妇忌服；②妊娠期间出血忌用，崩漏者慎用；③本品凉血止血，脾虚、肾虚、血瘀证出血者忌用；④胃肠道疾病及脾胃虚寒症见腹痛、喜暖、泄泻者慎用。或减少服量；⑤服药期间饮食忌肥厚味及辛辣之品。

益母草膏（片、胶囊、颗粒）[甲类]

【药物组成】益母草。

【剂型规格】煎膏剂，①每瓶装 125g；②每瓶装 250g。片剂，①糖衣片（片心重 0.25g）；②薄膜衣片每片重 0.28g；③薄膜衣片每片重 0.6g。胶囊剂，每粒装 0.36g（相当于饮片 2.5g）。颗粒剂，①每袋装 15g；②每袋装 5g（无蔗糖）。

【功能主治】活血调经。用于血瘀所致的月经不调、产后恶露不绝，症见月经量少、淋漓不净、产后出血时间长，产后子宫复旧不全见上述证候者。

【用法用量】口服。煎膏剂，一次 10g，一日 1~2 次。片剂，一次 3~4 片（规格①、②），一日 2~3 次；或一次 1~2 片（规格③），一日 3 次。胶囊，一次 2~4 粒，一日 3 次。颗粒，开水冲服，一次 1 袋，一日 2 次。

【不良反应】偶见腹泻，停服后可自愈。过量服用益母草膏后有出现腹泻腹痛报道。

【注意事项】①忌辛辣、生冷食物；②对该药品过敏者禁用，过敏体质者慎用；③孕妇禁用。

调经活血片（胶囊）[乙类]

【药物组成】当归、丹参、泽兰、川芎、醋延胡索、醋香附、乌药、菟丝子、鸡血藤、熟地黄、赤芍、红花、白术、木香、制吴茱萸。

【方　解】方中当归、丹参、泽兰为君药，功能活血养血；川芎、延胡索（醋制）、香附（制）、鸡血藤、乌药、木香能行气、止痛，同时共助君药活血之功，合为臣药；菟丝子、熟地黄滋补肝肾、赤芍、红花活血化瘀、白术益气利水以及吴茱萸助阳散寒合为佐药。诸药合用共奏养血活血，行气止痛之功。

【剂型规格】片剂，片芯重 0.34g；胶囊剂，①每粒装 0.38g（相当于饮片 1.292g）；②每粒装 0.4g（相当于饮片 1.033g）；③每粒装 0.41g（相当于饮片 1.033g）。

【功能主治】养血活血，行气止痛。用于气滞血瘀兼血虚所致月经不调、痛经，症见经行错后、经水量少、行经小腹胀痛。

【用法用量】口服。片剂，一次 5 片，一日 3 次。胶囊，一次 5 粒（规格②、③）或一次 4 粒（规格①）。

【注意事项】①忌食寒凉、生冷食物；②感冒时不宜服用本药；③月经过多者不宜服用本药；④孕妇禁用。

【特别提示】本品为参保人员住院使用时由基本医疗保险统筹基金按规定支付，门诊使用时由职工基本医疗保险个人账户支付的药品。

逍遥丸[甲类]

【药物组成】柴胡、当归、白芍、炒白术、茯苓、炙甘草、薄荷。

【方　解】方中以柴胡疏肝解郁为君药；当归、白芍养血和血，柔肝舒肝，以养肝体，助肝阴，又防柴胡劫肝阴，为臣药；白术、茯苓、炙甘草健脾祛湿、益气和中，扶土抑木，以滋化源，为佐药;薄荷辛凉清轻,助柴胡疏肝散热,为佐使药。本方有顺肝条达之性,故名"逍遥",诸药合用,肝脾并治,补疏共施,气血兼顾,共奏疏肝健脾、养血调经之功。

【剂型规格】水丸,每 50 粒重 3g;小蜜丸,每 100 丸重 20g;大蜜丸,每丸重 9g;浓缩丸,每 8 丸相当于饮片 3g。

【功能主治】疏肝健脾,养血调经。用于肝郁脾虚所致的郁闷不舒、胸胁胀痛,头晕目眩,食欲减退,月经不调。

【用法用量】口服。水丸,一次 6~9g,一日 1~2 次;小蜜丸一次 9g;大蜜丸,一次 1 丸,一日 2 次;浓缩丸,一次 8 丸,一日 3 次。

【不良反应】临床报道有患者在连续服用逍遥丸后出现头昏、身倦、嗜睡 [吉林中医药,1998(2):49]、恶心呕吐、心慌、大汗淋漓、血压升高等症状 [时珍国医国药,2000,11(3):247],其中有 1 例同时还引起药物性肝损害 [时珍国医国药,2000,11(4):350]。二例患者在常规服用逍遥丸后引起白带过多 [实用中医药杂志,1996,12(6):33]。

【注意事项】①凡肝肾阴虚所致的胁肋胀痛,咽干口燥,舌红少津者慎用;②月经过多者不宜服用本药;③感冒时不宜服用本药;④服药期间忌辛辣生冷食物,饮食宜清淡。

得生丸[乙类]

【药物组成】益母草、当归、白芍、柴胡、木香、川芎。

【方　　解】方中益母草苦泄辛散,主入血分,活血祛瘀,调经止痛,其量独重,是为君药。柴胡条达肝气,行气解郁;木香疏利肝胆,理气健脾,共为臣药。当归、白芍养血和血,滋阴柔肝;川芎行散,止疼痛,共为佐药。诸药合用,共奏养血舒肝、活血调经之功。

【剂型规格】大蜜丸,每丸重 9g。

【功能主治】养血化瘀,舒肝调经。用于气滞血瘀所致的月经不调、痛经,症见月经量少有血块、经行后期或前后不定、经行小腹胀痛,或有癥瘕痞块。

【用法用量】口服。一次 1 丸,一日 2 次。

【注意事项】①忌辛辣、生冷食物;②单纯气血不足引起的月经不调、脑出血急性期和感冒发热病人不宜服用;③孕妇忌服。

【特别提示】本品为参保人员住院使用时由基本医疗保险统筹基金按规定支付,门诊使用时由职工基本医疗保险个人账户支付的药品。

葆宫止血颗粒[甲类]

【药物组成】牡蛎(煅)、白芍、侧柏叶(炒炭)、地黄、金樱子、柴胡(醋炙)、三七、仙鹤草、椿皮、大青叶。

【方　　解】本方以牡蛎(煅)、侧柏叶(炒炭)为君药,发挥固经止血之功,白芍、三七为臣药,功能养血活血,地黄、金樱子、柴胡(醋炙)、仙鹤草、椿皮、大青叶合为佐药,发挥清热滋阴之功。全方共奏固经止血,滋阴清热之功。

【剂型规格】颗粒剂,每袋装 15g。

【功能主治】固经止血,滋阴清热。用于冲任不固,阴虚血热所致月经过多,经期延长,症见月经量多或经期延长,经色深红,质稠,或有小血块,腰膝酸软,咽干口燥,潮热心烦,舌红少津,苔少或无苔,脉细数,功能性子宫出血及上环后子宫出血见上述证候者。

【用法用量】开水冲服,一次 1 袋,一日 2 次,月经来后开始服药,14 天为一个疗程,连续服用 2 个月经周期。

鲜益母草胶囊^{【甲类】}

【药物组成】鲜益母草。

【剂型规格】胶囊剂,每粒装 0.4g。

【功能主治】活血调经。用于血瘀所致的月经不调、产后恶露不绝,症见经水量少、淋沥不净、产后出血时间过长,产后子宫复旧不全见上述证候者。

【用法用量】口服。一次 2~4 粒,一日 3 次。

【不良反应】有文献报道,益母草流浸膏的不良反应有皮肤发红、胸闷心慌、呼吸增快的过敏反应。

【注意事项】孕妇禁用。

第二节　痛经类药

元胡止痛片^{【甲类】}(胶囊^{【甲类】}、颗粒^{【甲类】}、滴丸^{【甲类】}、口服液^{【乙类】})

【药物组成】醋延胡索、白芷。

【方　　解】方中延胡索辛散温通,既善于活血祛瘀,又能行气止痛,为本方之君药。白芷辛散温通,长于祛风散寒、燥湿止痛,为本方之臣药,助延胡索活血行气止痛。全方合用,共收理气、活血、止痛之功。

【剂型规格】薄膜衣片,①每片重 0.26g;②每片重 0.31g。糖衣片,①片心重 0.25g;②片心重 0.3g。胶囊剂,①每粒装 0.25g;②每粒装 0.45g。颗粒剂,每袋装 5g。滴丸,每 10 丸重 0.5g。口服液,每支装 10ml。

【功能主治】理气,活血,止痛。用于气滞血瘀的胃痛,肋痛,头痛及痛经。

【用法用量】口服。片剂,一次 4~6 片,一日 3 次;或遵医嘱。胶囊,一次 4~6 粒(规格①),一次 2~3 粒(规格②),一日 3 次;或遵医嘱。颗粒,开水冲服,一次 1 袋,一日 3 次;或遵医嘱。滴丸,一次 20~30 丸,一日 3 次;或遵医嘱。口服液,一次 10ml,一日 3 次;或遵医嘱。

【不良反应】偶见恶心、眩晕、乏力,但过量可出现呼吸抑制、帕金森综合征等表现。有引起过敏反应报道 1 例 [河北中西医结合杂志, 1996, 5(2): 141]。

【注意事项】①饮食宜清淡,忌酒及辛辣、生冷、油腻之品;②方中含有活血、行气之品,故孕妇慎用;③脾胃虚寒及胃阴不足胃痛者忌用,阴虚火旺者慎用;④本品不宜用于虚证痛经。

【特别提示】元胡止痛口服液为参保人员住院使用时由基本医疗保险统筹基金按规定支付,门诊使用时由职工基本医疗保险个人账户支付的药品。

田七痛经胶囊^{【乙类】}

【药物组成】三七、五灵脂、蒲黄、延胡索、川芎、木香、小茴香、冰片。

【方　　解】本方以三七为君药,功能止血化瘀,用于出血兼有瘀血症。五灵脂、蒲黄为臣药,辅助君药化瘀活血之功。延胡索、川芎行气、活血、止痛,木香、小茴香辛香通温合为佐药,四药合用,既助君臣药行气止痛,又能温经散寒。冰片为使药,引方中诸药直达病所。诸药合用,共奏通调气血、止痛调经之功。

【剂型规格】胶囊剂,每粒装 0.4g。

【功能主治】通调气血,止痛调经。用于经期腹痛及因寒所致的月经失调。

【用法用量】口服,经期或经前 5 天一次 3~5 粒,一日 3 次;经后可继续服用,一次 3~5 粒,一日 2~3 次。

【注意事项】①本品温经止痛,若阴虚火旺者忌服;②服药期间饮食清淡,忌食绿豆及辛辣刺激之品;③若经血过多,请就医;④患有外感时,停止服用。

【特别提示】本品为参保人员住院使用时由基本医疗保险统筹基金按规定支付,门诊使用时由职工基本医疗保险个人账户支付的药品。

妇女痛经丸(颗粒)[乙类]

【药物组成】延胡索(醋制)、五灵脂(醋炒)、丹参、蒲黄(炭)。

【方　　解】本方以延胡索活血止痛为君药;五灵脂、丹参、蒲黄为臣药,增强君药活血、化瘀之功。全方共奏治血,调经,止痛之功,善治血凝带下,小腹胀疼,经期腹痛等症。

【剂型规格】丸剂,每 10 粒重 1.8g;颗粒剂,每袋装 5g。

【功能主治】活血,调经,止痛。用于气血凝滞,小腹胀疼,经期腹痛。

【用法用量】丸剂,口服,一次 50 粒,一日 2 次。颗粒,开水冲服,一次 5g,一日 2 次。

【注意事项】①经期忌生冷饮食、不宜洗凉水澡;②服本药时不宜服用人参或其制剂;③气血亏虚所致的痛经不宜选用,其表现为经期或经后小腹隐痛喜按;④对本品过敏者禁用,过敏体质者慎用;⑤如有生育要求(未避孕)宜经行当日开始服药;⑥服药时间:一般宜在月经来潮前 3~7 天开始,服至疼痛缓解;⑦孕妇忌服。

【特别提示】本品为参保人员住院使用时由基本医疗保险统筹基金按规定支付,门诊使用时由职工基本医疗保险个人账户支付的药品。

经舒胶囊(颗粒)[乙类]

【药物组成】丹参、香附(醋制)、延胡索(醋制)、桂枝。

【方　　解】方中以丹参为君药,发挥祛瘀止痛、活血痛经之功;香附、延胡索为臣药,增强君药行气止痛之功;桂枝为佐药,功能温经通络。全方共奏温经化瘀,理气止痛之功。

【剂型规格】胶囊剂,每粒装 0.4g;颗粒剂,每袋装 12g。

【功能主治】温经化瘀,理气止痛。用于寒凝血瘀所致的原发性痛经。症见经期及经前小腹疼痛、腰骶部酸痛、肛门坠胀疼痛、经色紫暗、经行量少、血块、乳房胀痛、畏寒或手足欠温等。

【用法用量】胶囊,口服。一次 3 粒,一日 3 次。于月经来潮前一周开始服用,持续至月经来潮 3 天后停服。连续服用 3 个月经周期。颗粒,开水冲服。一次 1 袋(12g),一日 2 次。月经来潮前 3 天开始服药,连服 7 天或遵医嘱。三个经期为一个疗程。

【注意事项】①月经过多,月经提前者慎用;②忌生冷。

复方益母片(胶囊、颗粒、口服液)[乙类]

【药物组成】益母草、当归、川芎、木香。

【方　　解】本方以益母草为君药,发挥活血化瘀之功,当归补血活血为臣药,川芎、木香活血行气为佐药,全方共奏活血行气、化瘀止血之功。

【剂型规格】薄膜衣片,每片重 0.51g;胶囊剂,每粒装 0.42g;颗粒剂,每袋装 10g;口服液,每支 10ml。

【功能主治】活血行气,化瘀止痛。用于气滞血瘀证所引起的痛经。症见月经期小腹胀痛拒按,经血不畅,血色紫暗成块,乳房胀痛,腹部腰痛。

【用法用量】口服。片剂,一次 4 片,一日 2 次,月经来潮前 2 天开始服用,7 天为一疗程。胶囊,一次 5 粒,一日 2 次,月经来潮前 2 天开始服用,7 天为一疗程。颗粒,开水冲服,一次 1 袋,一日 2 次。口服液,一次 20ml,一日 2 次。

【注意事项】①经期忌生冷饮食、不宜洗凉水澡;②气血亏虚所致的痛经不宜选用,其表现为经期或经后小腹隐痛喜按;③孕妇忌服,月经过多者慎用;④对本品过敏者禁用,过敏体质者慎用。

【特别提示】复方益母口服液为参保人员住院使用时由基本医疗保险统筹基金按规定支付,门诊使用时职工基本医疗保险个人账户支付的药品。

散结镇痛胶囊[乙类]

【药物组成】龙血竭、三七、浙贝母、薏苡仁。

【方　　解】本方以龙血竭散瘀定痛为君药;三七活血化瘀为臣药;薏苡仁、浙贝母消肿散结为佐药。全方共奏软坚散结,化瘀定痛之功。

【剂型规格】胶囊剂,每粒重 0.4g。

【功能主治】软坚散结,化瘀定痛。用于痰瘀互结兼气滞所致的继发性痛经、月经不调、盆腔包块、不孕;子宫内膜异位症见上述证候者。

【用法用量】口服。一次 4 粒,一日 3 次。于月经来潮第一天开始服药,连服 3 个月经周期为一疗程,或遵医嘱。

【不良反应】①偶见皮肤瘙痒、烦热、口渴、便秘、胃脘不适、头晕、恶心、腹泻、皮疹、心悸、皮肤多油、多汗,一般不影响继续治疗;②偶见转氨酶、尿素氮轻度升高,心电图改变,尿中出现红细胞,目前尚不能肯定是由于本药所致。

【注意事项】①忌辛辣刺激之品;②皮肤过敏者停用;③孕妇禁用。

痛经宝颗粒[乙类]

【药物组成】肉桂、三棱、五灵脂、红花、当归、丹参、莪术、延胡索(醋制)、木香。

【方　　解】方中肉桂辛热,温里散寒,活血通经,切中寒凝血瘀之变,为君药。三棱、五灵脂、红花、当归、丹参专主活血化瘀,调经止痛,莪术、延胡索行气活血,调经止痛,而为臣药。木香行气止痛,以助血行,为佐药。诸药合用,共奏温经化瘀、理气止痛之功。

【剂型规格】颗粒剂,①每袋装 10g;②每袋装 4g(无蔗糖)。

【功能主治】温经化瘀,理气止痛。用于寒凝气滞血瘀,妇女痛经,少腹冷痛,月经不调,经色暗淡。

【用法用量】温开水冲服。一次 1 袋,一日 2 次,于月经前一周开始,持续至月经来三天后停服,连续服用三个月经周期。

【注意事项】①孕妇禁用;②血热瘀滞引起的痛经不宜使用;③服药期间慎食生冷食物。

【特别提示】本品为参保人员住院使用时由基本医疗保险统筹基金按规定支付,门诊使用时职工基本医疗保险个人账户支付的药品。

舒尔经片(胶囊、颗粒)[乙类]

【药物组成】当归、牡丹皮、赤芍、柴胡、桃仁、陈皮、醋香附、牛膝、益母草、醋延胡索、白芍。

【**方　　解**】以当归补血活血,牡丹皮、赤芍、柴胡疏肝解郁合为君药,桃仁、香附祛瘀,行气解郁合为臣药,益母草、延胡索、白芍、陈皮行气、止痛,柔肝合为佐药,牛膝为使药,引诸药直达病所。

【**剂型规格**】片剂,每片重 0.5g;胶囊剂,每粒装 0.5g;颗粒剂,每袋装 10g。

【**功能主治**】活血疏肝、止痛调经。用于痛经,症见月经将至前便觉性情急躁、胸乳胀痛或乳房有块、小腹两侧或一侧胀痛、经初行不畅、色暗或有血块。

【**用法用量**】口服。片剂,一次 2 片,一日 2 次。胶囊,一次 2 粒,一日 2 次。颗粒,开水冲服,一次 1 袋(10g),一日 3 次;经前 3 日开始至月经行后 2 日止。

【**注意事项**】①忌辣及生冷,小腹冷痛者不宜服,不宜洗冷水澡;②孕妇禁用;③对本品过敏者禁用,过敏体质者慎用。

【**特别提示**】本品为参保人员住院使用时由基本医疗保险统筹基金按规定支付,门诊使用时由职工基本医疗保险个人账户支付的药品。

第三节　绝经前后诸证类药

女珍颗粒[乙类]

【**药物组成**】女贞子、墨旱莲、地黄、紫草、炒酸枣仁、柏子仁、钩藤、珍珠粉、茯苓、莲子心。

【**方　　解**】方中女贞子墨旱莲滋阴养血,补益肝肾;地黄滋养肝肾,补益阴血,清热除烦,共为君药。紫草凉血活血;酸枣仁、柏子仁、莲子心养心益肝,安神敛汗;珍珠粉平肝潜阳,镇静安神;钩藤平肝息风而止眩晕,共为臣药。茯苓健脾利水、泻火降浊为佐药。诸药合用,共奏滋养肝肾、宁心安神之功。

【**剂型规格**】颗粒剂,每袋装 6g。

【**功能主治**】滋肾,宁心。用于更年期综合征属肝肾阴虚、心肝火旺证者,可改善烘热汗出,五心烦热,心悸,失眠。

【**用法用量**】开水冲服。一次 1 袋,一日 3 次。

【**不良反应**】个别病例服药后出现 ALT 轻度升高,是否与受试药物有关尚无法判定。

【**注意事项**】过敏体质或对本药过敏者慎用。

地贞颗粒[乙类]

【**药物组成**】地骨皮、女贞子、墨旱莲、五味子、沙苑子、合欢皮、甘草、郁金。

【**方　　解**】方中地骨皮凉血除蒸,清肺降火;沙苑子、郁金补肝、益肾、明目、固精;墨旱莲、女贞子补养肝肾之阴,滋阴养血;合欢皮、五味子宁心安神;甘草调和药味。全方诸药合用,共奏清虚热、滋肝肾、宁心养神之功。

【**剂型规格**】颗粒剂,每袋装 5g。

【**功能主治**】清虚热,滋肝肾,宁心养神。用于女性更年期综合征阴虚内热证,症见烘热汗出,心烦易怒,手足心热,失眠多梦,腰膝酸软,口干,便秘等症。

【**用法用量**】饭后温开水冲服。一次 1 袋,一天 3 次。8 周为一疗程。

【**不良反应**】个别患者服药后偶尔出现轻度头痛、口干等。

【**注意事项**】①忌食辛辣,少进油腻;②感冒发热病人不宜服用;③肝病患者慎用,或应在医师指导下服用;④对本品过敏者禁用,过敏体质者慎用。

【特别提示】本品为参保人员住院使用时由基本医疗保险统筹基金按规定支付,门诊使用时由职工基本医疗保险个人账户支付的药品。

更年安片[甲类](丸、胶囊)[乙类]

【药物组成】地黄、泽泻、麦冬、熟地黄、玄参、茯苓、仙茅、磁石、牡丹皮、珍珠母、五味子、首乌藤、制何首乌、浮小麦、钩藤。

【方　　解】方中地黄、熟地黄、制首乌、玄参、麦冬滋养肝肾,补益阴血,清热除烦,为君药。茯苓、泽泻、牡丹皮健脾利水、泻火降浊,为臣药。珍珠母、磁石重镇潜阳安神,钩藤平肝息风而止眩晕,首乌藤养血安神除烦,五味子、浮小麦滋阴敛汗、养心安神,共为佐药。仙茅壮阳益肾,旨在阳中求阴,阳生阴长,为佐使药。诸药配伍,共奏滋阴清热、除烦安神之效。

【剂型规格】薄膜衣片,每片重 0.31g;糖衣片,片心重 0.3g。包衣浓缩水丸,每袋装 1g。胶囊剂,每粒装 0.3g。

【功能主治】滋阴清热,除烦安神。用于肾阴虚所致的绝经前后诸证,症见烦热出汗、眩晕耳鸣、手足心热、烦躁不安;更年期综合征见上述证候者。

【用法用量】口服。片剂,一次 6 片,一日 2~3 次。水丸,一次 1 袋,一日 3 次。胶囊,一次 3 粒,一日 3 次。

【注意事项】①糖尿病患者慎用;②感冒时不宜服用;③脾肾阳虚者忌用,主症见下利清谷或久泻滑脱或五更泄泻,少腹冷痛,腰膝酸软,小便不利,面目肢体消肿,形寒肢冷,面色苍白;④忌食辛辣,少进油腻。

【特别提示】更年安丸(胶囊)为参保人员住院使用时由基本医疗保险统筹基金按规定支付,门诊使用时由职工基本医疗保险个人账户支付的药品。

坤泰胶囊[乙类]

【药物组成】熟地黄、黄连、白芍、黄芩、阿胶、茯苓。

【方　　解】方中熟地黄为君药,黄连、白芍、阿胶为臣药,黄芩、茯苓为佐药。熟地黄滋阴养血,补精益髓,黄连清热泻火、清心除烦,二药合用,滋阴降火、交通心肾,可治疗阴虚火旺发热、出汗、心烦、不眠。白芍养血敛阴、阿胶补血养阴、止血,与熟地黄配合,有增强后者滋阴养血之功。黄芩清热泻火,可助黄连清热泻火之力,且黄芩润肺,肺为肾上源,亦所以清肾也。茯苓健脾,为补肾精提供源泉,且又能安神,可治虚烦不眠。六药合用,体现滋阴降火、清心除烦、宁心安神的治则,可达交通心肾、调节阴阳平衡之目的。

【剂型规格】胶囊剂,每粒装 0.5g。

【功能主治】滋阴清热,安神除烦。用于绝经期前后诸证。阴虚火旺者,症见潮热面红、自汗盗汗,心烦不宁,失眠多梦,头晕耳鸣,腰膝酸软,手足心热等;妇女卵巢功能衰退更年期综合征见上述表现者。

【用法用量】口服。一次 4 粒,一日 3 次,2~4 周为一疗程,或遵医嘱。

【不良反应】偶见服药后腹胀,胃痛,可改为饭后服药或停药处理。

【注意事项】①阳虚体质者忌用;②忌食辛辣,少进油腻;③对本品过敏者禁用,过敏体质者慎用;④药品性状发生改变时禁用;⑤不宜与感冒药同时服用。

第四节　带下病类药

千金止带丸[乙类]

【药物组成】炒白术、党参、小茴香(盐炒)、白芍、当归、鸡冠花、椿皮(炒)、川芎、煅牡蛎、青黛、盐补骨脂、砂仁、木香、盐杜仲、醋延胡索、续断、醋香附。

【方　　解】方中党参补气健脾；白术益气健脾，燥湿止带；杜仲、续断、补骨脂补肾助阳，固冲止带，共为君药。以当归、白芍、川芎、延胡索养血活血，调经止痛；用香附、木香、小茴香舒肝理气，调经止痛，七药调补气血，调经止痛，为臣药。青黛清热解毒，以除留恋之邪；鸡冠花、椿皮清热燥湿，收涩止带；煅牡蛎收涩固经止带；砂仁和胃健脾，行气化湿，共为佐药。诸药相合，共奏健脾益肾、行气和血、调经止带之功。

【剂型规格】大蜜丸，每丸重9g。

【功能主治】健脾补肾，调经止带。用于脾肾两虚所致的月经不调、带下病。症见月经先后不定期、量多或淋漓不净、色淡无块，或带下量多、色白清稀、神疲乏力、腰膝酸软。

【用法用量】口服。水丸，一次6~9g，一日2~3次。大蜜丸，一次1丸，一日2次。

【注意事项】①孕妇慎用；②肝郁血瘀证、湿热证、热毒证者忌用；③忌食生冷、油腻食物；④感冒发热不宜服用。

【特别提示】本品为参保人员住院使用时由基本医疗保险统筹基金按规定支付，门诊使用时由职工基本医疗保险个人账户支付的药品。

丹黄祛瘀片(胶囊)[乙类]

【药物组成】黄芪、丹参、党参、山药、土茯苓、当归、鸡血藤、芡实、鱼腥草、三棱、莪术、全蝎、败酱草、肉桂、白术、炮姜、土鳖虫、延胡索、川楝子、苦参。

【方　　解】以丹参活血祛瘀、黄芪补气益气为君药，当归、鸡血藤、三棱、莪术补血活血，党参、山药、芡实、白术补气合为臣药，土茯苓、鱼腥草、全蝎、败酱草、肉桂、炮姜、土鳖虫、延胡索、川楝子、苦参清热利湿、止痛为佐药，全方共奏活血止痛、软坚散结之功。

【剂型规格】片剂，每片重0.4g；胶囊剂，每粒装0.4g。

【功能主治】活血止痛，软坚散结。用于气虚血瘀、痰湿凝滞引起的慢性盆腔炎，症见白带增多者。

【用法用量】口服。片剂，一次2~4片，一日2~3次。胶囊，一次2~4粒，一日2~3次。

【注意事项】孕妇忌服。

妇乐片(胶囊、颗粒)[乙类]

【药物组成】忍冬藤、大血藤、甘草、大青叶、蒲公英、牡丹皮、赤芍、川楝子、醋延胡索、熟大黄。

【方　　解】忍冬藤、大血藤、大青叶、蒲公英为君药，功能清热解毒，牡丹皮、赤芍为臣药，辅助君药清热凉血之功，川楝子、延胡索(制)、大黄(制)行气止痛祛瘀，合为佐药，甘草调和诸药为使药，全方共奏清热凉血、消肿止痛之功。

【剂型规格】片剂，每片重0.5g。胶囊剂，每粒装0.5g。颗粒剂，①每袋装6g；②每袋装12g。

【功能主治】清热凉血，化瘀止痛。用于瘀热蕴结所致的带下病，症见带下量多、色黄、少腹疼痛;慢性盆腔炎见上述证候者。

【用法用量】 口服。片剂,一次 5 片,一日 2 次。胶囊,一次 6 粒,一日 2 次,1 个月为一个疗程。颗粒,开水冲服,一次 12g,一日 2 次。

【注意事项】 孕妇慎用。

【特别提示】 本品为参保人员住院使用时由基本医疗保险统筹基金按规定支付,门诊使用时由职工基本医疗保险个人账户支付的药品。

妇阴康洗剂[乙类]

【药物组成】 秦皮、鱼腥草、苦参、仙鹤草、大青叶、紫花地丁。

【方 解】 本方以秦皮清热燥湿之功为方中君药。鱼腥草、苦参、仙鹤草清热,燥湿,止痒为方中臣药,助以君药清热燥湿之功。大青叶、紫花地丁清热、解毒、凉血为方中佐药。全方共奏清热燥湿,除痒止带之功。

【剂型规格】 洗剂,每瓶装 10ml。

【功能主治】 清热燥湿,除痒止带。用于细菌性阴道病、滴虫性阴道炎、念珠菌阴道炎,且中医辨证属湿热蕴结者,可改善阴部瘙痒、疼痛、带下量多,尿频、尿急、尿痛症状。

【用法用量】 患者仰卧,取本品 10ml 注入阴道内,液体需在阴道中保留 20 分钟以上,防止药液外溢。每晚一次,七天为一疗程。(阴道注入方法:先将注射器后盖打开,按上推杆,将原注射器头剪断,再将专用无菌注射器头按上,即可使用。注射完毕后请将推杆洗净后置清洁干燥处,以便下次使用)。

【注意事项】 ①本品为外用药,切勿口服;②如出现少许轻摇易散的沉淀,可摇匀使用;③孕妇及月经期妇女禁用。

【特别提示】 本品为参保人员住院使用时由基本医疗保险统筹基金按规定支付,门诊使用时由职工基本医疗保险个人账户支付的药品。

妇炎平胶囊(栓)[乙类]

【药物组成】 蛇床子、苦参、苦木、冰片、薄荷脑、珍珠层粉、硼砂、盐酸小檗碱、枯矾。

【方 解】 以苦参为君药,功能清热燥湿;蛇床子、苦木燥湿、止痒、杀虫为臣药;珍珠层粉、枯矾、薄荷脑、冰片、硼酸合用发挥消肿消炎止痒之功,最后加以盐酸小檗碱增强其抗炎功效,合为佐药。全方诸药共奏清热解毒,燥湿止痒,杀虫止痒之功。

【剂型规格】 胶囊剂,每粒装 0.28g;栓剂,每粒重 2.1g。

【功能主治】 清热解毒,燥湿止痒,杀虫止痒。用于湿热下注所致的带下病,阴痒,症见带下量多、色黄味臭,阴部瘙痒;滴虫、霉菌、细菌引起的阴道炎、外阴炎见上述证候者。

【用法用量】 外用,睡前洗净阴部。胶囊,置胶囊于阴道内,一次 2 粒,一日 1 次。栓剂,用手将栓剂放入阴道内,一次 1 粒,一日 1 次。

【注意事项】 ①外用药,勿内服,孕妇慎用;②月经期至经净后 3 天内停用;③本品是中西复方制剂,鉴于尚无充分的临床研究数据证实本复方制剂可以减低或消除其中化学药品硼酸、盐酸小檗碱的不良反应或其他应当注意的事项,提示医患在使用本品时予以关注该类化学药品的注意事项和不良反应;④对本品过敏者、溶血性贫血患者禁用;⑤妊娠期前 3 个月慎用。

妇炎消胶囊[甲类]

【药物组成】酢浆草、败酱草、天花粉、大黄、牡丹皮、苍术、乌药。

【方　解】方中酢浆草功能清热解毒、散瘀消肿,为方中君药;败酱草、天花粉为臣药,增强君药清热解毒,消肿排脓之功,大黄、牡丹皮祛瘀,苍术、乌药行气除湿为佐药。诸药合用共奏清热解毒,行气化瘀,除湿止带之功。

【剂型规格】胶囊剂,每粒装 0.45g。

【功能主治】清热解毒,行气化瘀,除湿止带。用于妇女生殖系统炎症,痛经带下。

【用法用量】口服。一次 3 粒,一日 3 次。

【不良反应】偶有轻微腹泻,停药后可自行消失。

【注意事项】①孕妇及月经量多者禁用;②脾虚大便溏稀者、带下清稀者慎用;③忌食辛辣、生冷、油腻食物。

妇炎舒片(胶囊)[乙类]

【药物组成】忍冬藤、大血藤、甘草、大青叶、蒲公英、赤芍、大黄(制)、丹参、虎杖、川楝子(制)、延胡索(制)。

【方　解】忍冬藤、大血藤、大青叶、蒲公英为君药,功能清热解毒,赤芍、丹参为臣药,辅助君药清热凉血之功,川楝子、延胡索(制)行气止痛,大黄(制)、虎杖祛瘀,合为佐药,甘草调和诸药为使药,全方共奏清热凉血,消肿止痛之功。

【剂型规格】片剂,每片重 0.47g;胶囊剂,每粒装 0.4g。

【功能主治】清热凉血,活血止痛。用于妇女湿热下注所致的带下量多,或伴有小腹隐痛。

【用法用量】口服。片剂,一次 5 片,一日 3 次。胶囊,一次 5 粒,一日 3 次。

【注意事项】①忌食辛辣、生冷、油腻食物;②经期、孕妇禁用;③脾虚大便溏者慎用;④对本品过敏者禁用,过敏体质者慎用。

【特别提示】本品为参保人员住院使用时由基本医疗保险统筹基金按规定支付,门诊使用时由职工基本医疗保险个人账户支付的药品。

妇科千金片(胶囊)[甲类]

【药物组成】千斤拔、金樱根、穿心莲、功劳木、单面针、当归、鸡血藤、党参。

【方　解】方中千斤拔、功劳木清热解毒,燥湿止带,共为君药。单面针、穿心莲清热解毒,凉血消肿,燥湿止带,为臣药。党参益气健脾,促进水湿运化而止带;鸡血藤、当归养血活血,祛风胜湿;金樱根固精止带,共为佐药。诸药相合,共奏清热除湿、益气化瘀、止带之功。

【剂型规格】片剂,每片重 0.32g;胶囊剂,每粒装 0.4g。

【功能主治】清热除湿,益气化瘀。用于湿热淤阻所致的带下病、腹痛。症见带下量多、色黄质稠、臭秽,小腹疼痛,腰骶酸痛,神疲乏力;慢性盆腔炎、子宫内膜炎、慢性宫颈炎见上述证候者。

【用法用量】口服。片剂,一次 6 片,一日 3 次。胶囊,一次 2 粒,一日 3 次,14 天为一疗程;温开水送服。

【注意事项】①气滞血瘀证、寒凝血瘀证者慎用;②糖尿病患者慎用;③孕妇禁用;④带下清稀、无臭者不宜选用;⑤过敏体质者慎服;⑥服药期间忌食油腻、生冷、辛辣食品。

抗妇炎胶囊[乙类]

【药物组成】苦参、杠板归、黄柏、连翘、益母草、赤豆、艾叶、当归、乌药。

【方　　解】本方以苦参为君药,功能清热燥湿;杠板归、黄柏、连翘、赤豆清热解毒燥湿,合为臣药;益母草、艾叶、当归、乌药活血祛瘀行气,为佐药。全方共奏活血化瘀,清热燥湿之功。

【剂型规格】胶囊剂,每粒装 0.35g。

【功能主治】活血化瘀,清热燥湿。用于湿热下注型盆腔炎、阴道炎、慢性宫颈炎。

【用法用量】口服。一次 4 粒,一日 3 次。

【注意事项】①孕妇禁用;②外阴白色病变、糖尿病所致的瘙痒不宜服用本品;③过敏体质者慎服;④带下清稀,无臭者不宜选用;⑤服药期间忌食油腻、生冷、辛辣食品。

抗宫炎片(胶囊、颗粒)[乙类]

【药物组成】广东紫珠干浸膏、益母草干浸膏、乌药干浸膏。

【方　　解】方中广东紫珠味苦、涩,性凉,清热解毒,凉血,收敛止血,为君药。益母草活血调经,清热解毒,为臣药。乌药理气止痛,为佐药。诸药相合,共奏清热、祛湿、化瘀、止带之功。

【剂型规格】片剂,①薄膜衣片,每片重 0.26g(含干浸膏 0.25g);②薄膜衣片,每片重 0.52g(含干浸膏 0.5g);③薄膜衣片,每片重 0.55g(含干浸膏 0.5g);④薄膜衣片,每片重 0.32g(含干浸膏 0.26g);⑤糖衣片,每片重 0.42g(含干浸膏 0.375g)。胶囊剂,每粒装 0.5g。颗粒剂,每袋装 10g。

【功能主治】清热,祛湿,化瘀,止带。用于湿热下注所致的带下病,症见赤白带下、量多臭味,宫颈糜烂见上述证候者。

【用法用量】口服。片剂,一次 6 片(规格①、④)或一次 3 片(规格②、③),或一次 4 片(规格⑤),一日 3 次。胶囊,一次 3 粒,一日 3 次。颗粒,开水冲服,一次 1 袋,一日 3 次。

【不良反应】偶见头晕或轻度消化道反应。

【注意事项】①本品含活血通经之品,孕妇忌服;②寒湿带下,症见带下量多,色白清冷,质稀薄,腰脊酸冷,尿频清长或夜尿多者慎用;③脾胃虚弱,尤其是脾胃虚寒,症见腹痛而喜温喜按、四肢不温、大便稀溏者慎用;④月经量多者不宜服用;⑤忌辛辣、厚味之品。

【特别提示】本品为参保人员住院使用时由基本医疗保险统筹基金按规定支付,门诊使用时由职工基本医疗保险个人账户支付的药品。

花红片(胶囊、颗粒)[甲类]

【药物组成】一点红、白花蛇舌草、鸡血藤、桃金娘根、白背叶根、地桃花、菥蓂。

【方　　解】方中一点红清热解毒、活血止痛,为君药。白花蛇舌草清热利湿解毒,菥蓂清热解毒,和中化湿,既能助一点红清热解毒,又能燥湿止带,共为臣药。白背叶根、地桃花清热利湿,鸡血藤、桃金娘根活血止痛,共为佐药。七药合用,共奏清热解毒、燥湿止带、祛瘀止痛之功。

【剂型规格】片剂,①薄膜衣片,每片重 0.29g;②糖衣片,片心重 0.28g。胶囊剂,每粒装 0.25g。颗粒剂,①每袋装 10g;②每袋装 2.5g(无蔗糖)。

【功能主治】清热解毒,燥湿止带,祛瘀止痛。用于湿热夹瘀所致带下病、月经不调,症见带下量多、色黄质稠、小腹隐痛、腰骶酸痛、经行腹痛,慢性盆腔炎、附件炎、子宫内膜炎见上述证候者。

【用法用量】口服。片剂,一次 4~5 片。胶囊,一次 3 粒。颗粒,一次 1 袋。均一日 3 次,7 天为一疗程,必要时可连服 2~3 疗程,每疗程之间停药 3 天。

【注意事项】①本品用于湿热瘀结证,气血虚弱所致腹痛、带下者慎用;②孕妇禁用,妇女经期、哺乳期慎用。

坤复康片(胶囊)[乙类]

【药物组成】赤芍、乌药、香附、南刘寄奴、粉草薢、萹蓄、猪苓、女贞子、苦参。

【方　　解】方中赤芍活血化瘀为君药,乌药、香附行气为臣药,南刘寄奴、粉草薢、萹蓄、猪苓、女贞子、苦参清热利湿合为佐药,全方共奏活血化瘀、清热利湿之功。

【剂型规格】片剂,每片重 0.4g;胶囊剂,每粒装 0.38g。

【功能主治】活血化瘀、清热利湿。用于气滞血瘀,湿热蕴结之盆腔炎,症见带下量多,下腹疼痛等症。

【用法用量】口服。片剂,一次 3~4 片,一日 3 次。胶囊,口服,一次 3~4 粒,一日 3 次。

【注意事项】孕妇禁用。

治糜康栓[乙类]

【药物组成】黄柏、苦参、儿茶、枯矾、冰片。

【方　　解】方中黄柏清热解毒燥湿,为君药。苦参清热燥湿,杀虫止痒,为臣药。儿茶祛腐生肌,枯矾燥湿收敛,冰片清热止痒,共为佐药,诸药相合,共奏清热解毒、燥湿、收敛生肌之功。

【剂型规格】栓剂,每粒重 3g。

【功能主治】清热解毒,燥湿收敛。用于湿热下注所致带下病,症见带下量多、色黄质稠、有臭味,或有大便干燥;细菌性阴道病、滴虫性阴道炎、宫颈糜烂见上述证候者。

【用法用量】一次 1 粒,隔一日 1 次,睡前清洗外阴后,将栓剂推入阴道深部,10 日为一疗程。

【注意事项】①月经期停用,寒湿带下者慎用;②孕妇忌用;③切忌内服;④用药期间忌食生冷、辛辣、厚味之品。

【特别提示】本品为参保人员住院使用时由基本医疗保险统筹基金按规定支付,门诊使用时由职工基本医疗保险个人账户支付的药品。

苦参软膏(凝胶)[乙类]

【药物组成】苦参总碱。

【剂型规格】软膏剂,每支装 3g;凝胶剂,每支装 5g。

【功能主治】清热燥湿,杀虫止痒。用于霉菌性阴道炎和滴虫性阴道炎湿热下注证所致的带下、阴痒。症见带下量多,质稠如豆腐渣样或黄色泡沫样,其气腥臭,阴道潮红、肿胀,外阴瘙痒,甚则痒痛,尿频急涩痛,口苦黏腻,大便秘结或溏而不爽,小便黄赤等。

【用法用量】软膏剂,阴道用药。每晚 1 支,将软膏轻轻挤入阴道深处,连用 7 日为一疗程,或遵医嘱。凝胶剂,每晚 1 支,注入阴道深处。

【不良反应】偶有头晕、恶心、胸闷等不良反应发生,一般静卧休息即可缓解。

【注意事项】①过敏体质者慎用;②使用次日如有棕黄色或黄色分泌物自阴道排出,为正常现象;③月经期间不宜使用,孕妇禁用。

金刚藤丸(片、胶囊、颗粒、糖浆)[乙类]

【药物组成】金刚藤。

【剂型规格】丸剂,每袋装 4g;片剂,每片重 0.52g;胶囊剂,每粒装 0.5g;颗粒剂,每袋 6g;糖浆剂,每瓶装 150ml。

【功能主治】清热解毒,消肿散结。用于湿热下注所致的带下量多,黄稠,经期腹痛;慢性盆腔炎、附件炎和附件炎性包块。

【用法用量】口服。丸剂,一次 4g,一日 3 次。片剂,一次 4 片,一日 3 次,一个月为一疗程。胶囊,一次 4 粒,一日 3 次,2 周为一疗程,或遵医嘱。颗粒,饭后开水冲服,一次 1 袋,一日 3 次,30 天为一疗程。糖浆,口服,一次 20ml,一日 3 次。

【注意事项】孕妇忌服。

金鸡片(胶囊、颗粒)[乙类]

【药物组成】金樱根、鸡血藤、千斤拔、功劳木、两面针、穿心莲。

【方   解】方中以千斤拔、功劳木祛风利湿、苦燥寒清,二药合用为君药;穿心莲清热燥湿,以止带下,鸡血藤甘温通补,合为臣药;金樱根、两面针辛散苦泄善运脾,行气止痛,助君药止带,又能止痛,为佐药。全方配伍,共奏清热解毒、健脾除湿、通络活血之功。

【剂型规格】片剂,每片含干膏粉 0.247g;胶囊剂,每粒装 0.35g;颗粒剂,每袋 8g。

【功能主治】清热解毒、健脾除湿、通络活血。用于湿热下注引起的附件炎、子宫内膜炎、慢性盆腔炎湿热瘀阻证。

【用法用量】口服。片剂,一次 6 片,一日 3 次。胶囊,一次 4 粒,一日 3 次。颗粒,开水冲服,一次 8g,一日 2 次,10 日为一疗程,必要时可连服 2~3 个疗程。

【注意事项】①血虚者慎用;②糖尿病患者慎用;③孕妇禁用;④寒湿带下者慎用;⑤过敏体质者慎服;⑥感冒时不宜服用;⑦服药期间忌食油腻、生冷、辛辣食品。

【特别提示】本品为参保人员住院使用时由基本医疗保险统筹基金按规定支付,门诊使用时由职工基本医疗保险个人账户支付的药品。

复方沙棘籽油栓[乙类]

【药物组成】沙棘籽油、蛇床子、乳香、没药、苦参、炉甘石、冰片。

【方   解】本方以沙棘籽油、蛇床子为君药,功能清热燥湿、杀虫止痒;苦参、炉甘石为臣药,增强君药清热、止痒之功;乳香、没药消肿止痛、活血生肌,合为佐药;冰片为使药,引诸药入经发挥疗效。全方诸药合用,共奏清热燥湿、消肿止痛、杀虫止痒、活血生肌之功。

【剂型规格】栓剂,每粒重 2.7g。

【功能主治】清热燥湿,消肿止痛,杀虫止痒,活血生肌。用于湿热下注所致的宫颈糜烂。症见带下量多,色黄或黄白,血性白带或性交后出血,外阴瘙痒、肿痛、腰腹垂胀等。

【用法用量】阴道用药。月经干净后开始用药。洗净外阴部,将栓剂塞入阴道深处。每晚 1 粒,每日或隔日一次,6 次为一疗程。

【不良反应】偶见外阴皮肤瘙痒,伴有丘疹或局部发红,一般停药后可消失。

【注意事项】①治疗期间避免房事;②月经期不宜用药;③宜在医生的指导下正确用药;④若贮藏不当,本品软化或融化,可放入冰箱中或冷水中使其冷却成形后使用,不影响疗效;⑤孕妇慎用。

保妇康栓[乙类]

【药物组成】莪术油、冰片。

【方　　解】以莪术油为君药,发挥行气破瘀之功;冰片生肌、消肿、止痛,为臣药。二药合用共奏行气破瘀,生肌止痛之功。

【剂型规格】栓剂,每粒重 1.74g。

【功能主治】行气破瘀,生肌止痛。用于湿热瘀滞所致的带下病,症见带下量多、色黄、时有阴部瘙痒;霉菌性阴道炎、老年性阴道炎、宫颈糜烂见上述证候者。

【用法用量】洗净外阴部,将栓剂塞入阴道深部,或在医生指导下用药。每晚 1 粒。

【不良反应】①罕见用药后出现暂时性体温升高或畏寒,寒战现象,多为老年女性或雌激素水平低下者,减量或停药后可自行消退;②罕见用药部位灼热感、疼痛、瘙痒、红肿、皮疹、过敏等,停药后可逐渐缓解至消失。过敏体质者慎用。

【注意事项】①孕妇忌用;②妊娠 12 周内禁用,妊娠 13 周后及哺乳期妇女在医生指导下用药;③月经期前至经净 3 天内停用;④外用药,不可内服;⑤脾肾阳虚所致带下慎用;⑥本品用于湿热瘀阻证,脾肾阳虚所致带下慎用,表现为带下量多,色白清冷,质稀薄,腰脊酸冷,尿频清长或夜尿多,便清溏等;⑦未婚妇女禁用,已婚妇女月经期及阴道局部有破损者禁用;月经期前至经净 3 天内停用,切忌内服;⑧用药期间忌辛辣、厚味之品。

宫炎平片(胶囊)[甲类]

【药物组成】地稔、两面针、当归、五指毛桃、柘木。

【方　　解】方中重用地稔清热利湿,解毒,为君药。两面针清热解毒、消肿止痛,助君药清热解毒,为臣药。当归养血活血,通经止痛;柘木滋养血脉,调益脾胃;五指毛桃健脾利湿,收敛止带,均为佐药。诸药相合,共奏清热利湿、祛瘀止痛、收敛止带之功。

【剂型规格】片剂,①薄膜衣片,每片重 0.26g;②糖衣片(片芯重 0.25g)。胶囊剂,每粒装 0.2g。

【功能主治】清热利湿,祛瘀止痛,收敛止带。用于湿热瘀阻所致带下病,症见小腹隐痛,经色紫暗、有块,带下色黄质稠;慢性盆腔炎见上述证候者。

【用法用量】口服。片剂,一次 3~4 片,一日 3 次。胶囊,一次 3~4 粒,一日 3 次。

【注意事项】①本品含活血通经之品,孕妇忌用;②本品用于湿热瘀阻证,全身虚弱、面色、口唇、爪甲失其血色之血虚失荣腹痛及寒湿带下,症见带下量多,色白清冷,质稀薄,腰脊酸冷者慎用;③服药期间忌食生冷、辛辣及厚味之品。

宫颈炎康栓[乙类]

【药物组成】苦参、枯矾、苦杏仁(燀)、冰片。

【方　　解】方中以苦参为君药,清热燥湿;枯矾为臣药,功能敛湿生肌;苦杏仁增强君臣二药清热之功,为佐药;最后加以冰片去腐消炎,同时为使药,引诸药入经。全方共奏清热燥湿、去腐生肌之功。

【剂型规格】栓剂,每粒重 1.2g。

【功能主治】清热燥湿,去腐生肌。用于带下湿热证,症见带下量多、色黄如脓,或挟血丝,有秽臭气,腰痛、腰腹坠胀,口苦、口干,尿黄,便干,阴痒等;慢性宫颈糜烂见上述证候者。

【用法用量】阴道给药。于月经干净 2~3 天后开始用药,一次 1 粒,隔天用药 1 次;连续用药 10 次为一疗程,使用方法:晚上临睡前取本品 1 粒,戴上指套,平躺,弯曲双膝,药栓尖端向内,用手指将药栓轻轻置于阴道后穹窿。

【注意事项】①如发现药栓变软,置冷水或冰箱中冷却后使用;②外用药,禁口服;③月经前三天最好不用本品;④必须将药栓推入阴道深部后穹窿(阴道口内一手指深),静卧一段时间(1~2 小时),以免药物融化溢出体外引起外阴瘙痒、灼热及红肿;⑤本品为脂溶性栓剂,药物在阴道内融化后,大多会形成药膜覆盖在病灶上,药膜在释放药力后呈乳白色、淡黄或暗红等颜色的膜状、片状、块状或团块状物,于用药 48 小时后脱落排出,此属正常的药物排泄过程;⑥用药 48 小时后若无药膜自行从阴道排出,可通过温开水冲洗或坐浴的方法使药膜排出,以避免药膜堵塞阴道而引起不适;⑦用药过程中如出现红肿,出血现象,应暂停用药,并咨询医生或生产企业。

【特别提示】本品为参保人员住院使用时由基本医疗保险统筹基金按规定支付,门诊使用时由职工基本医疗保险个人账户支付的药品。

盆炎净片(胶囊、颗粒、口服液)^[乙类]

【药物组成】忍冬藤、蒲公英、鸡血藤、益母草、狗脊、车前草、赤芍、川芎。

【方　　解】本方以忍冬藤、蒲公英清热解毒消痈为君药;狗脊、车前草清热利湿为臣药;鸡血藤、益母草、赤芍、川芎活血、调经、祛瘀合为佐药。全方共奏清热利湿,和血通络,调经止带之功。

【剂型规格】片剂,每片重 0.52g。胶囊剂,①每粒装 0.25g;②每粒装 0.4g。颗粒剂,每袋装 5g(无蔗糖)。口服液,每支装 10ml。

【功能主治】清热利湿,和血通络,调经止带。用于湿热下注,白带过多,盆腔炎见以上的证候者。

【用法用量】口服。片剂,一次 5 片,一日 3 次。胶囊,一次 4 粒(规格①)或一次 5 粒(规格②),一日 3 次。颗粒,开水冲服,一次 1 袋,一日 3 次。口服液,一次 10ml,一日 3 次。

【注意事项】孕妇禁用。

【特别提示】本品为参保人员住院使用时由基本医疗保险统筹基金按规定支付,门诊使用时由职工基本医疗保险个人账户支付的药品。

康妇炎胶囊^[乙类]

【药物组成】蒲公英、败酱草、赤芍、薏苡仁、苍术、当归、川芎、香附、泽泻、白花蛇舌草、延胡索(制)。

【方　　解】本方以蒲公英、败酱草为君药,功能清热解毒;赤芍、薏苡仁、泽泻、白花蛇舌草合为臣药,发挥清热凉血、除湿除痹、止带之功;苍术、当归、川芎、香附、延胡索活血化瘀行滞,合为佐药。全方诸药共奏清热解毒,化瘀行滞,除湿止带之功。

【剂型规格】胶囊剂,每粒装 0.4g。

【功能主治】清热解毒,化瘀行滞,除湿止带。用于月经不调,痛经,附件炎,阴道炎,子宫内膜炎及盆腔炎等妇科炎症。

【用法用量】口服,一次 3 粒,一日 2 次。

【注意事项】①孕妇禁用;②服药期间忌食油腻、生冷、辛辣食品;③便溏或月经过多者不宜服用;④过敏体质者慎服。

康妇消炎栓[乙类]

【药物组成】苦参、败酱草、紫花地丁、穿心莲、蒲公英、猪胆粉、紫草（新疆紫草）、芦荟。

【方　解】方中苦参清热燥湿，杀虫，利尿；败酱草清热解毒，消痈排脓，祛瘀止痛；紫花地丁清热解毒，凉血消肿，三者为燥湿解毒常用药，共为君药。猪胆粉清热，解毒；穿心莲、蒲公英清热解毒，消肿散结，二者助君药清热凉血解毒，共为臣药。紫草凉血，活血，芦荟清肝热，通便，共为佐药。全方可达清热解毒，凉血，杀虫止痒，利湿散结之效。

【剂型规格】栓剂，每粒重 2.8g。

【功能主治】清热解毒，利湿散结，杀虫止痒。用于湿热、湿毒所致的带下病、阴痒，症见下腹胀痛或腰骶胀痛，带下量多，色黄，阴部瘙痒，或有低热，神疲乏力，便干或溏而不爽，小便黄；盆腔炎、附件炎、阴道炎见上述证候者。

【用法用量】直肠给药，一次 1 粒，一日 1~2 次。

【不良反应】偶见荨麻疹样药疹，或许有腹痛、腹泻。

【注意事项】孕妇慎用。

康妇凝胶[乙类]

【药物组成】白芷、蛇床子、花椒、土木香、冰片。

【方　解】以白芷为君药，祛风、燥湿排脓之功；蛇床子、花椒增强君药燥湿之功，为臣药；土木香为佐药，行气止痛；冰片消炎生肌，同时兼为使药，能共引诸药入经。全方共奏祛风燥湿，止痒杀虫，防腐生肌之功。

【剂型规格】凝胶剂，每支装 3g。

【功能主治】祛风燥湿，止痒杀虫，防腐生肌。用于外阴炎、外阴溃疡、阴道炎等引起的外阴或阴道充血、肿胀、灼热、疼痛、分泌物增多或局部溃疡、糜烂、瘙痒等。

【用法用量】外用。涂于洗净的患处，一日 2~4 次。

野菊花栓[乙类]

见第四章第二节前列腺疾病类药"野菊花栓[乙类]"项下内容。

裸花紫珠栓[乙类]

【药物组成】裸花紫珠。

【剂型规格】栓剂，每粒重 1.4g。

【功能主治】消炎解毒，收敛止血。用于宫颈炎、白念珠菌性阴道炎等。

【用法用量】阴道给药，先将外阴洗净擦干，每晚插入 1 粒；8 天为一个疗程。

【注意事项】妇女月经期不宜使用。

第五节　产后病类药

生化丸[乙类]

【药物组成】当归、桃仁、川芎、甘草、干姜（炒炭）。

【方　　解】本方以当归为君药;功能补血活血,桃仁、川芎为臣药;增加君药补血,活血祛瘀之功;干姜能够补火助阳为佐药;甘草调和诸药为使药;全方共奏养血祛瘀之功。

【剂型规格】大蜜丸,每丸重 9g。

【功能主治】养血祛瘀。用于产后受寒恶露不行或行而不畅,夹有血块,小腹冷痛。

【用法用量】口服,一次 1 丸,一日 3 次,用温开水或黄酒送服。

【注意事项】产后血热有瘀者(症见恶露量多有瘀,色鲜红或深红,质稠而臭,面赤口干)不宜使用。

五加生化胶囊[乙类]

【药物组成】刺五加浸膏、当归、川芎、桃仁、干姜、甘草。

【方　　解】方中刺五加为君药,功能益气补肾;当归、川芎为臣药,增强君药活血益气之功;桃仁、干姜活血祛瘀,温中祛寒为佐药;甘草为使药,调和诸药。全方共奏益气养血、活血祛瘀之功。

【剂型规格】胶囊剂,每粒装 0.4g。

【功能主治】益气养血、活血祛瘀。适用于经期及人流术后、产后气虚血瘀所至阴道流血、血色紫暗或有血块,小腹疼痛按之不减,腰背酸痛,自汗,心悸气短,舌淡,兼见瘀点,脉沉弱等。

【用法用量】口服。一次 6 粒,一日 2 次。温开水送服,疗程 3 天或遵医嘱。

【注意事项】服药期间忌食辛辣、黏腻及生冷食品。

产复康颗粒[乙类]

【药物组成】益母草、当归、人参、黄芪、何首乌、桃仁、蒲黄、熟地黄、醋香附、昆布、白术、黑木耳。

【方　　解】方中人参、黄芪、白术健脾益气摄血,化源充足,资生气血,为君药。益母草、当归、桃仁、蒲黄活血化瘀,祛瘀生新,为臣药。黑木耳、何首乌补肝肾,益精血;熟地黄滋阴补血,益精填髓;香附理气解郁,与养血活血之品共用,使气血调达;昆布软坚祛瘀,五味皆为佐药。诸药相合,共奏益气养血、祛瘀生新之功。

【剂型规格】颗粒剂,①每袋装 20g;②每袋装 10g;③每袋装 5g(无蔗糖)。

【功能主治】补气养血,祛瘀生新。用于气虚血瘀所致的产后恶露不绝,症见产后出血过多、淋漓不断、神疲乏力,腰腿酸软。

【用法用量】温水冲服。一次 20g(规格①、②)或 5g(规格③),一日 3 次;5~7 日为一个疗程;产褥期可长期服用。

【注意事项】①血热证者忌用;②产后出者大出血慎用。

【特别提示】本品为参保人员住院使用时由基本医疗保险统筹基金按规定支付,门诊使用时由职工基本医疗保险个人账户支付的药品。

安宫止血颗粒[甲类]

【药物组成】益母草、马齿苋。

【方　　解】本方以益母草为君药,能够活血祛瘀;马齿苋为臣药,功能清热、散血。二药合方,共奏活血化瘀、清热止血之功。

【剂型规格】颗粒剂,每袋装 4g。

【功能主治】活血化瘀,清热止血。用于瘀热内蕴所致的恶露不净,症见恶露不止、小腹疼痛、口燥咽干,人工流产及产后子宫复位不全见上述证候者。

【用法用量】温开水冲服,一次 4g,一日 3 次,7~10 天为一疗程。

【注意事项】①用药期间,注意观察阴道出血量的变化;②孕妇忌用。

补血生乳颗粒[乙类]

【药物组成】黄芪、当归、白芍、茯苓、甘草、王不留行(炒)、川芎、枳壳、桔梗。

【方　解】以黄芪,当归益气补血之功为君药;白芍、川芎补血活血为臣药;王不留行(炒)通经下乳、茯苓、枳壳、桔梗,行气、利水消肿之功为佐药;甘草为使药,调和诸药,全方共奏益气补血,通络生乳之功。

【剂型规格】颗粒剂,每袋装4g。

【功能主治】益气补血,通络生乳。用于气血亏虚所致的产后缺乳病。症见产后气血不足,乳汁少、甚或全无、乳汁清稀、乳房柔软等。

【用法用量】开水冲服,一次4g,一日2次,5天为一疗程,或遵医嘱。

【注意事项】孕妇忌用。

【特别提示】本品为参保人员住院使用时由基本医疗保险统筹基金按规定支付,门诊使用时由职工基本医疗保险个人账户支付的药品。

补血益母丸(颗粒)[乙类]

【药物组成】当归、黄芪、阿胶、益母草、陈皮。

【方　解】以当归补血活血为君药;阿胶补血,黄芪补气合为臣药;益母草活血调经、祛瘀生新,陈皮行气为佐药。全方共奏补益气血,祛瘀生新之功。

【剂型规格】丸剂,每袋装12g;颗粒剂,每袋装12g。

【功能主治】补益气血,祛瘀生新。用于气血两虚兼血瘀证产后腹痛。

【用法用量】口服。丸剂,一次12g,一日2次。颗粒,开水冲服,一次12g,一日2次。

【注意事项】忌生冷辛辣,孕妇禁服。

茜芷胶囊[甲类](片)[乙类]

【药物组成】川牛膝、三七、茜草(制)、白芷。

【方　解】本方以三七为君药,活血止血,去瘀生新;川牛膝、茜草为臣药,增强君药活血痛经之功;白芷为佐药,消肿排脓;全方共奏活血止血、去瘀生新、消肿止痛之功。

【剂型规格】胶囊剂,每粒装 0.4g;片剂,每片重 0.4g。

【功能主治】活血止血,去瘀生新,消肿止痛。用于气滞血瘀所致子宫出血过多,时间延长,淋漓不止,小腹疼痛;药物流产后子宫出血量多见上述证候者。

【用法用量】饭后温开水送服。胶囊,一次 5 粒,一日 3 次,连服 9 天为一个疗程,或遵医嘱。片剂,一次 5 片,一日 3 次,连服 9 天为一个疗程,或遵医嘱。

【不良反应】少数患者服药后胃脘不适,一般不影响继续用药;偶见皮疹,可对症处理。

【注意事项】①孕妇禁用;②大出血者注意综合治疗。

新生化片(颗粒)[乙类]

【药物组成】当归、川芎、桃仁、炙甘草、干姜(炭)、益母草、红花。

【方　　解】本方以当归为君药,补血活血;川芎、益母草、红花、桃仁合为臣药,助君药活血、祛瘀之功;炙甘草、干姜炭为佐药,功能补气补血、温阳通脉,同时兼具炭药止血之功,制约君臣二药活血功力之盛。诸药合用,共奏全方活血、祛瘀、止痛之功。

【剂型规格】片剂,每片重 0.85g;颗粒剂,每袋装 6g(相当于原药材 9g)。

【功能主治】活血、祛瘀、止痛。用于产后恶露不行,少腹疼痛,也可试用于上节育环后引起的阴道流血,月经过多。

【用法用量】片剂,口服,一次 4 片,一日 2~3 次。颗粒,热水冲服,一次 2 袋,一日 2~3 次。

【注意事项】血热有瘀者忌用。

第六节　其　　他

孕康颗粒(口服液)[乙类]

【药物组成】山药、续断、黄芪、当归、狗脊(去毛)、菟丝子、桑寄生、杜仲(炒)、补骨脂、党参、茯苓、白术(焦)、阿胶、地黄、山茱萸、枸杞子、乌梅、白芍、砂仁、益智、苎麻根、黄芩、艾叶。

【方　　解】方中黄芪有益气健脾;当归有补血养血之功;山药能补脾益气、除热降湿;续断补肝肾、调血脉、续筋骨;以上四药共为君臣药。狗脊(去毛)、菟丝子、桑寄生、盐杜仲、补骨脂、山茱萸、枸杞子能壮腰健肾;阿胶、地黄能养血安胎;党参、茯苓、炒白术能健脾益气;乌梅、白芍收敛止漏;益智、砂仁健胎止呕;苎麻根、黄芩清热止血;艾叶温宫活血;为佐使药配伍,诸药合用,共奏"脾肾两益、气血双补"的作用。

【剂型规格】口服液,①每瓶装 10ml;②每瓶装 20ml;③每瓶装 100ml。颗粒剂,每袋装 8g。

【功能主治】健脾固本,养血安胎。用于肾虚型和气血虚弱型先兆流产和习惯性流产。

【用法用量】口服。口服液,早、中、晚空腹口服,一次 20ml,一日 3 次。颗粒,开水冲服,早、中、晚空腹口服,一次 1 袋,一日 3 次。

【注意事项】①服药期间,忌食辛辣刺激性食物,避免剧烈运动以及重体力劳动;②凡难免流产,异位妊娠、葡萄胎等非本品使用范围。

宫瘤宁片(胶囊、颗粒)[乙类]

【药物组成】海藻、三棱、蛇莓、石见穿、半枝莲、拳参、党参、山药、谷芽、甘草。

【方　　解】方中海藻软坚散结、利水退肿;党参、山药补中益气、扶正固本;谷芽消食健脾;石见穿、蛇莓、半枝莲活血化瘀、清热解毒、消肿止痛;三棱祛瘀通经、破血消癥、行气消积;拳参清热利湿、凉血止血、解毒散结;甘草调和药味。诸药合用,共奏软坚散结、活血化瘀、扶正固本之功。

【剂型规格】片剂,每片片心重 0.30g;胶囊剂,每粒装 0.45g;颗粒剂,每袋装 4g。

【功能主治】软坚散结,活血化瘀,扶正固本。用于子宫肌瘤(肌壁间,浆膜下)气滞血瘀证。症见经期延长,经量过多,经色紫暗有块,小腹或乳房胀痛等。

【用法用量】口服。片剂,一次 6 片,一日 3 次。胶囊,一次 4 粒,一日 3 次。颗粒,一次 1 袋,一日 3 次。3 个月经周期为一疗程。

【不良反应】偶见胃肠道反应。

【注意事项】①忌辛辣刺激之品;②本品含较多活血散结药物,有损胎儿,孕妇禁用;③月经期暂停服用;④体虚者慎用。

【特别提示】本品为参保人员住院使用时由基本医疗保险统筹基金按规定支付,门诊使用时由职工基本医疗保险个人账户支付的药品。

宫瘤消胶囊【乙类】

【药物组成】牡蛎、香附(制)、土鳖虫、三棱、莪术、白花蛇舌草、仙鹤草、牡丹皮、党参、白术、吴茱萸。

【方　　解】方中牡蛎软坚散结,香附活血化瘀、疏肝理气,白花蛇舌草清热解毒,土鳖虫破血逐瘀,三棱、莪术破血行气,消癥止痛,仙鹤草活血消肿,牡丹皮清热凉血、活血化瘀,党参补益正气,白术补气健脾,吴茱萸散热止痛,共奏活血化瘀、软坚散结、理气止痛之功。

【剂型规格】胶囊剂,每粒装 0.5g。

【功能主治】活血化瘀,软坚散结。用于子宫肌瘤属气滞血瘀证,症见月经量多,夹有大小血块,经期延长,或有腹痛,舌暗红,或边有紫点、瘀斑,脉弦或细涩。

【用法用量】口服,一次 3~4 粒,一日 3 次,一个月经周期为一疗程,连续服用 3 个疗程。

【注意事项】①孕妇忌服;②经期停服。

【特别提示】本品为参保人员住院使用时由基本医疗保险统筹基金按规定支付,门诊使用时由职工基本医疗保险个人账户支付的药品。

宫瘤清片(胶囊、颗粒)【甲类】

【药物组成】熟大黄、水蛭、土鳖虫、桃仁、蒲黄、黄芩、枳实、牡蛎、地黄、白芍、甘草。

【方　　解】方中熟大黄活血祛瘀,消癥散结,为君药。土鳖虫、水蛭破血逐瘀,通经,桃仁、蒲黄活血祛瘀,枳实破气消积,使气行则血行,四药相伍,增强大黄活血逐瘀、消癥散结之效,共为臣药。瘀血内停久而化热,伍黄芩清肝泻热,协大黄以清瘀热,牡蛎软坚散结,地黄、白芍养血和血,使消癥攻邪而不伤正,均为佐药。甘草调和诸药,为使药。全方合用,共奏活血逐瘀、消癥破积之功。

【剂型规格】片剂,①每片重 0.4g;②每片重 0.37g。胶囊剂,每粒装 0.37g。颗粒剂,每袋装 4g。

【功能主治】活血逐瘀,消癥破积。用于瘀血内停所致的妇女癥瘕,症见小腹胀痛、经色紫暗有块、经行不爽;子宫肌瘤见上述证候者。

【用法用量】口服。片剂,一次 3 片,一日 3 次,或遵医嘱。胶囊,一次 3 粒,一日 3 次,或遵医嘱。颗粒,一次 1 袋,一日 3 次,或遵医嘱。

【不良反应】偶见胃肠道反应[成都中医药大学学报,2001(1):10]。

【注意事项】①忌辛辣刺激之品;②经期停服,孕妇禁用;③体虚者慎用。

益母草注射液【乙类】

【药物组成】益母草总生物碱。

【剂型规格】注射剂,每支装 1ml。

【功能主治】子宫收缩药。用于止血调经。

【用法用量】肌内注射,一次 1~2ml,一日 1~2 次。

【特别提示】限生育保险。

滋肾育胎丸[乙类]

【**药物组成**】菟丝子、砂仁、熟地黄、人参、桑寄生、阿胶(炒)、何首乌、艾叶、巴戟天、白术、党参、鹿角霜、枸杞子、续断、杜仲。

【**方　　解**】本方由补阳药、补气药和补血药组成,菟丝子为君药,味甘性温,归肾、肝、脾经,《名医别录》曰"治男女虚冷添精益髓,去腰疼膝冷,能补肾益精固胎。"鹿角霜温肾助阳生精;菟丝子、桑寄生、续断、杜仲、巴戟天补肝肾,固冲任;人参、党参、白术健脾补气;熟地黄、何首乌、阿胶、枸杞子滋阴养血。配少量补阴药以阴中求阳,加艾叶、砂仁和胃温中理气以调和诸药。

【**剂型规格**】水蜜丸,每瓶装60g。

【**功能主治**】补肾健脾,益气培元,养血安胎,强壮身体。用于脾肾两虚,冲任不固所致的滑胎(防治习惯性流产和先兆性流产)。

【**用法用量**】口服。淡盐水或蜂蜜水送服,一次5g,一日3次。

【**不良反应**】有文献报道服用本品40例患者中,发生不良反应的有11例,其中咽干5例,便秘3例,苔厚2例,纳差1例,不良反应程度均较轻,停药后均自然消退[中医药导报,2014,20(10):66]。

【**注意事项**】①本品适用于脾肾两虚、冲任不固所致胎漏胎动不安,属血热证者忌用,症见发热、出血或皮肤斑疹等;②感冒发热勿服。服药时忌食萝卜、薏苡仁、绿豆芽;③忌食肥甘厚味及辛辣之品;④孕妇禁房事。

第六章　儿科用药

第一节　小儿感冒类药

儿童清咽解热口服液[乙类]

【药物组成】柴胡、黄芩苷、紫花地丁、人工牛黄、苣荬菜、鱼腥草、芦根、赤小豆。

【方　解】方中柴胡和解透热,人工牛黄、紫花地丁、苣荬菜、鱼腥草清热解毒,芦根清热生津,赤小豆清热利尿、引热下行。诸药合用,共奏清热解毒、利咽消肿之功。

【剂型规格】合剂,每支装 10ml。

【功能主治】清热解毒,消肿利咽。用于小儿急性咽炎(急喉痹)属肺胃实热证,证见:发热,咽痛,咽部充血,或咳嗽,口渴等。

【用法用量】口服。1~3 岁一次 5ml;4~7 岁一次 10ml;7 岁以上一次 15ml;一日 3 次。

【不良反应】偶见便溏,腹泻,腹痛。

儿感退热宁颗粒(口服液)[乙类]

【药物组成】青蒿、板蓝根、菊花、苦杏仁、桔梗、连翘、薄荷、甘草。

【方　解】方中青蒿苦寒清热,辛香透散,长于清透伏热,使热邪由阴分透出阳分,为君药;板蓝根、连翘清热解毒利咽,能助君药清内郁之火,菊花、薄荷疏风散热解表,能助青蒿将透出阴分之热由表散出,共为辅药;佐以桔梗、杏仁、甘草宣肃肺气,化痰利咽止咳;甘草同时也有调和诸药之效,为使药。诸药合用,共奏清热解毒发表、化痰止咳利咽之功。

【剂型规格】颗粒剂,每袋装 5g;口服液,每支装 10ml。

【功能主治】解表清热,化痰止咳,解毒利咽。用于小儿外感风热,内郁化火,发热头痛,咳嗽,咽喉肿痛。

【用法用量】口服,颗粒,10 岁以上儿童一次 5~7.5g,5~10 岁儿童一次 3~5g,3~5 岁儿童一次 2~3g,一日 3 次。口服液,10 岁以上儿童一次 10~15ml,5~10 岁儿童一次 6~10ml,3~5 岁儿童一次 4~6ml,一日 3 次,或遵医嘱。

【不良反应】有文献报道个别患儿在空腹口服时有胃不适、呕吐和腹泻等胃肠反应 [四川医学, 2006, 27(10): 1085]。

【注意事项】①对于风寒外感咳嗽不适用,其表现为恶寒重,发热轻,无汗,鼻塞流清涕,口不渴,咳吐稀白痰;②忌食辛辣、生冷、油腻食物;③本品以清热利咽,化痰止咳为主,适用于小儿风热感冒者,若见高热、咳重者应及时去医院就诊。

小儿双清颗粒[乙类]

【药物组成】人工牛黄、羚羊角、水牛角浓缩粉、厚朴、板蓝根、连翘、拳参、石膏、莱菔子、荆芥穗、薄荷脑、冰片。

【方　　解】方中荆芥穗、薄荷、板蓝根、连翘、石膏具有祛风解表、清热镇痛作用;羚羊角、水牛角、拳参具有清热解毒、平肝息风、抗惊厥作用;厚朴、莱菔子有降气化痰、消积平喘作用;牛黄具有清心开窍、息风定惊、清热解毒作用;冰片具有开窍醒神、清热散毒的作用。全方诸药相配,共起清热解毒、表里双解、化痰定惊、开窍醒神之功。

【剂型规格】颗粒剂,每袋装 2g。

【功能主治】清热解毒,表里双解。用于小儿外感属表里俱热证,见发热,流涕,咽红,口渴,便干,溲赤,舌红,苔黄者;急性上呼吸道感染见上述证候者。

【用法用量】开水冲服,周岁以内小儿一次 0.5~1 袋,1~3 岁一次 1~1.5 袋,4~6 岁一次 1.5~2 袋,7 岁以上一次 2~2.5 袋,一日 3 次;重症者于服药后 2 小时加服 1 次。

【注意事项】①忌食辛辣、生冷、油腻食物;②风寒感冒者不适用,表现为发热畏冷、肢凉、流清涕,咽不红者;③脾虚易腹泻者慎服;④对本品过敏者禁用,过敏体质者慎用。

小儿百寿丸[乙类]

【药物组成】钩藤、炒僵蚕、胆南星(酒炙)、天竺黄、桔梗、木香、砂仁、陈皮、麸炒苍术、茯苓、炒山楂、六神曲(麸炒)、炒麦芽、薄荷、滑石、甘草、朱砂、牛黄。

【方　　解】方中钩藤平肝息风,透散邪热,薄荷疏风散热,清利头目为君药。僵蚕、胆南星、天竺黄、牛黄、朱砂清热化痰,息风定惊,为臣药。以木香、砂仁、陈皮、茯苓、苍术、山楂、六神曲、麦芽健脾和胃,消食导滞;滑石清热利水,导热下行。合为佐药。桔梗宣肺祛痰,载药上行;甘草清热解毒,调和诸药,皆为佐使药。诸药相合,共奏清热散风,消食化滞之功。

【剂型规格】大蜜丸,每丸重 3g。

【功能主治】清热散风,消食化滞。用于小儿风热感冒、积滞,症见发热头痛、脘腹胀满、停食停乳、不思饮食、呕吐酸腐、咳嗽痰多、惊风抽搐。

【用法用量】口服。一次 1 丸,一日 2 次;周岁以内小儿酌减。

【注意事项】①本品用于风热感冒,兼夹食滞者,若属风寒或暑湿感冒者不宜应用,风寒感冒表现为浑身酸痛、鼻塞流涕、咳嗽有痰;暑湿感冒表现为头身困重,胸脘痞满,纳呆;②本品为表邪化热,热极生风的小儿急惊风所设,若属脾虚肝旺、慢脾风者不宜应用,脾虚肝旺表现为两胁胀痛,食后腹胀,或腹部胀痛,泻后痛减;慢脾风表现为面色白或灰暗,精神萎靡或沉睡,口鼻气冷,额汗涔涔,抚之不温或四肢厥冷,手足震颤或蠕动;③服药期间忌食生冷、油腻及辛辣不消化食物;④服本药时不宜同时服用滋补性中成药;⑤本品中含有朱砂,不宜加大剂量或长期服用。

小儿至宝丸[乙类]

【药物组成】紫苏叶、广藿香、薄荷、羌活、陈皮、制白附子、胆南星、炒芥子、川贝母、槟榔、炒山楂、茯苓、六神曲(炒)、炒麦芽、琥珀、冰片、天麻、钩藤、僵蚕(炒)、蝉蜕、全蝎、人工牛黄、雄黄、滑石、朱砂。

【方　　解】方中紫苏叶、广藿香、薄荷,疏风退热、醒脾和中,陈皮、胆南星、川贝母化痰止咳,共为主药;辅以山楂、茯苓、六神曲、麦芽行气健脾、消食导滞,琥珀、冰片、牛黄、蝉蜕、朱砂清热化痰,镇惊安神,开窍醒脑;雄黄、芥子温肺祛痰;天麻、钩藤、白附子、僵蚕、全蝎息风定惊止痉;槟榔、滑石降气行水,利尿通淋。诸药合用,共奏疏风清热、消食导滞、化痰息风之功效。

【剂型规格】大蜜丸,每丸重 1.5g。

【功能主治】疏风镇惊,化痰导滞。用于小儿风寒感冒,停食停乳,发热鼻塞,咳嗽痰多,呕吐泄泻。

【用法用量】口服。一次 1 丸,一日 2~3 次。

【注意事项】①本品含雄黄、朱砂,不宜多服、久服;②忌油腻食物;③对药物过敏者慎用。

小儿宝泰康颗粒[乙类]

【药物组成】连翘、地黄、滇柴胡、玄参、桑叶、浙贝母、蒲公英、南板蓝根、滇紫草、桔梗、莱菔子、甘草。

【方　　解】方中连翘清热解毒,长于散上焦风热,为君药;辅以柴胡、桑叶辛凉解表、疏风清热,蒲公英、南板蓝根清热解毒利咽;地黄、玄参、紫草清热凉血,以防小儿病传变快,热入血分,贝母、桔梗合用以化痰利咽止咳,莱菔子既能消食导滞,又能降气化痰,止咳平喘,以上共为佐药;甘草调和诸药,为使药。诸药合用,共奏解表清热、止咳化痰之效。

【剂型规格】颗粒剂,每袋装①2.6g;②4g;③8g。

【功能主治】解表清热,止咳化痰。用于小儿风热外感,症见发热、流涕、咳嗽、脉浮。

【用法用量】温开水冲服。周岁以内一次 2.6g,1~3 岁一次 4g,3~12 岁一次 8g,一日 3 次。

【不良反应】有报道服用小儿宝泰康颗粒后出现过敏 1 例 [中国民族民间医药杂志,2006,(5):307]。

【注意事项】①服药期间忌食辛辣、生冷、油腻食物;②风寒感冒者不适用,脾虚易腹泻者慎服,风寒感冒表现为浑身酸痛、鼻塞流涕、咳嗽有痰。

小儿金丹(小儿金丹片)[乙类]

【药物组成】朱砂、橘红、川贝母、胆南星、前胡、玄参、清半夏、大青叶、木通、桔梗、荆芥穗、羌活、西河柳、地黄、枳壳(炒)、赤芍、钩藤、葛根、牛蒡子、天麻、甘草、防风、冰片、水牛角浓缩粉、羚羊角粉、薄荷脑。

【方　　解】方中葛根、牛蒡子、薄荷脑、荆芥穗、西河柳、羌活、防风为祛风解表药物。其中葛根、牛蒡子、薄荷脑、荆芥穗疏散风热;西河柳、羌活、防风性温疏散,可增强辛凉解表之功,共同发挥祛风散热作用。大青叶、玄参、地黄、赤芍、冰片组合,功在清热凉血解毒,消肿散结利咽。方以橘红、川贝母、胆南星、清半夏、前胡、桔梗清肺化痰,止咳平喘。所用朱砂、钩藤、天麻、水牛角、羚羊角镇静安神,平肝息风。另取木通清热利水;枳壳理气行滞;甘草调和诸药。诸药合用,共奏祛风化痰、清热解毒之功。

【剂型规格】丸剂,每丸重 1.5g。片剂,每片重①0.2g;②0.3g。

【功能主治】祛风化痰,清热解毒。用于外感风热,痰火内盛所致的感冒,症见发热、头痛、咳嗽、气喘、咽喉肿痛、呕吐及高热惊风。

【用法用量】口服。丸剂,一次 1 丸,一日 2 次,周岁以内酌减。片剂,周岁一次 0.6g,周岁以下酌减,一日 3 次。

【注意事项】①本品为风热上攻肺火壅盛急喉痹所设,肺肾阴虚慢喉痹者不宜,肺胃阴虚的临床表现为咳嗽、痰少或干咳无痰,或痰中带血、口燥咽干、腰膝酸软、形体消瘦、骨蒸潮热、颧红、盗汗,或咽痛音哑,或遗精、经少;②本品主治痰热急惊风,若脾虚肝旺慢脾风及阴虚风动者忌用；脾虚肝旺慢风证表现为面色苍白、嗜睡无神，抽搐无力，时作时止，或两手颤动，筋惕肉瞤等；虚风内动证表现为咽干、咽痛、头昏目眩、心烦不眠、耳鸣、健忘、手足心热，或目赤、口舌生疮、舌质嫩红等；③本品含有清热镇静药，小儿脾胃虚弱者慎用，表现为大便稀溏，色淡无臭味，夹有不消化食物残渣，食后易泻，吃多后见腹胀、大便多，平素食欲不振，面色萎黄，神疲倦怠，形体瘦弱；④饮食宜清淡，忌食辛辣、油腻之品；⑤本品含有朱砂，不宜久服、过量服用。

小儿柴桂退热颗粒（口服液）^[乙类]

【药物组成】 柴胡、桂枝、葛根、浮萍、黄芩、白芍、蝉蜕。

【方　　解】 方中柴胡药性辛凉，可疏散风寒，升阳举气，疏肝解郁，为君药。桂枝，为辛温解表之药，具有发汗解肌、散寒止痛、温经通脉之功，与葛根配伍，发汗解表退热，同时葛根的生津作用可防止津液不足，使热退身凉，恢复正常体温。蝉蜕、浮萍为辛凉解表之药，发挥清热祛风、解毒利咽之功，与黄芩相伍，可增强清表里之热。白芍敛阴、和营止汗，与桂枝配伍调和营卫而止汗。诸药合用，共奏发汗解表、清里退热之功。

【剂型规格】 颗粒剂，①每袋装 4g；②每袋装 5g。口服液，每支装 10ml。

【功能主治】 发汗解表，清里退热。用于小儿外感发热，症见发热，头身痛，流涕，口渴，咽红，溲黄，便干。

【用法用量】 颗粒，开水冲服，周岁以内，一次 0.5 袋；1~3 岁一次 1 袋；4~6 岁一次 1.5 袋；7~14 岁，一次两袋；一日 4 次，三天为一个疗程。口服液，口服，1 岁以内，一次 5ml；1~3 岁，一次 10ml；4~6 岁，一次 15ml；7~14 岁，一次 20ml。一日 4 次，三天为一个疗程。

【不良反应】 偶见胃肠反应。

【注意事项】 对本品过敏者忌用，过敏体质者慎用。

小儿热速清颗粒（口服液、糖浆）^[乙类]

【药物组成】 柴胡、黄芩、板蓝根、葛根、金银花、水牛角、连翘、大黄。

【方　　解】 方中柴胡善能透表解热，黄芩主清肺火，除上焦实热，两药表里双解，共为君药。金银花、连翘清热解毒，轻宣外邪；葛根清热解肌，生津止渴；板蓝根、水牛角清热凉血解毒、利咽消肿，共为臣药。另入大黄泻热通便，导热下行，为佐药。诸药合用，共奏清热解毒、泻火利咽之功。

【剂型规格】 颗粒剂，每袋装①6g；②2g。口服液，每支 10ml。糖浆剂，每支装 10ml；每瓶装 120ml。

【功能主治】 清热解毒，泻火利咽。用于小儿外感风热所致的感冒，症见高热、头痛、咽喉肿痛、鼻塞流涕、咳嗽、大便干结。

【用法用量】 口服。颗粒，周岁以内，一次 1.5~3g（规格①）或 0.5~1g（规格②）；1~3 岁，一次 3~6g（规格①）或 1~2g（规格②）；3~7 岁，一次 6~9g（规格①）或 2~3g（规格②）；7~12 岁，一次 9~12g（规格①）或 3~4g（规格②）；一日 3~4 次。口服液，周岁以内一次 2.5~5ml，1~3 岁一次 5~10ml，3~7 岁一次 10~15ml，7~12 岁一次 15~20ml，一日 3~4 次。糖浆，周岁以内，一次 2.5~5ml；1~3 岁，一次 5~10ml；3~7 岁，一次 10~15ml；7~12 岁，一次 15~20ml；一日 3~4 次。

【不良反应】 ①曾有报道服药后出现 1 例皮疹的报道 [浙江中西医结合杂志，2002，12（17）：437]。②另有报道服用致皮疹 1 例，其表现为服药 1 天后，胸、背、腹部及四肢近端出现大片针尖大小皮疹，呈淡红色、奇痒 [药物流行病学杂志，2001，10（1）：49]。

【**注意事项**】①本品用于风热感冒，风寒感冒或脾虚、大便稀薄者慎用；②服药期间忌食生冷、油腻、辛辣食品；③如病情较重或服药 24 小时后疗效不明显者，可酌情增加剂量；④不宜在服药期间同时服用滋补性中药。

小儿清热感冒片[乙类]

【**药物组成**】羌活、荆芥、防风、苍术（炒）、白芷、葛根、川芎、苦杏仁（炒）、地黄、黄芩、甘草、人工牛黄。

【**方　解**】方中羌活、荆芥、防风、苍术、白芷、川芎皆性味辛温，能祛风散寒；葛根解肌退热，透疹；苦杏仁宣肺平喘止咳；地黄、黄芩、牛黄清热泻火；甘草具清热调和。全方配伍，共奏发汗解肌、清热透表之功。

【**剂型规格**】片剂，片心重 0.18g。

【**功能主治**】发汗解肌，清热透表。用于脏腑积热引起的发热怕冷，肌表无汗，头痛口渴，鼻塞咳嗽。

【**用法用量**】口服，周岁以内一次 1~2 片；1~3 岁一次 2~3 片；3 岁以上一次 3~5 片；一日 2 次。

【**注意事项**】①服药期间忌辛辣、生冷、油腻食物；②脾虚易腹泻者慎服；③本品适用于小儿肺胃积热、外感风寒之感冒轻症，若见高热者应及时去医院就诊。

小儿豉翘清热颗粒[乙类]

【**药物组成**】连翘、淡豆豉、薄荷、荆芥、炒栀子、大黄、青蒿、赤芍、槟榔、厚朴、黄芩、半夏、柴胡、甘草。

【**方　解**】方中淡豆豉、柴胡、薄荷和荆芥透解表邪、宣泄郁热，黄芩、连翘和栀子清心泻火、解散上焦之热，大黄、厚朴、半夏、槟榔消食导滞以清积热，青蒿、赤芍清热凉血，甘草清热解毒、调和诸药。诸药相合，共奏疏风解表、清热导滞之功效。

【**剂型规格**】颗粒剂，①每袋装 2g；②每袋装 4g；③每袋装 2g（无蔗糖）；④每袋装 4g（无蔗糖）。

【**功能主治**】疏风解表，清热导滞。用于小儿风热感冒挟滞证，症见发热咳嗽，鼻塞流涕，咽红肿痛，纳呆口渴，脘腹胀满，便秘或大便酸臭，溲黄。

【**用法用量**】开水冲服。6 个月~1 岁，一次 1~2g；1~3 岁，一次 2~3g；4~6 岁，一次 3~4g；7~9 岁，一次 4~5g；10 岁以上，一次 6g；一日 3 次。

小儿感冒舒颗粒[乙类]

【**药物组成**】葛根、荆芥、牛蒡子、桔梗、玄参、建曲、蝉蜕、甘草。

【**方　解**】方中葛根既能疏散表邪，又能祛风，为君药。荆芥发汗解表，祛风；牛蒡子散风热、解毒，共为臣药。佐以建曲消食导滞，解表和中；蝉蜕祛邪定惊；桔梗开宣肺气、止咳；玄参清热降火、滋阴；使以甘草调和诸药。诸药相合，共奏疏风解表、利咽退热之功。

【**剂型规格**】颗粒剂，每袋装 6g。

【**功能主治**】疏风解表，利咽退热。用于小儿外感发热，无汗或少汗，咽痛、咳嗽等。

【**用法用量**】温开水冲服。1~3 岁：一次 1/2 袋，一日 4 次；4~7 岁：一次 1 袋，一日 3 次；8~14 岁：一次 1 袋，一日 4 次。

【**不良反应**】偶见恶心，呕吐，腹泻。

【注意事项】①服药期间忌食辛辣、生冷、油腻食物；②风寒感冒者不适用；③不宜在服药期间同时服用滋补性中药。

五粒回春丸^[乙类]

【药物组成】羌活、麻黄、西河柳、桑叶、薄荷、蝉蜕、防风、牛蒡子、金银花、连翘、赤芍、甘草、僵蚕（麸炒）、胆南星（酒炙）、化橘红、苦杏仁（去皮炒）、川贝母、茯苓、淡竹叶、羚羊角粉、麝香、牛黄、冰片。

【方　解】方中羌活、麻黄、西河柳、桑叶、薄荷、蝉蜕、防风、牛蒡子疏风解表，发汗透疹为主；辅以金银花、连翘、赤芍、甘草清热解毒；以牛黄、胆南星清心热除烦，豁痰定惊；以羚羊角清肝热，配以僵蚕息风止痉；以川贝母、苦杏仁、化橘红、茯苓止咳化痰，降逆平喘；以淡竹叶泻火利尿，引毒热下行；以麝香、冰片芳香开窍，透达经络。诸药相伍，具有宣肺透表、清热解毒、息风止痉之效。

【剂型规格】糊丸，每 100 丸重 12g。

【功能主治】宣肺透表，清热解毒。用于小儿瘟毒引起的头痛高烧，流涕多泪，咳嗽气促，烦躁口渴，麻疹初期，疹出不透。

【用法用量】芦根、薄荷煎汤或温开水空腹送服。一次 5 丸，一日 2 次。

【注意事项】①服药期间避风寒；②忌食生冷，油腻，辛辣酸腥之物；③发疹、有便泻者忌服；④糊丸运动员慎用。

芩香清解口服液^[乙类]

【药物组成】黄芩、广藿香、蝉蜕、石膏、葛根、大黄、白芍、板蓝根、桔梗、玄参、山豆根、甘草。

【方　解】方中黄芩苦寒善清上焦肺火；广藿香辛温发表解暑；蝉蜕、葛根解表散热，生津利咽；大黄、石膏、板蓝根、山豆根、玄参清热、泻火、解毒，板蓝根、山豆根还能利咽；白芍益阴敛营生津；桔梗化痰利咽止咳；甘草祛痰止咳兼调和诸药。全方配伍，共奏疏散风热、清泻里热、解毒利咽之功。

【剂型规格】口服液，每支装 10ml。

【功能主治】疏散风热，清泻里热，解毒利咽。用于小儿上呼吸道感染表里俱热证，症见发热、鼻塞、流涕、咳嗽、咽红肿痛、便秘、口干烦躁、舌红苔黄、脉滑数等。

【用法用量】口服。6 个月~3 岁，一次 5ml；3~7 岁，一次 10ml；7~14 岁，一次 15ml。均一日 3 次。

【不良反应】少数患者服药后出现轻度呕吐、腹泻、不消化等。

【注意事项】①体温超过 38.5℃时，可加用解热药，也可采用支持疗法；②合并明显细菌感染者，需要合并抗生素治疗；③6 个月以下的患儿无用药经验。

【特别提示】本品为参保人员住院使用时由基本医疗保险统筹基金按规定支付，门诊使用时由职工基本医疗保险个人账户支付的药品。

炎宁糖浆^[乙类]

【药物组成】鹿茸草、白花蛇舌草、鸭跖草。

【方　解】方中鹿茸草为君药，其味苦，降泄，清热解毒、消肿止痛、利湿止痢，专清湿热毒邪；白花蛇舌草苦寒，清热解毒、利湿通淋；鸭跖草甘寒，清热解毒、利尿消肿。诸药合用，共奏清热解毒、清利咽喉、利湿通淋之功。

【剂型规格】糖浆剂,每瓶装 100ml(相当于总药材 312.5g)。

【功能主治】清热解毒,消炎止痢。用于上呼吸道感染,扁桃体炎,尿路感染,急性菌痢,肠炎。

【用法用量】口服。一次 10ml,一日 3~4 次。

【特别提示】限儿童使用。

健儿清解液[乙类]

【药物组成】金银花、菊花、连翘、山楂、苦杏仁、陈皮。

【方　解】方中金银花、连翘轻宣透表,清热解毒,清利头目,共为君药。菊花疏散风热,清肝泻火解毒;山楂、陈皮消食化滞,行气和胃,共为臣药。杏仁宣降肺气,调畅气机,为佐药。诸药合用,共奏清热解毒,消滞和胃之功。

【剂型规格】口服液,每支装 10ml。

【功能主治】清热解毒,消滞和胃。用于咳嗽咽痛,食欲不振,脘腹胀满。

【用法用量】口服。一次 10~15ml,婴儿一次 4ml, 5 岁以内 8ml, 6 岁以上酌加,一日 3 次。

【注意事项】①忌食生冷辛辣食物;②服本药时不宜同时服用滋补性中成药;③脾胃虚弱、大便次数多者慎用。

珠珀猴枣散(小儿珠珀散)[乙类]

【药物组成】猴枣、珍珠、琥珀、金银花、茯苓、薄荷、钩藤、防风、神曲、麦芽、天竺黄、梅片、甘草。

【方　解】方中猴枣系猴科动物猕猴胃部及肝胆等内脏的结石,为治热痰最灵捷之圣药;钩藤祛风定惊;珍珠、琥珀、天竺黄镇惊安神作用明显;金银花、防风、薄荷等具有较好的祛风清热功效;神曲、麦芽、茯苓具有辅助消化作用,从而改善患儿饮食欠佳的症状;梅片有明目通窍,消肿止痛作用;甘草有补脾益气、清热解毒、祛痰止咳等疗效。全方共奏祛风清热,安神止惊,化痰顺气,开胃消积之功效。

【剂型规格】散剂,每瓶装 0.3g。

【功能主治】清热化痰,安神消积。主治小儿风热引起的发热,咳嗽痰鸣,不思饮食,烦躁易惊,舌质红,苔黄,脉浮数等症。

【用法用量】口服。1~4 岁幼儿一次 0.3g, 5 岁儿童一次 0.45~0.6g,周岁以内酌减,一日 2~3 次。

【注意事项】①服用本品期间宜戒食生冷、油腻、煎炸、燥热等食物;②儿童必须在成人监护下使用。

【特别提示】限小儿发热痰鸣。

第二节　小儿咳喘类药

小儿肺热咳喘颗粒(口服液)^[乙类]

【药物组成】麻黄、苦杏仁、石膏、甘草、金银花、连翘、知母、黄芩、板蓝根、麦冬、鱼腥草。

【方　解】方中石膏、知母寒凉润燥,清肺泻火,使肺气宣肃有权,共为君药。金银花、连翘清热解毒,凉散风热;黄芩、鱼腥草清肺火,除痰热;板蓝根清热解毒,凉血利咽;麦冬养阴润燥,除肺中伏火,以上六药助君药外散风热,内泄肺火,清肺化痰止咳,是为臣药。麻黄、苦杏仁宣降肺气,止咳平喘,为佐药。甘草甘平,润肺止咳,调和诸药,用为使药。诸药合用,有清热解毒、宣肺化痰之功。

【剂型规格】颗粒剂,每袋装 3g;口服液,每支装 10ml。

【功能主治】清热解毒,宣肺化痰。用于热邪犯于肺卫所致发热、汗出、微恶风寒、咳嗽、痰黄,或兼喘息、口干而渴。

【用法用量】颗粒,开水冲服,3 周岁以下一次 3g,一日 3 次,3 周岁以上一次 3g,一日 4 次,7 周岁以上一次 6g,一日 3 次。口服液,口服,1~3 岁一次 10ml,一日 3 次;4~7 岁一次 10ml,一日 4 次;8~12 岁一次 20ml,一日 3 次。或遵医嘱。

【注意事项】①本品适用于风热客犯肺卫所致感冒发热,咳喘所设,若属风寒感冒、风寒闭肺喘咳、内伤肺肾亏虚喘咳者忌用,表现为恶寒发热,无汗,呛咳不爽,呼吸气急,痰白而稀,口不渴,咽不红,舌质不红,舌苔薄白或白腻,指纹浮红;②服药期间饮食宜清淡,忌食油腻腥荤、辛辣刺激食物;③本品含麻黄,高血压、青光眼者慎用。

小儿定喘口服液^[乙类]

【药物组成】麻黄、苦杏仁(炒)、莱菔子、葶苈子、紫苏子、黄芩、桑白皮、石膏、大青叶、鱼腥草、甘草。

【方　解】方中麻黄辛甘温,宣肺解表而平喘;杏仁味苦,降利肺气而平喘咳,与麻黄相配则宣降相因,共为君药。莱菔子具有消食除胀、降气化痰之功效;紫苏子有降气消痰、平喘、润肠之功效;葶苈子可泻肺降气;祛痰平喘;桑白皮、鱼腥草清解肺热,化痰止咳;黄芩泻肺火,除湿热;大青叶清热解毒,以上共为臣药。佐以生石膏既可使脾胃之蕴热达于肌表而外出,也可制约麻黄之温;甘草味甘,性平,具有补脾益气、缓急止痛、清热解毒、调和诸药的功效,为使药。诸药合用,共奏清热化痰、宣肺定喘之功。

【剂型规格】口服液,每支装 10ml。

【功能主治】清热化痰,宣肺定喘。用于小儿支气管哮喘急性发作期轻症,中医辨证属肺热咳喘者。症见咳喘哮鸣,痰稠难咯,发热或不发热,小便黄赤,大便干结,舌质红赤,苔黄。

【用法用量】饭后口服。3~6 岁,一次 10ml,一日 3 次;7~10 岁,一次 15ml,一日 3 次;10 岁以上,一次 20ml,一日 3 次。

【不良反应】偶见服用后出现轻微恶心症状。有文献报道,有 1 例患者服用小儿定喘口服液后,出现胃部不适,恶心感强烈、呕吐等症;另有 1 例服用本品后四肢多处皮肤出现散在红斑,腹部及背部皮肤少,并有皮肤瘙痒等症[生物技术世界,2015,4(15):113]。

【注意事项】①忌食生冷辛辣食物;②在服用咳嗽药时应停止服补益中成药;③本品是

以清宣肺热,止咳平喘为主,可以在小儿发热初起,咳嗽不重的情况下服用,若见高热痰多,气促鼻煽者应及时去医院就诊。

小儿肺咳颗粒【乙类】

【药物组成】人参、茯苓、白术、陈皮、鸡内金、大黄(酒炙)、鳖甲、地骨皮、北沙参、炙甘草、青蒿、麦冬、桂枝、干姜、附子(制)、瓜蒌、桑白皮、款冬花、紫菀、桑白皮、胆南星、黄芪、枸杞子。

【方　解】方中人参可大补元气,温脾益肺,生津安神,具有扶正祛邪、增强机体免疫功能的作用;黄芪、白术、茯苓健脾益肺,以助人参补脾益肺;北沙参、麦冬、鳖甲、枸杞子滋补肺肾之阴,以助先天之本,协助人参养阴生津;瓜蒌、胆南星、桑白皮化痰止咳、泻肺平喘;用酒制的大黄以活血化瘀;青蒿、地骨皮以清虚热;鸡内金以消食健脾、增强食欲;干姜、附子、桂枝以温脾肾之阳、扶助正气;紫菀、款冬花润而不腻、温而不热,有通肺气、发散风寒的功效;陈皮理气健脾、燥湿化痰;甘草健脾益气、化痰止咳。综合全方,使脾健肺旺,痰无以生,气机调畅,痰浊则消,诸症向愈。

【剂型规格】颗粒剂,每袋装①3g;②6g。

【功能主治】健脾益肺,止咳平喘。用于肺脾不足,痰湿内壅所致咳嗽或痰多稠黄,咳吐不爽,气短,喘促,动辄汗出,食少纳呆,周身乏力,舌红苔厚;小儿支气管炎见以上证候者。

【用法用量】开水冲服,1岁以下一次2g;1~4岁一次3g;5~8岁一次6g;一日3次。

【注意事项】高热咳嗽慎用。

小儿肺热清颗粒【乙类】

【药物组成】麻黄(蜜炙)、石膏、苦杏仁(炒)、桑白皮(蜜炙)、葶苈子(炒)、当归、丹参、地龙、僵蚕(炒)、甘草。

【方　解】方中麻黄辛苦温,宣肺解表而平喘;石膏辛甘大寒,清泻肺胃之热以生津,两药相辅,共为君药,石膏倍于麻黄以制麻黄温热之性,使整方不失为辛凉之剂,麻黄得石膏则宣肺平喘而不助热。苦杏仁味苦,降利肺气而平喘,与麻黄升降相因;桑白皮清热泻肺;葶苈子泻肺降气,祛痰平喘;僵蚕化痰散结;地龙清热息风、平喘通络,共为臣药,加强君药清热化痰,降气平喘之功。佐以当归润肠通便;丹参活血祛瘀,令邪有出路,邪去则正安。甘草调和诸药,兼有清热解毒、润肺止咳之功。诸药合用,共奏清肺、止咳化痰、平喘降逆之功。

【剂型规格】颗粒剂,每袋装4g。

【功能主治】清肺化痰,止咳平喘。用于小儿急性支气管炎引起的肺热咳嗽,咳痰、痰多色黄,小便黄,大便干,舌红,苔黄或腻,脉滑数等症状。

【用法用量】冲服。1~3岁一次4g,3~7岁一次6g,7~12岁一次8g,12~14岁一次12g,一日3次。疗程为5天。

【不良反应】个别患儿服药后出现轻度恶心、呕吐、腹泻等胃肠反应,偶见患儿出现口唇发干。

【注意事项】本品主要用于改善小儿急性支气管炎出现的痰热咳嗽症状,需要时可根据病情配合其他的常规治疗。

小儿金翘颗粒【乙类】

【药物组成】金银花、连翘、葛根、大青叶、山豆根、柴胡、甘草。

【方　　解】方中金银花、连翘、大青叶、山豆根、属苦寒药,具有清热解毒,利咽喉的功效;葛根、柴胡具有解毒退热作用;甘草调和诸药。全方共奏清热解毒、利咽消肿之功效。

【剂型规格】颗粒剂,每袋装 5g。

【功能主治】疏风清热,解毒利咽,消肿止痛。本品由于风热袭肺所致乳蛾,症见恶寒发热,咽部红肿疼痛,吞咽时加剧,咽干灼热,喉核红肿;小儿急性扁桃体炎见上述证候者。

【用法用量】开水冲服,5~7 岁一次 7.5g,一日 3 次;8~10 岁一次 7.5g,一日 4 次;11~14 岁一次 10g,一日 3 次。5 岁以下小儿遵医嘱。

【不良反应】偶见腹痛,便稀。

小儿咳喘灵颗粒(口服液、合剂)[乙类]

【药物组成】麻黄、金银花、苦杏仁、板蓝根、石膏、甘草、瓜蒌。

【方　　解】方中石膏辛甘大寒,可清泄肺胃之热而生津;麻黄苦甘温,可宣肺解表平喘;苦杏仁味苦,可降利肺气平喘咳,与石膏相配可轻肃协同,与麻黄相配可宣降相顾,共为君药。板蓝根、金银花可清热解毒、疏散风热,为臣药。佐以瓜蒌可化痰通腑,使肺之邪从下而去;甘草可调和诸药,兼可清热化痰。诸药合用,共奏清肺平喘、止咳祛痰之功。

【剂型规格】颗粒剂,①每袋装 2g;②每袋装 10g。口服液,每支装 10ml;合剂,每瓶装 90ml。

【功能主治】宣肺、清热、止咳、祛痰。用于上呼吸道感染引起的咳嗽。

【用法用量】颗粒剂,开水冲服。2 岁以内一次 1g,3~4 岁一次 1.5g,5~7 岁一次 2g,一日 3~4 次。口服液,口服。2 岁以内一次 5ml;3~4 岁一次 7.5ml,5~7 岁一次 10ml,一日 3~4 次。合剂,口服,2 岁以内一次 5ml;3~4 岁一次 7.5ml,5~7 岁一次 10ml,一日 3~4 次。

【注意事项】①忌辛辣、生冷、油腻食物;②不宜在服药期间同时服用滋补性中药;③婴儿及糖尿病患儿应在医师指导下服用;④高血压、心脏病患儿慎用;脾虚易腹泻者应在医师指导下服用;⑤本品是以清宣肺热,止咳平喘为主,可以在小儿发热初起,咳嗽不重的情况下服用,若见高热痰多,气促鼻煽者应及时去医院就诊;⑥咳嗽久治不愈,或频咳伴吐,应去医院就诊;⑦发热体温超过 38.5℃的患者,应去医院就诊;⑧对本品过敏者禁用,过敏体质者慎用。

小儿咽扁颗粒[乙类]

【药物组成】金银花、射干、金果榄、桔梗、玄参、麦冬、人工牛黄、冰片。

【方　　解】方中金银花清热解毒、疏风清热;射干祛痰利咽、散结止痛;二药合用,能清宣肺卫、解毒利咽,共为君药。金果榄善解热毒、利咽消肿;桔梗开宣肺气、祛痰利咽;玄参解毒散结利咽;麦冬清肺养阴润喉。四药合用,具清热祛痰、解毒利咽之功,可增君药清泄之力,故共为臣药。人工牛黄清热解毒而治咽痛;冰片清热止痛消肿。二药合用,可增君臣药解毒利咽止痛之功,并能凉肝以防肝热惊抽的发生,共为佐药。诸药合用,主清解兼祛痰,共奏清热利咽、解毒止痛之功。

【剂型规格】颗粒剂,每袋装①8g;②4g(无蔗糖)。

【功能主治】清热利咽,解毒止痛。用于小儿肺卫热盛所致的喉痹、乳蛾,症见咽喉肿痛、咳嗽痰盛、口舌糜烂;急性咽炎、急性扁桃体炎见上述证候者。

【用法用量】开水冲服。1~2 岁一次 4g 或 2g(无蔗糖),一日 2 次;3~5 岁一次 4g 或 2g(无蔗糖),一日 3 次;6~14 岁一次 8g 或 4g(无蔗糖),一日 2~3 次。

【注意事项】①忌食辛辣、生冷、油腻食物;②脾虚易腹泻者慎服;③风寒袭肺咳嗽不适用,症见发热恶寒、鼻流清涕、咳嗽痰白等;④对本品过敏者禁用,过敏体质者慎用。

小儿消积止咳口服液[甲类](颗粒)[乙类]

【药物组成】山楂（炒）、槟榔、枳实、蜜枇杷叶、瓜蒌、炒莱菔子、炒葶苈子、桔梗、连翘、蝉蜕。

【方　　解】方中的君药为导滞消食的槟榔和山楂，槟榔能宣利五脏六腑之壅滞，具有杀虫、消积、行气、利水等功效；山楂消食化积，尤长消化肉食积滞，入血分则能活血化瘀行滞，故有消化食积、活血散瘀之功。臣药为化痰清肺的连翘、瓜蒌和枇杷叶，连翘消肿散结、凉血化斑，用于热毒壅滞引起的痈肿疮疖；瓜蒌能清润肺热而涤痰，又能宽胸散结而畅气机，尚能滑利大肠以润燥通便，善治痰热咳嗽、胸痹结胸等症；枇杷叶入肺泻肺热，降肺气而化痰止咳，入胃清胃热，降胃气而止呕哕。佐药为消痰行气的蝉蜕、枳实、莱菔子、葶苈子。蝉蜕疏散风热、化痰止咳，通过疏散风热以清肺热，宣肺气；枳实性猛走下，行气消痰，破气消痰，散结消痞，尤善于破胃肠道的气滞而除胀消积，又可行痰湿而开通痞塞，故有破气消积、化痰除痞之功，为治胃肠气滞、食积、痰滞气阻的常用药。与山楂、莱菔子、槟榔合用宣壅滞、消食导滞、利肠道、泻热通便，通过健脾消痞，荡涤胃肠湿热积滞，大便畅通，腑气得通，从而改善食而不化、腹部胀满、口臭、大便不调等症状；莱菔子能行气消积，善消面食积滞，又能宣降肺气，化痰涎，具有消食化积，降气除痰的作用；葶苈子泻肺中水气而平定喘息，又能通调水道，下输膀胱而利水，为治气逆喘息、水肿胀满之良药。与连翘、瓜蒌、桔梗配伍能泻肺解毒消痈，从而缓解痰饮停肺、胸膈痞塞、肺失宣降致咳嗽、痰黄黏稠等不适症状。使药为除散肺气的桔梗，桔梗除宣散肺气，祛痰止咳外，还能引导诸药直达病所。与枳实配伍，宣肺行滞，化积消痰，促使痰液咳出，加强了利咽的效果。以上健脾消痞、清肺化痰之药合用，使腑气通、气机畅，咳嗽、食滞自愈。诸药合用，共奏消积化痰、宣肺止咳之功效。

【剂型规格】口服液，每支装 10ml；颗粒剂，每袋装 3g。

【功能主治】清热肃肺，消积止咳。用于小儿饮食积滞、痰热蕴肺所致的咳嗽、夜间加重、喉间痰鸣、腹胀、口臭。

【用法用量】口服液，口服，周岁以内一次 5ml；1~2 岁一次 10ml；3~4 岁一次 15ml；5 岁以上一次 20ml；一日 3 次，5 天为一疗程。颗粒，开水冲服，1 岁以内一次 3g，1~2 岁一次 6g，3~4 岁一次 9g，5 岁以上一次 12g，一日 3 次，5 天为一疗程。

【注意事项】①体质虚弱者慎用；②3 个月以下幼儿不宜空腹服。

小儿热咳口服液[乙类]

【药物组成】麻黄（蜜炙）、生石膏、苦杏仁、连翘、大黄、瓜蒌、桑白皮、败酱草、红花、炙甘草。

【方　　解】其中麻黄清泄肺热，透热生津；石膏大辛大寒，能够解肌退热，生津止渴，清热不伤正；苦杏仁降气，可佐麻黄止咳平喘，共为君药。瓜蒌清肺热；桑白皮泻肺平喘；连翘、败酱草二者皆能清热解毒，共为臣药。佐以大黄泻热通腑；红花活血通经，上病下治使壅塞于肺腑之痰热从下而去。甘草在调和诸药基础上，还可清热止咳化痰，为使药。诸药合用，共奏清热宣肺、化痰止咳的作用。

【剂型规格】口服液，每支装 10ml。

【功能主治】清热宣肺，化痰止咳。用于痰热壅肺证所致的咳嗽，痰黄或喉中痰鸣，发热，咽痛，口渴，大便干；小儿急性支气管炎见上述证候者。

【用法用量】口服，2~6 岁，一次 10ml；7~14 岁，一次 20ml；一日 3 次。

【注意事项】脾虚、便溏者慎用。

小儿清热止咳口服液(合剂、糖浆)^[乙类]

【药物组成】麻黄、炒苦杏仁、石膏、甘草、黄芩、板蓝根、北豆根。

【方　　解】方中麻黄宣肺解表而平喘,石膏清泄肺胃之热以生津,两药相辅相成,既能宣肺,又能泄热,共为君药。苦杏仁降利肺气而平喘咳;黄芩主清肺火,除上焦实热,为臣药。板蓝根凉血解毒,利咽消肿;北豆根清热解毒,利咽喉,消肿止痛,为佐药。甘草益气调中,祛痰止咳,调和诸药,为佐使药。诸药合用,共奏清热宣肺、平喘利咽之功效。

【剂型规格】口服液,每支装 10ml;合剂,每瓶装 90ml;糖浆剂,每瓶装 90ml。

【功能主治】清热宣肺,平喘,利咽。用于小儿外感风热所致的感冒,症见发热恶寒、咳嗽痰黄、气促喘息、口干音哑、咽喉肿痛。

【用法用量】口服。口服液,1~2 岁一次 3~5ml,3~5 岁一次 5~10ml,6~14 岁一次 10~15ml,一日 3 次。用时摇匀。合剂,1~2 岁一次 3~5ml,6~14 岁一次 10~15ml,一日 3 次。用时摇匀。糖浆,1~2 岁一次 3~5ml,3~5 岁一次 5~10ml,6~14 岁一次 10~15ml,一日 3 次。用时摇匀。

【注意事项】①忌食辛辣、生冷、油腻食物;②本品用于风热感冒,风寒感冒者不适用,表现为发热畏冷、肢凉、流清涕,咽不红者;③有高血压、心脏病患儿慎服;婴儿及糖尿病患儿应在医师指导下服用;④脾虚易腹泻者慎服;⑤对本品过敏者慎用。

小儿清热利肺口服液^[乙类]

【药物组成】金银花、连翘、石膏、麻黄、苦杏仁(燀)、牛蒡子(炒)、射干、瓜蒌皮、浮海石、葶苈子(炒)、车前子(盐炙)。

【方　　解】方中金银花、连翘清热解毒、轻宣透表,为君药。麻黄宣肺解表而平喘;石膏清泄肺胃而生津,两药宣肺泄热并举,共为臣药。苦杏仁降利肺气而平喘止咳;牛蒡子、射干宣肺祛痰、清利咽喉;瓜蒌皮清肺化痰止咳;浮海石清肺降逆,化痰止咳;葶苈子泻肺消痰;车前子利水祛痰,共为佐药。诸药合用,共奏清热宣肺、止咳平喘之功效。

【剂型规格】口服液,每支装 10ml。

【功能主治】清热宣肺,止咳平喘。用于小儿咳嗽属风热犯肺证,症见发热,咳嗽或咯痰,流涕或鼻塞,咽痛,口渴。

【用法用量】口服,1~2 岁:一次 3~5ml;3~5 岁:一次 5~10ml;6~14 岁:一次 10~15ml,一日 3 次。

【不良反应】个别患者发生恶心、呕吐、腹泻、头晕。

【注意事项】①忌食辛辣生冷油腻食物;②风寒咳嗽者不适用,表现为发热无汗,咽痒咳嗽,痰白稀薄;③脾胃虚弱者慎用;④对本品过敏者禁用,过敏体质者慎用。

天黄猴枣散^[乙类]

【药物组成】天竺黄、天麻(制)、猴枣、珍珠、胆南星、僵蚕、冰片、薄荷脑、牛黄、珍珠层粉、全蝎。

【方　　解】方中以天竺黄清热豁痰,清心定惊;辅以胆南星、猴枣共收豁痰定惊之效;天麻、僵蚕、全蝎、牛黄凉肝息风止痉;薄荷辛凉透表,既可疏散表邪,又入肝经解肝经郁热;珍珠层粉清热平肝;珍珠、冰片镇心安神。诸药合用,共奏清热豁痰、定惊安神之功。

【剂型规格】散剂,每瓶装 0.15g。

【功能主治】除痰定惊,祛风清热。用于小儿痰多咳喘,发热不退,惊悸不眠等症。

【用法用量】口服，1~4 岁一次 0.15g，4 岁以上一次 0.3g，一日 1~2 次。

【特别提示】本品限儿童使用。

金振口服液[乙类]

【药物组成】羚羊角、平贝母、大黄、黄芩、人工牛黄、生石膏、青礞石、甘草。

【方　解】方中以羚羊角清泻肺肝蕴热，且能息风定搐，以人工牛黄清热解毒，豁痰定惊，二药均有清热解毒退热之功，为君药。生石膏清肺泻火，除烦止渴；黄芩、平贝母苦寒降泻，清肺热，化痰止咳，为臣药。青礞石质重镇坠，沉降下行，通利壅阻之痰积。因肺与大肠相表里，故配大黄苦寒直降，清泻痰热从大便而解，为佐药。甘草祛痰止咳，清热解毒，调和诸药，为佐使药。诸药合用，共奏清热解毒，祛痰止咳之功效。

【剂型规格】口服液，每支装 10ml。

【功能主治】清热解毒，祛痰止咳。用于小儿痰热蕴肺所致的发热、咳嗽、咳吐黄痰、咳吐不爽、舌质红、苔黄腻；小儿急性支气管炎见上述证候者。

【用法用量】口服。6 个月至 1 岁，一次 5ml，一日 3 次；2~3 岁，一次 10ml，一日 2 次；4~7 岁，一次 10ml，一日 3 次；8~14 岁，一次 15ml；一日 3 次。疗程 5~7 天，或遵医嘱。

【不良反应】偶见服药后大便次数增多稀薄者，停药后可恢复 [现代中西医结合杂志，2006，15（4）：467]。

【注意事项】①若属肺脾虚弱、风寒咳嗽、体虚久咳、大便溏泻者忌用；②服药期间忌食辛辣、油腻食品。

【特别提示】本品为参保人员住院使用时由基本医疗保险统筹基金按规定支付，门诊使用时由职工基本医疗保险个人账户支付的药品。

第三节　小儿惊风类药

九味熄风颗粒[乙类]

【药物组成】熟地黄、天麻、龙骨、龟甲、龙胆、钩藤、僵蚕、青礞石、法半夏。

【方　解】方中熟地黄滋补肝肾之阴，天麻平肝潜阳，息风止痉，共为君药。龙胆清热泻肝胆火，龟甲滋阴潜阳、益肾强骨、补血养心，钩藤清热平肝、息风定惊，龙骨重镇安神，共为臣药，助其药力。僵蚕祛风定惊、化痰散结；青礞石、法半夏坠痰下气、燥湿化痰，以上为佐药。诸药合用，共奏滋阴补肾，平肝息风，化痰宁神之功。

【剂型规格】颗粒剂，每袋装 6g。

【功能主治】滋阴平肝，息风化痰。用于轻中度小儿多发性抽动症，证属中医肾阴亏损、肝风内动证者，症见头、颈、五官及肢体不自主抽动，喉中发出异常声音，舌红苔少，脉细弦。

【用法用量】开水冲服。4~6 岁，一次 1 袋，一日 2 次；7~9 岁，一次 1.5 袋，一日 2 次；10~14 岁，一次 2 袋，一日 2 次。

万应胶囊[乙类]

【药物组成】胡黄连、黄连、儿茶、冰片、香墨、熊胆粉、人工麝香、牛黄、牛胆汁。

【方　解】方中黄连、胡黄连苦寒清降，功善清热泻火解毒，共为君药。熊胆、牛黄清热解毒、息风止痉；牛胆汁、香墨清热解毒，消肿，四味为伍，加强君药清热解毒作用，共为臣药。

儿茶清肺化痰,冰片清热止痛,麝香开窍醒神,合为佐药。诸药合用,共奏清热、解毒、镇惊之功。

【剂型规格】胶囊剂,每粒装①0.3g;②0.15g。

【功能主治】清热,解毒,镇惊。用于邪毒内蕴所致的口舌生疮、牙龈咽喉肿痛、小儿高热、烦躁易惊。

【用法用量】口服。一次1~2粒(规格①)或2~4粒(规格②),一日2次;3岁以内小儿酌减。

【注意事项】①本品为风热,肺热上攻急喉痹所设,若肺胃阴虚所致慢喉痹不宜使用,表现为咽喉疼痛、咽痒、咽干、异物感;②本品用于治疗小儿外感急惊风证,若脾虚肝旺慢惊风证或阴虚生风虚风内动证,不宜应用;③本品含苦寒泄降药物,脾胃虚弱、体弱小儿不宜久服,孕妇慎用;④服药期间饮食宜清淡,忌食辛辣、油腻之品。

牛黄抱龙丸[乙类]

【药物组成】牛黄、胆南星、天竺黄、茯苓、琥珀、人工麝香、全蝎、炒僵蚕、雄黄、朱砂。

【方　解】方中牛黄清热解毒,豁痰开窍,息风止痉,为君药。胆南星、天竺黄清热化痰,清心凉肝,息风定惊;全蝎、僵蚕息风止痉,共为臣药。以朱砂、琥珀清热镇心安神;麝香辛香走窜,开窍醒神;雄黄祛痰定惊;茯苓健脾利湿,宁心安神,五药共为佐药。诸药合用,共奏清热镇惊、祛风化痰之功。

【剂型规格】丸剂,每丸重1.5g。

【功能主治】清热镇惊,祛风化痰。用于小儿风痰壅盛所致的惊风,症见高热神昏、惊风抽搐。

【用法用量】口服。一次1丸,一日1~2次;周岁以内小儿酌减。

【注意事项】①本品清热镇惊,祛风化痰,为风痰急惊所设,若脾胃虚寒所致慢脾风者,或阴虚火旺所致虚风内动者慎用;②本品含有朱砂、雄黄,不宜过量久服;③饮食宜清淡,忌食辛辣、油腻食物;④运动员慎用。

【特别提示】限儿童。

第四节　小儿厌食类药

一捻金[乙类]、一捻金胶囊[乙类]

【药物组成】大黄、炒牵牛子、槟榔、人参、朱砂。

【方　解】方中大黄苦寒,推陈致新,荡涤肠胃,涤痰化食,为治疗积滞、便秘之要药,故为君药。牵牛子、槟榔消积行气,通利二便,助君药消食导滞,荡涤肠胃,是为臣药。人参甘温,既可补脾胃元气之不足,又可制大黄、牵牛子、槟榔消导克伐损伤正气之弊,使补不留邪,攻不伤止;朱砂性寒沉降,有镇心安神的作用,共为佐药。诸药相合,共奏消食导滞、祛痰通便之功。

【剂型规格】散剂,每袋装1.2g;胶囊剂,每粒装0.3g。

【功能主治】消食导滞,祛痰通便。用于脾胃不和、痰食阻滞所致的积滞,症见停乳停食、腹胀便秘、痰盛喘咳。

【用法用量】口服。散剂,周岁以内一次0.3g,1~3岁一次0.6g,4~6岁一次1g,一日1~2次;

或遵医嘱。胶囊,倾出内容物,温水冲服。周岁以内一次 1 粒,1~3 岁一次 2 粒,4~6 岁一次 3 粒,一日 1~2 次,6 岁以上请遵医嘱。

【注意事项】不宜久用。

【特别提示】限儿童。

儿脾醒颗粒[乙类]

【药物组成】山楂、麦芽、鸡内金、山药、薏苡仁、白扁豆、陈皮、茯苓、蔗糖。

【方　　解】方中山楂、麦芽、鸡内金消食健胃;山药补气健脾;薏苡仁、茯苓、白扁豆健脾化湿;陈皮和胃调中。诸药合用,共奏健脾和胃、消食化积之功。

【剂型规格】颗粒剂,每袋装 2.5g。

【功能主治】健脾和胃,消食化积。用于脾虚食滞引起的小儿厌食,大便稀溏,消瘦体弱。

【用法用量】温开水冲服。1~5 岁一次 1 袋,一日 3 次;5 岁以上,一次 2 袋,一日 3 次。10 天为一个疗程。

【注意事项】感冒时不宜服用。

小儿七星茶颗粒(口服液、糖浆)[乙类]

【药物组成】薏苡仁、稻芽、山楂、淡竹叶、钩藤、蝉蜕、甘草。

【方　　解】方中薏苡仁健脾止泻为主药;稻芽、山楂消导积滞,淡竹叶清心火、利小便共为辅药;蝉蜕、钩藤定惊安神为佐药;甘草调和诸药。诸药配伍,共奏消食导滞、定惊安神之功。

【剂型规格】颗粒剂,①每袋装 3.5g;②每袋装 7g。口服液,每支装 10ml。糖浆剂,每瓶装 10ml。

【功能主治】颗粒(口服液):开胃消食,清热定惊。用于小儿积滞化热,消化不良,不思饮食,烦躁易惊,夜寐不安,大便不畅,小便短赤。

糖浆:定惊消滞。用于小儿消化不良,不思饮食,二便不畅,夜寐不安。

【用法用量】口服。颗粒,开水冲服,一次 3.5~7g,一日 3 次。口服液,一次 10~20ml,一日 2 次,婴儿酌减。糖浆,儿童一日 2 次,一次 10~20ml,婴儿酌减。

【注意事项】①忌生冷油腻及不易消化食物;②婴幼儿及糖尿病患儿应在医师指导下服用;③长期厌食、体弱消瘦者,及腹胀重、腹泻次数增多者应去医院就诊;④对本品过敏者禁用,过敏体质者慎用。

小儿化食丸(口服液)[乙类]

【药物组成】六神曲(炒焦)、焦山楂、焦麦芽、焦槟榔、醋莪术、三棱(麸炒)、大黄、炒牵牛子。

【方　　解】方中山楂消一切饮食积滞,尤善消肉食油腻,故为君药。六神曲消食健脾和胃;麦芽消食和中,善消米面之积;槟榔行气消积,导滞通便,共助山楂消食化滞,为臣药。莪术、三棱行气消积;牵牛子、大黄攻积导滞,泻热通便,共为佐药。诸药共奏消食化滞,泻火通便之功。

【剂型规格】丸剂,每丸重 1.5g;口服液,每支装 10ml。

【功能主治】消食化滞,泻火通便。用于食滞化热所致的积滞,症见厌食、烦躁、恶心呕吐、口渴、脘腹胀满、大便干燥。

【用法用量】口服。丸剂,周岁以内一次 1 丸,周岁以上一次 2 丸,一日 2 次。口服液,

3 岁以上一次 10ml,一日 2 次。

【注意事项】忌食辛辣油腻食物。

小儿香橘丸^[乙类]

【药物组成】木香、陈皮、苍术(米泔炒)、炒白术、茯苓、甘草、白扁豆(去皮)、麸炒山药、莲子、麸炒薏苡仁、炒山楂、炒麦芽、六神曲(麸炒)、姜厚朴、麸炒枳实、醋香附、砂仁、法半夏、泽泻。

【方　　解】方中白术补气健脾,为治疗脾气虚弱,食少便溏的要药,故为君药。茯苓、薏苡仁淡渗利湿,健脾止泻;白扁豆、山药、莲子补脾益气,化湿止泻;苍术芳香燥烈,健脾止泻,六药共助君药健脾和胃,利湿止泻,为臣药。六神曲、山楂、麦芽消食化积;陈皮、木香、厚朴、枳实、香附、砂仁疏利气机,使气利而积消;半夏燥湿化痰,和胃降逆;泽泻利水渗湿,共助君药加强理气消积,和胃化湿作用,使脾胃健运功能得以恢复,为佐药。甘草缓和药性,调和诸药,为使药。诸药相合,共奏健脾和胃、消食止泻之功。

【剂型规格】大蜜丸,每丸重 3g。

【功能主治】健脾和胃,消食止泻。用于脾虚食滞所致的呕吐便泻、脾胃不和、身热腹胀、面黄肌瘦、不思饮食。

【用法用量】口服。一次 1 丸,一日 3 次;周岁以内小儿酌减。

【注意事项】①本品健脾消食,为脾虚伤食泄泻所设,若属风寒泻、暑湿泻以及胃阴不足厌食者忌用;②服药期间饮食宜清淡,易于消化,忌食生冷油腻之品,以免伤脾生湿。

小儿消食片(颗粒)^[乙类]

【药物组成】炒鸡内金、山楂、六神曲(炒)、炒麦芽、槟榔、陈皮。

【方　　解】方中山楂功擅健脾升胃,消一切饮食积滞,故为君药。六神曲、麦芽消食化滞,健胃和中;鸡内金运脾健胃,消化食积,共为臣药。槟榔、陈皮行气消积,导滞通便,为佐药。诸药配伍,共奏消食化滞、健脾和胃之功。

【剂型规格】片剂,①每片重 0.3g;②薄膜衣片,每片重 0.4g。颗粒剂,每袋装 1.5g。

【功能主治】消食化滞,健脾和胃。用于食滞肠胃所致积滞,症见食少、便秘、脘腹胀满、面黄肌瘦。

【用法用量】片剂,口服或咀嚼,1~3 岁一次 2~4 片,3~7 岁一次 4~6 片,成人一次 6~8 片(规格①)或 1~3 岁一次 2~3 片,3~7 岁一次 3~5 片,成人一次 5~6 片(规格②);一日 3 次。颗粒,开水冲服,1~3 岁一次 1~2 袋,3~7 岁一次 2~3 袋,成人一次 3~4 袋,一日 3 次。

【不良反应】文献报告一例 3 岁小儿因过量服用小儿消食片出现腹部剧痛、面红耳赤等不良反应[西北药学杂志,1994,9(6);272]。

【注意事项】①糖尿病患儿禁服本品颗粒剂;②脾虚泄泻,大便溏薄,次数多者应慎用或不用。

王氏保赤丸^[乙类]

【药物组成】主要为大黄、黄连、干姜、巴豆霜、川贝母、荸荠粉、天南星等药味。

【方　　解】方中大黄苦寒,攻积导滞,泻火通便;黄连苦寒,清化胃肠积滞之湿热,两药入胃、大肠经。制南星苦辛性温,入肺肝脾经,化痰息风定惊;川贝母苦寒入肺经,化痰清热,生姜、淀粉、荸荠粉等健运脾胃。全方组方严谨,寒温并调,补中兼消,共奏祛滞、健脾、祛痰之功。

【**剂型规格**】丸剂,每 120 丸重 0.3g。

【**功能主治**】祛滞、健脾、祛痰。用于小儿乳滞疳积、痰厥惊风、喘咳痰鸣、乳食减少、吐泻发热、大便秘结、四时感冒以及脾胃虚弱、发育不良等症;成人肠胃不清、痰食阻滞者亦有疗效。

【**用法用量**】乳儿可在哺乳时将丸附着于乳头上,与乳汁一同咽下;若哺乳期已过,可将丸药嵌在小块柔软易消化食物中一齐咽下,6 个月以内婴儿每服 5 丸,6 个月至 2 周岁,每超过一个月加 1 丸,2~7 岁每超过半岁加 5 丸,7~14 岁一次服 0.15g,成人一次服 0.3g;轻症一日 1 次,重症一日 2 次或遵医嘱。

化积颗粒(口服液)[乙类]

【**药物组成**】茯苓(去皮)、海螵蛸、炒鸡内金、醋三棱、醋莪术、红花、槟榔、雷丸、鹤虱、使君子仁。

【**方　　解**】方中茯苓健脾利湿,以资化源,是为君药。海螵蛸制酸健胃止痛,鸡内金消食化积,健脾和胃,为臣药。三棱、莪术化食消积,行气止痛;红花活血祛瘀,槟榔行气导滞,共为佐药。雷丸、鹤虱、使君子仁杀虫消积,为使药。诸药合用,共奏健脾导滞、化积除疳之效。

【**剂型规格**】颗粒剂,每袋装 2g。口服液,每支 10ml。

【**功能主治**】口服液:健脾导滞,化积除疳。用于脾胃虚弱所致的疳积,症见面黄肌瘦、腹胀腹痛、厌食或食欲不振、大便失调。

颗粒:消积治疳。用于小儿疳气型疳积,腹胀腹痛,面黄肌瘦,消化不良。

【**用法用量**】口服。颗粒,1 岁以内,一次 1g,一日 2 次;2~5 岁,一次 2g,一日 2 次;5 岁以上儿童,一次 2g,一日 3 次。口服液,周岁以内一次 5ml,一日 2 次;2~5 岁,一次 10ml,一日 2 次;5 岁以上,一次 10ml,一日 3 次;或遵医嘱。

【**注意事项**】①本品健脾导滞,化积除疳,用于脾胃虚弱所致疳积,若见气液耗伤,脾胃衰败所致干疳重证者,不宜应用;②服药期间,饮食宜清淡,富有营养,忌食生冷、油腻之品;③本品消导克伐之力较强,应中病即止,不宜久服,以免损伤正气。感冒时不宜服用。

【**特别提示**】限儿童。

启脾丸(口服液)[乙类]

【**药物组成**】人参、炒白术、茯苓、甘草、陈皮、山药、莲子(炒)、炒山楂、六神曲(炒)、炒麦芽、泽泻。

【**方　　解**】方中人参甘温,大补元气,补脾益胃,白术甘温微苦,健脾益气,燥湿和中,共为君药。茯苓甘淡,健脾渗湿,山药、莲子健脾止泻,同为臣药。陈皮理气和胃而健脾,山楂消积散瘀,治肉食积滞,六神曲消食调中,健脾和胃,麦芽开胃消食,治面食积滞,泽泻利水渗湿,以治泄泻,共为佐药。甘草佐助人参、白术、茯苓益气健脾养胃,兼能调和诸药,引药入经,又为使药。全方补消并用,寓消于补,共奏健脾和胃之功。

【**剂型规格**】丸剂,①小蜜丸,每 100 丸重 20g;②大蜜丸,每丸重 3g。口服液,①每支装 10ml;②每瓶装 100ml;③每瓶装 120ml。

【**功能主治**】健脾和胃。用于脾胃虚弱,消化不良,腹胀便溏。

【**用法用量**】口服,小蜜丸一次 3g(15 丸),大蜜丸一次 1 丸,一日 2~3 次;3 岁以内小儿酌减。口服液,一次 10ml,一日 2~3 次,3 周岁以内儿童酌减。

【**注意事项**】①湿热泄泻,虚寒冷泻不宜单用本品;②忌食生冷、油腻等不易消化食物。

【特别提示】本品为参保人员住院使用时由基本医疗保险统筹基金按规定支付,门诊使用时由职工基本医疗保险个人账户支付的药品。

宝儿康散^{【乙类】}

【药物组成】太子参、茯苓、北沙参、芡实、莲子、山楂、薏苡仁、白术(炒)、石菖蒲、山药、白扁豆(炒)、陈皮、麦芽(炒)、甘草(炙)。

【方　　解】方中太子参、炒白术、山药、北沙参补气健脾、益气养阴;茯苓、白扁豆、芡实、薏苡仁健脾、利水渗湿;陈皮和胃调中;石菖蒲、莲子化湿和胃、开胃进食、安神定惊;山楂、麦芽消食健胃;炙甘草调和诸药。诸药合用,共奏益气健脾、开胃消食、渗湿止泻之功。

【剂型规格】散剂,每瓶装 1g。

【功能主治】补气健脾,开胃消食,渗湿,止泻。用于小儿脾胃虚弱,消化不良,食欲不振,大便稀溏,精神困倦。

【用法用量】开水冲服,周岁小儿一次 0.5g,2~3 岁一次 0.5g,4~6 岁一次 1g,一日 2 次。

【注意事项】服药期间忌食寒凉与不易消化食品。

神曲消食口服液^{【乙类】}

【药物组成】焦神曲、焦山楂、焦麦芽、白芍、党参、茯苓、麸炒白术、木香、砂仁、醋延胡索、炙甘草。

【方　　解】方中神曲、山楂、麦芽消食和胃,除已停之积;白芍、党参、茯苓、白术补气健脾运湿;木香、砂仁、延胡索理气开胃,醒脾化湿,且使全方补而不滞。再加甘草补中和药。诸药合用,使胃和、脾健、食消、气畅。

【剂型规格】口服液,每支装 10ml。

【功能主治】消食健胃,健脾理气。用于喂养不当或饮食不节引起的儿童脾胃虚弱,饮食积滞证出现的厌食、食欲不振、食量减少等。

【用法用量】口服液。餐后半小时服用,1~4 岁,一次 5ml,一日 3 次;5~14 岁,一次 10ml,一日 3 次。

【不良反应】少数患儿用药后可出现皮疹、皮肤瘙痒、腹泻等。

【注意事项】①对本品或相关成分过敏者禁用,过敏体质慎用;②本品临床试验未观察神经性厌食症或由其他疾病所致的小儿厌食的有效性和安全性;③临床试验中有 1 例患儿用药后出现血 Cr 升高,2 周后复查正常,与药物的关系无法确定;④忌食生冷、油腻及不易消化食物;⑤本品久置可能有少量摇之易散的沉淀,可摇匀服用。

【特别提示】限儿童。

健儿消食合剂(口服液)^{【乙类】}

【药物组成】黄芪、白术(麸炒)、陈皮、麦冬、黄芩、山楂(炒)、莱菔子(炒)。

【方　　解】方中黄芪甘温补脾升阳,益气固表,以资化源,故为君药。白术补气健脾,固表止汗,为臣药。二药合用,补脾胃,助运化,祛湿浊,和胃气,为大补后天之本的协同配伍。陈皮气香性温,能行能降,理气运脾,莱菔子下气消食,长于消谷面之积,山楂酸甘,功善助脾健胃,尤善消肉食油腻之积,脾虚食积易于化热,故以苦寒之黄芩、甘寒之麦冬清湿热,益胃阴,共为佐药。诸药配伍,共奏健脾益气、理气消食之功。

【剂型规格】合剂,每瓶装 120ml。口服液,每支装 10ml。

【功能主治】健脾益胃,理气消食。用于小儿饮食不节损伤脾胃引起的纳呆食少,脘胀腹满,手足心热,自汗乏力,大便不调,以致厌食、恶食。

【用法用量】口服。3岁以内一次5~10ml,3岁以上一次10~20ml;一日2次,用时摇匀。

【注意事项】患儿平时宜少食巧克力及带颜色的饮料,以及油腻厚味等不易消化的食品。

醒脾养儿颗粒[乙类]

【药物组成】毛大丁草、一点红、山栀茶、蜘蛛香。

【方　　解】方中一点红清热解毒、消炎利尿;毛大丁草利水、行气、活血、补虚、燥湿醒脾;山栀茶养血补虚、活血通络、镇静安神;蜘蛛香理气和中、活血补虚。诸药合用共奏调整患儿脏腑功能、温阳化气、滋补肾源、温补健脾、固摄缩尿之功效。

【剂型规格】颗粒剂,每袋装2g。

【功能主治】醒脾开胃,养血安神,固肠止泻。用于脾气虚所致的儿童厌食,腹泻便溏,烦躁盗汗,遗尿夜啼。

【用法用量】温开水冲服。1岁以内一次2g,一日2次;1~2岁一次4g,一日2次;3~6岁一次4g,一日3次;7~14岁一次6~8g,一日2次。

【不良反应】有文献报道使用醒脾养儿颗粒致婴儿便秘1例[中华妇幼临床医学杂志,2008,4(6):594]。

【注意事项】糖尿病患儿禁服。

第五节　小儿泄泻类药

儿泻停颗粒[乙类]

【药物组成】茜草藤、乌梅、甘草。

【方　　解】方中茜草藤味苦寒、无毒,苦可燥湿,寒能清热,具有清热燥湿之功。乌梅味酸涩,性平,能涩肠止泻,益胃生津,既有止泻作用,又可防湿热泄伤阴之弊。甘草味甘性平,有健脾益气,缓急止痛,调和诸药等多种功能。三药合用具有清热燥湿、固肠止泻作用,主治湿热内蕴性小儿腹泻。

【剂型规格】颗粒剂,每袋重1g。

【功能主治】清热燥湿,固肠止泻。用于湿热内蕴型小儿腹泻。症见大便呈水样或蛋花汤样,伴有恶心、呕吐、腹痛、发热等。

【用法用量】开水冲服。1~6个月一次半袋(0.5g);7个月~2岁一次1袋(1g);3岁一次2袋(2g);4~6岁一次3袋(3g);7~14岁一次4袋(4g);一日3次。三天为一个疗程。

【注意事项】①服药期间忌食生冷油腻及不易消化食品;②按照用法用量服用,用药3天症状无改善或用药期间症状加重者,应及时就医;③合并重度营养不良者,需注意配合其他治疗措施;④对本品过敏者禁用,过敏体质者慎用。

儿泻康贴膜[乙类]

【药物组成】丁香、白胡椒、吴茱萸、肉桂。

【方　　解】方中丁香温中降逆,补肾助阳;白胡椒温中散寒;吴茱萸、肉桂散寒止痛,温脾止泻。四药合用,共奏温中健脾、散寒止泻之功效。

【剂型规格】膜剂,每张重 0.23g。

【功能主治】温中散寒止泻。适用于小儿非感染性腹泻,中医辨证属风寒泄泻者。症见泄泻、腹痛、肠鸣。

【用法用量】外用。将膜剂表面护膜除去后,贴于脐部。一次 1 张,一日 1 次。

【注意事项】①脐部疾患者禁用;②本品为外用药,禁止内服;③忌辛辣、生冷、油腻及不易消化等食物;④婴儿应在医师指导下使用;⑤感染性腹泻如肠炎、痢疾等疾病应立即去医院就诊;⑥在应用贴膜后如发现脐部瘙痒、红肿有皮疹者即应停用;⑦对本品过敏者禁用,过敏体质者慎用。

小儿肠胃康颗粒【乙类】

【药物组成】鸡眼草、地胆草、谷精草、夜明砂、蚕砂、蝉蜕、谷芽、盐酸小檗碱、木香、党参、麦冬、玉竹、赤芍、甘草。

【方　解】方中党参药性甘平补中,益气,和脾胃,除烦渴,而玉竹甘平微寒主要入胃,故此二药为补益脾胃阴阳的表里对药,阴阳双补;麦冬滋阴润肺,益胃生津,清心除烦。与党参、玉竹共奏养阴益气、生津和胃之功,共为君药。木香为行气止痛、健胃消食的要药;谷芽消食和中,健脾开胃;夜明砂具有清热明目退翳,散瘀消积除疳的功效;蚕砂具有祛风燥湿,活血定痛的功能;赤芍具养阴、行瘀、止痛、凉血、消肿之功;盐酸小檗碱抗菌谱广,体外对多种革兰阳性及阴性菌均具抑菌作用,临床主要用于肠道感染及菌痢等。上六味药相配伍可行气止痛、消食化积、健脾止泻开胃,共为臣药。佐以鸡眼草清肝热、消积滞,治疗腹泻;谷精草疏散风热、明目退翳;地胆草性寒,味苦、辛,清热解毒,凉血消肿。蝉蜕散风除热、退翳,解痉。上四药可清肝火平抑阴阳,消除躁扰等肝旺症状。甘草调和诸药为使药。诸药合用,共行清热平肝、调理脾胃之效。

【剂型规格】颗粒剂,每袋装 5g。

【功能主治】清热平肝,调理脾胃。用于小儿营养紊乱所引起的食欲不振,面色无华,精神烦忧,夜寝哭啼,腹泻腹胀。

【用法用量】开水冲服,一次 5~10g,一日 3 次。

【不良反应】偶有恶心、呕吐、皮疹和药热,停药后即消失。

【注意事项】①对盐酸小檗碱过敏者和有溶血性贫血史者禁用;②葡萄糖-6-磷酸脱氢酶缺乏患者禁用;③糖尿病患儿禁服;④忌食生冷油腻及不易消化食品;⑤婴幼儿应在医师指导下服用;⑥感冒时不宜服用;⑦长期厌食,体弱消瘦者,及腹胀重、腹泻次数增多者应去医院就诊;⑧服药 7 天症状无缓解,应去医院就诊;⑨本品含盐酸小檗碱,严格按照用法用量服用,不宜长期服用;⑩对本品过敏者禁用,过敏体质者慎用。

小儿泻速停颗粒【甲类】

【药物组成】地锦草、儿茶、乌梅、焦山楂、茯苓、白芍、甘草。

【方　解】本方以地锦草清热利湿为君药。臣以儿茶收敛止泻、乌梅敛肺涩肠止泻,以增强其收敛止泻作用。佐以茯苓健脾利湿;焦山楂消食健胃、收敛止痢;白芍收敛缓中止痛。甘草调和诸药为之使。诸药合用,共奏清热利湿、健脾止泻、缓急止痛之效。

【剂型规格】颗粒剂,每袋装①3g;②5g;③10g。

【功能主治】清热利湿,健脾止泻,缓急止痛。用于小儿湿热壅遏大肠所致的泄泻,症见大便稀薄如水样、腹痛、纳差,小儿秋季腹泻及迁延性、慢性腹泻见上述证候者。

【用法用量】口服。6 个月以下，一次 1.5~3g；6 个月 ~1 岁以内，一次 3~6g；1~3 岁，一次 6~9g；3~7 岁，一次 10~15g；7~12 岁，一次 15~20g，一日 3~4 次或遵医嘱。

【注意事项】①服药期间忌食生冷油腻及不易消化食品；②对本品过敏者禁用，过敏体质者慎用。

小儿腹泻贴[乙类]

【药物组成】丁香、肉桂、荜茇。

【方　解】方中丁香温中降逆、芳香和胃、散寒辟秽、止吐止泻为君药；臣以肉桂散寒止痛、温经通脉。两药合用，散寒止痛、和胃止泻、助脾增食；再佐以荜茇之温中散寒、下气止痛、消食止泻。诸药合用共奏增进食欲、解除腹痛、治疗泄泻之功效。

【剂型规格】贴剂，每贴重 1.2g。

【功能主治】温中健脾，散寒止泻。用于小儿非感染性腹泻属脾胃虚寒证者，症见：腹痛、便溏、纳差、神疲、舌淡等。

【用法用量】贴于脐部，一次 1 贴，48 小时换药一次。

【不良反应】皮肤粘贴处偶见过敏反应。

【注意事项】①脐部皮肤破损及有炎症者忌用；②敷药期间忌食生冷油腻之品；③病情重者请配合其他治疗。

【特别提示】本品为参保人员住院使用时由基本医疗保险统筹基金按规定支付，门诊使用时由职工基本医疗保险个人账户支付的药品。

小儿腹泻散[乙类]

【药物组成】广藿香，肉豆蔻（煨）、丁香、赤石脂（煅）、地榆、伏龙肝、石榴皮、寒水石。

【方　解】方中广藿香芳香化湿，开胃，止呕止泻；肉豆蔻温中行气，涩肠止泻；丁香则温中、降逆、暖肾；赤石脂收敛生肌，涩肠止泻；地榆清毒、消肿、凉血、止血；伏龙肝收敛止血、止呕；石榴皮收敛止血、杀虫、涩肠止泻；寒水石清热、泻火。诸药合用，共奏运脾温阳、散寒燥湿、理气化浊、消食止泻之效。

【剂型规格】散剂，每袋装 2g。

【功能主治】温中固肠，健脾止泻。用于小儿久泻不止，面色㿠白，食欲不振，神倦乏力。

【用法用量】口服。周岁以内一次服 1g，1~3 岁一次服 2~3g，4 岁以上一次服 4~6g，一日 3 次。

双苓止泻口服液[乙类]

【药物组成】黄芩（酒炙）、白术（麸炒）、茯苓、猪苓、贯众、法半夏、陈皮、地榆（炒炭）、肉桂。

【方　解】方中黄芩善清肺及大肠之湿热，清热解毒，燥湿止泻为君。贯众苦寒清热解毒，治时疫之病（如腹泻等），故为臣。猪苓、茯苓利湿止泻，利小便而实大便；白术健脾益气，燥湿利水；陈皮和胃除湿而实脾止泻；肉桂性温可制约清苦寒药败胃伤脾之弊；地榆清热解毒；法半夏燥湿化痰，共为佐使。诸药配伍，可清利湿热、解毒而治疗湿热内蕴证之秋季腹泻。

【剂型规格】口服液，每支 10ml。

【功能主治】清热化湿，健脾止泻。用于湿热内蕴，脾虚失健所致的小儿腹泻，可伴有发热、腹痛、口渴、尿少。

【用法用量】口服。1 岁以下，一次 3~5ml；1~3 岁，一次 5~7ml；3 岁以上，一次 10ml，一日 3 次。3 天为一疗程。

【不良反应】偶见呕吐等消化道反应。

【注意事项】①服药期间忌食生冷油腻及不易消化食品；②对本品过敏者禁用，过敏体质者慎用。

苍苓止泻口服液[乙类]

【药物组成】苍术、茯苓、金银花、柴胡、葛根、黄芩、马鞭草、金樱子、青木香、槟榔、甘草。

【方　　解】方中苍术燥湿健脾，芳香悦胃，疏化水湿；茯苓甘淡，渗湿利水、健脾渗湿；黄芩清热燥湿，泻火解毒，三药共为君药，可除湿、健脾、补中。金银花清热解毒，轻宣疏散；马鞭草清热解毒，活血通经，利水消肿，共为臣药，奏清热、除湿、解毒、止泻之功。柴胡、葛根、槟榔、青木香、金樱子，共行和解退热、鼓舞胃阳之气、行气导滞、解毒止痛、涩肠止泻之功，共为佐药。甘草补脾益气，调和诸药为使。诸药合用，共呈补脾益气之效，适合小儿腹泻病的治疗。

【剂型规格】口服液，每支装 10ml。

【功能主治】除湿清热，运脾止泻。用于湿热所致的小儿泄泻，症见水样或蛋花样粪便，或挟有黏液，无热或发热，腹胀，舌红，苔黄等，以及小儿轮状病毒性肠炎见于以上症状者。

【用法用量】饭前口服。6 个月以下，一次 5ml；6 个月~1 岁，一次 5~8ml；1~4 岁，一次 8~10ml；4 岁以上，一次 10~20ml，一日 3 次。3 日为一疗程，或遵医嘱。

【不良反应】偶见呕吐。

【注意事项】脱水及病重患儿注意补液等综合治疗。

秋泻灵颗粒[乙类]

【药物组成】马蹄香。

【剂型规格】颗粒剂，每袋装 5g。

【功能主治】理气化湿，健脾止泻。用于治疗小儿脾虚湿困和消化不良引起的腹泻。

【用法用量】口服。婴儿一次 5g，幼儿一次 10g，一日 4 次。

健脾止泻宁颗粒[乙类]

【药物组成】党参、莲子、白扁豆、黄连、黄芩、金银花、建曲、山楂、车前子（盐炙）、干姜。

【方　　解】方中党参、莲子、白扁豆益气健脾、涩肠止泻；车前子利小便实大便，并助白扁豆渗湿止泻；黄芩、黄连、金银花清热解毒燥湿；干姜温中散寒，有寒温并用之意；建曲、山楂健脾暖胃、消积化滞。诸药共奏清热燥湿、健脾止泻之功效。

【剂型规格】颗粒剂，每袋装 10g。

【功能主治】清热除湿，健脾止泻。用于小儿脾虚湿热所致的腹泻。

【用法用量】开水冲服，1 岁一次 5g，一日 6 次；2 岁一次 10g，一日 5 次；3~4 岁一次 15g，一日 4 次；1 岁以下酌减，4 岁以上酌增；或遵医嘱。

【注意事项】①糖尿病患儿禁服；②忌食辛辣、生冷、油腻及不易消化食物。

第六节 小儿虚证类药

小儿生血糖浆[乙类]

【药物组成】熟地黄、山药（炒）、大枣、硫酸亚铁。

【方　　解】方中熟地黄、山药、大枣为主药，健脾养胃，滋补肝肾，可以提高患儿的脾胃运化和机体造血功能，对铁吸收障碍起主要作用。硫酸亚铁作为辅助部分可以直接补充铁离子，增强红细胞携氧量，使贫血得以恢复。

【剂型规格】糖浆剂，每支 10ml。

【功能主治】健脾养胃，补血生津。用于小儿缺铁性贫血及营养不良性贫血。

【用法用量】口服。1~3 岁小儿一次 10ml，3~5 岁一次 15ml，一日 2 次。

【不良反应】文献报道可见胃肠部不适、恶心、呕吐、食欲不振、哭闹、上腹部不适、腹痛、腹泻、便秘、黑便、牙齿变黑等不良反应［实用药物与临床，2011，14（4）：331］。

【注意事项】①禁忌：对铁剂过敏者，非缺铁性贫血，肝肾功能严重损害者，胃、十二指肠溃疡患者，溃疡性结肠炎患者，血色素沉着、含铁血黄素沉着患者；②糖尿病患儿慎用。

龙牡壮骨颗粒[乙类]

【药物组成】党参、黄芪、山麦冬、醋龟甲、炒白术、山药、醋南五味子、龙骨、煅牡蛎、茯苓、大枣、甘草、乳酸钙、炒鸡内金、维生素 D_2、葡萄糖酸钙。

【方　　解】本方为中西药合方制剂。方中党参补中益气，生津养血，黄芪补气升阳，益卫固表，合用以资化源，益气生血，实卫固表，共为君药。白术、山药、茯苓、大枣、鸡内金为扶土健脾，和胃消食之药，能增进食欲，补养后天，使气血生、营卫调，脏腑百脉得安，以上共为臣药。山麦冬清养肺阴，滋肾水之上源，可宁心除烦，龟甲滋阴潜阳，益精生髓，龙骨、牡蛎、五味子潜阳敛阴，强壮筋骨，宁心安神，收敛止汗，共为佐药。甘草调和诸药，尚可补中益气，为佐使药。另入乳酸钙、葡萄糖酸钙补充钙源，维生素 D_2 能促进钙磷吸收。中西药合用，共奏强筋壮骨、和胃健脾之功效。

【剂型规格】颗粒剂，①每袋装 5g；②每袋装 3g（无蔗糖）。

【功能主治】强筋壮骨，和胃健脾。治疗和预防小儿佝偻病、软骨病；对小儿多汗、夜惊、食欲不振、消化不良、发育迟缓也有治疗作用。

【用法用量】开水冲服。2 岁以下一次 5g 或 3g（无蔗糖），2~7 岁一次 7.5g 或 4.5g（无蔗糖），7 岁以上一次 10g 或 6g（无蔗糖），一日 3 次。

【不良反应】文献报道服药后出现荨麻疹 1 例［人民军医，1999，42（8）：491］、过敏性皮疹 1 例［中成药，1998，20（4）：487］、膀胱结石 1 例［海峡药学，1999，11（4）：88］。

【注意事项】①实热证者慎用；②服药期间忌食辛辣、油腻食物；③患儿发热期间暂停服本品，佝偻病合并手足搐搦者应配合其他治疗。

【特别提示】限小儿佝偻病。

第七节 小儿口疮类药

小儿化毒散(胶囊)[甲类]

【药物组成】人工牛黄、珍珠、雄黄、大黄、黄连、甘草、天花粉、川贝母、赤芍、乳香(制)、没药(制)、冰片。

【方　　解】本方牛黄功善清热解毒,大黄清热解毒,活血消肿,泻热通便,合用清热解毒之力更著,为君药。以黄连清热泻火,燥湿解毒;珍珠清热解毒,生肌敛疮;雄黄解毒消肿;川贝母、天花粉清热化痰,散结解毒,消肿排脓,共为臣药。赤芍、乳香、没药凉血活血祛瘀,消肿生肌止痛;冰片清热止痛,具有内清外透之力,共为佐药。甘草清热解毒,又能调和诸药,而为佐使药。诸药合用,共奏清热解毒、活血消肿之功。

【剂型规格】散剂,每瓶装 0.6g。胶囊剂,每粒装 0.3g。

【功能主治】清热解毒,活血消肿。用于热毒内蕴、毒邪末尽所致的口疮肿痛、疮疡溃烂、烦躁口渴、大便秘结。

【用法用量】口服。散剂,一次 0.6g,一日 1~2 次。胶囊剂,一次 2 粒,一日 1~2 次。均 3 岁以内小儿酌减。外用,敷于患处。

【注意事项】①本品为肺胃火盛急喉痹所设;若属肺胃阴虚火旺、虚火上炎的慢喉痹、口疮者不宜应用,表现为咽部红肿疼痛,或干燥、异物感,或咽痒不适,吞咽不利、头昏目眩、心烦不眠、舌质嫩红、耳鸣健忘、手足心热等;②本品含有大黄、黄连、牛黄苦寒泻热之品,脾胃虚弱、体质弱者慎服,脾胃虚弱表现为大便稀溏,色淡无臭味,夹有不消化食物残渣,食后易泻,吃多后见腹胀、大便多,平素食欲不振,面色萎黄,神疲倦怠,形体瘦弱;③本品含有雄黄,不宜多服、久服;④饮食宜清淡,忌用辛辣、油腻之品;⑤内服时宜饭后服用。

导赤丸[乙类]

【药物组成】连翘、黄连、栀子(姜炒)、木通、玄参、天花粉、赤芍、大黄、黄芩、滑石。

【方　　解】方中黄连、栀子、黄芩之苦寒以清心、肺、三焦之火热,为君药。连翘、木通上清心肺之热,下清小肠之火,通淋止痛;大黄既泻心脾之火,又泻胃肠之火,三药合用,利水通淋,泻下通便,以助君药清热泻火之效;玄参、赤芍清热凉血,解毒消肿,共为臣药。滑石利水通淋,天花粉清热生津,以防火热伤津,共为佐药。全方配伍有清热泻火,利尿通便之功。

【剂型规格】丸剂,①水蜜丸,每 10 粒重 1g;②大蜜丸,每丸重 3g。

【功能主治】清热泻火,利尿通便。用于火热内盛所致的口舌生疮、咽喉疼痛、心胸烦热、小便短赤、大便秘结。

【用法用量】口服。水蜜丸一次 2g,大蜜丸一次 1 丸,一日 2 次;周岁以内小儿酌减。

【注意事项】①忌烟、酒及辛辣食物;②本品苦寒,脾虚便溏、内寒者忌用,脾虚便溏表现为肢体倦怠,神疲乏力,少气懒言,大便稀薄,不成形,形似溏泥;内寒表现为形寒肢冷,面色㿠白,口淡不渴,或渴喜热饮,静而少言,小便清长,大便稀溏,舌质淡,苔白润;③本品不宜长期服用;④儿童、孕妇、哺乳期妇女、年老体弱者慎服;⑤不宜在服药期间同时服用滋补性中药。

【特别提示】本品为参保人员住院使用时由基本医疗保险统筹基金按规定支付,门诊使用时由职工基本医疗保险个人账户支付的药品。

第八节 其　他

小儿导赤片[乙类]

【药物组成】大黄、滑石、地黄、栀子、木通、茯苓、甘草。

【方　　解】方中大黄性味苦寒,清热泻火,泻下攻积,故为君药。木通、滑石利水通淋,导热下行,为臣药。茯苓淡渗利湿,地黄清热凉血,栀子善清三焦火热,共为佐药。甘草调和诸药,为使药。诸药合用,共奏清热利便之效。

【剂型规格】片剂,每片重 0.3g。

【功能主治】清热利便。用于胃肠积热,口舌生疮,咽喉肿痛,牙根出血,腮颊肿痛,暴发火眼,大便不利,小便赤黄。

【用法用量】口服,一次 4 片,一日 2 次,周岁以内酌减。

小儿黄龙颗粒[乙类]

【药物组成】熟地黄、白芍、麦冬、知母、五味子、煅龙骨、煅牡蛎、党参、石菖蒲、远志、桔梗。

【方　　解】方中熟地黄补血滋阴、益精填髓。知母滋阴润燥、利水消肿。麦冬养阴生津、润肺清心。白芍养血敛阴、柔肝止痛。五味子润肺滋肾、生津止涩。煅牡蛎平肝潜阳、软坚散结。煅龙骨镇静安神、收涩固肠。党参健脾益肺、养血生津。远志安神益智、祛痰、消肿。石菖蒲醒神益智、化湿开胃。桔梗利五脏肠胃,补血气,除寒热风痹,温中消谷,在本方中起调理全身气机的作用,全方共奏滋阴潜阳、安神定志、开窍启闭之功。

【剂型规格】颗粒剂,每袋装 5g。

【功能主治】滋阴潜阳,安神定志,用于注意缺陷多动障碍中医辨证属阴虚阳亢症者,症见多动不宁,神思涣散,性急易怒,多言多语,盗汗,口干咽燥,手足心热等。

【用法用量】温开水冲服,6~9 岁,一次 1 袋,一日 2 次;10~14 岁,一次 2 袋,一日 2 次。疗程为 6 周。

【不良反应】个别患儿用药后出现呕吐、腹泻等。

【注意事项】①本品用于 6~14 岁患儿,6 岁以下患儿用药的安全性和有效性尚不明确;②少数患儿用药后出现血小板升高,与药物的关系尚无法确定;③本品的临床试验仅支持使用 6 周的安全性,用药超过 6 周的安全性和有效性尚不明确,持续用药不宜超过 6 周。

五福化毒丸(片)[乙类]

【药物组成】水牛角浓缩粉、玄参、赤芍、地黄、青黛、黄连、连翘、炒牛蒡子、桔梗、芒硝、甘草。

【方　　解】方中水牛角、玄参、赤芍、地黄清热凉血,泻火解毒,可泻营分热毒,共为君药。青黛、黄连清热解毒,凉血消肿;连翘清热解毒,散结消肿,共为臣药。佐以牛蒡子、桔梗清利咽喉,芒硝清热消肿,泻热通便,使热从便解。甘草调和药性,为使药。诸药合用,共奏清热解毒、凉血消肿之功。

【剂型规格】丸剂,①水蜜丸,每 100 粒重 10g;②小蜜丸,每 100 丸重 20g;③大蜜丸,每丸重 3g。片剂,每片重 0.1g。

【功能主治】清热解毒,凉血消肿。用于血热毒盛,小儿疮疖,痱毒,咽喉肿痛,口舌生疮,牙龈出血,痄腮。

【用法用量】口服。水蜜丸一次 2g,小蜜丸一次 3g(15 丸),大蜜丸一次 1 丸,一日 2~3 次。片剂,3~6 岁:一次 5 片;7~14 岁:一次 7 片;一日 3 次。用于小儿痱毒时,2~6 岁:一次 4~5 片。

【不良反应】临床有胃肠不适、腹泻等反应,严重者停药 2~3 天,轻微者继服。

【注意事项】①疮疡阴证者禁用;②孕妇及小儿体质虚弱者慎用;③服药期间忌食辛辣、油腻、海鲜等食品。

【特别提示】限儿童。

荆肤止痒颗粒[乙类]

【药物组成】荆芥、地肤子、防风、野菊花、鱼腥草、茯苓、山楂(炒焦)。

【方　　解】本方以轻扬透散、疏风止痒、解毒透疹的荆芥和清热利湿、祛风止痒的地肤子共为君药,以清热解毒散风的野菊花和清热解毒除湿的鱼腥草以及散表祛邪、散风止痒的防风共为臣药,佐以茯苓、山楂祛湿健脾、消食化积。诸药合用,共奏祛风、除湿、清热解毒、止痒之功。

【剂型规格】颗粒剂,每袋装 3g。

【功能主治】祛风,除湿,清热解毒,止痒。用于儿童风热型或湿热型丘疹性荨麻疹。症状可见脓疱疮、风团、水疱、瘙痒等。

【用法用量】开水冲服,6~14 岁一次 1 袋,一日 3 次;3~5 岁一次 1 袋,一日 2 次;1~2 岁一次半袋,一日 3 次;1 岁以下一次半袋,一日 2 次。

【不良反应】个别患儿用药后出现恶心、呕吐,停药后症状可消失。

【注意事项】①饮食宜清淡,忌食油腻、鱼虾海鲜类及辛辣食物;②服用或注射某种药物而发生的荨麻疹为药物过敏(药疹)所致,应及时到医院就诊;③婴儿或患有其他疾病者应在医师指导下使用;④如出现脓疱疮,应在医师指导下服用;⑤因肾病、糖尿病、黄疸、肿瘤等疾病引起的皮肤瘙痒,应以治疗病因为主,如需用本品时,应在医师指导下服用;⑥对本品过敏者禁用,过敏体质者慎用。

【特别提示】本品为参保人员住院使用时由基本医疗保险统筹基金按规定支付,门诊使用时由职工基本医疗保险个人账户支付的药品。

第七章 皮肤科用药

第一节 癣 病 类 药

肤痔清软膏[乙类]

【药物组成】金果榄、土大黄、苦参、黄柏、野菊花、紫花地丁、朱砂根、雪胆、重楼、黄药子、姜黄、地榆、南苦丁茶、薄荷脑。

【方　　解】方中金果榄清热解毒,消瘴疬;土大黄疏风祛湿,杀虫止痒,清热解毒,用于痈疖肿毒;苦参、黄柏苦寒清热燥湿,祛风止痒共为君药;辅以野菊花清热解毒;紫花地丁、黄药子清热解毒,凉血消疮疖;朱砂根、雪胆、重楼清热解毒,散瘀止痛;姜黄破血行气,散瘀止痛;地榆消肿止痛、敛疮;南苦丁茶、薄荷脑疏风清热。诸药协同,共奏清热解毒、杀虫止痒、润肤燥湿等功效。

【剂型规格】软膏剂,每支装①10g;②15g;③20g;④35g。

【功能主治】清热解毒,化瘀消肿,除湿止痒,用于湿热蕴结所致手足癣、体癣、股癣、浸淫疮、内痔、外痔,肿痛出血,带下病。

【用法用量】外用。先用温开水洗净患处,取本品适量直接涂擦于患处或注入患处。轻症一日一次,重症早晚各一次。

【不良反应】涂药处皮肤出现小疹或稍红肿。

【注意事项】①本品为外用药或直肠、阴道给药,禁止内服;②用毕洗手,切勿接触眼睛、口腔等黏膜处;③忌烟酒及辛辣、油腻,刺激性食物;保持大便通畅;④儿童、哺乳期妇女、年老体弱者应在医师指导下使用;⑤内痔出血过多或原因不明的便血应去医院就诊;⑥带下伴血性分泌物,或伴有尿频、尿急、尿痛者,应去医院就诊;⑦用于治疗癣症、浸淫疮、皮肤瘙痒等皮肤病时宜轻轻施以按摩;⑧对于过敏体质者或儿童等,宜将本品用温开水按1∶5稀释后在面部局部涂抹,30分钟后若无红疹或不适,即可使用稀释液按摩后保留两小时;⑨治疗足癣,将药擦于患处,按摩2分钟后保留至第二天;⑩对本品过敏者禁用,过敏体质者慎用。

【特别提示】本品为参保人员住院使用时由基本医疗保险统筹基金按规定支付,门诊使用时由职工基本医疗保险个人账户支付的药品。

复方土槿皮酊[乙类]

【药物组成】土槿皮、苯甲酸、水杨酸。

【方　　解】方中土槿皮有杀虫止痒之功效;苯甲酸则有除湿、解毒杀虫之作用;而水杨酸不但有除虫止痒之功效,且作为角质层剥离剂消除了致病孢子的生存环境。诸药合用,可达杀菌、止痒之效。

【剂型规格】酊剂,每瓶装 15ml(每 1ml 的总酸量为 187.5mg)。

【功能主治】杀菌、止痒。适用于趾痒、皮肤滋痒、一般癣疾。

【用法用量】外用,涂患处,一日 1~2 次。

【不良反应】文献报道误用本品可致眼损伤[中国医药指南,2011,9(27):251]、白内障[眼外伤职业病杂志,1998,20(4):358]及角膜上皮全剥脱[南京医学院学报,1993,13(3):194]。

【注意事项】①儿童、孕妇禁用;水疱型、糜烂型手足癣禁用;②本品为外用药,禁止内服;③忌烟酒、辛辣、油腻及腥发食物;④切勿接触眼睛、口腔等黏膜处;皮肤破溃处禁用;本品避免与铁器接触;⑤哺乳期妇女慎用;因糖尿病、肾病、肝病、肿瘤等疾病引起的皮肤瘙痒,不属本品适应范围;⑥本品不适用于糜烂型脚湿气及伴有继发感染(化脓)者;⑦涂药部位如有灼烧感,瘙痒加重或红肿,应停止使用,洗净,必要时向医师咨询;⑧本品对皮肤有一定刺激性,用于股癣时特应注意,不宜使药液接触到阴囊、外阴等皮肤细薄处,较长时间使用可使皮肤剥脱;⑨对本品及酒精过敏者禁用,过敏体质者慎用等。

【特别提示】本品为参保人员住院使用时由基本医疗保险统筹基金按规定支付,门诊使用时由职工基本医疗保险个人账户支付的药品。

癣湿药水【乙类】

【药物组成】土荆皮、蛇床子、大风子仁、百部、防风、当归、凤仙透骨草、侧柏叶、吴茱萸、花椒、蝉蜕、斑蝥。

【方　　解】方中土荆皮、蛇床子祛风除湿,杀虫止痒,合为君药。大风子仁、百部、花椒、吴茱萸协同为用,可成祛风除湿,杀虫止痒之效,共为臣药。凤仙透骨草、防风、蝉蜕祛风止痒;当归活血化瘀,养血润燥;侧柏叶清热凉血止痒;斑蝥攻毒蚀疮,六味司职佐药。诸药合用,共奏祛风除湿、杀虫止痒之功。

【剂型规格】酊剂,每瓶装 40ml。

【功能主治】祛风除湿,杀虫止痒。用于风湿虫毒所致的鹅掌风、脚湿气,症见皮肤丘疹、水疱、脱屑,伴有不同程度瘙痒。

【用法用量】外用,擦于洗净的患处。一日 3~4 次;治疗灰指甲应先除去空松部分,使药易渗入。

【注意事项】切忌入口,严防触及眼、鼻、口腔等黏膜处。

【特别提示】本品为参保人员住院使用时由基本医疗保险统筹基金按规定支付,门诊使用时由职工基本医疗保险个人账户支付的药品。

第二节　粉刺类药

当归苦参丸【乙类】

【药物组成】当归、苦参。

【方　　解】本方主治湿热兼见瘀血。方中苦参清热燥湿止痒,当归活血消肿。二药合用,清热燥湿,并能活血消肿。

【剂型规格】丸剂,①大蜜丸每丸重 9g;②水蜜丸每 20 丸重 1g,每袋装 5.5g。

【功能主治】凉血，祛湿。用于血燥湿热引起，头面生疮，粉刺疙瘩，湿疹刺痒，酒糟鼻赤。

【用法用量】口服，大蜜丸一次1丸，一日2次；水蜜丸，一次1袋，一日2次。

【注意事项】忌食烟、酒、辛辣物。

【特别提示】本品为参保人员住院使用时由基本医疗保险统筹基金按规定支付，门诊使用时由职工基本医疗保险个人账户支付的药品。

第三节　皮肤瘙痒类药

乌蛇止痒丸[乙类]

【药物组成】乌梢蛇（白酒炙）、防风、蛇床子、关黄柏、苍术（泡）、当归、红参须、牡丹皮、苦参、人工牛黄、蛇胆汁。

【方　解】方中当归补血养血，红参须益气生血，共为君药。以蛇床子、乌梢蛇、苍术祛风止痒，共为臣药；佐以牡丹皮、苦参、关黄柏、人工牛黄、蛇胆汁凉血清热，燥湿解毒；防风协诸药达表，为使药。诸药合用，共收养血祛风、燥湿止痒之效。

【剂型规格】丸剂，每10丸重1.25g。

【功能主治】养血祛风，燥湿止痒。用于风湿热邪蕴于肌肤所致的瘾疹、风瘙痒，症见皮肤风团色红、时隐时现、瘙痒难忍，或皮肤瘙痒不止、皮肤干燥、无原发皮疹；慢性荨麻疹、皮肤瘙痒症见上述证候者。

【用法用量】口服。一次2.5g，一日3次。

【注意事项】①孕妇慎用；②哺乳期妇女应慎用；感冒时，不宜服用本药；③饮食宜清淡，易消化食物，忌食辛辣、油腻食物；④服本药时不宜同时服藜芦、五灵脂、皂荚或其制剂；不宜喝茶和吃萝卜，以免影响疗效。

【特别提示】本品为参保人员住院使用时由基本医疗保险统筹基金按规定支付，门诊使用时由职工基本医疗保险个人账户支付的药品。

肤痒颗粒[乙类]

【药物组成】苍耳子（炒、去刺）、地肤子、川芎、红花、白英。

【方　解】方中苍耳子散风通窍、祛风除湿、解毒止痒，可外达孔窍肌肤；地肤子清热利水、止痒；川芎活血行气、祛风止痛，其辛散温通，既能活血化瘀又能行气开郁；红花活血通经，祛瘀止痛；白英清热解毒、祛风利湿。诸药合用，共奏祛风活血、除湿止痒之功。

【剂型规格】颗粒剂，①每袋装9g；②每袋装18g。

【功能主治】祛风活血，除湿止痒。用于皮肤瘙痒病，荨麻疹。

【用法用量】开水冲服，一次9~18g，一日3次。

【注意事项】①消化道溃疡者慎用，孕妇忌服；②因肾病、糖尿病、黄疸、肿瘤等疾病引起的皮肤瘙痒，应以治疗病因为主，若需用本品时，应在医师指导下服用；③按照用法用量服用，小儿应在医师指导下服用；④服药期间如出现口唇发麻应立即停药；如皮肤出现红斑、丘疹、水疱等其他皮疹时，应去医院就诊；⑤对本品过敏者禁用，过敏体质者慎用。

【特别提示】本品为参保人员住院使用时由基本医疗保险统筹基金按规定支付，门诊使用时由职工基本医疗保险个人账户支付的药品。

金蝉止痒胶囊[乙类]

【药物组成】金银花、栀子、黄芩、苦参、黄柏、龙胆、白芷、白鲜皮、蛇床子、蝉蜕、连翘、地肤子、地黄、青蒿、广藿香、甘草。

【方　解】方中金银花、栀子、蝉蜕疏散风热,清热解毒为君药;黄芩、苦参、黄柏、龙胆、广藿香燥湿泄火、除湿止痒,白芷、白鲜皮、蛇床子祛风止痒,共为臣药;佐以连翘、地肤子、生地黄、青蒿凉血除烦;甘草解毒,调和诸药为使。全方相伍,共奏清热解毒、燥湿止痒,兼有凉血、祛风之功。

【剂型规格】胶囊剂,每粒装 0.5g。

【功能主治】清热解毒,燥湿止痒。适用于湿热内蕴所引起的丘疹性荨麻疹,夏季皮炎等皮肤瘙痒症状。

【用法用量】口服,一次 6 粒,一日 3 次,饭后服用。

【不良反应】少数患者出现口干、食欲减退、恶心、呕吐、腹泻、头昏,停药后可消失。

【注意事项】孕妇禁用,婴幼儿、脾胃虚寒者慎用。

【特别提示】限荨麻疹。

消风止痒颗粒[乙类]

【药物组成】防风、蝉蜕、地骨皮、苍术(炒)、亚麻子、当归、地黄、木通、荆芥、石膏、甘草。

【方　解】方中防风、荆芥祛风止痒、解表;生地黄、地骨皮清热凉血,亚麻子润燥养血祛风,当归养血活血;蝉蜕疏散风热,透疹止痒;苍术燥湿健脾,祛风除湿;石膏清热解肌;木通善清心火,利小便;甘草清热解毒,调和诸药。诸药合用,共收疏风清热、除湿止痒之效。

【剂型规格】颗粒剂,①每袋装 15g;②每块 15g。

【功能主治】消风清热,除湿止痒。主治丘疹样荨麻疹,也用于湿疹、皮肤瘙痒症。

【用法用量】口服,1 岁以内一日 1 袋,或 1 块;1~4 岁一日 2 袋或 2 块;5~9 岁一日 3 袋或 3 块;10~14 岁一日 4 袋或 4 块;15 岁以上一日 6 袋或 6 块。分 2~3 服用;或遵医嘱。

【注意事项】①服药期间忌食鲜鱼海鲜、葱蒜辛辣等物;②若有胃痛或腹泻,可暂停服药。

【特别提示】本品为参保人员住院使用时由基本医疗保险统筹基金按规定支付,门诊使用时由职工基本医疗保险个人账户支付的药品。

润燥止痒胶囊[乙类]

【药物组成】何首乌、制何首乌、生地黄、桑叶、苦参、红活麻。

【方　解】方中生地黄具有养阴生津、凉血清热之效,可治疗阴血亏虚、燥而化热的皮肤瘙痒、发斑、发疹;何首乌与制何首乌联合应用有养血、补益肝肾之功;苦参性味苦寒,清热止痒;同时方中采用苗家地方盛产的红活麻,配以桑叶,具有养血润燥,疏散风热的作用。诸药合用,共奏养血滋阴、祛风止痒、润肠通便的功效。

【剂型规格】胶囊剂,每粒装 0.5g。

【功能主治】养血滋阴,祛风止痒,润肠通便。用于血虚风燥所致的皮肤瘙痒,痤疮,便秘。

【用法用量】口服,一次 4 粒,一日 3 次,2 周为一疗程。

【不良反应】文献有本品致发热、腹泻[中国药师,2016,19(9):1692]及皮肤过敏[中国药师,2011,14(6):858]各 1 例的报道。

【注意事项】①忌烟酒、辛辣、油腻及腥发食物;②用药期间不宜同时服用温热性药物;

③患处不宜用热水洗烫；④孕妇慎用，儿童、年老体弱及患有其他疾病者应在医师指导下服用；⑤因糖尿病、肾病、肝病、肿瘤等疾病引起的皮肤瘙痒，不属于本品适应范围；⑥切忌用手挤压患处，如有多量结节、囊肿、脓疱等应去医院就诊；⑦不宜滥用化妆品及外涂药物，必要时应在医师指导下使用；⑧对本品过敏者禁用，过敏体质者慎用。

【特别提示】本品为参保人员住院使用时由基本医疗保险统筹基金按规定支付，门诊使用时由职工基本医疗保险个人账户支付的药品。

湿毒清片（胶囊）[乙类]

【药物组成】地黄、当归、丹参、蝉蜕、苦参、白鲜皮、甘草、黄芩、土茯苓。

【方　　解】本方主治血虚兼有湿热之皮肤瘙痒症。方中以地黄、当归养血润燥；以苦参、白鲜皮、黄芩、土茯苓、蝉蜕清热除湿，祛风止痒；丹参活血，取"血行风自灭"之效；甘草清热解毒并调和诸药。全方合用，共奏养血润燥、清热除湿、祛风止痒之功。

【剂型规格】片剂，每片重 0.5g；胶囊剂，每粒装 0.5g。

【功能主治】片剂：养血润燥，化湿解毒，祛风止痒。用于皮肤瘙痒症属血虚湿蕴皮肤证者。

胶囊：养血润肤，祛风止痒。用于血虚风燥所致的风瘙痒，症见皮肤干燥、脱屑、瘙痒，伴有抓痕、血痂、色素沉着，皮肤瘙痒症见上述证候者。

【用法用量】口服。片剂，一次 3~4 片，一日 3 次。胶囊，一次 3~4 粒，一日 3 次。

【不良反应】文献有湿毒清片致药物性肝病 1 例的报道 [大家健康，2015，9（17）：271]。

【注意事项】①忌烟酒，忌食辛辣、海鲜之品；②用药期间不宜同时服用温热性药物；③片剂孕妇禁用；胶囊孕妇慎用；④因糖尿病、肾病、肝病、肿瘤等疾病引起的皮肤瘙痒，不属本品适应范围；⑤患处不宜用热水洗烫；⑥对本品过敏者禁用，过敏体质者慎用。

第四节　湿　疹　类　药

二妙丸[乙类]

【药物组成】苍术（炒）、黄柏（炒）。

【方　　解】方中苍术苦温香燥，燥湿健脾，使湿无由生，湿去则热无所附，热易消除，此治本之图；黄柏苦寒，寒能清热，苦以燥湿，且偏走下焦，清下部之热，除足膝之湿，为治湿热下注之要药。二药配伍，清热燥湿，标本兼顾，使热祛湿除，诸证自愈。

【剂型规格】水丸，每 100 粒重 6g，每袋 6g。

【功能主治】燥湿清热。用于湿热下注，足膝红肿热痛，下肢丹毒，白带，阴囊湿痒。

【用法用量】口服。一次 6~9g，一日 2 次。

【不良反应】有文献报道服用二妙丸易引发过敏反应。

【注意事项】①孕妇慎用；②脾胃虚弱，呕吐泄泻，腹胀便溏，咳嗽痰多者慎用；脾胃虚弱证见大便稀溏，色淡无臭味，夹有不消化食物残渣，食后易泻，吃多后见腹胀、大便多，平素食欲不振，面色萎黄，神疲倦怠，形体瘦弱，舌质淡，苔薄白；③服药期间，宜食清淡易消化之品，忌食辛辣油腻之品，以免助湿生热。

【特别提示】本品为参保人员住院使用时由基本医疗保险统筹基金按规定支付，门诊使用时由职工基本医疗保险个人账户支付的药品。

皮肤康洗液[乙类]

【药物组成】金银花、蒲公英、马齿苋、土茯苓、大黄、赤芍、地榆、蛇床子、白鲜皮、甘草。

【方　解】方中金银花具有疏热散邪,凉血止痢,清热解毒的功效,为君药。蒲公英、马齿苋、大黄等清热解毒;土茯苓除湿,解毒,通利关节;蛇床子、白鲜皮温阳燥湿,祛风杀虫;地榆、赤芍清热凉血解毒,散瘀止痛;甘草调和诸药。诸药合用,共奏清热解毒、凉血除湿、杀虫止痒之功。

【剂型规格】洗剂,每瓶装 50ml。

【功能主治】清热解毒,凉血除湿,杀虫止痒。用于湿热阻于皮肤所致湿疹,症见瘙痒、红斑、丘疹、水疱、渗出、糜烂等,以及湿热下注所致阴痒、白带过多;皮肤湿疹及各类阴道炎见上述证候者。

【用法用量】外用。急性湿疹:一次适量,外搽皮损处,有糜烂面者可稀释 5 倍后湿敷,一日 2 次;妇科用药前,先用水洗净局部,用蒸馏水将 10ml 稀释 5 倍用带尾线的棉球浸泡药液后置于阴道内,每晚换药一次;或遵医嘱。

【不良反应】个别急性湿疹病人用后皮肤发红,多次使用后此症状则自然消失。若有皮肤变态反应,应停止使用。

【注意事项】①孕妇慎用;②阴性疮疡、月经期妇女及对乙醇过敏者禁用;③皮肤干燥、肥厚伴有裂口者不宜使用;④静脉曲张性湿疹不适宜用本品;⑤合并重度宫颈糜烂者禁用。

【特别提示】本品为参保人员住院使用时由基本医疗保险统筹基金按规定支付,门诊使用时由职工基本医疗保险个人账户支付的药品。

皮敏消胶囊[乙类]

【药物组成】苦参、苍术、防风、荆芥、蒺藜、白鲜皮、蛇床子、苍耳子、蜈蚣、青黛、蒲公英、紫花地丁、黄芩、黄柏、黄连、蝉蜕、地黄、牡丹皮、西河柳、紫草、地骨皮。

【方　解】方中苦参、苍术、防风、荆芥、蒺藜为君药,具祛风、清热、除湿止痒之功;白鲜皮、蛇床子、苍耳子、蜈蚣为臣药,有燥湿、止痒之效;青黛、蒲公英、紫花地丁、黄芩、黄柏、黄连、地黄、牡丹皮为佐药,能清热解毒、燥湿凉血、散结生津;蝉蜕、西河柳、紫草、地骨皮为使药,可除湿热内蕴,能解风、湿、热之表。全方相伍具有祛风除湿、清热解毒、凉血止痒、消肿散结之功效。

【剂型规格】胶囊剂,每粒装 0.4g。

【功能主治】祛风除湿,清热解毒,凉血止痒。用于急、慢性荨麻疹风热证或风热夹湿证。

【用法用量】口服,一次 4 粒,一日 3 次。急性荨麻疹疗程 1 周,慢性荨麻疹 2 周。

【不良反应】偶见轻度腹泻、恶心、头晕、大便不爽。停药后可恢复。另文献报道本品致结节性红斑药疹 1 例 [皮肤与性病, 2005, 27 (3): 53]。

【注意事项】①孕妇、产妇忌服;②肝肾功能不全者慎用;③连续服用不宜超过 1 个月。

【特别提示】本品为参保人员住院使用时由基本医疗保险统筹基金按规定支付,门诊使用时由职工基本医疗保险个人账户支付的药品。

防风通圣丸(颗粒)[甲类]

【药物组成】防风、荆芥穗、薄荷、麻黄、大黄、芒硝、栀子、滑石、桔梗、石膏、川芎、当归、白芍、黄芩、连翘、甘草、白术(炒)。

【方　解】防风、麻黄、荆芥穗、薄荷疏风解表,使外邪从汗而解,共为君药。大黄、芒硝泻热通便,滑石、栀子清热利湿,使里热从二便分消;石膏、黄芩、连翘、桔梗清热泻火解毒,共为臣药。当归、白芍、川芎养血和血；白术健脾燥湿为佐药。甘草益气和中，调和诸药，为使药。诸药合用，汗下清利四法俱备，共奏解表通里、清热解毒之功。

【剂型规格】水丸，每20丸重1g；浓缩丸，每8丸相当于原药材6g。颗粒剂，每袋装3g。

【功能主治】解表通里，清热解毒。用于外寒内热，表里俱实，恶寒壮热，头痛咽干，小便短赤，大便秘结，瘰疬初起，风疹湿疮。

【用法用量】口服。水丸一次6g，一日2次；浓缩丸一次8丸，一日2次。颗粒，一次1袋，一日2次。

【不良反应】据文献报告，本品的不良反应有过敏性皮疹［中医药研究，2002，18（5）：47］。

【注意事项】①本品解表通里，清热解毒，虚寒证者不适用，年老体弱、体虚便溏者忌用；②服药期间宜食清淡易消化食物，忌食油腻鱼虾海鲜类食物；③不宜在服药期间同时服用滋补性中药；④服药后大便次数增多且不成形者，应酌情减量；⑤孕妇慎用；⑥运动员慎用。

除湿止痒软膏^{【乙类】}

【药物组成】蛇床子、黄连、黄柏、白鲜皮、苦参、虎杖、紫花地丁、地肤子、萹蓄、茵陈、苍术、花椒、冰片。

【方　解】方中黄连、黄柏、紫花地丁苦寒泻火；苦参、虎杖、萹蓄、茵陈清热除湿；花椒、地肤子、蛇床子、冰片祛风止痒；苍术燥湿健脾，祛风散寒。诸药合用，共奏清热除湿、祛风止痒之功。

【剂型规格】软膏剂，每支装20g。

【功能主治】清热除湿，祛风止痒。用于急性、亚急性湿疹证属湿热或湿阻型的辅助治疗。

【用法用量】外用。一日3~4次，涂抹于患处。

【不良反应】皮肤瘙痒、发红、皮疹等。文献有接触性皮炎1例的报道［中国医院药学杂志，2013，33（12）：1019］。

【注意事项】①忌食辛辣之品；②对冰片过敏者禁用；③宜先做小剂量斑贴试验，若无过敏反应发生再用药。

【特别提示】本品为参保人员住院使用时由基本医疗保险统筹基金按规定支付，门诊使用时由职工基本医疗保险个人账户支付的药品。

黑豆馏油软膏^{【乙类】}

【药物组成】黑豆馏油、桉油、氧化锌、冰片。

【方　解】方中黑豆馏油为君药，具有消炎，止痒止痛，促进伤口愈合等疗效。桉油、氧化锌、冰片为辅药；冰片性辛苦、凉，归心肺二经，能够刺激局部组织代谢生长，具有消炎、消肿、止痛、止痒的作用。诸药合用，共奏消炎、收敛、止痒之功。

【剂型规格】软膏剂，①每支装10g；②每支装50g。

【功能主治】消炎，收敛，止痒，使角质再生。用于神经性皮炎，亚急性、慢性皮炎及慢性湿疹等。

【用法用量】外用，取适量涂抹于患处，一日1~2次。

【注意事项】①本品为外用药，不得接触眼及黏膜部，涂药部位应避免日光照射；②皮肤有破溃、糜烂流水或化脓者不得使用，不宜长时间、大面积使用；③本品有特殊气味和颜色，易污染衣、被，使用时应予注意；④对本品过敏者禁用，过敏体质者慎用；⑤涂药部位出现灼热感、瘙痒、红肿等应停止使用，洗净，必要时向医师咨询；⑥涂用本品时，不宜同时使用光敏作用的药物；⑦偶见刺激反应，或光照致敏反应。

第五节 其 他

白灵片（胶囊）[乙类]

【药物组成】当归、三七、红花、牡丹皮、桃仁、防风、苍术、白芷、马齿苋、赤芍、黄芪。

【方 解】方中当归配黄芪，补益气血；三七、桃仁、红花、牡丹皮、赤芍活血化瘀；防风、白芷、苍术祛风燥湿；马齿苋清热解毒，凉血消肿。全方配伍，调和气血，活血化瘀通络。

【剂型规格】胶囊剂，每粒装 0.33g。

【功能主治】活血化瘀，增加光敏作用。用于白癜风。

【用法用量】口服。片剂，一次 4 片；胶囊，一次 4 粒，均一日 3 次。同时使用外搽白灵酊涂患处，一日 3 次，三个月为一疗程。

【不良反应】文献报道白灵片致牙龈出血 1 例 [中国药物警戒，2008，5（4）：254]。另有白灵片联合六味地黄丸致药物性肝损伤 1 例的报道 [医药导报，2014，33（4）：533]。

【注意事项】①孕妇忌用；②月经期口服减量或停服。

【特别提示】本品为参保人员住院使用时由基本医疗保险统筹基金按规定支付，门诊使用时由职工基本医疗保险个人账户支付的药品。

鱼鳞病片[乙类]

【药物组成】当归、川芎、地黄、防风、白鲜皮、威灵仙、桂枝、苍术、红花、苦参、地肤子、甘草、蝉蜕、火麻仁、麻黄。

【方 解】方中苦参具有清热、祛风功效，为方中君药。当归补血活血；地黄清热、凉血；川芎活血行气、祛风止痛；防风解表祛风、止痉，四者共为臣药。白鲜皮、威灵仙、桂枝、苍术、红花、地肤子、蝉蜕、火麻仁、麻黄为佐药。甘草调和诸药。全方合用，共奏养血，祛风，通络之功。

【剂型规格】片剂，每基片中 0.3g。

【功能主治】养血，祛风，通络。用于鱼鳞病。

【用法用量】口服。一次 6~8 片，一日 3 次，饭后半小时服。小儿酌减。半年为一个疗程。

【不良反应】长期使用偶见引起脱钙、脱发等不良反应。

【注意事项】孕妇及合并其他疾病患者忌服；运动员慎用。

【特别提示】本品为参保人员住院使用时由基本医疗保险统筹基金按规定支付，门诊使用时由职工基本医疗保险个人账户支付的药品。

复方青黛片（胶囊）[乙类]

【药物组成】青黛、马齿苋、白芷、土茯苓、紫草、贯众、蒲公英、丹参、粉草薢、白鲜皮、乌梅、五味子（酒制）、山楂（焦）、建曲。

【方 解】方中青黛清热解毒，凉血消斑为主药；土茯苓、蒲公英、贯众清热解毒，丹参、紫草、马齿苋清热凉血，白鲜皮、粉草薢、白芷祛风止痒，共为辅药；山楂、建曲健脾和胃，乌梅、五味子养阴生津，共为佐药。诸药合用，清热解毒，凉血消斑，祛风止痒。

【剂型规格】片剂，每片重 0.48g；胶囊剂，每粒装 0.5g。

【功能主治】清热解毒，消斑化瘀，祛风止痒。用于进行期银屑病，玫瑰糠疹、药疹等。

【用法用量】口服。片剂，一次 4 片，一日 3 次。胶囊，一次 4 粒，一日 3 次。

【不良反应】有腹泻、腹痛、恶心、呕吐等消化系不良反应及月经紊乱 [中国皮肤性病学杂志，1997，11（6）：339]、慢性砷中毒 [中华血液病学杂志，1999，20（7）：353] 等。

【注意事项】①孕妇禁用、血白细胞低者忌用；②脾胃虚寒及胃部不适者慎用；③定期复查血象。

疤痕止痒软化乳膏[乙类]

【药物组成】五倍子、威灵仙、牡丹皮、泽兰、冰片、薄荷脑、樟脑、水杨酸甲酯。

【方　解】方中五倍子为君药，具有敛肺降火、涩肠止泻、固精缩尿、止汗、止血、解毒、敛疮功效；泽兰具有活血化瘀，行水消肿之功效；牡丹皮清热凉血，活血化瘀；威灵仙祛风除湿、通络止痛；冰片、薄荷脑、樟脑、水杨酸甲酯具有止痒止痛，缓解肿胀之效。五药合用，共奏活血柔皮、除湿止痒之功。

【剂型规格】乳膏剂，每支装 20g。

【功能主治】活血柔皮，除湿止痒。用于灼伤或手术后的增殖性疤痕等。

【用法用量】外用，涂敷于患处。一日 3 次。

【不良反应】偶有刺激，减少用量或停用几日后，如无不适可继续使用。

【注意事项】①新伤口愈合形成的瘢痕，在用药的第 1 个月内应减少剂量使用；②用药后皮肤过敏或起泡者应停止使用，症状严重者应去医院就诊。

【特别提示】本品为参保人员住院使用时由基本医疗保险统筹基金按规定支付，门诊使用时由职工基本医疗保险个人账户支付的药品。

消银片（胶囊、颗粒）[乙类]

【药物组成】地黄、牡丹皮、赤芍、当归、苦参、金银花、玄参、牛蒡子、蝉蜕、白鲜皮、防风、大青叶、红花。

【方　解】方中以牡丹皮、地黄、玄参凉血润燥，为君药。金银花、大青叶清热凉血解毒；当归、赤芍、红花活血化瘀，均为臣药。苦参、白鲜皮、防风、牛蒡子、蝉蜕疏风止痒、兼清里热，俱为佐药。诸药合用，共奏清热凉血，养血润燥，祛风止痒之功。

【剂型规格】片剂，①薄膜衣片每片重 0.32g；②糖衣片（片芯重 0.3g）。胶囊剂，每粒装 0.3g。颗粒，每袋装 3.5g。

【功能主治】清热凉血，养血润燥，祛风止痒。用于血热风燥型白疕和血虚风燥型白疕，症见皮疹为点滴状、基底鲜红色、表面覆有银白色鳞屑、或皮疹表面覆有较厚的银白色鳞屑、较干燥、基底淡红色、瘙痒较甚。

【用法用量】口服。片剂，一次 5~7 片，一日 3 次。一个月为一疗程。胶囊，一次 5~7 粒，一日 3 次。一个月为一疗程。颗粒，开水冲服，一次 3.5g，一日 3 次。一个月为一疗程。

【不良反应】服用本品后可出现谷丙转氨酶升高 [药物不良反应杂志，2007，9（2）：143]，诱发急性白血病，出现男性性功能障碍，重症急性胰腺炎 [人民军医，2013，56（6）：700] 以及长期服用引起光感性皮炎。

【注意事项】孕妇慎用或遵医嘱。

斑秃丸[乙类]

【药物组成】地黄、熟地黄、制何首乌、当归、丹参、炒白芍、五味子、羌活、木瓜。

【**方　　解**】方中熟地黄补血滋阴,生精益髓,长于补益肝肾,培元固本;何首乌补肾精,益肝血而乌须发,兼有收敛精气之效,二药滋补精血,为君药。当归、丹参补血活血祛风;地黄、白芍滋阴养肝,诸药合为臣药。五味子、木瓜祛风胜湿,为佐药。羌活散风通络,引药上行达巅顶,故为佐使药。诸药合用,共奏补益肝肾、养血生发之功。

【**剂型规格**】丸剂,①水蜜丸,每 10 丸重 1g;②大蜜丸,每丸重 9g。

【**功能主治**】补益肝肾,养血生发。用于肝肾不足、血虚风盛所致的油风,症见毛发成片脱落、或至全部脱落,多伴有头晕失眠、目眩耳鸣、腰膝酸软;斑秃、全秃、普秃见上述证候者。

【**用法用量**】口服。水蜜丸一次 5g;大蜜丸一次 1 丸,一日 3 次。

【**不良反应**】恶心、干呕、厌油、乏力等。文献有本品致急性肝功能异常 1 例报道 [药物流行病学杂志, 2010, 19(8): 484]。

【**注意事项**】①本品不适用假性斑秃(患处头皮萎缩,不见毛囊口)及脂溢性脱发;②服药期间忌食辛辣食品。

【**特别提示**】本品为参保人员住院使用时由基本医疗保险统筹基金按规定支付,门诊使用时由职工基本医疗保险个人账户支付的药品。

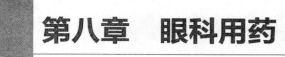

第八章　眼科用药

八宝眼药[乙类]

【药物组成】珍珠、麝香、熊胆、海螵蛸（去壳）、硼砂、朱砂、冰片、炉甘石（三黄汤飞）、地栗粉。

【方　　解】方用熊胆、珍珠、朱砂清热明目；硼砂清热解毒，消障翳；合以海螵蛸、炉甘石、麝香、冰片止痛去翳。诸药合用，共奏清热去翳、明目止痛之功。

【剂型规格】散剂，每瓶装 0.3g。

【功能主治】消障明目，止痛退肿。用于红筋，白障，赤肿烂眼，畏日羞明，迎风流泪。

【用法用量】眼用，洗净患处，将药粉少许点入眼角，合眼片刻。一日 3 次。

【注意事项】①忌辛辣刺激食物，忌烟、酒及鱼腥食物；②对因肝肾阴虚而致头晕耳鸣、迎风流泪者慎用；③本品为外用，忌内服；④对本品过敏者禁用，过敏体质者慎用。

马应龙八宝眼膏[乙类]

【药物组成】煅炉甘石、琥珀、人工麝香、人工牛黄、珍珠、冰片、硼砂、硇砂。

【方　　解】方中牛黄苦甘凉，有清肝解毒，化痰开窍之功，对肝火上扰目窍所致眼疾皆属所宜，为君药。麝香辛香透达，能开窍辟秽，解毒散瘀，以退目翳，为臣药。炉甘石、珍珠、琥珀、硼砂收湿敛疮，退赤去翳，硇砂消积软坚，破瘀散结，去恶疮目翳，共为佐药。冰片通诸窍，散郁火，去翳明目，故为使药。诸药合用，共奏清热退赤、止痒去翳之功。

【剂型规格】眼膏剂，每支装 2g。

【功能主治】清热退赤，止痒去翳。用于风火上扰所致的眼睛红肿痛痒、流泪、眼睑红烂；沙眼见上述证候者。

【用法用量】点入眼睑内。一日 2~3 次。

【注意事项】①忌烟、酒、辛辣油腻食物，忌鱼、虾等腥物；②本品为外用，忌内服；③孕妇禁用；④对本品过敏者禁用，过敏体质者慎用；⑤运动员慎用。

【特别提示】本品为参保人员住院使用时由基本医疗保险统筹基金按规定支付，门诊使用时由职工基本医疗保险个人账户支付的药品。

丹红化瘀口服液[乙类]

【药物组成】丹参、当归、川芎、桃仁、红花、柴胡、枳壳。

【方　　解】方中丹参、当归为君药，起活血化瘀、养血润燥、消目中之瘀血的功效；川芎、桃仁、红花等为臣药，具有活血化瘀之力；更以疏肝、行气之柴胡、枳壳为"佐使"，行气以助化瘀。诸药合用,药性平稳,功效卓著。

【剂型规格】合剂,每支装 10ml。

【功能主治】活血化瘀,行气通络。用于气滞血瘀引起的视物不清、突然不见症;视网膜中央静脉阻塞症的吸收期见上述证候者。

【用法用量】口服。一次 10~20ml,一日 3 次,用时摇匀。

【注意事项】①孕妇慎用;②忌食辛辣油腻食物;③用药期间应定期检查出、凝血时间;④阴虚阳亢者慎用。

双丹明目胶囊[乙类]

【药物组成】女贞子、墨旱莲、山茱萸、山药、丹参、三七、牡丹皮、泽泻、茯苓、红土茯苓、牛膝。

【方　　解】方中女贞子、旱莲草滋补肝肾为君药,善补肝肾之阴;山茱萸、山药补肾养肝、健脾固精,丹参、三七养血活血、化瘀通络共为臣药;牡丹皮、泽泻、茯苓、红土茯苓清肝泻火、除湿利水为佐药;牛膝功能活血逐瘀、强筋壮骨且性善下行,可防血气上逆,为使药。诸药合用共奏益肾养肝、活血明目之功。

【剂型规格】胶囊剂,每粒装 0.5g。

【功能主治】益肾养肝、活血明目。用于Ⅱ型糖尿病视网膜病变单纯型,中医辨证属肝肾阴虚、瘀血阻络证,症见视物模糊、双目干涩、头晕耳鸣、咽干口燥、五心烦热、腰膝酸软等。

【用法用量】口服。一次 4 粒,一日 3 次,饭后温开水送服。

【注意事项】①临床试验期间个别病例服用药后出现红色丘疹、胃部不适、ALT 轻度升高,无法判断与药物的关系;②用本品治疗期间,应同时使用降糖药控制血糖,使血糖控制在较为正常或基本正常的水平并相对稳定。

【特别提示】限Ⅱ型糖尿病视网膜病变单纯型。

双黄连滴眼剂[乙类]

【药物组成】连翘、金银花、黄芩。

【方　　解】本方重用银花、连翘清热解表的同时,增加了善清上焦肺热的黄芩,使全方清热解毒之力大增。对于外感风热后,实热表现明显的病症,疗效较好。

【剂型规格】滴眼剂,每支装 5ml。

【功能主治】驱风清热,解毒退翳,用于风邪热毒型单纯疱疹病毒性树枝状角膜炎。

【用法用量】滴入眼睑内(临用前将 1 支药粉与 1 支溶剂配制成溶液,使充分溶解后使用)。一次 1~2 滴,一日 4 次。4 周为一疗程。

【不良反应】偶有眼部疼痛,流泪等轻度刺激症状。

【注意事项】①在使用过程中如药液发生混浊,应停止使用;配制好的滴眼液,应在一个月内用完,不宜久存后使用;②药粉与溶剂混匀后,残留于玻璃瓶内的药液量在计量范围之外,请勿刻意取净;③取塞、扣接、混合过程中避免瓶口污染;④对本品过敏者忌用。

石斛夜光丸[甲类](颗粒)[乙类]

【药物组成】石斛、人参、山药、茯苓、甘草、肉苁蓉、枸杞子、菟丝子、地黄、熟地黄、五味子、天冬、麦冬、苦杏仁、防风、川芎、麸炒枳壳、黄连、牛膝、菊花、盐蒺藜、青葙子、决明子、水牛角浓缩粉、羚羊角。

【方　　解】方中以熟地、枸杞子、天冬、石斛、肉苁蓉、菟丝子、生地黄、五味子、麦冬、牛膝滋养肝肾,生精养血为君,壮水之主,使阴精充沛,得以上输,而目自精明;人参、山药、茯苓、甘草,补脾肺之气为臣,有阳生阴长之功;水牛角、羚羊角、黄连、菊花、青葙子、决明子、盐蒺藜清热泻火,平肝潜阳,祛风除翳为佐;苦杏仁、川芎、枳壳、防风行气导滞,升发精气上注于目而为使。全方配伍,以滋补肝肾、养阴益气为主,兼清肝明目、行气导滞。

【剂型规格】大蜜丸,每丸重5.5g;水蜜丸每77丸重1g。颗粒剂,每袋装2.5g。

【功能主治】滋阴补肾,清肝明目。用于肝肾两亏,阴虚火旺,内障目暗,视物昏花。

【用法用量】丸剂,口服,水蜜丸一次7.3g,小蜜丸一次11g,大蜜丸一次2丸,一日2次。颗粒剂,开水冲服,一次2.5g,一日2次。

【注意事项】①忌烟、酒、辛辣刺激性食物;②有高血压、心脏病、肝病、糖尿病、肾病等慢性病严重者应在医师指导下服用;③孕妇、哺乳期妇女及脾虚便溏者应在医师指导下服用;④本品适用于早期圆翳内障(老年性白内障);⑤服药2周症状无缓解,应去医院就诊;⑥对本品过敏者禁用,过敏体质者慎用;⑦如正在使用其他药品,使用本品前请咨询医师或药师。

【特别提示】本品为参保人员住院使用时由基本医疗保险统筹基金按规定支付,门诊使用时由职工基本医疗保险个人账户支付的药品。

石斛明目丸[乙类]

【药物组成】石斛、青葙子、决明子(炒)、蒺藜(去刺盐炙)、地黄、熟地黄、枸杞子、菟丝子、肉苁蓉(酒炙)、人参、山药、茯苓、天冬、麦冬、五味子(醋炙)、甘草、枳壳(麸炒)、菊花、防风、黄连、牛膝、川芎、苦杏仁(去皮炒)、石膏、磁石(煅醋淬)、水牛角浓缩粉。

【方 解】方中石斛为君药,功能益胃生津,滋阴清热;熟地黄、肉苁蓉补肾益精填髓;枸杞子、决明子、菟丝子滋补肝肾,益精明目;地黄、水牛角清热凉血;青葙子清肝明目;蒺藜平肝解郁,活血祛风;人参、山药补脾益肺;天冬、麦冬、五味子养阴清热,润肺滋肾;黄连、菊花清热燥湿,泻火解毒;牛膝、川芎活血散瘀;枳壳行滞消胀;防风祛风解表;苦杏仁降气止咳平喘;磁石聪耳明目;甘草调和药性。诸药合用,共奏清肝明目、凉血解毒、滋阴润燥之效。

【剂型规格】丸剂,每100粒重12g。

【功能主治】平肝清热,滋肾明目。用于肝肾两亏,虚火上升引起的瞳孔散大夜盲昏花,视物不清,内障抽痛,头目眩晕,精神疲倦。

【用法用量】口服。一次6g,一日2次。

【注意事项】忌食辛辣食物。

芍杞颗粒[乙类]

【药物组成】枸杞、白芍、菊花、当归等六味中药。

【方 解】方中枸杞益精明目,滋补肝肾;白芍养血敛阴,柔肝止痛,平肝阳;菊花散风清热,平肝明目,清热解毒;当归具有补血和血,调经止痛,润燥滑肠的功效。诸药合用,共奏清热解毒、平肝明目、养血补血之功。

【剂型规格】颗粒剂,每袋装8g。

【功能主治】滋补肝肾,补血养血。肾精不充,肝血不足,目失濡养而形成的弱视等症。

【用法用量】开水冲服。一次1袋,一日3次。

【特别提示】①本品限弱视患者;②本品为参保人员住院使用时由基本医疗保险统筹基金按规定支付,门诊使用时由职工基本医疗保险个人账户支付的药品。

芪明颗粒[乙类]

【药物组成】黄芪、葛根、地黄、枸杞子、决明子、茺蔚子、蒲黄、水蛭。

【方　　解】方中黄芪补中益气,扩张血管,消肿降压;葛根生津止渴,益气生津;决明子、枸杞子滋阴补血,养肝明目;地黄补益肝肾,滋阴凉血,益气养阴;蒲黄、茺蔚子、水蛭配合活血止血,疏通眼络,去瘀生新,增视明目。诸药合用,共奏益气生津、滋养肝肾、通络明目之功。

【剂型规格】颗粒剂,每袋装 4.5g。

【功能主治】益气生津,滋养肝肾,通络明目。用于 2 型糖尿病视网膜病变单纯型、中医辨证属气阴亏虚、肝肾不足、目络瘀滞证,症见视物昏花、目睛干涩、神疲乏力、五心烦热、自汗盗汗、口渴喜饮、便秘、腰膝酸软、头晕、耳鸣。

【用法用量】开水冲服。一次 1 袋,一日 3 次。疗程为 3~6 个月。

【不良反应】个别患者用药后出现胃脘不适、皮疹、瘙痒等。

【注意事项】①服用本药期间仍需服用基础降糖药物,以便有效地控制血糖;②服用本品期间应忌食辛辣油腻食物;③脾胃虚寒者,出现湿阻胸闷、胃肠胀满、食少便溏者,或痰多者不宜使用;④个别患者服药后出现 ALT 的轻度升高,尚不能完全排除与本品有关;⑤服药期间出现胃脘不适、大便稀溏者,可停药观察;⑥与大剂量养阴生津、活血化瘀中药合用,或与大剂量扩张血管药物合用,应咨询有关医师。

【特别提示】限Ⅱ型糖尿病视网膜病变单纯型患者。

和血明目片[乙类]

【药物组成】蒲黄、地黄、丹参、墨旱莲、菊花、黄芩(炭)、决明子、车前子、茺蔚子、女贞子、夏枯草、龙胆、郁金、木贼、赤芍、牡丹皮、山楂、当归、川芎。

【方　　解】生地黄甘寒,长于清热凉血,养阴生津;当归甘温,善补血养肝、和血调经;赤芍微寒,能清血分实热,散瘀血留滞;川芎辛温,可活血行气、祛风止痛;女贞子强腰膝、乌须发、止血明目;墨旱莲滋补肝肾,凉血止血;共为方中君药。蒲黄、丹参、丹皮、茺蔚子、郁金五药凉血、止血、化瘀、利水,共为臣药,协君药共同发挥和血调血之用。龙胆草清泄肝胆实火,脾胃积热,以泻火明目;黄芩泻火解毒,凉血消肿明目;夏枯草清肝火,散郁结;菊花散风清热,除翳明目;木贼疏风散热,解肌退翳;五药共为佐药。决明子清肝明目,利水通便;车前子清热明目、利水祛痰之功,为诸药之使。诸药合用,共奏凉血止血、滋阴化瘀、养肝明目之功。

【剂型规格】片剂,基片重 0.3g。

【功能主治】凉血止血,滋阴化瘀,养肝明目。用于阴虚肝旺,热伤络脉所引起的眼底出血。

【用法用量】口服,一次 5 片,一日 3 次。

拨云退翳丸[乙类]

【药物组成】密蒙花、蒺藜(盐炒)、菊花、木贼、蛇蜕、蝉蜕、荆芥穗、蔓荆子、薄荷、当归、川芎、黄连、地骨皮、花椒、楮实子、天花粉、甘草。

【方　　解】以川芎治入脑,以菊花治四肢游风,一疗其上,一平其下为君;蔓荆子除手太阴之邪,蝉蜕、蛇蜕、木贼草、木棉花除郁为臣;薄荷叶、荆芥穗、白蒺藜诸疗风者,清其上也,楮实子、地骨皮诸通小便者,利其下也,为佐;黄连除胃中热,天花粉除肠中热,甘草和协百药,花椒利五脏明目,诸所病处血亦病,故复以当归和血为使也。

【剂型规格】丸剂,每丸重 9g。

【功能主治】散风清热,退翳明目。用于风热上扰所致的目翳外障、视物不清、隐痛流泪。

【用法用量】口服,一次1丸,一日2次。

【注意事项】①忌烟、酒、辛辣刺激性食物;②孕妇禁用;③脾虚大便溏者慎用;糖尿病患者应在医师指导下服用;④对本品过敏者禁用,过敏体质者慎用。

明目上清丸（片）[甲类]

【药物组成】黄连、黄芩、栀子、熟大黄、连翘、石膏、菊花、天花粉、薄荷、荆芥、蒺藜、桔梗、赤芍、当归、麦冬、玄参、车前子、蝉蜕、陈皮、枳壳、甘草。

【方　解】方中黄芩、黄连清热解毒,泻火燥湿为君药。菊花清肝明目、疏散风热,生石膏清气头热、生津止渴,栀子清泻三焦之火,同为臣药。薄荷、荆芥、连翘清热解毒、疏散风热,蒺藜、蝉蜕疏散风热,疏肝解郁,明目退翳;大黄、车前子清热通里,泻热利水导热外出;当归、赤芍祛风散瘀,养血凉血,活血止痛;天花粉、麦冬、玄参清热养阴,生津止渴;陈皮、枳壳宽中行气,和胃健脾,燥湿化痰,亦为佐药。桔梗质轻升浮,善于升提肺气,解表利咽,且能载药上行;甘草清热解毒,调和诸药,为使药。

【剂型规格】丸剂,每袋装9g。片剂,①素片,每片重0.60g;②薄膜衣片,每片重0.63g。

【功能主治】清热散风,明目止痛。用于外感风热所致的暴发火眼、红肿作痛、头晕目眩、眼边刺痒、大便燥结、小便赤黄。

【用法用量】口服。丸剂,一次9g,一日1~2次。片剂,一次4片,一日2次。

【注意事项】①忌烟、酒及辛辣、油腻食物;②孕妇、年老体弱者、白内障患者忌服;③对本品过敏者禁用,过敏体质者慎用。

明目地黄丸[甲类]

【药物组成】熟地黄、酒萸肉、牡丹皮、山药、茯苓、泽泻、枸杞子、菊花、当归、白芍、蒺藜、煅石决明。

【方　解】方中熟地黄滋补肾阴,填精益髓为君药。山茱萸、枸杞子、山药、当归、白芍补精养血为臣药。蒺藜、石决明平肝祛翳,明目除昏;牡丹皮凉血散瘀,治血中郁热;茯苓、泽泻健脾利湿而不伤阴液,引浮火下行而不伤头目为佐药。菊花尚清利头目,引药上行为使药。

【剂型规格】大蜜丸,每丸重9g;浓缩水丸,每8丸相当于原生药3g。

【功能主治】滋肾,养肝,明目。用于肝肾阴虚,目涩畏光,视物模糊,迎风流泪。

【用法用量】口服。水蜜丸一次6g,小蜜丸一次9g,大蜜丸一次1丸,一日2次。浓缩丸一次8~10丸,一日3次。

【注意事项】①忌烟、酒、辛辣刺激性食物;②感冒时不宜服用;③对本品过敏者禁用,过敏体质者慎用。

明目蒺藜丸[甲类]

【药物组成】黄连、川芎、白芷、蒺藜(盐水炙)、地黄、荆芥、旋覆花、菊花、薄荷、蔓荆子(微炒)、黄柏、连翘、密蒙花、防风、赤芍、栀子(姜水炙)、当归、甘草、决明子(炒)、黄芩、蝉蜕、石决明、木贼。

【方　解】蒺藜平肝、明目、止痒;菊花疏散风热、清肝明目;荆芥、蔓荆子散风热、清头目;木贼、蝉蜕散风除热,退翳;密蒙花清热泻火,养肝明目,退翳;决明子清肝火,益肾明目;黄连、黄芩、黄柏清热燥湿,泻火解毒;栀子清热泻火,凉血;旋覆花降气消痰;防风祛风解表;薄荷发散风热,清头目,止痒;石决明清肝火,明目退翳;当归补血活血;赤芍凉血消肿;地黄清热凉血,养阴生津;甘草补脾益气,清热解毒,调和诸药。诸药共用,清热散风,明目退翳。

【剂型规格】丸剂,每20粒重1g。

【功能主治】清热散风,明目退翳。用于上焦火盛引起的暴发火眼,云蒙障翳,羞明多眵,眼边赤烂,红肿痛痒,迎风流泪。

【用法用量】口服。一次9g,一日2次。

【注意事项】①忌烟、酒、辛辣食物,忌鱼、虾腥物;②对脾胃虚寒,大便溏薄者慎用,对小儿、老人用量酌减;③对本品过敏者禁用,过敏体质者慎用。

板蓝根滴眼液[乙类]

【药物组成】板蓝根。

【剂型规格】液体制剂,每支装8ml。

【功能主治】清热解毒。用于暴风客热,热重于风证(急性细菌性结膜炎)的白睛红赤、胞睑红肿、眵多胶黏、灼热畏光等。

【用法用量】滴入眼睑内。一次1~2滴,一日6次。疗程7天。

【不良反应】偶见一过性眼痒、轻微刺痛等眼局部刺激,闭目片刻多可缓解。

【注意事项】①用药期间忌食辛辣食物;②如有浑浊,请勿使用;③过敏体质及对本品过敏者禁用。

杞菊地黄丸[甲类](片[甲类]、胶囊[甲类]、口服液[乙类])

见第一章第八节眩晕类药"杞菊地黄丸[甲类](片[甲类]、胶囊[甲类]、口服液[乙类])"项下内容。

金花明目丸[乙类]

【药物组成】熟地黄、盐菟丝子、五味子、枸杞子、黄芪、党参、炒决明子、黄精、金荞麦、山楂、升麻、炒鸡内金、密蒙花、车前子(炒)、菊花、川芎、白芍。

【方　解】方中熟地黄为君药,重在补肾经养肝血。黄精、菟丝子补益肝肾,明目;五味子、党参、黄芪补益脾气,化生精血为臣药。密蒙花养肝明目,退翳;金荞麦、决明子、菊花等既助参芪健运脾胃,又可化积除障,山楂、鸡内金消食健胃,行气散瘀,共为佐药。白芍、川芎、升麻补养肝血,活血行气,升发清阳。升麻、枸杞子、决明子、菊花等还可上达头目以显效。全方诸药,共奏补肝、益肾、明目之功。

【剂型规格】丸剂,每袋(瓶)装4g。

【功能主治】补肝,益肾,明目。用于老年性白内障早、中期属肝肾不足、阴血亏虚证,症见视物模糊、头晕、耳鸣、腰膝酸软。

【用法用量】口服。一次4g,一日3次,饭后服用。一个月为一个疗程,连续服用三个疗程。

【注意事项】治疗期间请勿服用对视力有影响的药物。

【特别提示】本品为参保人员住院使用时由基本医疗保险统筹基金按规定支付,门诊使用时由职工基本医疗保险个人账户支付的药品。

鱼腥草滴眼液[乙类]

【药物组成】鲜鱼腥草。

【剂型规格】滴眼剂,每瓶装8ml。

【功能主治】清热,解毒,利湿。用于风热疫毒上攻所致的暴风客热、天行赤眼、天行赤眼暴翳,症见两眼刺痛、目痒、流泪,急性卡他性结膜炎、流行性角结膜炎见上述证候者。

【用法用量】滴入眼睑内,一次 1 滴,一日 6 次。治疗急性卡他性结膜炎,7 天为一疗程;治疗流行性角结膜炎,10 天为一疗程。

【注意事项】对鱼腥草过敏者禁用。

【特别提示】本品为参保人员住院使用时由基本医疗保险统筹基金按规定支付,门诊使用时由职工基本医疗保险个人账户支付的药品。

复方血栓通胶囊[甲类](片、软胶囊、颗粒)[乙类]

见第一章第七节胸痹类药"复方血栓通胶囊[甲类](片、软胶囊、颗粒)[乙类]"项下内容。

复明片(胶囊、颗粒)[乙类]

【药物组成】羚羊角、蒺藜、木贼、菊花、车前子、夏枯草、决明子、人参、酒萸肉、石斛、枸杞子、菟丝子、女贞子、石决明、黄连、谷精草、木通、熟地黄、山药、泽泻、茯苓、牡丹皮、地黄、槟榔。

【方　解】方中山萸肉、枸杞子、菟丝子补养肝肾,生津明目,女贞子、熟地黄、地黄补肾滋阴,益肝养血,除目昏障翳,石斛滋阴养胃生津,治阴伤目暗,合以补肝益肾,养阴生津。方中以决明子清热散风,治青盲,目赤痛,久服益睛光,木贼疏风散热,解肌退翳,夏枯草清肝火,散郁结,黄连泻火解毒,清热燥湿,菊花、谷精草散风清热,除翳明目,牡丹皮凉血散瘀,解血脉中伏火而明目,合以清热散风,泻火解毒,解肌退翳。方用羚羊角、蒺藜、石决明平肝潜阳,清热开郁明目。方用车前子清利湿热而明目退翳,木通清湿热而去翳明目,泽泻利湿泄热除目昏,茯苓健脾渗湿而治目暗,槟榔下气行水,有收缩瞳神降血压之功,合以清热利湿明目。方用人参、山药健脾胃,大补元气,以防苦寒、泄利太过。诸药合用,共奏滋补肝肾、养阴生津、清肝明目之功。

【剂型规格】片剂,①薄膜衣片,每片重 0.31g;②糖衣片(片心重 0.3g)。胶囊剂,每粒重 0.3g。颗粒剂,每袋装 2g。

【功能主治】滋补肝肾,养阴生津,清肝明目。用于肝肾阴虚所致的羞明畏光、视物模糊;青光眼,初、中期白内障见上述证候者。

【用法用量】口服。片剂一次 5 片,一日 3 次。胶囊,一次 5 粒,一日 3 次,一疗程 30 天。颗粒,开水冲服,一次 1 袋,一日 3 次,每一疗程 30 天。

【注意事项】①孕妇慎用;②忌辛辣刺激。

珍珠明目滴眼液[甲类]

【药物组成】珍珠液,冰片。

【方　解】方中珍珠液明目退翳、清心泻火;冰片芳香开窍、明目祛瘀。两药合用,共奏清热泻火、养肝明目之功。

【剂型规格】滴眼剂,每支装①8ml;②10ml;③12ml。

【功能主治】清热泻火,养肝明目,用于视力疲劳症和慢性结膜炎。

【用法用量】滴入眼睑内,一次 1~2 滴,一日 3~5 次。

【注意事项】①药物滴入有沙涩磨痛、流泪频频者停用;②用药后有眼痒,眼睑皮肤潮红,结膜水肿者停用,并到医院就诊;③对本品过敏者禁用,过敏体质者慎用。

夏天无滴眼液[乙类]

【药物组成】夏天无提取物、天然冰片。

【方　　解】方中夏天无活血活络,行气止痛,配合冰片通窍明目,消肿止痛。两药共奏活血明目舒筋之功。

【剂型规格】眼用制剂,每支装①5ml;②8ml;③10ml。

【功能主治】活血明目舒筋。用于血瘀筋脉阻滞所致的青少年远视力下降、不能久视;青少年假性近视症见上述证候者。

【用法用量】滴眼睑内,一次 1~2 滴,一日 3~5 次。

【注意事项】①本品仅为青少年近视眼外用药物,忌内服;②平时有头痛,眼胀,虹视等症状患者慎用;③青光眼患者禁用;④对本品过敏者禁用,过敏体质者慎用;⑤不宜滴眼药量过多、次数过频。

【特别提示】本品为参保人员住院使用时由基本医疗保险统筹基金按规定支付,门诊使用时由职工基本医疗保险个人账户支付的药品。

消朦眼膏【乙类】

【药物组成】珍珠粉、冰片、硼砂。

【方　　解】珍珠粉明目退翳、清心泻火;冰片芳香开窍、明目祛瘀;硼砂外用清热解毒,而有消肿防腐之效。

【剂型规格】眼用制剂,每支装 2.5g。

【功能主治】用于角膜炎症,角膜溃疡所致的角膜瘢痕(角膜白斑、云翳、斑翳)及角膜混浊。

【用法用量】涂入结膜囊内,涂后最好作温热敷 30 分钟,一次适量(如绿豆大小),一日 2-4 次。

【注意事项】眼压高者忌热敷。

【特别提示】本品为参保人员住院使用时由基本医疗保险统筹基金按规定支付,门诊使用时由职工基本医疗保险个人账户支付的药品。

黄连羊肝丸【甲类】(片)【乙类】

【药物组成】黄连、胡黄连、黄芩、黄柏、龙胆、柴胡、醋青皮、木贼、密蒙花、茺蔚子、炒决明子、石决明(煅)、夜明砂、鲜羊肝。

【方　　解】本方以羊肝为主药,补肝血,养肝阳而治目疾。辅黄连清心火、泻肝明目,龙胆、胡黄连、黄芩、黄柏清泻肝火;决明子、茺蔚子、密蒙花、石决明、夜明砂凉肝明目;佐柴胡、青皮舒肝解郁,木贼明目退翳;共奏清泄肝热而明目之效。

【剂型规格】丸剂,①小蜜丸,每 100 丸重 20g;②大蜜丸,每丸重 9g。片剂,每片重 0.6g。

【功能主治】泻火明目。用于肝火旺盛,目赤肿痛,视物昏暗,羞明流泪,胬肉攀睛。

【用法用量】口服,小蜜丸一次 9g(18 丸),大蜜丸一次 1 丸,一日 1~2 次。片剂,一次 4 片,一日 2 次。

【注意事项】①忌生冷辛辣刺激食物,忌鱼、虾等腥物;②脾胃虚寒,阳虚畏寒,大便溏薄者慎用;③对本品过敏者禁用,过敏体质者慎用。

障眼明片(胶囊)【甲类】

【药物组成】石菖蒲、决明子、肉苁蓉、葛根、青葙子、党参、蔓荆子、枸杞子、车前子、白芍、山茱萸、甘草、菟丝子、升麻、蕤仁(去内果皮)、菊花、密蒙花、川芎、黄精、熟地黄、关黄柏、黄芪。

【方　　解】方中熟地黄、菟丝子、枸杞子、肉苁蓉、山茱萸温补肝肾,益精明目。白芍、川芎、黄精、黄芪、党参、甘草养血益气,助君药补益肝肾之功。决明子、青葙子、蕤仁、密蒙花、蔓荆子、菊花、石菖蒲、车前子平肝清肝,祛风明目。升麻、葛根升举清阳之气,黄柏泻火坚阴明目。诸药为伍,共奏补益肝肾、退翳明目之功。

【剂型规格】片剂,①薄膜衣片,每片重 0.21g;②薄膜衣片,每片重 0.42g;③糖衣片(片心重 0.21g)。胶囊剂,每粒装①0.25g;②0.4g。

【功能主治】补益肝肾,退翳明目。用于肝肾不足所致的干涩不舒、单眼复视、腰膝酸软、或轻度视力下降;早、中期老年性白内障见上述证候者。

【用法用量】口服。片剂,一次 4 片(规格①、③)或一次 2 片(规格②),一日 3 次。胶囊,一次 4 粒(规格①)或一次 3 粒(规格②),一日 3 次。

【不良反应】个别患者服用胶囊剂后出现轻度胃部灼热、胃不适、嗳气、胀闷。

【注意事项】①忌辛辣油腻食物,忌烟酒等;②脾胃虚寒、消化不良及老人用量酌减;③如遇外感发热等应停用本药;④对本品过敏者禁用,过敏体质者慎用。

熊胆眼药水^[甲类]

【药物组成】熊胆粉。

【剂型规格】滴眼剂,每支装 10ml。

【功能主治】清热解毒,祛翳明目。用于急、慢性卡他性结膜炎。

【用法用量】滴入眼睑内,一次 1~3 滴,一日 3~5 次。

【注意事项】①本品为外用滴眼药,禁止内服;②忌烟、酒、辛辣刺激性食物;③孕妇慎用;儿童应在医师指导下使用;④本品适用于白睛红赤、目眵胶黏或白睛微红、干涩不适者;⑤对本品过敏者禁用,过敏体质者慎用;⑥眼外伤患者禁用。

【特别提示】本品为参保人员住院使用时由基本医疗保险统筹基金按规定支付,门诊使用时由职工基本医疗保险个人账户支付的药品。

麝珠明目滴眼液^[乙类]

【药物组成】珍珠(水飞)、麝香、冬虫夏草、石决明(煅)、黄连、黄柏、大黄、冰片、蛇胆汁、猪胆膏、炉甘石(煅)、紫苏叶、荆芥。

【方　解】麝珠明目滴眼液由 13 味中药组成,以麝香辛香走窜,贯通诸脉为君药;珍珠明目退翳、清心泻火为臣药;佐以冰片芳香开窍、明目祛瘀;石决明平肝潜阳、清热明目;冬虫夏草补益肝肾;蛇胆清肝明目;黄连、黄柏、大黄、猪胆膏清热解毒;炉甘石解毒明目退翳;紫苏叶、荆芥解表散寒,以制冰片、黄连、黄柏、大黄、猪胆膏等寒凉过剩。诸药相合,共奏开窍通络、清肝明目、滋阴补肾、解痉除疲的功效。

【剂型规格】滴眼剂,每支装 0.3g。

【功能主治】消翳明目,用于老年性初、中期白内障;视疲劳;症见眼部疲倦、眼酸胀痛、眼干涩、视物模糊。

【用法用量】滴眼。取本品 1 支(0.3g)倒入装有 5ml 生理盐水的滴眼瓶中,摇匀,即可滴眼,一次 3 滴(每滴 1 滴闭眼 15 分钟),一日 2 次。

【不良反应】偶见用药后,球结膜充血,轻度水肿。

【注意事项】①忌烟、酒刺激食物;②用药后有眼痒,眼睑皮肤潮红,结膜水肿者停用,并到医院就诊;③对本品过敏者禁用,过敏体质者慎用;④治疗过程中局部出现炎症反应,立即停药,并对症治疗;⑤本品配成眼药水需在 15 天内用完;⑥配制使用时应防止污染;滴眼时要充分振摇,滴后旋紧瓶盖。

【特别提示】本品为参保人员住院使用时由基本医疗保险统筹基金按规定支付,门诊使用时由职工基本医疗保险个人账户支付的药品。

第九章　口腔科用药

第一节　口疮类药

口炎清颗粒【甲类】（片、胶囊）【乙类】

【药物组成】天冬、麦冬、玄参、山银花、甘草。

【方　　解】方中天冬滋阴润燥，清肺降火，为君药。麦冬清心润肺，养胃生津；玄参滋阴降火，解毒利咽，消肿润燥，共为臣药。山银花清热解毒，消肿止痛，为佐药。甘草调和诸药，清热和中，为佐使药。诸药合用，共奏滋阴清热、解毒消肿之功。

【剂型规格】颗粒剂，每袋装①10g；②3g（无蔗糖）。薄膜衣片，每片重0.36g。胶囊剂，每粒装0.5g。

【功能主治】滋阴清热，解毒消肿。用于阴虚火旺所致的口腔炎症。

【用法用量】口服。一次2袋，一日1~2次。片剂，一次6片，一日1~2次。胶囊，一次4粒，一日1~2次。

【注意事项】①本品为阴虚火旺所致口腔炎症而设，若脾胃积热，胃火炽盛，脾胃积热表现为饮食不节，饮酒过多，过食辛辣肥甘厚味，导致肠胃积热；胃火炽盛表现为胃热、口臭、口角烂、大便干结、脸长痘痘、牙龈肿等不宜用；②本品药性寒凉，脾胃虚寒症见腹痛、喜暖、泄泻者慎用；久用易伤胃气，老人、儿童慎服；③服药期间饮食宜清淡，忌食辛辣油腻食物，以免助热生湿。

口腔炎气雾剂（喷雾剂）【乙类】

【药物组成】蜂房、蒲公英、皂角刺、忍冬藤。

【方　　解】方中以露蜂房攻毒杀虫，祛风止痛；蒲公英、忍冬藤清热解毒，消炎除肿，清楚局部热毒；皂刺托毒排脓，活血消肿，药力锐利，能引药直达病所。诸药相合，共奏清热解毒、消炎止痛之功。

【剂型规格】喷雾剂，每瓶装①10ml；②20ml。气雾剂，每瓶内容物重19g，含药液10ml；每瓶总揿次：350揿，每揿含量46mg。

【功能主治】清热解毒，消炎止痛。用于治疗口腔炎、口腔溃疡、咽喉炎等；对小儿口腔炎症有特效。

【用法用量】口腔喷雾用。一次向口腔挤喷药液适量，一日3~4次，小儿酌减。

【注意事项】①对本品所含成分过敏者禁用；②过敏体质者慎用；③向口腔喷入药物时应屏住呼吸。

口腔溃疡散^{【甲类】}

【药物组成】青黛、白矾、冰片。

【方　　解】方中青黛味咸,性寒,归肝经,咸能入血,寒能清热,凉血消肿,为君药。白矾解毒杀虫,燥湿止痒,收敛生肌,为臣药。冰片味辛苦,性微寒,入心、脾经,辛散苦泄,芳香走窜,散郁热,清热止痛,消肿生肌,为佐药。诸药合用,共奏清热、消肿、止痛之功。

【剂型规格】每瓶装 3g。

【功能主治】清热敛疮。用于口腔溃疡。

【用法用量】用消毒棉球蘸药擦患处,一日 2~3 次。

【注意事项】①本品不可内服;②对本品过敏者禁用,过敏体质者慎用。

连芩珍珠滴丸^{【乙类】}

【药物组成】连翘、黄芩、栀子、青黛、煅石膏、人工牛黄、甘草、薄荷脑、冰片、珍珠层粉。

【方　　解】方中连翘、青黛、人工牛黄、珍珠层粉清热解毒;黄芩、栀子、煅石膏清热燥湿;薄荷脑、冰片解毒止痛;甘草调和诸药。上药合用,共奏清热泻火、解毒止痛之功。

【剂型规格】滴丸剂,每丸重 35mg。

【功能主治】清热泻火,解毒止痛。用于复发性口疮(轻型口疮或口炎性口疮)心脾积热证,症见口腔溃疡、疼痛、伴有心烦急躁、口热口干、舌质偏红而干、苔黄而腻、脉弦细数等。

【用法用量】含服。一次 4 粒,一日 3 次,疗程为 4 天。

【不良反应】少数患者服用后出现轻度恶心,个别患者出现轻度腹泻,轻度心慌,轻度 ALT 升高。

青黛散^{【甲类】}

【药物组成】青黛、硼砂(煅)、人中白(煅)、儿茶、黄连、薄荷、冰片、甘草。

【方　　解】方中君药是青黛,其味咸性寒,归肝、肺、胃经,善于清肠胃之热且解毒凉血;臣药是黄连,其味苦性寒,可清热燥湿,还可辅助君药,加强清热燥湿的功效;另取儿茶、硼砂、薄荷、冰片、人中白共为佐药,它们都属寒凉之品,儿茶可收湿生肌,硼砂可清热解毒,冰片可清热止痛,薄荷可透疹,人中白清热降火,五药为伍,注重清热、止痛、生肌,为君臣两药之策应,能加大清热解毒的力度。使以甘草清热解毒,调和诸药。诸药合用,共奏清热解毒、消肿止痛之功。

【剂型规格】散剂,每瓶装 1.5g。

【功能主治】清热解毒,消肿止痛。用于治疗口疮,咽喉肿痛。

【用法用量】先用凉开水或淡盐水洗净口腔,将药少许吹撒患处,一日 2~3 次。

【注意事项】①忌辛辣、鱼腥食物;②孕妇慎用;③不宜在服药期间同时服用温补性中成药;④不适用于阴虚、虚火上炎引起的咽喉肿痛,声哑;⑤注意喷药时不要吸气,以防药粉进入呼吸道而引起呛咳;⑥对本品过敏者禁用,过敏体质者慎用。

【特别提示】本品为参保人员住院使用时由基本医疗保险统筹基金按规定支付,门诊使用时由职工基本医疗保险个人账户支付的药品。

桂林西瓜霜^{【乙类】}

【药物组成】西瓜霜、煅硼砂、黄柏、黄连、山豆根、射干、浙贝母、青黛、冰片、无患子果(炭)、大黄、黄芩、甘草、薄荷脑。

【方　解】方中西瓜霜性寒,专清肺胃之热,解毒散结,消肿止痛,善治喉痹、乳蛾、口疮、牙宣,针对病因主证,故为君药。黄芩、黄连、黄柏苦寒泄降,清热燥湿、泻火解毒,射干、山豆根清热解毒,消肿利咽,共为臣药。同时配以大黄清热泻火,凉血祛瘀;浙贝母清热化痰,消肿散结;青黛清热解毒,凉血消肿;薄荷脑解毒利咽,消肿止痛;无患子果解毒利咽消肿;硼砂清热解毒,防腐生肌;冰片清热止痛,生肌敛疮,共为佐药。甘草清热解毒,并调和诸药,为佐使药。诸药合用,共奏清热解毒、消肿止痛之功。

【剂型规格】散剂,每瓶装①1g;②2g;③2.5g;④3g。

【功能主治】清热解毒,消肿止痛。用于风热上攻、肺胃热盛所致的乳蛾、喉痹、口糜,症见咽喉肿痛、喉核肿大、口舌生疮、牙龈肿痛或出血;急、慢性咽炎、扁桃体炎、口腔炎、口腔溃疡、牙龈炎见上述证候者及轻度烫伤(表皮未破)者。

【用法用量】散剂,外用,喷、吹或敷于患处,一次适量,一日数次;重症者兼服,一次1~2g,一日3次。

【不良反应】文献报道桂林西瓜霜致过敏反应1例[中成药,1993,15(3):47]。

【注意事项】①本品中含有山豆根有毒药物,不宜过量服用或长期服用;②孕妇慎用;③老人、儿童及素体脾胃虚弱者慎用;④本品为治疗风热上攻,肺胃热盛所致的喉痹、乳蛾、口疮、牙宣的常用中成药,若属阴虚火旺(症见五心烦热、午后颧红、失眠盗汗、口燥咽干、眩晕、耳鸣、舌红少苔等)者忌用;⑤用药期间饮食宜清淡,忌食辛辣、油腻、鱼腥食物,戒烟酒,以免加重病情。

【特别提示】本品为参保人员住院使用时由基本医疗保险统筹基金按规定支付,门诊使用时由职工基本医疗保险个人账户支付的药品。

第二节　牙 痛 类 药

丁细牙痛胶囊[乙类]

【药物组成】紫丁香叶、细辛。

【方　解】方中紫丁香叶为君药,可降血压、抗菌、消炎,另一味细辛则可止痛、解痉及降压,将两者配合,在临床中用于治疗风火牙痛、牙龈肿胀、急性牙髓炎等疾病,可以疏风止痛、清热解毒。

【剂型规格】胶囊剂,每粒装0.45g。

【功能主治】清热解毒,疏风止痛。用于风火牙痛,症见牙痛阵作,遇风即发,受热加重;或伴有牙龈肿胀,得凉痛减;口渴喜饮,便干溲黄,急性牙髓炎、急性根尖周炎见上述症状者。

【用法用量】口服。一日3次,一次4粒,饭后白开水送服,疗程7天。

【不良反应】偶有空腹服用后出现轻度胃部不适感。

【注意事项】①服药期间忌食酒和辛辣之物;②不宜在服药期间同时服用滋补性中药;③严格按用法用量服用,本品不宜长期服用;④对本品过敏者禁用,过敏体质者慎用。

补肾固齿丸[乙类]

【药物组成】熟地黄、地黄、鸡血藤、紫河车、盐骨碎补、漏芦、酒丹参、酒五味子、山药、醋郁金、炙黄芪、牛膝、野菊花、茯苓、枸杞子、牡丹皮、盐泽泻、肉桂。

【方　解】肾虚是牙周病之本,虚热生火是其标,故方中重用熟地黄滋养肝肾,填精益髓,为君药。紫河车滋补气血,益肝肾;骨碎补补肾健骨,行血消肿;地黄滋阴养血,清热凉血;鸡血藤补血行血,通经活络,暖腰健骨;山药健脾胃,补肺肾;枸杞子补肝肾,润肺燥,强筋骨;炙黄芪补气健脾,共为臣药。丹参活血祛瘀,凉血消肿;郁金凉血破瘀;五味子益气生津;茯苓健脾渗湿;泽泻渗湿泄火;牛膝破血行瘀,引火下行;漏芦清热解毒,消肿排脓;牡丹皮清热凉血散瘀;野菊花清热解毒,消肿止痛,共为佐药。肉桂引火归原,活血通经为佐药。诸药合用,共奏补肾固齿、活血解毒之功。

　　【剂型规格】丸剂,每 30 丸重 1g。

　　【功能主治】补肾固齿,活血解毒。用于肾虚火旺所致的牙齿酸软、咀嚼无力、松动移位、龈肿齿衄。

　　【用法用量】口服。一次 4g,一日 2 次。

　　【注意事项】①实热证牙宣,症见牙痛兼牙龈红肿发热者慎用;②忌烟、酒及辛辣、油腻食物和过硬食品。

　　【特别提示】本品为参保人员住院使用时由基本医疗保险统筹基金按规定支付,门诊使用时由职工基本医疗保险个人账户支付的药品。

肿痛安胶囊[乙类]

　　【药物组成】三七、天麻、僵蚕、白附子(制)、防风、羌活、天南星(制)、白芷。

　　【方　解】方中天麻、天南星、白附子、僵蚕祛风化痰,息风通络;防风、羌活、白芷祛风胜湿,舒筋活络;三七行瘀散结,消肿定痛。全方诸药合用,共奏祛风化痰、行瘀散结、消肿定痛之功。

　　【剂型规格】胶囊剂,每粒装 0.28g。

　　【功能主治】祛风化痰,行瘀散结,消肿定痛。用于风痰瘀阻引起的牙痛、咽喉肿痛、口腔溃疡,及风痰瘀血阻络引起的痹病,症见关节肿胀疼痛、筋脉拘挛、屈伸不利;用于破伤风的辅助治疗。

　　【用法用量】口服。一次 2 粒,一日 3 次,小儿酌减。外用,用盐水清洁创面,将胶囊内的药粉撒于患处,或用香油调敷。

　　【注意事项】孕妇慎用。

齿痛冰硼散[乙类]

　　【药物组成】硼砂、硝石、冰片。

　　【方　解】方中硼砂味甘、咸,性凉,清热防腐解毒,为君药。硝石味苦咸,性温,解毒散结消肿,为臣药。冰片通窍散郁,消肿止痛,为佐药。诸药合用,共奏散郁火、止牙痛之效。

　　【剂型规格】每瓶装 3g。

　　【功能主治】散郁火,止牙痛。用于火热内闭引起的牙龈肿痛,口舌生疮。

　　【用法用量】吹敷患处,一次少量,一日数次。

　　【注意事项】不可内服,忌辛辣食物。

　　【特别提示】本品为参保人员住院使用时由基本医疗保险统筹基金按规定支付,门诊使用时由职工基本医疗保险个人账户支付的药品。

复方牙痛酊[乙类]

　　【药物组成】宽叶缬草、红花、凤仙花、樟木。辅料为乙醇。

　　【方　解】方中宽叶缬草祛风除湿、活血疏经、理气止痛为君药;红花活血通经、散瘀止痛,凤仙花活血通络、祛风止痛,樟木祛风散寒、理气活血止痛,三者共为佐使药。诸药合用,具有活血散瘀、消肿止痛功效。

【剂型规格】酊剂,每瓶装 10ml。

【功能主治】活血散瘀,消肿止痛。用于牙龈炎、龋齿引起的牙痛或牙龈肿痛。

【用法用量】口腔用药,一日 3 次,每 5 日为一疗程。用小棉球浸湿本品适量涂擦或置于患处,适时取出。

【注意事项】①忌烟酒、辛辣、油腻食物;②不宜在用药期间同时服用温补性中药;③孕妇禁用。

速效牙痛宁酊[乙类]

【药物组成】芫花根、地骨皮。

【方　　解】方中芫花根逐水、解毒、散结;地骨皮活血化瘀、理血止痛;二药合用,达活血化瘀、理血止痛之功效。

【剂型规格】酊剂,每瓶装 8ml。

【功能主治】活血化瘀,理血止痛。用于风虫牙痛,龋齿性急、慢性牙髓炎,牙本质过敏,楔状缺损。

【用法用量】外用适量,涂擦患牙处,或用药棉蘸取药 1~2 滴塞入龋窝内,重症可反复使用。

【特别提示】本品为参保人员住院使用时由基本医疗保险统筹基金按规定支付,门诊使用时由职工基本医疗保险个人账户支付的药品。

脱牙敏糊剂[乙类]

【药物组成】四季青叶、高良姜、花椒。

【方　　解】方中四季青叶清热解毒,消肿祛瘀;高良姜、花椒味辛,性温,长于温中走里、散内寒、止疼痛、消肿、解毒等作用。三药合用,共奏辟秽解毒、散寒解热、消肿止痛之功。

【剂型规格】糊剂,每支装 4g。

【功能主治】辟秽解毒,散寒解热,消肿止痛。用于患牙不能耐受冷、热、酸、甜等刺激的牙齿敏感症。

【用法用量】外用。用棉签将患牙擦干,再用棉签蘸本品适量,于患牙处来回抹擦,轻者抹擦数次,重者涂擦 1~2 分钟,一日 3~4 次。

【不良反应】用药局部有麻辣感,能耐受。

【注意事项】涂药时应保持患牙干燥。

【特别提示】本品为参保人员住院使用时由基本医疗保险统筹基金按规定支付,门诊使用时由职工基本医疗保险个人账户支付的药品。

第十章 耳鼻喉科用药

第一节 耳病类药

龙胆泻肝丸（片、胶囊、颗粒）[甲类]

见实火热毒证类药"龙胆泻肝丸（片、胶囊、颗粒）[甲类]"项下内容。

耳聋丸（胶囊）[乙类]

【药物组成】龙胆、黄芩、栀子、地黄、九节菖蒲、当归、羚羊角、泽泻、甘草、木通。

【方　解】方中龙胆苦寒清泄沉降为君药；黄芩苦寒清泄而燥，栀子苦寒清利，二者相伍，可增君药清肝泻火、除湿之功，为臣药；羚羊角咸寒清降，泽泻甘寒渗利清泄，善利湿热、泄相火；木通苦寒通利清降，地黄滋养清泄，当归辛温行散，九节菖蒲苦燥温化、善化湿浊、通耳窍。六者相伍，既助君臣药泻肝胆实火、除肝经湿热，又能滋阴养血、平抑肝阳，还能开肾窍、防苦燥再伤肝阴，故为佐药；甘草既能清热解毒、缓急止痛，又能调和诸药，故为使药。

【剂型规格】丸剂，①小蜜丸，每45丸重7g；②大蜜丸，每丸重7g。胶囊剂，每粒装0.42g。

【功能主治】清肝泻火，利湿通窍。用于肝胆湿热所致的头晕头痛、耳聋耳鸣、耳内流脓。

【用法用量】口服。①小蜜丸，一次7g；②大蜜丸，一次1丸，一日2次。胶囊，一次3粒，一日2次。七日为一疗程。

【注意事项】忌气恼，忌辛辣之物。

【特别提示】本品为参保人员住院使用时由基本医疗保险统筹基金按规定支付，门诊使用时由职工基本医疗保险个人账户支付的药品。

耳聋左慈丸[甲类]

【药物组成】磁石（煅）、熟地黄、山药、山茱萸（制）、茯苓、牡丹皮、竹叶柴胡、泽泻。

【方　解】方中重用熟地黄滋阴补肾，填精益髓，为君药。山茱萸补养肝阴，山药补益脾阴，二药配伍，辅助君药，滋养肝脾肾，共为臣药。泽泻利湿泄浊，并防熟地黄之滋腻恋邪，茯苓健脾渗湿，并助山药之健运，牡丹皮清泄相火，并制山茱萸之温涩，又配竹叶柴胡疏肝解郁，用磁石重镇平肝，潜纳浮阳，聪耳明目，均为佐药。诸药合用，共奏滋补肾阴、平肝潜阳、宣通耳窍之功。

【剂型规格】丸剂，①水蜜丸，每10丸重1g；②水蜜丸，每15丸重3g；③大蜜丸，每丸重9g。

【功能主治】滋肾平肝。用于肝肾阴虚，耳鸣耳聋，头晕目眩。

【用法用量】口服。水蜜丸一次 6g；大蜜丸一次 1 丸，一日 2 次。

【注意事项】①忌烟酒、辛辣刺激性食物；②感冒时不宜服用；③对本品过敏者禁用，过敏体质者慎用；④本品只用于肝肾阴虚证之听力逐渐减退，耳鸣如蝉声者，凡属外耳、中耳病变而出现的耳鸣，如外耳道异物等，应去医院就诊。

通窍耳聋丸[甲类]

【药物组成】柴胡、龙胆、芦荟、熟大黄、黄芩、青黛、天南星（矾炙）、木香、青皮（醋炙）、陈皮、当归、栀子（姜炙）。

【方　　解】方中龙胆苦寒沉降，既能泻肝胆实火，又能清肝经湿热，针对病机，故为方中君药，黄芩、栀子性味苦寒，清热燥湿，泻火解毒，用以为臣，以加强君药清热泻火，解毒除湿之功。芦荟苦寒，清肝泻火，泻下通便。熟大黄泻火通便，青黛咸寒，善清肝火，天南星燥湿化痰，佐制君药清肝泻火，除湿降浊之功，当归补血养血，佐制苦燥之品，使祛邪而不伤正，肝体阴而用阳，喜条达而恶抑郁，配柴胡以舒畅肝胆。木香味苦疏泄，疏理肝胆；青皮主入肝经，苦泄下行，辛散温通，能疏肝理气；陈皮理气燥湿，共同佐助君药舒畅肝胆，调达气机，宣通耳窍之效。诸药合用，共奏清肝泻火、通窍润便之功。

【剂型规格】丸剂，每 100 粒重 6g。

【功能主治】清肝泻火，通窍润便。用于肝经热盛，头目眩晕，耳聋蝉鸣，耳底肿痛，目赤口苦，胸膈满闷，大便燥结。

【用法用量】口服。一次 6g，一日 2 次。

【注意事项】①本品清肝泻火，通窍润便，为治疗肝经热盛所致耳聋、耳疔的中成药；若阴虚火旺、脾胃虚寒者忌用；②方中含有泻下药及苦寒泄降之品，有碍胎气，孕妇忌服；③本药苦寒，易伤正气，体弱年迈及脾胃虚寒者慎服；④服药期间饮食宜清淡，忌食辛辣油腻之品，以免助热生湿；⑤服用本品期间，应注意保持耳道卫生；⑥疔肿局部可配合外用药涂敷患处。

第二节　鼻　病　类　药

千柏鼻炎片[乙类]

【药物组成】千里光、卷柏、羌活、决明子、麻黄、川芎、白芷。

【方　　解】方中千里光民间用来治疗暴赤火眼、散结消肿，并有清热解毒等作用，配以卷柏、决明子、川芎，均为入血分药，卷柏为活血通经药；草决明味咸走血，气寒治热，临床用于清肝明目、治风热赤眼；川芎主引气开郁，祛风活血，其性善散，气中之血药也，白芷为之使，能祛风燥湿、消肿止痛。应用活血治则，先用血分药物相伍，实为本药主要治则之一。而外感风寒湿邪，可致血脉闭塞，麻黄、羌活温散风寒，并能散湿。

【剂型规格】薄膜衣片，每片重 0.44g。

【功能主治】清热解毒，活血祛风，宣肺通窍。用于风热犯肺、内郁化火、凝滞气血所致的鼻塞、鼻痒气热、流涕黄稠，或持续鼻塞、嗅觉迟钝；急慢性鼻炎、急慢性鼻窦炎见上述证候者。

【用法用量】口服。一次 3~4 片，一日 3 次。

【注意事项】①忌辛辣、鱼腥食物；②孕妇慎用；③不宜在服药期间同时服用温补性中成药；④运动员慎用。

辛芩颗粒^[甲类](片)^[乙类]

【药物组成】细辛、黄芩、荆芥、防风、白芷、苍耳子、黄芪、白术、桂枝、石菖蒲。

【方　　解】方中以白术健脾益气,固表;黄芪补气升阳,益卫固表;防风能引芪、术走表而御风邪,补而不滞,又无恋邪之弊;三药合用,共达益气固表,疏风除邪之用,共为君药。细辛辛散温通,疏风散寒,通窍止痛;以荆芥、桂枝发表疏风,调达荣卫;三药以助君药疏风散邪之功,共为臣药。白芷解表散风,通窍止痛;苍耳子温和疏达,散风邪,化湿浊,通窍止痛;黄芩清热燥湿,泻火解毒;石菖蒲芳香化浊开窍;四药合用,佐助君臣药物,增强解表散风,化湿祛浊,通窍止痛之力,共为佐药。诸药合用,共奏益气固表,祛风通窍之功。

【剂型规格】颗粒剂,①每袋装20g;②每袋装5g(无蔗糖)。片剂,每片重0.8g。

【功能主治】益气固表,祛风通窍。用于肺气不足、风邪外袭所致的鼻痒、喷嚏、流清涕,易感冒;过敏性鼻炎见上述症候者。

【用法用量】颗粒剂,开水冲服,一次1袋,一日3次。20天为一个疗程。片剂,口服,一次3片,一日3次。

【注意事项】儿童及老年人慎用,孕妇、婴幼儿及肾功能不全者禁用。

【特别提示】辛芩片为参保人员住院使用时由基本医疗保险统筹基金按规定支付,门诊使用时由职工基本医疗保险个人账户支付的药品。

辛夷鼻炎丸^[乙类]

【药物组成】辛夷、薄荷、紫苏叶、广藿香、苍耳子、鹅不食草、板蓝根、山白芷、防风、三叉苦、菊花、鱼腥草、甘草。

【方　　解】方中苍耳子温和疏达,味辛发散,散风热,化湿浊,通鼻窍;辛夷辛温发散,芳香透窍,其性上达,升达清气,有散风邪、通鼻窍之功;二药配伍散风邪,升清阳,化湿浊,通鼻窍,共为君药。薄荷宣散风热,清利头目;紫苏叶解表散风;防风解表散风,除湿止痛;山白芷发散风寒,排脓止痛;菊花疏散风热,清热解毒,以辅助君药增强宣散风热,通窍止痛之功,故为臣药。广藿香、鹅不食草芳香,化湿浊,通鼻窍;板蓝根、鱼腥草、三叉苦清热解毒消肿,以佐助君、臣药物化湿浊,解热毒,通鼻窍之功。甘草既可清热解毒,又能调和诸药,故为佐使药。诸药合用,共奏祛风通窍,清热解毒之功。

【剂型规格】丸剂,每10丸重0.75g。

【功能主治】祛风宣窍,清热解毒。用于风热上攻、热毒蕴肺所致的鼻塞、鼻流清涕或浊涕、发热、头痛;慢性鼻炎、过敏性鼻炎、神经性头痛见上述证候者。

【用法用量】口服。一次3g,一日3次。

【注意事项】①用药后如感觉唇部麻木者应停药;②服药3天后症状无改善,或出现其他症状,应去医院就诊;③儿童应在医师指导下服用。

【特别提示】本品为参保人员住院使用时由基本医疗保险统筹基金按规定支付,门诊使用时由职工基本医疗保险个人账户支付的药品。

香菊片(胶囊)^[甲类]

【药物组成】化香树果序、夏枯草、野菊花、生黄芪、辛夷、防风、白芷、甘草、川芎。

【方　　解】方中化香树果序辛温,功善祛风燥湿,消肿止痛,为君药。夏枯草苦寒,清热泻火,消结止痛,黄芪益卫固表,二药助君药,发挥消肿止痛,益卫固表之功,故为臣药。防风发表祛风除湿;辛夷辛温发散,芳香透窍,其性上达,升达清气,有散风邪、通鼻窍之功;野菊花功善疏散风热,清热解毒;白芷辛散祛风,通窍止痛;川芎既能活血行气,又能祛风止痛;五药配伍,佐助君药以疏散风热,清热解毒,宣通鼻窍,其为佐药。甘草既可清热解毒,又能调和诸药,为佐使药。诸药合用,共奏祛风通窍、解毒固表之功。

【剂型规格】片剂,每片 0.32g;胶囊剂,每粒装 0.3g。

【功能主治】辛散祛风,清热通窍。用于治疗急、慢性鼻窦炎、鼻炎。

【用法用量】口服。片剂,一次 2~4 片,一日 3 次。胶囊,一次 2~4 粒,一日 3 次。

【注意事项】①忌辛辣、鱼腥食物;②孕妇慎用;③凡外感风寒之鼻塞、流清涕者,应在医师指导下使用;④对本品过敏者禁用,过敏体质者慎用。

通窍鼻炎片(胶囊、颗粒)^[乙类]

【药物组成】炒苍耳子、防风、黄芪、白芷、炒白术、辛夷、薄荷。

【方　　解】方中苍耳子温和疏达,味辛散风,通窍止痛,为方中君药。黄芪甘温,益肺固表,白术健脾益气,固表,防风发表散风除湿,以助君药散风祛邪之力,又可助黄芪、白术固表实卫,补散结合,补而不滞,散风固表,共为臣药。白芷辛散疏风,活血排脓,通窍止痛,辛夷辛温发散,芳香透窍,其性上达,升达清气,有散风邪、通鼻窍之功,薄荷发散风热,清利头目,三药配伍,佐助君药,增强散风、通窍、止痛之功,共为佐药。诸药合用,共奏散风固表、宣肺通窍之功。

【剂型规格】片剂,每片重 0.3g(相当于饮片 1.1g);胶囊剂,每粒装 0.4g;颗粒剂,每袋装 2g。

【功能主治】散风固表,宣肺通窍。用于风热蕴肺、表虚不固所致的鼻塞时轻时重、鼻流清涕或浊涕、前额头痛;慢性鼻炎、过敏性鼻炎、鼻窦炎见上述证候者。

【用法用量】口服。片剂,一次 5~7 片,一日 3 次。胶囊,一次 4~5 粒,一日 3 次。颗粒,开水冲服,一次 1 袋,一日 3 次。

【注意事项】①忌烟酒、辛辣、鱼腥食物;②不宜在服药期间同时服用滋补性中药;③对本品过敏者禁用,过敏体质者慎用。

【特别提示】本品为参保人员住院使用时由基本医疗保险统筹基金按规定支付,门诊使用时由职工基本医疗保险个人账户支付的药品。

散风通窍滴丸^[乙类]

【药物组成】略。

【剂型规格】滴丸剂,每丸重 38mg。

【功能主治】祛风除湿,活血止痛。用于风湿瘀阻,关节肌肉痹痛及跌打损伤,瘀血肿痛。

【用法用量】口服,一次 3~5 粒,一日 3 次,饭后服。

【注意事项】①忌食生冷、油腻食物;②不宜在服药期间同时服用温补性中药;③经期及哺乳期妇女慎用;④对本品过敏者禁用,过敏体质者慎用;⑤孕妇禁用。

【特别提示】本品为参保人员住院使用时由基本医疗保险统筹基金按规定支付,门诊使用时由职工基本医疗保险个人账户支付的药品。

鼻炎片^[乙类]

【药物组成】苍耳子、辛夷、防风、连翘、野菊花、五味子、桔梗、白芷、知母、荆芥、甘草、黄柏、麻黄、细辛。

【方　　解】方中苍耳子温和疏达,味辛散风,通窍止痛;辛夷辛温发散,芳香通窍,其性上达,升达清气,有散风邪、通鼻窍之功,二药合用,具有解表散风,通窍止痛之功,针对主病主证,共为主药。辅以防风、荆芥发表散风除湿,白芷、桔梗宣肺通窍,活血消肿。佐以麻黄、细辛解表散风,宣肺通窍;连翘、野菊花、知母、黄柏清热燥湿,解毒消肿;五味子敛肺生津。甘草为使,调和药性。诸药合用,共奏祛风宣肺、清热解毒、消肿通窍之功。

【剂型规格】片剂,每片重 0.5g(薄膜衣片)。

【功能主治】祛风宣肺,清热解毒。用于急、慢性鼻炎风热蕴肺证,症见鼻塞、流涕、发热、头痛。

【用法用量】口服。一次 3~4 片(糖衣片)或一次 2 片(薄膜衣片),一日 3 次。

【注意事项】①忌烟酒、辛辣、鱼腥食物;②不宜在服药期间同时服用温补性中药;③对本品过敏者禁用,过敏体质者慎用;④运动员慎用。

【特别提示】本品为参保人员住院使用时由基本医疗保险统筹基金按规定支付,门诊使用时由职工基本医疗保险个人账户支付的药品。

鼻炎康片[甲类]

【药物组成】广藿香、鹅不食草、野菊花、黄芩、薄荷油、苍耳子、麻黄、当归、猪胆粉、马来酸氯苯那敏。

【方　　解】方中野菊花善清热解毒、疏散风热;黄芩善清热燥湿、泻火解毒;猪胆粉清泄通利,善清郁热、解热毒、化痰浊。三者相伍,既善清热解毒,又兼散风除湿,共为君药。麻黄散风寒、宣肺而通鼻窍;薄荷油清凉疏散,善疏散风热、清利头目;苍耳子疏燥通达,善散风寒湿、通鼻窍;三药辅助君药,增强疏风散邪,宣肺通窍之功,共为臣药。广藿香芳香化湿,鹅不食草祛湿化浊,以助君臣药物化湿浊之功,当归和血行血,以防辛温燥烈之品耗伤气血,共为佐药。诸药合用,各取所长,标本兼顾,共达清热解毒、宣肺通窍、消肿止痛之效。

【剂型规格】片剂,每片重 0.37g(含马来酸氯苯那敏 1mg)。

【功能主治】清热解毒,宣肺通窍,消肿止痛。用于风邪蕴肺所致的急、慢性鼻炎,过敏性鼻炎。

【用法用量】口服。一次 4 片,一日 3 次。

【不良反应】可见困倦、嗜睡、口渴、虚弱感;个别患者服药后偶有胃部不适,停药后可消失。

【注意事项】①忌辛辣、鱼腥食物;②凡过敏性鼻炎属虚寒症者慎用;③本品含马来酸氯苯那敏;膀胱颈梗阻、甲状腺功能亢进、青光眼、高血压和前列腺肥大者慎用;孕妇及哺乳期妇女慎用;服药期间不得驾驶机、车、船、从事高空作业、机械作业及操作精密仪器;④个别患者服药后偶有胃部不适,停药后可消失;建议饭后服用;⑤不宜过量、久服;⑥对本品过敏者禁用,过敏体质者慎用。

鼻炎滴剂[乙类]

【药物组成】山银花、辛夷油、黄芩苷、盐酸麻黄碱、冰片。

【方　　解】方中山银花芳香疏散,清热解毒,凉散风热,为君药。辛夷油辛温发散,芳香透窍,其性上达,升达清气,有散风邪、通鼻窍之功,黄芩苷苦寒清热燥湿,清泻肺火,共为臣药。冰片清热解毒,消肿止痛,为佐药,合以盐酸麻黄碱,收缩局部血管。诸药合用,共奏清热、宣肺通窍之功。

【剂型规格】喷雾剂,①每瓶装 10ml;②每瓶装 15ml（每 1ml 含黄芩苷 20mg,盐酸麻黄碱 5mg）。

【功能主治】散风清热,宣肺通窍。用于风热蕴肺所致的鼻塞,鼻流清涕或浊涕,发热,头痛;急、慢性鼻炎见上述证候者。

【用法用量】喷入鼻腔内,一次 1~2 揿;一日 2~4 次。1 个月为一疗程。

【注意事项】①高血压、动脉硬化、心绞痛、甲状腺功能亢进等患者禁用;②孕妇和哺乳期妇女禁用;③忌辛辣、鱼腥食物;④本品含盐酸麻黄碱,运动员慎用;⑤凡过敏性鼻炎属虚寒症者慎用;⑥对本品过敏者禁用,过敏体质者慎用。

【特别提示】本品为参保人员住院使用时由基本医疗保险统筹基金按规定支付,门诊使用时由职工基本医疗保险个人账户支付的药品。

鼻咽清毒颗粒(鼻咽清毒剂)[乙类]

【药物组成】野菊花、苍耳子、重楼、茅莓根、两面针、夏枯草、龙胆、党参。

【方 解】方中野菊花功善疏散风热,清热解毒,为君药。重楼、两面针以助君药清热解毒消肿,苍耳子温和疏达,以助君药祛风邪,升清阳,通鼻窍,三药共为臣药。夏枯草、茅莓根清火邪,散痰结,龙胆清热燥湿,党参益气扶正,以防祛邪伤正,共为佐药。诸药合用,共奏清热解毒,化痰散结的功能。

【剂型规格】颗粒剂,①每袋装 10g;②每瓶装 120g。

【功能主治】清热解毒、化痰散结。用于痰热毒瘀蕴结所致的鼻咽部慢性炎症,鼻咽癌放射治疗后分泌物增多。

【用法用量】口服。一次 20g,一日 2 次,30 天为一疗程。

【注意事项】①孕妇及儿童慎用;②忌食辛辣食物。

【特别提示】本品为参保人员住院使用时由基本医疗保险统筹基金按规定支付,门诊使用时由职工基本医疗保险个人账户支付的药品。

鼻渊通窍颗粒[乙类]

【药物组成】辛夷、炒苍耳子、麻黄、白芷、薄荷、藁本、黄芩、连翘、野菊花、天花粉、地黄、丹参、茯苓、甘草。

【方 解】方中辛夷、藁本、苍耳子祛风散寒、通鼻窍,黄芩、连翘、天花粉泻火解毒,丹参活血行气、祛风止痛,地黄清热凉血、养阴生津,茯苓、甘草、麻黄能破气消积,白芷、薄荷、野菊花能宣肺排脓,组方合用能清寒邪久郁之火,且防止其他味辛、温燥之药损伤肺气。

【剂型规格】颗粒剂,每袋装 15g。

【功能主治】疏风清热,宣肺通窍。用于急鼻渊（急性鼻窦炎）属外邪肺证,症见前额或颧骨部压痛,鼻塞时作,流涕黏白或黏黄,或头痛,或发热,苔薄黄或白,脉浮。

【用法用量】开水冲服,一次 1 袋,一日 3 次。

【不良反应】偶见腹泻。

【注意事项】①脾虚腹胀者慎用;②运动员慎用。

【特别提示】本品为参保人员住院使用时由基本医疗保险统筹基金按规定支付,门诊使用时由职工基本医疗保险个人账户支付的药品。

鼻渊舒胶囊(口服液)^[乙类]

【药物组成】苍耳子、辛夷、薄荷、白芷、黄芩、栀子、柴胡、细辛、川芎、黄芪、川木通、桔梗、茯苓。

【方　　解】方中辛夷、苍耳子散风邪,升清阳,化湿浊,通鼻窍,为君药。辅以栀子清热凉血解毒消肿,开散火郁,黄芩清泄胆火,柴胡、薄荷散风热,疏肝郁,散郁结,川芎、细辛、白芷辛散风邪,通窍止痛,活血排脓。佐以茯苓、川木通渗湿,桔梗载药上行,宣肺排脓,黄芪甘温,补益正气以增强托毒排脓之力。诸药合用,共奏疏风清热、祛湿排脓、通窍止痛之功。

【剂型规格】胶囊剂,每粒装 0.3g;合剂,每支装 10ml。

【功能主治】疏风清热,祛湿通窍。用于鼻炎、鼻窦炎属肺经风热及胆腑郁热证者。

【用法用量】口服。胶囊,一次 3 粒,一日 3 次,7 天为一疗程或遵医嘱。合剂,一次 10ml,一日 2~3 次,7 天为一疗程。

【注意事项】口服液久存若有少量沉淀,请摇匀后服用。

【特别提示】本品为参保人员住院使用时由基本医疗保险统筹基金按规定支付,门诊使用时由职工基本医疗保险个人账户支付的药品。

鼻窦炎口服液^[乙类]

【药物组成】辛夷、荆芥、薄荷、桔梗、竹叶柴胡、苍耳子、白芷、川芎、黄芩、栀子、茯苓、川木通、黄芪、龙胆草。

【方　　解】方中苍耳子、辛夷、白芷、薄荷等可辛散风邪,芳香通窍;柴胡舒畅肝胆;黄芩、龙胆草、栀子苦寒泻肝胆实火,兼可燥湿;川芎活血行气,川木通、茯苓可化湿渗湿;桔梗载药上行,宣肺利气;黄芪甘温,能补肺脾之气。诸药合用,共奏辛散风邪、通利鼻窍之效。

【剂型规格】合剂,每支装 10ml。

【功能主治】疏散风热,清热利湿,宣通鼻窍。用于风热犯肺、湿热内蕴所致的鼻塞不通、流黄稠涕;急慢性鼻炎、鼻窦炎见上述证候者。

【用法用量】口服,一次 10ml,一日 3 次;20 天为一疗程。

【注意事项】①忌烟酒、辛辣、鱼腥食物;②不宜在服药期间同时服用滋补性中药;③对本品过敏者禁用,过敏体质者慎用。

【特别提示】本品为参保人员住院使用时由基本医疗保险统筹基金按规定支付,门诊使用时由职工基本医疗保险个人账户支付的药品。

藿胆丸(片、滴丸)^[甲类]

【药物组成】广藿香叶、猪胆粉。

【方　　解】方中猪胆汁苦寒,可清胆经之热;藿香芳香化浊利湿;苦可降气,寒能清热。芳香上窜,可载药上行,能化湿浊;二药合用,共奏清利湿热、芳香通窍之功。

【剂型规格】丸剂,每 10 丸重 0.24g;片剂,片心重 0.2g;滴丸剂,每丸重 50mg。

【功能主治】芳香化浊,清热通窍。用于湿浊内蕴、胆经郁火所致的鼻塞、流清涕或浊涕、前额头痛。

【用法用量】口服。丸剂,一次 3~6g,一日 2 次。片剂,一次 3~5 片,一日 2~3 次,儿童酌减或饭后服用,遵医嘱。滴丸剂,一次 4~6 粒,一日 2 次。

【注意事项】①忌烟酒、辛辣、鱼腥食物;②不宜在服药期间同时服用滋补性中药;③对本品过敏者禁用,过敏体质者慎用;④孕妇、脾虚便溏者慎用。

第三节　咽喉病类药

川射干黄酮胶囊[乙类]

【药物组成】含川射干黄酮提取物 0.35g。

【剂型规格】胶囊剂,每粒 0.36g。

【功能主治】清热解毒。用于热毒痰火郁结,咽喉肿痛,痰涎壅盛,咳嗽气喘。

【用法用量】视情况服用,一天 2~3 粒。

【注意事项】对本品成分过敏者禁用。

【特别提示】本品为参保人员住院使用时由基本医疗保险统筹基金按规定支付,门诊使用时由职工基本医疗保险个人账户支付的药品。

六应丸[乙类]

【药物组成】牛黄、蟾酥、雄黄、冰片、珍珠、丁香。

【方　　解】方中牛黄苦凉,为清热解毒之良药,用治火毒内盛所致的喉痹、乳蛾、疔痈疮疡等颇效,故为君药。蟾酥有毒,能"以毒攻毒",有解毒消肿的作用,雄黄具有解毒消肿疗疮的功能,二药配伍,辅助君药,增强解毒疗疮、消肿止痛之功,共为臣药。冰片有清热解毒、生肌敛疮的功能,珍珠有良好的化腐生肌的作用,丁香辛温芳香,和胃止痛。三药配伍,佐助君药增强清热解毒、生肌敛疮之功,且丁香温中散寒,以佐制牛黄、冰片寒凉伤胃。诸药合用,共奏清热解毒、消肿止痛之功。

【剂型规格】丸剂,每 5 丸重 19mg。

【功能主治】清热,解毒,消肿,止痛。用于火毒内盛所致的喉痹、乳蛾,症见咽喉肿痛、口苦咽干、喉核红肿,咽喉炎、扁桃体炎见上述证候者。亦用于疔痈疮疡及虫咬肿痛。

【用法用量】饭后服。一次 10 丸,儿童一次 5 丸,婴儿一次 2 丸,一日 3 次;外用,以冷开水或醋调敷患处。

【不良反应】文献报道六应丸有致过敏性皮炎 [中医杂志, 1982 (12): 7]、急性全消化道出血 [贵州医药, 1984, 8 (6): 45] 的不良反应。

【注意事项】①本品清热,解毒,消肿,止痛;用于火毒内盛所致的喉痹、乳蛾;若阴虚火旺者慎用;②老人、儿童及素体脾胃虚弱者慎服;③本品含冰片,芳香走窜,有碍胎气,孕妇忌服;④服药期间饮食宜清淡,忌食辛辣油腻食物,以免助热生湿,加重病情。

六味丁香片[乙类]

【药物组成】丁香、藏木香、石灰华、甘草、白花龙胆、诃子。

【方　　解】方中丁香温中降逆,藏木香辛行苦泄,走三焦和胆经,既能行气健脾又能舒肝利胆。石灰华清热补肺;白花龙胆性寒味苦,泻肝胆实火,清湿热;诃子清肺开音,降火利咽;甘草清热解毒,调和诸药。方中各药相伍,达清热解毒之功。

【剂型规格】片剂,每片重 0.5g。

【功能主治】清热解毒。用于咽喉肿痛,声音嘶哑,咳嗽。

【用法用量】口服。一次 1~3 片,一日 2~3 次。

六神丸[甲类](胶囊)[乙类]

【药物组成】人工麝香、雄黄、人工牛黄、珍珠、冰片、蟾酥。

【方　　解】方中麝香通络散瘀；牛黄、蟾酥、雄黄消肿解毒；冰片、蟾酥消肿止痛，佐以珍珠粉收敛生肌。诸药配伍，共奏清热解毒、消肿止痛之功。

【剂型规格】丸剂，每1000粒重3.125g；胶囊剂，每粒装0.19g。

【功能主治】清凉解毒，消炎止痛。用于烂喉丹痧，咽喉肿痛，喉风喉痈，单双乳蛾，小儿热疖，痈疡疔疮，乳痈发背，无名肿毒。

【用法用量】口服。丸剂，一日3次，温开水吞服；1岁每服1粒，2岁每服2粒，3岁每服3~4粒，4~8岁每服5~6粒，9~10岁每服8~9粒，成年每服10粒。另可外敷在皮肤红肿处，取丸十数粒，用冷开水或米醋少许，盛食匙中化散，敷搽四周，一日数次常保潮润，直至肿退为止。如红肿已将出脓或已穿烂，切勿再敷。胶囊，一次1粒，一日3次。

【注意事项】①孕妇及对本品过敏者禁用；②运动员慎服；③胶囊仅供成人服用。

双料喉风散[乙类]

【药物组成】珍珠、人工牛黄、冰片、黄连、山豆根、甘草、青黛、人中白（煅）、寒水石。

【方　　解】方中山豆根大苦大寒，功善清泻肺胃热毒而消肿利咽，切中病机，故为君药。牛黄、冰片加强君药清热解毒，消肿散结之功，用以为臣药。寒水石、黄连善清胃泻火，青黛能清热解毒，凉血消肿，珍珠长于敛疮生肌，清热解毒，人中白清热降火消瘀，佐助君药以清热解毒，凉血消肿，敛疮生肌。甘草解毒，调和诸药，为佐使药。诸药合用，共奏清热解毒、消肿利咽之效。

【剂型规格】散剂，每瓶装①1g；②1.25g；③2.2g。

【功能主治】清热解毒，消肿利咽。用于肺胃热毒炽盛所致咽喉肿痛，口腔糜烂，牙龈肿痛，鼻窦脓肿，中耳化脓，皮肤溃烂等症。

【用法用量】口腔咽喉诸症吹敷患处，一日3次；鼻窦脓肿取药少许吸入鼻内，一日5次；中耳化脓先用3%的过氧化氢溶液洗净，吹入药粉，一日1次；皮肤溃烂先用浓茶洗净后敷患处，一日1次。

【注意事项】①忌烟酒、辛辣、鱼腥食物；②不宜在用药期间同时服用温补性中药；③孕妇禁用；④脾虚大便溏者慎用；⑤属风寒感冒咽痛者，症见恶寒发热、无汗、鼻流清涕者慎用；⑥咽喉肿痛者，喷药时不要吸气，防止把药粉呛入气管；⑦对本品过敏者禁用，过敏体质者慎用。

【特别提示】本品为参保人员住院使用时由基本医疗保险统筹基金按规定支付，门诊使用时由职工基本医疗保险个人账户支付的药品。

开喉剑喷雾剂(含儿童型)[乙类]

【药物组成】八爪金龙、山豆根、蝉蜕、薄荷脑。

【方　　解】方中八爪金龙有清咽利喉、止痛消肿之功效；山豆根有祛咽喉、牙龈肿痛的功效；蝉蜕用于风热感冒、咽痛、声哑；薄荷具有清热解毒、止痛功效，可达到抗菌消炎、清热凉血、消肿止痛的作用。

【剂型规格】喷雾剂，每瓶装①10ml；②20ml；③30ml。儿童型，每瓶装①10ml；②15ml。

【功能主治】清热解毒，消肿止痛。用于肺胃蕴热所致的咽喉肿痛，口干口苦，牙龈肿痛以及口腔溃疡，复发性口疮见以上证候者。

【用法用量】喷患处，一次适量，一日数次。

【注意事项】①对本品过敏禁用；②孕妇禁用。

冬凌草片(胶囊)[乙类]

【药物组成】冬凌草。

【剂型规格】片剂，①薄膜衣片，每片重 0.26g；②糖衣片，片心重 0.25g。胶囊剂，每粒装 0.29g。

【功能主治】片剂：清热解毒，散结消肿，利咽止痛。用于热毒壅盛所致咽喉肿痛、声音嘶哑；扁桃体炎、咽炎、口腔炎见上述证候者及癌症的辅助治疗。

胶囊：清热消肿。用于慢性扁桃体炎，咽炎，口腔炎。

【用法用量】口服。片剂，一次 2~5 片，一日 3 次。胶囊，一次 2~5 粒，一日 3 次。

【不良反应】文献报道本品可引起帕金森样综合征 1 例 [中国药学杂志，1994，29(11)：689]。有少数人于服药后有轻度腹胀、肠鸣及大便增加，一般不需处理，减少药物用量即可自行消失。

【注意事项】①本品为治疗热毒壅盛所致的乳蛾、喉痹、口疮的中成药，慢性扁桃体炎、慢性咽喉炎、慢性口腔溃疡慎用；对于体温过高、扁桃体化脓者慎用；②服药期间饮食宜清淡，忌食辛辣、油腻、鱼腥食物，戒烟酒，以免加重病情。

【特别提示】本品为参保人员住院使用时由基本医疗保险统筹基金按规定支付，门诊使用时由职工基本医疗保险个人账户支付的药品。

北豆根胶囊[乙类]

【药物组成】北豆根。

【剂型规格】胶囊剂，每粒含总生物碱 30mg。

【功能主治】清热解毒，止咳，祛痰。用于咽喉肿痛，扁桃体炎，慢性支气管炎。

【用法用量】口服。一次 2 粒，一日 3 次。

【注意事项】①忌辛辣、鱼腥食物；②不宜在服药期间同时服用温补性中成药；③凡风寒咽痛症见恶寒、无汗者不宜使用，脾胃虚寒者慎用；④对本品过敏者禁用，过敏体质者慎用。

【特别提示】本品为参保人员住院使用时由基本医疗保险统筹基金按规定支付，门诊使用时由职工基本医疗保险个人账户支付的药品。

玄麦甘桔胶囊(颗粒)[甲类]

【药物组成】玄参、麦冬、甘草、桔梗。

【方　　解】方中玄参甘寒养阴，苦寒清热，具有清热解毒，滋阴降火，散结消肿之功，清虚热，解热毒，散结气，针对阴虚火旺，热毒蕴结主要病机，故为君药。麦冬润肺养阴，益胃生津，可加强君药养阴润喉之功，同时配以桔梗加强君药宣肺祛痰利咽之功，共为臣药。甘草清热解毒利咽，调和药性，为佐使药。诸药合用，共奏清热解毒、滋阴降火、祛痰利咽之效。

【剂型规格】胶囊剂，每粒装 0.35g。颗粒剂，每袋装①10g；②6g(低蔗糖)；③5g(无蔗糖)。

【功能主治】清热滋阴，祛痰利咽。用于阴虚火旺，虚火上浮，口鼻干燥，咽喉肿痛。

【用法用量】口服，胶囊，一次 3~4 粒，一日 3 次。颗粒，开水冲服。一次 1 袋，一日 3~4 次。

【注意事项】①忌辛辣、鱼腥食物；②服药 7 天后症状无改善，或出现其他症状，应去医院就诊；③对本品过敏者禁用，过敏体质者慎用。

甘桔冰梅片[乙类]

【药物组成】桔梗、薄荷、射干、青果、乌梅（去核）、蝉蜕、甘草、冰片。

【方　　解】方中蝉蜕疏肺经风热,薄荷、青果清热利咽,射干、桔梗祛痰利咽,冰片清热止痛,甘草利咽解毒并调和诸药,共奏清热解毒、宣肺化痰、利喉开音之效。

【剂型规格】片剂,片心重 0.2g。

【功能主治】清热开音。用于风热犯肺引起的的失音声哑;风热犯肺引起的急性咽炎出现的咽痛、咽干灼热、咽黏膜充血等。

【用法用量】口服,一次 2 片,一日 3~4 次。

【注意事项】①忌烟酒、辛辣、鱼腥食物;②不宜在服药期间同时服用温补性中药;③孕妇慎用;④属风寒感冒咽痛者,症见恶寒发热、无汗、鼻流清涕者慎用;⑤对本品过敏者禁用,过敏体质者慎用。

【特别提示】本品为参保人员住院使用时由基本医疗保险统筹基金按规定支付,门诊使用时由职工基本医疗保险个人账户支付的药品。

冰硼散[甲类]

【药物组成】冰片、硼砂（煅）、朱砂、玄明粉。

【方　　解】方中冰片辛散苦泄,芳香走窜,性偏寒凉,外用以清热泻火,消肿止痛,生肌敛疮见长,善治热毒蕴结喉痹、牙宣、口疮,故为君药。硼砂清热解毒,防腐生肌,以加强君药清热解毒,防腐消肿之功,用以为臣药。朱砂善消疮毒肿痛,玄明粉清热消肿,二药合用清热利咽,散结消肿,共为佐药。诸药合用,共奏清热解毒、消肿止痛之功。

【剂型规格】散剂,每瓶装 0.6g。

【功能主治】清热解毒,消肿止痛。用于热毒蕴结所致的咽喉疼痛、牙龈肿痛、口舌生疮。

【用法用量】吹敷患处,一次少量,一日数次。

板蓝根颗粒[甲类]（片、口服液）[乙类]

【药物组成】板蓝根。

【剂型规格】颗粒,①每袋装 5g（相当于饮片 7g）;②每袋装 10g（相当于饮片 14g）;③每袋装 3g（无蔗糖,相当于饮片 7g）。片剂,每片重 0.29g。口服液,每支装 10ml。

【功能主治】清热解毒,凉血利咽。用于肺胃热盛所致的咽喉肿痛,口咽干燥,腮部肿胀。

【用法用量】开水冲服,成人一次 1/2 袋,儿童一次 1/4 袋,每 4 小时一次。片剂,口服,一次 2~4 片,一日 3 次或遵医嘱。口服液,口服,一次 1 支,一日 4 次。

【不良反应】①有文献报道板蓝根冲剂致父女全身不良反应 1 例[中国医疗前沿,2009,4（20）:99];②服板蓝根冲剂致血小板减少性紫癜 1 例[中国医院药学杂志,2005,25（2）:192];③服板蓝根冲剂致婴儿腹泻 2 例[中医药学刊,1993,（2）:38]。

【注意事项】①非实火热毒者忌服;②风寒感冒者,发热轻,无汗,鼻塞,流清涕,口不渴,咳吐稀白痰禁用;③孕妇、脾胃虚寒者慎用。

【特别提示】板蓝根片（口服液）为参保人员住院使用时由基本医疗保险统筹基金按规定支付,门诊使用时由职工基本医疗保险个人账户支付的药品。

金喉健喷雾剂^{【乙类】}

【**药物组成**】艾纳香油、大果木姜子油、薄荷脑。

【**方　　解**】方中艾纳香油、大果木姜子油具有消炎镇痛、活血化瘀的作用；薄荷脑具有祛风散热、止痒消炎作用，还因局部有凉感，有止痒功效。诸药合用，共奏祛风解毒、消肿止痛、清咽利喉之功。

【**剂型规格**】喷雾剂，每瓶装①10ml；②20ml。

【**功能主治**】祛风解毒，消肿止痛，清咽利喉。用于因风热所致咽痛、咽干、咽喉红肿、牙龈肿痛、口腔溃疡等症。

【**用法用量**】喷患处，每次适量，一日数次。

【**注意事项**】①忌辛辣、鱼腥食物；②使用时应避免接触眼睛；③不宜在服药期间同时服用温补性中药；④孕妇慎用；⑤属风寒感冒咽痛者，症见恶寒发热、无汗、鼻流清涕者慎用；⑥对本品及酒精过敏者禁用，过敏体质者慎用。

【**特别提示**】本品为参保人员住院使用时由基本医疗保险统筹基金按规定支付，门诊使用时由职工基本医疗保险个人账户支付的药品。

金嗓开音丸（片、胶囊、颗粒）^{【乙类】}

【**药物组成**】金银花、连翘、玄参、板蓝根、赤芍、黄芩、桑叶、菊花、前胡、苦杏仁、牛蒡子、泽泻、胖大海、僵蚕（麸炒）、蝉蜕、木蝴蝶。

【**方　　解**】方中菊花、桑叶、金银花能清热解毒、凉散风热；蝉蜕、僵蚕、连翘、板蓝根、黄芩能疏风除热、利咽、消肿、散结；苦杏仁能降气、止痰、平喘，润肠通便；前胡能疏风清热、止咳祛痰；木蝴蝶、苦杏仁等具有祛痰平喘的作用，泽泻能利水渗湿，泄热，玄参、赤芍能清热凉血；胖大海、牛蒡子等具有利音开咽的功效。诸味药物联合运用可起到滋补肾肺、清热祛毒、利咽开音等效果。

【**剂型规格**】丸剂，水蜜丸每10丸重1g；大蜜丸每丸重9g。片剂，每片重0.4g。胶囊剂，每粒装0.4g。颗粒剂，每袋装0.45g。

【**功能主治**】清热解毒，疏风利咽。用于风热邪毒引起的咽喉肿痛，声音嘶哑；急性咽炎、亚急性咽炎、喉炎见上述证候者。

【**用法用量**】口服。水蜜丸一次60~120丸，大蜜丸一次1~2丸，一日2次。片剂，一次3片，一日2次。胶囊，一次3粒，一日2次。颗粒，开水冲服，一次1袋，一日2次。

【**注意事项**】①忌辛辣、鱼腥食物；②不宜在服药期间同时服用温补性中成药；③不适用于外感风寒所致的咽喉痛、声音嘶哑者；④对本品过敏者禁用，过敏体质者慎用；⑤凡脾气虚大便溏者慎用。

【**特别提示**】本品为参保人员住院使用时由基本医疗保险统筹基金按规定支付，门诊使用时由职工基本医疗保险个人账户支付的药品。

金嗓散结丸（片、胶囊、颗粒）^{【乙类】}

【**药物组成**】马勃、金银花、玄参、红花、板蓝根、浙贝母、炒鸡内金、木蝴蝶、醋莪术、桃仁、醋三棱、丹参、麦冬、泽泻、蝉蜕、蒲公英。

【**方　　解**】方中桃仁、红花、三棱、莪术、丹参行气活血化瘀通络；贝母、泽泻化痰散结；鸡内金健胃消食，通淋化石；金银花、蒲公英、板蓝根、蝉蜕清热解毒，消肿开音；麦冬、玄参滋阴润燥;马勃、木蝴蝶引经开闭。诸药合用,达瘀行,痰化,结散之功效。

【剂型规格】丸剂,水蜜丸每 10 丸重 1g;大蜜丸每丸重 9g。片剂,每片重 0.4g。胶囊剂,每粒装 0.4g。颗粒剂,每袋装 3g。

【功能主治】清热解毒,活血化瘀,利湿化痰。用于热毒蓄结、气滞血瘀所致的声音嘶哑、声带充血、肿胀;慢性喉炎、声带小结、声带息肉见上述证候者。

【用法用量】口服。水蜜丸一次 60~120 丸,大蜜丸一次 1~2 丸,一日 2 次。片剂,一次 2~4 粒,一日 2 次。胶囊剂,一次 2~4 粒,一日 2 次。颗粒,开水冲服。一次 1~2 袋,一日 2 次。

【特别提示】本品为参保人员住院使用时由基本医疗保险统筹基金按规定支付,门诊使用时由职工基本医疗保险个人账户支付的药品。

青黛散^[甲类]

见第九章第一节口疮类药"青黛散^[甲类]"项下内容。

咽立爽口含滴丸^[乙类]

【药物组成】艾纳香油、天然冰片、薄荷素油、薄荷脑、甘草酸单胺盐。

【方　　解】本方天然冰片、艾纳香油、薄荷素油、薄荷脑气味清香,能够矫正口腔异味,且具有消炎止痛、疏散风热、解毒止痛的功能。

【剂型规格】丸剂,每丸重 0.025g。

【功能主治】疏散风热,解毒止痛。用于急性咽炎,症见咽喉肿痛、咽干、口臭等症。

【用法用量】含服,一次 1~2 丸,一日 4 次。

【注意事项】①勿空腹服用或一次大剂量服用,勿直接吞入胃肠道道,避免引起胃肠刺激症;②孕妇慎用;③不宜在用药期间同时服用温补性中药;④忌烟酒、辛辣、鱼腥食物。

【特别提示】本品为参保人员住院使用时由基本医疗保险统筹基金按规定支付,门诊使用时由职工基本医疗保险个人账户支付的药品。

复方珍珠口疮颗粒^[乙类]

【药物组成】珍珠、五倍子、苍术、甘草。

【方　　解】方中珍珠液明目退翳、清心泻火为君药;五倍子敛肺,涩肠,止血,解毒为臣药;苍术燥湿健脾,祛风散寒,明目,辟秽为佐药;甘草既能清热解毒、缓急止痛,又能调和诸药,故为使药。

【剂型规格】颗粒剂,每袋装 10g。

【功能主治】燥湿,生肌止痛。用于心脾湿热证口疮,症见口疮,周围红肿,中间凹陷,表面黄白,灼热疼痛,口干,口臭,舌红;复发性口腔溃疡见上述证候者。

【用法用量】口服,一次 1 袋,开水 100ml 溶解,分次含于口中,每口含 1~2 分钟后缓缓咽下:10 分钟内服完。一日 2 次。饭后半小时服用。疗程 5 天。

【不良反应】少数患者服药后出现轻度恶心,上腹部不适。

【注意事项】①忌烟、酒及辛辣、油腻食物;②对本品过敏者禁用,过敏体质者慎用;③贫血者慎用;④本品不宜长期连续服用。

【特别提示】本品为参保人员住院使用时由基本医疗保险统筹基金按规定支付,门诊使用时由职工基本医疗保险个人账户支付的药品。

穿心莲片[甲类](胶囊[甲类]、丸[乙类])

【药物组成】穿心莲。

【剂型规格】片剂,①每片含穿心莲干浸膏 0.105g;②每片含穿心莲干浸膏 0.210g。胶囊剂,①每粒装 0.19g;②每粒装 0.3g。丸剂(水丸),每 100 粒重 6g。

【功能主治】清热解毒,凉血消肿。用于邪毒内盛,感冒发热,咽喉肿痛,口舌生疮,顿咳劳嗽,泄泻痢疾,热淋涩痛,痈肿疮疡,毒蛇咬伤。

【用法用量】口服。片剂,一次 2~3 片(小片),一日 3~4 次;或一次 1~2 片(大片),一日 3 次。胶囊,一次 2~3 粒,一日 3~4 次。丸剂,一次 50 粒,一日 2 次。

【不良反应】据文献报道穿心莲口服制剂不良反应有:过敏性休克、药疹、过敏性休克死亡、过敏性心肌损害、肠道反应、毒性反应、急性荨麻疹、血尿 [中国药业,2001,10 (8):62]。

【注意事项】①本品寒凉,易伤胃气,老人、儿童及素体脾胃虚弱者慎服;②腹痛、喜暖、泄泻之脾胃虚寒者慎用;③阴虚火旺(症见咽干口燥、面红目赤、眩晕耳鸣、心烦易怒、舌红苔少)者慎用;④服药期间饮食宜清淡,忌食辛辣油腻食物,以免助热生湿,加重病情。

【特别提示】本品为参保人员住院使用时由基本医疗保险统筹基金按规定支付,门诊使用时由职工基本医疗保险个人账户支付的药品。

退热清咽颗粒[乙类]

【药物组成】虎杖、板蓝根、黄芩、连翘、北寒水石、羚羊角。

【方　解】方中虎杖利湿退黄,清热解毒,散瘀止痛,止咳化痰;板蓝根清热解毒,凉血,利咽;黄芩清热燥湿、泻火解毒、止血、安胎;连翘清热,解毒,散结,消肿;北寒水石清热泻火,利窍,消肿;羚羊角平肝息风,清肝明目,散血解毒。诸药合用,共奏清解表里、利咽消肿之功。

【剂型规格】颗粒剂,每袋装 5g。

【功能主治】清解表里,利咽消肿。用于急性上呼吸道感染属肺胃热盛证,症见发热,头痛,咽痛,面赤,咳嗽,咯痰,口渴,溲黄,便秘等。

【用法用量】口服。一次 5g,一日 3 次,饭后温开水冲服。

【特别提示】本品为参保人员住院使用时由基本医疗保险统筹基金按规定支付,门诊使用时由职工基本医疗保险个人账户支付的药品。

桂林西瓜霜[乙类]

见第九章第一节口疮类药"桂林西瓜霜[乙类]"项下内容。

珠黄散[乙类]

【药物组成】人工牛黄、珍珠。

【方　解】方中人工牛黄清热解毒,消肿止痛,为君药;珍珠清热解毒、生肌敛疮为臣药。两药合用,可达清热毒、祛腐肉、敛疮疡、生新肌之功。

【剂型规格】散剂,每瓶装 1.5g。

【功能主治】清热解毒,祛腐生肌。用于热毒内蕴所致的咽痛、咽部红肿、糜烂、口腔溃疡久不收敛。

【用法用量】取药少许吹患处,一日 2~3 次。

【注意事项】忌食辛辣、油腻、厚味食物。

【特别提示】本品为参保人员住院使用时由基本医疗保险统筹基金按规定支付,门诊使用时由职工基本医疗保险个人账户支付的药品。

清咽滴丸[甲类]

【药物组成】薄荷脑、青黛、冰片、诃子、甘草、人工牛黄。

【方　解】方以牛黄清热解毒为君药,青黛解毒凉血、薄荷疏风清热、冰片利咽止痛,三药辅牛黄为臣药;诃子利咽散火、止咳解毒为佐药;甘草清热利咽、益气和中为使药。诸药合用具有疏风清热、解毒利咽、消肿止痛功效。

【剂型规格】滴丸剂,每丸重20mg。

【功能主治】疏风清热,解毒利咽。用于风热喉痹,咽痛,咽干,口渴;或微恶风,发热,咽部红肿,急性咽炎见上述证候者。

【用法用量】含服,一次4~6粒,一日3次。

【注意事项】①忌辛辣、鱼腥食物;②孕妇慎用;③不宜在服药期间同时服用温补性中成药;④对本品过敏者禁用,过敏体质者慎用。

清咽润喉丸[乙类]

【药物组成】射干、山豆根、桔梗、炒僵蚕、栀子(姜炙)、牡丹皮、青果、金果榄、麦冬、玄参、知母、地黄、白芍、浙贝母、甘草、冰片、水牛角浓缩粉。

【方　解】方中山豆根、射干清热解毒,利咽散结,消肿止痛,共为君药;金果榄、青果清咽利膈;玄参、知母、地黄、麦冬滋阴润肺,养阴清热;浙贝母清热化痰;共为臣药。栀子、水牛角、牡丹皮清热凉血;白芍养血敛阴;僵蚕祛风散结;冰片通诸窍,散郁火;共为佐药。桔梗宣肺化痰利咽,又引诸药上行;甘草解毒利咽,调和诸药;同为佐使药。诸药合用,共奏清热利咽,消肿止痛之功。

【剂型规格】丸剂,水蜜丸每100粒重10g;大蜜丸每丸重3g。

【功能主治】清热利咽,消肿止痛。用于风热外袭、肺胃热盛所致的胸膈不利、口渴心烦、咳嗽痰多、咽部红肿、咽痛、失音声哑。

【用法用量】温开水送服或含化。水蜜丸一次15g,大蜜丸一次2丸,一日2次。

【注意事项】①忌食辛辣、油腻、厚味食物;②孕妇及儿童慎用;③大蜜丸服用前应除去蜡皮、塑料球壳;本品可嚼服,也可分份吞服。

【特别提示】本品为参保人员住院使用时由基本医疗保险统筹基金按规定支付,门诊使用时由职工基本医疗保险个人账户支付的药品。

清音丸[乙类]

【药物组成】诃子肉、川贝母、百药煎、乌梅肉、葛根、茯苓、甘草、天花粉。

【方　解】方中天花粉清热泻火,消肿利咽,生津润燥,为君药。川贝母养阴润肺,化痰利咽,百药煎生津止渴,润肺利咽,葛根解肌退热,生津止渴,诃子清热宣肺,利咽疗哑,乌梅润喉生津,共为臣药。茯苓利水渗湿,健脾祛痰,为佐药。甘草调和诸药,为使药。诸药合用,共奏清热利咽,生津润燥之效。

【剂型规格】丸剂,水蜜丸每100粒重10g;大蜜丸每丸重3g。

【功能主治】清热利咽,生津润燥。用于肺热津亏,咽喉不利,口舌干燥,声哑失音。

【用法用量】口服。温开水送服或嚼化。水蜜丸一次2g,大蜜丸一次1丸,一日2次。

【注意事项】①忌辛辣食物；②本品过敏者禁用，过敏体质者慎用。

【特别提示】本品为参保人员住院使用时由基本医疗保险统筹基金按规定支付，门诊使用时由职工基本医疗保险个人账户支付的药品。

清喉咽颗粒【乙类】

【药物组成】地黄、麦冬、玄参、连翘、黄芩。

【方　　解】方中黄芩清肺泻火，除上焦实热，解毒消肿利咽，故为君药。地黄清热凉血，养阴生津，麦冬清泻肺胃，养阴生津，玄参清热凉血，解毒散结，消肿利咽，合以养阴润燥，解毒散结，利咽消肿，是以臣药。连翘清透邪热，解毒散结，利咽消肿，为佐药。诸药合用，共奏养阴清肺、利咽解毒之效。

【剂型规格】颗粒剂，每袋装 18g。

【功能主治】养阴，清咽，解毒。用于急性扁桃体炎、咽炎所致的咽喉疼痛。

【用法用量】开水冲服，第一次服 36g，以后每次服 18g，一日 4 次。

【注意事项】①忌烟酒、辛辣、鱼腥食物；②不宜在服药期间同时服用温补性中药；③孕妇慎用；④脾虚大便溏者慎用；⑤属风寒感冒咽痛者，症见恶寒发热、无汗、鼻流清涕者慎用；⑥对本品过敏者禁用，过敏体质者慎用。

【特别提示】本品为参保人员住院使用时由基本医疗保险统筹基金按规定支付，门诊使用时由职工基本医疗保险个人账户支付的药品。

粘膜溃疡散【乙类】

【药物组成】青黛、儿茶、冰片。

【方　　解】方中青黛咸寒，清热解毒；冰片苦寒，清热解毒，去腐生肌，并能止痛；儿茶活血止痛，止血生肌，收湿敛疮。三药合用，主清热解毒、收敛止痛之功。

【剂型规格】散剂，每瓶装 4g。

【功能主治】清热解毒，收敛止痛。用于热毒内盛而致的咽喉肿痛，口舌生疮，以及其他黏膜溃疡。

【用法用量】将此散涂擦或吹于患处，一日数次。

【注意事项】①忌烟、酒、辛辣、鱼腥食物；②孕妇慎用；③不宜在服药期间同时服用温补性中成药；④不适用于阴虚火旺、虚火上炎之口疮、咽喉痛；⑤注意喷药时不要吸气，以防药粉进入呼吸道而引起呛咳；⑥对本品过敏者禁用，过敏体质者慎用。

银黄片【甲类】(胶囊【甲类】、颗粒【甲类】、丸【乙类】、口服液【乙类】、注射液【乙类】)

【药物组成】金银花提取物、黄芩提取物。

【方　　解】方中金银花性寒泄降，为花主散，功善清热解毒，又兼疏风散热，透散表邪，为君药。黄芩味苦气寒，既除上焦湿热火毒，又清肺热、泻肺火，为臣药。二药合用，共奏清热解毒、疏风散热之效。

【剂型规格】片剂，①薄膜衣片，每片重 0.27g；②糖衣片，每片芯重 0.25g。胶囊剂，每粒装 0.3g。颗粒剂，①每袋装 4g；②每袋装 8g；③每袋装 4g(无蔗糖)；④每袋装 3g(无蔗糖)；⑤每袋装 2g(无蔗糖)；⑥每袋装 4g(无蔗糖)。丸剂，每袋装 1g。口服液，每支装 10ml。注射剂，每支 2ml，内含绿原酸 25mg，黄芩苷 40mg。

【功能主治】清热疏风，利咽解毒。用于外感风热、肺胃热盛所致的咽干、咽痛、喉核肿大、口渴、发热；急慢性扁桃体炎、急慢性咽炎、上呼吸道感染见上述证候者。

【用法用量】口服。片剂，一次 2~4 片，一日 4 次。胶囊，一次 2~4 粒，一日 4 次。颗粒，开水冲服，一次 1~2 袋（规格①、③、④、⑤）或一次 0.5~1 袋（规格②、⑥），一日 2 次。丸剂，一次 0.5~1g，一日 4 次。口服液，一次 10~20ml，一日 3 次；小儿酌减。注射剂，肌内注射，一次 2~4ml，一日 1~2 次。

【不良反应】银黄注射液主要有一般过敏反应、过敏性休克、双手双足皮肤手套袜套样过敏等不良反应。

【注意事项】①阴虚火旺或素体脾胃虚寒者慎用；②用药期间忌食辛辣、厚味、油腻之品；③本品注射液含苯甲醇，禁止用于儿童肌内注射。

【特别提示】银黄丸（口服液）为参保人员住院使用时由基本医疗保险统筹基金按规定支付，门诊使用时由职工基本医疗保险个人账户支付的药品。

黄氏响声丸[甲类]

【药物组成】薄荷、浙贝母、连翘、蝉蜕、胖大海、酒大黄、川芎、儿茶、桔梗、诃子肉、甘草、薄荷脑。

【方　解】方中桔梗辛散苦泄，主入肺经，功能开宣肺气，祛痰宽胸，利咽开音，故为君药。风热外束，痰热内盛，肺窍壅塞，金实不鸣，故配薄荷、薄荷脑、蝉蜕辛凉宣散，助君药疏散风热，开宣肺气，利咽开音，诃子肉苦泄酸收，助君药清咽开音，敛肺止咳，胖大海甘寒清润，助君药清宣肺热，化痰利咽，兼有润肠通便之功，浙贝母苦寒清热，助君药清肺化痰散结，儿茶苦涩性凉，助君药清肺化痰生津，共为臣药。川芎活血行气止痛，大黄清热解毒，攻积导滞，引火下行，连翘清热解毒，疏散风热，共为佐药，佐助君药发挥活血止痛，通便泻热，疏散风热，利咽开音之功。甘草清热解毒，并调和诸药，为使药。诸药合用，共奏疏风清热、化痰散结、利咽开音之功。

【剂型规格】丸剂，①炭衣丸，每丸重 0.1g；②炭衣丸，每丸重 0.133g；③糖衣丸，每瓶装 400 丸。

【功能主治】疏风清热，化痰散结，利咽开音。用于风热外束、痰热内盛所致的急、慢性喉痹，症见声音嘶哑、咽喉肿痛、咽干灼热、咽中有痰、或寒热头痛、或便秘尿赤；急慢性喉炎及声带小结、声带息肉初起见上述证候者。

【用法用量】口服。一次 8 丸（规格①）或一次 6 丸（规格②）或一次 20 丸（规格③），一日 3 次，饭后服用；儿童减半。

【注意事项】①忌辛辣、鱼腥食物；②孕妇慎用；③凡声嘶、咽痛，兼见恶寒发热、鼻流清涕等外感风寒者慎用；④不宜在服药期间同时服用温补性中成药；⑤胃寒便溏者慎用；⑥对本品过敏者禁用，过敏体质者慎用。

喉咽清口服液[乙类]

【药物组成】土牛膝、马兰草、车前草、天名精。

【方　解】方中土牛膝味苦降泄，既能清热泻火，又善解毒利咽，为治肺胃蕴热，火毒上攻所致乳蛾、喉痹之要药，故为君药。配马兰草清热解毒，凉血消肿，解毒利咽，为臣药。车前草甘寒滑利，有清热解毒，渗泄湿热之功，使热毒从小便排出；天名精清热解毒，活血散瘀，共为佐药，以佐助君药清热利咽，活血排毒之效。诸药合用，共奏清热解毒、凉血消肿、利咽止痛之功。

【剂型规格】口服液,每支 10ml。

【功能主治】清热解毒,利咽止痛。用于肺胃实热所致的咽部红肿、咽痛、发热、口渴、便秘;急性扁桃体炎、急性咽炎见上述证候者。

【用法用量】口服。一次 10~20ml,一日 3 次;小儿酌减或遵医嘱。

【注意事项】忌食辛辣、油腻、厚味食物。

【特别提示】本品为参保人员住院使用时由基本医疗保险统筹基金按规定支付,门诊使用时由职工基本医疗保险个人账户支付的药品。

喉咽清颗粒【乙类】

【药物组成】连翘、黄芩、玄参、地黄、麦冬。

【方　　解】方中连翘可疏风清热解毒,麦冬、黄芩可养肺阴、清肺热,玄参、地黄具有清热、养阴之功效,故可滋阴润肺、清热解毒、利咽消肿。

【剂型规格】颗粒剂,每袋装 6g。

【功能主治】养阴,清咽,解毒。用于急性扁桃体炎、咽炎所致的咽喉疼痛。

【用法用量】开水冲服,第一次服 36g,以后每次服 18g,一日 4 次。

【注意事项】①忌烟酒、辛辣、鱼腥食物;②不宜在服药期间同时服用温补性中药;③孕妇慎用;④脾虚大便溏者慎用;⑤属风寒感冒咽痛者,症见恶寒发热、无汗、鼻流清涕者慎用;⑥对本品过敏者禁用,过敏体质者慎用;⑦非实证的咽喉痛忌用。

【特别提示】本品为参保人员住院使用时由基本医疗保险统筹基金按规定支付,门诊使用时由职工基本医疗保险个人账户支付的药品。

蓝芩颗粒(口服液)【乙类】

【药物组成】板蓝根、黄芩、栀子、黄柏、胖大海。

【方　　解】方中板蓝根清热解毒,消肿利咽,为君药。黄芩清热燥湿,泻火解毒;栀子清热泻火,消肿止痛;黄柏清热燥湿,泻火除蒸;胖大海宣肺清热,清咽消肿,合为臣药。诸药合用,共奏清热解毒、利咽消肿之功。

【剂型规格】颗粒剂,每袋装 4g;口服液,每支装 10ml。

【功能主治】清热解毒,利咽消肿。用于急性咽炎、肺胃实热证所致的咽痛、咽干、咽部灼热等症。

【用法用量】颗粒,开水冲服,一次 1 袋,一日 3 次。口服液,口服,一次 20ml(2 支),一日 3 次。

【不良反应】个别患者服药后出现轻度腹泻,可自行缓解。

【注意事项】①脾虚便溏及胃痛者慎用;②孕妇慎用。

【特别提示】本品为参保人员住院使用时由基本医疗保险统筹基金按规定支付,门诊使用时由职工基本医疗保险个人账户支付的药品。

新癀片【乙类】

【药物组成】人工牛黄、九节茶、三七、珍珠层粉、肖梵天花、水牛角浓缩粉、红曲等。

【方　　解】方中牛黄清热解毒,消肿止痛;珍珠清热解毒,祛腐生肌,收湿敛疮,两药配合,无论是肺胃热盛所致喉痹,还是热毒上犯所致疮疡肿痛,皆可用之。三七活血化瘀,消肿定痛;九节茶清热解毒凉血,活血消斑散瘀,祛风除湿通络;肖梵天花祛风活血,健脾和胃;水牛角凉血清心,泻火解毒;红曲活血化瘀,健脾消食。诸药合用,共奏消炎止痛、清热解毒、散瘀消肿之功。

【剂型规格】片剂,每片重 0.32g。

【功能主治】消炎止痛,清热解毒,散瘀消肿。用于热毒瘀血所致的咽喉肿痛、牙痛、痹痛、胁痛、黄疸、无名肿毒。

【用法用量】口服。一次 2~4 片,一日 3 次,小儿酌减。外用,用冷开水调化,敷患处。

【不良反应】有报道服用本品致过敏性休克 [邯郸医学高等专科学校学报,2001,14(2):116]、嗜睡 [海军医学杂志,2013,34(4):261]、药物性高血压 [中国药物警戒,2013,10(4):253]、眩晕 [中华保健医学杂志,2015,17(3):242]、药源性胃出血 [华人消化杂志,1998,6(7):390]、急性血管神经性水肿 [中国实用乡村医生杂志,2005,12(8):50]、过敏性哮喘 [中国煤炭工业医学杂志,2005,8(7):679]、溃疡病并发出血 [福建医药杂志,1987,(3):49]、窒息样哮喘 [福建中医药,1997(2):封 4]、呕吐 [药物与临床,2000,15(1):52] 及过敏反应 [实用中医药杂志,2002,18(1):54]。

【注意事项】①孕妇、哺乳期妇女禁用;②活动性溃疡病、消化道出血及病史者、溃疡性结肠炎及病史者、癫痫,帕金森病及精神病患者,支气管哮喘者,血管神经性水肿者,肝肾功能不全者,对本品、阿司匹林或其他非甾体抗炎药过敏者禁用;③本品苦寒,易伤胃气,老人、儿童及素体脾胃虚弱者慎服。

锡类散[甲类]

【药物组成】象牙屑、青黛、壁钱炭、人指甲、珍珠、冰片、牛黄。

【方　　解】方中牛黄清热解毒,化腐生肌;象牙屑、壁钱炭、人指甲增强去腐的功能;青黛、冰片清热凉血,芳香辟恶而止痛。诸药伍用,用于热毒壅盛,侵犯咽喉、口腔而致肿痛腐烂有显效。

【剂型规格】散剂,每瓶装 1g。

【功能主治】解毒化腐。用于咽喉糜烂肿痛。

【用法用量】每用少许,吹敷患处,一日 1~2 次。

【注意事项】①本品苦寒,易伤胃气,老人、儿童及素体脾胃虚弱者慎服;②口腔内喷或敷药时请不要呼吸,儿童请勿哭闹,以防药粉等进入呼吸道而引起呛咳;③本品为治疗火毒所致喉痹、口疮的中成药,若属虚火上炎者慎用,症见失眠、多梦、心悸、健忘、虚烦、盗汗,手足心热,口干咽燥,舌尖红等;或有两颊发红,心烦怔忡,头晕目眩等;④服药期间饮食宜清淡,忌食辛辣油腻食物,以免助热生湿。

第十一章　肿瘤科用药

第一节　肿　瘤　类　药

大黄䗪虫丸(片、胶囊)[乙类]

见第五章第一节月经不调类药"大黄䗪虫丸(片、胶囊)[乙类]"项下内容。

化癥回生口服液[乙类]

【药物组成】益母草、红花、花椒(炭)、两头尖、当归、苏木、醋三棱、人参、川芎、降香、醋香附、炒苦杏仁、高良姜、姜黄、没药(醋制)、桃仁、大黄、人工麝香、盐小茴香、丁香、五灵脂(醋炙)、虻虫、鳖甲胶、乳香(醋炙)、醋延胡索、白芍、蒲黄炭、阿魏、干漆(煅)、制吴茱萸、熟地黄、紫苏子、肉桂、艾叶炭、烫水蛭。

【方　　解】大黄、鳖甲胶为方中君药,主要发挥化瘀消癥之功,桃仁、红花、乳香、没药、蒲黄炭、五灵脂、苏木、延胡索、三棱为臣药,功能活血化瘀,益母草、干漆、阿魏、虻虫、水蛭功能破积攻坚,加以肉桂、吴茱萸、花椒、艾叶、小茴香、丁香、姜黄、两头尖、高良姜、香附、降香、苏子、杏仁等温经行气类药味,为方中佐助药,以加强本方活血化瘀、破积攻坚之功效。人参、熟地、当归、白芍、川芎扶正固本,最后加以辛香走窜类药物麝香,为使药,能通十二经血脉,引药直达病所,并且能迅速起效,发挥药效。全方共奏破癥消积、活血化瘀、清热解毒、扶正固本之功。

【剂型规格】口服液,每支装10ml。

【功能主治】消癥化瘀。用于癥积,产后瘀血,少腹疼痛拒按,适用于属血瘀气滞型的原发性支气管肺癌及原发性肝癌。

【用法用量】口服,一次10ml,一日2次。

【不良反应】个别患者出现恶心、呕吐、腹泻、腹痛。

【注意事项】①个别患者出现恶心、呕吐、腹泻、腹痛;经期妇女、体质虚弱者、出血性疾病患者慎用;②孕妇禁用;③运动员慎用。

【特别提示】限中晚期肺癌和肝癌。

平消片(胶囊)[甲类]

【药物组成】郁金、五灵脂、干漆(制)、麸炒枳壳、白矾、硝石、马钱子粉、仙鹤草。

【方　　解】本方取郁金、五灵脂、干漆(制)破瘀行血之功,合为君药;具有破坚散结的马钱子粉、硝石以及行气消痰的枳壳为臣药;仙鹤草、白矾为佐药,取其收敛之功,抑制君药

"破"的峻烈功效。全方有行有约,共奏活血化瘀、散结消肿、解毒止痛之功。

【剂型规格】片剂,①薄膜衣片,每片重 0.24g;②糖衣片,片芯重 0.23g。胶囊剂,每粒装 0.23g。

【功能主治】活血化瘀,散结消肿,解毒止痛。对毒瘀内结所致的肿瘤患者具有缓解症状,缩小瘤体,提高机体免疫力,延长患者生存时间的作用。

【用法用量】口服。片剂,一次 4~8 片,一日 3 次。胶囊,一次 4~8 粒,一日 3 次。

【不良反应】少数患者服用后有恶心、胃脘不适等不良反应。

【注意事项】①本品含有硝石、马钱子、干漆,有毒,不可过量、久服,长期服用应定期检查肾功能;②用药过程中饮食宜清淡,忌食辛辣刺激之品;③可与手术治疗、放疗、化疗同时进行;④孕妇禁用;⑤运动员慎用。

【特别提示】限恶性实体肿瘤。

艾迪注射液[乙类]

【药物组成】斑蝥、人参、黄芪、刺五加。

【方　解】正气虚,邪毒内侵,或长期瘀毒互结,日久伤正,均可致癥瘕积聚。本方双管齐下,祛邪同时不忘扶正,以清热解毒、消瘀散结的斑蝥为君药,补气兼具解毒作用的黄芪为臣药,佐以补益气血的人参、刺五加,共奏清热解毒、消瘀散结、驱邪而不伤正之功。

【剂型规格】注射剂,每支装 10ml。

【功能主治】清热解毒,消瘀散结。用于原发性肝癌、肺癌、直肠癌、恶性淋巴瘤、妇科恶性肿瘤等。

【用法用量】成人一次 50~100ml,加入 0.9% 氯化钠注射液或 5%~10% 葡萄糖注射液 400~450ml 中静脉滴注,一日 1 次;与放、化疗合用时,疗程与放、化疗同步;手术前后使用本品 10 天为一疗程:介入治疗 10 天为一疗程;单独使用 15 天为一周期,间隔 3 天,2 周期为一疗程;晚期恶病质患者,连用 30 天为一个疗程,或视病情而定。

【不良反应】首次应用本品,偶有患者出现面红、荨麻疹、发热等反应,极个别患者有心悸、胸闷、恶心等反应。

【注意事项】①首次用药应在医师指导下,给药速度开始 15 滴 /min,30 分钟后如无不良反应,给药速度控制在 50 滴 /min;②如有不良反应发生应停药并作相应处理,再次使用时,艾迪注射液用量从 20~30ml 开始,加入 0.9% 氯化钠注射液或 5%~10% 葡萄糖注射液 400~450ml,同时加入地塞米松注射液 5~10mg;③因本品含有微量斑蝥素,外周静脉给药时注射部位静脉有一定刺激,可在静滴本品前后给予 2% 利多卡因加入 0.9% 氯化钠注射液 100ml 静滴。

【特别提示】限中晚期癌症。

华蟾素注射液[甲类](片、胶囊)[乙类]

【药物组成】注射液为华蟾蜍毒素,主要含吲哚类总生物碱。片 (胶囊) 为干蟾皮提取物。

【剂型规格】注射剂,每支装①2ml;②5ml;③10ml。片剂,素片重 0.3g。胶囊剂,每粒装 0.3g。

【功能主治】解毒,消肿,止痛。用于毒瘀内蕴所致的中、晚期肿瘤,慢性乙型肝炎。

【用法用量】注射剂,肌内注射,一次 2~4ml,一日 2 次;静脉滴注,一日 1 次,一次 10~20ml,用 5% 葡萄糖注射液 500ml 稀释后缓缓滴注,用药 7 天,休息 1~2 天,四周为一疗程,或遵医嘱。片剂,口服,一次 3~4 片,一日 3~4 次。胶囊,口服,一次 3~4 粒,一日 3~4 次。

【不良反应】个别病人如用华蟾素注射液剂量过大或两次用药间隔不足 6~8 小时,用药后 30 分钟左右,可能出现发冷发热的现象;少数患者长期静滴后有局部刺激感或静脉炎,致使滴速减慢,极个别病人还出现荨麻疹、皮炎等。华蟾素片(胶囊)偶有腹痛、腹泻等胃肠道刺激反应,可自行消失。

【注意事项】①过敏体质者或对本品过敏者慎用;②个别病人出现不良反应时,应停止用药,作对症治疗,待反应消失后仍可正常用药。

【特别提示】①华蟾素注射液限癌症疼痛且吞咽困难者;②华蟾素片(胶囊)限癌症疼痛。

回生口服液^[乙类]

【药物组成】益母草、红花、花椒(炭)、水蛭(制)、当归、苏木、三棱(醋炙)、两头尖、川芎、降香、香附(醋炙)、人参、高良姜、姜黄、没药(醋炙)、苦杏仁(炒)、大黄、紫苏子、小茴香(盐炒)、桃仁、五灵脂(醋炙)、虻虫、鳖甲、丁香、延胡索(醋炙)、白芍、蒲黄(炭)、乳香(醋炙)、干漆(煅)、吴茱萸(甘草水炙)、阿魏、肉桂、艾叶(炙)、熟地黄。

【方　解】大黄、鳖甲为方中君药,主要发挥化瘀消癥之功;桃仁、红花、乳香、没药、蒲黄、五灵脂、苏木、延胡索、三棱为臣药,功能活血化瘀;益母草、干漆、阿魏、虻虫、水蛭功能破积攻坚;加以肉桂、吴茱萸、花椒、艾叶、小茴香、丁香、姜黄、两头尖、高良姜、香附、降香、苏子、杏仁等温经行气类药味,为方中佐助药,以加强本方活血化瘀,破积攻坚之功效。人参、熟地、当归、白芍、川芎,扶正固本。全方共奏消癥化瘀、清热解毒、扶正固本之功。

【剂型规格】口服液,每支装 10ml。

【功能主治】消癥化瘀,用于原发性肝癌、肺癌。

【用法用量】口服,一次 10ml,一日 3 次;或遵医嘱。

【注意事项】①孕妇禁用;②过敏体质者慎服。

【特别提示】限中晚期肺癌和肝癌。

安替可胶囊^[乙类]

【药物组成】当归、蟾皮。

【方　解】全方由当归和蟾皮两味药组成,蟾皮功能清热解毒、利水消肿,为君药;当归补血、活血为臣药;全方共奏软坚散结、解毒定痛、活血养血之功。

【剂型规格】胶囊剂,每粒装 0.22g。

【功能主治】软坚散结,解毒定痛,养血活血。用于食管癌瘀毒症,与放疗合用可增强对食管癌的疗效;用于晚期原发性肝癌瘀毒症,对不宜手术、放化疗者有一定抑制肿瘤增长作用,可改善生存质量;用于中晚期胃癌(瘀毒症)的化疗辅助治疗,配合 5-FU-DDP 方案(5-FU、MMC、DDP),可改善临床症状、生存质量。

【用法用量】口服,一次 2 粒,一日 3 次,饭后服用;疗程 6 周,或遵医嘱。

【不良反应】少数患者使用后可出现恶心、血象降低。过量,连续久服致心慌。

【注意事项】①心脏病患者慎用;②孕妇忌服;③注意观察血象;④注意掌握服用剂量。

【特别提示】限食管癌。

肝复乐片(胶囊)^[乙类]

【**药物组成**】沉香、鳖甲(醋制)、党参、白术(炒)、黄芪、重楼、大黄、陈皮、桃仁、土鳖虫、半枝莲、败酱草、茯苓、薏苡仁、郁金、苏木、牡蛎、茵陈、木通、香附(制)、沉香、柴胡。

【**方　　解**】方中党参、白术、黄芪为君药,补气、健脾渗湿;柴胡、沉香、香附疏肝理气,鳖甲、牡蛎化瘀软坚,重楼、半枝莲、败酱草清热解毒,桃仁、土鳖虫、郁金、苏木、木通活血化瘀,茯苓、薏苡仁渗湿利水,茵陈清利湿热。诸药合用,共奏疏肝健脾、化瘀软坚、清热消毒之功。

【**剂型规格**】片剂,素片重:0.3g(糖衣片)或 0.5g(薄膜衣片);胶囊剂,每粒装 0.5g。

【**功能主治**】健脾理气,化瘀软坚,清热解毒。用于以肝瘀脾虚为主证的原发性肝癌,症见上腹肿块、胁肋疼痛、神疲乏力、食少纳呆、脘腹胀满、心烦易怒、口苦咽干等。对于上述证候的乙型肝炎肝硬化患者的肝功能及肝纤维化血清学指标有改善作用。

【**用法用量**】口服。片剂,一次 10 片(糖衣片)或 6 片(薄膜衣片),一日 3 次。Ⅱ期原发性肝癌 2 个月为一疗程;Ⅲ期原发性肝癌 1 个月为一疗程,乙型肝炎肝硬化 3 个月为一疗程。胶囊,一次 6 粒,一日 3 次,Ⅱ期原发性肝癌疗程 2 个月,Ⅲ期患者疗程 1 个月,或遵医嘱。

【**不良反应**】少数患者服药后出现腹泻,一般不影响继续治疗,多可自行缓解。

【**注意事项**】有明显出血倾向者慎服。

【**特别提示**】限肝癌。

参莲胶囊(颗粒)^[乙类]

【**药物组成**】苦参、山豆根、半枝莲、三棱、莪术、丹参、防己、补骨脂、苦杏仁、乌梅、白扁豆。

【**方　　解**】苦参、山豆根、半枝莲均能清热、解毒、消肿,合为君药;三棱、莪术、丹参功能行气破血、活血化瘀,合为臣药;防己、苦杏仁、白扁豆利水消肿,乌梅敛肺止咳,补骨脂补肾助阳同为佐助药;诸药合用,共奏清热解毒、活血化瘀、软坚散结之功。

【**剂型规格**】胶囊剂,每粒装 0.5g;颗粒剂,每袋装 4.5g。

【**功能主治**】清热解毒,活血化瘀,软坚散结。用于由气血瘀滞,热毒内阻而致的中晚期肺癌、胃癌患者。

【**用法用量**】口服。胶囊,一次 6 粒,一日 3 次。颗粒,开水冲服,一次 2 袋,一日 3 次。

【**不良反应**】①少数患者服药后出现恶心,不影响继续用药;②本品处方中山豆根超出常规用量;据文献报道,过量使用山豆根可能有神经毒性反应、胃肠道反应,表现为:恶心、呕吐、腹痛、腹泻、头晕、头胀、四肢软弱无力、步态不稳,甚至四肢抽搐、神志不清、呼吸浅速、口唇发绀、肌张力、肌力下降、腱反射消失,以及过敏性药疹等;山豆根上述毒性与所含苦参碱、金雀花碱等生物碱有关。

【**注意事项**】请勿过量使用本品,其他尚不明确。

【**特别提示**】限中晚期癌症。

肿节风片(胶囊、颗粒、注射液)^[乙类]

见第二章第一节痈疡类药"肿节风片(胶囊、颗粒、注射液)^[乙类]"项下内容。

金龙胶囊^[乙类]

【**药物组成**】鲜守宫、鲜金钱白花蛇、鲜蕲蛇。

【方　　解】守宫入血分透筋达络,既善破血散结解毒,又能通经活络而止痛,滋阴为其扶正之功,破瘀散结,降痰解毒为其荡邪之效,故为本方君药。金钱白花蛇、蕲蛇二者功能祛风,通络,止痉,二者发挥透骨搜风,截惊定搐之功,为方中臣药。方中三味药皆为鲜品,共奏破瘀散结、解毒通络之功。

【剂型规格】胶囊剂,每粒装 0.25g。

【功能主治】破瘀散结,解郁通络。用于原发性肝癌血瘀郁结证,症见右胁下积块,胸胁疼痛,神疲乏力,腹胀,纳差等。

【用法用量】口服,一次 4 粒,一日 3 次。

【注意事项】服药期间出现过敏者,应及时停药,并给予相应的治疗措施,妊娠及哺乳期妇女禁用。

【特别提示】限肝癌。

复方红豆杉胶囊[乙类]

【药物组成】红豆杉皮、红参、甘草。

【方　　解】本方以红参大补元气、益气摄血、复脉固脱为方中君药。红豆杉皮能解毒,利湿消肿,为臣药。甘草补脾益气,清热解毒祛痰止咳佐药。三药合用,补气、解毒,共奏祛邪散结之功。

【剂型规格】胶囊剂,每粒装 0.3g。

【功能主治】祛邪散结。用于气虚痰瘀所致的中晚期肺癌化疗的辅助治疗。

【用法用量】口服,一次 2 粒,一日 3 次,21 天为一疗程。

【不良反应】①患者服药可出现轻度的胃肠道反应,主要表现为恶心、欲吐;②轻度的白血球降低;③偶见肌肉酸痛。

【注意事项】白细胞低于 2500 时慎用。

【特别提示】限中晚期癌症。

复方皂矾丸[乙类]

见第一章第二十二节虚证类药"复方皂矾丸[乙类]"项下内容。

复方苦参注射液[乙类]

【药物组成】苦参、白土苓。

【方　　解】方中苦参清热、燥湿、杀虫、利尿,为君药;白土苓解毒、除湿、止痛,为臣药;两药合用,共奏清热利湿、凉血解毒、散结止痛之功。

【剂型规格】注射剂,每支装① 2ml;② 5ml。

【功能主治】清热利湿,凉血解毒,散结止痛。用于湿热瘀毒内结的癌性疼痛、出血。

【用法用量】肌内注射,一次 2~4ml,一日 2 次;或静脉滴注,一次 12ml,用氯化钠注射液 200ml 稀释后应用,一日一次,儿童酌减,全身用药总量 200ml 为一个疗程,一般可连续使用 2~3 个疗程。

【不良反应】本品无明显全身毒副反应,局部使用有轻度刺激,但吸收良好。

【注意事项】严重心肾功能不全者慎用。

【特别提示】限中晚期癌症。

复方黄黛片

【药物组成】青黛、雄黄、太子参、丹参。

【方　　解】方中雄黄以毒解毒，为方中之君药。青黛清热解毒，兼可凉血，协同雄黄增强解毒清热效力，为方中臣药。丹参与太子参同用可逐瘀、益气、生血，而为方中之佐使。方中四药配伍相得益彰，共奏驱邪扶正、解毒清热、益气生血之功。

【剂型规格】片剂，每片重 0.27g。

【功能主治】清热解毒，益气生血。用于初治的急性早幼粒细胞白血病。

【用法用量】口服。一次 3~5 片，一日 3 次，逐步加大剂量，到 10 天左右，达到 30 片／日，分 3 次服用，疗程最长不超过 60 天。

【不良反应】用药期间，部分患者可发生恶心，呕吐，浮肿，腹痛，腹泻，肌肉疼痛，眼干口干，口腔黏膜水肿，皮肤溃疡，皮肤干燥，皮疹，乳房胀痛，色素沉着，头痛，胃痛，胸闷胸痛，出血，发热，肺部感染，肝功能损害，关节痛，血尿等现象。

【注意事项】①过敏体质及对本品过敏者禁用；②孕妇及哺乳期妇女禁用；③本品用于急性早幼粒细胞白血病（APL）的诱导缓解治疗；本品尚未有复治 APL、儿童等特殊人群、以及远期疗效研究资料；④治疗期间如发生维甲酸综合征则按常规处理；⑤本品尚未有研究数据支持凝血机能障碍者的应用；⑥肝肾功能异常者慎用；⑦注意监测血砷情况，如异常范围严重或有相关临床表现，则进行相应处理。

【特别提示】限初治的急性早幼粒细胞白血病。

复方斑蝥胶囊[乙类]

【药物组成】斑蝥、人参、黄芪、刺五加、三棱、半枝莲、莪术、山茱萸、女贞子、熊胆粉、甘草。

【方　　解】本方以斑蝥破血消癥，功毒蚀疮为君药，三棱、莪术破血，行气，消积，止痛为臣药，半枝莲、熊胆粉清热解毒，人参、黄芪、刺五加、山茱萸、女贞子补气补虚合为佐药，甘草为使药，调和诸药。全方合力祛邪，攻补兼施，共奏破血消癥、攻毒蚀疮之功。

【剂型规格】胶囊剂，每粒装 0.25g。

【功能主治】破血消癥，攻毒蚀疮。用于原发性肝癌、肺癌、直肠癌、恶性淋巴瘤、妇科恶性肿瘤等。

【用法用量】口服，一次 3 粒，一日 2 次。

【注意事项】①肝肾功能不全者慎用；②糖尿病患者及糖代谢紊乱者慎用。

威麦宁胶囊[乙类]

【药物组成】有效成分为缩合单宁类化合物。

【剂型规格】胶囊剂，每粒装 0.4g。

【功能主治】活血化瘀，清热解毒，祛邪扶正。配合放、化疗治疗肿瘤有增效、减毒作用；单独使用可用于不适宜放、化疗的肺癌患者的治疗。

【用法用量】饭后口服。一次 6~8 粒，一日 3 次，或遵医嘱。

【不良反应】偶有恶心等消化道症状。

【特别提示】限中晚期癌症。

胃复春片（胶囊）[乙类]

【**药物组成**】红参、香茶菜、麸炒枳壳。

【**方　　解**】方中香茶菜具有行气活血、清热解毒作用，能改善胃黏膜病变部位血液循环状态，消除炎症，促进黏膜再生的作用为君药。枳壳功能理气化痰、消积除痞，既可防补滞之弊，又有加强活血散瘀之功，为臣药。佐以红参益气健脾，全方共奏健脾益气、活血解毒之功。

【**剂型规格**】片剂，每片重 0.8g；胶囊剂，每粒装 0.35g。

【**功能主治**】健脾益气，活血解毒。用于胃癌癌前期病变及胃癌手术后辅助治疗，慢性萎缩性胃炎、其他消化系统肿瘤的辅助治疗。

【**用法用量**】口服。片剂，一次 4 片，一日 3 次。胶囊剂，一次 4 粒，一日 3 次。

【**不良反应**】有文献报道使用胃复春片致恶心 2 例 [中医药学报, 2005, 33（3）: 37], 便秘 4 例 [中国厂矿医学, 2000, 13（3）: 215]。

【**注意事项**】治疗期间忌食腌制、烧烤、油炸食品，不饮浓茶、咖啡等。

【**特别提示**】限胃癌手术的患者。

鸦胆子油乳注射液（软胶囊、口服乳液）[乙类]

【**药物组成**】鸦胆子油。

【**剂型规格**】注射剂，每支 10ml；胶囊剂，每粒装 0.53g；口服乳液，每支装 20ml。

【**功能主治**】抗癌药。用于肺癌、肺癌脑转移及消化道肿瘤。

【**用法用量**】注射剂，静脉滴注，一次 10~30ml，一日 1 次（本品须加灭菌生理盐水 250ml，稀释后立即使用）。胶囊，口服，一次 4 粒，一日 2~3 次，30 天为一个疗程。口服乳液，口服，一次 20ml（1 支），一日 2~3 次，30 天为一疗程。

【**不良反应**】本品无明显毒副作用，但有少数患者有油腻感，恶心，厌食等消化道不适的反应。

【**注意事项**】注射液如有分层，应停止使用。

【**特别提示**】限中晚期癌症。

桂枝茯苓丸（片、胶囊）[甲类]

【**药物组成**】桂枝、茯苓、牡丹皮、白芍、桃仁。

【**方　　解**】方中桂枝味辛甘，性温，温通经脉，行滞化瘀，为君药。桃仁味苦，善泄血滞，破恶瘀，消癥瘕；牡丹皮味微苦，性微寒，能散血行瘀，凉血清热；白芍味苦酸，性微寒，和血养血，使消癥而不伤正，共为臣药。茯苓健脾渗湿，以资化源，为佐药。诸药合用，共奏活血、化瘀、消癥之功。

【**剂型规格**】大蜜丸，每丸重 6g；片剂，每片重 0.32g；胶囊，每粒装 0.31g。

【**功能主治**】活血，化瘀，消癥。用于妇人宿有癥块，或血瘀经闭，行经腹痛，产后恶露不尽。

【**用法用量**】口服。丸剂，一次 1 丸，一日 1~2 次。片剂，一次 3 片，一日 3 次，饭后服，经期停用，3 个月为一个疗程，或遵医嘱。胶囊，一次 3 粒，一日 3 次。饭后服。前列腺增生疗程 8 周，其余适应证疗程 12 周，或遵医嘱。

【**不良反应**】偶见药后胃脘不适，隐痛，停药后可自行消失。

【**注意事项**】①素有子宫肌瘤等，妊娠后阴道出血，胎动不安者，需经医师诊断认可后服用,以免误用伤胎;②本品活血、化瘀、消癥,体弱、阴道出血量多者忌用;③经期及经后 3 天停服;④服药期间忌食生冷、肥腻、辛辣之品。

消癌平丸(片、胶囊、颗粒)[乙类]

【药物组成】乌骨藤。

【剂型规格】丸剂,每丸重 0.21g;片剂,每基片重 0.3g;胶囊剂,每粒装 0.22g;颗粒剂,每袋装 4g。

【功能主治】抗癌,消炎,平喘。用于食道癌、胃癌、肺癌、肝癌,对恶性淋巴癌、大肠癌、宫颈癌、白血病等恶性肿瘤亦有疗效,可配合放疗、化疗和手术后治疗,并用于慢性支气管炎、支气管哮喘。

【用法用量】口服。丸剂,一次 10~20 丸,一日 3 次。片剂,一次 8~10 片,一日 3 次。胶囊,一次 8~10 粒,一日 3 次。颗粒,开水冲服,一次 1 袋,一日 3 次。

【不良反应】个别病例使用乌骨藤制剂后可出现食欲减退、白细胞下降、转氨酶升高、发热、关节疼痛、药物疹等。一般不须特殊处理。

【注意事项】孕妇忌服。

【特别提示】限中晚期癌症。

消癌平注射液[乙类]

【药物组成】通关藤。

【剂型规格】注射剂,每支装①2ml(肌内注射);②20ml(静脉注射)。

【功能主治】清热解毒,化痰软坚。用于食管癌、胃癌、肺癌、肝癌,并可配合放、化疗的辅助治疗。

【用法用量】规格①:肌内注射,一次 2~4ml,一日 1~2 次;或遵医嘱。规格②:静脉滴注,用 5% 或 10% 葡萄糖注射液稀释后滴注,一次 20~100ml,一日 1 次;或遵医嘱。

【注意事项】个别患者在用药期间有低热,多汗,游走性肌肉、关节疼痛等不适,一般不须特殊处理。

【特别提示】限中晚期癌症。

康莱特注射液[乙类]

【药物组成】注射用薏苡仁油。

【剂型规格】静脉乳剂;100ml: 10g。

【功能主治】益气养阴,消癥散结。适用于不宜手术的气阴两虚、脾虚湿困型原发性非小细胞肺癌及原发性肝癌。配合放、化疗有一定的增效作用。对中晚期肿瘤患者具有一定的抗恶病质和止痛作用。

【用法用量】缓慢静脉滴注 200ml,每日 1 次,21 天为 1 疗程,间隔 3~5 天后可进行下一疗程。联合放、化疗时,可酌减剂量。首次使用,滴注速度应缓慢,开始 10 分钟滴速应为 20 滴 /min,20 分钟后可持续增加,30 分钟后可控制在 40~60 滴 /min。

【不良反应】临床偶见脂过敏现象,如寒战、发热、轻度恶心,使用 3~5 天后此症状大多可自然消失而适应。偶见轻度静脉炎。

【注意事项】①在脂肪代谢严重失调时(急性休克、急性胰腺炎、病理性高脂血症、脂性肾病变等患者)禁用;②孕妇禁用;③如偶有患者出现严重脂过敏现象可对症处理,并酌情停止使用；④本品不宜加入其他药物混合使用；⑤静脉滴注时应小心，防止渗漏血管外而引起刺激疼痛；冬季可用 30℃温水预热，以免除物理性刺激；⑥如发现本品出现油、水分层（乳析）现象，严禁静脉使用；⑦如有轻度静脉炎出现，可在注射本品前和后适量（50~100ml）输注 0.9% 氯化钠注射液或 5%葡萄糖注射液。

【特别提示】限中晚期肺癌和肝癌。

康莱特软胶囊[乙类]

【药物组成】注射用薏苡仁油。

【剂型规格】胶囊剂，每粒装 0.45g。

【功能主治】益气养阴、消癥散结。适用于手术前及不宜手术的脾虚痰湿型、气阴两虚型原发性非小细胞肺癌。

【用法用量】口服，一次 6 粒，一日 4 次。宜联合放、化疗使用。

【注意事项】孕妇忌服。

【特别提示】限中晚期肺癌。

慈丹胶囊[乙类]

【药物组成】莪术、山慈菇、马钱子粉、蜂房、鸦胆子、人工牛黄、僵蚕、丹参、黄芪、当归、冰片。

【方　解】本方取莪术辛温，破血、消肿止痛；鸦胆子甘寒，清热解毒，共为君药。山慈菇散结化瘀、消肿解毒，马钱子消肿散结、通经止痛，蜂房解毒消肿，僵蚕化痰散结，牛黄清心化瘀、利胆镇惊，共为臣药。辅以黄芪补中益气，冰片开窍醒神，丹参、当归补血活血。诸药合用，共奏化瘀解毒、消肿散结、益气养血之功效。

【剂型规格】胶囊剂，每粒装 0.27g。

【功能主治】化瘀解毒，消肿散结，益气养血。为原发性肝癌辅助治疗药。适用于原发性肝癌瘀毒蕴结证，合并介入化疗，可改善临床症状，提高病灶缓解率。

【用法用量】口服，一次 5 粒，一日 4 次，一个月为一个疗程，或遵医嘱。

【不良反应】偶见服药后恶心。

【注意事项】本品含马钱子、鸦胆子，不可超量服用。

【特别提示】限肝癌。

鳖甲煎丸[乙类]

【药物组成】鳖甲胶、阿胶、蜂房（炒）、鼠妇虫、土鳖虫（炒）、蜣螂、硝石（精制）、柴胡、黄芩、半夏（制）、党参、干姜、厚朴（姜制）、桂枝、白芍（炒）、射干、桃仁、牡丹皮、大黄、凌霄花、葶苈子、石韦、瞿麦。

【方　解】方中鳖甲胶、土鳖虫、鼠妇虫、蜣螂、大黄、桃仁、牡丹皮、凌霄花活血通络，化瘀消癥；射干、半夏、硝石等散结化痰，柴胡、黄芩、厚朴等疏肝泻热，葶苈子、石韦、瞿麦活血散瘀、利尿通淋，桂枝温通经脉，蜂房攻毒杀虫，党参、阿胶、白芍补养气血。诸药合用，共奏活血化瘀、软坚散结之功。

【剂型规格】大蜜丸，每丸重 3g。

【功能主治】活血化瘀，软坚散结。用于胁下癥块。

【用法用量】口服。水蜜丸一次 3g，小蜜丸一次 6g，大蜜丸一次 2 丸，一日 2~3 次。

【注意事项】孕妇禁用。

第二节 放化疗辅助类药

生白颗粒(口服液、合剂)^[乙类]

【药物组成】淫羊藿、补骨脂、附子(制)、枸杞子、黄芪、鸡血藤、茜草、当归、芦根、麦冬、甘草。

【方　解】淫羊藿补肾助阳为君药;补骨脂、附子(制)、枸杞子、黄芪、鸡血藤、茜草、当归合为臣药,功能益气、养血;芦根、麦冬清热益气为佐药;甘草为使药,调和诸药。全方共奏温肾健脾、补益气血之功。

【剂型规格】颗粒剂,每袋装 9g;口服液,每支装 10ml 或 20ml;合剂,每瓶装 250ml。

【功能主治】温肾健脾,补益气血。用于癌症放、化疗引起的白细胞减少属脾肾阳虚、气血不足证候者,证见神疲乏力,少气懒言,畏寒肢冷,纳差便溏、腰膝酸软等。

【用法用量】颗粒,开水冲服,一次 1 袋,一日 3 次;或遵医嘱。口服液,口服,一次 40ml,一日 3 次;或遵医嘱。合剂,口服,一次 40ml,一日 3 次;或遵医嘱。

【不良反应】个别病人服用后有轻度胃脘不适。

【注意事项】①阴虚火旺及有出血倾向者禁用;②孕妇禁用。

【特别提示】限恶性肿瘤放化疗期间白细胞检验指标明显低下。

生血宝颗粒(合剂)^[甲类]

见第一章第二十二节虚证类药"生血宝颗粒(合剂)^[甲类]"项下内容。

艾愈胶囊^[乙类]

【药物组成】山慈菇、白英、苦参、淫羊藿、人参、当归、白术。

【方　解】山慈菇清热解毒、消肿散结之功为君药,白英、苦参清热、利湿为臣药,人参、当归、白术补气补血,加以淫羊藿补肾壮阳为佐药,全方共奏解毒散结、补气养血之功。

【剂型规格】胶囊剂,每粒装 0.35g。

【功能主治】苗医:布苯怡象,麦靓麦韦芠曲靳,怡窝雄访达:用于放、化疗引起的白细胞减少、精神不振。中医:解毒散结,补气养血。用于中晚期癌症的辅助治疗以及癌症放化疗引起的白细胞减少症属气血两虚者。

【用法用量】口服,一次 3 粒,一日 3 次。

【注意事项】定期复查肝功能。

【特别提示】限恶性肿瘤放化疗并有白细胞减少的检验证据。

安多霖胶囊^[乙类]

【药物组成】略。

【剂型规格】胶囊剂,每粒装 0.32g。

【功能主治】益气补血,扶正解毒。主治气血两虚证,适用于放、化疗引起的白细胞下降、免疫功能低下、食欲不振、神疲乏力、头晕气短等症。对肿瘤放疗中因辐射损伤造成的淋巴细胞微核率增高有改善作用,可用于辐射损伤。

【用法用量】口服,一次 4 粒,一日 3 次。

安康欣胶囊[乙类]

【药物组成】半枝莲、山豆根、夏枯草、蒲公英、鱼腥草、石上柏、枸杞子、穿破石、人参、黄芪、鸡血藤、灵芝、黄精、白术、党参、淫羊藿、菟丝子、丹参。

【方　　解】方中黄芪、人参为君药,功能健脾益气,温补阳气,有辅助正气抗肿瘤之功;淫羊藿、枸杞子、黄精、灵芝、白术、党参、菟丝子共为臣药,辅助君药补肾温阳,提高机体免疫力之功;丹参、鸡血藤以及半枝莲、山豆根、夏枯草、蒲公英、鱼腥草、石上柏、穿破石为佐药,发挥清热解毒、活血化瘀、散结消痈之功。全方共奏活血化瘀,软坚散结,清热解毒,扶正固本之功。

【剂型规格】胶囊剂,每粒装 0.5g。

【功能主治】活血化瘀,软坚散结,清热解毒,扶正固本。用于肺癌、胃癌、肝癌等肿瘤的辅助治疗。

【用法用量】口服,一日 3 次,一次 4~6 粒,饭后温开水送服。疗程 30 天。

【注意事项】①请注意掌握剂量,勿超剂量使用;②孕妇忌用或遵医嘱。

【特别提示】限中晚期癌症。

贞芪扶正片(胶囊、颗粒)[甲类]

见第一章第二十二节虚证类药"贞芪扶正片(胶囊、颗粒)[甲类]"项下内容。

芪珍胶囊[乙类]

【药物组成】珍珠、三七、黄芪、大青叶、重楼。

【方　　解】黄芪为君药,功能益气固表;三七活血祛瘀为臣药;大青叶、重楼、珍珠清热解毒为佐药。全方共奏益气化瘀、清热解毒之功。

【剂型规格】胶囊剂,每粒装 0.3g。

【功能主治】益气化瘀,清热解毒。用于肺癌、乳腺癌、胃癌患者的辅助治疗。

【用法用量】口服,一次 5 粒,一日 3 次。

【特别提示】限中晚期癌症。

参一胶囊

【药物组成】人参皂苷 Rg_3。

【剂型规格】胶囊剂,每粒含人参皂苷 $Rg_3$10mg。

【功能主治】培元固本,补益气血。与化疗配合用药,有助于提高原发性肺癌、肝癌的疗效,可改善肿瘤患者的气虚症状,提高机体免疫功能。

【用法用量】饭前空腹口服,一次 2 粒,一日 2 次。8 周为一疗程。

【不良反应】①少数患者服药后可出现口咽干燥、口腔溃疡;如果过量服用可能出现咽痛、头晕、耳鸣、鼻血、胸闷、多梦等;②Ⅰ期临床试验中,高剂量组有一例受试者用药期间出现转氨酶轻度异常,但尚不能确定是否与服用本品有关。

【注意事项】①有出血倾向者忌用;②火热证或阴虚内热证者慎用。

【特别提示】限原发性肺癌、肝癌化疗期间同步使用。

参丹散结胶囊[乙类]

【药物组成】人参、黄芪、白术(麸炒)、鸡内金、瓜蒌、半夏(清)、厚朴、枳壳(炒)、郁金、丹参、全蝎、蜈蚣。

【方　解】参丹散结胶囊中以人参、黄芪为君药,能补气升阳,益气扶正,白术、鸡内金、瓜蒌、半夏共为臣药,有补气、健脾、利水消痞、宽胸化结之功,与君药人参、黄芪合用,加强两味益气健脾作用,以扶正培其本,佐药为厚朴、枳壳、郁金、丹参,其中枳、朴二药合用,行气消积效佳,除可缓解气滞、食积所致痞满胀痛等症外,另可达到气行则血行、气顺则痰消、气化湿亦化的目的。佐之君臣可补而不滞,而能理气化痰。郁金、丹参皆为活血祛瘀止痛药物,为治疗癥瘕结块常用之品,其中郁金又能行气疏肝解郁,丹参活血祛瘀,善治癥瘕积聚。以上四药合用共奏消食化痰、行气活血之功,全蝎、蜈蚣蠕动之物,性善走窜,入络剔毒,能引诸药直达病所,具有引经作用,故而为参丹散结胶囊中的使药。

【剂型规格】胶囊剂,每粒装 0.4g。

【功能主治】益气健脾、理气化痰、活血祛瘀。合并化疗具有改善原发性非小细胞肺癌、胃肠癌、乳腺癌中医脾虚痰瘀证所致的气短、面色㿠白、胸痛、纳谷少馨、胸胁胀满等症状的作用,可提高患者化疗期间的生活质量。对原发性非小细胞肺癌合并 NP(NVB、PDD)及 MVP(MMC、VDS、PDD)方案化疗时,在抑制肿瘤方面具有一定的辅助治疗作用。

【用法用量】口服,一次 6 粒,一日 3 次,疗程 42 天。

【特别提示】限中晚期癌症。

参芪扶正注射液[乙类]

【药物组成】党参、黄芪。

【方　解】方中党参补中益气,健脾和胃,为君药;黄芪补肺健脾益气,兼能升举中气,为臣药。两药配伍,相须为用,共奏益气健脾扶正之功。

【剂型规格】注射剂,每瓶装 250ml(每 10ml 含皂苷不少于 1.2mg,黄芪甲苷不少于 0.04mg,总糖不少于 35.0mg)。

【功能主治】益气扶正。用于肺脾气虚引起的神疲乏力,少气懒言,自汗眩晕;肺癌、胃癌见上述证候者的辅助治疗。

【用法用量】静脉滴注,一次 250ml(即 1 瓶),一日 1 次,疗程 21 天;与化疗合用,在化疗前 3 天开始使用,疗程可与化疗同步结束。

【不良反应】①非气虚证患者用药后可能发生轻度出血;②少数患者用药后,可能出现低热、口腔炎、嗜睡。

【注意事项】①本品应认真辨证用于气虚证者;②有出血倾向者慎用;③本品不得与化疗药混合使用。

【特别提示】限与肺癌、胃癌放化疗同步使用。

注射用黄芪多糖[乙类]

【药物组成】黄芪多糖。

【剂型规格】注射剂(无菌粉末),每瓶装 250mg。

【功能主治】益气补虚。用于倦怠乏力、少气懒言、自汗、气短、食欲不振属气虚证因化疗后白细胞减少,生活质量降低,免疫功能低下的肿瘤患者。

【用法用量】静脉滴注,用注射器抽取 10ml 生理盐水加入到西林瓶中,立即振摇至药品完全溶解,然后将其加入到 500ml 0.9% 氯化钠注射液或 5%~10% 的葡萄糖注射液中,滴注时间不少于 2.5 小时。一次 250mg,一日 1 次。免疫功能低下者疗程 21 天,其他疗程 7 天。

【不良反应】个别患者使用本品后出现发热、皮肤红斑、瘙痒、荨麻疹,可能与其过敏体质有关,停药后症状很快消失,或对症治疗。

【注意事项】①本品使用前需先做皮试,皮试阴性者方可使用。结果判断:阴性(－):皮试部位无反应或皮丘直径小于 3mm,不痒。可疑(±):风团直径 3~5mm,不痒。阳性(＋):风团不明显,但局部充血伴瘙痒;或风团直径大于 5mm。强阳性(＋＋):风团直径大于 10mm,周围充血,伴伪足,有皮试部位以外的反应;②皮试阳性者禁用;③孕妇忌用;④本品即配即用,不宜久置;⑤过敏体质者慎用;⑥本品尚无儿童、孕妇及哺乳期妇女的临床研究数据。

【特别提示】限二级及以上医疗机构肿瘤患者,单次住院最多支付 14 天。

金复康口服液[乙类]

【药物组成】黄芪、北沙参、麦冬、女贞子(酒制)、山茱萸、绞股蓝、淫羊藿、葫芦巴(盐炒)、石上柏、石见穿、重楼、天冬。

【方　解】方中黄芪、北沙参为君药,补气养阴、润肺止咳;麦冬、女贞子等为臣药,增加君药养阴生津之功;石上柏、石见穿、重楼三味清热解毒,为佐药;另设淫羊藿等苦温补阳药,共奏"善补阴者,必于阳中求阴,阴得阳升源泉不断"之功。

【剂型规格】口服液,每支装 10ml。

【功能主治】益气养阳,清热解毒。用于原发性非小细胞肺癌气阴两虚证不适合手术、放疗、化疗的患者,或与化疗并用,有助于提高化疗效果,改善免疫功能,减轻化疗引起的白细胞下降等副作用。

【用法用量】口服,一次 30ml,一日 3 次,30 天为 1 个疗程,可连续使用 2 个疗程,或遵医嘱。

【不良反应】个别患者服药后可出现轻度恶心、呕吐或便秘。

【特别提示】限肺癌。

养正合剂[乙类]

【药物组成】红参、黄芪、枸杞子、女贞子(酒蒸)、猪苓、茯苓。

【方　解】本方以红参大补元气,益气摄血之功为君药,黄芪益气固表,补脾肺气,枸杞子、女贞子滋补肝肾合为臣药,猪苓、茯苓健脾之功合为佐药,全方共奏益气健脾、滋养肝肾之功。

【剂型规格】合剂,每支装 10ml。

【功能主治】益气健脾,滋养肝肾。用于肿瘤患者化疗后引起的气阴两虚,症见神疲乏力,少气懒言,五心烦热,口干咽燥等症及白细胞减少。

【用法用量】口服,一次 20ml,一日 3 次。

【注意事项】忌食辛辣之品。

【特别提示】限恶性肿瘤放化疗期间白细胞检验指标明显低下。

养正消积胶囊[乙类]

【药物组成】黄芪、女贞子、人参、莪术、灵芝、绞股蓝、炒白术、半枝莲、白花蛇舌草、茯苓、土鳖虫、鸡内金、蛇莓、白英、茵陈(绵茵陈)、徐长卿。

【方　解】方中重用黄芪、女贞子为君,黄芪补益脾气,女贞子滋肝益肾,二者合用,健脾益肾,益气养阴,提高防御卫护免疫抗癌功能,共立为君药。人参大补元气,灵芝补真阴益精气,辅助君药以恢复亏耗脾肾之精气,合莪术散结通络,绞股蓝清热利湿,解毒消肿,兼以扶正,共为臣药。佐药白术、茯苓合中益气,合人参乃四君子汤方义;白花蛇舌草、半枝莲、白英、蛇莓解毒抗癌,散结消肿;鸡内金健胃消积,土鳖虫破血逐瘀,茵陈舒畅气机,清化湿热,共用为佐药。徐长卿通络止痛,引药力直达病所,用为使药。诸药合用,具有健脾益肾、化瘀解毒之功。

【剂型规格】胶囊剂,每粒装 0.39g。

【功能主治】健脾益肾,化瘀解毒。适用于不宜手术的肾脾两虚、瘀毒内阻型原发性肝癌辅助治疗,与肝内动脉介入灌注加栓塞化疗合用,有助于提高介入化疗疗效、减轻对白细胞、肝功能、血红蛋白的毒性作用,改善患者生存质量、改善脘腹胀满、纳呆食少、神疲乏力、腰膝酸软、溲赤便溏、疼痛。

【用法用量】口服。一次 4 粒,一日 3 次。

【特别提示】限肝癌采用肝动脉介入治疗术后的辅助治疗。

养血饮口服液[乙类]

【药物组成】当归、黄芪、鹿角胶、阿胶、大枣。

【方　　解】当归补血活血为君药,阿胶、鹿角胶、大枣增加君药补血功效合为臣药,黄芪能补脾肺气,为佐药,全方共奏补气养血、益肾助脾之功。

【剂型规格】口服液,每支装 10ml。

【功能主治】补气养血,益肾助脾。用于气血两亏,崩漏下血,体虚羸弱,血小板减少及贫血,对放疗和化疗后引起的白细胞减少症有一定的治疗作用。

【用法用量】口服,一次 1 支,一日 2 次。

【注意事项】①忌油腻食物;②外感或实热内盛者不宜服用;③孕妇慎用;④本品宜饭前服用;⑤对本品过敏者禁用,过敏体质者慎用。

【特别提示】限肿瘤放化疗患者。

复方蟾酥膏[乙类]

【药物组成】蟾酥、生川乌、两面针、七叶一枝花、生关白附、芙蓉叶、三棱、莪术、红花、丁香、细辛、肉桂、八厘麻、荜茇、甘松、山奈、乳香、没药、冰片、薄荷脑、樟脑、水杨酸甲酯、苯甲醇、二甲基亚砜。

【方　　解】蟾酥、生川乌为君药,解毒止痛;两面针、七叶一枝花、生关白附、芙蓉叶、三棱、莪术、红花、丁香、细辛、肉桂、八厘麻、荜茇、甘松、山奈、乳香、没药合为臣药;发挥行气活血,辅助君药消肿止痛之功;冰片、薄荷脑、樟脑、水杨酸甲酯、苯甲醇、二甲基亚砜具有止痒止痛,缓解肿胀之效,且冰片能引方中诸药直达病所。诸药合用,共奏活血化瘀、消肿止痛之功。

【剂型规格】贴膏剂,7cm×10cm(每片含生药量 1.05g)。

【功能主治】活血化瘀,消肿止痛。用于肺、肝、胃等多种癌症引起的疼痛。

【用法用量】外用,贴于疼痛处,日用最高量为 20 贴。

【注意事项】孕妇禁用。

【特别提示】限晚期癌性疼痛。

健脾益肾颗粒[乙类]

【药物组成】党参、枸杞子、女贞子、白术、菟丝子、补骨脂(盐炙)。

【方　　解】方中党参为君药,能够健脾益肺;白术为臣药,增强机体免疫力,增强君药补

气功力;枸杞子、女贞子、菟丝子、补骨脂合为佐药,发挥补脾益肾功力。全方共奏健脾益肾,
补气养血之功。

【剂型规格】颗粒剂,每袋重 30g。

【功能主治】健脾益肾。用于减轻肿瘤病人术后放、化疗副反应,提高机体免疫功能以及
脾肾虚弱所引起的疾病。

【用法用量】开水冲服,一次 30g(1 袋),一日 2 次。

【特别提示】限恶性肿瘤放化疗血象指标低下及免疫功能低下。

益肺清化膏^[乙类]

【药物组成】黄芪、党参、北沙参、麦冬、仙鹤草、拳参、败酱草、白花蛇舌草、川贝母、紫菀、
桔梗、苦杏仁、甘草。

【方　　解】本方以黄芪为君药,发挥补气之功;党参、北沙参、麦冬合为臣药,增加君药
补气功力,同时兼有养阴之功;仙鹤草、拳参、败酱草、白花蛇舌草、川贝母、紫菀、桔梗、苦杏仁
合为佐药,发挥清热解毒、化痰止咳之功;甘草为使药,调和诸药。全方共奏益气养阴、清热解
毒、化痰止咳之功。

【剂型规格】煎膏剂,①每瓶装 60g;②每瓶装 120g;③每袋装 20g。

【功能主治】益气养阴,清热解毒,化痰止咳。用于气阴两虚所致的气短、乏力、咳嗽、咯
血、胸痛;晚期肺癌见上述证候者的辅助治疗。

【用法用量】口服。一次 20g,一日 3 次,2 个月为一疗程,或遵医嘱。

【不良反应】偶见恶心,腹泻,一般不影响继续治疗。

【特别提示】限晚期肺癌。

康力欣胶囊^[乙类]

【药物组成】阿魏、九香虫、丁香、木香、大黄、姜黄、冬虫夏草、诃子。

【方　　解】本方以阿魏为君药,功能消结,加以大黄、九香虫、姜黄、丁香、木香为臣药,
辅助君药破血行气散结,冬虫夏草补脾益肺为佐助药,诃子敛肺,抑制君臣药破血行气之功,
为佐制药,全方共奏扶正去邪,软坚散结之功。

【剂型规格】胶囊剂,每粒装 0.5g。

【功能主治】扶正去邪,软坚散结。用于消化道恶性肿瘤,乳腺恶性肿瘤,肺恶性肿瘤见
于气血瘀阻证者。

【用法用量】口服,一次 2~3 粒,一日 3 次;或遵医嘱。

【注意事项】孕妇禁服。

【特别提示】限中晚期癌症。

康艾注射液^[乙类]

【药物组成】黄芪、人参、苦参素。

【方　　解】方中黄芪补益脾肺、益气升阳、固表止汗,为君药;人参大补元气、补脾益肺、
固脱生津、安神增智,为臣药;苦参素清热燥湿,祛风利尿,为佐药。诸药相配,共奏益气扶正、
调免驱邪之功。

【剂型规格】注射剂,每支装 20ml。

【功能主治】原发性肝癌、肺癌、直肠癌、恶性淋巴瘤、妇科恶性肿瘤,各种原因引起的白

细胞低下及减少症。慢性乙型肝炎的治疗。

【用法用量】缓慢静脉注射或滴注；一日 1~2 次，一日 40~60ml,用 5% 葡萄糖注射液或 0.9% 氯化钠注射液 250~500ml 稀释后使用。30 天为一疗程或遵医嘱。

【不良反应】本品不良反应十分罕见,在临床使用过程中罕见有过敏反应的报道。

【注意事项】①对过敏体质的患者,用药应慎重,并随时进行观察；②临床使用应辨证用药,严格按照药品说明书规定的功能主治使用；③医护人员应严格按照说明书规定用法用量使用；④输液速度:滴速勿快,老人、儿童以 20~40 滴 /min 为宜,成年人以 40~60 滴 /min 为宜；⑤加强用药监护,用药过程中应密切观察用药反应,特别是开始 30 分钟,发现异常,立即停药,对患者采用积极救治措施。

【特别提示】限说明书标明恶性肿瘤的中晚期治疗。

猪苓多糖注射液【乙类】

【药物组成】猪苓多糖。

【剂型规格】注射剂,每支装 2ml(含猪苓多糖 20mg)。

【功能主治】调节机体免疫功能,对慢性肝炎、肿瘤病有一定疗效。与抗肿瘤化疗药物合用,可增强疗效,减轻毒副作用。

【用法用量】肌内注射,一日 2~4ml,一日 1 次,小儿酌减或遵医嘱。

【注意事项】本品不可供静脉注射。

【特别提示】限恶性肿瘤化疗免疫功能低下。

黄芪注射液【乙类】

【药物组成】黄芪。

【剂型规格】注射剂,①每支装 2ml(相当于原药材 4g)；②10ml(相当于原药材 20g)；③20ml(相当于原药材 40g)。

【功能主治】益气养元,扶正祛邪,养心通脉,健脾利湿。用于心气虚损、血脉瘀阻之病毒性心肌炎、心功能不全及脾虚湿困之肝炎。

【用法用量】肌内注射,一次 2~4ml,一日 1~2 次。静脉滴注,一次 10~20ml,一日 1 次,或遵医嘱。

【不良反应】①全身性损害:过敏样反应、过敏性休克、寒战、发热、面色苍白等；②呼吸系统:呼吸困难、发绀、哮喘、咳嗽；③心血管系统:心悸、胸闷；④消化系统:恶心、呕吐；⑤皮肤及其附件:多汗、皮疹、瘙痒；⑥神经系统:头晕、头痛。

【注意事项】①本品不良反应包括过敏性休克,应在有抢救条件的医疗机构使用,用药后出现过敏反应或其他严重不良反应须立刻停药并及时救治；②严格按照药品说明书规定的功能主治使用,禁止超功能主治用药；③严格掌握用法用量,按照药品说明书推荐剂量使用药品,不可超剂量和长期连续用药；④用药前应仔细询问患者用药史和过敏史,过敏体质者慎用；各种低血压患者慎用；患呼吸系统疾病者慎用；⑤用药前应认真检查药品以及配制后的滴注液,发现药液出现浑浊、沉淀、变色、结晶等药物性状改变以及瓶身细微破裂者,均不得使用；⑥药品与稀释液配药后,应坚持即配即用,不宜长时间放置；⑦严禁混合配伍,谨慎联合用药；中药注射剂应单独使用,禁忌与其他药品混合配伍使用；谨慎联合用药,如确需要联合使用其他药品时,应谨慎考虑与中药注射剂的间隔时间以及药物互相作用等问题；⑧目前尚无儿童及哺乳期妇女应用本品的系统研究资料,1 岁以上儿童及哺乳期妇女应慎重使用；

⑨对老人、肾功能异常患者等特殊人群和初次使用中药注射剂的患者应慎重使用,加强监测,对长期使用在每疗程间要有一定的时间间隔;⑩监测数据表示,有与本品有关的肝功能异常个案病例报告,建议在临床使用过程中加强肝功能监测;⑪孕妇、新生儿及婴儿禁用;⑫本品为温养之品,有热象者,表实邪盛、气滞湿阻、食积内停、阴虚阳亢、痈疽初起或溃后热毒尚盛等证以及"心肝热盛,脾胃湿热"者禁用;⑬对本品或含有黄芪制剂有过敏或严重不良反应病史者禁用。

【特别提示】限恶性肿瘤放化疗血象指标低下及免疫功能低下。

紫龙金片[乙类]

【药物组成】黄芪、当归、白英、龙葵、丹参、半枝莲、蛇莓、郁金。

【方　解】本方以黄芪补益气血为君药,并引诸药入肺而兼具使药之意;白英、龙葵清热化瘀,当归、丹参活血化瘀,半枝莲、蛇莓清热解毒消肿,为臣药;郁金化瘀祛痰为佐药。诸药合用,共奏益气养血、清热解毒、理气化瘀之效。

【剂型规格】片剂,每片重 0.65g。

【功能主治】益气养血,清热解毒,理气化瘀。用于气血两虚证原发性肺癌化疗者,症见神疲乏力、少气懒言、头昏眼花、食欲不振、气短自汗、咳嗽、疼痛。

【用法用量】口服。一次 4 片,一日 3 次,与化疗同时使用。每 4 周为 1 周期,2 个周期为 1 疗程。

【注意事项】孕妇禁用。

【特别提示】限肺癌。

槐耳颗粒[乙类]

【药物组成】槐耳菌质。

【剂型规格】颗粒剂,每袋装 20g。

【功能主治】扶正固本,活血消癥。适用于正气虚弱,瘀血阻滞,原发型肝癌不宜手术和化疗者辅助治疗用药,有改善肝区疼痛、腹胀、乏力等症状的作用。

【用法用量】口服,一次 20g,一日 3 次,一个月为一疗程,或遵医嘱。

【不良反应】个别患者出现恶心,呕吐。

【特别提示】限肝癌。

螺旋藻片(胶囊)[乙类]

【药物组成】螺旋藻。

【剂型规格】片剂,每片重①0.35g;②0.2g。胶囊剂,每粒装 0.35g。

【功能主治】益气养血,化痰降浊。用于气血亏虚,痰浊内蕴,面色萎黄,头晕头昏,四肢倦怠,食欲不振;病后体虚,贫血,营养不良见上述证候者。

【用法用量】口服。片剂,一次 3~5 片(规格①)、一次 4~8 片(规格②),一日 3 次。胶囊剂,一次 2~4 粒。一日 3 次。

【注意事项】①忌油腻食物;②本品宜饭前服用;③按照用法用量服用,小儿及孕妇应在医师指导下服用;④对本品过敏者禁用,过敏体质者慎用。

【特别提示】①限恶性肿瘤放化疗血象指标低下;②为参保人员住院使用时由基本医疗保险统筹基金按规定支付,门诊使用时由职工基本医疗保险个人账户支付的药品。

第十二章 民族药

第一节 藏 药

二十五味儿茶丸[乙类]

【药物组成】儿茶、诃子、毛诃子、余甘子、西藏棱子芹、黄精、天冬、喜马拉雅紫茉莉、蒺藜、乳香、决明子、黄葵子、宽筋藤、荜茇、铁粉（制）、渣驯膏、铁棒锤、人工麝香、藏菖蒲、木香、水牛角、珍珠母、甘肃棘豆、扁刺蔷薇、秦艽花。

【剂型规格】丸剂，每丸重 0.3g。

【功能主治】祛风除痹，消炎止痛，干黄水。用于"白脉"病，痛风，风湿性关节炎，关节肿痛变形，四肢僵硬，黄水病，"冈巴"病等。

【用法用量】一次 4~5 丸，一日 2~3 次。

二十五味大汤丸[乙类]

【药物组成】红花、诃子、毛诃子、余甘子（去核）、藏木香、木香、波棱瓜子、渣驯膏、石榴子、豆蔻、木瓜、猪血粉、甘青青兰、骨碎补、芫荽、獐牙菜、兔耳草、秦艽花、榜嘎、角茴香、紫菀花、乌奴龙胆、绿绒蒿、水柏枝、巴夏嘎。

【剂型规格】水丸剂，每丸重 0.5g。

【功能主治】调和"龙、赤巴、培根"，开胃，愈溃疡，止血。用于久病不愈的身倦体重，胃、肝区疼痛，食欲不振，月经过多，鼻衄。

【用法用量】一次 2~3 丸，一日 3 次。

【注意事项】①孕妇禁用；高血压、心脏病及糖尿病患者禁服；②饮食宜清淡，忌食辛辣、生冷、油腻食物；③忌情绪激动及生闷气；④患有消化性溃疡病人，出现胃脘痛应去医院就诊，并在医生指导下服用；⑤严格按用法用量服用，儿童、老年体弱者应在医师指导下服用；⑥对本品过敏者禁用，过敏体者者慎用。

二十五味驴血丸[乙类]

【药物组成】驴血、生等膏、降香、檀香、毛诃子、诃子、石灰华、余甘子、肉豆蔻、丁香、草果、豆蔻、决明子、乳香、木棉花、黄葵子、翼首草、龙胆草、莲座虎耳草、巴夏嘎、宽筋藤、秦皮、人工麝香、西红花、人工牛黄。

【剂型规格】丸剂，每丸重 0.25g。

【功能主治】祛风，除湿，干黄水。用于关节炎、类风湿性关节炎、痛风、痹病引起的四肢关节肿大疼痛。变形,黄水积聚等。

【用法用量】口服。一次 3 丸,一日 2~3 次。

【注意事项】①忌食酸、冷食物及饮酒;②运动员慎用。

二十五味松石丸[乙类]

【药物组成】松石、珍珠、珊瑚、朱砂、诃子(去核)、铁屑(诃子制)、余甘子、五灵脂膏、檀香、降香、木香马兜铃、鸭嘴花、体外培育牛黄、木香、绿绒蒿、船形乌头、肉豆蔻、丁香、伞梗虎耳草、毛诃子(去核)、天竺黄、西红花、木棉花、人工麝香、石灰华。

【剂型规格】丸剂,①每 4 丸重 1g;②每丸重 1g。

【功能主治】清热解毒,疏肝利胆,化瘀。用于肝郁气滞,血瘀,肝中毒,肝痛,肝硬化,肝渗水及各种急、慢性肝炎和胆囊炎。

【用法用量】开水疱服,一次 1g,一日 1 次。

【注意事项】①本品含木香马兜铃药材,该药材含马兜铃酸,马兜铃酸可引起肾脏损害等不良反应;②本品为处方药,必须凭医师处方购买,在医师指导下使用,并定期检查肾功能,如发现肾功能异常应立即停药;③儿童及老年人慎用,孕妇、婴幼儿及肾功能不全者禁用。

二十五味珊瑚丸(胶囊)[乙类]

【药物组成】珊瑚、珍珠、青金石、珍珠母、诃子、木香、红花、丁香、沉香、朱砂、龙骨、炉甘石、脑石、磁石、禹粮土、芝麻、葫芦、紫菀花、獐牙菜、藏菖蒲、榜那、打箭菊、甘草、西红花、人工麝香。

【剂型规格】丸剂,①每 4 丸重 1g;②每丸重 1g。胶囊剂,每粒装 0.5g。

【功能主治】开窍、通络、止痛。用于"白脉病",神志不清,身体麻木,头昏目眩,脑部疼痛,血压不调,头痛,癫痫及各种神经性疼痛。

【用法用量】丸剂,开水疱服。一次 1g,一日 1 次。胶囊,口服。一次 2 粒,一日 1 次。

二十五味珍珠丸[乙类]

【药物组成】珍珠、珍珠母、肉豆蔻、石灰华、红花、草果、丁香、降香、豆蔻、诃子、檀香、余甘子、沉香、肉桂、毛诃子、螃蟹、木香、冬葵果、荜茇、志达萨增、金礞石、体外培育牛黄、香旱芹、西红花、黑种子草、人工麝香、水牛角浓缩粉。

【剂型规格】丸剂,①每 4 丸重 1g;②每丸重 1g。

【功能主治】安神开窍。用于中风,半身不遂,口眼歪斜,昏迷不醒,神志紊乱,谵语发狂等。

【用法用量】口服。一次 1g,一日 1~2 次。

【注意事项】忌食酸、冷食物及饮酒。

二十味肉豆蔻丸[乙类]

【药物组成】肉豆蔻、降香、沉香、石灰华、广枣、红花、藏茴香、丁香、大蒜(炭)、豆蔻、阿魏、草果、诃子、乳香、毛诃子、儿茶、余甘子、力嘎都、檀香、体外培育牛黄。

【剂型规格】水丸剂,每 20 丸重 3g。

【功能主治】镇静,安神。用于"宁龙"病引起的神志紊乱,烦躁,精神恍惚,失眠,头晕,健忘,耳鸣,颤抖,惊悸。

【用法用量】口服,一次 15~20 丸,一日 2 次。

二十味沉香丸^[乙类]

【药物组成】沉香、丁香、木瓜、肉豆蔻、红花、广枣、藏木香、石灰华、鹿角、乳香、珍珠母、木香、马钱子、诃子、短穗兔耳草、木棉花、余甘子、降香、兔心、人工牛黄。

【剂型规格】丸剂，每10丸重5.6g。

【功能主治】调和气血、安神镇静。用于偏瘫，高血压，神志紊乱，口眼歪斜、肢体麻木、失眠。

【用法用量】一次3~4g(5~7丸)，一日2次。将药丸碾碎成细粉用温开水冲服。

十五味龙胆花丸^[乙类]

【药物组成】白花龙胆、檀香、诃子、毛诃子、余甘子、石灰华、木香、广枣、丁香、肉豆蔻、宽筋藤、沉香、巴夏嘎、无茎芥、甘草。

【剂型规格】丸剂，每10丸重3g。

【功能主治】清热理肺，止咳化痰。用于支气管炎和肺气肿，咳嗽气喘，声嘶音哑。

【注意事项】①孕妇禁服；②忌烟、酒及辛辣、生冷、油腻食物；③不宜在服药期间同时服用滋补性中药；④有支气管扩张、肺脓疡、肺心病、肺结核患者出现咳嗽时应去医院就诊；⑤对本品过敏者禁用，过敏体质者慎用。

十五味沉香丸^[乙类]

【药物组成】沉香、藏木香、檀香、紫檀香、红花、肉豆蔻、高山辣根菜、悬钩子茎(去皮、心)、宽筋藤(去皮)、干姜、石灰华、广枣、诃子(去核)、毛诃子(去核)、余甘子。

【剂型规格】丸剂，每丸重0.5g。

【功能主治】调和气血，止咳，安神。用于气血郁滞，胸痛，干咳气短，失眠。

【用法用量】研碎后开水送服。一次3~4丸，一日2次。

【注意事项】肾病患者慎服。

十五味黑药丸^[乙类]

【药物组成】寒水石、食盐(炒)、烈香杜鹃、藏木通、肉豆蔻、芫荽果、芒硝、硇盐、光明盐、紫硇砂、榜嘎、藏木香、荜茇、黑胡椒、干姜。

【剂型规格】丸剂，每丸重0.8g。

【功能主治】散寒消食，破瘀消积。用于慢性肠胃炎，胃出血，胃冷痛，消化不良，食欲不振，呕吐泄泻，腹部有痞块及嗳气频作。

【用法用量】口服。一次2~3丸，一日2次，研碎后服用。

十味龙胆花胶囊(颗粒)^[乙类]

【药物组成】龙胆花、烈香杜鹃、甘草、矮紫堇、川贝母、小檗皮、鸡蛋参、螃蟹甲、藏木香、马尿泡。

【剂型规格】胶囊剂，每粒装0.45g；颗粒剂，每袋装3g。

【功能主治】清热化痰，止咳平喘。用于痰热壅肺所致的咳嗽、喘鸣、痰黄，或兼发热、流涕、咽痛、口渴、尿黄、便干等症。急性气管炎、慢性支气管炎急性发作见以上证候者。

【用法用量】胶囊，口服，一次3粒，一日3次，疗程7~14天。颗粒，开水冲服，一次1袋，一日 3 次。

【不良反应】偶见轻度恶心、腹泻。

【注意事项】①3 岁以下婴幼儿、孕妇及哺乳期妇女禁用；②忌烟、酒及辛辣、生冷、油腻食物；③不宜在服药期间同时服用滋补性中药；④发高烧体温超过 38.5℃的患者，请去医院就诊；⑤有支气管扩张、肺脓疡、肺心病、肺结核患者出现咳嗽时应去医院就诊；⑥服药 7 天症状无缓解，应去医院就诊；⑦对本品过敏者禁用，过敏体质者慎用。

十味蒂达胶囊【乙类】

【药物组成】蒂达、洪连、榜嘎、波棱瓜子、角茴香、苦荬菜、金腰草、小檗皮、木香、熊胆粉。

【剂型规格】胶囊剂，每粒装 0.45g。

【功能主治】疏肝理气，清热解毒，利胆溶石。用于肝胆湿热所致胁痛，症见右上腹钝痛或绞痛，口苦，恶心，嗳气，泛酸，腹胀；慢性胆囊炎或胆石症见上述证候者；热源性"赤巴"（即藏医称谓热症性肝胆疾病）。

【用法用量】口服，一次 2 粒，一日 3 次。

十味黑冰片丸【乙类】

【药物组成】黑冰片、石榴子、肉桂、豆蔻、荜茇、诃子、光明盐、波棱瓜子、止泻木子、熊胆。

【剂型规格】丸剂，①每丸重 0.25g；②每丸重 1g。

【功能主治】温胃散食，破积利胆。用于"龙"病，食积不化，恶心，"培根"痞瘤，胆囊炎，胆结石，寒性胆病及黄疸。

【用法用量】口服。一次 2~3g，一日 2 次。

七十味珍珠丸【乙类】

【药物组成】珍珠、檀香、降香、九眼石、西红花、牛黄、人工麝香等 70 味药。

【剂型规格】丸剂，①每 30 丸重 1g；②每丸重 1g。

【功能主治】安神，镇静，通经活络，调和气血，醒脑开窍。用于"黑白脉病"，"龙血"不调；中风、瘫痪、半身不遂、癫痫、脑出血、脑震荡、心脏病、高血压及神经性障碍。

【用法用量】研碎后开水送服。重病人一日 1g，每隔 3~7 日 1g。

【注意事项】①禁食陈旧、酸性食物；②运动员慎用。

【特别提示】本品为参保人员住院使用时由基本医疗保险统筹基金按规定支付，门诊使用时由职工基本医疗保险个人账户支付的药品。

七味红花殊胜散（丸）【乙类】

【药物组成】红花、天竺黄、獐牙菜、诃子、麻黄、木香马兜铃、五脉绿绒蒿。

【剂型规格】散剂，每袋装 20g；丸剂，每丸重 0.3g。

【功能主治】清利湿热。用于肝胆湿热所致的胁肋胀痛，脘腹胀痛；急慢性肝炎见上述症状者。

【用法用量】口服。散剂，一次 2~3g，一日 2 次。丸剂，一次 4~6 丸，一日 2 次，早晚服。

【注意事项】①肾脏病患者、孕妇、新生儿禁用；②本品含有马兜铃科植物木香马兜铃，不宜长期使用；应在医生指导下服用，定期复查肾功能。

八味沉香丸[乙类]

【药物组成】沉香、肉豆蔻、广枣、诃子（去核）、乳香、木香、木棉花、石灰华。

【剂型规格】水丸，每 10 丸重 3g。

【功能主治】清心热，宁心，安神，开窍。用于热病攻心，神昏谵语，心前区疼及心脏外伤。

【用法用量】口服。一次 1~1.5g，一日 2~3 次。

九味牛黄丸[乙类]

【药物组成】红花、巴夏嘎、木香马兜铃、牛黄、渣驯膏、波棱瓜子、獐牙菜、绿绒蒿、木香。

【剂型规格】丸剂，每 10 丸重 5g。

【功能主治】清肝热。用于肝大，肝区疼痛，恶心，目赤。各种肝炎，"培根、木布"病。

【用法用量】口服。一次 4~5 丸，一日 3 次。

【注意事项】①服药期间忌油腻、生、冷、酸、腐、辛辣刺激性食物；②本品含木香马兜铃药材，该药材含马兜铃酸，马兜铃酸可引起肾脏损害等不良反应；③本品为处方药，必须凭医师处方购买，在医师指导下使用，并定期检查肾功能，如发现功能异常应立即停药；④儿童及老年人慎用，孕妇、婴幼儿及肾功能不全者禁用。

三十五味沉香丸[乙类]

【药物组成】沉香、香樟、白沉香、檀香、降香、天竺黄、红花、丁香、肉豆蔻、豆蔻、草果、诃子（去核）、毛诃子（去核）、余甘子（去核）、木香、广枣、藏木香、悬钩木、宽筋藤、山柰、木棉花、马钱子、乳香、安息香、巴夏嘎、小伞虎耳草、兔耳草、多刺绿绒蒿、打箭菊、矮垂头菊、丛菔、石榴子、铁棒锤、野牛心、麝香。

【剂型规格】丸剂，每丸重 1g。

【功能主治】清瘟热，祛风，益肺，利痹。用于疠、热、隆相博引起的疾病，热病初起，肺痼疾，肺铁布症，咳嗽气逆，痹症，心隆症，疑难的气血上壅等。

【用法用量】一次 3~4 丸，一日 2 次。

大月晶丸[乙类]

【药物组成】亚大黄、熊胆、寒水石（制）、天竺黄、红花、肉豆蔻、草果、豆蔻、丁香、余甘子、檀香、降香、木香、荜茇、石榴子、止泻木子、波棱瓜子、马钱子、藏木香、安息香、渣驯膏、铁粉、榜嘎、獐牙菜、兔耳草、巴夏嘎、鲜生马先蒿、甘青青兰、绿绒蒿、蒲公英、炉甘石、欧曲（制）、牛黄、麝香。

【剂型规格】丸剂，每丸重 0.6g。

【功能主治】清热解毒，消食化痞。用于中毒症、"木布"引起的胃肠溃疡吐血或便血，清除隐热、陈旧热，波动热，消化不良，急腹痛，虫病，黄水病，痞瘤等各种合并症。

【用法用量】一次 3~5g，一日 3 次。

五味麝香丸[乙类]

【药物组成】人工麝香、诃子（去核）、黑草乌、木香、藏菖蒲。

【剂型规格】丸剂，每 10 丸重 0.3g。

【功能主治】消炎，止痛，祛风。用于扁桃体炎，咽峡炎，流行性感冒，炭疽病，风湿性关节炎,神经痛,胃痛,牙痛。

【用法用量】睡前服或含化。一次 2~3 丸,一日 1 次;极量 5 丸。

【注意事项】①本品有毒,慎用;②孕妇忌服;③运动员慎用。

仁青芒觉、仁青芒觉胶囊[乙类]

【药物组成】毛诃子、蒲桃、西红花、牛黄、麝香、朱砂、马钱子等。

【剂型规格】丸剂,每丸重 1~1.5g;胶囊剂,每粒装 0.25g。

【功能主治】清热解毒,益肝养胃,明目醒神,愈疮,滋补强身。用于自然毒、食物毒、配制毒等各种中毒症;"培根、木布",消化道溃疡,急慢性胃肠炎,萎缩性胃炎,腹水,麻风病等。

【用法用量】丸剂,研碎开水送服。一次 1 丸,一日 1 次。胶囊,一次 3~4 粒,每隔 7 日服 1 次。黎明时温开水冲服,服药前一夜服少量花椒水。

【注意事项】①服药期禁用酸腐、生冷食物;②防止受凉。

仁青常觉[乙类]

【药物组成】珍珠、朱砂、檀香、降香、沉香、诃子、牛黄、人工麝香、西红花等。

【剂型规格】丸剂,①每 4 丸重 1g;②每丸重 1g。

【功能主治】清热解毒,调和滋补。用于"龙、赤巴、培根"各病,陈旧性胃肠炎,溃疡,"木布"病,萎缩性胃炎,各种中毒症;梅毒、麻风、陈旧热病、炭疽、疖痛,干黄水,化脓等。

【用法用量】口服,重病一日 1g;一般隔 3~7 天或 10 天服 1g;开水或酒泡,黎明空腹服用。

【注意事项】①服用前后 3 天忌食各类肉、酸性食物;②服药期间,禁用酸、腐、生冷食物;③防止受凉;④禁止房事。

【特别提示】本品为参保人员住院使用时由基本医疗保险统筹基金按规定支付,门诊使用时由职工基本医疗保险个人账户支付的药品。

六味能消丸(胶囊)[乙类]

【药物组成】大黄、诃子、干姜、藏木香、碱花、寒水石(平制)。

【剂型规格】丸剂,每 10 丸重 6g;胶囊剂,每粒装 0.45g。

【功能主治】胶囊剂:宽中理气,润肠通便,调节血脂。用于胃脘胀痛、厌食、纳差及大便秘结,高脂血症及肥胖症。

丸剂:助消化,消肿,理风和胃。用于食物中毒症,积食不化,胃疼痛,胸腹肿胀,大便干燥,难产,胞衣脱落难等。

【用法用量】口服。丸剂,一次 2~2.5g,一日 2 次。胶囊,一日 3 次。便秘、胃脘胀痛一次 2 粒,高脂血症一次 1 粒;老人及儿童遵医嘱。

【注意事项】①孕妇及哺乳期妇女忌用;②忌食辛辣刺激性食物;③不适用于脾胃阳虚,主要表现为畏寒肢冷、身倦乏力、大便溏;④不适用于小儿、年老体弱者,主要表现为身倦乏力,气短嗜卧,消瘦便溏;⑤本品不宜久服;服药 3 天后,症状无改善或加重者,应立即停药并到医院就诊;⑥对本品过敏者禁用,过敏体质者慎用。

白脉软膏[乙类]

【药物组成】姜黄、肉豆蔻、甘松、阳起石、甘草、人工麝香、干姜、藏茴香、藏菖蒲、花椒、碱花。

【剂型规格】软膏剂,每支装 20g。

【功能主治】舒筋活络。用于白脉病、瘫痪、偏瘫、筋腱强直,外伤引起的经络及筋腱断伤、手足挛急、跛行等。

【用法用量】外用。取本品适量涂于患处,一日 2~3 次。

石榴健胃丸(片、胶囊、散)[乙类]

【药物组成】石榴子、肉桂、荜茇、红花、豆蔻。

【剂型规格】丸剂,每 10 丸重 6g;胶囊剂,每粒装 0.3g;片剂,每片重 0.6g;散剂,每袋装 1.2g。

【功能主治】温胃益火,化滞除湿,温通脉道。用于消化不良、食欲不振、寒性腹泻等。

【用法用量】口服。丸剂,一次 2~3 丸,一日 2~3 次。胶囊,一次 3 粒,一日 2~3 次。片剂,一次 2 片,一日 2~3 片。散剂,一次 1 袋,一日 2~3 次。

【注意事项】①孕妇忌服;②忌食生冷油腻不易消化食物;③不适用于阴虚火旺者,症见口干,舌少津,或有手足心热,大便干等;④合并患有感冒,肺炎等热性病患者均应在医师指导下服用;⑤对本品过敏者禁用,过敏体质者慎用。

冰黄肤乐软膏[乙类]

【药物组成】大黄、姜黄、硫黄、黄芩、甘草、冰片、薄荷脑。

【剂型规格】软膏剂,每支装 15g。

【功能主治】清热燥湿,活血祛风,止痒消炎。用于湿热蕴结或血热风燥引起的皮肤瘙痒;神经性皮炎、湿疹、足癣及银屑病等瘙痒性皮肤病见上述证候者。

【用法用量】外用。涂搽患处。一日 3 次。

【注意事项】治疗期间忌酒等辛辣发物。

如意珍宝丸[乙类]

【药物组成】珍珠母、沉香、石灰华、金礞石、红花、螃蟹、丁香、毛诃子(去核)、肉豆蔻、豆蔻、余甘子、草果、香旱芹、檀香、黑种草子、降香、荜茇、诃子、高良姜、甘草膏、肉桂、乳香、木香、决明子、水牛角、黄葵子、短穗兔耳草、藏木香、人工麝香、牛黄。

【剂型规格】丸剂,每丸重 0.25g。

【功能主治】清热,醒脑开窍,舒筋通络,干黄水。用于瘟热,陈旧热症,白脉病,四肢麻木,瘫痪,口眼歪斜,神志不清,痹症,痛风,肢体强直,关节不利。对白脉病有良效。

【用法用量】口服。一次 8~10 丸,一日 2 次。

【注意事项】①忌食酸、冷食物及饮酒;②运动员慎用。

利舒康胶囊[乙类]

【药物组成】手掌参、甘青青兰、红景天、烈香杜鹃、黄柏、甘草。

【剂型规格】胶囊剂,每粒 0.5g。

【功能主治】藏医:温升胃火,生精养血,养隆宁心。用于胃火衰败,隆血亏虚所致头晕,目眩,心悸气短,动辄喘乏,食少纳差,腰膝酸软,易于疲劳,以及高原反应见上述证候者。

中医:健脾补胃,生精养血,益肺宁心。用于脾肾不足,精血亏虚所致头晕,目眩,心悸气短,动辄喘乏,食少纳差,腰膝酸软,易于疲劳,以及高原反应,高原红细胞增多症见上述证候者。

【用法用量】口服。一次 2 粒,一日 3 次,或遵医嘱。

【注意事项】忌食酸、冷食物及饮酒。

坐珠达西[乙类]

【药物组成】佐太、寒水石、石灰华、船形乌头、肉豆蔻、草果、川木香、诃子(去核)、西红花、牛黄、人工麝香、熊胆粉等三十五味。

【剂型规格】丸剂,每丸重 0.25g。

【功能主治】疏肝、健胃。清热、愈溃疡。消肿。用于"木布"病迁延不愈,胃脘嘈杂,灼痛,肝热痛,消化不良,呃逆,吐泻胆汁,坏血和烟汁样物,急腹痛,黄水病,脏腑痞瘤,食物中毒以及陈旧内科疾病,浮肿,水肿等。

【用法用量】口服。一次 4 丸,每 2~3 日 4 丸,清晨开水疱服。

【注意事项】①忌用酸、腐、生冷、油腻食物;②运动员慎用。

帕朱丸[乙类]

【药物组成】寒水石(酒制)、肉桂、石榴子、胡椒、干姜、红花、诃子(去核)、豆蔻、荜茇、光明盐、木香。

【剂型规格】丸剂,每丸重 0.5g。

【功能主治】健胃散寒,除痰,破痞瘤,养荣强壮。用于剑突痰病,胃痞瘤"木布"病引起的消化不良、胃胀、胃烧泛酸、胃肝不适。

【用法用量】口服。一次 2~3 丸,一日 1 次。

青鹏膏剂(软膏)[乙类]

【药物组成】棘豆、亚大黄、铁棒锤、诃子(去核)、毛诃子、余甘子、安息香、宽筋藤、人工麝香。

【剂型规格】软膏剂,每支装①15g;②20g;③30g;④40g;⑤50g;⑥100g。

【功能主治】藏医:活血化瘀,消炎止痛。用于痛风、风湿、类风湿关节炎,**热性"冈巴"**、"黄水"病变引起的关节肿痛、扭挫伤肿痛、皮肤瘙痒、湿疹。

中医:活血化瘀,消肿止痛。用于风湿性关节炎、类风湿性关节炎、骨关节炎、痛风、急慢性扭挫伤、肩周炎引起的关节、肌肉肿胀疼痛及皮肤瘙痒、湿疹。

【用法用量】外用,取本品适量涂于患处,一日 2 次。

【注意事项】①请勿口服,放在儿童触及不到之处;②破损皮肤禁用;③孕妇禁用。

洁白丸(胶囊)[乙类]

【药物组成】诃子(煨)、南寒水石、翼首草、五灵脂、土木香、石榴子、木瓜、沉香、丁香、石灰华、红花、肉豆蔻、草果仁、草豆蔻。

【剂型规格】丸剂,①每丸重 0.8g;②薄膜衣丸,每 4 丸重 0.8g。胶囊剂,每粒装 0.4g。

【功能主治】健脾和胃,止痛止吐,分清泌浊。用于胸腹胀满,胃脘疼痛,消化不良,呕逆泄泻,小便不利。

【用法用量】口服。丸剂,嚼碎吞服。一次 1 丸,一日 2~3 次;薄膜衣丸:一次 0.8g,一日 2~3 次。胶囊,一次 2 粒,一日 2~3 次。

【注意事项】①消化道溃疡出血,主要表现为大便稀,呈黑色者忌服;②忌食生冷油腻不易消化食物；③适用于脾胃阴虚，主要表现为口干，舌红少津，大便干；④小儿、年老体弱者，请在医师或药师的指导下服用；⑤肾阴虚所致头晕血压高者，不宜服本药；⑥孕妇及妇女月经量多者不宜服本药；⑦对本品过敏者禁用，过敏体质者慎用。

珊瑚七十味丸[乙类]

【药物组成】珊瑚、珍珠、玛瑙、当归、藏党参、红景天、雪莲花、余甘子、藏红花、黄精、牛黄、人工麝香等七十味。

【剂型规格】丸剂，每丸重 1g。

【功能主治】镇心，安神，定惊，调血。用于脑梗死，脑出血，冠心病，肢体瘫痪，心动过速或过缓，高血压，小儿麻痹，癫痫及各种神经炎等。尤其对大脑神经和心脏性疾病有特殊功效。

【用法用量】一次 1 丸。将药丸碾碎或嚼碎后用温开水冲服。

流感丸[乙类]

【药物组成】藏木香、诃子（去核）、亚大黄、木香、獐牙菜、垂头菊、丁香、镰形棘豆、酸藤果、角茴香、阿魏、榜嘎、大戟膏、草乌（制）、安息香、藏菖蒲、龙骨、麝香、宽筋藤、牛黄、豆蔻。

【剂型规格】丸剂，每丸重①0.2g；②0.25g；③1g。

【功能主治】清热解毒。用于流行性感冒，流清鼻涕，头痛咳嗽，周身酸痛，炎症发热等。

【用法用量】口服。一次 5~10 丸（规格①）或 4~8 丸（规格②）或 1~2 丸（规格③），一日 2~3 次。

【注意事项】运动员慎用。

消痛贴膏[乙类]

【药物组成】独一味、姜黄等。

【剂型规格】贴膏剂，每贴装①1.2g；②1g；润湿剂：每袋装①2.5ml；②2.0ml。

【功能主治】活血化瘀，消肿止痛。用于急慢性扭挫伤、跌打瘀痛、骨质增生、风湿及类风湿疼痛、落枕、肩周炎、腰肌劳损和陈旧性伤痛。

【用法用量】外用。将小袋内润湿剂均匀涂于药芯袋表面，润湿后直接敷于患处或穴位，每贴敷 24 小时。

【不良反应】过敏型体质患者可能有胶布过敏或药物接触性瘙痒反应，甚至出现红肿、水疱等。

【注意事项】①孕妇慎用，开放性创伤忌用；②皮肤破伤处不宜使用；③皮肤过敏者停用；④对本品过敏者禁用，过敏体质慎用。

常松八味沉香散[乙类]

【药物组成】沉香、广枣、檀香、降香、肉豆蔻、天竺黄、红花、丛菔。

【剂型规格】散剂，每袋装 2g。

【功能主治】清心安神，行气降压。用于气血不调，胸闷气促，胸背疼痛，高血压，心血管疾病。

【用法用量】一次 2g。一日 2~3 次。温开水冲服。

雪山金罗汉止痛涂膜剂 [乙类]

【药物组成】铁棒锤、延胡索、五灵脂、雪莲花、川芎、红景天、秦艽、桃仁、西红花、冰片、麝香。

【剂型规格】涂膜剂,每瓶装①20ml;②45ml。

【功能主治】活血、消肿、止痛。用于风湿瘀阻所致跌打损伤,瘀血肿痛,风湿痹痛,肢体麻木,头痛;急慢性扭挫伤,风湿性关节炎,类风湿性关节炎,痛风,肩周炎见上述证候者。

【用法用量】涂在患处,一日3次。将药液直接均匀地涂在患处,使皮肤表面形成膜状;如将皮肤按摩或热敷后再用药,效果更佳。

【注意事项】①皮肤破损处禁用,孕妇禁用;②本品为外用药,禁止内服;③切勿接触眼睛、口腔等黏膜处;本品不宜长期或大面积使用;④儿童、年老体弱者应在医师指导下使用;⑤用药3天症状无缓解,应去医院就诊;⑥对本品过敏者禁用,过敏体质者慎用。

智托洁白丸 [乙类]

【药物组成】寒水石、矮紫堇、诃子、兔耳草、木香、蜂蜜、渣驯膏。

【剂型规格】丸剂,每10丸重1.4g。

【功能主治】清胃热,制酸,止咳。用于慢性胃炎,"培根木布",胃痛,呕吐酸水,胸痛,咳嗽,喑哑,胃部壅寒,呼吸不畅。

【用法用量】一次2~3丸,一日3次。

【注意事项】①孕妇禁用;②服药期间忌食生冷、辛辣油腻之物;③感冒发热者慎用;④服药3天症状未改善,或症状加重,或出现新的症状者,应立即停药并去医院就诊;⑤有慢性结肠炎、溃疡性结肠炎便脓血等曼性病史者,患泄泻后在医师指导下使用;⑥对本品过敏者禁用,过敏体质者慎用。

第二节 蒙 药

大黄三味片 [乙类]

【药物组成】大黄、诃子、碳酸氢钠。

【剂型规格】片剂,基片重0.3g。

【功能主治】蒙医:缓泻,清热。用于大便干燥,胃胀,腹痛,闭经。

中医:清热通便。用于热结便秘,胃胀胃痛,呕逆吞酸。

【用法用量】口服,一次1~3片,一日2~3次,或遵医嘱。

【注意事项】孕妇禁服。

小儿石蔻散 [乙类]

【药物组成】石榴、锁阳、扁蕾、红花、龙骨(炭)、大蒜(炭)、肉桂、五灵脂(炭)、豆蔻、益智、寒水石(制)。

【剂型规格】散剂,每袋装2g。

【功能主治】平息"巴达干协日",消"粘"毒。用于轻、中型小儿轮状病毒性肠炎,蒙医辨证为"巴达干协日"者,症见大便次数增多,呈黄绿色水样便,带有未消化的食物及奶瓣,部分有泡沫或黏液,伴腹痛,腹胀,恶心,呕吐,口渴,舌苔白或黄,尿白或黄,量少,脉象缓或沉或细致。

【用法用量】温开水调后饭前服。6~11 个月,一次 1/2 袋;1~4 岁,一次 2/3 袋;4~7 岁,一次 1 袋,一日 3 次。

【不良反应】个别患者服用后出现皮疹、呕吐等。

乌兰十三味汤散[乙类]

【药物组成】土木香、苦参、悬钩子木、山奈、诃子、川楝子、栀子、茜草、枇杷叶、紫草茸、橡子、紫草、金莲花。

【剂型规格】散剂,每袋装 15g。

【功能主治】清血热。用于血热上盛,头痛,目赤,高血压症。

【用法用量】水煎服,一次 3~5g,一日 1~3 次。

巴特日七味丸[乙类]

【药物组成】草乌叶、诃子、翻白草、茜草、黑云香、麝香、银朱。

【剂型规格】丸剂,每 10 粒重 2g。

【功能主治】清瘟解毒,消"粘",止痛,散瘀,止痢。用于瘟疫盛热,脑炎,赤白痢疾,白喉,目黄,喑哑,转筋。

【用法用量】口服,一次 9~13 粒,一日 1~2 次,或遵医嘱。

【注意事项】运动员慎用,孕妇忌服。

扎冲十三味丸[乙类]

【药物组成】诃子、制草乌、石菖蒲、木香、麝香、珊瑚(制)、珍珠(制)、丁香、肉豆蔻、沉香、禹粮土、磁石、甘草。

【剂型规格】丸剂,①每 10 粒重 2g;②每 10 粒重 1g。

【功能主治】祛风通窍,舒筋活血,镇静安神,除"协日乌素"。用于半身不遂,左瘫右痪,口眼歪斜,四肢麻木,腰腿不利,言语不清,筋骨疼痛,神经麻痹,风湿,关节疼痛。

【用法用量】口服,一次 5~9 粒(2g/10 粒),10~20 粒(1g/10 粒),一日 1 次,晚间临睡前服,或遵医嘱。

【注意事项】①孕妇忌服;②年老体弱者慎用。

风湿二十五味丸[乙类]

【药物组成】驴血粉、檀香、紫檀香、苦参、栀子、闹羊花、牛黄、西红花、草果、白豆蔻、紫花地丁、诃子、川楝子、麝香、漏芦花、石膏、玉簪花、肉豆蔻、茼麻子、枫香脂、草决明、木棉花蕊、木棉花瓣、丁香、杜仲。

【剂型规格】丸剂,每 10 丸重 2g。

【功能主治】燥"协日乌素",散瘀。用于游痛症,关节炎,类风湿。

【用法用量】口服,一次 11~15 粒,一日 1~2 次。

【注意事项】①运动员慎用;②服药期间出现恶心呕吐,腹泻;心跳缓慢,血压下降,立即停止用药。

四味土木香散[乙类]

【药物组成】土木香、苦参、珍珠杆、山奈。

【剂型规格】散剂,每袋装 20g。

【功能主治】清瘟解表。用于瘟病初期,发冷发热,头痛咳嗽,咽喉肿痛,胸胁作痛。

【用法用量】水煎服,一次 2.5~3.6g,一日 2~3 次。

外用溃疡散[乙类]

【药物组成】寒水石(凉制)、雄黄、朱砂、银朱、石决明(煅)、冰片、麝香。

【剂型规格】散剂,每瓶装 2g。

【功能主治】生肌,收敛。用于口舌生疮,溃疡,咽喉红肿,皮肤溃烂,外伤感染,宫颈糜烂。

【用法用量】外用,涂患处,口腔用细管吹入,妇科用专用器具放入。

【注意事项】①孕妇禁用;②本品因含有毒性药材,不宜长期大量使用;③过敏体质者慎用;④溃疡面较大或创伤较深者慎用;⑤运动员慎用。

吉祥安坤丸[乙类]

【药物组成】益母草、沙棘、赤爬子、诃子、五灵脂、红花、木香、山奈、刺柏叶、土木香、鹿茸、小白蒿、丁香、朱砂、人工牛黄、冬虫夏草、牛胆粉、硼砂(微炒)。

【剂型规格】丸剂,每 10 粒重 0.8g。

【功能主治】调经活血,补气安神。用于月经不调,产后发热,心神不安,头昏头痛,腰膝无力,四肢浮肿,乳腺肿胀。

【用法用量】口服,一次 11~15 粒,一日 1~2 次。

安神补心六味丸[乙类]

【药物组成】牛心、木香、枫香脂、丁香、肉豆蔻、广枣。

【剂型规格】丸剂,每 10 粒重 2g。

【功能主治】祛"赫依",镇静。用于心慌,气短。

【用法用量】口服,一次 11~15 粒,一日 1~2 次,蜂蜜为引。

【特别提示】本品为参保人员住院使用时由基本医疗保险统筹基金按规定支付,门诊使用时由职工基本医疗保险个人账户支付的药品。

扫日劳清肺止咳胶囊[乙类]

【药物组成】北沙参、诃子、川楝子、栀子、紫草茸、紫草、茜草。

【剂型规格】胶囊剂,每粒装 0.4g。

【功能主治】清肺热,止咳,祛痰。用于希拉、血性肺热症,证见:烦热口干,咳嗽咯痰,便秘溲赤,舌红,苔黄腻等;急性气管 - 支气管炎,慢性支气管炎急性发作期见上述症状者。

【用法用量】口服,一次 3 粒,一日 3 次。

【注意事项】①忌烟、酒及辛辣、生冷、油腻食物;②不宜在服药期间同时服用滋补性中药;③支气管扩张、肺脓疡、肺心病、肺结核患者出现咳嗽时应去医院就诊;④有高血压、心脏病、肝病、糖尿病、肾病等慢性病严重者应在医师指导下服用;⑤服药期间,若患者发热体温超过 38.5℃,或出现喘促气急者,或咳嗽加重、痰量明显增多者应去医院就诊;⑥对本品过敏者禁用,过敏体质者慎用。

红花清肝十三味丸^[乙类]

【药物组成】红花、丁香、莲子、麦冬、木香、诃子、川楝子、栀子、紫檀香、麝香、水牛角浓缩粉、牛黄、银朱。

【剂型规格】丸剂,每10粒重2g;每10粒重1g。

【功能主治】清肝热,除"亚玛"病,解毒。用于肝功能衰退,配毒症,"亚玛"病。腰肾损伤,尿频,尿血。尤其对血热引起的眼病有效。

【用法用量】口服,一次11~15(2g/10粒),或一次25~30粒(1g/10粒),一日1~2次。

【注意事项】孕妇忌服。

肉蔻五味丸^[乙类]

【药物组成】肉豆蔻、土木香、木香、广枣、荜茇。

【剂型规格】丸剂,每10粒重2g。

【功能主治】祛心"赫依"病。用于心烦失眠,心神不安。对心"赫依"病尤为有效。

【用法用量】口服,一次9~15粒,一日1~3次。

那如三味丸^[乙类]

【药物组成】诃子、荜茇、制草乌。

【剂型规格】丸剂,每10粒重2g;每10粒重1.25g。

【功能主治】消"粘",除"协日乌素",祛风,止痛,散寒。用于风湿,关节疼痛,腰腿冷痛,牙痛,白喉等症。

【用法用量】口服,一次3~5粒,一日1次,临睡前服,或遵医嘱。

【不良反应】有文献报道酒能增加乌头类药物的毒性而易导致中毒。

【注意事项】①孕妇忌服;年老体弱者、幼儿慎用;②本品含有乌头碱,应严格在医生指导下按规定量服用;不得任意增加服用量和服用时间;服药后如果出现唇舌发麻、头痛头昏、腹痛腹泻、心烦欲呕、呼吸困难等情况,应立即停药并到医院救治。

阿拉坦五味丸^[乙类]

【药物组成】诃子、石榴、木鳖子(制)、五灵脂、黑冰片。

【剂型规格】丸剂,每10粒重2g;每10粒重1.25g。

【功能主治】祛"赫依、协日"病,健胃,助消化。胃肠炽热,宿食不消,肝胆热症,黄疸。

【用法用量】口服。一次11~15粒(2g/10粒),或一次16~24粒(1.25g/10粒),一日1~2次。

【注意事项】①忌用酸、腐、生冷、油腻食物;②运动员慎用。

珍宝丸^[乙类]

【药物组成】珍珠母、沉香、石灰华、金礞石、红花、螃蟹、丁香、毛诃子(去核)、肉豆蔻、豆蔻、余甘子、草果、香旱芹、檀香、黑种草子、降香、荜茇、诃子、高良姜、甘草膏、肉桂、乳香、木香、决明子、水牛角、黄葵子、短穗兔耳草、藏木香、人工麝香、牛黄。

【剂型规格】丸剂,每丸重0.25g。

【功能主治】清热,醒脑开窍,舒筋活络,干黄水。用于瘟热,陈旧热症,白脉病,四肢麻木,瘫痪,口眼歪斜,神志不清,痹症,痛风,肢体强直,关节不利。对白脉病有良效。

【用法用量】口服。一次 8~10 丸,一日 2 次。

【注意事项】①忌食酸、冷食物及饮酒;②运动员慎用。

珍珠通络丸[乙类]

【药物组成】珍珠(制)、石膏、红花、丁香、肉豆蔻、白豆蔻、草果、牛黄、白檀香、紫檀香、沉香、地锦草、方海、麝香、木香、荜茇、肉桂、诃子、川楝子、栀子、海金沙、冬葵果、白苣胜、黑苣胜、水牛角浓缩粉。

【剂型规格】丸剂,每 10 丸重 2g。

【功能主治】清热,开窍,燥黄水。用于和如胡病,类风湿,肾病,脉病,偏瘫,半身不遂。

【用法用量】口服,一次 9~13 粒,一日 1~2 次。

消积洁白丸[乙类]

【药物组成】山奈、万年灰(制)、沙棘、荜茇、紫硇砂。

【剂型规格】丸剂,每 10 丸重 2g。

【功能主治】温中散寒,消积止痛。用于中焦虚寒,食积内停,痞满胀痛,消化不良。

【用法用量】口服,一次 9~15 粒,一日 1~2 次;饭前温开水送服。

【注意事项】孕妇忌服。

益肾十七味丸[乙类]

【药物组成】诃子、制草乌、石菖蒲、木香、石决明、银朱、牛胆粉、黑云香、刀豆、茜草、红花、枇杷叶(制)、香墨、麝香、白豆蔻、大蜀季花、紫草茸。

【剂型规格】丸剂,每 10 粒重 2g;每 10 粒重 0.8g。

【功能主治】清肾热。消"粘"毒,固精。用于肾寒肾热诸症,腰膝疼痛,梦遗滑精,睾丸肿大。

【用法用量】口服,一次 5~11 粒(2g/10 粒),或一次 12~26 粒(0.8g/10 粒),晚间临睡前服,或遵医嘱。

【注意事项】①孕妇忌服;②年老体弱者慎用。

调元大补二十五味汤散[乙类]

【药物组成】红花、诃子、川楝子、栀子、土木香、川木香、苦地丁、胡黄连、秦艽、麦冬、石榴、酸梨干、贯众、小秦艽花、野菊花、细辛、芫荽果、木鳖子(制)、猪血粉、款冬花、蓝盆花、瞿麦、香青兰、五灵脂、白豆蔻。

【剂型规格】散剂,每袋装 15g。

【功能主治】收敛,解毒,调节寒热。用于"宝日"扩散,"赫依""协日""巴达干"失调,久病不愈,身倦体息,口干,食欲不振,胃脘疼痛。

【用法用量】水煎服,一次 1.5~3g,一日 1~3 次。

清心沉香八味丸(散)[乙类]

【药物组成】沉香、广枣、檀香、紫檀香、红花、肉豆蔻、天竺黄、北沙参。

【剂型规格】丸剂,每 8 粒重 1g;散剂,每袋装 15g。

【功能主治】清心肺,理气,镇静安神。用于心肺火盛,胸闷不舒,胸胁闷痛,心慌气短。

【用法用量】口服。丸剂,一次 20~25 粒,一日 1~2 次。散剂,一次 1.5~3g,一日 1~2 次,温开水送服。

【注意事项】①孕妇忌服;②忌食生冷、辛辣、动物油脂食物;③患有出血性疾病及糖尿病者,应在医师指导下服用;④服药一周后症状无改善,应去医院就诊;⑤按照用法用量服用,年老体弱者应在医师指导下服用;⑥长期服用应向医师咨询。

清热八味丸(散、胶囊)[乙类]

【药物组成】檀香、石膏、红花、苦地丁、瞿麦、胡黄连、麦冬、牛黄。

【剂型规格】丸剂,每 10 丸重 2g;散剂,每袋装 15g;胶囊剂,每粒装 0.3g。

【功能主治】清热解毒。用于炽热,血热,脏腑之热,肺热咳嗽,痰中带血,肝火肋痛。

【用法用量】口服。丸剂,一次 8~15 丸,一日 1~2 次。散剂,一次 1.5~3g,一日 1~2 次。胶囊,一次 3~5 粒,一日 1~2 次,白糖水为引。

清感九味丸[乙类]

【药物组成】制草乌、诃子、土木香、黑云香、漏芦花、胡黄连、拳参、北沙参、翻白草。

【剂型规格】丸剂,每 10 粒重 2g。

【功能主治】消"粘",解热,止咳。用于瘟疫热症,感冒咳嗽,咽喉疼痛。

【用法用量】口服,一次 9~13 粒,一日 1 次,临睡前服用,或遵医嘱。

【不良反应】有文献报道酒能增加乌头类药物的毒性而易导致中毒。

【注意事项】①孕妇忌服;②本品含有乌头碱,应严格在医生指导下按规定量服用;③不得任意增加服用量和服用时间;④服药后如果出现唇舌发麻、头痛头昏、腹痛腹泻、心烦欲呕、呼吸困难等情况,应立即停药并到医院救治。

黄柏八味片[乙类]

【药物组成】黄柏、香墨、栀子、甘草、红花、荜茇、牛胆粉、黑云香。

【剂型规格】片剂,每基片重 0.5g。

【功能主治】清热凉血,固精。用于肾热,尿路感染,尿中带血,经下过多。

【用法用量】口服。一次 3~6 片,一日 2~3 次。

寒水石二十一味散[乙类]

【药物组成】寒水石(凉制)、石榴、沙棘、五灵脂、砂仁、荜茇、紫花地丁、木鳖子、牛黄、连翘、香青兰、土木香、芫荽果、蓝盆花、瞿麦、酸梨干、木香、降香、麦冬、诃子、栀子。

【剂型规格】散剂,每袋装 15g。

【功能主治】祛"宝日"病。用于"宝日"病,初、中期嗳气吞酸、胸背作痛,气滞血瘀,血热陷胃。

【用法用量】口服,一次 1.5~3g,一日 1~2 次。

暖宫七味丸(散)[乙类]

【药物组成】白豆蔻、天冬、手掌参、沉香、肉豆蔻、黄精、丁香。

【剂型规格】丸剂,每 10 粒重 2g;散剂,每袋装 3g。

【功能主治】调经养血,温暖子宫,驱寒止痛。用于心、肾"赫依"病,气滞腰痛,小腹冷痛,月经不调,白带过多。

【用法用量】口服。丸剂,一次 11~15 粒,一日 1~2 次。散剂,一次 1.5~3g,一日 1~2 次。

【注意事项】①孕妇忌服;②忌食寒凉、生冷食物;③感冒时不宜服用本药;④忌气恼劳碌;⑤平时月经量正常,突然出现经量过多、经期延长、月经后错、经量过少,须去医院就诊;⑥经期延长,月经量过多合并贫血者,应在医师指导下服用;⑦一般服药一个月经周期,其症状无改善,或月经量过多,或经水淋漓不尽超过半个月,或出现其他症状者,应去医院就诊。

第三节　维　药

石榴补血糖浆[乙类]

【药物组成】石榴、酸石榴汁。

【剂型规格】糖浆剂,每瓶装①20ml;②200ml;③250ml。

【功能主治】补气血。用于气血虚引起的气短,头晕,心悸,健忘等。

【用法用量】口服,一次 20~30ml,一日 3 次。

【注意事项】用前摇匀。

百癣夏塔热片(胶囊)[乙类]

【药物组成】地锦草、诃子肉、毛诃子肉、司卡摩尼亚脂、芦荟、西青果。

【剂型规格】片剂,①每基片中 0.3g;②每片重 0.31g;③每片重 0.4g;④每片重 0.47g。胶囊剂,每粒装 0.4g。

【功能主治】清除异常黏液质、胆液质及败血,消肿止痒。用于治疗手癣,体癣,足癣,花斑癣,银屑病,过敏性皮炎,带状疱疹,痤疮等。

【用法用量】口服。片剂,一次 3~5 片,一日 3 次。胶囊,一次 1~2 粒,一日 3 次。

【注意事项】用药期间勿饮酒及吸烟,禁食刺激性食物。

西帕依固龈液[乙类]

【药物组成】没食子。

【剂型规格】合剂,每瓶装①30ml;②100ml;③150ml;④200ml。

【功能主治】健齿固龈,清血止痛。用于牙周疾病引起的牙齿酸软,咀嚼无力,松动移位,牙龈出血以及口舌生疮,咽喉肿痛,口臭咽臭。

【用法用量】漱口,一次约 3~5ml,一日 3~5 次。

【注意事项】①忌烟、酒及辛辣食物;②以牙龈出血为主症者,应排除血液系统疾患后方可使用;③按照用法用量使用,小儿、年老体弱者应在医师指导下使用;④用药同时应注意口腔卫生,并配合牙周治疗以增加疗效;⑤对本品过敏者禁用,过敏体质者慎用。

尿通卡克乃其片[乙类]

【药物组成】黄瓜子、血竭、西黄蓍胶、酸浆、阿拉伯胶、巴旦仁、甘草浸膏、乳香、芹菜子、阿片。

【剂型规格】片剂,每片重 0.5g。

【功能主治】止痛,利尿。用于尿痛,尿不尽,尿血,尿道流脓等。

【用法用量】口服,一次 3~5 片,一日 2 次。

护肝布祖热颗粒[乙类]

【药物组成】芹菜子、莴苣子、菟丝子、芹菜根、茴香根皮、菊苣根、小茴香。

【剂型规格】颗粒剂,每袋装 12g。

【功能主治】补益肝胃,益气止痛,利胆,利水。用于肝寒,胃痛,脾阻胁痛及关节骨痛,风湿病,泌尿系统疾病。

【用法用量】开水冲服,一次 6g,一日 3 次。

玛木然止泻胶囊[乙类]

【药物组成】黄连、血竭、西黄蓍胶、乳香、没食子、蚤状车前子、诃子肉、天竺黄、芫荽子、毛诃子肉、石榴花、小檗果、西青果、石榴皮。

【剂型规格】胶囊剂,每粒装 0.3g。

【功能主治】清除败血,降解异常胆液质过盛,止泻。用于腹痛泻痢,呕恶,消化不良。

【用法用量】口服,一次 3 粒,一日 3 次。

阿娜尔妇洁液[乙类]

【药物组成】石榴皮、苦豆子、蛇床子、没食子、珊瑚、花椒、冰片。

【剂型规格】搽剂,每瓶装①100ml;②150ml;③180ml;④200ml;⑤280ml。

【功能主治】清热燥湿,止痒。用于各种细菌性、霉菌性、滴虫性外阴炎、阴道炎所致妇女阴部瘙痒、红肿,白带过多。

【用法用量】外用。用稀释 10% 溶液搽洗,重症可加大浓度;用牛尾绒消毒棉球蘸取适量浓度溶液置于阴道中治疗阴道炎。一日 2 次。

【注意事项】本品仅供外用,切忌入口。

炎消迪娜儿糖浆[乙类]

【药物组成】菊苣根、菊苣子、玫瑰花、大黄、睡莲花、牛舌草、菟丝子。

【剂型规格】糖浆剂,每瓶装①30ml;②200ml。

【功能主治】利尿,消肿,降热,止痛。用于各种肝炎,胆囊炎,尿路感染等。

【用法用量】口服,一次 30ml,一日 3 次。

【注意事项】糖尿病患者遵医嘱。

玫瑰花口服液[乙类]

【药物组成】玫瑰花。

【剂型规格】口服液,每支装 10ml。

【功能主治】补益支配器官(心、脑、肝)。用于心慌气短,胃痛呕吐,肢瘫疼痛,神疲乏力。

【用法用量】口服,一次 10ml,一日 3 次。

罗补甫克比日丸[乙类]

【药物组成】牛鞭、肉桂、荜茇子、高良姜、洋葱子、丁香、芜青子、花椒、胡萝卜子、芝麻、甜瓜子、巴旦仁、黄瓜子、欧细辛、韭菜子、大叶补血草、莳萝子、蒺藜、奶桃、紫茉莉根、棉子、木香、姜片、肉豆蔻衣、白皮松子、芝麻菜子、西红花、铁力木、荜茇、肉豆蔻。

【剂型规格】丸剂,每丸重 0.3g。

【功能主治】温补脑肾,益心填精。用于阳痿,抑郁,滑精,早泄,体虚,消瘦,神经衰弱。

【用法用量】口服,一次 10~15 丸,一日 2 次。

【注意事项】①忌辛辣、生冷、油腻食物;②本品宜饭前服用;③服药期间个别患者会出现小便发黄、大便黑褐色,停止用药时可自行缓解;④服药 2 周后症状未改善,应去医院就诊;⑤按照用法用量服用,孕妇、小儿应在医师指导下服用。

【特别提示】本品为参保人员住院使用时由基本医疗保险统筹基金按规定支付,门诊使用时由职工基本医疗保险个人账户支付的药品。

养心达瓦依米西克蜜膏[乙类]

【药物组成】麝香、檀香、珍珠、薰鲁香、肉桂、牛舌草花、蚕茧、沉香、西红花、盒果藤、天竺黄、苹果、紫檀香、芫荽子、玫瑰花、豆蔻、小檗果、大叶补血草、马齿苋子、金箔、银箔、琥珀、松罗、欧矢车菊根、余甘子、香青兰。

【剂型规格】煎膏剂,每瓶装①18g;②35g;③100g。

【功能主治】增强支配器官的功能,健胃爽神。用于心胸作痛,心悸,胃虚,视弱及神经衰弱。

【用法用量】口服,一次 3g,一日 2 次。

复方木尼孜其颗粒[乙类]

【药物组成】菊苣子、芹菜根、莴苣根、香青兰子、黑种草子、茴香根皮、洋甘菊、甘草、香茅、罗勒子、蜀葵子、茴芹果、骆驼蓬子。

【剂型规格】颗粒剂,每袋装 12g。

【功能主治】调节体液及气质,为四种异常体液成熟剂。

【用法用量】口服。一次 6g,一日 3 次。

【注意事项】糖尿病患者遵医嘱。

复方卡力孜然酊[乙类]

【药物组成】驱虫斑鸠菊、补骨脂、何首乌、当归、防风、蛇床子、白鲜皮、乌梅、白芥子、丁香。

【剂型规格】酊剂,每瓶装 50ml。

【功能主治】活血温肤,清除沉着于局部的未成熟异常黏液质。用于白热斯(白癜风)。

【用法用量】外用适量,搽患处。一日 3~4 次,搽药 30 分钟后,局部日光浴或紫外线照射15~30 分钟。

【不良反应】临床未发现有系统性全身不良反应,偶有局部皮肤发红、发痒、肿胀等反应。停药或减少用药后可迅速消退。

【注意事项】①外用制剂,禁止口服和用于皮肤破损处,勿涂于正常皮肤上;②少数患者如出现红、肿、痒反应可在使用前用适量白酒稀释或脱敏后使用;严重时应停药,待症状消退后继续用药;③避免日光暴晒;暴晒、照射时间过久或用药过量可引起水疱,如有水疱,应停止用药对症处理,待水疱痊愈后继续用药;④过敏体质者慎用。

复方高滋斑片[乙类]

【**药物组成**】牛舌草、欧矢车菊根、檀香、大叶补血草、香青兰、家独行菜籽、紫苏子、牛舌草花、蚕茧、薰衣草、芫荽子。

【**剂型规格**】片剂。

【**功能主治**】强心健脑,安神,通脉。用于异常黑胆质性心悸、失眠、头晕、头痛、神经衰弱、高血压等。

【**用法用量**】口服。一次 4~6 片,一日 2 次。

祖卡木颗粒[乙类]

【**药物组成**】山柰、睡莲花、薄荷、大枣、洋甘菊、破布木果、甘草、蜀葵子、大黄、罂粟壳。

【**剂型规格**】颗粒剂,每袋装 12g。

【**功能主治**】调节异常气质,清热,发汗,通窍。用于感冒咳嗽,发热无汗,咽喉肿痛,鼻塞流涕。

【**用法用量**】口服,一次 12g,一日 3 次。

【**注意事项**】①运动员慎用;②糖尿病患者遵医嘱。

健心合米尔高滋斑安比热片[乙类]

【**药物组成**】牛舌草、琥珀、香青兰、珍珠、黄花柳花、蚕茧、红宝石、珊瑚、玫瑰花、檀香、龙涎香、金箔、牛舌草花、银箔。

【**剂型规格**】片剂,每片重 0.5g。

【**功能主治**】补益支配器官。用于心悸,失眠多梦。

【**用法用量**】口服,一次 2 片,一日 2 次,早晚服用。

爱维心口服液[乙类]

【**药物组成**】蚕茧、小豆蔻、牛舌草、牛舌草花、黄花柳花、丁香、甘松、薰衣草、松罗、肉豆蔻衣、玫瑰花、香青兰、麝香、西红花、三条筋。

【**剂型规格**】口服液,每支装 10ml。

【**功能主治**】通络行血,强心醒脑,强健支配气管。用于心胸疼痛,心悸心慌,失眠健忘。心律不齐,神经衰弱。

【**用法用量**】口服,一次 10ml,一日 2 次。

益心巴迪然吉布亚颗粒[乙类]

【**药物组成**】香青兰。

【**剂型规格**】颗粒剂,每袋装 12g。

【**功能主治**】补益心脑、利尿、止喘。用于神疲失眠,心烦气喘,神经衰弱。

【**用法用量**】开水冲服。一次 6g,一日 3 次。

【**注意事项**】①忌烟、酒及辛辣、油腻食物;②服用一周症状无改善或加重者,应去医院就诊;③按照用法用量服用;儿童、哺乳期妇女、老人应在医师的指导下服用;④长期服用应向医师或药师咨询;⑤对本品过敏者禁用,过敏体质者慎用。

通滞苏润江片(胶囊)[乙类]

【药物组成】番泻叶、秋水仙、诃子肉、盒果藤、巴旦仁、西红花、司卡摩尼亚脂。

【剂型规格】片剂,每片重 0.52g;胶囊剂,每粒装 0.3g。

【功能主治】开通阻滞,消肿止痛。用于关节骨痛,风湿病,类风湿性关节炎,坐骨神经痛。

【用法用量】口服。片剂,一次 3~4 片,一日 2 次。胶囊,一次 5~7 粒,一日 2 次。

【不良反应】偶见发热、心悸、无力、食欲减退、恶心、呕吐或腹胀。

【注意事项】①孕妇忌服;②痔疮患者慎用;③肝肾功能不全者慎用;④由于秋水仙为毒性药,主含秋水仙碱等,当出现无力、食欲减退、恶心、呕吐或腹胀、腹泻等不良反应时,应及时就医;⑤本品不宜长期、过量服用;⑥服药期间应定期进行血常规检查,肝、肾功能检查。

清热卡森颗粒[乙类]

【药物组成】菊苣。

【剂型规格】颗粒剂,每袋装 12g。

【功能主治】清肝利胆,健胃消食,利尿消肿。用于湿热黄疸,胃痛食少,水肿尿少。

【用法用量】口服,一次 6g,一日 3 次。

寒喘祖帕颗粒[乙类]

【药物组成】小茴香、芹菜籽、神香草、玫瑰花、芸香草、荨麻子、铁线蕨、葫芦巴、甘草浸膏。

【剂型规格】颗粒剂,每袋装 12g。

【功能主治】镇咳,化痰,温肺止喘。用于急性感冒,寒性乃孜来所致的咳嗽及异常黏液质性哮喘。

【用法用量】口服,一次 12g,一日 2 次。

主要参考书目

[1] 金世元. 中成药的合理使用. 2版. 北京：人民卫生出版社，2002

[2] 梅全喜. 新编中成药合理应用手册. 北京：人民卫生出版社，2012

[3] 隋忠国，梅全喜. 国家医保药品手册2017年版. 北京：人民卫生出版社，2018

[4] 李锦开，梅全喜，董玉珍. 现代中成药手册. 北京：中国中医药出版社，2001

[5] 曹俊岭，李国辉. 中成药与西药临床合理联用. 北京：北京科学技术出版社，2016

[6] 冷方南. 中国基本中成药（一部）. 北京：人民卫生出版社，1988

[7] 冷方南. 中国基本中成药（二部）. 北京：人民卫生出版社，1991

[8] 陈馥馨. 新编中成药手册. 北京：中国医药科技出版社，1991

[9] 陈可冀. 中国中成药. 长沙：湖南科学技术出版社，1997

[10] 陈奇. 中成药名方药理与临床. 北京：人民卫生出版社，1998

[11] 张炳鑫，俞长芳. 中成药实用手册. 2版. 北京：人民卫生出版社，1996

[12] 中国药物大全编委会. 中国药物大全 中药卷. 2版. 北京：人民卫生出版社. 1998

[13] 欧明，王宁生. 中药及其制剂不良反应大典. 沈阳：辽宁科学技术出版社，2002

[14] 杨华，夏章勇，任鸿雁. 常见中成药不良反应与合理应用. 北京：军事医学科学出版社，2009

[15] 张瑶华，李端. 中国常用药品集. 上海：上海交通大学出版社，2006

[16] 梅全喜. 中成药的引申应用. 武汉：湖北科学技术出版社，1991

[17] 梅全喜. 中成药临床新用. 北京：人民卫生出版社，2001

[18] 何艳玲，梅全喜. 老药新用途手册. 北京：化学工业出版社，2009

[19] 梅全喜. 药海撷菁：梅全喜主任中药师从药二十年学术论文集. 北京：中医古籍出版社，2004

[20] 梅全喜. 现代中药药理与临床应用手册. 3版. 北京：中国中医药出版社，2016

[21] 梅全喜. 简明实用中药药理手册2009. 北京：人民卫生出版社，2010

[22] 梅全喜. 中药学综合知识与技能. 北京：人民卫生出版社，2015

[23] 曾聪彦，梅全喜. 中药注射剂不良反应与应对. 北京：人民卫生出版社，2010

[24] 曾聪彦，梅全喜. 中药注射剂安全应用案例分析. 北京：人民卫生出版社，2015

[25] 王筠默，王恒芬，梅全喜. 中药研究与临床应用. 上海：上海中医药大学出版社，2006

[26] 范文昌，梅全喜，李楚源. 广东地产清热解毒药物大全. 北京：中医古籍出版社，2011

[27] 国家药典委员会. 中华人民共和国药典（一部）. 2015年版. 北京：中国医药科技出版社，2015

[28] 中华人民共和国药典临床用药须知（中药成方制剂卷）. 2015 年版. 北京：中国医药科技出版社，2017

[29] 郝近大. 中华人民共和国药典辅助说明（2010 年版一部　中成药）. 北京：中国中医药出版社，2012

药名拼音索引